Bone Augmentation by Anatomical Region
Techniques and Decision-Making

基于解剖分区的骨增量术
技术要点与临床决策

◎原　著　［以］Zvi Artzi　　　　◎主　译　黄圣运　邹多宏

中国科学技术出版社
·北京·

图书在版编目（CIP）数据

　　基于解剖分区的骨增量术：技术要点与临床决策 /（以）兹维·阿尔茨 (Zvi Artzi) 原著；黄圣运，邹多宏主译 . — 北京：中国科学技术出版社，2022.3

　　书名原文：Bone Augmentation by Anatomical Region:Techniques and Decision-Making

　　ISBN 978-7-5046-9453-9

　　Ⅰ . ①基… Ⅱ . ①兹… ②黄… ③邹… Ⅲ . ①种植牙 — 口腔外科学 Ⅳ . ① R782.12

　　中国版本图书馆 CIP 数据核字 (2022) 第 033178 号

著作权合同登记号：01-2022-0726

策划编辑	王久红　焦健姿
责任编辑	方金林
装帧设计	佳木水轩
责任印制	徐　飞

出　　版	中国科学技术出版社
发　　行	中国科学技术出版社有限公司发行部
地　　址	北京市海淀区中关村南大街 16 号
邮　　编	100081
发行电话	010-62173865
传　　真	010-62179148
网　　址	http://www.cspbooks.com.cn

开　　本	889mm×1194mm　1/16
字　　数	638 千字
印　　张	35.5
版　　次	2022 年 3 月第 1 版
印　　次	2022 年 3 月第 1 次印刷
印　　刷	天津翔远印刷有限公司
书　　号	ISBN 978-7-5046-9453-9 / R·2834
定　　价	458.00 元

版权声明

内容提要

　　本书引进自世界知名的 Wiley 出版集团，是一部从不同解剖分区角度出发，全面介绍骨增量术的经典指导用书。本书主题鲜明、内容丰富，共25章，对颌骨及其邻近组织相关解剖、创口愈合的生理学机制，以及对骨增量手术和软、硬组织外科管理中所涉及的常用生物材料的特性等，进行了详细阐述。书中所述是著者在大量实践与创新基础上的理论总结，编排合理、逻辑严谨、实用性强，并配有大量手术前后高清照片及 X 线片，对国内口腔种植医生、牙周病学及口腔外科医生都很有帮助。本书既可作为住院医生和刚入门的口腔科医生的指导书，又可作为中、高级种植医生或外科医生了解新技术的参考书。

译者名单

主　译　黄圣运　邹多宏

副主译　吴　斌　文　勇

译　者（以姓氏笔画为序）

王晓萍　烟台毓璜顶医院

文　勇　山东大学口腔医院

白　果　上海交通大学医学院附属第九人民医院

李胜锋　山东第一医科大学附属省立医院

吴　斌　首都医科大学附属北京潞河医院

吴松涛　松涛齿科医疗工作室

何　非　北京嘉信口腔

邹多宏　上海交通大学医学院附属第九人民医院

陈占伟　山东第一医科大学附属省立医院

周　琴　上海交通大学医学院附属第九人民医院

胡立华　山东第一医科大学附属省立医院

钱文涛　上海交通大学医学院附属第九人民医院

浦益萍　上海交通大学医学院附属第九人民医院

黄圣运　山东第一医科大学附属省立医院

崔　婧　济南市口腔医院

中文版序一

　　牙槽骨 / 颌骨缺损是一类常见且严重影响患者口腔功能、颌面美观、身心健康及生活质量的疾病。牙槽骨作为口腔种植、正畸、牙周、修复及外科治疗的基础，如何实现其修复与再生是口腔科学发展中亟待解决的重大挑战。

　　1985 年 Lekholm 和 Zarb 研究发现上、下颌骨不同位点的牙拔除后，剩余牙槽骨形态及不同生理性骨吸收创面的愈合类型对后期的口腔种植至关重要。基于此，Zvi Artzi 教授撰写了 *Bone Augmentation by Anatomical Region：Techniques and Decision - Making* 一书，强调了在解剖学上与软、硬组织增量密切相关的邻近组织的结构特点，在临床常用手术中，肌肉附着、血管走行、某些重要解剖结构（如切牙管和颏孔）及神经支配区域等，都是非常重要的解剖学标志，也是骨增量成功的关键。这也是目前唯一从不同解剖位置区域去考虑骨增量手术方案及临床决策的专著。

　　本书集中阐述了 GBR 技术必须遵循的外科手术原则，主要包括不同解剖部位及其独有特征，以及如何实现创口位置稳定、如何处理和减少软组织张力以实现无张力缝合、如何进行 GBR 空间的维持、如何进行血供的构建、如何选择合适的骨增量材料和屏障膜等问题。

　　为了更好地阐述不同解剖部位、不同骨缺损类型适用不同的手术治疗方案，本书结合大量的临床病例、细致的操作手术照片与处理步骤及相关的参考文献，对这些手术方式进行了逐步讲解，内容囊括了前牙美学区软、硬组织增量的处理，上颌窦内外提升术，垂直骨增量技术，自体骨移植和异体骨移植的不同处理方案，以及正畸 - 种植联合治疗等内容。

　　本书的译者为上海交通大学医学院附属第九人民医院的邹多宏教授及山东第一医科大学附属省立医院的黄圣运教授领衔的团队，两位教授及其团队通力协作，努力将原著作者的原意 z 转化为简洁顺畅的中文呈现给广大读者，相信本书能成为口腔种植科学及临床相关学科医师的有益参考。

　　正值本书付梓之际，愿本书的出版能够提高口腔临床医师对牙槽骨骨增量的认识，推动口腔科学的长远健康发展！

中国工程院院士

上海交通大学医学院附属第九人民医院

中文版序二

热烈祝贺邹多宏博士、黄圣运博士主译的专著 *Bone Augmentation by Anatomical Region : Techniques and Decision - Making* 中文版顺利推出，我非常荣幸将本书推荐给大家。

开展种植牙治疗的口腔医生在临床实践中必然要面对各种常见的和复杂的骨缺损问题。这种骨缺损往往需要进行骨增量手术，而骨增量手术的成功与否直接决定了种植牙治疗的最终效果。很多医生都希望能有一部系统阐述骨增量技术的专著。Zvi Artzi 教授作为全球著名的种植牙专家，在各种常见和复杂骨缺损增量处理领域的知名度享誉全球。

本书非常全面细致地从不同解剖部位的骨缺损特点不同这一角度出发，从如何实现创口位置稳定、如何进行空间的维持、如何处理和减少软组织张力以实现无张力缝合，以及如何选择合适的骨增量材料等问题着眼，结合大量的临床病例及参考文献，以照片形式循序渐进地展示了每一步临床操作步骤，帮助读者简化手术操作的过程与技巧，并着重介绍了如何避免可能的并发症，以及出现并发症后的处理方案。

本书对开展种植骨增量技术的医生，无论是年轻医生还是高年资医生，都是不可或缺的参考书。愿所有从事口腔种植工作的医生都能仔细阅读这部优秀的作品，并从中受益。

山东省立医院口腔医院执行院长
山东第一医科大学口腔医学院院长

中文版序三

　　口腔种植学从 20 世纪发展到今天，无论是从基础理论还是从临床实践都有了巨大的飞跃。本书对当前国际种植学发展状况进行了客观介绍，其更主要的意义是让国内从事种植专业工作的同行可以了解国外基础与临床研究进展，使国内种植发展水平与国际同步。

　　本书著者 Zvi Artzi 教授在国际种植领域享有很高威望。他将自己的种植经验与学识总结撰写成书，共分 25 章，内容涉及基础解剖、骨增量、生物材料、手术方法及术后照护，从基础到临床，主题鲜明、条理清晰，可阅读性强。

　　本书由上海交通大学附属第九人民医院的邹多宏教授及山东第一医科大学附属省立医院的黄圣运教授带领团队完成翻译工作。译文客观准确，充分体现了信、达、雅的中文翻译原则。相信本书的出版一定会使国内从事种植专业的广大医生受益匪浅。

首都医科大学附属北京口腔医院副院长

北京口腔医学会副会长

首都医科大学口腔学系副主任

原 书 序

很荣幸被邀请为本书作序，这本书将大大丰富我们在该领域的知识，并有助于我们培养学生和专业技术人员。

很多书都会介绍新知识和新技术，但是专门针对学生和专业技术人员进行外科技术培训的书少之又少。本书集中介绍了颌骨骨缺损时采用外科手段进行骨增量治疗的相关内容。这种外科治疗必须基于对颌骨及其邻近组织相关知识的充分掌握、对创口愈合的生理学机制的了解，以及对骨增量手术和软、硬组织外科管理中所涉及的常用生物材料的特性的深入了解。本书对上述信息进行了详细阐述，编排合理、逻辑严谨、实用性强，并引用了相关领域的最新文献，全面涵盖了骨再生的基础知识，以及不同外科手段及生物材料的临床决策和技术相关知识。

著者 Zvi Artzi 教授在其多年的学术生涯和职业生涯中，一直致力于研究和创新骨再生及骨重建手术，目的是进一步改善患者的健康状况及生活质量。当然，还有很多令人尊敬的专家和学者也为这项工作做出了突出的贡献，这些都大大提高了这项工作的质量和相关性。

阅读本书时，我能明显感受到著者和参编人员的优秀学术背景，以及他们的教学能力和科学严谨的态度，他们为口腔外科学领域和牙周病学领域的专业从业人员拓展相关专业知识提供了关键性的实践指导。

总之，本书思路清晰、内容严谨，为那些训练有素的牙医、牙周病学专家及口腔外科医生提供了非常有用的知识，以帮助他们在临床中应用现代骨重建技术完成相关疾病的治疗。

Mariano Sanz, MD, DDS, DrMed
Professor and Chairman of Periodontology
Faculty of Odontology, University Complutense of Madrid

译者前言

  非常荣幸能够参与 Zvi Artzi 教授的骨增量专著 *Bone Augmentation by Anatomical Region: Techniques and Decision-Making* 的翻译工作。本书从临床实践和循证医学两个方面出发，全面总结了 Artzi 教授几十年来的骨增量技术的知识精华，是系统学习与规范实施骨增量操作的权威著作。

  本书主题鲜明、内容丰富，从不同解剖部位的骨缺损特点不同这一角度出发，以骨增量的生物学条件、生物材料选择、再生和重塑阶段的细胞相互作用等基础理论为前提，囊括了前牙美学区软、硬组织增量的处理，上颌窦内外提升术，垂直骨增量技术，自体骨移植和异体骨移植的不同处理方案，正畸 – 种植联合治疗，以及种植并发症的预防和处理等方方面面的内容。除此之外，本书非常重视骨增量技术的手术原则问题，包括血凝块的保存、空间维持、骨替代材料和屏障膜的放置、无张力创口的初期关闭等。

  作为本书中文版本的主译，同时作为经验丰富的骨增量技术的应用者，译者与本书主编 Zvi Artzi 教授有同样的心声，热切期待大家认真阅读全书，全面掌握骨增量技术的知识和理念，并始终遵循本书和长期积累的骨增量相关科学文献中所倡导的正确原则和临床指导，规范地使用骨增量技术。相信在这个基础上，骨增量技术会让大家在临床种植工作过程中获得长期稳定的更好效果。

  尽管译者努力坚持"信、达、雅"的翻译原则，尽量忠于原文、原意，但由于中外术语规范及语言表述有所差异，中文版中可能出现一些欠妥和错漏之处，恳请同行批评指正。

  衷心感谢张志愿院士、张东升教授及刘静明教授热情洋溢的推荐；感谢为本书做出巨大贡献的每一位优秀译者。大家正是出于对原著的喜爱、对种植的热爱，才能将这份宝贵的知识财富传递给更多的人。

  最后感谢中国科学技术出版社对译者的信任，以及在出版过程中的支持与及帮助。

山东第一医科大学附属省立医院

上海交通大学医学院附属第九人民医院

原书前言

上、下颌骨不同位点的牙拔除后剩余牙槽突形态及不同生理性骨吸收创面的愈合类型是至关重要的，这早已获得公认（Lekholm 和 Zarb，1985）。

牙槽嵴骨缺损时可以通过不同的骨增量手术进行骨重建。通过引导性组织再生（GTR）技术、自体骨块移植技术，或其他新技术手段，即可引导种植体周围形成类似原生骨质的稳定骨组织（Lutz 等，2015）。

骨增量手术的成功应该建立在完善的手术方案、良好的生物材料稳定性、细致的软组织管理，以及充分了解创口愈合过程的基础之上。

临床上任何外科技术手段只要能满足治疗的有效性、可预见性，以及种植体植入后的长期成功率，就可以被加以应用（Lindhe 等，2012）。

为了更好地选择合适的外科技术，必须十分了解并熟悉颌骨的解剖结构及其周围相关的组织器官。一篇关于解剖结构及其变异的综述（Greenstein 等，2008）中强调了深入了解上、下颌骨解剖及其周围肌肉、血管和神经的重要性。这些应该是任何手术实施前都要考虑的。

研究发现上颌骨缺牙后的骨质改变与下颌骨明显不同。上颌骨的骨髓比例多于下颌骨，上颌前颌骨含有大量的骨髓，而下颌前颌骨则以矿化骨居多。另外，上、下颌骨均由大量的皮质骨构成，而且下颌骨的皮质骨比上颌骨的更宽，尤其是联合区皮质骨最宽（Lindhe 等，2012，2013；Aghaloo 等，2016）。

不同解剖区域适合不同的手术方式，本书就阐述并强调了在解剖学上与软、硬组织增量息息相关的邻近组织结构的特点。在临床常用手术中，肌肉附着、血管走行、某些重要解剖结构（如切牙管和颏孔），以及神经支配区域等都是非常重要的解剖标志。

任何外科手术都必须遵循一定的原则。空间维持，即血块的保存、生物材料稳定性（Wikesjö 等，1990；Haney 等，1993），以及无张力软组织创口关闭都至关重要，临床中应予密切关注。通过在骨增量部位的骨皮质上打孔，可获得充足的血液供应和血管生成，促进血管重建（Majzoub 等，1999；Greenstein 等，2009）。

本书集中阐述了不同的解剖部位及其特征，以及如何实现创口位置稳定、如何处理和减少软组织张力以实现无张力缝合、如何选择合适的骨增量材料等问题。

不同解剖部位的不同骨缺损类型适合用不同的外科手术方式。书中结合临床病例及相关的参考文献，对这些手术方式进行了逐步讲解。

熟练的理论知识、外科技能和临床经验都是实现可预测的成功治疗的先决条件。因此，细致的学习必然经历一个缓慢的学习曲线。

笔者通过照片形式展示每一步临床操作，尝试简化掌握各种外科技巧的学习曲线，并着重介绍了如何避免和（或）面对可能的并发症。

本书不仅涵盖了骨增量的相关内容，还涉及了种植体周围软组织特点、种植体菌斑生物膜、种植体周围炎及其预防等相关内容。这些是理解骨缺损病因学及重建牙槽嵴必要性的重要内容。此外，书中还涉及了重建外科中有关种植体支持式赝附体制作的相关内容。

笔者希望各位有资质的医生朋友都能在本书中找到基本的工具和指导原则，从而提高相应的知识和技能，实现更好的临床实践。

Zvi Artzi，DMD

参考文献

[1] Aghaloo, T.L., Misch, C., Lin, G.H. et al. (2016) Bone augmentation of the edentulous maxilla for implant placement: A systematic review. *Int J Oral Maxillofac Implants* 31: s19–30.

[2] Greenstein, G., Greenstein, B., Cavallaro, J., and Tarnow, D. (2009) The role of bone decortication in enhancing the results of guided bone regeneration: A literature review. *J Periodontol* 80 (2): 175–189.

[3] Greenstein, G., Cavallaro, J., and Tarnow, D. (2008) Practical application of anatomy for the dental implant surgeon. *J Periodontol* 79 (10): 1833–1846.

[4] Haney, J.M., Nilvéus, R.E., McMillan, P.J., and Wikesjö U.M. (1993) Periodontal repair in dogs: Expanded polytetrafluoroethylene barrier membranes support wound stabilization and enhance bone regeneration. *J Periodontol* 64 (9): 883–890.

[5] Lekholm, U. and Zarb, G.A. (1985) Patient selection and preparation. In: *Proceedings of the Tissue Integrated Prostheses: Osseointegration in Clinical Dentistry*. (ed. PI Brånemark, GA Zarb and TS Albrektsson), 199–209.

Quintessence Publ Co.

[6] Lindhe, J., Cecchinato, D., Bressan, E.A., and Toia, M. (2012) The alveolar process of the edentulous maxilla in periodontitis and non-periodontitis subjects. *Clin Oral Implants Res.* 23 (1): 5–11.

[7] Lindhe, J., Bressan, E., Cecchinato, D., and Corrá, E. (2013) Bone tissue in different parts of the edentulous maxilla and mandible. *Clin Oral Implants Res* 24 (4): 372–427.

[8] Lutz, R., Neukam, F.W., Simion, M., and Schmitt, C.M. (2015) Long-term outcomes of bone augmentation on soft and hard-tissue stability: a systematic review. *Clin Oral Implants Res* 26 (Suppl 11): 103–122.

[9] Majzoub, Z., Berengo, M., Giardino, R., and Aldini, N.N. (1999) Role of intra-marrow penetration in osseous repair: a pilot study in the rabbit calvaria. *J Periodontol* 70 (12): 1501–1510.

[10] Wikesjö U.M. and Nilvéus, R. (1990) Periodontal repair in dogs: effect of wound stabilization on healing. *J Periodontol* 61 (12): 719–724.

致　谢

　　我要感谢我的牙周病学和修复学专业的研究生们，他们在导师 S. Levartovsky 教授及笔者的指导下，认真细致地完成了所有病例资料的收集和整理工作。

　　感谢我深爱的妻子 Malca，还有我最亲爱的孩子 Yoav、Eran 和 Ronnie。

目　录

第一篇　基本原理

第二篇　上颌骨前牙区

第三篇　上颌骨后牙区

第四篇　下颌骨前牙区

第五篇　下颌骨后牙区

第六篇　其他先进技术

第七篇　其他相关主题

第一篇 基本原理
Basic Mechanisms

第 1 章

上颌骨和下颌骨的解剖：重要结构和肌肉附着

The Anatomy of the Maxilla and the Mandible: Related Structures and Inserted Muscles

Dmitri Lev　Zvi Artzi　著

口腔修复重建和种植外科手术的成功取决于对头颈部解剖的深入了解和理解。头颈部体积相对较小，大量的解剖结构紧密的排列。这些解剖结构用于组成各种系统，如咀嚼、嗅觉、泪腺、视觉等。然而，由于这些系统功能相互交叉，系统之间几乎不能划清界限。

这一章的重点主要在口腔解剖学上，也讨论这些组建口腔形态和功能的解剖结构的特点。

一、骨骼

下颌骨、上颌骨和腭骨构成口腔的边界。因为牙齿的数量在人的一生中会发生变化，下颌骨和上颌骨在童年和青春期时会发生永久性和广泛性的发育和改建，而其他颅面骨随着年龄增长，只会显著退化。

（一）上颌骨

上颌骨由 2 块骨组成，上颌骨体部和前上颌骨，两者在胚胎发育的最后 3 个月融合（图 1-1）。上颌骨体部和前上颌骨连接处的切牙缝位于硬腭的下表面，切牙缝在中年时期会不同程度地退化。2 块上颌骨构成了整个上颌和大部分的面中部。上颌骨位于颌面部骨骼的中部，参与组成口腔、鼻腔和眼眶，以及与筛骨、额骨、泪骨、鼻骨、下鼻甲、犁骨、腭骨和对侧上颌骨相连接。其体部呈中空的金字塔形，包括 4 个突起（表 1-1），

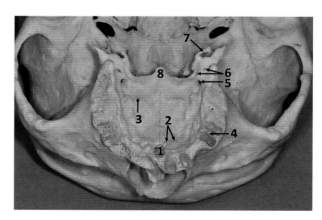

▲ 图 1-1　　硬腭（下面观）

1. 切牙孔；2. 切牙缝；3. 腭横缝；4. 牙槽间隔；5. 腭大孔；6. 腭小孔；7. 翼钩；8. 鼻后棘

表 1-1　上颌骨四突

四　突	方　向	邻　接
额突	向上	额骨、鼻骨、泪骨
颧突	向侧方	颧骨
腭突	向中间或者水平	腭、对侧上颌骨、犁骨
牙槽突	向下	上颌牙

从上颌骨向对应的面颅骨支撑线呈放射状。

较长的额突在泪骨和鼻骨之间向上，通过额上颌缝与额骨连接。较短颧突向外侧突出，通过颧上颌缝与颧骨上颌突连接。颧突下方的颧牙槽嵴将上颌骨分为前后两个凹陷，前者延伸到上颌骨体部的前外侧面，而后者终止于颞下窝的对侧。牙槽突（图 1-1）位于上颌骨的前外侧和后部的下方，容纳牙齿，由前向后逐渐增宽。牙槽突由内外两层皮质骨及中间大量的松质骨组成。在后部，皮质骨板是连接到一起的。牙槽突的下缘有很深的沟，皮质骨板之间通过垂直的牙槽间隔相互连接，牙槽间隔将成人上颌骨分成 8 个牙槽窝。在后牙区或者远中的 3 个牙槽窝中，在多根牙的牙根之间存在牙根间隔。第一前磨牙牙槽窝的牙根间隔与牙槽突的皮质骨板平行。牙根的形态和大小决定了牙槽窝的形态。拔牙导致牙槽突的逐渐被吸收。腭突起源于上颌骨与牙槽突交界的前 2/3，向中线侧突出，在腭中缝处与对侧腭突相接。腭突后缘在腭横缝处与腭骨水平板相连。腭突的水平部与牙槽突后部成直角。腭突的口腔面在口腔前部向下倾斜，与牙槽突的角度难以确定。腭突下表面呈粗糙的凹面形态，为咀嚼黏膜提供了坚实的附着。上方的鼻腔面也呈凹面，但是表面光滑，黏膜附着松弛。两侧腭突在沿腭中缝处隆起形成鼻嵴，用于附着犁骨。鼻嵴前部显著突出部分（"切牙棘"）是鼻中隔软骨的附着部位。鼻腭管正好在切牙棘后方穿过腭部。

鼻腭管通常描述为一个 Y 形通道，起始于两侧腭突鼻腔侧的两个 Stenson 孔，向下走行终止于中切牙腭侧的切牙孔。然而，这种主流的分布在人群中不到 50%。鼻腭管在两孔之间的部分可能包含 1～4 个通道（Song 等，2009）。在鼻腭管内，鼻腭神经与腭大神经相通，腭大（降）动脉与蝶腭动脉后支吻合。

上颌骨体部是一个中空的金字塔形状。锥体顶端向侧面突出并延伸到颧骨的基底部。上颌骨基底部（内侧面）与鼻腔外侧壁相连。游离的上颌骨内侧面可以看到其后上部分有个连接上颌窦和鼻腔的大裂孔（上颌窦裂孔）。腭沟沿上颌骨内侧壁后缘向腭突后缘下行。另一个较大的腭沟出现在相邻腭骨的垂直板上。当这两块骨相互连接时，沟槽形成了腭大神经管，内含腭大血管和神经。泪沟位于上颌窦裂孔前方。当泪骨和下鼻甲与上颌骨接合时，泪沟形成鼻泪管。鼻甲嵴沿泪沟向前下方向倾斜下行，最终与下鼻甲连接。

金字塔形上颌骨的上方是眼眶，构成眶底的大部分（图 1-2）。三块骨骼与上颌骨眶面的内边缘相连接。从前向后分别是泪骨和筛骨及腭骨的

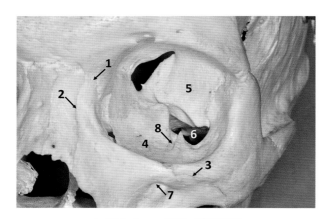

▲ 图 1-2　　眼眶（前面观）

1. 额颌缝；2. 鼻上颌缝；3. 颧上颌缝；4. 上颌骨体上表面；5. 蝶骨大翼；6. 眶下裂；7. 眶下孔；8. 眶下沟

眶突。眶下裂将眼眶上壁后缘与蝶骨大翼分开。眶下沟起源于后壁中点，包含眶下神经血管束。Nguyen 等（2016）在他们的解剖学研究中证明，只有 10% 的尸体上有眶下沟，其余的颅骨标本中被骨组织覆盖。当眶下沟接近上颌骨眶面圆形且厚的前边缘时，它向中下部弯曲，与矢状面约成 20°，与水平面约成 30°（Aggarwal 等，2015），向上颌骨前表面的眶下孔延伸。

上颌骨前外侧面或颧骨表面与后外侧面之间由从颧突向第一磨牙延伸的弯曲的嵴状突起分隔。颧骨的内侧缘形成梨状孔的外侧和下缘。前外侧面有许多凹陷和隆起。它们是由牙根产生的。眶下孔位于尖牙窝的上部，最深的部分，在眶下缘下约 6mm 处（Aggarwal 等，2015）。

尖牙窝是位于尖牙隆起外侧的凹陷，由尖牙牙槽窝形成。尖牙隆起将侧面的尖牙窝与内侧的切牙窝分开（图 1-3）。

一些与嘴唇和外鼻运动相关的面部表情肌，包括鼻中隔、鼻肌和口角提肌，起源于上颌骨前外侧面。

上颌体凸出的后外侧或颞下面（图 1-4）构成颞下窝的前壁。上颌体的后下部，即上颌结节，与腭骨的锥突连接，有时与蝶骨的翼外板下

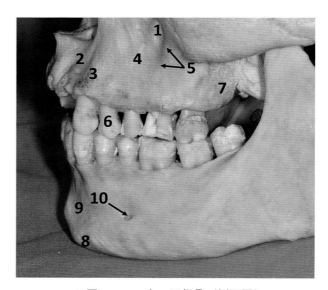

▲ 图 1-3　　上、下颌骨（侧面图）

1. 眶下孔；2. 切牙窝；3. 尖牙隆突；4. 尖牙窝；5. 上颌骨前外侧和后外侧之间的嵴；6. 上颌第一磨牙；7. 上颌结节；8. 颏棘；9. 颏窝；10. 颏孔

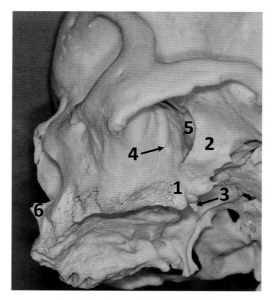

▲ 图 1-4　　上颌骨后外侧面

1. 上颌结节；2. 翼外板；3. 腭骨锥突；4. 后上牙槽管开口；5. 翼腭窝；6. 前鼻脊

部相连接。上颌结节与上颌磨牙有关，在拔牙过程中可能发生骨折。

（二）上颌窦

1651 年，纳撒尼尔·海默尔（Nathaniel Highmore）提出了上颌窦的概念，尽管当时还没有被发现，但仍以他的名字命名（"海默尔窦"）。它是最大的鼻旁窦，平均容积为 15ml。内衬由 Schneiderian 膜，一层 1mm 厚的假复层纤毛柱状上皮，附着在骨膜上，并延续到鼻腔上皮。上颌窦的窦腔像四面的金字塔形，其底部和顶端与上颌体的锥体形相吻合。上颌窦的大小和形态也取决于邻近的腔或窝的大小。窦腔气化程度因人而异。例如，金字塔形上颌窦的顶端可以进入到上颌骨的颧骨突，甚至到达颧骨。左右两侧体积和形态的不对称性也很常见，较大的容积通常伴随着较薄的壁。窦壁将上颌窦与相邻的颅骨分隔开。上颌窦的内侧壁位于窦腔和鼻腔之间，顶壁低于眶下缘，底壁位于牙槽突上方，颞下窝和尖牙窝分别由上颌窦的后壁和前壁构成。

内侧壁最突出的特点是上颌窦与鼻腔通过上颌窦裂孔相通。当筛骨钩突、下鼻甲、腭骨垂直板与上颌骨接合时，两个腔之间的通道明显狭窄。在下方，上颌窦由上颌前磨牙和磨牙限定。上颌窦的顶壁由眶底形成。顶壁厚度的变异与牙源性感染向眼眶扩散的风险有关（Mills 和 Kartush，1985）。眶下神经血管束穿过眶下管进入上颌窦顶壁，有时，会进入窦腔（Lantos 等，2016）。窦底低于硬腭，远低于上颌窦裂口。这种不适合黏液引流的解剖特点是因为胚胎时上颌窦开始发育的位置比较高，就在眶底下方，在向

下发育的过程中，引流点仍保持在原来高度。临床上重要的解剖变异是上颌窦间隔，通常从窦底起，将上颌窦分为几个窦腔。上颌窦间隔的发生率为 13%～35.3%（Maestre Ferrin 等，2010）。

上前牙牙槽管及其神经血管束穿过上颌窦前壁。后壁与上牙槽后神经和血管的走行有关，也通过牙槽管（图 1-4）。

（三）腭骨

腭骨位于前部的上颌骨和后部的蝶骨翼突之间。由水平板和垂直板组成。水平板和对侧的腭骨一起组成硬腭的后 1/4，垂直板与蝶骨翼突内侧板共同组成鼻外侧壁的后部。两块骨板都有两个面和四个边缘。

腭骨垂直板的内侧或鼻侧面表面光滑，并含有许多凹陷和隆起，从上到下依次为上鼻道凹、筛骨嵴、中鼻道凹、鼻甲嵴、下鼻道凹。筛骨嵴和鼻甲嵴分别附着中鼻甲和下鼻甲。垂直板侧面或上颌面与上颌体的后部连接。翼腭沟从蝶腭切迹向外侧面的腭骨垂直板和水平板交界处下降，与上颌骨的腭沟一起形成翼腭管。

上缘包括眶突和蝶突，由蝶腭切迹分开。当蝶骨体部与该区域连接时，蝶腭切迹转化为蝶腭孔，翼腭窝通过该孔与鼻腔后上面直接相通。从前面观，在鼻甲嵴的水平，上颌突朝向前方，大大减少了上颌窦和鼻腔之间的间隙。后缘在蝶骨和锥体突之间延伸，通过锯齿状缝与翼内板连接。下缘对应于水平板的横向边界。

腭骨水平板的上表面光滑且存在凹陷，下表面粗糙且轻微凹陷。水平板的前、内侧缘分别与上颌骨腭突和对侧腭骨连接（图 1-1）。内侧面有

两个隆起，嵴和棘。它们形成鼻嵴的后部和后鼻棘，两个腭骨通过腭中缝相互连接。悬雍垂肌纤维起源于水平板内缘和后缘夹角处的鼻后棘。薄而凹的后缘是腭腱膜附着的部位。锥突位于水平板的后缘和外侧缘之间向后外侧突出。它的后表面向下倾斜，有两个沟与翼突的外侧板和内侧板接合。综上所述，锥突、上颌结节和蝶骨翼突下段形成了一个复合体，对于上颌骨后部种植体的植入位置非常重要（Lee 等，2001）。

水平板的侧缘由翼腭沟下行到锥体突底部切际。当上颌骨与腭骨的侧面连接时，该切迹成为在硬腭下表面可见的腭大孔（图 1-1）。在绝大多数情况下，腭大孔位于第三磨牙的腭面或远端（Chrcanovic 和 Custodio，2010；Dave 等，2013）。腭小孔位于锥突的下表面，数目为 1～4 个（Saralaya 和 Nayak，2007）。

（四）下颌骨

下颌骨从两侧开始发育，出生后的第一年在中线处融合。成人下颌骨是单个的、不规则的骨骼，由一个水平方向的支撑牙齿的体部和两个垂直的升支组成，两个升支与颞骨有关，用于附着咀嚼肌。体部下缘与升支后缘的夹角在 110°～140° 变化。

两侧下颌骨的完全融合形成了从成人下颌骨外（唇）面牙槽突下缘向下的颏嵴。颏嵴的下端朝向颏隆突或颏三角的顶点。颏隆突的底部位于下颌骨的下缘。颏隆突的外侧末端通常略微升高。正中凹陷即颏窝，位于切牙下方，颏隆突的上侧。颏隆突，颏结节和颏窝复合体是人类下颌所独有的。被认为是出生后下颌骨上部骨

吸收和（或）其下缘骨沉积的结果（Schwartz 和 Tattersall，2000）。

颏孔（图 1-3）是下颌管的开口，位于牙槽突下缘和下颌骨体之间的下颌颊侧面上。颏孔在前后方向的位置在性别和种族之间有很大的差异，蒙古族和非洲人群多见于第二前磨牙根尖下方，白种人多见于第一和第二前磨牙之间的下方。颏孔前下边缘锐利，后上边缘圆钝，容纳从颏孔以锐角穿出下颌骨表面的颏神经。

外斜线从下颌升支的前缘向下颌体的外侧面走行，逐渐变得不那么突出，当到达颏结节时几乎消失。颊肌和降口角肌分别起源于外斜线的后部和前部。

下颌骨的圆而厚的下边缘呈正弦形状，后凹前凸。附着二腹肌前腹的二腹肌窝位于其前端，颏结节的下方。

下颌骨的牙槽包含容纳牙齿的 16 个牙槽窝。在前面，牙槽突的弧度与下颌骨的弧度相吻合，而磨牙的牙槽窝位于下颌体弧度的内侧。与上颌牙槽突相似，下颌骨的牙槽突由外侧的两层皮质骨和中间的松质骨组成。下颌骨牙槽突皮质骨较上颌骨厚，最大厚度位于前磨牙和磨牙区。

颏部的内侧面分布有 1～4 个颏棘，用于附着两组肌肉：上方的颏舌肌和下方的颏舌骨肌。颏棘数量的变异是它们在垂直或水平面或者两者均有融合的结果。舌孔位于颏棘的正上方，舌动脉和（或）颏下动脉的分支通过舌孔进入骨内。下颌舌骨线起自下颏棘，此处几乎看不见，斜向第三磨牙走行而逐渐变得突出。第二和第三磨牙的根尖位于下颌舌骨线下方，而切牙、前磨牙和

第一磨牙的根尖在其上方。构成口底的下颌舌骨肌起源于下颌舌骨线。因此，下颌舌骨肌附着处上方是口腔的一部分，表面覆盖黏膜。下颌下腺窝位于下颌舌骨线后部下方，舌下腺窝位于下颌舌骨线前部上方。前者容纳颌下腺的浅部，后者容纳舌下腺。

垂直向为长的四边形的下颌升支与颞骨连接，是咀嚼肌附着的部位。下颌支下方的外侧面和内侧面都有分别附着咬肌和翼内肌骨嵴。外侧面上的骨嵴线彼此大致平行。他们向前上方延伸，有时延伸到升支中部，方向与咬肌纤维的方向一致。内侧面的骨嵴相对没有条理，局限于下颌角处。

两个突起位于升支上方，前面的喙突和后面的髁突（图 1-5）。它们之间的上缘（"下颌切迹"）呈深凹形。髁突由头（髁）部和颈部组成，髁突的大小和形状变异很大。从上方观呈椭圆形，左右侧尺寸是前后向的两倍。凸出的关节表面与颞下颌关节的关节盘接触。髁突的颈部在前后方向是扁平的。关节翼肌窝位于颈部前表面，下颌切

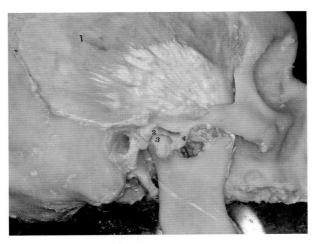

▲ 图 1-5　颞下颌关节（矢状位及侧位观）
1. 颞肌；2. 关节盘；3. 下颌髁状突；4. 纤维囊

迹内侧，靠近髁突外侧。超过 90% 的翼外肌纤维附着在关节翼肌窝（Bittar 等，1994）。喙突呈扁平三角形。其尖端高于髁突，喙突后缘凹陷是下颌切迹向前延续，凸出的前缘延续到下颌升支的前缘。然而，颞肌和咬肌附着在喙突的外表面，与大部分颞肌附着处粗糙的表面相比，此处相对光滑。在此，垂直的颞肌嵴自喙突尖端延伸到第三磨牙水平，并向前走行接近其远中面。磨牙后三角是颞肌嵴紧靠最后磨牙的较宽的水平部。磨牙后三角位于较大的三角形区域，即磨牙后窝，外侧为颞肌嵴，内侧为升支前缘，第三磨牙为底部。磨牙后窝的一个重要变异是磨牙后孔，在不同人群中发现率为 8%～16%（Ossenberg，1987）。位于第三磨牙远中 10.5mm 处（Gamieldien 和 Van Schoor，2016）。这些孔通向磨牙后管，管内有神经血管束经过，供应第二和第三磨牙。

下颌小舌靠近升支内侧面的中间，蝶下颌韧带附着在其粗糙尖锐的嵴上。紧密靠近下颌舌骨线上端和下颌孔。下颌孔是下牙槽神经和血管进入下颌管的入口，在大多数情况下，它低于咬合面或在咬合面水平（Nicholson，1985）。

下颌管沿下颌升支和体部的方向走行，最终到达切牙区域。通过骨内的小管与下颌牙槽窝的顶端相通。在经过前磨牙时，颏管从下颌管分出，沿后上方向走行开口于颏孔。下颌管的"切牙段"位于颏管近中方向。文献中描述了牙科手术中必须考虑的几种类型的双下颌管（例如，Kang 等，2014）。

与上颌骨和下颌骨有关的两个间隙：颞下间隙和翼腭间隙。颞下间隙是位于在下颌骨与颞骨连接处。在下颌升支与翼突外侧板之间可以很容

易地被辨认。颞下间隙的前界为上颌体后表面，后者将其与上颌窦分开（图1-4）。上界为颧弓平面。在颧弓内侧，颞下间隙向上与颅骨侧面的颞间隙直接相通。蝶骨大翼的下面构成了部分颞下间隙的顶部，卵圆孔和棘孔出于此处。颞下间隙通过这些孔与颅中窝相通。颞下窝的后部和下方都是开放的。位于颞下间隙内侧和前部的翼上颌裂通向翼腭间隙。

翼腭间隙边界清晰，类似于倒置的金字塔。位于蝶骨翼状突根部和上颌骨后面之间（图1-4）。翼腭窝后壁有翼管和圆孔穿出，与颅中窝相通。腭大神经管的远端与翼腭间隙的下方有关。颞下间隙和翼腭间隙均通过眶下裂向前与眼眶相通。

下颌角处被腮腺的下半部分覆盖。舌下神经越过中间腱的后部向内。前腹部由口底界定，位于下颌舌骨肌浅面（图1-6）。

下颌舌骨肌起源于下颌内面，从下颌正中联合延伸至第三磨牙，从下颌骨颏联合延伸到舌骨的前部，止于舌骨的前表面和下颌正中缝。是构成口底的主要肌肉，将口腔与颈部分开。下颌舌骨肌的后部游离缘与下颌下腺连接，其浅部在下颌舌骨肌浅面，深部在下颌舌骨肌深面。下颌舌骨肌的深面受舌外肌，茎突舌肌和舌骨舌肌影响。下颌舌骨肌分隔舌下间隙和下颌下间隙，两者在下颌舌骨肌后端的游离缘相通。口底由下方的二腹肌前腹、上方的颏舌骨肌稳固。

颏舌骨肌起源于颏结节的下颏棘，止于舌骨

二、肌肉

口腔颌面部的肌群按照解剖部位和功能分为舌骨上肌群、表情肌、咀嚼肌、舌内/外肌、腭部肌。

（一）舌骨上肌群

茎突舌骨肌起源于茎突的后外侧基底部，止于舌骨体部和舌骨大角的连接处。茎突舌骨肌向前下方倾斜走行至二腹肌后腹。在舌骨止点处有二腹肌的中间肌腱穿过。茎突舌骨肌位于腮腺和颌下腺的内侧，舌下神经和舌骨舌肌的外侧。二腹肌由前腹和后腹组成。后腹起源于颞骨乳突切迹，前腹起源于下颌骨下缘的二腹窝。肌腱环借颈深筋膜延伸，将二腹肌弯曲的中间腱固定于舌骨大角和舌骨体的连接处。二腹肌的后腹在靠近

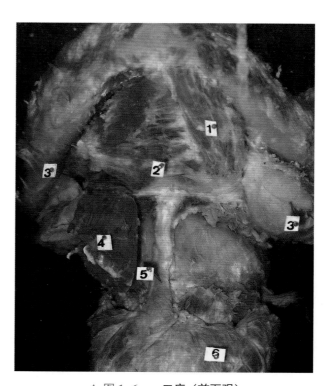

▲ 图1-6　口底（前面观）

1. 左侧二腹肌前腹；2. 下颌舌骨肌；3. 下颌下腺；4. 右侧二腹肌前腹（反折）；5. 甲状腺锥体叶；6. 甲状腺左叶

体的前部。二腹肌的前腹和下颌舌骨肌由三叉神经支配（第一鳃弓的神经），二腹肌后腹和茎突舌骨肌由面神经支配（第二鳃弓的神经）。颏舌骨肌起源于体节，通过舌下神经接收来自 C_1 脊髓段的运动纤维。

舌骨上肌群按其与舌骨的位置关系可分为前后两组。前组由颏舌骨肌、下颌舌骨肌和二腹肌的前腹组成。后组由二腹肌的后腹和茎突舌骨肌组成。舌骨上肌群前组向上附着于下颌骨，向下附着于舌骨，具有双重作用：当咀嚼肌收缩稳定下颌骨时，上升舌骨；当舌骨下肌群收缩稳定舌骨时，可以降下颌骨。前组肌肉收缩导致舌骨前伸，后组肌肉收缩使舌骨后退。舌骨上的肌群联合提升舌骨。

（二）表情肌

这组肌群的共同特点是都止于皮下组织，或者从解剖学来说，位于浅筋膜内。浅表肌腱膜系统是筋膜和表情肌的复合体。表情肌通常起自骨或真皮，止于皮肤，但也有止于筋膜，软骨和口角轴（紧挨着口角的纤维肌肉团）。进入口角轴的肌肉彼此交叉融合。这种布局非常有效地控制嘴角的位置。尽管术语是"模仿的"或者面部表情肌，它们的主要功能是协调眼眶，鼻孔和嘴巴这些孔裂的大小。表情肌的收缩受面神经控制。表情肌在功能和解剖学上是口腔的一部分，表1–2总结了表情肌的起点和止点。

（三）咀嚼肌

四块咀嚼肌用于在咀嚼和言语时移动下颌骨，包括颞肌、咬肌、翼内肌和翼外肌。颞肌起自（图 1–5）颞窝和颞深筋膜。止于喙突及下颌升支的前缘直至牙槽突。在颞肌纤维起点后，肌纤维的方向由垂直向下逐渐变为水平向后。所有的肌纤维都向颧弓走行，并附着在颧弓，与部分咬肌融合。然后被厚的肌腱替代。前面的肌腱纤

表 1–2　表情肌的起点和止点

表情肌	起　点	止　点
提上唇肌	上颌骨体部与眶下缘平行	上唇外侧面
提口角肌	上颌骨尖牙窝	口角轴
颧大肌	颧颞缝	口角轴
笑肌	颧弓、腮腺咬肌筋膜	口角轴
降口角肌	下颌骨外斜线的前部	口角轴
降下唇肌	下颌骨外斜线，降口角肌上方	下唇皮肤
颏肌	下颌骨切牙窝	颏部皮肤
颈阔肌	胸大肌和三角肌筋膜	下颌骨下缘、口角轴
颊肌	上、下颌磨牙牙槽突和翼突下颌缝	口角轴
口轮匝肌	口角轴	唇部皮肤

维绕过磨牙后窝止于下颌升支前缘和颞肌嵴。

咬肌由浅层和深层两部分组成。浅层的起点是上颌骨的颧突、颧骨的上颌骨突、颧骨下缘，颧弓下缘前 2/3。深层的起点是颧弓的深面，除了颞骨颧突关节隆起后面。咬肌可延伸至整个下颌升支外表面，止于下颌角外表面。在起点处浅深两层之间是充满松散结缔组织的间隙。深层肌纤维垂直向下，其附着区主要位于升支的上半部分。浅部的纤维向后下方向走行，并与深部肌肉融合。

翼内肌（图 1-7）的起点是翼外侧板的内侧面，腭骨锥体突的下外侧面和上颌结节。止于下颌角内侧面。是厚的矩形肌肉，其纤维沿后外侧下行。与下颌升支内侧面的间隙包含许多极其重要的结构，如蝶下颌韧带、上颌动脉、舌神经、下牙槽神经及血管、翼外肌和腮腺深叶。

翼外肌（图 1-7）由上下两头组成。上头的起于蝶骨大翼的颞下嵴和颞下面。下头起于翼外板的外侧面。止于颞下颌关节关节囊的前部，下

颌骨髁突的翼肌窝。上头向后、下、外侧走行，并与下头肌纤维融合。翼外肌与颞下颌关节盘囊复合体的附着方式在人群中是不同的。然而，最常见的是上头止于囊和关节盘，据报道大约 1/3 的病例中，上头纤维仅附着在髁突上（Naidoo，1996）。颞肌肌腱从外侧穿过其深面的翼外肌、蝶下颌韧带、下颌神经和翼外肌的上部（图 1-7A）。

颞肌、咬肌和翼内肌是下颌骨强有力的升颌肌群，翼外肌是前伸下颌。颞肌的后部纤维和咬肌的深部有后退下颌的作用。下颌骨的侧方运动可以通过单独收缩对侧翼肌来实现。然而，对侧翼内肌、同侧颞肌和咬肌在下颌骨的侧方运动中也有生理动度。咀嚼肌均由第一鳃弓的分化而来，均受三叉神经下颌支支配。

（四）舌内 / 外肌

舌外肌是根据它们起点部位的解剖结构来命名的。茎突舌肌主要起自茎突，部分纤维可以起

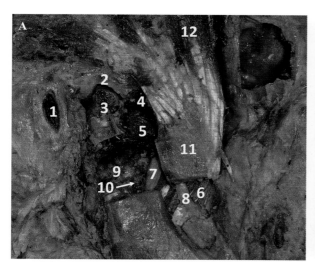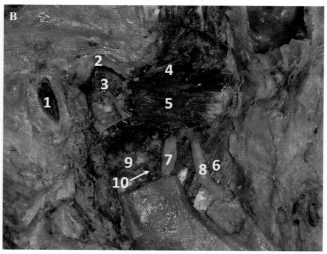

▲ 图 1-7　颞下颌关节（矢状面和侧面观）及相关结构

切除下颌升支，显露颞下窝内容物（A 和 B）；喙突和颞肌向上反折（B）；1. 外耳道；2. 关节盘；3. 下颌髁突；4. 翼外肌上头；5. 翼外肌下头；6. 翼内肌；7. 下牙槽神经；8. 舌神经；9. 上颌动脉；10. 下牙槽动脉；11. 喙突；12. 颞肌

自茎突下颌韧带和（或）下颌角。茎突舌肌向前下走行至舌体下方，在此与舌骨舌肌后部的肌纤维融合，再向前延伸至舌尖。舌骨舌肌起自舌骨大角和舌骨体的连接处。纤细的肌细纤维几乎垂直向上走行并止于舌体侧面。茎突舌肌和舌骨舌肌分别抬高和压低舌体。两块颏舌肌起自上颏棘，呈扇形从舌尖延伸到舌根和舌骨体。颏舌肌收缩时前伸舌体并压低舌体。舌内肌起止完全在舌内，收缩时与舌外肌协同改变舌的形态。舌下神经支配舌部所有肌肉（图 1-8）。

（五）腭部肌

这组肌肉包括：①腭帆张肌和腭帆提肌位于腭部上方；②腭舌肌和腭咽肌，从腭部向下延伸；③腭垂肌止于软腭。

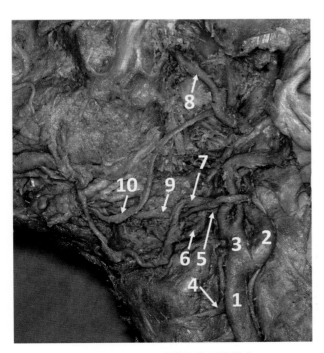

▲ 图 1-8　口腔器官的血液供应
1. 颈总动脉；2. 颈内动脉；3. 颈外动脉；4. 甲状腺上动脉 5. 舌面干；6. 舌动脉；7. 面动脉；8. 上颌动脉（切断）；9. 舌下神经；10. 舌神经

腭帆提肌的起点是咽鼓管软骨和颞骨岩部的下面。向前下内侧倾斜延走行，止于软腭腱膜。

腭帆张肌起自舟状骨窝、蝶骨嵴和咽鼓管软骨。止于腭骨水平板的后部和腭腱膜。腭帆张肌在腭帆提肌外侧向下。肌纤维形成肌腱，绕过翼钩，止于腭腱膜。

腭舌肌起自舌根外侧缘舌内的横肌纤维，止于腭腱膜，被黏膜覆盖的部分形成腭舌弓。

腭咽肌起自于腭骨水平板的后缘，即腭舌肌两侧腭腱膜的上表面。在甲状软骨的后部止于咽后外侧壁。下行的肌肉形成腭咽弓，之后与茎突咽肌的肌纤维混合形成咽部的纵向肌群。

悬雍垂肌的起点是腭骨鼻后棘和腭腱膜。止于腭垂黏膜下。于腭肌协同作用，在口咽处封闭食团。

腭帆提肌和腭帆张肌分别上提和拉紧软腭，与悬雍垂肌协同，防止食团进入鼻咽。这个动作由腭咽肌的收缩使腭咽皱襞升高和内收来辅助。同时，腭舌肌彼此靠近并抬高舌头，从而闭合口咽峡部。

腭帆张肌由下颌神经支配，其他腭肌由副神经纤维通过咽神经丛、迷走神经和舌咽神经支配。

三、神经

面中、下部的大部分结构由三叉神经和面神经的分支支配。只有一小部分下颌骨角由脊神经 $C_2 \sim C_3$ 支配。舌由面神经、三叉神经、舌咽神经和舌下神经支配。面神经和舌下神经的纤维支配唾液腺的分泌运动。本章将讨论与上下颌骨密切

相关的神经分支

（一）三叉神经

三叉神经在颅内分为眼神经、上颌神经和下颌神经。后两者支配与咀嚼器官相关的区域。上颌神经是纯感觉神经，位于眼神经和下颌神经之间，起自半月神经节。脑膜支起始于上颌神经的颅侧，之后通过圆孔到达翼腭窝。在此，副交感神经的翼腭神经节通过蝶腭神经或者其感觉根与上颌神经的下段连接。上颌神经感觉纤维只是穿过翼腭神经节，并不交换神经元，直接加入该神经节的眶支、鼻支、腭神经和咽神经。这些分支传递三叉神经的感觉纤维和软腭的味觉纤维，以及支配黏膜的节后副交感神经纤维。味觉纤维和副交感神经纤维都属于面神经。

翼腭神经节的眶支支配眼眶内的表面，眶内结构，以及蝶窦和筛窦的黏膜。鼻支中最长最大的分支是鼻腭神经，通过蝶腭孔进入鼻腔。在鼻中隔同侧面的黏膜下斜行向下，并在此发出一些分支，进入上颌骨的鼻腭管或切牙管。在鼻腭管的上部，左右侧鼻腭神经或者分别通过前孔和后孔走行，或者通过同一个孔。在切牙管中，鼻腭神经与其对侧的鼻腭神经及腭大神经的终端相吻合。两支鼻腭神经分布于6颗上前牙的腭部组织，即4颗切牙和2颗尖牙。

腭神经分为腭大神经和腭小神经。腭大神经通过翼腭管下行，穿出腭大孔，分支在骨组织和黏膜之间的平面上进入硬腭。腭大神经和鼻腭神经的交通在前面已经描述过。腭小神经也在翼腭管内下降，并从腭小孔穿出。它包括味觉在内的所有感觉，以及软腭和腭扁桃体的副交感神经纤维（味觉纤维除外）。

咽神经通过腭鞘管离开翼腭窝，分布于鼻咽后部的黏膜。

除蝶腭支外，上颌神经较短的翼腭段发出颧支和上牙槽后支。颧神经分为颧颞支和颧面支，分别分布于颞区和颊部的皮肤。

上牙槽后神经起自上颌神经翼腭窝段的1或2根神经干。这些神经干分叉并进入上颌骨颞下面的一些不规则分布的孔。给位于骨组织和黏膜组织之间的上颌窦提供感觉纤维。其他分支进入后牙槽管形成牙槽神经丛的后部并分布于上颌磨牙。

上颌神经在翼腭窝发出分支后，通过眶下裂进入眼眶。上颌神经入眶下裂后进入眶下管称为眶下神经。眶下神经发出的分支是上牙槽中神经和上牙槽前神经，分别进入上颌外侧壁和前壁的骨腔。上牙槽中神经分布于前磨牙，部分形成上牙神经丛的中部。缺如时，上牙槽后神经替代它的功能。上牙槽前神经自眶下管的中段由眶下神经发出，进入牙槽管内，向下分布于切牙和尖牙。形成上牙槽前神经丛的前部，发出鼻支，分布于鼻腔外侧壁前区和鼻底的黏膜。眶下神经的终端从上颌骨前表面的眶下孔穿出，分为以其供应区域来命名，即下睑支、内外鼻支和上唇支。

（二）下颌神经

下颌神经是既有感觉又有运动的混合性神经。感觉纤维分布于下颌牙齿和牙龈，以及舌前2/3和口底的黏膜。在外部，分布于颞区、外耳道前壁、耳郭耳屏和下颌的皮肤。下颌神经的运动纤维支配咀嚼肌、腭帆张肌和鼓膜张肌。感觉神经根和运动神经根分别行于颅后窝和颅中窝，在卵圆孔处汇合，而后下颌神经进入颞下窝。颞下窝段的下颌神经支与咀嚼肌、翼静脉丛、上颌动脉分支等窝内结构密切相关。出颅后下颌神经发出的第一支是感觉神经的脑膜支和翼内肌神经。后者分布于腭帆张肌和鼓膜张肌。下颌神经分为较细的前干和较粗的后干（图 1-9），两者都是混合神经。

前干中唯一的感觉分支是颊神经。与翼外肌密切相关，自翼外肌的上、下头之间穿出，到达咬肌的前缘，与面神经的颊支相交织。颊神经纤维分布于与颊肌有关的皮肤和黏膜，以及第一磨牙和第二磨牙颊侧牙龈。前干的其他运动支，即咬肌神经、颞深神经和翼外肌神经，分布于相应的肌肉。

咬肌神经越过翼外肌和下颌切迹上方至咬肌深面。颞深神经（通常 2 支，有时 3 支）也位于翼外肌上方，分布于颞肌和颅底之间。颞深前神经和颞深后神经可分别与颊神经和咬肌神经相交

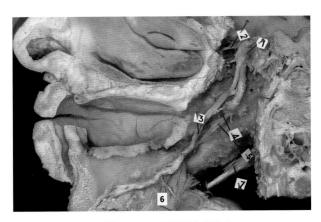

▲ 图 1-9　下颌神经分支
1. 下颌神经；2. 下颌神经前支；3. 舌神经；4. 鼓索；5. 下牙槽神经；6. 舌骨肌；7. 二腹肌（后腹部）

织。翼外肌神经可直接从前干或颊神经发出。靠近翼外肌的深面。后干是下颌神经的直接延续。分出耳颞神经之后，又分出舌神经和下牙槽神经。都是感觉神经，只有后者将运动神经纤维分布于下颌舌骨肌和二腹肌前腹。

耳颞神经通常起自包绕脑膜中动脉的 2 个神经根，但神经根的数目为 1～5 个（Komarnitki 等，2015）。耳颞神经根位于翼外肌附近，有时穿过翼外肌。耳颞神经根环绕脑膜中动脉后，形成一个单独的主干，穿过下颌髁状突，并在其后面转向。在此，耳颞神经进入腮腺并发出分支支配颞区、部分耳郭和外耳道、耳颞关节和后颊部的皮肤。舌咽神经耳神经节的副交感节后神经纤维加入耳颞神经。还与面神经的上终末支交通，从而将刺激传递至表情肌的本体感受器。

舌神经（图 1-7 至图 1-9）始于颅底下方约 1cm。初始时位于下牙槽神经前内侧，之后在翼外肌和翼内肌之间下行。面神经的分支鼓索，从内侧穿过下牙槽神经，在翼外肌的下缘加入舌神经的后部。鼓膜将味觉纤维分布于舌前 2/3 的味蕾，将副交感节前纤维导入下颌下神经节。舌神经在位于鼓索交界处的远端于翼内肌和下颌升支之间向舌骨的上端下行。在此，舌神经的走行更沿水平方向，并在下颌舌骨肌和舌骨舌肌之间的间隙向前走行。当舌神经靠近下颌下腺深部的上方时，其交通支进入下颌下腺神经节。该神经节的节后副交感神经纤维支配下颌下腺和舌下腺。舌神经的终端穿过下颌下腺导管（Wharton 导管），而后向外侧分布于颏舌肌。

下牙槽神经（图 1-7 和图 1-9）是下颌神经的最大分支。起初位于翼内肌的外侧，行走于翼

外肌和翼内肌之间。在翼外肌下方转向下颌升支的内侧面，非常接近颞下颌关节囊和关节盘的内侧面，最后穿过下颌升支和蝶下颌韧带之间的间隙。与其后方伴行的下牙槽血管一起进入下颌管。下牙槽神经在进入下颌孔管前发出下颌舌骨肌神经。该分支发出运动神经纤维分布于下颌舌骨肌和二腹肌的前腹，小部分感觉神经纤维分布于颏隆突的皮肤。下颌舌骨肌神经沿下颌舌骨线向前走行。在靠近下颌舌骨肌的下外侧面处分为肌支和感觉支。

下牙槽神经沿下颌管走行，从下颌骨深处发出 3 条神经分支，即牙支、颏神经及切牙支。牙支相互吻合形成下牙神经丛，分布于前磨牙和磨牙。颏神经在 90% 以上的人群中是单一神经。从颏孔穿出，分为 2～4 支。每支分支分为数量不同的次级分支，分布于颏部皮肤和下唇。

四、血管

（一）动脉

口腔颌面部的绝大多数动脉是起源于颈外动脉的分支，即甲状腺上动脉、舌动脉、面动脉、耳后动脉、枕动脉、咽升动脉、上颌动脉和颞浅动脉。舌动脉、面动脉和上颌动脉直接参与口腔颌面部的血供（图 1-8）。

舌动脉起自颈动脉三角区，可直接从颈外动脉发出，约 20% 的人群中起自舌面动脉总干（图 1-8）。几乎没有与甲状腺上动脉形成共同的甲状腺舌动脉干。舌动脉的近心端形成一个上凸的弓形，弓的浅面由舌下神经横向穿过。然后舌动脉向前沿着下颌舌骨肌的深面，在下颌舌骨肌和颏舌肌之间走行。舌动脉的终端（舌深动脉）沿着舌腹向前达舌尖部，舌尖处仅被口腔黏膜覆盖。舌骨上分支起源于舌动脉的近心端。供应附着在舌骨上的肌肉。舌动脉在舌骨舌肌前缘分出舌下动脉。该分支位于舌下腺的内表面，供应舌下腺和口底黏膜。

当舌动脉走行在舌骨舌肌时，发出 1～3 支舌背动脉供应舌的后部和邻近的口咽部。舌下动脉和颏下动脉相吻合。

从侧面观，面动脉的起点位于二腹肌的后腹深面。这条动脉位于下颌角内侧，然后穿过下颌下腺。面动脉进入下颌下三角，在咬肌附着处的前部绕过下颌体的下缘，并向前上方走行至鼻唇沟。在此，面部动脉纡曲行至鼻翼外侧。面部动脉的末端接近眼内眦，被称为"角"动脉。面动脉在颈部分出两个主要分支。一个是腭升动脉，与上颌动脉系统的腭降动脉或腭大动脉吻合；另一个是颏下动脉，与舌下动脉吻合。

颈外动脉在腮腺区分出终支，即上颌动脉和颞浅动脉。在胚胎学上，上颌动脉是颈外动脉的延续。上颌动脉的走行可大致分为前、上、内方向。上颌动脉的起点位于蝶下颌韧带和下颌髁突颈部之间。人群中上颌动脉与颞下窝内解剖结构的位置关系各有不同。走行于翼外肌的外侧或者内侧。在下牙槽神经的深面（大部分）或浅面，舌神经也是如此。最终，上颌动脉在翼外肌的两头之间穿过，经翼上颌裂进入翼腭窝。在上颌动脉的众多分支中，与口腔颌面部直接相关的有下牙槽动脉、颊动脉、上牙槽后动脉、眶下动脉和腭大（降）动脉。上颌动脉的分支伴行同名三叉神经的分支。

蝶腭动脉是上颌动脉穿过蝶腭孔的直接延续，在鼻腔的上鼻道发出，发出侧支动脉分布于鼻甲后部。侧支动脉也供应上颌窦、额窦、筛窦和蝶窦。蝶腭动脉后间隔支从鼻中隔后上向前下斜行走行，进入切牙管并与腭大动脉终支吻合。

（二）静脉

上下颌静脉基本上与同名的动脉和神经伴行，形成神经血管束。

参考文献

[1] Aggarwal, A., Kaur, H., Gupta, T. et al. (2015) Anatomical study of the infraorbital foramen: A basis for successful infraorbital nerve block. *Clin Anat* 28 (6): 753–760.

[2] Bittar, G.T., Bibb, C.A., and Pullinger, A.G. (1994) Histologic characteristics of the lateral pterygoid muscle insertion to the temporomandibular joint. *J Orofac Pain. Summer* 8 (3): 243–249.

[3] Chrcanovic, B.R. and Custódio, A.L. (2010) Anatomical variation in the position of the greater palatine foramen. *J Oral Sci* 52 (1): 109–113.

[4] Dave, M.R., Yagain, V.K., and Anadkat, S. (2013) A study of the anatomical variations in the position of the greater palatine foramen in adult human skulls and its clinical significance. *Int J Morphol* 31 (2): 578–583.

[5] Gamieldien, M.Y. and Van Schoor, A. (2016) Retromolar foramen: An anatomical study with clinical considerations. *Br J Oral Maxillofac Surg* 54 (7): 784–787.

[6] Kang, J.H., Lee, K.S., Oh, M.G. et al. (2014) The incidence and configuration of the bifid mandibular canal in Koreans by using cone-beam computed tomography. *Imaging Sci Dent* 44 (1): 53–60.

[7] Komarnitki, I., Tomczyk, J., Ciszek, B., and Zalewska, M. (2015) Proposed classification of auriculotemporal nerve, based on the root system. *PlOS One* 10 (4): e0123120. doi: 10.1371/journal.pone.0123120. eCollection 2015.

[8] Lantos, J.E., Pearlman, A.N., Gupta, A. et al. (2015) Protrusion of the infraorbital nerve into the maxillary sinus on CT: Prevalence, proposed grading method, and suggested clinical implications *Am J Neuroradiol* 37 (2): 349–353.

[9] Lee, S.P., Paik, K.S., and Kim, M.K. (2001) Anatomical study of the pyramidal process of the palatine bone in relation to implant placement in the posterior maxilla. *J Oral Rehabil* 28 (2): 125–132.

[10] Loyal, P.K., Butt, F., and Ogeng'o, J.A. (2013) Branching pattern of the extraosseous mental nerve in a Kenyan population. *Craniomaxillofac Trauma Reconstr* 6 (4): 251–256.

[11] Maestre-Ferrín, L., Galán-Gil, S., Rubio-Serrano, M. et al. (2010) Maxillary sinus septa: A systematic review. *Med Oral Patol Oral Cir Bucal* 15 (2): e383–386.

[12] Mills, R.P. and Kartush, J.M. (1985) Orbital wall thickness and the spread of infection from the paranasal sinuses. *Clin Otolaryngol Allied Sci* 10 (4): 209–216.

[13] Naidoo, L.C. (1996) Lateral pterygoid muscle and its relationship to the meniscus of the temporomandibular joint. *Oral Surg Oral Med Oral Pathol Oral Radiol Endod* 82 (1): 4–9.

[14] Nguyen, D.C., Farger, S.J., Um, G.T. et al. (2016) Anatomical study of the intraosseous pathway of the infraorbital nerve. *J Craniofacial Surg* 27 (4): 1094–1097.

[15] Nicholson, M.L. (1985) A study of the position of the mandibular foramen in adult human mandible. *Anat Rec* 212: 110–112.

[16] Ossenberg, N.S. (1987) Retromolar foramen of the human mandible. *Am J Phys Anthropol* 73 (1): 119–128.

[17] Saralaya, V. and Nayak, S.R. (2007) The relative position of the greater palatine foramen in dry Indian skulls. *Singapore Med J* 48 (12): 1143–1146.

[18] Schwartz, J.H. and Tattersall, I. (2000) The human chin revisited: What is it and who has it? *J Hum Evol* 38 (3): 367–409.

[19] Song, W.C., Jo, D.I., Lee, J.Y. et al. (2009) Microanatomy of the incisive canal using three-dimensional reconstruction of micro CT images: An ex vivo study. *Oral Surg Oral Med Oral Pathol Oral Radiol Endod* 108 (4): 583–590.

第 2 章

骨增量的生物学条件：管理氧化应激

Biologic Conditions for Bone Growth and Maintenance：Managing the Oxidative Stress

Joseph Choukroun　　Elisa Choukroun　　Maximilien Parnot　　著

组织工程的多学科领域在过去的几年里为实现可预期性的修复，再生或重建受损和病变的组织，已经完成了各种各样的医学挑战（Coury，2016；Dai，2016；Rouwkema 和 Khademhosseini，2016；Zhu，2016）。许多方法已经实现组织再生。在伤口愈合再生阶段中的一个（如果不是）关键组成部分（也是所必需的）是血管源细胞向内生长，血管源细胞具有支持和促细胞功能，促进远期发育和在新形成的血管网中维持营养物质运输的功能。虽然生物材料和组织工程支架是典型的无血管性质。血液供应不足往往是最主要的缺陷，至少 15 年前许多提议都引入血液浓缩物作为一种再生方式，以改善血管网络并成功获得软硬组织再生（Upputuri，2015）。

然而，血管生成和血液供应受多种机制或生理病理状况的影响（如糖尿病和吸烟），其共同点是氧化应激反应（Yoshikawa 和 Naito，2002）。

在临床实践中，氧化应激反应对维持骨量有负面影响。慢性氧化反应发生时，自体骨或者移植骨都易于吸收。已经尝试过许多用于减轻这种情况的治疗方法，但效果不一。因此我们认为，对手术患者进行氧化应激评估，提高对其积极和消极作用的认识，进一步研究并设计出恰当的治疗方法是具有非常重要的临床意义和富有成效的。

本章的目的是讨论生物学因素、氧化应激和骨量长期维持稳定之间的关系。

一、背景

种植体和骨移植物的长期成功是每个口腔外科医生的目标。考虑到众多因素（外科手术、修复体、咬合）仍不足以实现这一目标。

一些失败仍然无法解释，生物学因素常常被忽略。氧化应激生物现象的存在将决定生物组织的行为及其稳定性。

（一）氧化应激：定义、起因和意义

"氧化应激"一词最早出现在 1985 年的医学文献中。需氧菌与氧接触，在生理上产生大量的

氧化剂（也称为自由基）。细胞反应产生抗氧化剂，以中和这些氧化剂。

当氧化剂水平超过抗氧化剂时，组织就处于氧化应激状态。发生这种情况是由于当氧化剂产生过多或抗氧化剂释放不足。这种生理病理反应导致损伤，首先是分子损伤（DNA 改变），然后是基因突变或细胞凋亡。

此外，氧化应激诱导某些疾病的发生和加速细胞衰老。

氧化应激的起因：缺血、炎症、焦虑，以及一些疾病（如糖尿病）、吸烟、高胆固醇血症和维生素 D 缺乏。

有相当多的证据表明这些患者处于氧化应激状态。因此，他们会发生更多的并发症或感染。

大量的临床研究证实了氧化应激标志物与牙周炎的关系。一项规模最大的观察研究表明，血液的抗氧化状态和推算出的总体抗氧化能力与轻度或重度牙周炎呈负相关（Chapple 等，2007）。牙周炎越严重，与氧化应激的关系就越明显。此外，在从不吸烟的亚组中，抗氧化剂似乎可以预防牙周炎的发展。降低氧化应激标志物可能是抗炎或抗菌药的不良反应。

为研究手术成功与低水平氧化应激之间的关系，我们对口腔手术中难度最大的两类病例如糖尿病患者和吸烟者进行研究（Karam 等，2017；Golbidi 等，2018）。

这些患者处于慢性氧化应激状态：高血糖会导致氧化剂的大量产生，吸烟会导致防御反应中抗氧化剂的破坏。

为了改善和维持软硬组织的愈合，笔者对可能导致氧化应激的生物因素和临床因素及其处理

或预防的方法进行综述。

（二）为什么口腔手术被认为是氧化应激的来源

许多手术体位会导致缺血，并促进氧化剂的过量产生。

1. 含有血管收缩药的局部麻醉药用于延长麻醉时间。它们还会减少血液供应，从而导致相对缺血。

2. 必定会有污染，引起炎症反应，因为手术是在有菌的口腔环境中进行。

3. 翻瓣和显露骨组织：手术范围越大，越易造成局部缺血。一旦翻瓣就造成了局部缺血。

4. 切开骨膜是骨增量手术中不可避免的。这个切口会增加黏膜瓣的松弛度，但也会减少血供。

5. 翻瓣后的黏膜具有活动性，易受肌肉张力影响。

6. 种植体植入时会对骨组织有压力，导致随之而来的皮质骨缺血（边缘骨丢失）。

7. 移植材料的晚期再血管化：根据定义，骨移植材料在初始时是无血管的。缺血是血管再生的诱导因素，但也能导致短暂的氧化反应。

8. 口腔手术患者的焦虑会导致氧化反应。

9. 最后，氧化应激的其他来源：一些生物学因素，如糖尿病、吸烟、维生素 D 缺乏和高胆固醇血症。

对这些因素的考虑分析会促使我们将术中和术后视为存在潜在的氧化阶段。

在手术前，每一个原因都必须进行系统的研究和处理。

在手术过程中，外科医生必须防止急性和慢性缺血。忽视这些因素会延缓伤口愈合，并可能导致远期的组织丢失。

二、氧化应激相关的生物学状态

胆固醇和维生素 D 对骨和软组织代谢有重要影响（Choukroun 等，2014）。

（一）高胆固醇血症

胆固醇是一种来自细胞膜的脂质，由两种脂蛋白运输：高密度脂蛋白（HDL）和低密度脂蛋白（LDL）。高密度脂蛋白结合胆固醇因为其抗氧化性能被认为是"好"胆固醇。相反，低密度脂蛋白胆固醇是人体最具氧化性的成分之一，因此被称为"坏"胆固醇。其对动脉硬化的影响及对骨细胞的氧化作用已被证实：高水平的低密度脂蛋白胆固醇诱导成骨细胞凋亡（Brodeur 等，2008）。

LDL＞1.40mg/L 时将对骨的新陈代谢产生负面影响（Mandal，2015）。同时，骨髓组织会逐渐被脂肪组织替代，并呈现黄色，失去部分成骨修复潜力。

总之，每次植骨或植入种植体前，应在术前检测和调整血清低密度脂蛋白胆固醇水平。

（二）维生素 D 缺乏

维生素 D 主要在阳光照射到的皮肤中合成（80%～90%），剩下的部分来自饮食。维生素 D 首先在肝脏羟基化，然后二次羟基化后在肾脏中以活性形式转化，即 $1,25(OH)_2D_3$，释放到血液中，因此维生素 D 具有内分泌活性。主要的激素活性是调节钙的吸收和维持骨骼健康。

此外，维生素 D 在产生或经口吸收后，分散到全身各处含有专门受体的细胞。维生素 D 受体（VDR）与细胞接触，既具有旁分泌的活性又具有自分泌的活性。维生素 D 是一种局部神经介质，广泛调控细胞生长。$1,25(OH)_2D_3$ 的骨外效应包括外源物的解毒作用，减少氧化应激，保护神经的功能、抗微生物防御、免疫调节、抗炎/抗癌作用和有益于心血管。

最新的研究结果表明，由于维生素 D 受体在其他细胞（如角质形成细胞、早幼粒细胞、单核细胞、淋巴细胞、卵巢细胞、胰岛细胞等）中的存在，维生素 D 具有新的激素活性。

一般来说，最佳血清水平为 30～100ng/ml（75～250nmol/L）（图 2-1）。

• 10～30ng/ml：不足。

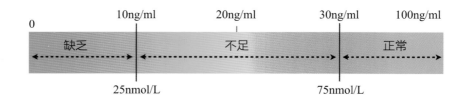

▲ 图 2-1　血清维生素 D 水平的共识

实验室测试结果以 ng/ml 或 nmol/L 表示

● < 10ng/ml（25nmol/L）：术语"严重缺乏"。

大量研究表明，70%～80% 的人口维生素 D 缺乏（Chapuy 等，1997；Choukroun，2016；Holick，2006，2007）。

最常见的缺乏维生素 D 的是老年人。超过 60 岁，身体不能合成足够的维生素 D。即使暴露在阳光下，合成维生素 D 的能力也下降了 75%。孕妇 / 哺乳期妇女、肥胖、黑皮肤的人和抑郁症患者也普遍缺乏。

在高危患者中，有两种类型需要强调。

(1) 吸烟者：已经在前文氧化应激中阐述。由于维生素 D 的合成受到抑制，大多数人也出现维生素 D 缺乏。这些因素综合起来可以解释他们愈合困难的原因。由于吸烟破坏抗氧化剂，临床检查必须发现被动吸烟者，并认为他们具有相同的风险水平。

(2) 糖尿病患者：除了慢性氧化应激外，他们通常缺乏维生素 D。维生素 D 通过其调节胰岛素的分泌，可以更好地调节葡萄糖代谢，改善脂质分布，降低血糖，并通过其旁分泌特性促进伤口愈合。

高胆固醇更常见于维生素 D 较低的人群。这种关系并非偶然，因为胆固醇和维生素 D 具有相同的前体和代谢途径：从羟甲基戊二酰辅酶 A（HMG-CoA）到 7- 脱氧胆固醇（7DHC）。

Bogh 等（2010）得出结论，紫外线 B 照射后维生素 D 的合成与总胆固醇基线水平正相关。

近年来，许多研究证明了维生素 D 增加抗氧化剂的产生（Asemi 等，2013；Gil 等，2018；Sharifi 等，2014）。因此，维生素 D 具有新的特性：抗氧化应激。

事实上，如果口腔手术产生氧化应激，那么所谓的"正常维生素 D 水平"应被视为不足。这种生理水平只适用于非手术人群。因此，计划手术的患者全部都应该补充维生素 D，以防止氧化应激和促进伤口愈合。

正确的治疗方案如下。

● 维生素 D 和胆固醇的血清学检测。

● 如果发现高低密度脂蛋白胆固醇血症，由内科医生处理。然而，维生素 D 低可由口腔外科医生直接处理。

● 就诊当天开始补充维生素 D：2000U/d。

在拿到实验室检验结果后，必须调整处方（图 2-2）。

● > 30ng/ml：2000U/d。

● 20～30ng/ml：4000U/d。

● 10～20ng/ml：6000U/d。

● < 10ng/ml：10 000U/d。

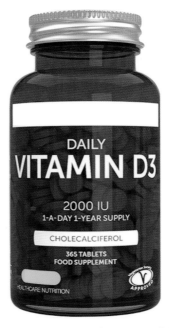

▲ 图 2-2　维生素 D 常用片剂示例：膳食补充剂

这种补充将维持 3～6 个月（骨矿化 / 骨整合的持续时间）。这个阶段之后，患者将由内科医生管理。对于糖尿病患者和吸烟者，需要长期大剂量的补充（最少 4000～6000U/d），以改善患者的生物学情况。

三、焦虑与氧化应激

焦虑是主要的氧化应激因子。过去几年的研究表明焦虑可能通过降低抗氧化防御和增加组织的氧化损伤而增加氧化应激。显然，焦虑和抑郁患者的术后并发症显著增加（Black 等，2017；Britteon，2017；Wang 等，2017）。

减少这种紧张及其对手术结果的影响的最简单方法是术前和术中通过口服或静脉注射药物进行镇静。目的是帮助患者更平静地面对手术。最常用的口服镇静药是苯二氮䓬类或抗组胺药。

如果需要的话，术后几天可以在睡前继续服用镇静药。

四、局部麻醉与缺血

局部麻醉药是酸性溶液：阿替卡因是口腔外科最常用的，其 pH 约为 3.4。这就解释了注射过程中产生的疼痛。

由于是酸性，药瓶中 97% 的是以离子形式存在的，这部分是非活性的。只有剩余的非离子形式（3%）具有麻醉效应。

给药后，中性的组织会缓冲溶液的 pH。当pH 上升时，电离程度降低，则非电离部分占主导地位，因此会加深麻醉。这是麻醉成功的必要条件。

当局部环境为酸性时（如感染、复杂拔牙），组织的缓冲作用降低，因此非电离部分增加较少。在这种情况下，很难达到深度麻醉。

反复注射麻醉药会增加组织的酸性程度，加剧血管收缩及随之而来的组织缺血，导致明显的氧化应激。这可以部分解释多次注射后造成的组织坏死。

解决方案是通过注射碱性溶液升高局部 pH，如等渗碳酸氢钠（1.4%）（图 2-3）。这是一种含碳酸氢盐的生理盐水，pH=10 左右。碳酸氢钠的注射量应与麻醉药相同。

这是为获得足够的活性成分和快速深度麻醉的最简单的方法。

五、手术和氧化应激

（一）炎症的起因

同一类型的手术后，不同患者的肿胀程度不同。这种不同的炎症反应尚未得到解释，通常归因于侵袭性。

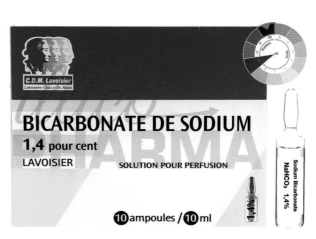

▲ 图 2-3　等渗 1.4% 碳酸氢钠（pH=10）

炎症是免疫反应的常见基本形式之一：急性炎症是对身体损伤的短期炎症反应。之后的组织水肿是由毛细血管通透性增加引起的。

实际上，组织炎症反应主要来自感染：例如，在手术中患者的呼吸及器械与唾液的接触。因此，手术必定会有污染。

上颌窦提升术后 1 周的早期 CT 扫描证实了这种污染。气泡的存在是厌氧菌污染的证据（Choukroun，2008）。

使用小剂量纯甲硝唑粉与植骨材料混合，以减少其进入口腔时的污染。这是减少炎症和术后肿胀的简单而有效的方法。

这个方案现在被广泛用于所有的植骨手术，而不仅仅是上颌窦提升术。

（二）缺血的起因

预防所有的缺血情况和促进血管生成必须是永恒的目标。有几种解决方案可以帮助外科医生实现这些目标。

1. 慢性缺血的原因：压力和紧张

所有在细胞外基质上施加的压力都会减缓血管生成，并导致血管化的失败（Mammoto，2009）。换句话说，压力阻断血液供应，促进氧化应激和组织再吸收。

压力可以转化为正向力，或所谓的"机械压力"，或一种负向力："张力"。

从临床方面来看，最好的方法是预防并发症而不是事后治疗。

2. 张力

众所周知，张力是术后失败的主要因素。

每一个松弛提升的颊侧黏膜瓣都具有活动性，会随着肌肉的运动（说话、打哈欠、微笑、咳嗽等）而活动。颊侧黏膜瓣将承受持续性的张力，导致缺血，破坏骨膜重新附着。

为了最大限度地减少皮瓣的活动度，可以在离边缘至少 1～1.5cm 处做一种被称为"顶点向褥式"（apical mattress）的深部水平褥式缝合（图 2-4）。

然后连续或间断缝合创缘。

缝合后，牙龈呈串珠样改变是无张力关闭皮瓣的依据（图 2-5）。

3. 压力

骨增量术后，黏膜瓣对下方的移植骨施加持续的压力，这可能导致血管化的延迟。

为了防止这种情况的发生，必须采用各种措

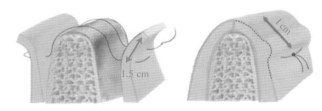

▲ 图 2-4　顶点向褥式缝合技术（水平）

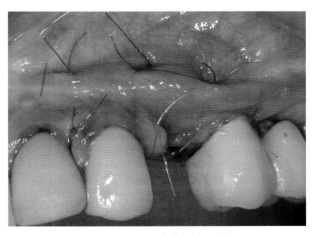

▲ 图 2-5　顶点向褥式缝合
缝合后，串珠样牙龈是无张力的依据

施来保护移植物免受黏膜瓣的压力：固位螺钉、钛网、钛膜、皮质骨板。

钛网或螺钉的位置将决定骨移植材料的最终体积：黏膜瓣在此处没有压力。

4.黏膜瓣松解与骨膜完整性：软刷技术的应用

在骨增量手术时，骨膜切口对黏膜瓣的延长是必需的。

在骨膜纤维层上做切口。骨膜的硬度是由胶原纤维通过弹性蛋白和蛋白多糖交织成网形成。

一种新技术取代了通常会造成出血和缺血的骨膜切开：软刷，用特定的工具轻刷骨膜（Choukroun，2017）（图2-6）。这项技术可以分离胶原纤维，从而松弛皮瓣高达1～2cm（图2-7）。

显然，跟每一种技术一样，软刷也有局限性，比如多点操作及瘢痕型组织。在这些情况下，需要在骨膜做一个小切口来充分发挥软刷的功能。

六、种植体植入后的骨愈合

种植体被植入在自体骨内或者移植骨内。如果出现组织损伤，炎症和（或）感染可能会继发种植周炎。大约30%的种植患者发生种植体周围炎，这是种植失败的主要原因（Berglundh，2002）。

未发现初期感染导致边缘骨吸收的原因（Albrektsson，2012）。

关于并发症，学者们提出了许多理论，如生物材料的再吸收，不恰当的操作流程或原有牙周病的影响。

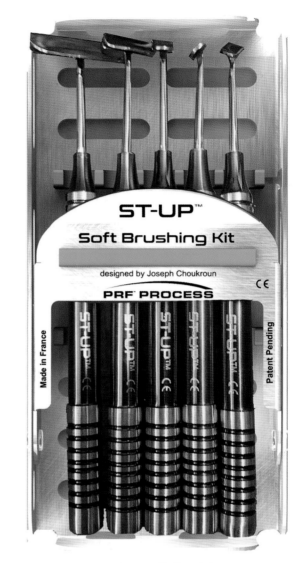

▲ 图2-6 软刷工具盒

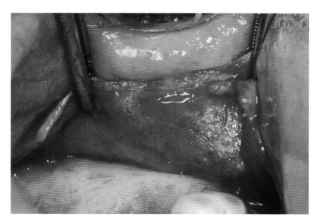

▲ 图2-7 使用软刷获得具有完整骨膜的颊黏膜瓣

事实上，机制很简单：生理学和骨骼解剖学基础可以解释这种急性（早期）或远期失败的原因。

（一）解剖学

面部的骨骼是扁平的，由膜内成骨而来。它们由小梁骨及周围的皮质骨构成（图 2-8）。

血管来自骨膜，通过福尔克曼管（Volkmann canal），参与组成骨单位间的血管网（图 2-9）。

血管穿过整个皮质骨通过血管网与松质骨相连接（图 2-10）。

(1) 松质骨由骨小梁（大小约 50μm）组成。它们是由板层骨构成的，具有很强的抵抗力（与皮质骨一样），由以受力方向为导向的胶原纤维组成。骨小梁间可见骨髓和血管。

(2) 皮质骨由骨单位组成：一种刚性结构，中心有血管。骨细胞被封闭在各自的骨腔中，并通过骨小管相互联系。在这些骨小管内，由液体

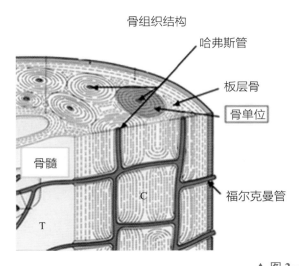

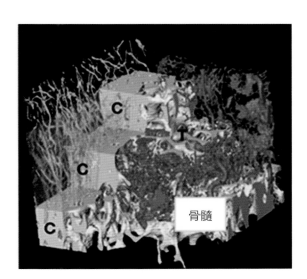

▲ 图 2-8 骨组织
骨小梁（T）和皮质骨（C），显微 CT 成像的血管网

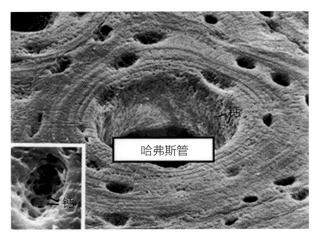

▲ 图 2-9 电镜下骨单位和哈弗斯管

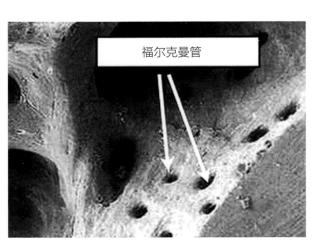

▲ 图 2-10 福尔克曼管：血管从骨膜到松质骨出口

传递应力（图2-11）。

（二）生理学

骨生理学是众所周知的：骨在不断改建。这本质上是一种受生理活动影响的细胞现象（包括成骨细胞、破骨细胞和骨细胞）。骨组织需要最少的改建活动来维持自身（Rieger，2011）。如果没有，它会吸收。同样，如果应力过大，打破骨形成和吸收之间的平衡，也会导致骨质吸收。

施加在骨组织上的应力将通过骨小管和骨髓中的液体传递给骨细胞。

然而，移植骨的改建还不是很明确。

关于骨的抵抗力：皮质骨虽然和骨小梁一样坚固，但抵抗压力性吸收的能力较弱。因此，它对过大的压力非常敏感。

血管化是骨组织形成或存活的关键。在恢复阶段，新血管的数量将决定新骨形成的量（Udagawa等，2013）。在形成中或已经形成的骨组织上，任何过大的压力都会导致缺血和氧化应激，紧接着就是或多或少的快速再吸收。

（三）骨移植材料的性质

组织学研究可以更好地了解新形成骨的性质。它呈骨小梁形态，但其结构和组织完全不同：其骨小梁比正常骨小梁宽（正常：50μm），并黏附在生物材料的颗粒上形成致密结构。在以下组织切片中，箭指示生物材料颗粒与新生骨之间的紧密接触（图2-12至图2-20）。

这种结构显著提高硬度并降低弹性。

此外，血管网并不遵循皮质骨走行的经典模式，血管网杂乱无章（图2-21）。

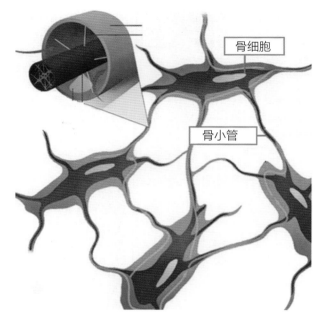

▲ 图 2-11　骨细胞通过含有间质液的骨小管连接在一起

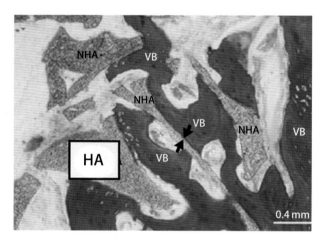

▲ 图 2-12　羟基磷灰石人工骨移植后的组织学表现

不使用生物材料，只有血凝块时，再生的骨是不同的。Scarano等（2018）在上颌窦提升的研究中，将骨块放置于顶端，显示了正常的骨小梁结构（图2-22）。

同样，当牙槽窝中仅充填富含血小板纤维蛋白（PRF）时，新形成骨是生理性小梁骨（图2-23）。

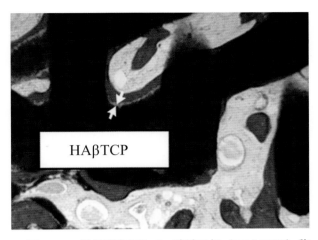

▲ 图 2-13 羟基磷灰石和 β- 磷酸三钙（HAβ TCP）移植后的组织学表现

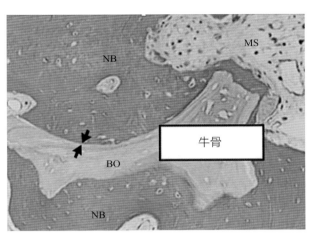

▲ 图 2-16 牛骨异种移植后的组织学表现

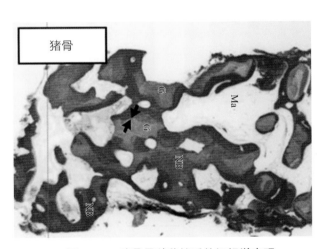

▲ 图 2-14 猪骨异种移植后的组织学表现

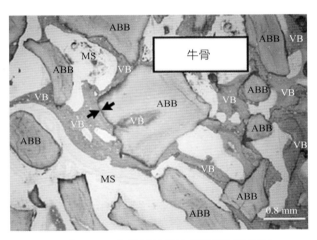

▲ 图 2-17 牛骨异种移植后的组织学表现

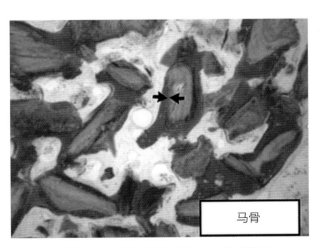

▲ 图 2-15 马骨异种移植后的组织学表现

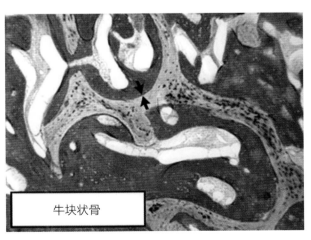

▲ 图 2-18 牛块状骨异种移植后的组织学观察

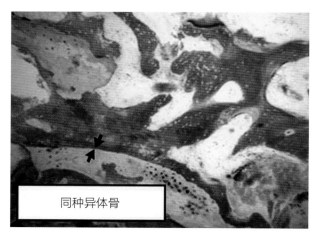

▲ 图 2-19　同种异体生物材料移植后的组织学表现

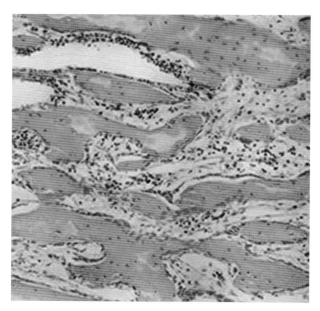

▲ 图 2-21　天然骨小梁的组织学表现

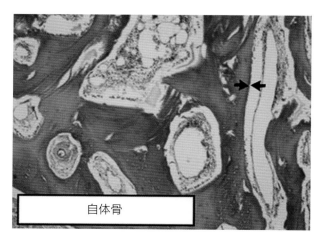

▲ 图 2-20　自体骨移植后的组织学表现

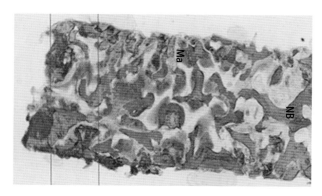

▲ 图 2-22　上颌窦提升术后组织学检查（顶端皮质板）：无生物材料，仅血凝块；小梁骨形态正常

可以得出结论，不使用生物材料颗粒（自体或外源的），是唯一可再生骨小梁的。

（四）种植体植入后骨的表现

所有关于骨骼在机械应力下表现的研究都是在周期性刺激下进行的（如行走）。相反，螺纹种植体会对骨组织施加非生理性的永久应力（图 2-24 和图 2-25）。这种情况会对骨重建产生负面影响。

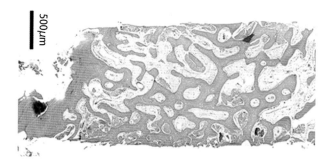

▲ 图 2-23　仅用富含血小板纤维蛋白充填牙槽窝的组织学表现，骨小梁和新生骨的生理性是正常的

密质骨（皮质骨）

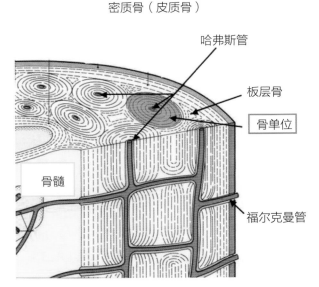

哈弗斯管

板层骨

骨单位

骨髓

福尔克曼管

▲ 图 2-24 密质骨、板层骨和福尔克曼管之间的关系

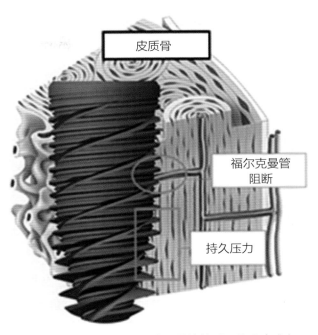

皮质骨

福尔克曼管
阻断

持久压力

▲ 图 2-25 当种植体与皮质骨接触时，骨重建减少
应力过大与福尔克曼管阻断导致的血供丧失

(1) 在天然骨中，种植体应放置在小梁骨内，上颌或下颌。

(2) 初始稳定性是获得一定的扭矩值，扭矩被骨小梁间隙或骨小梁骨折吸收。这种骨创伤是有益的，将诱导适当的愈合反应。

如果种植体与牙槽嵴顶或颊侧皮质骨接触，那么它将通过关闭福尔克曼管引起第一次骨缺血，并且还会对皮质骨施加持续压力，从而破坏骨重建和导致氧化应激（图 2-25）。

(3) 如前所述，在移植骨区，移植骨的组织结构为致密型。这使它具有更高的硬度，接近皮质骨。血管结构，即使很重要，也不同于生理性骨膜的血供。

因此，在致密的移植骨上备洞时，应注意后续种植体的放置：必须减小扭矩，以免对移植骨施加过大的应力。

以常规压力（35N/cm²）下放置种植体是不明智的，会造成过度的创伤。因此，不建议在移植骨的种植体上行即刻负重。

明显出血被认为是活力良好的标志。这只是反映了大量血管被钻头切断，这些血管会被种植体阻塞，然后产生氧化应激。骨出血越多，种植体的放置就要越轻柔。

总之，为了减少缺血和氧化应激，种植体必须在不接触骨皮质的情况下放置。

(1) 在牙槽嵴顶骨皮质骨，应选择过度钻孔和（或）骨下放置。产生的空间将很快再生出优质的新骨。

(2) 在移植骨中，接触是不可避免的。因此，将尽可能多的减小扭矩来减小应力。

种植体周围炎的几个病例可以用这个机制来解释：骨吸收是因为破坏了重建！

七、生物材料的选择及其对氧化应激的影响

胶原蛋白有利于促进新生血管生长。它是细胞外基质的主要成分，为血管的发育提供了机械性的和蛋白性的支持（Markowicz，2005；Senger 和 Davis，2011；Shamloo 等，2012）。生物材料的选择取决于它的胶原蛋白含量。

只有非烧结的人骨才能保留其天然胶原蛋白。人骨可以是自体的（60% 的胶原），也可以是异体的（90% 的胶原）。这种差异可以用同种异体骨的制备技术来解释：脂质被清除，蛋白质和胶原保持完整，因而最终浓度增加。

人骨应该是首选。此外，它具有最佳的抗原相容性，并促进血管生成，这是移植物的最初几个小时和几天内减少氧化应激的方法（因为它还没有很好的血管化）。

然而，人骨（自体骨或异体骨）由于其快速吸收而导致减少。因此，建议添加一种缓慢可吸收的生物材料（异体皮质骨或异种移植骨）。

如果不使用人骨，按照组织相容性排序，最好的异种材料是猪（在临床医学上，心脏瓣膜仅来源于猪）。

八、伤口愈合、生长因子与氧化应激

伤口愈合是一个复杂的生物学过程，包括多种细胞类型、细胞外基质和可溶性因子的积极参与。从本质上讲，正常的愈合是正常组织对损伤的反应，涉及一系列复杂、有序的过程（Guo 和 Dipietro，2010）。大量研究已经证明，以可控的方式应用多种生长因子可以促进新骨形成（Eming，2007a，2007b；Gosain 和 DiPietro，2004）。一般来说，伤口愈合分为止血、炎症、增殖和重建 4 个相互重叠的阶段。在这些阶段的关键因素是血小板，它是形成血管内纤维蛋白凝块来止血的重要调节因子。过去几十年的不断研究表明，血小板负责重要生物分子（包括血小板特异性蛋白、生长因子、凝血因子、黏附分子、细胞因子 / 趋化因子和血管生成因子）激活和释放，以及刺激参与伤口愈合细胞（成纤维细胞、中性粒细胞、巨噬细胞和间充质干细胞）的增殖和活化（Nurden，2011）。基于这些原因，20 世纪 90 年代有人提出，可以利用离心使血小板浓缩物达到超生理剂量，其可以通过促进血管生成来实现伤口愈合和组织再生。尽管许多研究已经证明应用多种生长因子可以促进新组织的形成，但更重要的是也已经证明血管的形成与组织再生紧密相连。组织再生的理想方案是同时应用多种生长因子来同时诱导血管生成和组织再生。有趣的是，生长因子通过诱导血管生成，促进抗氧化剂的产生。

（一）浓缩血小板简史

尽管最近浓缩血小板作为自体来源的再生生长因子获得了巨大的发展势头 [特别是由于最近研发了富含血小板纤维蛋白（platelet rich fibrin，PRF）]，值得注意的是，它们在外科手术中的应用超过了 20 多年（de Vries 等，1993）。最初提出将其用于手术部位能释放超生理剂量的生

长因子，从而促进局部愈合（Anfossi 等，1989；
Fijnheer，1990）。

（二）从 PRP 到 PRF

由于已报道出富含血小板血浆（PRP）的
局限性（主要来源于抗凝血药的掺入），Joseph
Choukroun 医生在 21 世纪初研发了不使用抗凝
血因子的第二代血小板浓缩物（Choukroun 等，
2001）。因此，在 2700rpm（700g）下 12min 的
单次离心后，可以从离心管的上层获得缺乏凝血
因子的血小板浓缩物。由于离心后的产物含有纤
维蛋白基质，被称为富含血小板纤维蛋白（PRF）
（Choukroun 等，2006；Dohan，2006a，2006b，
2006c）。PRF（白细胞 -PRF 或 L-PRF）还含有
白细胞，以及在伤口愈合过程中提高防御免疫和
分泌大量生长因子的必需细胞（Adamson，2009；
Davis 等，2014a，2014b；Martin 和 Leibovich，
2005；Tsirogianni 等，2006）（图 2-26）。有趣的
是，由于白细胞包括中性粒细胞和巨噬细胞，它
们总是在感染伤口处发现的最先细胞类型之一，
也是最先与生物材料接触的细胞类型，因此在吞
噬碎片、微生物和坏死组织，以及通过释放细胞
因子和生长因子参与这些组织的再生方面起着主
要作用。这些细胞与中性粒细胞和血小板结合，
是伤口愈合的主要参与者，并且联合作用（而不
是仅 PRP 中的血小板）能够进一步增强血管生成，
从而诱导新的骨和软组织形成（Adamson，2009；
Choukroun 等，2006；Dohan，2006a，2006b，
2006c）。迄今为止，已经有许多关于 PRF 在临
床应用时的再生潜力的研究。关于组织工程，长
期以来人们一直认为，为了最大限度地发挥各种

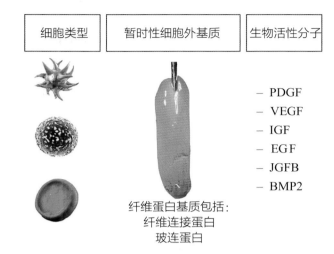

| 细胞类型 | 暂时性细胞外基质 | 生物活性分子 |

- PDGF
- VEGF
- IGF
- EGF
- JGFB
- BMP2

纤维蛋白基质包括：
纤维连接蛋白
玻连蛋白

▲ 图 2-26　富含血小板纤维蛋白的天然成分
①细胞类型（血小板、白细胞和红细胞）；②由自体纤维蛋白
（包括纤维连接蛋白和玻连蛋白）组成的暂时性细胞外基质三维
支架；③ 100 多种生物活性分子，包括最显著的 PDGF、VEGF、
IGF、EGF、TGF-β 和 BMP2（经 Miron 等许可转载，2016）

生物活性支架的再生潜力，三个部分对于改善组
织修复至关重要，包括：①能够支持组织生长的
三维基质；②局部获取的能够影响组织生长的细
胞；③能够增强生物材料内细胞募集和分化的生
物活性生长因子。关于 PRF，这三个特性都满
足：①纤维蛋白作为支架表面材料；②包括白细
胞、巨噬细胞、中性粒细胞和血小板在内的细胞
吸引并募集再生细胞到损伤部位；③纤维蛋白储
备生长因子，可以在 10～14 天的时间内缓慢释
放出来。下面我们将分节总结这三个部分，并解
释每个部分的基本原理。

1. PRF 的主要细胞类型

（1）血小板：血小板是 PRF 的最重要的成分
之一，也是在包括 PRP 在内的早期血小板浓缩
物中首次提取到的成分。有趣的是，在 PRF 中，
理论上大量的血小板被围绕在纤维蛋白网络和它
们的三维网状结构中，随着时间的推移，血小

板缓慢而逐渐地释放相关的生长因子（Anfossi，1989）。最近的研究表明，仅血液就足以显著改善伤口血管生成和组织再生（Barbeck，2015）。在骨髓中巨核细胞不断地形成血小板。它们的寿命通常在8～10天。它们的细胞质含有许多颗粒，其内容物在激活时分泌。在损伤部位聚集并与各种凝血机制相互作用，激活是启动和支持止血的基础（Weibrich等，2001、2003）。

(2) 白细胞：基础研究揭示了白细胞对组织再生的巨大影响（Davis等，2014a；Ghasemzadeh和Hosseini，2015）。此外，它们还会释放生长因子并在免疫防御中发挥重要作用，同时也是生物材料适应新环境能力的关键调控因子（Kawazoe和Kim，2012；Perut等，2013；Pirraco等，2013）。

2.富含血小板纤维蛋白：一种天然的纤维蛋白基质，以及其生物学特性

PRF中缺乏抗凝血药意味着血样中与管壁接触的大多数血小板在几分钟内被激活，并激活凝血酶联反应。纤维蛋白原在凝血酶将其转化为纤维蛋白之前，最初集中在管的上层。纤维蛋白凝块出现在试管的中间，正好位于试管底部的红细胞和顶部的无细胞血浆（PPP）之间（图2-27）。通过排出纤维蛋白基质中的液体，医生将获得非常有韧性的自体纤维蛋白膜。

什么是纤维蛋白？纤维蛋白是一种被称为纤维蛋白原的血浆分子的活化形式。这种可溶性分子大量存在于血浆和血小板中，在止血过程中对血小板聚集起决定性作用。它被转化成一种类似于生物胶的东西，能够巩固最初聚集的血小板簇，从而在凝血过程中形成一道保护壁。事实上，纤维蛋白原是所有凝血反应的最终底物。可溶性纤维蛋白原通过凝血酶进一步转化为不溶性的纤维蛋白，而聚合纤维蛋白凝胶构成损伤部位的第一种愈合基质（Miron和Bosshardt，2016；Mosesson等，2001）。基础研究也指出，纤维蛋

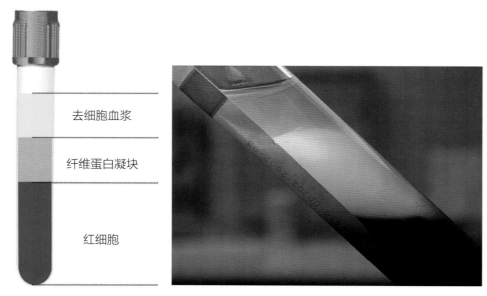

去细胞血浆

纤维蛋白凝块

红细胞

▲ 图2-27　离心后管内的纤维蛋白凝块

白本身就能够作为一种临时基质，允许细胞长入和组织再生（Chase 和 Newby，2003；Mazzucco 等，2010；Nguyen 等，2012）。

3. 细胞因子

凝血反应后血小板释放出大量的细胞因子和生长因子。它们通过特定的细胞受体发挥作用，在伤口愈合中起主导作用。下面介绍在 PRF 中最常见的生长因子。

（1）TGF-β_1：转化生长因子 β（TGF-β）是一个由 30 多个成员组成的超家族，被称为纤维化因子（Border 和 Noble，1994；Bowen 等，2013）。TGF-β 超家族中提到的参考分子是 TGF-β_1。尽管其在增殖方面的作用是非常多变的，但对于绝大多数类型的细胞而言，它是所有细胞因子和生长因子中影响力最强大的纤维化因子，通常在组织修复和重建过程中由自体骨分泌（Bowen 等，2013）。换句话说，无论是成骨细胞还是成纤维细胞，它都能诱导大量合成胶原蛋白和纤维连接蛋白的基质分子。因此，尽管其调节机制特别复杂，但 TGF-β_1 可诱导纤维瘢痕形成而被视为炎症调节因子。

（2）PDGF：血小板衍生生长因子（PDGF）是间充质细胞迁移、增殖和活化的重要调节因子，也是其刺激因子。PDGF 在生理愈合机制中起着关键作用，已在市面上可以买到重组血小板源生长因子（rhPDGF-BB），FDA 批准用于临床医学和牙科中各种缺陷的重建。有趣的是，血小板衍生生长因子在 PRF 凝块中自然产生并大量积累，并且随着时间的推移被认为是 PRF 释放的重要分子之一。

（3）VEGF：血管内皮生长因子是一种最有效的促进组织血管生成的生长因子。它对组织重建具有重要的影响，并且单独将 VEGF 整合到各种骨生物材料后，也发现能增加新骨的形成（Shamloo 等，2012）。

（4）IGF：胰岛素样生长因子（IGF）Ⅰ 和 Ⅱ 是大多数细胞类型增殖和分化的积极调节因子，起到细胞保护剂的作用（Giannobile，1996）。尽管这些细胞因子是细胞增殖的调控因子，但它们也通过诱导生存信号保护细胞免受多种凋亡刺激而调控程序性细胞死亡。此外，尽管 IGF 在血小板脱颗粒过程中释放出来，但它们最初也大量存在于循环血液中（Giannobile，1996）。

4. 低速概念

（1）改良型富含血小板纤维蛋白（A-PRF）：众所周知，最重要的因素不是生长因子释放的量，而是向周围环境以低且恒定的浓度输送生长因子。这一假设源自这样一个事实，即原始 PRF 基质中的细胞意外地聚集在 PRF 基质的底部（Weibrich G. 等，2001）。因此，笔者发现离心速度（离心力）（该速度可以自然地将细胞推向离心管底部，而 PRF 从上 1/3 处被收集）越慢越好，以防止细胞向下移动。Choukroun 和 Ghanaati 的一项经典研究证实了这一假设，通过将离心速度从每分钟 2700 转（700g）降低到每分钟 1300 转（200g），可以产生最佳的 PRF 制剂，也使大量的白细胞更均匀地分布在整个 PRF 基质中（Weibrich G. 等，2001）（图 2-28）。这种新的 PRF 制剂被命名为改良型 PRF 或 A-PRF，并被认为是从最初的 L-PRF 经过 13 年的研究而来（Choukroun 和 Ghanaati，2018；El Bagdadi 等，2017；Ghanaati 等，2014）。最近，牙周病学杂志（2016 年 8 月）

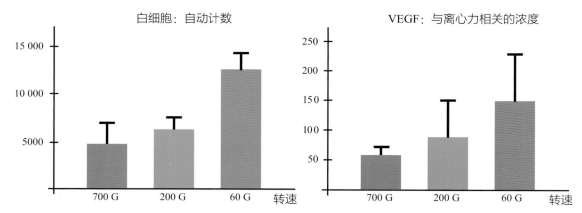

▲ 图 2-28　在较低离心力下产生的富含血小板纤维蛋白中含有较高数量的白细胞和 VEGF

上发表的一项研究进一步表明，可以降低离心速度和时间，以进一步提高 A-PRF 中生长因子的释放和细胞性能（Lekovic 等，2012；Panda 等，2014；Pradeep 等，2012a；Sharma 和 Pradeep，2011a）。

大量的证据表明白细胞对血管形成和骨生成有显著影响（Guo 和 Dipietro，2010）。此外，粒细胞在血管形成和改善单核细胞功能方面发挥了额外的作用，Soltan 等将其称为所谓的"骨再生超级细胞"（Soltan，2012）。2 种细胞在 A-PRF

中的浓度都较高。笔者理解了离心力会造成白细胞的丢失，和引入一种特殊的玻璃管来加速凝血，这使他们能够设计出一种新的方案，同时降低离心速度和时间。新的 PRF 制剂（A-PRF+）已被证明可增加白细胞数量和 TGF-β₁、PDGF-AA、PDGF-AB、PDGF-BB、VEGF、IGF 和 EGF 等生长因子释放（Ghanaati 等，2014）。此外，随后发现，与 PRP 或 L-PRF 相比，与 A-PRF 接触的牙龈成纤维细胞产生更高的胶原水平，并且观察到向 A-PRF 迁移的细胞显著更高（图 2-29）。

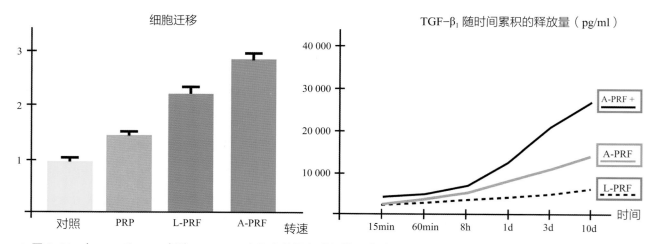

▲ 图 2-29　与 PRF 和 PRP 相比，A-PRF 有更多的牙龈成纤维细胞迁移，并且慢速离心释放出更多的生长因子；PRF. 富含血小板纤维蛋白；PRP. 富含血小板血浆；A-PRF. 改良型富含血小板纤维蛋白；L-PRF. 富含白细胞和血小板的纤维蛋白（经 Kobayashi 等许可，2016）

(2) 注射用富含血小板纤维蛋白（I-PRF）：另一个有趣的观察结果，由于离心速度比第一种形式的 L-PRF 大大降低，因此可以用更低的离心速度获得液体形式的 PRF。由于假设其可以被注射，这种新的剂型被命名为"可注射的 -PRF"或 I-PRF。在不断进行研究发现，这种新的 I-PRF 剂型白细胞的含量增加，并且利用较低的离心速度从 2700rpm 降低到 700rpm（750g 降低到 60g）仅需 3min，也检测出间充质干细胞。

这种新的剂型可用于多种手术，包括在短时间（1～2min）与骨移植材料混合形成稳定的纤维蛋白骨移植物来改善处理效果，它提高了移植材料的稳定性（正如在上颌窦提升使用骨移植材料所设想的，通过提高移植物的稳定性来避免颗粒进入上颌窦）（图 2-30）。随后，I-PRF 也可单独用于多种手术，包括膝关节注射治疗骨关节炎、颞下颌关节紊乱（Rajaram 等，2015），以及面部各种美学手术，来改善胶原合成。I-PRF 的原理是一样的，使用"低速概念"的提取方法，含有大量的白细胞和血浆蛋白；已知的血管化诱导因子，从而加快了伤口愈合的速度。

5. PRF 的临床应用及适应证

在过去的 15 年里，PRF 在临床医学和牙科的许多领域都得到了广泛应用。最值得注意的是，PRF 促进软组织再生，牙科的临床实践中，可以作为一种快速简便的方法来促进各种常见的骨和软组织缺损的再生。

笔者的研究小组最近发表了两篇系统性综述来阐明 PRF 对软组织伤口愈合的影响和其在牙科中的应用。共筛选了 164 篇关于软组织伤口愈合的文章，分为体外研究、体内研究和临床研究。

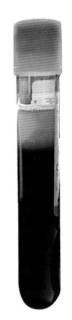

▲ 图 2-30　新的注射用富含血小板纤维蛋白（I-PRF）剂型是一种液体形式的 PRF，转速为每分钟 700 转，离心 3min 后，位于离心管上部 1ml 层内；这种液体可以收集在注射器中，并重新注射到缺陷部位或与生物材料混合以提高其生物活性

综上所述，与各自的对照组相比，86% 的文章发现使用 PRF 后组织伤口愈合和再生显著增加。然而，最值得注意的是，PRF 已经广泛地应用于医学和牙科的 20 多种不同手术中，其中 7 种来自口腔颌面部。在牙科领域，PRF 最常应用于拔牙窝的处理（Sammartino 等，2011）、牙龈退缩（Anilkumar 等，2009；Eren 等，2015；Jankovic 等，2012）和腭部伤口闭合（Femminella 等，2016；Jain 等，2012；Kulkarni 等，2014），PRF 还可用于治疗潜在恶性病变（Pathak 等，2015）、牙周缺损再生（Ajwani 等，2015）、增生性牙龈组织（di Lauro 等，2015）及牙周加速成骨正畸（Munoz 等，2016）。在全科医学中，PRF 已成功用于难以治愈的腿部溃疡，包括糖尿病足溃疡、静脉性腿部溃疡和慢性腿部溃疡（Chignon-Sicard

等，2012；Danielsen 等，2008；Jorgensen 等，2011；Londahl 等，2015；O'Connell 等，2008；Steenvoorde 等，2008）。此外，PRF 还被用于手部溃疡（Yelamali 和 Saikrishna，2015）、面部软组织缺损（Desai 等，2013）、腹腔镜胆囊切除术（Danielsen 等，2010），治疗鼻唇沟深褶、面中部凹陷、面部缺损、皮肤皱纹和痤疮瘢痕的整形外科中（Sclafani，2011），诱导皮肤胶原生成（Sclafani 和 McCormick，2012），阴道脱垂修复（Gorlero 等，2012），尿道皮肤瘘修补（Guinot 等，2014；Soyer 等，2013），在脂肪结构手术中（Braccini 等，2013），慢性肩袖撕裂（Zumstein 等，2014）和急性创伤性鼓膜穿孔（Habesoglu 等，2014）。因此，由于 PRF 能够在医疗过程中的应用是由于具有以下特点：①加速缺损组织的血供重建，②作为三维纤维蛋白基质，能够进一步促进伤口愈合。

此外，第二篇系统性综述仅关注 PRF 在牙科中的再生潜力，发现收集的大约 200 篇文章（仅临床研究）中，PRF 最常应用于：①引导性骨再生和拔牙窝愈合；②上颌窦提升手术；③治疗牙龈退缩的治疗；④骨内和根分叉缺损的再生。在已知的 PRF 临床应用中，PRF 由于在口腔环境中增强了血管化和抗感染能力而促进组织愈合。

在牙科临床实践中，PRF 支架可作为组织基质或支架（临时的细胞外基质）使用，并能同时释放生长因子超过 10 天。PRF 凝块在金属盒中制备，该金属盒将凝块轻压成膜或塞子，以便随后使用（图 2-31）。

（1）拔牙位点保存：PRF 在牙科临床中最

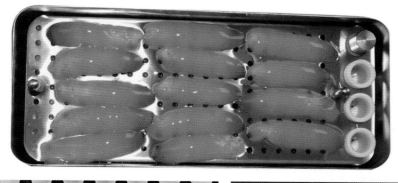

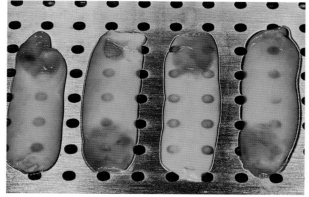
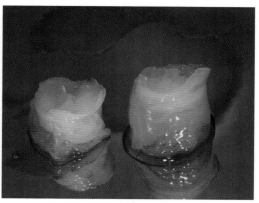

▲ 图 2-31　富含血小板纤维蛋白（PRF）凝块在 PRF 盒中形成膜或塞子

常用应是拔牙窝的处理（Girish Rao 等，2013；Hauser 等，2013；Suttapreyasri 和 Leepong，2013）。由于 PRF 是一种包含了各种参与伤口愈合细胞的基质，具有加速组织再生的能力。PRF 凝块充填拔牙窝，PRF 纤维蛋白支架可能暴露在口腔环境中，无须使用其他屏障膜或生物材料覆盖。一期缝合是没有必要的：缝合的目的只是将 PRF 稳定在拔牙窝内。

随着时间的推移，纤维蛋白基质转化为新的组织：拔牙窝中的骨组织和表面的软组织。3 个月后拔牙位点完全愈合。研究报道了 PRF 在拔牙位点保存中的远期优势：第三磨牙拔牙位点的颌骨感染减少约 10 倍，减少了疼痛和止痛药服用量（Girish Rao 等，2013；Hauser 等，2013；Suttapreyasri 和 Leepong，2013）。

(2) 上颌窦提升：PRF 在上颌窦提升术中的原理与在拔牙位点保存一样。它作为一个临时细胞外基质，由于同时含有自体生长因子而加速血管化（图 2-32）。在此，PRF 可单独使用或与骨移植材料混合使用。在混合使用的情况下，用剪

刀将 PFR 剪成小块，并与骨移植材料混合。然而，正如在拔牙窝中应用一样，PRF 经常单独使用，现在许多报道称，PRF 单独作为一种的移植材料可在以下情况中应用：①上颌窦提升同期种植体植入时，②更适合在狭窄的上颌窦中使用（Mazor 等，2009；Simonpieri 等，2011；Tajima 等，2013）。此外，PRF 可用于修复破损的上颌窦黏膜，或在上颌窦外提升术中辅助关闭创口。

(3) 软组织应用——牙龈退缩重建：许多牙周医生广泛应用 PRF 来治疗牙龈退缩。10 多项临床研究表明，PRF 可用于治疗 Miller Ⅰ类、Ⅱ类缺损，PRF 可单独作为移植材料，替代结缔组织移植物（Agarwal 等，2016；Aleksic 等，2010；Aroca 等，200 年；Dogan 等，2015；Eren 等，2015；Jankovic 等，2010、2012；Keceli 等，2015；Padma 等，2013；Rajaram 等，2015；Thamaraiselvan 等，2015；Tunaliota 等，2015）（图 2-33）。因此，PRF 可以作为多个相邻牙龈退缩的移植材料，无须开辟第二术区（腭部切除），减少患者不适（图 2-34）。在这些处理中，经常有报

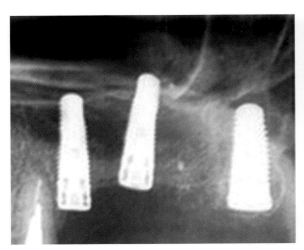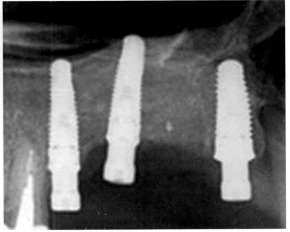

▲ 图 2-32　种植体植入同期上颌窦内应用富含血小板纤维蛋白（PRF）；注意在 6 个月的愈合期后，种植体尖端周围新骨形成

道虽然 PRF 能显著提高根面牙龈覆盖率，达到与结缔组织移植相似的水平，但并不一定能提高角化牙龈的厚度。

因此，在临床实践中，当角质化牙龈缺乏时，PRF 可与结缔组织移植（CTG）联合应用，以改善牙龈厚度，同期改善牙龈血供重建和再生。

（4）PRF 在骨内缺损修复中的应用：近年来另一个备受关注的研究领域是使用 PRF 用于骨内和根分叉处的牙周组织再生（Agarwal 等，2016；Ajwani 等，2015；Elgendy 和 Abo Shady，2015；Joseph 等，2014；Panda 等，2016；Pradeep 等，2012b、2015；Shah 等，2015；Thorat 等，2011）。PRF 单独或与骨移植材料联合使用，与对照组相比显示出更好的结果：它可以与骨移植材料，例如脱矿冻干同种异体骨（DFDBA）一样成功地用于骨内缺损（Chadwick 等，2016）。此外，PRF 也被证明能显著改善 Ⅱ 类分叉病变的组织再生（Bajaj 等，2013；Pradeep 等，2016；Sharma 和 Pradeep，2011b）。

（5）自体干细胞治疗：间充质干细胞（MSC）可以从人体的不同部位分离出来。最近研究表明，外周血中也存在低水平的间充质干细胞。低速（LSCC）概念，使用非常低的速度（60g）可以获得一定数量的间充质干细胞。与实验室培养和生长相比，这种技术更简单，成本更低（Di Liddo，2018）（图 2-35 和图 2-36）。

（6）I-PRF 的新注射适应证：为了减少翻瓣后的氧化应激，提出了一种新的方法：局部麻醉后黏膜切开前，在整个翻瓣区域注射 I-PRF。

这项操作的目的是尽快启动愈合过程，而不是待手术结束才开始，从而避免缺血和氧化应

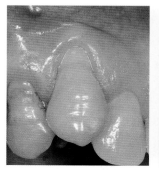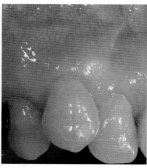

▲ 图 2-33　单独应用富含血小板纤维蛋白（PRF）治疗上颌尖牙牙龈退缩；PRF 具有良好的促进伤口愈合特性，在经过 6 个月的愈合期后，下方的软组织血供重建

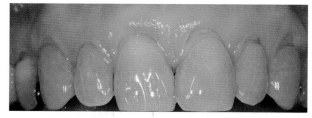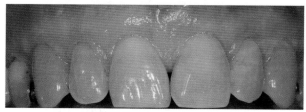

▲ 图 2-34　单独应用富含血小板纤维蛋白（PRF）治疗上颌 8 颗牙多发性牙龈退缩；经过 6 个月的愈合期后，所有 PRF 治疗的牙都获得了良好的根面覆盖和角化组织

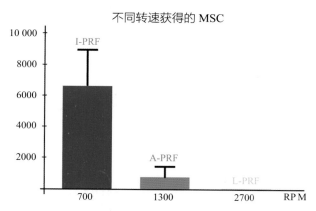

▲ 图 2-35　通过不同的富含血小板纤维蛋白（PRF）制取方法收集的间充质干细胞（MSC）

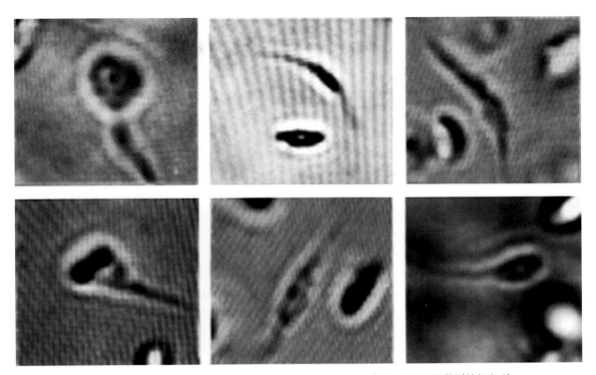

▲ 图 2-36 在注射用富含血小板纤维蛋白（I-PRF）中发现的不同类型的祖细胞

激。好的开始，愈合过程似乎更快。

6. PRF 小结

自 2001 年以来，PRF 的效用已无须再证明。它在再生医学领域和许多其他的医学领域中都有了巨大的增长。

15 年以上的研究和在 Medline 上发表的 850 篇论文之后，越来越多的证据支持使用。远期规划正在不断研究发展，以进一步改善临床效果。

然而，PRF 的短期作用必须与其远期作用分离。在短期内，PRF 通过减少缺血来减少自由基的产生。

这项措施仍然受到时间限制：在术后的前 10～15 天 PRF 是活跃的，然后纤维蛋白作为临时性的细胞外基质成为新的组织。PRF 对远期成功和慢性缺血没有作用。远期失败不能归咎于 PRF 的活性不足。

九、结论：手术操作必须符合生物学原则

预防氧化应激和加强生物学原则是取得临床成功和长期稳定的最佳途径。笔者推荐以下方案。

(1) 患者血清检测维生素 D 和低密度脂蛋白胆固醇。

(2) 缓慢注射麻醉药和防止组织酸性。

(3) 使用甲硝唑降低污染。

(4) 恰当的缝合技术减少黏膜瓣张力。

(5) 骨质过于致密时谨慎植入种植体：边缘骨丢失和种植周围炎与种植入周围的骨改建和细胞外基质的弹性密切相关。

(6) 使用 PRF，促进创面愈合和早期血管生成。

参考文献

[1] Adamson, R. (2009) Role of macrophages in normal wound healing: An overview. *J Wound Care* 18 (8): 349–351.

[2] Agarwal, A., Gupta, N.D., and Jain, A. (2016) Platelet rich fibrin combined with decalcified freeze-dried bone allograft for the treatment of human intrabony periodontal defects: A randomized split mouth clinical trial. *Acta Odontol Scand* 74 (1): 36–43.

[3] Agarwal, S.K., Jhingran, R., Bains, V.K. et al. (2016) Patientcentered evaluation of microsurgical management of gingival recession using coronally advanced flap with platelet-rich fibrin or amnion membrane: A comparative analysis. *Eur J Dent* 10 (1): 121–133.

[4] Ajwani, H., Shetty, S., Gopalakrishnan, D. et al. (2015) Comparative evaluation of platelet-rich fibrin biomaterial and open flap debridement in the treatment of two and three wall intrabony defects. *J Int Oral Health* 7 (4): 32–37.

[5] Albilia, J.B., Herrera-Vizcaino, C., Weisleder, H. et al. (2018) Liquid platelet-rich fibrin injections as a treatment adjunct for painful temporomandibular joints: Preliminary results. *Cranio* 20: 1–13.

[6] Albrektsson, T., Buser, D., and Sennerby, L. (2012) Crestal bone loss and oral implants. *Clin Implant Dent Relat Res* 14 (6): 783–791.

[7] Aleksic, Z., Jankovic, S., Dimitrijevic, B. et al. (2010) The use of platelet-rich fibrin membrane in gingival recession treatment. *Srp Arh Celok Lek* 138 (1–2): 11–18.

[8] Anfossi, G., Trovati, M., Mularoni, E. et al. (1989) Influence of propranolol on platelet aggregation and thromboxane B2 production from platelet-rich plasma and whole blood. *Prostaglandins Leukot Essent Fatty Acids* 36 (1): 1–7.

[9] Anilkumar, K., Geetha, A., Umasudhakar, R. et al. (2009) Platelet-rich-fibrin: A novel root coverage approach.*J Indian Soc Periodontol* 13 (1): 50–54.

[10] Aroca, S., Keglevich, T., Barbieri, B. et al. (2009) Clinical evaluation of a modified coronally advanced flap alone or in combination with a platelet-rich fibrin membrane for the treatment of adjacent multiple gingival recessions: A 6-month study. *J Periodontol* 80 (2): 244–252.

[11] Asemi, Z., Hashemi, T., Karamali, M. et al. (2013) Effects of vitamin D supplementation on glucose metabolism, lipid concentrations, inflammation, and oxidative stress in gestational diabetes: A double-blind randomized controlled clinical trial. *Am J Clin Nutr.* 98 (6): 1425–1432.

[12] Bajaj, P., Pradeep, A.R., Agarwal, E. et al. (2013) Comparative evaluation of autologous platelet-rich fibrin and plateletrich plasma in the treatment of mandibular degree II furcation defects: A randomized controlled clinical trial. *J Periodontal Res* 48 (5): 573–581.

[13] Barbeck, M., Najman, S., Stojanović S. et al. (2015) Addition of blood to a phycogenic bone substitute leads to increase in vivo vascularization. *Biomed Mater* 10 (5): 055007.

[14] Berglundh, T., Persson, L., and Klinge, B. (2002) A systematic review of the incidence of biological and technical complications in implant dentistry reported in prospective longitudinal studies of at least 5 years. *J Clin Periodontol*29: 197–212.

[15] Black, C.N., Bot, M., Scheffer, P.G., and Penninx, B.W. (2017) Oxidative stress in major depressive and anxiety disorders, and the association with antidepressant use; results from a large adult cohort. *Psychol Med.* 47 (5): 936–948.

[16] Bogh, M.K., Schmedes, A.V., Philipsen, P.A. et al. (2010) Vitamin D production after UVB exposure depends on baseline vitamin D and total cholesterol but not on skin pigmentation. *J Invest Dermatol.* 130: 546–553.

[17] Border, W.A. and Noble, N.A. (1994) Transforming growth factor beta in tissue fibrosis. *N Engl J Med* 331 (19): 1286–1292.

[18] Bowen, T., Jenkins, R.H., and Fraser, D.J. (2013) MicroRNAs, transforming growth factor beta-1, and tissue fibrosis. *J Pathol* 229 (2): 274–285.

[19] Braccini, F., Chignon-Sicard, B., Volpei, C., and Choukroun, J. (2013) Modern lipostructure: The use of platelet rich fibrin (PRF). *Rev Laryngol Otol Rhinol (Bord)* 134 (4–5): 231–235.

[20] Brodeur, M.R., Brissette, L., Falstrault, L. et al. (2008) Scavenger receptor of class B expressed by osteoblastic cells are implicated in the uptake of cholesteryl ester and estradiol from LDL and HDL3. *J Bone Miner Res* 23 (3): 326–337.

[21] Chadwick, J.K., Mills, M.P., and Mealey, B.L. (2016) Clinical and Radiographic Evaluation of Demineralized Freeze-Dried Bone Allograft Versus Platelet-Rich Fibrin for the Treatment of Periodontal Intrabony Defects in Humans. *J Periodontol* 1–12.

[22] Chapple, I.L., Milward, M.R., and Dietrich, T. (2007) The prevalence of inflammatory periodontitis is negatively associated with serum antioxidant concentrations *J Nutr* 137 (3): 657–664.

[23] Chapuy, M.C., Preziosi, P., Maamer, M. et al. (1997) Prevalence of vitamin D insufficiency in an adult normal population. *Osteoporosis International* 7 (5): 439–443.

[24] Chase, A.J. and Newby, A.C. (2003) Regulation of matrix metalloproteinase (matrixin) genes in blood vessels: A multi-step recruitment model for pathological remodelling. *J Vasc Res* 40 (4): 329–343.

[25] Chignon-Sicard, B., Georgiou, C.A., Fontas, E. et al. (2012) Efficacy of leukocyte- and platelet-rich fibrin in wound healing: A randomized controlled clinical trial. *Plast Reconstr Surg* 130 (6): 819e–829e.

[26] Choukroun, J. and Ghanaati, S. (2018) Reduction of relative centrifugation force within injectable platelet-rich-fibrin (PRF) concentrates advances patients' own inflammatory cells, platelets and growth factors: The first introduction to the low speed centrifugation concept. *Eur J Trauma Emerg Surg* 44 (1): 87–95.

[27] Choukroun, J., Adda, F., Schoeffler, C., and Vervelle, A. (2001) Une opportunité en paro-implantologie: Le PRF. *Implantodontie* 42 (55): e62.

[28] Choukroun, J., Diss, A., Simonpieri, A. et al. (2006) Plateletrich fibrin (PRF): A second-generation platelet concentrate. Part IV: Clinical effects on tissue healing. *Oral Surg Oral Med Oral Pathol Oral Radiol Endod* 101

(3):e56–60.

[29] Choukroun, J., Simonpieri, A., Del Corso, M. et al. (2008) Controlling systematic perioperative anaerobic contamination during sinus-lift procedures by using metronidazole: An innovative approach. *Implant Dent* 17 (3): 257–270.

[30] Choukroun, J., Khoury, G., Khoury, F. et al. (2014) Two neglected biologic risk factors in bone grafting and implantology: High low-density lipoprotein cholesterol and low serum vitamin D. *J Oral Implantol* 40 (1): 110–114.

[31] Choukroun, E., Russe, P., Khoury, G., and Ghanaati, S. (2016) Dosage de la vitamine D en cabinet dentaire. *Journal LS* 69.

[32] Choukroun, J., Simonpieri, A., Surmenian, J. et al. (2017) *Du déplacement tissulaire à son immobilisation: 2 innovations majeures en chirurgioe orale: Soft brushing et Apical mattress LS MAR.*

[33] Coury, A.J. (2016) Expediting the transition from replacement medicine to tissue engineering. *Regen Biomater* 3 (2): 111–113.

[34] Dai, R., Wang, Z., Samanipour, R. et al. (2016) Adiposederived stem cells for tissue engineering and regenerative medicine applications. *Stem Cells Int* 6737345.

[35] Danielsen, P., Jørgensen, B., Karlsmark, T. et al. (2008) Effect of topical autologous platelet-rich fibrin versus no intervention on epithelialization of donor sites and meshed split-thickness skin autografts: A randomized clinical trial. *Plast Reconstr Surg* 122 (5): 1431–1440.

[36] Danielsen, P.L., Agren, M.S., and Jorgensen, L.N. (2010) Platelet-rich fibrin versus albumin in surgical wound repair: A randomized trial with paired design. *Ann Surg* 251 (5): 825–831.

[37] Davis, V.L., Abukabda, A.B., Radio, N.M. et al. (2014a) Platelet-rich preparations to improve healing. Part I: Workable options for every size practice. *J Oral Implantol* 40 (4): 500–510.

[38] Davis, V.L., Abukabda, A.B., Radio, N.M. et al. (2014b) Platelet-rich preparations to improve healing. Part II: Platelet activation and enrichment, leukocyte inclusion, and other selection criteria. *J Oral Implantol* 40 (4): 511–521.

[39] de Vries, R.A., de Bruin, M., Marx, J.J. et al. (1993) Viability of platelets collected by apheresis versus the platelet-rich plasma technique: A direct comparison. *Transfus Sci* 14 (4): 391–398.

[40] DeLuca, H.F. (2008) Evolution of our understanding of vitamin D. *Nutr Rev* 66 (10 suppl 2): S73–S87.

[41] Desai, C.B., Mahindra, U.R., Kini, Y.K., Bakshi, M.K. (2013) Use of platelet-rich fibrin over skin wounds: Modified secondary intention healing. *J Cutan Aesthet Surg* 6 (1): 35–37.

[42] di Lauro, A.E., Abbate, D., Dell' Angelo, B. et al. (2015) Soft tissue regeneration using leukocyte-platelet rich fibrin after exeresis of hyperplastic gingival lesions: Two case reports. *J Med Case Rep* 9: 252.

[43] Di Liddo, R., Bertalot, T., Borean, A. et al. (2018) Leucocyte and Platelet-rich Fibrin: A carrier of autologous multipotent cells for regenerative medicine. *J Cell Mol Med.* 22 (3): 1840–1854.

[44] Dohan, D.M., Choukroun, J., Diss, A. et al. (2006a) Plateletrich fibrin (PRF): A second-generation platelet concentrate. Part I: Technological concepts and evolution.

Oral Surg Oral Med Oral Pathol Oral Radiol Endod 101 (3): e37–44.

[45] Dohan, D.M., Choukroun, J., Diss, A. et al. (2006b) Plateletrich fibrin (PRF): A second-generation platelet concentrate. Part II: Platelet-related biologic features. *Oral Surg Oral Med Oral Pathol Oral Radiol Endod* 101 (3): e45–50.

[46] Dohan, D.M., Choukroun, J., Diss, A. et al. (2006c) Plateletrich fibrin (PRF): A second-generation platelet concentrate. Part III: Leucocyte activation: A new feature for platelet concentrates? *Oral Surg Oral Med Oral Pathol Oral Radiol Endod* 101 (3): e51–55.

[47] Dogan, S.B., Öngöz Dede, F., Ballı U. et al. (2015) Concentrated growth factor in the treatment of adjacent multiple gingival recessions: A split-mouth randomized clinical trial. *J Clin Periodontol* 42 (9): 868–875.

[48] El Bagdadi, K., Kubesch, A., Yu, X. et al. (2017) Reduction of relative centrifugal forces increases growth factor release within solid platelet-rich-fibrin (PRF)-based matrices: A proof of concept of LSCC (low speed centrifugation concept). Eur J Trauma Emerg Surg.

[49] Elgendy, E.A. and Abo Shady, T.E. (2015) Clinical and radiographic evaluation of nanocrystalline hydroxyapatite with or without platelet-rich fibrin membrane in the treatment of periodontal intrabony defects. *J Indian Soc Periodontol* 19 (1): 61–65.

[50] Eming, S.A., Brachvogel, B., Odorisio, T., and Koch, M. (2007a) Regulation of angiogenesis: Wound healing as a model. *Prog HistocheCytochem* 42 (3): 115–170.

[51] Eming, S.A., Kaufmann, J., Löhrer, R., and Krieg, T. (2007b) [Chronic wounds. Novel approaches in research and therapy]. {Hautarzt} 58 (11): 939–944.

[52] Eren, G. and Atilla, G. (2014) Platelet-rich fibrin in the treatment of localized gingival recessions: A split-mouth randomized clinical trial. *Clin Oral Investig* 18 (8): 1941–1948.

[53] Eren, G., Tervahartiala, T., Sorsa, T., and Atilla, G. (2015) Cytokine (interleukin-1beta) and MMP levels in gingival crevicular fluid after use of platelet-rich fibrin or connective tissue graft in the treatment of localized gingival recessions. *J Periodontal Res.*

[54] Femminella, B., Iaconi, M.C., Di Tullio, M. et al. (2016) Clinical comparison of platelet-rich fibrin and a gelatin sponge in the management of palatal wounds after epithelialized free gingival graft harvest: A randomized clinical trial. *J Periodontol* 87 (2): 103–113.

[55] Fijnheer, R., Pietersz, R.N., de Korte, D. et al. (1990) Platelet activation during preparation of platelet concentrates: A comparison of the platelet-rich plasma and the buffy coat methods. *Transfusion* 30 (7): 634–638.

[56] Ghanaati, S., Booms, P., Orlowska, A. et al. (2014) Advanced platelet-rich fibrin: A new concept for cell-based tissue engineering by means of inflammatory cells. *J Oral Implantol* 40 (6): 679–689.

[57] Ghasemzadeh, M. and Hosseini, E. (2015) Intravascular leukocyte migration through platelet thrombi: Directing leukocytes to sites of vascular injury. *Thromb Haemost* 113 (6): 1224–1235.

[58] Giannobile, W.V., Hernandez, R.A., Finkelman, R.D. et al. (1996) Comparative effects of platelet-derived growth factor-BB and insulin-like growth factor-I, individually

and in combination, on periodontal regeneration in Macaca fascicularis. *J Periodontal Res* 31 (5): 301–312.

[59] Gil, á., Plaza-Diaz, J., and Mesa, M.D. (2018) Vitamin D: Classic and novel actions. *Ann Nutr Metab* 72 (2): 87–95.

[60] Girish Rao, S., Bhat, P., Nagesh, K.S. et al. (2013) Bone regeneration in extraction sockets with autologous platelet rich fibrin gel. *J Maxillofac Oral Surg* 12 (1): 11–16.

[61] Golbidi, S., Li, H., and Laher, I. (2018) Oxidative stress: A unifying mechanism for cell damage induced by noise, (water-pipe) smoking, and emotional stress-therapeutic strategies targeting redox imbalance. *Antioxid Redox Signal* 28 (9): 741–759.

[62] Gorlero, F., Glorio, M., Lorenzi, P. et al. (2012) New approach in vaginal prolapse repair: Mini-invasive surgery associated with application of platelet-rich fibrin. *Int Urogynecol J* 23 (6): 715–722.

[63] Gosain, A. and DiPietro, L.A. (2004) Aging and wound healing. *World J Surg* 28 (3): 321–326.

[64] Guinot, A., Arnaud, A., Azzis, O. et al. (2014) Preliminary experience with the use of an autologous platelet-rich fibrin membrane for urethroplasty coverage in distal hypospadias surgery. *J Pediatr Urol* 10 (2): 300–305.

[65] Guo, S. and Dipietro, L.A. (2010) Factors affecting wound healing. *J Dent Res* 89 (3): 219–229.

[66] Gupta, S., Banthia, R., Singh, P. et al. (2015) Clinical evaluation and comparison of the efficacy of coronally advanced flap alone and in combination with platelet rich fibrin membrane in the treatment of Miller Class I and II gingival recessions. *Contemp Clin Dent* 6 (2): 153–160.

[67] Habesoglu, M., Oysu, C., Sahin, S. et al. (2014) Plateletrich fibrin plays a role on healing of acute-traumatic ear drum perforation. *J Craniofac Surg* 25 (6): 2056–2058.

[68] Hauser, F., Gaydarov, N., Badoud, I. et al. (2013) Clinical and histological evaluation of postextraction platelet-rich fibrin socket filling: A prospective randomized controlled study. *Implant Dent* 22 (3): 295–303.

[69] Holick, M.F. (2006) High prevalence of vitamin D inadequacy and implications for health. *Mayo Clinic Proceedings*, 81 (3), 353–373.

[70] Holick, M. (2007) Vitamine D deficiency. *N Engl J Med* 357: 266–281.

[71] Jain, V., Triveni, M.G., Tarun Kumar, A.B., and Mehta, D.S. (2012) Role of platelet-rich-fibrin in enhancing palatal wound healing after free graft. *Contemp Clin Dent* 3 (Suppl 2): S240–243.

[72] Jankovic, S., Aleksic, Z., Milinkovic, I., and Dimitrijevic, B. (2010) The coronally advanced flap in combination with platelet-rich fibrin (PRF) and enamel matrix derivative in the treatment of gingival recession: A comparative study. *Eur J Esthet Dent* 5 (3): 260–273.

[73] Jankovic, S., Aleksic, Z., Klokkevold, P. et al. (2012) Use of platelet-rich fibrin membrane following treatment of gingival recession: A randomized clinical trial. *Int J Periodontics Restorative Dent* 32 (2): e41–50.

[74] Jorgensen, B., Karlsmark, T., Vogensen, H. et al. (2011) A pilot study to evaluate the safety and clinical performance of Leucopatch, an autologous, additive-free, platelet-rich fibrin for the treatment of recalcitrant chronic wounds. *Int J Low Extrem Wounds* 10 (4): 218–223.

[75] Joseph, V.R., Sam, G., and Amo, N.V. (2014) Clinical evaluation of autologous platelet rich fibrin in horizontal alveolar bony defects. *J Clin Diagn Res* 8 (11): Zc43–47.

[76] Karam, B.S., Chavez-Moreno, A., Koh, W. et al. (2017) Oxidative stress and inflammation as central mediators of atrial fibrillation in obesity and diabetes. *Cardiovasc Diabetol* 16 (1): 120.

[77] Kawazoe, T. and Kim, H.H. (2012) Tissue augmentation by white blood cell-containing platelet-rich plasma. *Cell Transplant* 21 (2–3): 601–607.

[78] Keceli, H.G., Kamak, G., Erdemir, E.O. et al. (2015) The adjunctive effect of platelet-rich fibrin to connective tissue graft in the treatment of buccal recession defects: Results of a randomized, parallel-group controlled trial. *J Periodontol* 86 (11): 1221–1230.

[79] Kobayashi, M., Miron, R.J., and Hernandez, M. (2016) Optimized platelet rich fibrin with the low speed concept: Growth factor release, biocompatibility and cellular response. *J Periodontol* 88 (1): 112–121.

[80] Kulkarni, M.R., Thomas, B.S., Varghese, J.M., and Bhat, G.S. (2014) Platelet-rich fibrin as an adjunct to palatal wound healing after harvesting a free gingival graft: A case series. *J Indian Soc Periodontol* 18 (3): 399–402.

[81] Kumar, R.V. and Shubhashini, N. (2013) Platelet rich fibrin: A new paradigm in periodontal regeneration. *Cell Tissue Bank* 14 (3): 453–463.

[82] Lekovic, V., Milinkovic, I., Aleksic, Z. et al. (2012) Plateletrich fibrin and bovine porous bone mineral vs. platelet-rich fibrin in the treatment of intrabony periodontal defects. *J Periodontal Res* 47 (4): 409–417.

[83] Londahl, M., Tarnow, L., Karlsmark, T. et al. (2015) Use of an autologous leucocyte and platelet-rich fibrin patch on hard-to-heal DFUs: A pilot study. *J Wound Care* 24 (4): 172–174, 176–178.

[84] Mammoto, A., Connor, K.M., Mammoto, T. et al. (2009) A mechanosensitive transcriptional mechanism that controls angiogenesis. *Nature* 457 (7233): 1103–1108.

[85] Mandal, C.C. (2015) High cholesterol deteriorates bone health: New insights into molecular mechanisms. *Front Endocrinol* 6: 165.

[86] Markowicz, M. (2005) Enhancing the vascularization of three-dimensional scaffolds: New strategies in tissue regeneration and tissue engineering. In: *Topics in Tissue Engineering. Volume 2.*

[87] Martin, P. and Leibovich, S.J. (2005) Inflammatory cells during wound repair: The good, the bad and the ugly. *Trends Cell Biol* 15 (11): 599–607.

[88] Mazor, Z., Horowitz, R.A., Del Corso, M. et al. (2009) Sinus floor augmentation with simultaneous implant placement using Choukroun's platelet-rich fibrin as the sole grafting material: A radiologic and histologic study at 6 months. *J Periodontol* 80 (12): 2056–2064.

[89] Mazzucco, L., Borzini, P., and Gope, R. (2010) Plateletderived factors involved in tissue repair-from signal to function. *Transfus Med Rev* 24 (3): 218–234.

[90] Miron, R.J. and Bosshardt, D.D. (2016) OsteoMacs: Key players around bone biomaterials. *Biomaterials* 82: 1–19.

[91] Mosesson, M.W., Siebenlist, K.R., and Meh, D.A. (2001) The structure and biological features of fibrinogen and fibrin. *Annals of the New York Academy of Sciences* 936 (1): 11–30.

[92] Munoz, F., Jiménez, C., Espinoza, D. et al. (2016) Use of leukocyte and platelet-rich fibrin (L-PRF) in periodontally

accelerated osteogenic orthodontics (PAOO): Clinical effects on edema and pain. *J Clin Exp Dent* 8 (2): e119–124.

[93] Nguyen, L.H., Annabi, N., Nikkhah, M. et al. (2012) Vascularized bone tissue engineering: Approaches for potential improvement. *Tissue Eng Part B Rev* 18 (5): 363–382.

[94] Nurden, A.T. (2011) Platelets, inflammation and tissue regeneration. *Thromb Haemost* 105 (Suppl 1): S13–33.

[95] O'Connell, S.M., Impeduglia, T., Hessler, K. et al. (2008) Autologous platelet-rich fibrin matrix as cell therapy in the healing of chronic lower-extremity ulcers. *Wound Repair Regen* 16 (6): 749–756.

[96] P. Britteon, N. Cullum, M. (2017) Sutton Association between psychological health and wound complications after surgery BJS 769–776.

[97] Padma, R., Shilpa, A., Kumar, P.A. et al. (2013) A split mouth randomized controlled study to evaluate the adjunctive effect of platelet-rich fibrin to coronally advanced flap in Miller's class-I and II recession defects. *J Indian Soc Periodontol* 17 (5): 631–636.

[98] Panda, S., Jayakumar, N.D., Sankari, M. et al. (2014) Platelet rich fibrin and xenograft in treatment of intrabony defect. *Contemp Clin Dent* 5 (4): 550–554.

[99] Panda, S., Sankari, M., Satpathy, A. et al. (2016) Adjunctive effect of autologus platelet-rich fibrin to barrier membrane in the treatment of periodontal intrabony defects. *J Craniofac Surg* 27 (3): 691–696.

[100] Pathak, H., Mohanty, S., Urs, A.B., and Dabas, J. (2015) Treatment of oral mucosal lesions by scalpel excision and platelet-rich fibrin membrane grafting: A review of 26 sites. *J Oral Maxillofac Surg* 73 (9): 1865–1874.

[101] Perut, F., Filardo, G., Mariani, E. et al. (2013) Preparation method and growth factor content of platelet concentrate influence the osteogenic differentiation of bone marrow stromal cells. *Cytotherapy* 15 (7): 830–839.

[102] Pirraco, R.P., Reis, R.L., and Marques, A.P. (2013) Effect of monocytes/macrophages on the early osteogenic differentiation of hBMSCs. *J Tissue Eng Regen Med* 7 (5): 392–400.

[103] Pradeep, A.R., Rao, N.S., Agarwal, E. et al. (2012a) Comparative evaluation of autologous platelet-rich fibrin and platelet-rich plasma in the treatment of 3-wall intrabony defects in chronic periodontitis: A randomized controlled clinical trial. *J Periodontol* 83 (12): 1499–1507.

[104] Pradeep, A.R., Bajaj, P., Rao, N.S. et al. (2012b) Platelet-rich fibrin combined with a porous hydroxyapatite graft for the treatment of three-wall intrabony defects in chronic periodontitis: A randomized controlled clinical trial. *J Periodontol* 88 (12): 1288–1296.

[105] Pradeep, A.R., Nagpal, K., Karvekar, S. et al. (2015) Platelet-rich fibrin with 1% metformin for the treatment of intrabony defects in chronic periodontitis: A randomized controlled clinical trial. *J Periodontol* 86 (6): 729–737.

[106] Pradeep, A.R., Karvekar, S., Nagpal, K. et al. (2016) Rosuvastatin 1.2 mg in situ gel combined with 1:1 mixture of autologous platelet-rich fibrin and porous hydroxyapatite bone graft in surgical treatment of mandibular class ii furcation defects: A randomized clinical control trial. *J Periodontol* 87 (1): 5–13.

[107] Rajaram, V., Thyegarajan, R., Balachandran, A., Aari, G., and Kanakamedala, A. (2015) Platelet Rich Fibrin in double lateral sliding bridge flap procedure for gingival recession coverage: An original study. *J Indian Soc Periodontol* 19 (6): 665–670.

[108] Rieger, R. (2011) Modélisation mécano-biologique par éléments finis de l'os trabéculaire ?Thesis Ecole doctorale Sciences et Technologies. Orléans.

[109] Rouwkema, J. and Khademhosseini, A. (2016) *Vascularization and Angiogenesis in Tissue Engineering: Beyond Creating Static Networks.* Trends Biotechnol.

[110] Sammartino, G., Dohan Ehrenfest, D.M., Carile, F. et al. (2011) Prevention of hemorrhagic complications after dental extractions into open heart surgery patients under anticoagulant therapy: The use of leukocyte- and plateletrich fibrin. *J Oral Implantol* 37 (6): 681–690.

[111] Scarano, A., Santos de Oliveira, P., Traini, T., and Lorusso, F. (2018) Sinus membrane elevation with heterologous cortical lamina: A randomized study of a new surgical technique for maxillary sinus floor augmentation without bone graft. *Materials* 11: 1457.

[112] Sclafani, A.P. and McCormick, S.A. (2012) Induction of dermal collagenesis, angiogenesis, and adipogenesis in human skin by injection of platelet-rich fibrin matrix. *Arch Facial Plast Surg* 14 (2): 132–136.

[113] Sclafani, A.P. (2011) Safety, efficacy, and utility of plateletrich fibrin matrix in facial plastic surgery. *Arch Facial Plast Surg* 13 (4): 247–251.

[114] Senger, D.R. and. Davis, G.E. (2011) Angiogenesis. *Cold Spring Harb Perspect Biol* 3 (8): a005090.

[115] Shah, M., Patel, J., Dave, D., and Shah, S. (2015) Comparative evaluation of platelet-rich fibrin with demineralized freeze-dried bone allograft in periodontal infrabony defects: A randomized controlled clinical study. *J Indian Soc Periodontol* 19 (1): 56–60.

[116] Shamloo, A., Xu, H., and Heilshorn, S. (2012) Mechanisms of vascular endothelial growth factor-induced pathfinding by endothelial sprouts in biomaterials. *Tissue Eng Part A* 18 (3–4): 320–330.

[117] Sharifi, N., Amani, R., Hajiani, E., and Cheraghian, B. (2014) Does vitamin D improve liver enzymes, oxidative stress, and inflammatory biomarkers in adults with non-alcoholic fatty liver disease? A randomized clinical trial. *Endocrine* 47 (1): 70–80.

[118] Sharma, A., and Pradee, A.R., (2011a) Treatment of 3-wall intrabony defects in patients with chronic periodontitis with autologous platelet-rich fibrin: A randomized controlled clinical trial. *J Periodontol* 82 (12): 1705–1712.

[119] Sharma, A. and Pradeep, A.R. (2011b) Autologous plateletrich fibrin in the treatment of mandibular degree II furcation defects: A randomized clinical trial. *J Periodontol* 82 (10): 1396–1403.

[120] Simonpieri, A., Choukroun, J., Del Corso, M. et al. (2011) Simultaneous sinus-lift and implantation using microthreaded implants and leukocyte- and platelet-rich fibrin as sole grafting material: A six-year experience. *Implant Dent* 20 (1): 2–12.

[121] Soltan, M., Rohrer, M.D., and Prasad, H.S. (2012) Monocytes: Super cells for bone regeneration. *Implant Dent* 21 (1): 13–20.

[122] Soyer, T., Çakmak, M., Aslan, M.K. et al. (2013) Use of autologous platelet rich fibrin in urethracutaneous fistula repair: Preliminary report. *Int Wound J* 10 (3): 345–347.

[123] Steenvoorde, P., van Doorn, L.P., Naves, C., and Oskam. J. (2008) Use of autologous platelet-rich fibrin on hard-to-heal wounds. *J Wound Care* 17 (2): 60–63.

[124] Suttapreyasri, S. and Leepong, N. (2013) Influence of platelet-rich fibrin on alveolar ridge preservation. *J Craniofac Surg* 24 (4): 1088–1094.

[125] Tajima, N., Horowitz, R.A., Del Corso, M. et al. (2013) Evaluation of sinus floor augmentation with simultaneous implant placement using platelet-rich fibrin as sole grafting material. *Int J Oral Maxillofac Implants* 28 (1): 77–83.

[126] Thamaraiselvan, M., Elavarasu, S., Thangakumaran, S. et al. (2015) Comparative clinical evaluation of coronally advanced flap with or without platelet rich fibrin membrane in the treatment of isolated gingival recession. *J Indian Soc Periodontol* 19 (1): 66–71.

[127] Thorat, M., Pradeep, A.R., and Pallavi, B. (2011) Clinical effect of autologous platelet-rich fibrin in the treatment of intra-bony defects: A controlled clinical trial. *J Clin Periodontol* 38 (10): 925–932.

[128] Tsirogianni, A.K., Moutsopoulos, N.M., and Moutsopoulos, H.M. (2006) Wound healing: Immunological aspects. *Injury* 37 (Suppl 1): S5–12.

[129] Tunaliota, M., Özdemir, H., Arabac ı, T. et al. (2015) Clinical evaluation of autologous platelet-rich fibrin in the treatment of multiple adjacent gingival recession defects: A 12-month study. *Int J Periodontics Restorative Dent* 35 (1): 105–114.

[130] Udagawa, A., Sato, S., Hasuike, A. et al. (2013) Micro-CT observation of angiogenesis in bone regeneration. *Clin Oral Implants Res* 24 (7): 787–792.

[131] Upputuri, P.K., Sivasubramanian, K., Mark, C.S., and Pramanik, M. (2015) Recent developments in vascular imaging techniques in tissue engineering and regenerative medicine. *Biomed Res Int*783983.

[132] Wang, T.F., Wu, Y.T., Tseng, C.T., and Chou, C. (2017) Associations between dental anxiety and postoperative pain following extraction of horizontally impacted wisdom teeth A prospective observational study, *Medicine* 96 (47): e8665.

[133] Weibrich, G., Kleis, W.K., Hafner, G. et al. (2003) Comparison of platelet, leukocyte, and growth factor levels in point-of-care platelet-enriched plasma, prepared using a modified Curasan kit, with preparations received from a local blood bank. *Clin Oral Implants Res* 14 (3): 357–362.

[134] Weibrich, G., Kleis, W.K, Kunz-Kostomanolakis, M. et al. (2001) Correlation of platelet concentration in platelet-rich plasma to the extraction method, age, sex, and platelet count of the donor. *Int J Oral Maxillofac Implants* 16 (5).

[135] Yelamali, T. and Saikrishna, D. (2015) Role of platelet rich fibrin and platelet rich plasma in wound healing of extracted third molar sockets: A comparative study. *J Maxillofac Oral Surg* 14 (2): 410–416.

[136] Yoshikawa, T. and Naito, Y. (2002) What Is Oxidative Stress? *JMAJ* 45 (7): 271–276.

[137] Zhu, W., Ma, X., Gou, M. et al. (2016) 3D printing of functional biomaterials for tissue engineering. *Curr Opin Biotechnol* 40: 103–112.

[138] Zumstein, M.A., Rumian, A., Lesbats, V. et al. (2014) Increased vascularization during early healing after biologic augmentation in repair of chronic rotator cuff tears using autologous leukocyte- and platelet-rich fibrin (L-PRF): a prospective randomized controlled pilot trial. *J Shoulder Elbow Surg* 23 (1): 3–12.

生物材料选择：再生和重塑阶段的细胞相互作用

Biomaterials Selection : Cellular Interactions During Regenerative and Remodeling Phases

Itzhak Binderman   Michal Halperin-Sternfeld   Erez Netanely   Snježana Pohl
Robert A. Horowitz   Zvi Artzi   著

第3章

一、概述

牙周组织是在恒牙列萌出过程中建立的，包括牙龈、牙骨质、牙周膜和牙槽骨。牙周组织行使正常功能的关键是牙齿在牙龈和牙槽骨上的生理性细胞应变和牙周纤维锚定。牙周疾病、创伤或手术可导致牙龈从牙根表面脱离，从而激活了牙槽骨重塑的细胞和分子途径，并最终导致牙槽骨嵴的吸收（Binderman 等，2002，2017）。由于牙槽骨嵴的形态常由牙齿的形态决定，牙齿的萌出和倾斜、牙齿的脱落等将导致其萎缩和附属物结构的变化。牙槽骨吸收最常见的是水平吸收，尤其是在牙槽嵴的颊侧，其吸收量也最大（Nevins 等，2006；Schropp 等，2003；Trombelli 等，2008）。人类的牙齿在拔除后，牙槽骨的吸收在水平向上可以达到4mm，在垂直向上可以达到2mm，相对于舌侧来说，颊侧的骨吸收会更明显一些（Van de Weijden 等，2009）。由于美学和功能上的损害，牙槽骨和周围软组织的吸收变化是临床工作中经常关注的问题。此外，随着时间的推移，拔牙后牙槽骨的吸收可能对种植体的植入也会产生影响。因此，用生物活性材料填充拔牙窝和牙槽骨的缺损部位，借以恢复牙槽嵴的轮廓是行之有效的，从而保持了牙周软组织和骨组织结构的完整性（Horowitz 等，2012；Troiano 等，2017）。实践证明，牙槽嵴保存术可以有效对抗牙拔除后的生理性吸收，在水平向上约2mm，在垂直向上颊侧中部约2mm，以及舌侧中部的约1mm（Avila-Ortiz 等，2014）。临床上，可利用的骨移植材料多种多样，有自体骨、粉碎后的牙体硬组织、同种异体骨、异种异体骨和合成仿生材料等，可被单独应用于填充牙槽窝，或者由可吸收或不可吸收的屏障膜覆盖后应用。同种异体骨移植或异种异体骨移植并覆盖可吸收膜被认为是临床实践中最常见和最有利的策略之一（Avila-Ortiz 等，2014）。然而，在临床实践中，如何找到特定的方法以预测拔牙后软硬组织的具体变化，仍然是临床实践中的一个重大挑战，这需要彻底了解拔牙窝周围骨组织和软组织愈合的潜在生物学过程。

通常情况下，不管存不存在生物移植材料，拔牙窝是一个经过愈合进程的外科伤口，生物材料植入后，立即会被血凝块成分包围，其中包括各种血细胞和临时基质，这些物质首先感知生物材料并与之产生相互作用（Barker 和 Engler，2017）。血凝块和驻留细胞里的巨噬细胞，通常对生物材料表面的物理化学特性进行感知和反应，通过信号转导，达成新骨形成或进入炎症反应状态（Omar 等，2011）。因此，支架生物材料的选择及其植入过程对于实现最佳牙槽嵴骨结构的再生和实现最佳种植美学修复和功能性修复所需的高密度骨组织至关重要。

因此，我们的目标是评估移植的生物材料在炎症和修复阶段细胞层面的愈合环境的影响，炎症和修复在最初的几周内达到高潮，以及新形成的骨和残余的生物材料的重塑，这种情况可能会持续数年。

二、生物材料移植

（一）选择生物材料的标准

虽然牙槽嵴保存术不能阻止拔牙后牙槽嵴自然吸收的生理性过程，但研究表明，用生物材料填充拔牙窝可以显著降低自然吸收的程度（Araujo 等，2015；Avila-Ortiz 等，2014）。在新的拔牙窝或（和）骨缺损的骨增量术中，植骨材料的选择应确保牙槽嵴结构和轮廓的长期修复和保存，并能产生最佳体积的致密骨组织，以利于种植体的植入，并能达到美学和功能的完美实现。为了达到这一目的，植入后的生物支架材料应能使牙

槽嵴恢复到原来的尺寸。生物材料提供三维的空间结构，可作为细胞黏附和增殖的临时场所，同时提供机械支撑，直到在拔牙窝或骨缺损部位形成新骨。新形成的骨将直接沉积在生物支架材料的表面，从而创造出连续联结的骨组织结构，使恢复后的牙槽嵴尺寸能够保持多年并能对抗生理性吸收。最后，生物支架材料应具有生物相容性、可降解性、易于操作、性价比高并能最大限度地减少炎症和异物反应。

（二）牙槽嵴保存和修复利用的移植材料

1. 自体移植物

自体骨移植（自体移植物），即来自同一个体的骨，被认为是最佳的植骨材料。它可以从患者口内的上颌结节、下颌升支、下颌骨联合和口外部位，比如髂骨、肋骨、胫骨和颅骨取骨。自体骨由活的细胞和矿化的基质成分组成，能最有效地吸引成骨细胞直接在其表面沉积新骨。它们被驻留的免疫细胞感知为自身组织，从而激活血管生成、迁移和成骨细胞在移植骨表面的黏附。此外，新沉积的骨组织作为牙槽嵴和植入物之间沟通的桥梁，会逐渐变得坚硬，正如天然牙一样。

自体移植物中采用皮质骨的优点是其缓慢的吸收速度，使其有充分的时间可以形成新骨，而松质骨则容易被快速吸收，届时新骨尚未完全形成。自体移植物中的自体骨包括吸收缓慢的皮质骨（超过几个月）、吸收迅速的松质骨（几周），或者两者兼而有之。制备自体骨的基本原则是保证它在制备时的生物活性。它是由存活的成骨细胞、矿化基质、天然胶原和非胶原蛋白如黏附分

子、生长因子（TGF-β、FGF）和分化分子（BMP）组成。然而，在制备后不久（24～48h），因为没有了血供，大多数的成骨细胞会发生凋亡，从而导致其生物活性降低。自体骨制取的另一个缺点是增加了手术创伤并且可能发生供区的并发症。

最近，自体牙的利用，作为块状移植（Schwarz 等，2016a，2016b，2018）或加工成牙本质颗粒（Calvo-Guirado 等，2018；Del Canto-Diaz 等，2019；Huang 等，2016；Kim 等，2010；Netaneli 等，2019；Pang 等，2017；Valdec 等，2017），已被证明像自体骨一样经历了逐渐的吸收替代过程，在牙槽嵴保存和骨缺损修复中作为皮质骨的替代品是行之有效的（Schwarz 等，2016a、2016b、2018）。它含有生长因子，如胰岛素样生长因子（IGF）、BMP-2和 β-TCP，即使古代人类牙齿和骨骼的细胞外基质中仍有残留（Schmidt-Schultz 和 Schultz，2005）。事实上，牙本质作为一种自体骨来源，早在 20 世纪 60 年代就被认为是一种潜在的骨诱导生物材料（Yeomans 和 Urist，1967）。众所周知，牙本质约占牙齿质量的 85%，其成分与骨相似。由 70% 的无机矿物质（羟基磷灰石）、20%的有机物质（多为 I 型胶原）和 10% 的水组成。

拔除的牙齿，以前只被认为是生物废物，现在看来，快速处理后可进一步作为骨的替代品用于自体骨移植中。文献中提出了几种牙齿处理方案，一些研究者将牙根再植入拔牙窝，并观察到在水平方向和垂直方向上都有大量的新骨形成。因此，这种生物材料可以维持植入部位牙槽嵴形态和轮廓，而不引起任何异物反应。

在一项正在进行的研究中（Netanely 等，

2019），自体牙本质颗粒，尺寸为 250～1200μm，由 Smart Dentin Grinder®（KometBio Inc. Creskill，NJ.）制备，被用于牙槽嵴保存术中的生物移植材料。术后 CT 扫描显示，牙本质颗粒充满了牙槽窝（图 3-1）。组织学上，形成的新骨填补了整个植入部位，特别是在移植的牙本质颗粒周围（图 3-2）。

2. 同种异体移植物

虽然自体移植物在远期的临床观察上是成功的，但自体骨吸收（Araujo 等，2002；Cordaro 等，

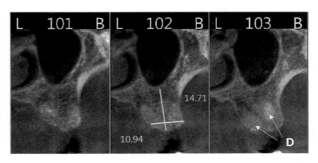

▲ 图 3-1 上颌第一磨牙拔牙窝的 CT 扫描，该部位已用牙本质颗粒填充（D）
注意整个牙槽窝被充填密实，这将为以后的种植体植入提供条件（图片由 U. Renert 医生提供）

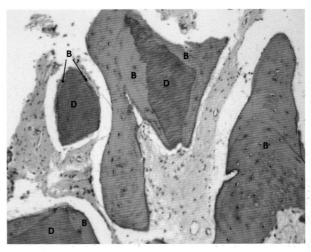

▲ 图 3-2 移植的牙本质颗粒（D）被新形成的骨（B）完全包围，并显示了骨的高传导性能（HE，100×）

2002；Davis 等，1984；Widmark 等，1997）、取骨部位的限制和并发症的存在（Araujo 等，2002；Clavero 和 Lundgren，2003；Cordaro 等，2002；Nkenke 等，2001，2004；Raghoebar 等，2001；von Arx 等，2005）决定了需要其他的骨替代品。因此，其他来源的异体骨和异种骨被发明并用于临床。

异体骨，由骨银行（公司）从人类的尸体（同种异体骨）中制备并投放市场，有皮质矿化骨、皮质脱矿骨及松质骨等几种。脱矿冻干骨（DFDBA）和矿化冻干骨（FDBA）最为常用。一些研究已经证明了 DFDBA 的骨诱导特性（Bowers 等，1989a，1989b；Schwartz 等，1996；Shigeyama 等，1995；Urist 和 Strates，1971）。动物实验数据表明，DFDBA 通过暴露骨形态发生蛋白从而具有成骨潜力，这可能会诱导宿主细胞向成骨细胞分化（Mellonig 等，1981a，1981b；Urist 和 Strates，1971）。然而相反，另一些研究表明，DFDBA 的成骨潜能有限（Becker 等，1995a，1995b）。制备的同种异体骨经过严格的处理，以去除影响骨基质支架生物活性的免疫分子和污染物。虽然脱矿的同种异体骨比矿化的同种异体骨更有利于营造成骨环境，而且后者强度更大，更不易吸收。在一项牙槽嵴保存病例的组织学研究中，发现脱矿的同种异体骨比矿化的会有更多的新骨形成（Wood 和 Mealey，2012）。当使用 FDBA 时，破骨细胞的吸收可能会延长，从而延长了骨诱导蛋白的持续释放。FDBA 含有与 DFDBA 相同的骨形态发生蛋白，但尚未证明其具有与 DFDBA 相同的骨诱导能力（Piattelli 等，1996；Wood 和 Mealey，2012）。

同种异体骨块和颗粒广泛应用于牙周再生手术及骨增量手术。种植体植入前应用人冻干骨（h-FDBA）块进行骨增量手术，在临床中应用广泛且效果显著（Acocella 等，2012；Barone 等，2009；Chaushu，2009；Contar 等，2001；Keith 等，2006；Leonetti 和 Koup，2003；Lyford 等，2003；Nissan 等，2011；Peleg 等，2010；Pendarvis 和 Sandifer，2008；Petrungaro 和 Amar，2005；Schlee 和 Rothamel，2013；Spin-Neto 等，2013、2014、2015）。然而，骨增量成功的关键就是活性的建立和（或）再血管化（Artzi 等，2017）。

有关同种异体骨移植的更多信息，请参见第 4、第 11、第 18 和第 21 章。

3. 异种移植物

从动物骨骼中取出的骨块经过热处理或化学处理，以降低疾病传播风险及去除免疫反应。而这些处理方法也降解了基质中的大部分生物活性糖蛋白。事实上，异种骨就是羟基磷灰石，主要用牛或马的骨骼制备，几乎没有有机基质。因此，它们被认为是非常惰性的支架材料，具有良好的机械稳定性，在体内几乎没有降解能力。有兴趣的是，虽然同种异体骨由人的胶原有机基质组成，但异种管理本质上是骨源性羟基磷灰石，具有骨小梁或皮质骨的三维结构。它们是强韧的，惰性的，不可吸收的，允许新骨进入它们的多孔结构，本身并不具备生物活性。

任何骨替代品，当用于骨增量手术中时，应符合几个标准，包括生物相容性、骨传导性和无免疫原性。该材料应作为毛细血管生长的支架，最好能被完全吸收，以便新的骨组织取代。几种骨的衍生物或替代品已被用于骨增量术中。这些移植物既是覆盖屏障膜的机械支撑，又可作为再生组织的骨诱导或骨传导基质。脱蛋白的牛矿化骨（DBBM）（GeistlichBio-Oss®，Geistlich 生物材料）应用于牙槽嵴增高术及种植体周围修复术，已被广泛研究，结果令人满意（Fukuta 等，1992；Hislop 等，1993；Isaksson 等，1992；Jensen 等，1996；Klinge 等，1992；Spector 等，1994；Thaller 等，1993），以及种植体周围修复（Artzi 等，2001；Berglundh 等，1997；Hämmerle 等，1998）。这种材料也被应用于牙槽嵴保存术（Artzi 等，1998，2000，2001；Dies 等，1996），并被认为在骨增量手术中是首选的非同源移植物材料之一（Artzi 等，2001，2005；Haas 等，1998；Hurzeler 等，1997；Smiler 等，1992；Valentini 等，1998；Wetzel 等，1995）。据推测，在灭菌过程中保存细密的多孔结构可能会提高这种材料的特性（Rosen 等，2002；Spector 等，1999）。

DBBM 已经使用了超过 25 年，在骨增量术中被证明是一种非常适合的生物材料。临床随机对照试验（RCT），以及对人体和动物的组织学和组织形态学的比较研究都表明了这种高骨传导材料的有效性（Artzi，2000；Artzi 等，2000，2001a，2001b，2001c，2002，2003a，2003b，2003c，2004，2005，2010，2011，2012，2013，2015）。

DBBM 颗粒已被证明能与再生骨很好地结合在牙槽嵴缺损部位。组织学切片的 Donath 技术（Donath 和 Breuner，1982）能够显示不同时期的新骨形成（图 3-3）（Artzi 等，2003a，2003b，

2004）。

形态学数据（Artzi 等，2000，2001，2002；Hallman 等，2001，2002；Hanisch 等，1999；Tarnow 等，2000；Terheyden 等，1999；Valentini 等，2000；Yildirim 等，2000）表明移植的 DBBM 颗粒在骨增量中所占据的平均面积分数为 15%~30%，这取决于愈合时间的观察和标本获取的位置。然而，骨面积分数与自体骨成骨的部位相似。移植的骨颗粒实际上只占了通常由软组织骨髓所占据的部分面积。此外，矿物颗粒的长期存在使其完全与骨结合，并使骨组织形成致密的松质网，从而改善了其生物特性，以承受这些部位植入物所传递的载荷。在超微结构的研究中（Rosen 等，2002），牛骨矿化物在人松质骨附近表现出的结构形态特征，主要表现为晶体间的结合。

在 DBBM 移植位点，至少 25% 的再生硬组织仍被移植的颗粒所包裹。可见颗粒的长期存在似乎在硬组织"松质网"中起着重要作用。破骨细胞很少被发现。这一事实提出了一个科学的问题，即这些移植材料的吸收机制是否与自体移植类似。颗粒的高孔隙率，大孔和微孔交错，使新形成的骨组织与移植物充分结合。一般来说，移植颗粒的形状决定了骨化组织的结构。虽然颗粒聚集区表现为致密的新骨，几乎没有软组织骨髓，但没有颗粒的区域则表现为相对稀疏的新骨，具有明显的软组织骨髓非骨化区。但在不同的阶段，颗粒的大小并没有减小。这种材料的生物降解不同于骨重塑，即成骨细胞 / 破骨细胞机制，尽管破骨细胞很少被观察到。

在所有的移植部位，DBBM 作为一种优良的

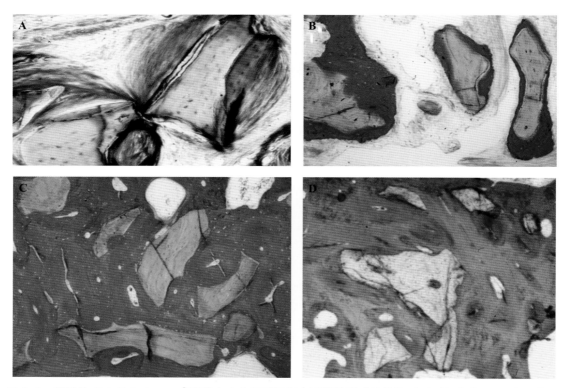

▲ 图 3-3　移植的 **GeistlichBio-Oss**® 颗粒在 **1** 个月时已经有了新骨形成的趋势（**A**）（绿色光环）；在 **3** 个月时，移植的颗粒周围已有明显的新骨形成（**B**）；编织的骨头被重塑为片状骨，并填充整个移植部位，骨增量手术后 **6** 个月（**C**）和 **1** 年（**D**）（**Stevenel** 蓝和 **Van Gieson** 皮氏品红染色，**40**× 至 **100**×）

骨传导剂，可以生理性结合新形成的骨组织。此外，它还可以引导新骨的形成，以完全恢复骨内的缺损。然而，在移植后的 24 个月，仅有部分的生物降解和不明显的吸收。在一项研究中（Perelman-Karmon 等，2012），以 DBBM 为移植生物材料，同时进行种植体植入术和骨增量术，术后显示出良好的骨结合，并能长期地维持牙槽嵴水平。

4. 异质移植骨

异质移植骨是一种以矿物或聚合物成分为基础的合成生物材料，移植后很短时间内就会被吸收，有些在修复期间会有较好的成骨活性。它们是由医用级硫酸钙、羟基磷灰石（HA）、磷酸三钙（TCP）为代表组成的合成生物材料，并含有不同组合的钙-二氧化硅-磷酸矿物（生物玻璃）、涂有聚血红素和氢氧化钙的聚甲基丙烯酸甲酯（PMMA）（HTR）、珊瑚衍生的碳酸钙矿化物等，它们与透明质酸和生物活性肽纤维相结合。有些能被快速溶解和吸收，如硫酸钙、磷酸三钙和生物玻璃。由于降解周期短，天然的新骨替代效果差，导致牙槽嵴轮廓的恢复比较有限。相反，来自牛或马的涂有聚血红素和氢氧化钙的 PMMA（HTR），是不可吸收的，可被视为是永久的移植支架材料。因此，它们不会将其成分释放到周围环境中，在生物学上是惰性的。一些可吸收的生物材料，如硫酸钙、TCP、富含二氧化硅的珊瑚衍生矿物，通过溶解的 Ca、Si、Na、磷酸盐或硫酸盐离子来发挥作用，这些离子具有预期的生物活性效应，如促进血管生成和成骨（Hoppe 等，2011；Gerhardt 等，2011；Mourino 等，2012；Vargas 等，2013）。另一方面，随着时间的推移，它们快速降解的材料往往机械性在变弱，在重塑过程中不能够支持骨的结构。同样重要的是，生物材料的分解产物可以很容易地代谢，而不会引起任何局部或全身的不良反应（Hoppe 等，2011）。

（1）磷酸三钙（β-TCP）：在不同的合成骨中，磷酸三钙（β-TCP）得到了广泛的研究，取得了令人鼓舞的结果（Breitbart 等，1995；Buser 等，1998；Gao 等，1997；Ohsawa 等，2000；Szabo 等，2001）。β-TCP 具有生物相容性（Hossain 等，1996；Ohsawa 等，2000；Rosa 等，1995）。并能达到良好的三维体积的支撑。（Breitbart 等，1995；Gao 等，1997）。在微型猪的比较组织形态学研究中（Merten 等，2001），β-TCP 已经显示出良好的生物降解和替代特性。与异种骨不同，β-TCP 在移植后表现出广泛的可吸收性（Yamada 等，1997；Wiltfang 等，2002；Artzi 等，2004）。在比较标准化的动物模型中（Artzi 等，2004），β-TCP 表现出良好的生物相容性和骨诱导性。在 β-TCP 的充填实验中，新骨的生长和成熟是从外周边界向中心进展的。这似乎表明，实际上新形成的骨是由移植的颗粒位置处开始萌发，这也支持了移植材料的高骨传导性促进骨生长的假设。可吸收性方面，移植颗粒能够在 24 个月时被完全吸收，不能再被识别，完全被新的骨组织所取代（Artzi 等，2004）。

（2）双相羟基磷灰石/磷酸三钙（HA/TCP）：有人声称，同时使用两种来源的生物复合材料可以提高治疗效果。双相羟基磷灰石/磷酸三钙（HA/TCP），这种复合材料产生于一个单一的制造过程，以防止不同分子的聚簇和融合。其 HA 和 TCP 的比例为 60∶40，具有两个阶段的活性。HA/TCP 提供了 90% 的连通孔隙率（直径为 100～500μm 的孔隙），以支持细胞的渗透。

当检验具有 HA/TCP 涂层的种植体时，发现新骨会被诱导产生于其表面（Burr 等，1993；Lee 等，2001；Stewart 等，2004）。因此，HA/TCP 被认为是一种良好的骨传导和生物活性材料。它是一种优良的细胞载体，能吸引促进骨形成的间充质干细胞（DeKok 等，2003；Mankani 等，2006a；Trojant 等，2006）。体内观察的研究（Mankani 等，2001，2006b）表明，当骨髓基质细胞与 HA/TCP 颗粒结合时，能获得组织工程学中最佳的成骨效果。此外，这种材料本身就足以诱导细胞分化，并具有内在的骨诱导特性（Tan 等，2007）。有人声称，HA 的稳定性和 TCP 的可溶性的最佳平衡可以提高新骨形成率，因为它能将钙和磷酸盐离子释放至生物介质中（Daculis 等，2003）。为了评估 HA/TCP 与自体松质骨颗粒的组合效果，在鼻窦骨增量术中进行了检验（Artzi 等，2008）。在所有样品移植颗粒的周围都发现有新骨的形成。细胞密度高的骨环绕于移植颗粒周围（图 3-4），并可见到编织型骨和片状骨（图 3-5）。与牛骨来源的移植物相似，这种生物材料在 9 个月的观察期内平均占据了 25%。把这种异体骨与自体骨结合使用，能促进更多的新骨形成。在愈合过程中，它的占比会随着时间的延长而增加。

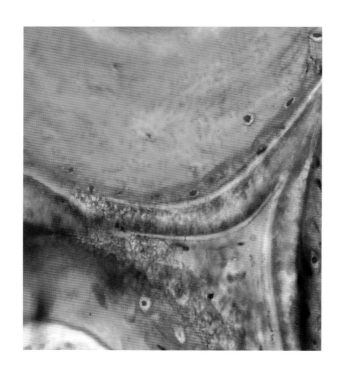

◀ 图 3-4　骨与移植的 **HA/TCP**（**Straumann** 骨陶瓷 ®）颗粒，其中骨前线被鉴定为成骨样细胞（**Paragon** 染色，**600×**）

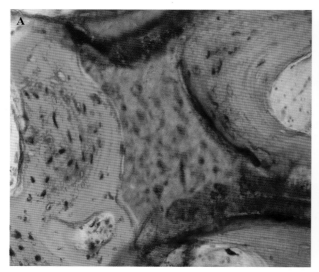
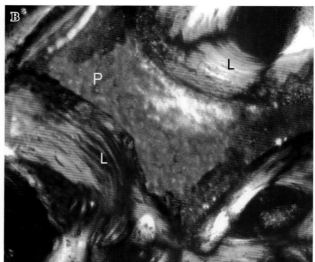

▲ 图 3-5　**A.** 高倍镜下移植 6 个月后的 **HA/TCP** 颗粒被新形成的骨完全包围；**B.** 偏振光图像显示与移植颗粒（**P**）相邻的重塑骨组织的片状排列（**L**）（**Paragon** 染色，**600×**）

三、移植手术后伤口愈合过程中的细胞相互作用

拔牙窝和骨缺损的植骨术后，伤口愈合的 3 个渐进阶段为炎症期、再生期和随后的重塑期（图 3-6）。每一种用作支架的材料都会引起宿主的反应，这种反应在植骨术后立即开始。植骨后，血块立即出现在植入物周围，由纤维蛋白 - 纤维连接蛋白纤维组成的临时基质，嵌套进了白细胞、单核细胞、淋巴细胞，以及许多生物活性

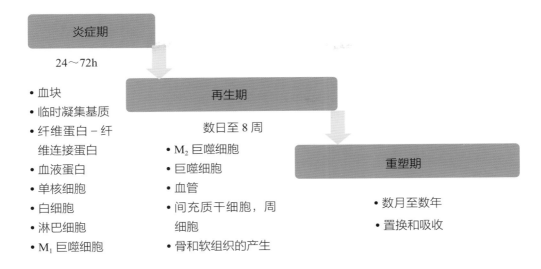

▲ 图 3-6　牙槽嵴再生过程中的伤口愈合期

显示的是在拔牙植骨后的炎症期，血凝块及内含的主要细胞和临时基质成分；几天后，它进入了持续数周的再生期；与移植材料的相互作用，诱导血细胞分泌生长因子和分化因子，从而诱导新骨形成和牙槽骨嵴结构的再生；新形成的骨和移植材料由于环境中功能性应力的作用，使其经历了漫长的重塑期

糖蛋白和生长因子，这些对启动伤口愈合过程的炎症期及推进牙槽嵴再生期来说至关重要。正常情况下，炎症期将持续 48～72h，接下来即是再生期，再生期中，会发生血管的快速生长、祖细胞对临时基质的侵袭和编织骨的产生。第二阶段通常需要几周到 3 个月的时间，在存在生物活性支架的情况下，能形成最大体积的硬组织和软组织。在第三阶段，软硬组织和植入的支架正在进行重塑，这通常是由宿主组织的功能性应变驱动的。重塑期残余牙槽骨嵴的数量和结构在伤口愈合的再生期内，会受到支架与新骨之间的物理和功能连接的影响。这在很大程度上取决于移植物的溶解或吸收的速度（几周至几年）。如果移植物在新的成熟骨沉积之前发生溶解或吸收，则骨增量的效果将会大打折扣。

生物材料与宿主之间的相互作用是一个动态过程，在此过程中巨噬细胞首先感知其表面化学

和物理性质及其分子和离子的矿物环境（图 3-7 和图 3-8）（Kovach 等，2015）。这些高度可塑性的细胞可以介导对植入材料的免疫反应，并（或）在不同程度上发挥再生效力。事实上，巨噬细胞对生物材料的反应是后续临床结果成功或失败的

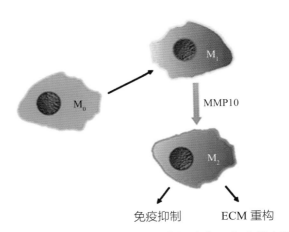

▲ 图 3-7　伤口愈合阶段巨噬细胞分子和功能表达的变化

血液中单核细胞（M_0）和驻留的巨噬细胞转变为促炎性 M_1 巨噬细胞（M_1），负责伤口的清创，然后再分化为抗炎和再生诱导的 M_2 巨噬细胞（M_2）

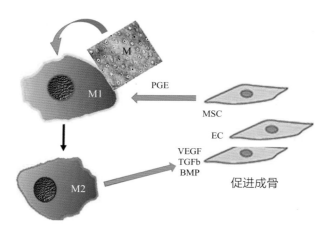

▲ 图 3-8　巨噬细胞是在伤口愈合阶段感知移植生物材料（**M**）并与此处的间充质细胞（**MSC**）和内皮细胞（**EC**）相互作用的关键；间充质细胞分泌前列腺素 E_2（**PGE$_2$**），从而激活 M_1 巨噬细胞（**Pajarinen 等，2018**）分化为 M_2 巨噬细胞，M_2 巨噬细胞通过分泌血管内皮细胞生长因子（**VEGF**）、**TGF-β** 和 **BMP2** 激活间充质细胞和内皮细胞，以增强其成骨能力

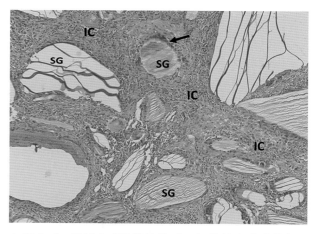

▲ 图 3-9　通过合成骨移植物（**SG**）的体内试验观察到的慢性炎症反应的组织学切片；通常，在再生期，新骨是在具有生物相容性的移植物的存在下形成的；这里能观察到包括巨细胞在内的炎症细胞（**IC**）（**Binderman 等，2012**）

关键预测因素。在伤口愈合过程中细胞和分子与不同移植材料的相互作用将进一步被描述。

（一）炎症期

在第一阶段，炎症的发生是对外源性移植材料的自然反应。在这一阶段的炎症细胞，白细胞及（特别是）单核细胞，是组织损伤后的第一反应者，也是组织修复成功的必需者（Shi 等，2015）。自然而然地，分化为巨噬细胞的驻留巨噬细胞和单核细胞首先与移植材料相互作用（图 3-9）。巨噬细胞通过微生物刺激 [如脂多糖（LPS）和（或）炎性细胞因子] 或与生物材料表面相互作用的"经典激活"通路（图 3-7），使其极化为 M_1 表型（Glenn 和 Whartenby，2014；Kovach 等，2015；Ogle 等，2016）。它们在正常组织修复过程的早期阶段表现出了促炎性表达的倾向。通常会分泌炎症细胞因子、生长因子和趋

化因子，从而促进血管再生和局部修复细胞的聚集（图 3-8）（Brown 等，2012）。它们的主要任务是清除细胞碎片，产生趋化因子和炎症介质，这些介质信号又将更多的巨噬细胞聚集到伤口部位，并启动血管生成程序（Spiller 等，2014）。尽管在早期的伤口愈合中起着关键作用，但它们必须在几天之后消退，以利于富含 M_2 细胞的群体，该群体通过释放生长因子启动再生过程，如 VEGF、IGF-1 和 β-TCP，这些生长因子对于进入下一个修复阶段至关重要（图 3-7 和图 3-8）（Ogle 等，2016 年；Pajarinen 等，2018）。因此，似乎是新骨的形成非常依赖于从 M_1 巨噬细胞到 M_2 巨噬细胞的有效分化，这些巨噬细胞负责诱导再生骨形成信号的产生（Gordon 和 Taylor，2005）。

众所周知，巨噬细胞的功能多样性是从促炎症巨噬细胞到抗炎巨噬细胞的转化上表现出来

的，然而，为了快速响应微环境的变化，巨噬细胞的可塑性被认为是刻意保留的（Gordon 和 Taylor，2005）。巨噬细胞高度的可塑性，表现在不同的激活状态通常可以共存或改变，比如在疾病进展过程中或在暴露于从移植材料及种植体表面释放的外源性介质的微环境中。在这种情况下，过度的刺激或刺激不足都可能是有害的，在不适当的调节的情况下会激活和传播致病的 TH17 细胞，这可能导致组织损伤，并产生导致病理性炎症细胞出现的多核巨细胞（图 3-9）（Mosser 和 Edwards，2008）。

（二）组织修复和再生骨形成阶段

伤口愈合的抗炎再生阶段从骨增量手术之后几天即开始，由 M_1 巨噬细胞分化为 M_2 抗炎巨噬细胞（图 3-7），从而启动软硬组织的修复和再生，这一过程可能持续数周至数月。在这一阶段，巨噬细胞和局部迁移的祖细胞是移植材料的主要应答者（Kovach 等，2015）（图 3-8）。此外，有人还提出巨噬细胞和间充质祖细胞通过分泌和响应决定着血管生长和骨基质沉积的细胞因子来沟通（Pajarinen 等，2018）。值得注意的是，由纤维蛋白 – 纤维连接蛋白 – 糖蛋白组成的临时基质也影响炎症 M_1 巨噬细胞向抗炎 M_2 巨噬细胞的转化，从而进一步刺激新骨组织的生成。有趣的是，由较粗纤维的疏松编织的纤维蛋白结构组成的临时基质可以更好地加速间充质干细胞（MSC）和内皮细胞进入损伤部位、氧气和营养物质的扩散及代谢废物的清除（Collen 等，1998）。因此，临时基质的组织和生物活性似乎在调节骨创愈合的路径中起着关键作用。事实上，当使用屏障膜覆盖和保护牙槽窝的伤口时，大部分的拔牙窝会被新形成的骨所占据。然而，在大多数情况下，这种编织骨将在稍后几个月的重塑阶段被重新吸收。同时，局部的干细胞或成骨细胞也可以被移植材料表面所吸引，并开始分化为活性成骨细胞（Glenn 和 Whartenby，2014）。此外，最重要的是新生血管能迅速长入移植部位，因为它们携带了许多周细胞，而这些细胞可以分化为成骨细胞。目前尚不清楚 M_2 巨噬细胞是否同时与成骨细胞产生相互作用（Omar 等，2011）。然而，临时基质在具有生物相容性的颗粒材料之间的骨诱导能力产生了新骨，新骨被结缔组织从生物材料中分离出来，汇聚后形成新的骨岛。另外，生物活性材料也会积极促进骨基质直接沉积在生物材料表面，从而创造一种机械连接，被称为移植颗粒、新骨和宿主骨基质三者之间的骨整合（图 3-10 至图 3-12）。

有研究提出，巨噬细胞直接与材料相互作用

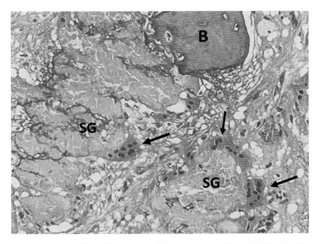

▲ 图 3-10　在生物活性合成材料存在下新骨形成的组织学切片
刚形成的骨（B）直接沉积在生物活性合成材料颗粒（SG）的表面；破骨细胞（黑箭）在重塑阶段的早期积极地吸收 SG 材料

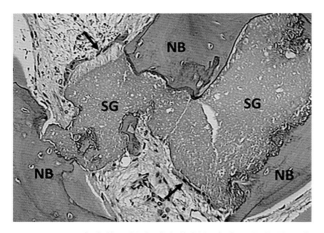

▲ 图 3-11　在生物活性合成生物材料存在下异位骨形成的组织学切片

再生期的组织学切片显示生物活性合成材料（SG）上活跃的骨沉积（NB）；成骨细胞（黑箭）排列在 SG 生物材料上

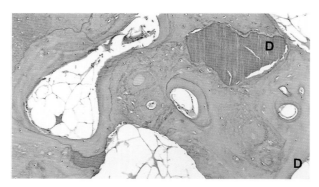

▲ 图 3-12　在生物活性合成生物材料存在下异位骨形成的组织学切片

移植后 3 个月的人活检组织学切片显示新骨与移植的自体牙本质（D）紧密相连，从而显示宿主骨和牙本质之间的黏合连接的形成

的能力受到支架移植生物材料的形状和尺寸、表面化学活性配体及其亲水 / 疏水环境的极大影响（Brown 等，2012）。M_2 巨噬细胞对球形几何结构很敏感，例如，直径在 1.5mm 左右的球体比较小的球体更为优越，这在绝大多数材料中都有所体现。当巨噬细胞在初始接触点检测到"局部形状"时，决定了它们是沿着该物质继续扩散还是开始吞噬（Miron 等，2011）。笔者已经证明了这

一点，将 300μm 及以上较大颗粒的 TCP/HA 和新鲜骨髓细胞植入皮下的试验表明，新骨会直接沉积在颗粒表面。相反，当使用小于 100μm 的相同材料时，却没有骨形成，观察到的是大量炎症巨噬细胞和组织巨细胞（Binderman 等，2012；Miron 等，2011）。在这种情况下，支架本身或其封闭的理化环境触发了 M_1 巨噬细胞的增殖并分化为多核巨细胞，从而导致慢性炎症（图 3-9）。有趣的是，研究表明，ECM 结构变化相关的（巨噬）细胞形状改变可能与（巨噬细胞）促炎或促再生的状态改变息息相关，从而调节巨噬细胞的表型极化（Miron 等，2011）。研究表明，巨噬细胞是由于与生物材料本身的相互作用而非外源性细胞因子而变形伸长，导致 M_2 巨噬细胞表型标志物的表达，从而减少了炎症细胞因子的分泌（McWhorter 等，2013）。此外，在伤口愈合的第二阶段，牙槽嵴的骨增量术后移植物的快速血管化是最重要的，因为它能够提供血细胞（如单核细胞）、促进 M_2 巨噬细胞的分化及提供血管周围的成骨细胞。因此，依托于移植材料特性和生物分子传递，可以调节生物反应以促进修复，而不是延长炎症反应，从而促进"免疫智能"材料与宿主骨和软组织的生物整合（Ogle 等，2016）。骨质疏松或严重创伤、类固醇治疗、糖尿病或高龄等系统性因素是导致骨质吸收或骨质缺乏的原因，占伤口愈合延迟或受损的患者中的 5%～15%（Mahbub 等，2012；Shapouri-Moghaddam 等，2018）。原因很可能是这些患者从 M_1 到 M_2 巨噬细胞表型标志物的转化能力降低。因此，M_1 巨噬细胞的功能，如碎片清除和活性单核细胞的募集，将持续维持并直到慢性炎症状态，其中大量

多核巨细胞将存在于移植支架表面，新骨形成率将下降。因此在这种情况下，笔者建议通过 PRF 治疗，提供必要的细胞成分和浓缩纤维蛋白基质，这将克服受损的巨噬细胞功能，并将促进炎性 M_1 巨噬细胞分化为 M_2 抗炎（巨噬细胞）并进入再生阶段。

简单地说，商业上可获得的合成矿物骨移植材料包括由硫酸钙、磷酸三钙、生物玻璃（富含硅的磷酸钙）和双相磷酸钙（TCP 和 HA 的混合物）制成的大孔生物活性陶瓷颗粒，它们都具有生物活性，可以产生颗粒材料之间的编织骨，也可以使编织骨联结起来（Baino 等，2015；Kaur 等，2014；Prakasam 等，2015）。据报道，磷酸三钙涂层有利于巨噬细胞 M_2 表型的产生，从而促进 MSC 的成骨分化（Chen 等，2014）。虽然具有生物活性的硫酸钙或 TCP 能刺激编织骨快速生长，但通过激发 M_2 巨噬细胞和祖细胞的活性，新形成的编织骨将在重塑阶段被迅速重塑。相反，陶瓷异种骨对人体免疫调节细胞的影响极小，可以用来填充任意的骨缺损。新骨会形成骨岛，并通过结缔组织与移植物材料相连。虽然同种异体骨在临床上应用广泛，但为了降低其免疫原性而采用了强力的化学和物理处理，它们的生物活性会有所下降。同时这些必要的处理可能会影响 M_2 再生巨噬细胞，从而影响激活骨沉积在移植的同种异体骨上。尽管有新的"智能"生物材料，但应该指出的是，自体骨组织很可能是当今所有用于骨增量的已知材料中"最智能"的。最近，一种新的骨移植材料被引入牙科诊所，在那里拔除的牙齿在 8min 内被粉碎为自体颗粒移植物（Binderman 等，2014）。由于牙本质和皮质骨具有化学上相似的矿物、有机物和骨诱导特性，牙本质也被认为是一种"免疫智能"的生物活性移植物。

（三）骨重塑阶段

残余的宿主牙槽骨、再生的新骨组织和移植的生物材料三者之间的重塑过程取决于移植部位功能应变的变化。它开始于再生阶段，并持续到重塑阶段，历经多年。应该注意的是，在再生阶段，当矿化骨基质直接沉积在支架表面（强直结合）时，可以达到功能性的生物连接。同时，新形成的骨与宿主骨逐渐融合。当这种情况发生时，在重塑阶段，新的编织骨会逐渐被再吸收，并被功能成熟的板层骨所取代，从而更符合功能性应变的需要。这种功能性的生物连接与骨整合有很大的不同，骨整合是骨从残余的宿主骨生长出来，并与支架生物材料相接触，如种植体 - 骨整合。在重塑阶段，编织骨的吸收依赖于宿主组织转移的生理应变。大多数情况下，由于功能应变活性较低，会导致大部分骨丢失（废用萎缩）。事实上，在重塑阶段和更早时候，为了实现其组织特异性功能，常驻的巨噬细胞会通过释放 CSF-1 和 RANKL 等信号来响应功能性应变，诱导破骨细胞分化，从而刺激骨的有效吸收（Varol 等，2015）。

在骨科中，大多数移植生物支架都是为了在骨折断端架桥连接。一旦骨痂和新骨填补了断端之间的空隙，据预测，由于功能应变将导致长骨的正常结构和功能的重塑。尽管如此，移植支架材料在进行重塑前应被完全重新吸收。另一方面，当进行牙槽嵴骨增量手术时，新形成的骨不能连接两个骨段，相反，大多数植骨手术的目的是修复牙槽嵴的骨缺损或部分骨丢失，以恢复其宽度和高度，并保存多年。理想情况下，恢复的牙槽嵴应与宿主骨和软组织形成结构和功能的物理和生物连接。这种连接是在成骨细胞通过跨膜细胞整合素、纤维连接蛋白之间 RGD 的氨基酸序列共价键连接到支架上时发生的。然后，新形成的骨直接沉积在支架表面，在支架和骨之间形成强韧联结（矿化基质表面结合）。在正常的重塑过程中，支架材料会经历非常缓慢的吸收，这与功能成熟的骨的适应性替代有关，就像在天然牙齿中的情况一样。然而，在重塑阶段或之前，当支架材料吸收或溶解的速度过快，新形成的骨将失去其与支架的连接性，因此它会被吸收而不是被功能成熟的骨所取代。

今天，合成矿物的生物活性支架，比如生物玻璃、TCP 和硫酸钙等移植后能有效地激活新骨形成，在伤口愈合的再生阶段，能填补牙槽骨大部分的宽度和高度上的缺损。然而，它们溶解或吸收后不久，再生阶段结束，重塑阶段开始。由于功能性成熟骨的形成是一个非常缓慢的过程（数月），而合成的生物活性支架的吸收相对来说又是较快的（数周），因此牙槽嵴成熟骨的三维结构会明显减少（图 3-10）。在其他移植材料的情况下，例如陶瓷异种移植物，它们不产生生物连接性，并且被很慢或根本不被吸收，新形成的骨将在重塑阶段吸收而不被成熟的骨所取代。这将导致成熟骨的体积减小，而陶瓷异种移植颗粒将成为主要由软组织包围的填料。相反，当自体皮质骨或自体牙本质被移植时，直接沉积在移植物表面的新骨将在再生阶段在宿主骨、新骨和移植材料（强韧）之间形成矿化基质连接（图 3-12）。

然后，在重塑阶段，这些膜质皮质骨或牙本质的自矿化基质的吸收非常缓慢，它们被成熟的功能骨所取代，从而长年保持牙槽嵴骨增量后的形态。因此，当移植材料以缓慢的速度被重新吸收时，如牙本质或致密的皮质骨（膜骨），可以预测到充盈后的牙槽嵴形态将保留多年。事实上，Malmgren 的临床发现表明，天然牙齿的矫形可以维持或重建正常的牙槽嵴。在没有病理改变的情况下，牙根的持续吸收和骨替代导致丢失的物质将被记录在案（Malmgren，2013）。应该注意的是，同种异体矿化骨支架，在再生阶段，虽然大多数情况下被新形成的骨连接起来，但也会慢慢地吸收并被成熟的骨取代。值得注意的是，脱矿异体骨或脱矿牙本质容易被基质金属蛋白酶（MMP）等蛋白酶降解。如果这种情况发生在成熟骨的形成之前，那么在重塑阶段，骨增量术后的牙槽嵴形态会有所萎缩。

骨移植术后 1 年内通常会发生广泛的重塑和吸收，这可能最终会影响牙槽嵴修复的效果。已有研究表明，移植物的吸收率可能取决于其胚胎起源，因为膜性骨（即膜骨、颅骨或下颌移植物）的吸收不如软骨内骨（如髂骨移植物）的吸收广泛（Wong 和 Rabie，1999）。同时，移植骨的密度也可能与它们的吸收有关，因为已有研究表明，高矿物密度的移植物比低密度的移植物的吸收更为缓慢。因此，自体矿化膜骨和自体矿化牙本质的应用似乎是牙槽嵴保存术的最佳方法。

四、总结和结论

综上所述，使用生物移植材料来保存或重建

牙槽骨嵴成为一种常见的手术方法。在此，我们分析了支架生物材料与宿主天然免疫反应之间的相互作用关系。具体来说，我们讨论了在伤口愈合的不同阶段，细胞与支架表面配体和纹理的相互作用，旨在强调选择和设计具有控制巨噬细胞表型向 M_2 分化潜力的生物材料的重要性。最重要的是，每一种移植到牙槽嵴的材料首先会被驻留的炎性 M_1 巨噬细胞所感知，这些巨噬细胞在诱导转化为控制新骨生成的 M_2 巨噬细胞中起着关键作用。然后，骨增量后三维结构的保存在很大程度上取决于支架材料的生物活性特性，其中新骨将直接沉积在支架材料表面，产生致密硬组织的功能连接或生物相容性支架，使新骨在其周围形成。在重塑阶段，支架材料的溶解或吸收的速率和时间可能影响其对新的成熟功能骨沉积后的结构支持。当支架材料吸收速度与新沉积的替代骨相同时，就会产生最佳的牙槽嵴外形。当支架材料被更快地吸收时，在重塑阶段骨增量后的牙槽嵴将明显减少。因此，矿化的自体膜骨或自体牙本质等生物材料具有最佳的生物活性，它们可以直接在其表面诱导骨沉积，而且吸收会非常缓慢（数月），允许其在重塑阶段用成熟的骨替换，这使得它们能最好地保持牙槽嵴的形态。

参考文献

[1] Acocella, A., Bertolai, R., Ellis, E. 3rd et al. (2012) Maxillary alveolar ridge reconstruction with monocortical freshfrozen bone blocks: A clinical, histological and histomorphometric study. *Journal of Craniomaxillofacial Surgery* 40: 525–533.

[2] Araújo, M.G., Sonohara, M., Hayacibara, R. et al. (2002) Lateral ridge augmentation by the use of grafts comprised of autologous bone or a biomaterial. An experiment in the dog. *Journal of Clinical Periodontology* 29: 1122–1131.

[3] Araujo, M.G., da Silva, J.C.C., de Mendonca, A.F., and Lindhe, J. (2015) Ridge alterations following grafting of fresh extraction sockets in man. A randomized clinical trial. *Clin Oral Implants Res* 26: 407–412.

[4] Artzi, Z. (2000) Coronal ridge augmentation in the absence of bilateral bony plates around a pathologically denuded implant surface. *International Journal of Periodontics and Restorative Dentistry* 20 (2): 191–197.

[5] Artzi, Z. and Nemcovsky, C.E. (1998) The application of deproteinized bovine bone mineral for ridge preservation prior to implantation. Clinical and histological observations in a case report. *Journal of Periodontology* 69: 1062–1067.

[6] Artzi, Z., Tal, H., and Dayan, D. (2000) Porous bovine bone mineral in healing of human extraction sockets. Part 1. Histomorphometric evaluation at 9 months. *Journal of Periodontology* 71: 1015–1023.

[7] Artzi, Z., Tal, H., and Dayan, D. (2001a) Porous bovine bone mineral in healing of human extraction sockets. Part 2. Histochemical observations at 9 months. *Journal of Periodontology* 72: 152–159.

[8] Artzi, Z., Nemcovsky, C.E., Tal, H., and Dayan, D. (2001b) Histopathological morphometric evaluation of 2 different hydroxyapatite-bone derivatives in sinus augmentation procedures: A comparative study in humans. *Journal of Periodontology* 72: 911–920.

[9] Artzi, Z., Nemcovsky, C.E., and Tal, H. (2001c) Efficacy of porous bovine bone mineral in various types of osseous deficiencies. Clinical observations and literature review. *International Journal of Periodontics and Restorative Dentistry* 21: 395–405.

[10] Artzi, Z., Nemcovsky, C.E., and Dayan, D. (2002) Bovine-HA spongiosa blocks and immediate implant placement in sinus augmentation procedures. Histopathological and histomorphometric observations on different histological stainings in 10 consecutive patients. *Clinical Oral Implants Research* 13 (4): 420–427.

[11] Artzi, Z., Givol, N., Rohrer, M.D. et al. (2003a) Qualitative and quantitative expression of bovine bone mineral in experimental bone defects. Part 1: Description of a dog model and histological observations. *Journal of Periodontology* 74 (8): 1143–1152.

[12] Artzi, Z., Givol, N., Rohrer, M.D. et al. (2003b) Qualitative and quantitative expression of bovine bone mineral in experimental bone defects. Part 2: Morphometric analysis. *Journal of Periodontology* 74 (8): 1153–1160.

[13] Artzi, Z., Dayan, D., Alpern, Y., and Nemcovsky, C.E. (2003c) Vertical ridge augmentation using xenogenic material supported by a configured titanium mesh: Clinicohistopathologic and histochemical study. *International Journal of Oral and Maxillofacial Implants* 18 (3): 440–446.

[14] Artzi, Z., Weinreb, M., Givol, N. et al. (2004) Biomaterial resorption rate and healing site morphology of inorganic bovine bone and beta-tricalcium phosphate in the canine: A

24-month longitudinal histologic study and morphometric analysis. *International Journal of Oral and Maxillofacial Implants* 19 (3): 357–368.

[15] Artzi, Z., Kozlovsky, A., Nemcovsky, C.E., and Weinreb, M. (2005) The amount of newly formed bone in sinus grafting procedures depends on tissue depth as well as the type and residual amount of the grafted material. *Journal of Clinical Periodontology* 32 (2): 193–199.

[16] Artzi, Z., Weinreb, M., Carmeli, G. et al. (2008) Histomorphometric assessment of bone formation in sinus augmentation utilizing a combination of autogenous and hydroxyapatite/biphasic tricalcium phosphate graft materials: At 6 and 9 months in humans. *Clinical Oral Implants Research* 19: 686–692.

[17] Artzi, Z., Nemcovsky, C.E., Tal, H. et al. (2010) Simultaneous versus two-stage implant placement and guided bone regeneration in the canine: Histomorphometry at 8 and 16 months. *Journal of Clinical Periodontology* 37 (11): 1029–1038.

[18] Artzi, Z., Nemcovsky, C.E., Tal, H. et al. (2011) Clinical and histomorphometric observations around dual acid-etched and calcium phosphate nanometer deposited-surface implants. *International Journal of Oral and Maxillofacial Implants* 26 (4): 893–901. 16.

[19] Artzi, Z., Wasersprung, N., Weinreb, M. et al. (2012) Effect of guided tissue regeneration on newly formed bone and cementum in periapical tissue healing after endodontic surgery: An in vivo study in the cat. *Journal of Endodontology* 38 (2): 163–169

[20] Artzi, Z., Nemcovsky, C.E., Tal, H., and Kozlovsky, A. (2013) Timing of implant placement and augmentation with bone replacement material: Clinical assessment at 8 and 16 months. *Clinical Implant Dentistry and Related Research* 15 (1): 121–129.

[21] Artzi, Z., Tal, H., Platner, O. et al. (2015) Deproteinized bovine bone in association with guided tissue regeneration or enamel matrix derivatives procedures in aggressive periodontitis patients: A 1-year retrospective study. *Journal of Clininical Periodontololgy* 42 (6): 547–556.

[22] Artzi, Z., Anavi-Lev, K., Kozlovsky, A. et al. (2017) Bone-to-Implant Contact and New Bone Formation Within Human Freeze-Dried Bone Blocks Grafted Over Rabbit Calvaria. *International Journal of Oral and Maxillofacial Implants* 32: 768–773.

[23] Avila-Ortiz, G., Elangovan, S., Kramer, K.W. et al. (2014) Effect of alveolar ridge preservation after tooth extraction: A systematic review and meta-analysis. *Journal of Dental Research* 93: 950–958.

[24] Baino, F., Novajra, G., and Vitale-Brovarone, C. (2015) Bioceramics and Scaffolds: A Winning Combination for Tissue Engineering. *Frontiers in Bioengineering and Biotechnology* 3: 202–202.

[25] Barker, T.H. and Engler, A.J. (2017) The provisional matrix: Setting the stage for tissue repair outcomes. *Matrix Biology* 60–61: 1–4.

[26] Barone, A., Varanini, P., Orlando, B. et al. (2009) Deep-frozen allogeneic onlay bone grafts for reconstruction of atrophic maxillary alveolar ridges: A preliminary study. *Journal of Oral and Maxillofacial Surgery* 67: 1300–1306.

[27] Becker, W., Schenk, R., Higuchi, K. et al. (1995a) Variations in bone regeneration adjacent to implants augmented with barrier membranes alone or with demineralized freeze-dried bone or autologous grafts: A study in dogs. *International Journal of Oral and Maxillofacial Implants* 10: 143–154.

[28] Becker, W., Urist, M.R., Tucker, L.M. et al. (1995b) Human demineralized freeze-dried bone: Inadequate induced bone formation in athymic mice. A preliminary report. *Journal of Periodontology* 66: 822–828.

[29] Berglundh, T. and Lindhe, J. (1997) Healing around implants placed in bone defects treated with Bio Oss. *Clinical Oral Implants Research* 8: 117–124.

[30] Binderman, I., Bahar, H., and Yaffe, A. (2002) Strain relaxation of fibroblasts in the marginal periodontium is the common trigger for alveolar bone resorption: A novel hypothesis. *Journal of Periodontology* 73: 1210–1215.

[31] Binderman, I., Yaffe, A., Samuni, Y. et al. (2012) Tissue engineering of bone: Critical evaluation of scaffold selection. In: *Bone Regeneration* (ed. H. Tal), 75–86. InTech Publishing.

[32] Binderman, I., Hallel, G., Nardy, C. et al. (2014) A novel procedure to process extracted teeth for immediate grafting of autogenous dentin. *Journal of Interdisciplinary Medicine and Dental Science* 2 (6): 1–6.

[33] Binderman, I., Gadban, N., and Yaffe, A. (2017) Extracellular ATP is a key modulator of alveolar bone loss in periodontitis. *Archives of Oral Biology* 81: 131–135.

[34] Bowers, G.M., Chadroff, B., Carnevale, R. et al. (1989a) Histologic evaluation of new attachment apparatus formation in humans. Part II. *Journal of Periodontology* 60: 675–682.

[35] Bowers, G.M., Chadroff, B., Carnevale, R. et al. (1989b) Histologic evaluation of new attachment apparatus formation in humans. Part III. *J of Periodontology* 60: 683–693.

[36] Breitbart, A.S., Staffenberg, D.A., Thorne, C.H. et al. (1995) Tricalcium phosphate and osteogenin: A bioactive onlay bone graft substitute. *Plastic and Reconstructive Surgery* 96: 699–708.

[37] Brown, B.N., Ratner, B.D., Goodman, S.B. et al. (2012) Macrophage polarization: An opportunity for improved outcomes in biomaterials and regenerative medicine. *Biomaterials* 33: 3792–3802.

[38] Burr, D.B., Mori, S., Boyd, R.D. et al. (1993) Histomorphometric assessment of the mechanisms for rapid ingrowth of bone to HA/TCP coated implants. *Journal of Biomedical Materials Research* 27: 645–653.

[39] Buser, D., Hoffmann, B., Bernard, J.P. et al. (1998) Evaluation of filling materials in membrane-protected bone defects. A comparative histomorphometric study in the mandible of miniature pigs. *Clinical Oral Implants Research* 9: 137–150.

[40] Calvo-Guirado, J.L., Mate-Sanchez de Val, J.E., Ramos-Oltra, M.L. et al. (2018) The use of tooth particles as a biomaterial in post-extraction sockets. Experimental study dogs. *Dental Journal (Basel)* 6: 1–11.

[41] Chaushu, G., Mardinger, O., Calderon, S. et al. (2009) The use of cancellous block allograft for sinus floor augmentation with simultaneous implant placement in the posterior atrophic maxilla. *Journal of Periodontology* 80: 422–428.

[42] Chen, Z., Wu, C., Gu, W. et al. (2014) Osteogenic differentiation of bone marrow MSCs by beta-tricalcium

phosphate stimulating macrophages via BMP2 signalling pathway. *Biomaterials* 35: 1507–1518.

[43] Clavero, J. and Lundgren, S. (2003) Ramus or chin grafts for maxillary sinus inlay and local onlay augmentation: Comparison of donor site morbidity and complications. *Clinical Implant Dentistry and Related Research* 5: 154–160.

[44] Collen, A., Koolwijk, P., Kroon, M. and van Hinsbergh, V.W. (1998) Influence of fibrin structure on the formation and maintenance of capillary-like tubules by human microvascular endothelial cells. *Angiogenesis* 2: 153–165.

[45] Contar, C.M., Sarot, J.R., Bordini, J. Jr. et al. (2009) Maxillary ridge augmentation with fresh-frozen bone allografts. *Journal of Oral and Maxillofacial Surgery* 67: 1280–1285.

[46] Cordaro, L., Amadé, D.S., and Cordaro, M. (2002) Clinical results of alveolar ridge augmentation with mandibular block bone grafts in partially edentulous patients prior to implant placement. *Clinical Oral Implants Research* 13: 103–111.

[47] Daculsi, G., Laboux, O., Malard, O., and Weiss, P. (2003) Current state of the art of biphasic calcium phosphate bioceramics. *Journal of Material Science and Material Medicine* 14: 195–200.

[48] Davis, W.H., Martinoff, J.T., and Kaminishi, R.M. (1984) Long-term follow up of transoral rib grafts for mandibular atrophy. *Journal of Oral and Maxillofacial Surgery* 42: 606–609.

[49] De Kok, I.J., Peter, S.J., Archambault, M. et al. (2003) Investigation of allogeneic mesenchymal stem cell-based alveolar bone formation: Preliminary findings. *Clinical Oral Implants Research* 14: 481–489.

[50] Dies, F., Etienne, D., Bou Abboud, N., and Ouhayoun, J.P. (1996) Bone regeneration in extraction sites after immediate placement of an e-PTFE membrane with or without a biomaterial. Report on 12 consecutive cases. *Clinical Oral Implants Research* 7: 277–285.

[51] Del Canto-Díaz, A., de Elío-Oliveros, J., Del Canto-Díaz, M. et al. (2019) Use of autologous tooth-derived graft material in the post-extraction dental socket. Pilot study. *Medicina Oral Patologia Oral y Cirugia Bucal* 24 (1): 53–60.

[52] Donath, K. and Breuner, G. (1982) A method for the study of undecalcified bones and teeth with attached soft tissues. The Sage-Schliff (sawing and grinding) technique. *Journal of Oral Pathology* 11: 318–326.

[53] Fukuta, K., Har-Shai, Y., Collares, M.V. et al. (1992) Comparison of inorganic bovine bone mineral particles with porous hydroxyapatite granules and cranial bone dust in the reconstruction of full thickness skull defect. *Journal of Craniofacial Surgery* 3: 25–29.

[54] Gao, T.J., Lindholm, T.S., Kommonen, B. et al. (1997) Stabilization of an inserted tricalcium phosphate spacer enhances the healing of a segmental tibial defect in sheep. *Archives of Orthopaedic and Trauma Surgery* 116: 290–294.

[55] Gerhardt, L.C., Widdows, K.L., Erol, M.M. et al. (2011) The pro-angiogenic properties of multi-functional bioactive glass composite scaffolds. *Biomaterials* 32: 4096–4108.

[56] Glenn, J.D. and Whartenby, K.A. (2014) Mesenchymal stem cells: Emerging mechanisms of immunomodulation and therapy. *World Journal of Stem Cells* 6: 526–539.

[57] Gordon, S. and Taylor, P.R. (2005) Monocyte and macrophage heterogeneity. *Nature Reviews Immunology* 5: 953–964.

[58] Haas, R., Donath, K., Fodinger, M., and Watzek, G. (1998) Bovine hydroxyapatite for maxillary sinus grafting: Comparative histomorphometric findings in sheep. *Clinical Oral Implants Research* 9: 107–116.

[59] Hallman, M., Lundgren, S., and Sennerby, L. (2001) Histologic analysis of clinical biopsies taken 6 months and 3 years after maxillary sinus floor augmentation with 80% bovine hydroxyapatite and 20% autogenous bone mixed with fibrin glue. *Clinical Implant Dentistry and Related Research* 3: 87–96.

[60] Hallman, M., Hedin, M., Sennerby, L., and Lundgren, S. (2002) A prospective 1-year clinical and radiographic study of implants placed after maxillary sinus floor augmentation with bovine hydroxyapatite and autogenous bone. *Journal of Oral and Maxillofacial Surgery* 60: 277–284.

[61] Hämmerle, C.H.F, Chiantaella, G.C., Karring, T., and Lang, N.P. (1998) The effect of a deproteinized bovine bone mineral on bone regeneration around titanium dental implants. *Clinical Oral Implants Research* 9: 151–162.

[62] Hanisch, O., Lozada, J.L., Holmes, R.E. et al. (1999) Maxillary sinus augmentation prior to placement of endosseous implants: A histo-morphometric analysis. *International Journal of Oral and Maxillofacial Implants* 14: 329–336.

[63] Hislop, W.S., Finlay, P.M., and Moos, K.F. (1993) A preliminary study into the uses of anorganic bovine bone in oral and maxillofacial surgery. *British Journal of Oral and Maxillofacial Surgery* 31: 149–153.

[64] Hoppe, A., Güldal, N.S., and Boccaccini, A.R. (2011) A review of the biological response to ionic dissolution products from bioactive glasses and glass-ceramics. *Biomaterials* 32: 2757–2774.

[65] Horowitz, R., Holtzclaw, D., and Rosen, P.S. (2012) A review on alveolar ridge preservation following tooth extraction. *Journal of Evidence Based Dental Practice* 12: 149–160.

[66] Hossain, M.Z., Kyomen, S., and Tanne, K. (1996) Biologic responses of autogenous bone and beta-tricalcium phosphate ceramics transplanted into bone defects to orthodontic forces. *Cleft Palate-Craniofacial Journal* 33: 277–283.

[67] Huang, Y.C., Lew, W.Z., Feng, S.W. et al. (2017) Histomorphometric and transcriptome evaluation of early healing bone treated with a novel human particulate dentin powder. *Biomedical Materials* 12 (1): 1–12.

[68] Hürzeler, M.B., Quiñones, C.R., Kirsch, A. et al. (1997) Maxillary sinus augmentation using different grafting materials and dental implants in monkeys. Part I. Evaluation of anorganic bovine-derived bone matrix. *Clinical Oral Implants Research* 8: 476–486.

[69] Isaksson, S. (1992) Aspects of bone healing and bone substitute incorporation. An experimental study in rabbit skull bone defects. *Swedish Dental Journal* 84 (Suppl): 1–46.

[70] Jensen, S.S., Aaboe, M., Pinholt, E.M. et al. (1996) Tissue reaction and material characteristics of four bone substitutes. *International Journal of Oral and Maxillofacial Implants* 11: 55–66.

[71] Kaur, G., Pandey, O.P., Singh, K. et al. (2014) A review of bioactive glasses: Their structure, properties, fabrication

and apatite formation. *Journal of Biomedical Materials Research A* 102: 254–274.

[72] Keith, J.D. Jr., Petrungaro, P., Leonetti, J.A. et al. (2006) Clinical and histologic evaluation of a mineralized block allograft: Results from the developmental period (2001–2004). *International Journal of Periodontics and Restorative Dentistry* 26: 321–327.

[73] Kim, Y.K., Kim, S.G., Byeon, J.H. et al. (2010) Development of a novel bone grafting material using autogenous teeth *Oral Surgery Oral Medicine Oral Pathology Oral Radiology and Endodontics* 109 (4): 496–503.

[74] Klinge, B., Alberius, P., Isaksson, S., and Jonsson, J. (1992) Osseous response to implanted natural bone mineral and synthetic hydroxylapatite ceramics in the repair of experimental skull bone defects. *Journal of Oral and Maxillofacial Surgery* 50: 241–249.

[75] Kovach, T.K., Dighe, A.S., Lobo, P.I., and Cui, Q. (2015) Interactions between MSCs and immune cells: Implications for bone healing. *Journal of Immunology Research* 5: 1–17.

[76] Lee, T.M., Wang, B.C., Yang, Y.C. et al. (2001) Comparison of plasma-sprayed hydroxyapatite coatings and hydroxyapatite/tricalcium phosphate composite coatings: In vivo study. *Journal of Biomedical Materials Research* 55: 360–367.

[77] Leonetti, J.A. and Koup, R. (2003) Localized maxillary ridge augmentation with a block allograft for dental implant placement: Case reports. *Implant Dentistry* 12: 217–226.

[78] Lyford, R.H., Mills, M.P., Knapp, C.I. et al. (2003) Clinical evaluation of freeze-dried block allografts for alveolar ridge augmentation: A case series. *International Journal of Periodontics and Restorative Dentistry* 23: 417–425.

[79] Mahbub, S., Deburghgraeve, C.R., and Kovacs, E.J. (2012) Advanced age impairs macrophage polarization. *Journal of Interferon Cytokine Research* 32: 18–26.

[80] Malmgren, B. (2013) Ridge preservation/decoronation. *Journal of Endodontics* 39, S67–72.

[81] Mankani, M.H., Kuznetsov, S.A., Fowler, B. et al. (2001) In vivo bone formation by human bone marrow stromal cells: Effect of carrier particle size and shape. *Biotechnology and Bioengineering* 72 (1): 96–107.

[82] Mankani, M.H., Kuznetsov, S.A., Shannon, B. et al. (2006a) Canine cranial reconstruction using autologous bone marrow stromal cells. *American Journal of Pathology* 168: 542–550.

[83] Mankani, M.H., Kuznetsov, S.A., Wolfe, R.M. et al. (2006b) In vivo bone formation by human bone marrow stromal cells: Reconstruction of the mouse calvarium and mandible. *Stem Cells* 24: 2140–2149.

[84] McWhorter, F.Y., Wang, T., Nguyen, P. et al. (2013) Modulation of macrophage phenotype by cell shape. *Proceedings of the National Academy of Sciences of America* 110 (43): 17253–17258.

[85] Mellonig, J.T., Bowers, G.M., and Bailey, R.C. (1981a) Comparison of bone graft materials. Part I. *Journal of Periodontology* 52: 291–296.

[86] Mellonig, J.T., Bowers, G.M., and Cotton, W.R. (1981b) Comparison of bone graft materials. Part II. New bone formation with autografts and allografts: A histological evaluation. *Journal of Periodontology* 52: 297–302.

[87] Merten, H.A., Wiltfang, J., Grohmann, U., and Hoenig, J.F. (2001) Intraindividual comparative animal study of alpha- and beta-tricalcium phosphate degradation in conjunction with simultaneous insertion of dental implants. *Journal of Craniofacial Surgery* 12: 59–68.

[88] Miron, R., Hedbom, E., Saulacic, N. et al. (2011) Osteogenic potential of autogenous bone grafts harvested with four different surgical techniques. *Journal of Dental Research* 90: 1428–1433.

[89] Mosser, D.M. and Edwards, J.P. (2008) Exploring the full spectrum of macrophage activation. *Nature Reviews Immunology* 8: 958–969.

[90] Mouriño, V., Cattalini, J.P., and Boccaccini, A.R. (2012) Metallic ions as therapeutic agents in tissue engineering scaffolds: An overview of their biological applications and strategies for new developments. *Journal of the Royal Society, Interface* 9: 401–419.

[91] Netanely, E., Artzi, Z., Renert, U., and Maymon-Gil, T. (2019) The particulated dentin – an autogenous reliable bone graft substitute in socket site preservation. *Clinical Oral Implants Research* 30 (S19): 259

[92] Nevins, M., Camelo, M., De Paoli, S. et al. (2006) A study of the fate of the buccal wall of extraction sockets of teeth with prominent roots. *International Journal of Periodontics and Restorative Dentistry* 26 (1): 19–29.

[93] Nkenke, E., Schultze-Mosgau, S., Radespiel-Troger, M. et al. (2001) Morbidity of harvesting of chin grafts: A prospective study. *Clinical Oral Implants Research* 12: 495–502.

[94] Nkenke, E., Weisbach, V., Winckler, E. et al. (2004) Morbidity of harvesting of bone grafts from the iliac crest for preprosthetic augmentation procedures: A prospective study. *International Journal of Oral Maxillofacial Surgery* 33: 157–163.

[95] Nissan, J., Mardinger, O., Calderon, S. et al. (2011) Cancellous bone block allografts for the augmentation of the anterior atrophic maxilla. *Clinical Implantation Dentistry and Related Research* 13: 104–111.

[96] Ogle, M.E., Segar, C.E., Sridhar, S., and Botchwey, E.A. (2016) Monocytes and macrophages in tissue repair: Implications for immunoregenerative biomaterial design. *Experimental Biology and Medicine (Maywood)* 241: 1084–1097.

[97] Omar, O.M., Graneli, C., Ekstrom, K. et al. (2011) The stimulation of an osteogenic response by classical monocyte activation. *Biomaterials* 32: 8190–8204.

[98] Ohsawa, K., Neo, M., Matsuoka, H. et al. (2000) The expression of bone matrix protein mRNAs around beta-TCP particles implanted into bone. *Journal of Biomedical Materials Research* 52: 460–466.

[99] Pajarinen, J., Lin, T., Gibon, E. et al. (2019) Mesenchymal stem cell-macrophage crosstalk and bone healing. *Biomaterials* 196: 80–89.

[100] Pang, K.-M., Um, I.-W., Kim, Y.-K. et al. (2017) Autogenous demineralized dentin matrix from extracted tooth for the augmentation of alveolar bone defect: A prospective randomized clinical trial in comparison with anorganic bovine bone. *Clinical Oral Implants Research* 28: 809–815.

[101] Peleg, M., Sawatari, Y., Marx, R.N. et al. (2010) Use of corticocancellous allogeneic bone blocks for augmentation of alveolar bone defects *International Journal of Oral and Maxillofacial Implants* 25: 153–162.

[102] Pendarvis, W.T. and Sandifer, J.B. (2008) Localized ridge augmentation using a block allograft with subsequent implant placement: A case series. *International Journal of Periodontics and Restorative Dentistry* 28: 509–515.

[103] Perelman-Karmon, M., Kozlovsky, A., Lilov, R., and Artzi, Z. (2012) Socket site preservation using bovine bone mineral with and without a bioresorbable collagen membrane. *International Journal of Periodontics and Restorative Dentistry* 32 (4): 459–465.

[104] Petrungaro, P.S. and Amar, S. (2005) Localized ridge augmentation with allogenic block grafts prior to implant placement: Case reports and histologic evaluations. *Implant Dentistry* 14: 139–148.

[105] Piattelli, A., Scarano, A., Corigliano, M., and Piattelli, M. (1996) Comparison of bone regeneration with the use of mineralized and demineralized freeze-dried bone allografts: A histological and histochemical study in man. *Biomaterials* 1996 17: 1127–1131.

[106] Prakasam, M., Locs, J., Salma-Ancane, K. et al. (2015) Fabrication, Properties and Applications of Dense Hydroxyapatite: A Review. *Journal of Functional Biomaterials* 6: 1099–1140.

[107] Raghoebar, G.M., Louwerse, C., Kalk, W.W., and Vissink, A. (2001) Morbidity of chin bone harvesting. *Clinical and Oral Implants Research* 12: 503–507.

[108] Rosa, A.L., Brentegani, L.G., and Grandini, S.A. (1995) Hydroxylapatite and tricalcium phosphate implants in the dental alveolus of rats. A histometric study. *Brazilian Dental Journal* 6: 103–109.

[109] Rosen, V.B., Hobbs, L.W., and Spector, M. (2002) The ultrastructure of anorganic bovine bone and selected synthetic hydroxyapatites used as bone graft substitute materials. *Biomaterials* 23: 921–928.

[110] Schlee, M. and Rothamel, D. (2013) Ridge augmentation using customized allogenic bone blocks: Proof of concept and histological findings. *Implant Dentistry* 22: 212–218.

[111] Schmidt-Schultz, T.H. and Schultz, M. (2005) Intact growth factors are conserved in the extracellular matrix of ancient human bone and teeth: A storehouse for the study of human evolution in health and disease. *Biological Chemistry* 386: 767–776.

[112] Schropp, L., Wenzel, A., Kostopoulos, L., and Karring, T. (2003) Bone healing and soft tissue contour changes following single-tooth extraction: A clinical and radiographic 12-month prospective study. *International Journal of Periodontics and Restorative Dentistry* 23: 313–323.

[113] Schwartz, Z., Mellonig, J.T., Carnes, D.L., Jr et al. (1996) Ability of commercial demineralized freeze-dried bone allograft to induce new bone formation. *Journal of Periodontology* 67: 918–926.

[114] Schwarz, F., Golubovic, V., Becker, K., and Mihatovic, I. (2016a) Extracted tooth roots used for lateral alveolar ridge augmentation: A proof-of-concept study. *Journal of Clinical Periodontology* 43: 345–353.

[115] Schwarz, F., Golubovic, V., Mihatovic, I., and Becker, J. (2016b) Periodontally diseased tooth roots used for lateral alveolar ridge augmentation. A proof-of-concept study. *Journal of Clinical Periodontology* 43: 797–803.

[116] Schwarz, F., Hazar, D., Becker, K. et al. (2018) Efficacy of autogenous tooth roots for lateral alveolar ridge augmentation and staged implant placement. A prospective controlled clinical study. *Journal of Clinical Periodontology* 45: 996–1004.

[117] Shapouri-Moghaddam, A., Mohammadian, S., Vazini, H. et al. (2018) Macrophage plasticity, polarization, and function in health and disease. *Journal of Cellular Physiology* 233: 6425–6440.

[118] Shi, Y., Cao, J., and Wang, Y. (2015) Rethinking regeneration: Empowerment of stem cells by inflammation. *Cell Death and Differentiation* 22 (12): 1891–1892.

[119] Shigeyama, Y., D'Errico, J.A., Stone, R., and Somerman, M.J. (1995) Commercially-prepared allograft material has biological activity in vitro. *Journal of Periodontology* 66: 478–487.

[120] Smiler, D.G., Johnson, P.W., Lozada, J.L. et al. (1992) Sinus lift grafts and endosseous implants: Treatment of the atrophic posterior maxilla. *Dental Clinics of North America* 36: 151–186.

[121] Spector, M. (1994) Anorganic bovine bone and ceramic analogs of bone mineral as implants to facilitate bone regeneration. *Clinics in Plastic Surgery* 21: 437–444.

[122] Spector, M. (1999) Basic principles of tissue engineering. In: *Tissue Engineering* (ed. S.E. Lynch, R.J. Genco, and R.E. Marx), 3–16.Carol Stream, IL: Quintessence Publishing Co:.

[123] Spiller, K.L., Anfang, R.R., Spiller, K.J. et al. (2014) The role of macrophage phenotype in vascularization of tissue engineering scaffolds. *Biomaterials* 35: 4477–4488.

[124] Spin-Neto, R., Landazuri Del Barrio, R.A., Pereira, L.A. et al. (2013) Clinical similarities and histological diversity comparing fresh frozen onlay bone blocks allografts and autografts in human maxillary reconstruction. *Clinical Implant Dentistry and Related Research* 15: 490–497.

[125] Spin-Neto, R., Stavropoulos, A., Coletti, F.L. et al. (2014) Graft incorporation and implant osseointegration following the use of autologous and fresh-frozen allogeneic block bone grafts for lateral ridge augmentation. *Clinical Oral Implant Research* 25: 226–233.

[126] Spin-Neto, R., Stavropoulos, A., Coletti, F.L. et al. (2015) Remodeling of cortical and corticocancellous fresh-frozen allogeneic block bone grafts – a radiographic and histomorphometric comparison to autologous bone grafts. *Clinical Oral Implant Research* 26: 747–752.

[127] Stewart, M., Welter, J.F., and Goldberg, V.M. (2004) Effect of hydroxyapatite/ tricalcium-phosphate coating on osseointegration of plasma-sprayed titanium alloy implants. *Journal of Biomedical Materials Research A* 69: 1–10.

[128] Szabo, G., Suba, Z., Hrabak, K. et al. (2001) Autogenous bone versus beta-tricalcium phosphate graft alone for bilateral sinus elevations (2-and 3-dimensional computed tomographic, histologic, and histomorphometric observations): preliminary results. *International Journal of Oral and Maxillofacial Implants* 16: 681–692.

[129] Tan, Y., Wang, G., Fan, H. et al. (2007) Expression of core binding factor 1 and osteoblastic markers in C2C12 cells induced by calcium phosphate ceramics in vitro. *Journal of Biomedical Materials Research A* 82 (1): 152–159.

[130] Tarnow, D.P., Wallace, S.S., Froum, S.J., Rohrer, and M.D., Cho S-C. (2000) Histologic and clinical comparison of bilateral sinus floor elevations with and without barrier

membrane placement in 12 patients: Part 3 of an ongoing prospective study. *International Journal of Periodontics and Restorative Dentistry* 20: 116–125.

[131] Terheyden, H., Jepsen, S., Moller, B. et al. (1999) Sinus floor augmentation with simultaneous placement of dental implants using a combination of deproteinized bone xenografts and recombinant human osteogenic protein-1. A histometric study in miniature pigs. *Clinical Oral Implants Research* 10 (6): 510–521.

[132] Thaller, S.R., Hoyt, J., Borjeson, K. et al. (1993) Reconstruction of calvarial defects with anorganic barrier bone mineral in a rabbit model. *Journal of Craniofacial Surgery* 4: 79–84.

[133] Troiano, G., Zhurakivska, K., Lo Muzio, L. et al. (2017) Combination of Bone Graft and Resorbable Membrane for Alveolar Ridge Preservation: A Systematic Review, Metaanalysis and Trial Sequential Analysis. *Journal of Periodontology* 89 (1): 46–57.

[134] Trojani, C., Boukhechba, F., Scimeca, J.C. et al. (2006) Ectopic bone formation using an injectable biphasic calcium phosphate/Si-HPMC hydrogel composite loaded with undifferentiated bone marrow stromal cells. *Biomaterials* 27: 3256–3264.

[135] Trombelli, L., Farina, R., Marzola, A. et al. (2008) Modeling and remodeling of human extraction sockets. *Journal of Clinical Periodontology* 35: 630–639.

[136] Urist, M.R. and Strates, B.S. (1971) Bone morphogenetic protein. *Journal of Dental Research* 50: 1392–1406.

[137] Valdec, S., Pasic, P., Soltermann, A. et al. (2017) Alveolar ridge preservation with autologous particulated dentin-a case series. *International Journal of Implant Dentistry* 3 (1): 12.

[138] Valentini, P. and Abensur, D. (1997) Maxillary sinus floor elevation for implant placement with demineralized freeze-dried bone and bovine bone (Bio-Oss): A clinical study of 20 patients. *International Journal of Periodontics and Restorative Dentistry* 17: 233–241.

[139] Valentini, P., Abensur, D., Wenz, B. et al. (2000) Sinus grafting with porous bone mineral (Bio-Oss) for implant placement: A 5-year study on 15 patients. *International Journal of Periodontics and Restorative Dentistry* 20: 245–253.

[140] Van der Weijden, F., Dell'Acqua, F., and Slot, D.E. (2009) Alveolar bone dimensional changes of post-extraction sockets in humans: A systematic review. *Journal of Clinical Periodontology* 36: 1048–1058.

[141] Vargas, G.E., Haro Durand, L.A., Cadena, V. et al. (2013) Effect of nano-sized bioactive glass particles on the angiogenic properties of collagen based composites. *Journal of Materials Science: Materials in Medicine* 24: 1261–1269.

[142] Varol, C., Mildner, A., and Jung, S. (2015) Macrophages: Development and tissue specialization. *Annual Review of Immunology* 33: 643–675.

[143] von Arx, T., Hafliger, J., and Chappuis, V. (2005) Neurosensory disturbances following bone harvesting in the symphysis: A prospective clinical study. *Clinical Oral Implants Research* 16: 432–439.

[144] Wetzel, A.C., Stich, A., and Caffesse, R.G. (1995) Bone apposition onto oral implants in the sinus area filled with different grafting materials. A histological study in beagle dogs. *Clinical Oral Implants Research* 6: 155–163.

[145] Widmark, G., Andersson, B., and Ivanoff, C.J. (1997) Mandibular bone graft in the anterior maxilla for singletooth implants. Presentation of surgical method. *International Journal of Oral and Maxillofacial Surgery* 26: 106–109.

[146] Wiltfang, J., Merten, H.A., Schlegel, K.A. et al. (2002) Degradation characteristics of alpha and beta tri-calciumphosphate (TCP) in minipigs. *Journal of Biomedical Materials Research* 63: 115–121.

[147] Wong, R.W. and Rabie, A.B. (1999) A quantitative assessment of the healing of intramembranous and endochondral autogenous bone grafts. *European Journal of Orthodontics* 21: 119–126.

[148] Wood, R.A. and Mealey, B.L. (2012) Histologic comparison of healing after tooth extraction with ridge preservation using mineralized versus demineralized freeze-dried bone allograft. *Journal of Periodontology* 83: 329–336.

[149] Yamada, S., Heymann, D., Bouler, J.M., and Daculsi, G. (1997) Osteoclastic resorption of calcium phosphate ceramics with different hydroxyapatite/beta-tricalcium phosphate ratios. *Biomaterials* 18: 1037–1041.

[150] Yeomans, J.D. and Urist, M.R. (1967) Bone induction by decalcified dentine implanted into oral, osseous and muscle tissues. *Archives of Oral Biology* 12: 999–1008.

[151] Yildirim, M., Spiekermann, H., Biesterfeld, S., and Edelhoff, D. (2000) Maxillary sinus augmentation using xenogenic bone substitute material Bio-Oss in combination with venous blood: A histologic and histomorphometric study in humans. *Clinical Oral Implants Research* 11: 214–229.

异体骨移植物
Allogeneic Bone Grafts

Michele Jacotti　Fabio Bernardello　著

第 **4** 章

在骨科手术中，异体骨组织的移植已成为治疗广泛骨缺损的一个组成部分，特别是在肿瘤切除或创伤后的假体修复和骨重建中。世界范围内器官组织库管理、处理和分发的人类同种异体的器官或组织，被广泛用于许多临床领域。在美国，美国组织库协会（AATB）是促进捐赠人体组织器官安全和使用的首要标准制定机构，负责管理异体骨组织的需求。AATB 成立于 1976 年，由 122 个经认证的组织库组成，处理大约 58 000 名捐献者（已故的和在世的）中回收和获得的组织，每年分配超过 320 万份异体移植器官或组织。授权组织捐赠者的数量不断增加，2007—2015 年增加了 1 倍以上（AATB 数据，更新至 2015 年）。

随着口腔颌面外科和口腔种植手术的发展，在牙槽嵴骨增量、上颌窦提升或治疗牙周缺损的临床情况下，术后新骨形成是没有疑问的，但对一种可预测和更方便的植骨材料的需求已经变得越来越重要和紧迫。与此同时，大约每年有 4 万美国人的上下颌区域进行了同种异体移植物的手术（Gomes 等，2008）。

因为自体骨良好的成骨、骨诱导和骨传导特性，自体骨传统上被认为是"金标准"。成骨是指利用成骨细胞生成了新骨。骨诱导涉及"信号"分子或生长因子，诱导局部组织中细胞的活性。骨传导是指移植物只是作为新骨形成的一个支架，使宿主中本就存在的骨形成细胞聚集过来。自体骨虽然在没有免疫原性问题的情况下能够显著地诱导骨再生（Schallhorn 和 Hiatt，1972；Dimitriou 等，2011），但并不是适用于所有牙科适应证的理想移植物。事实上，自体骨具有重要的局限性或缺陷。比如，自体骨是在患者体内制取的，通常来自口内（升支、颏部、下颌骨体部），有时来自口外（髂骨、胫骨、颅骨）供体部位。制取手术会带来疼痛和并发症，特别是口腔外的供体部位。而且，手术相关的费用会较高（Truedsson 等，2013），手术时间会很长。此外，从口内供体部位往往并不能获得足够多的自体骨（Hiatt 和 Schallhorn，1973）。而从髂骨处获得的骨组织具有明显的再吸收可能（Dragoo 和 Irwin，1972），更重要的是，自体骨的制取带来了不可忽略的风险，主要是来自口外供体部位的大量长期的神经并发症或感染（Dahlin 和 Johansson，2011；Nkenke 等，2002；Wippermann 等，1997）。

异种移植物（从牛、猪、马或珊瑚的磷灰石基质）和异体移植物 [最常用的无机合成基质、羟基磷灰石（HA）和 β- 磷酸三钙（β-TCP）] 是一种可能的替代方法，具有良好的，但也不是一直稳定的临床效果。然而，作为外来物质的可能的免疫原性反应已经极少了（Miller 和 Block，2001）。这些移植物经过有效的化学处理，如戊二醛和甲醛，从而降低了免疫原性反应的风险，但可能会影响异种移植物的体内反应和力学性能（Chandrasekaran 等，2007；Jayakrishnan 和 Jameela，1996）；同时，对一些患者使用异种移植物也需要考虑伦理或宗教因素。

经过处理的同种异体骨包括矿化 [冷冻干骨移植（FDBA）] 或脱矿 [脱矿冷冻干骨移植（DFDBA）]2 种，用于对配方和形状有不同要求的各类手术，并且能在室温下存储（图 4-1）。许多临床研究表明，使用颗粒骨和块状骨均能产生良好的效果。特别是，同种异体颗粒骨（Spinato 等，2014）显示了良好的组织学和组织形态测量结果（图 4-2 和图 4-3），已成功地应用于位点保存、上颌窦内外提升（Bernardello 等，2014；Froum 等，2016）、引导骨再生（Menoni 等，2013），以及其他牙科方面的应用（AlGhamdi 等，2010）。而同种异体骨块良好的临床和组织学

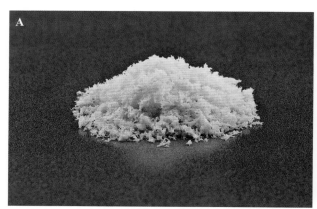

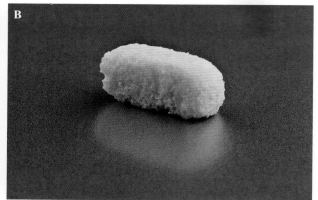

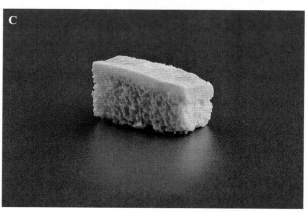

◀ 图 4-1 处理后各种的人同种异体移植物
A. 颗粒骨；B. 松质骨块骨；C. 单皮松质块骨

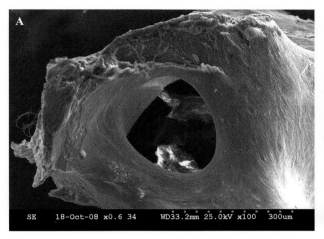

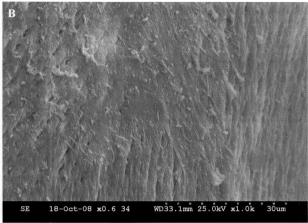

▲ 图 4-2　**SEM 图片（100×）展示了处理过的同种异体骨的结构**

A. 处理过程不影响结构特征，其相互连接的大孔隙度与天然人骨基质极其类似，特殊的生产过程中能够维持胶原基质的存在；B. 在较高的放大倍数（1000×）下，可以看到矿化胶原纤维的结构

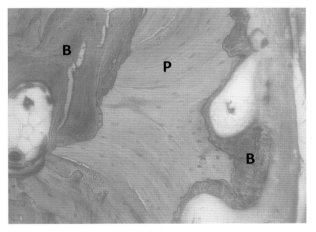

▲ 图 4-3　**移植后 5 个月的活检**

同种异体颗粒（P）可以被骨细胞的光学空洞识别，周围散落着骨吸收陷窝；颗粒嵌入到新形成的骨基质中（B）

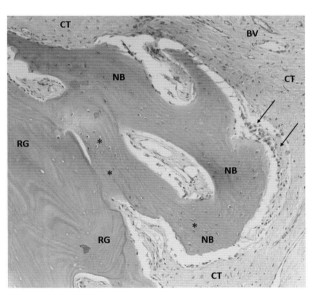

▲ 图 4-4　**经过处理后的同种异体骨块在愈合 8 个月后**

异体骨残余（RG）区域可以通过光学（无核）空洞识别；RG 颗粒与新形成的骨基质（NB）紧密接触，其中重要的骨细胞（有细胞核）很容易被观察到（*）；新骨周围有结缔组织（CT）、血管（BV）；在结缔组织与新骨的界面中常可见带有嗜酸性细胞质（箭）的较大细胞；这些细胞是沉积新骨基质的小成骨细胞（小的细胞）和成骨细胞（大的细胞）；成骨细胞被包裹在自己的基质中，当基质被矿化时，成骨细胞会转化为成熟的骨细胞

结果也已被广泛报道（图 4-4）（Jacotti，2006；Jacotti 等，2012；Keith 等，2006）。以上所有情况表明，同种异体骨组织不管对于外科医生还是患者来说，都是一种自体和异种移植物的良好替代品，尽管不同商家的同种异体骨的制备过程和无菌状态存在差异。

一、同种异体骨的重塑和新骨形成

同种异体骨组织移植后的新骨形成始于急性炎症反应，肉芽组织的逐渐积累和破骨细胞的激活（Kondell 等，1996）。在此基础上，移植物的血管化过程持续进行。随后，患者的免疫系统激活破骨细胞，以此促进同种异体移植骨的重塑过程。这些大细胞是由巨噬细胞 - 单核细胞系的细胞融合而形成的（Roodman，1999），能够完全重吸收并替代髓质骨，从而形成新骨的有效结构。虽然皮质骨可能部分整合，但它不太可能会重塑成新骨（Kondell 等，1996）。经过处理的异体骨的免疫相容性与自体组织没什么不同。在使用异体骨移植手术患者的血液检查中，没有检测到循环抗体。此外，一些研究已经充分地证明，同种异体骨和自体骨在移植后的最终阶段并没有组织学上的差异（Fabbroni 等，2005；Sinha 等，2009）。

用于牙科手术的同种异体骨可以脱矿，获得所谓的脱矿骨基质（DBM）。暴露于 DBM 中的骨诱导生长因子能够更好地促进新骨形成（Wei 等，2013），而且与单独使用异种移植物相比，人骨的天然骨传导特性能够促进更多的新骨形成和细胞增殖（Srouji 等，2013）。如果一种骨移植物符合美国组织库协会的标准定义，即含有不超过 8% 的残余钙，则可被称为脱矿。一些研究报道认为，残余钙的最佳含量为 1%～4%（Herold 等，1999；Zhang 等，1997），因为这样能充分地暴露生长因子（GFS），残余钙含量 < 1% 的移植物被认为矿化过度，部分 GFS 因为过度暴露于脱矿剂而变性，或在加工过程中被从基质中去除；另一方面，残余钙含量 > 4% 的 DBM 被认为是未脱矿的，大量的 GFS 被包裹在矿化组织中而不能被充分暴露。这两种情况的结果都会使骨诱导效果降低。

二、筛选、灭菌和加工

（一）筛选

同种异体骨的起始材料可以从合格的活体或组织库中最近死亡的人类供体中制取的组织中获得；一些组织库只使用已故供体的组织，有些也来自捐献者的活体组织。一般情况下，纯松质骨再生材料（块状骨和颗粒骨）来源于活体供者（股骨头来自全髋关节置换术），而大部分皮质骨（单皮质骨块）的产品来源于已故供者。所有活体捐献者都会签署书面同意书，而死者家属必须回答一份问卷，以确保符合排除标准。采用高度选择性的排除标准。神经系统疾病和神经退行性疾病，如 Creutzfeldt-Jakob 病、阿尔茨海默病和老年性痴呆、急性或慢性全身感染（细菌、病毒或真菌）或感染性疾病的某些危险因素、内部疾病及当前或以前的恶性肿瘤，都是严格的排除标准。此外，器官或组织接受者、最近接种疫苗、接受过显著医疗治疗或在国外居住过的患者也被排除在捐赠之外。一些组织库的排除标准更加严格，如排除有多个文身的同性恋者。所有这些严格的排除标准应用后，估计只有约 2% 的潜在供体被最终接受组织移植和捐赠。

潜在的疾病传播是同种异体移植过程中经常争论的一个风险因素。组织库经过严格的供体筛选、制取和消毒过程后，就会通过美国组织库协会的认证，来确定是否合格。然而有些组织库，无论是否获得认证，只使用了无菌采集和处理技术，而没有提供额外的安全终端消毒操作。对于这些只经过了最低限度处理就冷冻分发的同种异体移植物，传播艾滋病病毒和 HCV 等病毒的风险会仍然存在（Salvucci，2011）。为了彻底地消灭细菌和灭活病毒，无菌采集和严格的消毒程序必须与经过验证的终端灭菌技术结合使用。

在捐献者知情同意后，要进行一组血清学测试，特别是 HIV1 和 HIV2、HBV、HCV、HTLV1 和 HTLV2，以及梅毒等抗体的筛选。此外，在抗体尚未检测到的情况下，还要进行核酸检测（NAT），以筛选肝炎的表面抗原和核心抗原（HBs、HBc）及 HIV 的抗原 p-24。如果是活体捐献者，全髋关节置换过程中取自股骨头的骨组织在移植过程中，仍然需要采集血液样本进行血清学检测。在器官捐献者死亡的情况下，骨骼组织会在彻底尸检后的 24h 内被移植。来自器官捐献者的骨组织是被单独处理的。

（二）灭菌

无菌水平是用无菌保证水平（SAL）来衡量存在的活体微生物的概率的（FDA，2008）。只有在符合严格标准的验证流程（ANSI/AAMI ST67，2003 年）和疾控中心（CDC）的指南下，所有植入的医疗器械都应灭菌到至少 10^{-6} 的 SAL（在 100 万移植物中有不超过 1 种活体微生物）水平时，才被认为是无菌的（Rutala 和 Weber，2008）。这种水平的安全灭菌可以通过 γ 射线的照射来实现。较早的研究报告说，高 γ

辐射剂量可能会损伤组织（Anderson 等，1992；Mitchell 等，2004）。然而，一个适当的辐照过程，在不影响临床表现的情况下能够确保移植物的无菌状态，必须考虑以下标准：靶剂量、剂量范围、辐照期间的温度和辐照前的组织治疗史等（Samsell 和 Moore，2012）。特别是，移植物辐照期间的低温可以被认为是一个关键步骤，因为能最大限度地减少自由基的产生，而这些自由基的存在可能对某些组织性能产生负面影响（Hamer 等，1999）。在精确控制的条件下，未产生对同种异体移植物生物力学性能或临床性能的任何负面影响即可实现灭菌和病毒灭活（Moore，2012）。

（三）加工处理

每个组织库都通过授权专利的方法处理骨组织，但是，无论采用何种不同的程序，最终的结果还是组织移植，其中超过 99% 的骨髓和血液基质中的血细胞等都被筛除。

从周围的软组织、软骨和脂肪中对供体组织进行粗清洗后，形成不同的形状和大小（块、环和颗粒）。然后，将供体组织在超声水浴中孵育，大体去除其残留的血液、细胞和组织成分。此外，这一初步过程去除了骨松质中脂肪，确保后续物质的组织渗透。此外，包膜病毒亦被灭活。接下来的处理步骤是一个长时间的化学处理，乙醚的多次交替使用，化学物质浓度梯度降低。在这一步骤中，所有剩余的细胞成分都被滤出，所有非胶原蛋白完全变性，从而消除了任何潜在的抗原性。最重要的是，这种化学处理能灭活潜在的病毒并杀死细菌。在随后的氧化处理中，骨组织暴露于过氧化氢溶液中，进一步使所有的可溶性蛋白变性，而不损伤不溶性胶原。此外，过氧化氢还能特异性地灭活非包膜病毒（HAV）和细菌芽孢。

为了在室温下获得储藏稳定性，经过处理的骨组织要经过冻干的脱水过程，在此过程中，组织首先被冷冻，然后暴露在低压下。这项技术促进了冷冻组织中的水分从固相升华到气相。根据组织的材料不同，进行冻干的初始冷冻方法也不同。缓慢的冷冻方法会形成较大的冰晶，在冻干过程中更容易处理。尽管如此，较大的冰晶却极有可能破坏基质，从而导致细胞的全面破坏，并增加结构完整性的损失。因此，在处理人类来源的材料时，快速冷冻是至关重要的，以避免冰晶的形成和保持材料的结构。由于处理后的骨组织完全由细胞外基质和 I 型胶原组成，因此首选缓慢冷冻。在连续的初始干燥阶段，压力降低到几

毫帕，水的升华是通过降低冷冻温度来实现的。

压力是由部分抽真空的装置调节，并安装一个冷凝汽室用来收集水蒸气。在这一阶段，大约有 95% 的水被升华，然后再依次启动二次和最终干燥阶段。在这些阶段，通过进一步降低冷冻条件，残余的非冷冻水分子被从组织中彻底去除。与初始干燥阶段相比，温度升高，从而破坏了水分子与冷冻组织之间的所有理化相互作用。冻干过程使处理后的骨组织中总余水含量＜5%。最终，冻干脱水过程保留了材料的结构完整性，并能在室温下有 5 年的保质期。升华的冰晶可以在材料内部形成微观孔隙，因此使用时组织可以迅速地吸水重组。已被证实的是，冻干过程保留了移植物的性能，并提高了其与宿主的结合能力。

已经处理完成的骨组织（图 4-5）。骨组织产品被双重包装，并通过 γ 射线进行最终灭菌。在包装之前，需要从每个组织中提取部分测

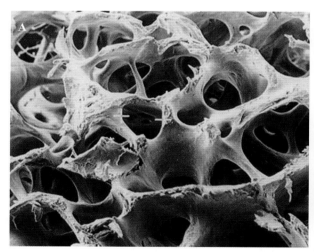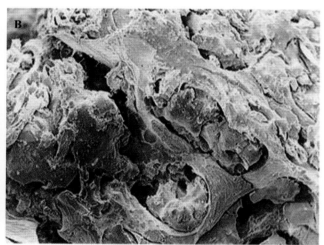

▲ 图 4-5　扫描电镜图片（50×）

A. 显示了经过处理的人类同种异体骨的结构；加工不影响其结构特征，其互联的宏观孔隙度，极其类似于天然的人骨基质；充分的加工处理能维持其胶原基质和矿物质成分，并去除了任何不必要的细胞成分；B. 显示的是新鲜冷冻的同种异体骨，这是仅仅经过无菌制取处理技术和最终消毒后获得的组织；骨小梁间隙中含有残余的血液、脂肪、骨髓和非胶原蛋白，所有这些元素在愈合的第一阶段都会阻碍新生血管的生成，导致其重塑时间减慢

试和参照的样品。辐射剂量最小值设置在 25kGy 上，以保证无菌水平为 10^{-6}。剂量最大值设置在 30.5kGy 上，以确保产品和包装都不会承受任何结构或功能的损坏。辐照是在低温下进行的，以尽量减少自由基的产生，因为自由基的存在可能会影响组织特性（Hamer 等，1999）。在室温下照射的脱矿同种异体骨能在 5 周内被宿主重新吸收，与在干冰上照射的样品与非辐照组织的结果相当（Dziedzic-Goclawska，1991；Osbon 等，1977）。

如果组织库实行严格的处理过程：从医学角度上筛选合适和合格的捐献者，并在无菌环境中制取组织，然后利用一系列测试来检测细菌（有氧和厌氧）、真菌、病毒及传染病等，这种低剂量的辐照足以使移植物达到灭菌状态。另外，核酸测试为每个供体提供了一个 12 天的 HIV-1 窗口期，而不是传统抗体检测的更长的 22 天窗口期。

此外，该工艺的关键病毒灭活步骤已经过可靠性和可重复性的验证。所有病毒灭活试验的结果表明，灭菌过程中采取的病毒灭活步骤是有效的，因此被认为是消除潜在病毒污染物的有效方法。特别是其中的乙醇工艺步骤能确保所有被测试病毒完全失活。

参考文献

[1] AlGhamdi, A.S., Shibly O, and Ciancio, S.G. (2010) Osseous grafting part I: autografts and allografts for periodontal regeneration: A literature review. *J Int Acad Periodontol.* 12: 34–38.

[2] Anderson, M.J., Keyak, J.H., and Skinner, H.B. (1992) Compressive mechanical properties of human cancellous bone after gamma irradiation. *J Bone Joint Surg Am* 74: 747–752.

[3] ANSI/AAMI ST67: 2003/(R). Sterilization of health care products: Requirements for products labeled "STERILE".

[4] Bernardello, F., Massaron, E., Spinato, S., and Zaffe, S. (2014) Two-stage crestal sinus elevation by sequential drills, in less than four-mm of residual ridge height: A clinical and histological case report. *Implant Dent* 23: 378–386.

[5] Chandrasekaran, R., Balasundari, R., Sivasubramanian, V. et al. (2007) Cytotoxicity and sensitization studies of processed porcine xenografts. *Ind J Thorac Cardiovasc Surg* 23: 426–450.

[6] Dahlin, C. and Johansson, A. (2011) Iliac crest autogenous bone graft versus alloplastic graft and guided bone regeneration in the reconstruction of atrophic maxillae: A 5-year retrospective study on cost-effectiveness and clinical outcome. *Clin Implant Dent Relat Res* 13: 305–310.

[7] Dimitriou, R., Jones, E., McGonagle, D., and Giannoudis, P.V. (2011) Bone regeneration: Current concepts and future directions. *BMC Med* 9: 66.

[8] Dragoo, M.R. and Irwin, R.K. (1972) A method of procuring cancellous iliac bone utilizing a trephine needle. *Periodontol* 43: 82–87.

[9] Dziedzic-Goclawska, A., Ostrowski, K., Stachowicz, W. et al. (1991) Effect of radiation sterilization on the osteoinductive properties and the rate of remodeling of bone implants preserved by lyophilization and deepfreezing. *Clin Orthop Relat Res.* 272: 30–37.

[10] Fabbroni, G., Loukota, R., and Eardley, I. (2005) Buccal mucosal grafts for urethroplasty: Surgical technique and morbidity. *Br J Oral Maxillofac Surg* 43: 320–323.

[11] Food and Drug Administration (2008) Submission and Review of Sterility Information in Premarket Notification (510(k)) Submissions for Devices Labeled as Sterile.

[12] Froum, S.J., Wallace, S.S., Elian, N. et al. (2006) Comparison of mineralized cancellous bone allograft (Puros) and anorganic bovine bone matrix (Bio-Oss) for sinus augmentation: Histomorphometry at 26 to 32 weeks after grafting. *Int J Periodontics Restorative Dent* 26: 543–551.

[13] Gomes, K.U., Carlini, J.L., Biron, C. et al. (2008) Use of allogenic bone graft in maxillary reconstruction for installation of dental implants. *J Oral Maxillofac Surg* 66: 2335–2338.

[14] Hamer, A.J., Stockley, I., and Elson, R.A. (1999) Changes in allograft bone irradiated at different temperatures. *J Bone Joint Surg Br.* 81: 342–344.

[15] Herold, R.W., Pashley, D.H., and Cuening, M.F. et al. (1999) The effects of varying degrees of allograft decalcification on cultured porcine osteoclast cells. *J Periodontol* 73: 213–219.

[16] Hiatt, W.H. and Schallhorn, R.G. (1973) Intraoral transplants of cancellous bone and marrow in periodontal lesions. *J Periodontol* 44: 194–208.

[17] Jacotti, M. (2006) Simplified onlay grafting with a 3-dimensional block technique: A technical note. *Int J Oral Maxillofac Implants* 21: 635–639.

[18] Jacotti, M., Wang, H.L., Fu, J.H. et al. (2012) Ridge augmentation with mineralized block allografts: Clinical and histological evaluation of 8 cases treated with the

3-dimensional block technique. *Implant Dent* 21: 444–448.

[19] Jayakrishnan, A. and Jameela, S.R. (1996) Glutaraldehyde as a fixative in bioprostheses and drug delivery matrices. *Biomaterials* 17: 471–484.

[20] Keith, J.D., Petrungaro, P., and Leonetti, J.A. et al. (2006) Clinical and histologic evaluation of a mineralized block allograft: Results from the developmental period (2001—2004) *Int J Perio Rest Dent* 26: 321–327.

[21] Köndell, P.A., Mattsson, T., and Astrand, P. (1996) Immunological responses to maxillary on-lay allogeneic bone grafts. *Clin Oral Implants Res* 7: 373–377.

[22] Menoni, A., Bernardello, F., Spinato, S., and Zaffe, D. (2013) Full-arch vertical reconstruction of an extremely atrophic mandible with "box technique". A novel surgical procedure: A clinical and histologic case report. *Implant Dent* 22: 2–7.

[23] Miller, L. and Block, J. (2011) Perspectives on the clinical utility of allografts for bone regeneration within osseous defects: A narrative review. *Orthop Res Rev* 3: 31–37.

[24] Mitchell, E.J., Stawarz, A.M., Kayacan, R., and Rimnac, C.M. (2004) The effect of gamma irradiation on the fatigue crack propagation resistance of human cortical bone. *J Bone Joint Surg Am* 86: 2648–2657.

[25] Moore, M. (2012) Inactivation of enveloped and nonenveloped viruses on seeded human tissues by gamma irradiation. *Cell Tissue Bank* 13: 401–407.

[26] Nkenke, E., Radespiel-Tröger M, Wiltfang J, et al. Schultze-Mosgau S, Winkler G, and Neukam, F.W. (2002) Morbidity of harvesting of retromolar bone grafts: A prospective study. *Clin Oral Implant Res* 13: 514–521.

[27] Osbon, D.B., Lilly, G.E., Thompson, C.W., and Jost T. (1977) Bone grafts with surface decalcified allogeneic and particulate autologous bone: Report of cases. *J Oral Surg* 35: 276.

[28] Roodman, G.D. (1999) Cell biology of the osteoclast. *Exp Hematol* 27: 1229–1241.

[29] Rutala, W. and Weber, D. (2008) The Healthcare Infection Control Practices Advisory Committee (HCPAC). Guideline for disinfection and sterilization in healthcare facilities.

[30] Salvucci, J. (2011) Bone tissue, lyophilized and stored at room temperature for 15 days or more, is not capable of transmitting HIV, HCV or HBV. *Cell Tissue Bank* 12: 99–104.

[31] Samsell, B. and Moore, M. (2012) Use of controlled low dose gamma irradiation to sterilize allograft tendons for ACL reconstruction: Biomechanical and clinical perspective. *Cell Tissue Bank* 13: 217–223.

[32] Schallhorn, R.G. and Hiatt, W.H. (1972) Human allografts of iliac cancellous bone and marrow in periodontal osseous defects. II. Clinical observations. *J Periodontol* 43: 67–81.

[33] Sinha, R.J., Singh, V., Sankhwar, S.N., and Dalela, D. (2009) Donor site morbidity in oral mucosa graft urethroplasty: Implications of tobacco consumption. *BMC Urol* 9: 15.

[34] Spinato, S., Galindo-Moreno, P., Zaffe, D. et al. (2014) Is socket healing conditioned by buccal plate thickness? A clinical and histologic study 4 months after mineralized human bone allografting. *Clin Oral Implants Res* 25: 120–126.

[35] Srouji, S., Ben-David, D., Funari, A. et al. (2013) Evaluation of the osteoconductive potential of bone substitutes embedded with Schneiderian membrane- or maxillary bone marrow derived osteoprogenitor cells. *Clin Oral Impl Res* 24: 1288–1294.

[36] Truedsson, A., Hjalte K, and Sunzel B, Warfvinge G. (2013) Maxillary sinus augmentation with iliac autograft: A health-economic analysis. *Clin Oral Implants Res.* 24: 1088–1093.

[37] Wei, L., Miron, R.J., Shi, B., and Zhang, Y. (2013) Osteoinductive and osteopromotive variability among different demineralized bone allografts. *Clin Implant Dent Relat Res* 17: 533–542.

[38] Wippermann, B.W., Schratt, H.E., Steeg, S., and Tscherne, H. (1997) Complications of spongiosa harvesting of the ilial crest. A retrospective analysis of 1,191 cases. *Chirurg* 68: 1286–1291.

[39] Zhang, M., Powers, R.M., and Wolfinbarger, L. (1997) Effect(s) of the demineralization process on the osteoinductivity of demineralized bone matrix. *J Periodontal* 68: 1085–1092.

引导骨再生中屏障膜的作用

The Role of Osteopromotive Membranes in Guided Bone Regeneration

Elena Calciolari　Aliye Akcalı　Nikolaos Donos　著

第 5 章

一、概述

在引导骨再生（GBR）的背景下，骨促进被定义为指导骨愈合和（或）骨再生的原则，通过将不需要的非成骨组织保持在成骨部位之外。为此，在 20 世纪 50 年代末，为了促进骨科和颌面部重建，人们引入了屏障膜来促进组织和骨的再生（Bassett 等，1956；Hurley 等，1959；Melcher，1969；Murray 等，1957）。最初的主要假设是，膜起稳定和保护血块的作用，但 20 世纪 80 年代中期关于牙周再生的研究也证明了机械阻碍在骨性伤口选择性细胞再生中的作用（Gottlow 等，1984；Nyman 等，1982）。事实上，在牙龈瓣和骨缺损之间放置物理屏障能阻止牙龈上皮和结缔组织向下生长，并促进由宿主骨组织的骨祖细胞（选择性细胞群体）聚集填充缺损。

近年来，膜在再生医学中作用的角色发生变化，一些研究建议摆脱过去被动机械屏障的做法，可以在促进骨形成的生物过程序列方面发挥积极作用（Elgali 等，2017）。

这为未来的研究开辟了新的引人注目的机会，这些研究旨在改善生物特性，而不是简单地用于骨再生的膜屏障功能。

本章回顾了骨促膜用于骨再生的主要特点，它们的临床和实验应用，以及关于骨创腔在 GBR 诱导的骨形成过程中的发生机制和膜如何调节机制的最新知识。

二、屏障膜的特性

（一）理想膜的特性

GBR 膜的物理、生物和机械性能最近在第 15 届欧洲牙周病联合会（EFP）共识中得到了描述。

虽然在临床实践中，膜被常规地用于促进骨形成超过 30 年，但令人惊讶的是，人们对屏障膜应该具有的理想特征却知之甚少。除了需要生物兼容性和与相邻结缔组织的良好结合而不会引发不适当的组织反应外，还有一些其他几种特征可能会影响再生结果，如膜的通透性 / 孔隙率、封闭性、粗糙度、表面润湿性和机械性能。

1. 通透性 / 孔隙率

直观地理解，虽然膜对防止不需要的细胞系（主要来自牙龈上皮和结缔组织）的侵袭具有重要的屏障功能，但一定程度的通透性将促进液体、氧气、营养物质和生物活性物质的扩散，以及血管生成（Schwarz 等，2006）。然而，文献中却报道了相互矛盾的结果，一些研究表明，在完全屏障封闭的情况下，骨形成量没有差异或更大（Anderud 等，2014；Donos 等，2005；Mardas 等，2003；Polimeni 等，2004；Verna 等，2002）。而另一些研究表明，一定程度的孔隙率将显著促进骨形成（Linde 等，1993；Lundgren 等，1998；Zellin and Linde，1996）。市场上可用的膜的孔隙率和孔径差异都很大，从无孔到微孔都有，目前还没有关于膜孔隙度 / 渗透率最佳水平的证据说明。

2. 封闭性

膜的封闭性与膜孔隙度密切相关，是可能影响骨形成过程但缺乏精确指标的特征之一。虽然膜缺乏封闭性会使软组织进入伤口空间并损害骨再生过程，但当膜暴露于口腔并最终暴露于口腔微生物中时，一定程度的封闭性可能会对细菌产生重要的屏障功能（Bartee，1995；Marouf 和 El-Guindi，2000）。

3. 膜表面粗糙度

众所周知，与光滑表面相比，某种程度的粗糙会促进细胞的黏附和增殖（Bacakova 等，2011；Deligianni 等，2001）。因此，有人认为，在膜 / 骨界面上有一个更粗糙和更多孔的表面可能是可取的，因为已知成骨细胞在这种条件下能更好地黏附和增殖（Bachle 和 Kohal，2004）。

4. 表面润湿性和表面电荷

表面润湿性会影响蛋白质在屏障膜上的吸附能力，进而影响对生长因子和成骨细胞的吸附能力（Wei 等，2009）。最佳的细胞黏附是在具有适度亲水性和带正电荷的底物上，这是由于细胞黏附介导分子倾向于吸附（如玻璃粘连素、纤维粘连素）在一个有利的几何构象上，这使得这些分子上的特定位置（如特定氨基酸序列）可被细胞黏附受体接触（如整合素）。相反，高度亲水的表面会阻止蛋白质的吸附，或者这些分子结合非常弱；而在高度疏水的材料上，蛋白质以刚性和变性的形式被吸附，从而阻碍了细胞黏附（Bacakova 等，2011）。

5. 机械性能

在机械性能方面，理想的膜应该具有足够的空间支持和刚性，不会轻易塌陷，但同时它应该能够具有一定程度的可塑性和弹性，从而易于适应局部的解剖结构（Elgali 等，2017）。

然而，这些机械性能之间的理想平衡还没有明确地确定下来。同样，可吸收膜的理想的生物吸收时间仍然存在很大的不确定性。理想的膜应随着骨形成和骨成熟而逐渐吸收，其降解产物不应对再生过程产生负面影响。虽然有证据表明，过早暴露于口腔的膜，以及过早吸收的膜，可能对骨再生会产生不利影响（Donos 等，2002a，2002b，2002c，2002d；Gher 等，1994；Jovanovic 等，1992；Lekholm 等，1993；Simion 等，1994a）。关于最小和最大吸收时间没有明确的数据指标，也没有关于屏障效应应该持续的理想时间指标。

最后，在考虑膜的理想性能时，值得一提的是，在暴露于口腔的情况下，应以降低对细菌污染的敏感性和维持屏障功能而不损害最终再生结果为目标（Simion 等，1994b）。

（二）可用膜的特性

膜按其降解特性（可吸收和不可吸收）或其生物材料（合成/天然聚合物、金属和无机化合物）的类型可分为两大类。

1. 不可吸收膜/屏障

（1）e-PTFE、d-PTFE 膜：由于对 GTR 和 GBR 的首次研究是用膨胀聚四氟乙烯（e-PTFE）进行的，这种不可吸收的生物惰性膜很快就成为这两种手术方式的标准。e-PTFE 膜由两个不同的部分组成，一个开放的微观结构部分（100～300μm 孔隙率）和一个封闭部分（<8μm 孔隙率）。虽然开放的微观结构促进了胶原纤维在其表面的生长，并允许营养物质的扩散，但闭塞部分对流体来说相对不渗透，完全阻断了软组织细胞向骨生长区域的迁移（Ronda 等，2014）。图 5-1 显示了聚四氟乙烯膜的组织学切片，该膜与下颌骨移植物联合用于上颌骨牙槽嵴的骨增量

手术。它清楚地显示了新形成的骨与上颌骨的连续性（Donos 等，2002a）。膜成功地促进了上颌骨的修复，保护了移植物不被吸收。然而，在膜暴露的情况下，愈合会受到影响，因为发生了强烈的炎症反应，以及骨移植的吸收。

e-PTFE 膜在 GBR 过程中使用始于 20 世纪 90 年代初，主要目的是用来同期或者分期填补种植体周围骨缺损（Becker 和 Becker，1990；Jovanovic 等，1992）和分期技术（Buser 等，1990）（审查情况见 Donos 等，2015；Retzepi 和 Donos，2010）。这些膜具有较高的稳定性，不会引起宿主反应，甚至在分析新材料产品的临床数据时可作为参照，因为长期的临床经验证明了它们的成功应用（Hammerle 和 Jung，2003；Jung 等，2013；Retzepi 和 Donos，2010）。虽然 e-PTFE 膜有充分的使用数据记录和可预测的术后结果（Donos 等，2008），但它仍然可能与严重的并发症相关，如暴露和术后感染（Donos 等，2002a；Nowzari 和 Slots，1994；Simion 等，1994a）。为了克服上述缺点，市场上出现了一种无纤维致密聚四氟乙烯（d-PTFE）膜（Bartee，1995；Bartee 和 Carr，1995）。d-PTFE 膜不具有

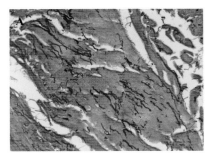
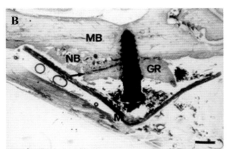
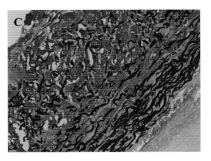

▲ 图 5-1　在愈合的 30 天内，用 e-PTFE 膜（M）覆盖下颌骨移植物（GR）对大鼠牙槽嵴进行了显微摄影；新形成的未成熟骨（NB）可与上颌骨（MB）相连续；在移植物的前部和上颌骨之间插入了一层结缔组织；比例尺为 0.5mm（经许可可转载，引自 Donos 等，2002a）

多孔结构，不允许来自上覆骨膜血管的液体和营养物质通过。因此，当使用 d-PTFE 膜时，建议对皮质骨进行多次穿孔，以提高术区的血液供应（Nishimura 等，2004）。虽然有人认为 d-PTFE 膜具有优点，如手术时无须严密的软组织覆盖，术中易于操作，术后易于清理（Ronda 等，2014），但它们相对于 e-PTFE 膜在细菌感染方面的优越性尚未得到证实（Trobos 等，2008），以及它们连续暴露于再生组织的影响尚未得到充分调查。此外，由于在 GBR 中相对较高的膜暴露率，人们研究出了新的解决办法，通过在膜中加入抗菌药物，以防止相关感染的发生（Yaghobee 等，2014）。例如，对于 e-PTFE 膜很少有研究表明，局部应用甲硝唑或米诺环素有利于牙周缺损的再生（Sander 等，1994；Yoshinari 等，2001；Zucchelli 等，1999）。

(2) 金属薄膜 / 屏障：通常由纯钛或钛合金（钛网）及 CoCr 合金制作而成，在 GBR 应用中，它们具有突出的机械性能，如硬度和韧性、塑性、轻质和低密度。此外，钛被用作 PTFE 膜内的稳定剂，然后被商业化为钛增强 PTFE 膜（Jovanovic 和 Nevins，1995）。可吸收膜覆盖钛网，以及非可吸收的钛增强膜，单独或结合骨移植材料已成功地应用于牙槽嵴的垂直骨再生（Cucchi 等，2017；Fontana 等，2008），以及种植体周围的水平和垂直骨再生（Basler 等，2018；Simion 等，2007a）。组织工程的进步显著提高了不可吸收膜的临床性能，并有可能生产定制的 CAD-CAM 钛网格，能做到完全适应骨缺损的形态，并可为每个患者的骨缺损个性化定制（Ciocca 等，2018；Sumida 等，2015）。

尽管有许多优点，不可吸收膜（e-PTFE、d-PTFE 和金属屏障）可能难以处理和稳定，它们必须二次手术才能被移除（Buser，2009；Retzepi 和 Donos，2010）。这一需要提高了整体治疗的时间和生物并发症的风险（Nowzari 和 Slots，1994、1995；Simion 等，1994b）。为了克服不可吸收膜相关的缺点，引入了第二代材料的可吸收屏障膜。

2. 可吸收膜

在 GBR 应用中，有两种主要的可吸收膜：胶原膜（Gentile 等，2011；Hutmacher 等，1996；Sandberg 等，1993；Zellin 等，1995）。由聚乙醇酸、聚乳酸、聚己内酯、聚乙二醇或其复合材料 / 聚合物制成的聚合物膜（Donos 等，2002b；Thoma 等，2017；Zambon 等，2012）。

(1) 胶原膜：胶原是人体和结缔组织蛋白质的重要组成部分，它在我们的身体中不断被一种叫作胶原酶的特定酶重塑。这就是为什么它很快成为制造可吸收膜的首选的原因之一。胶原膜可以从人类皮肤（如全胚层®，生命细胞，Branchburg，NJ，美国），牛跟腱（如细胞® RTM 胶原，成骨生物医学公司，Lubbock，美国），或猪皮肤和内脏中制取（如 Geistlich Bio-Gide®）（Bottino 等，2012）。胶原膜的优点包括：简化了骨增量阶段的手术过程，提高了成本收益率，降低了患者发病率，并且在暴露时还能快速吸收，以及改善了软组织愈合等（Hammerle 和 Jung，2003）。最近，关于天然胶原膜结合去蛋白牛骨矿物（DBBM）与自体骨颗粒用于种植体周围缺损再生的 15 年数据被发表了，文章肯定了再生骨的稳定性（Benic 等，2017）。

尽管胶原膜总体上取得了积极的成果，但它也有缺点，即难以预测和控制其封闭特性的持续时间，这可能会对骨愈合过程产生不利影响（Gielkens 等，2007；Kim 等，2009；Kozlovsky 等，2009）。对天然胶原膜吸收模式的研究相对有限，研究表明，它们的降解可能在膜放置后 4 天至 6 周内开始（vonArx 等，2005；Zhao 等，2000）。然而，大多数已发表的研究评估的是皮下植入后的膜吸收，而不是骨性伤口处的膜吸收（Bozkurt 等，2014；Rothamel 等，2005；Schwarz 等，2006）。他们的结论仅基于定性的组织学观察和（或）在不同时间间隔内对残余膜厚度的测量。

最近，首次对早期（7 天）和晚期（30 天）猪胶原蛋白 I 型、III 型胶原膜与牛骨移植物相关的 GBR 体内模型中的降解模式分别在组织学、免疫荧光和扫描电子显微镜（SEM）/原子力显微镜（AFM）水平上得到了展示（Calciolari 等，2018a）。研究表明，术后 7～30 天胶原膜厚度明显降低。尽管在所有时间点都能在膜内可以观察到非常有限的炎症浸润，但从愈合的 7～30 天，

胶原膜内的血管数量和弹性纤维数量越来越多（图 5-2）。MMP-1、MMP-8 和 TIMP-1 的免疫检测证实了其中的胶原重构，其膜内表达在愈合后 14 天和 30 天逐渐增加。此外，苦味酸 - 天狼猩红染色显示了愈合 7～30 天，膜内的胶原排列如何逐渐减少（图 5-3）。事实上，在 7 天时，膜内出现了广泛的红色区域（这是胶原蛋白排列整齐的区域），只有个别的绿色斑点（这是胶原蛋白排列不齐的区域）出现在红色胶原纤维中，愈合 30 天后，可以观察到明显的膜降解迹象，苦味酸 - 天狼猩红染色显示了弥漫性的橙色和绿色区域。在扫描电镜（SEM）下分析组织学切片时，在愈合 7 天后，胶原呈疏松的网状，红细胞和多形核细胞很少（图 5-4A）。在后来的时间点，纤维网络更复杂更巨大，呈现出更多的异质细胞群。值得注意的是，在第 30 天发现了纤维溶解的迹象（图 5-4B）。

胶原膜的另一个潜在缺点是与它的机械性能有关，它会更容易塌陷下去，因此通常推荐它与骨移植相结合的方式使用（Hurzeler 等，1998；Kostopoulos 和 Karring，1994）。为了延长其降

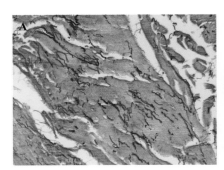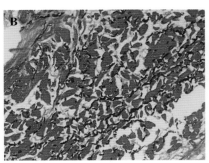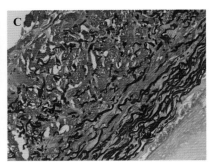

▲ 图 5-2　**A.** 愈合 7 天的切片，地衣红染色；在这个愈合时间的胶原膜内，可以观察到有限数量的弹性蛋白纤维；**B.** 愈合 14 天的切片，其中弹性蛋白纤维的数量明显增加；**C.** 治疗后 30 天，在这个稍晚的时间点，弹性蛋白纤维被嵌入于整个膜内（引自 **Calciolari** 等，2018a）

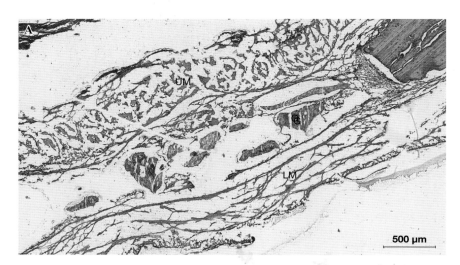

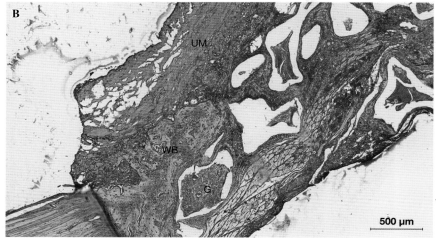

◀ 图 5-3　A. 愈合 7 天后的切片，苦味酸 – 天狼猩红染色，愈合早期，在胶原膜内可以观察到排列整齐和保存良好的胶原（红色）；B. 愈合 30 天后的切片，在这个时间点，膜几乎完全失去了原来的结构，取而代之的是排列不齐的胶原（绿色）或编织骨中的肉芽组织；G. 移植物；UM. 上膜；LM. 下膜；WB. 编织骨（引自 Calciolari 等，2018a）

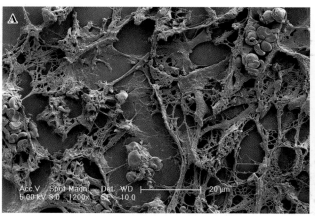
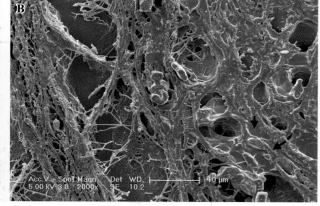

▲ 图 5-4　A. 在扫描电子显微镜（SEM）下愈合 7 天后的切片，在这个早期阶段，能观察到一个松散的胶原纤维网络，红细胞和多形核细胞嵌入；B. 扫描电镜下愈合 30 天后的切片，能观察到一个更复杂的网络存在，细胞的浸润更加复杂多样，并发现了纤维溶解的迹象（箭）（引自 Calciolari 等，2018a）

解时间，提高其机械性能，人们对可吸收膜进行了超微结构改性，主要是通过改变其纤维取向（交联）（Rothamel 等，2005）或厚度（调整层数，例如双层膜，由一个能保护软组织的侵袭致密层和另一个能提供更好组织整合的多孔层组成）（Bubalo 等，2012）或其孔径大小（例如不同的层中具有不同孔径 / 几何形状的双层聚合物膜，如外层的孔隙较大 / 矩形，内层的孔隙较小 / 圆形）（Gentile 等，2011）。虽然在超微结构改性期间采用了不同的方法（例如辐射、化学溶液处理等），从而对膜的寿命有了积极的影响。但是一些在交联过程中使用的化学（溶剂）的过度处理，可能会导致宿主组织中的炎症反应，与天然胶原膜相比会有更多的不良事件发生（Annen 等，2011；Becker 等，2009）。

糖交联胶原膜（OssixTM）于 2002 年（Friedmann 等，2002）首次应用于种植体周围骨缺损的植骨手术，技术与 e-PTFE 膜相似。此后，多项研究支持它在不同类型骨缺损的骨增量应用中（Friedmann 等，2011；Kim 等，2010；Lee 等，2015a）。

值得注意的是，与戊二醛交联和非交联胶原膜相比，糖交联胶原膜似乎在暴露于口腔的情况下比较有优势，因为它更耐降解（Klinger 等，2010）。此外，一项体外研究表明，交联膜（Ossix™ 和生物延伸™）能更耐细菌蛋白酶（Sela 等，2009）。然而，最近的一次系统综述显示，交联膜和非交联胶原膜之间的再生骨没有显著的差异（Jimenez Garcia 等，2017）。

(2) 聚合物膜：除了胶原蛋白，人们还提出了用于再生医学的其他天然聚合物，即壳聚糖（来源于甲壳素或氨基葡萄糖共聚物）和海藻酸钠（阴离子聚合物）。目前，有实验证据表明，壳聚糖和海藻酸钠基膜均能促进实验性骨缺损的骨再生，是用于 GBR 的理想材料（Lee 等，2009a；Teng 等，2009；Ueyama 等，2002、2006），但目前尚无临床证据。由于聚合物膜像胶原蛋白一样柔韧，建议将其与无机化合物（例如磷酸钙或羟基磷灰石）结合使用，以发挥其骨传导和生物可吸收特性（Lee 和 Mooney，2012；Lee 等，2012）。

一种基于天然聚合物的膜的替代品是以合成聚合物制作而成，如聚乙醇酸（PLA）、聚乙二醇酸（PGA）、聚 ε 己内酯（PCL）、聚羟基缬氨酸、聚羟基丁酸、聚乙二醇（PEG）及其共聚物。它们在 GBR 和 GTR 术式中得到了广泛的应用，主要是由于它们具有较好的生物相容性、可控的生物降解性、可管理性、可加工性和药物包封性能（Wang 等，2016）。然而，它们也与胶原膜有相似的机械缺点，如稳定性降低和刚性缺乏。此外，在降解过程中，这些合成聚合物可能会引起明显的炎症反应，反过来可能对再生结果产生负面影响（Gentile 等，2011）。

不同类型的由聚乙二醇水凝胶制成的可吸收聚合物已在实验室和临床上进行了相关研究，以了解其作为 GBR 屏障的应用可能性（Jung 等，2006；Thoma 等，2012；Zambon 等，2012）。值得注意的是，虽然 PEG 膜表现出适当的可封闭特性，并能有效地刺激种植体周围的骨形成（Jung 等，2006，2009）。但是建议外科使用时应特别注意，这可能导致膜的早期破裂，对治疗结果会产生负面影响（Zambon 等，2012）。

然而，Jung 等在 2015 年的报道中说，在长达 5 年的随访中，PEG 膜在牙种植体周围的骨再生方面与胶原膜获得了同样成功的结果。

与胶原膜相比，使用聚合物膜提高了膜的吸收速率，但这与使用的聚合物类型有关（Elgali 等，2017）。例如，与单独使用 PLA 相比，PLA 和 PCL 膜的共聚物具有更好的抗降解能力（Gentile 等，2011）。聚合物的分子量也可以在制造过程中进行调整（不同分子量的 PLA 膜：100 000mw vs 38 000mw），以改变其抗压强度，并最终为其在垂直骨增量中的应用提供数据参考（Asano 等，2013）。

近年来，聚合物膜的纳米衬底制备技术在生物医学领域引起了广泛的关注，其中包括组织工程领域。例如，静电纺丝是一种有利的技术，它可以生产具有较大表面积的薄纤维（平均直径在 0.2nm～5μm），具有优越的物理化学性质及易于加工的特点。对传统的静电纺丝技术进行不同的修改，可以制备适合 GBR 使用的膜，如细胞静电纺丝，其中活细胞和聚合物材料以支架和纤维的形式可直接进行静电纺丝（Jayasinghe 等，2007；Townsend-Nicholson 和 Jayasinghe，2006），或利用空气动力学辅助生物喷射和压力驱动来制备细胞纺丝（Arumuganathar 等，2009；Joly 等，2010）。

三、引导骨再生过程中的生物事件

在屏障膜下骨再生的过程遵循一系列精心安排的步骤，从而能够再现正常的成骨过程。基本上，骨吸收和骨形成的循环是由骨细胞引导的，具体是由破骨细胞和成骨细胞的联合活动来进行的。骨形成的级联，其特征是不同浓度的生长因子和成骨分子的演替，并已被 Schenk 等用 e-PTFE 膜在治疗犬下颌骨缺损中进行了组织学上详细描述（Schenk 等，1994）。

尽管参与骨愈合的具体原因和信号通路尚不清楚，但一些引导骨前体细胞募集和增殖，以及骨化过程的基因和相关蛋白已被明确识别（Al-Kattan 等，2017；Calciolari 等，2017a、2017b；Donos 等，2011；Ivanovski 等，2011）。特别是，有三类信号分子已被证明起着关键作用：促炎细胞因子、生长因子和骨形态发生蛋白（Dimitriou 等，2011）。在促炎细胞因子中，白细胞介素 -1（IL-1）、白细胞介素 -6（IL-6）和肿瘤坏死因子 -α（TNF-α）在骨形成和骨吸收的初始阶段有特别表达。它们是由巨噬细胞、炎症细胞和间充质细胞（MSC）分泌的，在启动从骨吸收开始的下游反应并导致骨再生中起着至关重要的作用（Kon 等，2001；Dimitriou 等，2005）。已知有几种生长因子可以调节成骨细胞和骨形成，即转化生长因子 -β（TGF-β）、成纤维细胞生长因子（FGF）、胰岛素样生长因子（IGF）和血小板衍生生长因子（PDGF）。例如，TGF-β 在骨形成的初始阶段由血小板释放，但也由成骨细胞和软骨细胞分泌（Bolander，1992；Bostrom，1998；Lieberman 等，2002）。它能趋化性地刺激成骨细胞前体的增殖，在骨形成和骨吸收的耦合中发挥重要作用，并刺激细胞外蛋白的产生（Lieberman 等，2002）。在 TGF-β 家族中，骨形成蛋白（BMP）是在胚胎发育过程中表达的分泌信号分子，调节参与骨形成级联的不同细胞类型的生长、分化和凋亡（Hughes 等，2006）。细胞外基质是 BMP 的主要来源，BMP 通常由间充质细胞、成骨细胞和软骨细胞分泌（Dimitriou 等，2005）。在 BMP 中，BMP-2、BMP-4、BMP-7 和 BMP-9 具有显著的骨诱导活性，并能促进成骨细胞前体的分化和增殖（Cheng 等，2003；Hughes 等，2006）。TGF-β/BMP 信号与丝裂原活化蛋白激酶（MAPK）、Notch、成纤维细胞生长因子（FGF）、旁分泌信号分子刺猬和无翅型小鼠乳腺肿瘤病毒整合位点（Wnt）等主要信号通路之间的相互作用对于协调成骨细胞分化、骨稳态维持和骨骼发育至关重要（Chen 等，2012）。骨形成过程也与新血管的形成密切相关，这一现象也被称为"血管生成 – 成骨耦合"。事实上，新形成的血管需要为伤口提供营养、氧气、生长因子和细胞因子（Saran 等，2014）。同时，具有成骨细胞分化潜能的 MSC 位于血管内皮壁内，从而直接影响骨形成的部位（Maes 等，2010；Dirckx 等，2013；Maes 和 Clemens，2014）。

笔者的研究小组是最早在不同类型的屏障膜覆盖的骨缺损中表征基因和蛋白质表达的小组之一。当颅内和颅外 e-PTFE 膜用于颅骨 CSD 中的 GBR 时，再生组织的转录分析显示，与愈合后 15 天相比，再生组织在 7 天时的免疫和炎症反应及血管生成明显上调（Al-Kattan 等，2017）。相反，在第 15 天，更复杂的细胞活性被过度表达，包括核糖体活性、细胞外基质形成、生长因子、激素和酶活性。因此，笔者描述了屏障膜下骨性伤口的渐进成熟过程，其中最初的炎症阶段被增生阶段所取代，肉芽组织被编织骨所取代。

当 CSD 中采用钛盘或钛穹顶而不是 e-PTFE 膜作为 GBR 屏障时，基因表达和蛋白质组学表达分析清楚地表明，钛的表面特性能够显著影响基因表达。更具体地说，适度粗糙的表面通过上调参与骨发生、血管生成和间充质细胞分化有关的基因，从愈合 14 天开始，加速了骨形成过程（Donos 等，2011；Ivanovski 等，2011）。此外，与疏水性中等粗糙表面相比，亲水性中等粗糙表面通过在愈合 4 天时下调炎症通路，并在愈合 7 天时上调成骨相关通路，进一步促进了骨形成（Calciolari 等，2018b）。

在蛋白质组学水平上，骨再生过程中发生的通路和分子事件的连续性首次在使用颅内外胶原膜和 DBBM 移植物治疗的大鼠颅骨 CSD 中得到描述（Calciolari 等，2017）。这项研究还揭示了 DBBM 的存在是如何延缓骨形成的过程的，因为在动物的蛋白质组中，只有已知的在骨形成和成熟后期发挥作用的有限的蛋白质被识别出来。

近年来，骨免疫学的研究主要集中在骨愈合和再生过程中骨细胞与免疫细胞的相互作用。来自现有临床前模型的证据表明，免疫介导的事件与连接炎症细胞因子与骨反应 [合成和（或）分解代谢] 的炎症性骨溶解有关（Gruber，2019）。尽管今天这些生物学机制还不完全清楚，但将细胞和分子基础转化为临床应用似乎很有前景，因此需要更多的研究。

四、GBR 膜的临床前应用

GBR 的原理已经在不同的临床前模型中进行了测试，例如在下颌骨、根尖周、长骨、颅骨、种植体周围产生的缺损中，用于健康和疾病模型中进行骨嵴保存/增量和上颌窦内外提升（Calciolari 等，2017；Donos 等，2015；Retzepi 和 Donos，2010）。

特别是，临界尺寸缺损（CSD）被广泛地用作标准缺损的证明，以测试再生技术（如 GBR）的再生能力。临界尺寸缺损（CSD）被定义为"在动物的一生中，特定骨骼和物种中最小尺寸的不会自发愈合的骨内伤口"（Schmitz 和 Hollinger，1986）。在不同的解剖位置和不同的动物中使用了不同大小的 CSD 模型，但颅骨 CSD 是最常用的模型之一，特别是在大鼠和兔子中（Donos 等，2015；Vajgel 等，2014）。颅骨 CSD 可以很容易地使用环钻来创建，并且已经被广泛地报道，通过应用单个非塌陷膜来覆盖缺损，或者在缺损的颅内（硬脑膜）一侧的内侧膜结合颅外一侧的外侧膜，可以实现颅骨的完全再生。颅骨 CSD 骨再生的成功归功于空间的维持（膜不应塌陷到缺损中）和在愈合阶段排除周围软组织的长入（Donos 等，2004；Mardas 等，2002；Verna 等，2002；Wiltfang 等，1998）。

颅骨 CSD 因其诸多优点而被广泛应用，例如颅骨的惰性，手术入路的方便性，以及由于硬脑膜和覆盖皮肤的存在而为生物材料提供的增强支持有关。此外，颅骨的结构允许其以均匀和可复制的方式产生标准化缺陷（Gomes 和 Fernandes，2011）。在颅骨 CSD 中，骨形成仅从缺损边缘开始，并向心方向发展，逐渐填充原来的缺损。与骨内缺损、裂隙缺损或牙槽缺损相比，这些缺损被认为是极具挑战性的，在这些缺损周围的所有骨表面都可能促进再生过程，并充当骨祖细胞的

蓄水池。因此，它们可能对小动物特别有用，如大鼠和兔子，因为它们具有很高的自愈能力。另外，颅骨缺损不适合评估生物力学负荷，特别是早期愈合阶段，他们可能只允许收集和分析有限数量的组织。

在很多动物研究中，用于空间维持的圆顶、胶囊和圆柱体等也被当作不可吸收的封闭的屏障，以促进骨再生。其思想初衷是应用一种刚性空心装置，它可以承受塌陷，并维持骨形成的空间，并且由一种生物相容性材料组成，理想情况下具有骨传导特性（Donos 等，2015）。由于圆顶在动物的骨骼轮廓之外创造了一个稳定的隐蔽空间，它不仅允许研究骨缺损的再生，而且还允许研究在基因决定的骨骼边界之上的新骨的形成过程，即新骨形成。在一些以前不存在的骨的区域，在刚性支持下再生骨的长期稳定性已经在许多研究中得到了证明（Kostopoulos 等，1994；Lioubavina 等，1999）。

圆顶/胶囊主要应用于大鼠、兔子和狗的不同的骨骼部位。特别是，由于其解剖特征，颅骨是应用圆顶模型的首选部位之一（Linde 等，1993；Lundgren 等，1995；Mardas 等，2011；Zigdon-Giladi 等，2013；Zigdon 等，2014），尽管它也被应用于下颌升支（Donos 等，2005；Kostopoulos 等，1994；Mardas 等，2003）和胫骨（Hjorting-Hansen 等，1995）。

几种不可吸收材料，如膨胀聚四氟乙烯（e-PTFE）（Kostopoulos 等，1994；Linde 等，1993；Mardas 等，2003；Donos 等，2005）、用钛加固的 e-PTFE（Okazaki 等，2005；Retzepi 等，2010）、 钛（Lundgren 等，1995；Renvert

等，1996；Tamura 等，2005）、金（Zigdon 等，2014；Zigdon-Giladi 等，2013）、硅酮（Slotte 和 Lundgren，1999）和陶瓷（Anderud 等，2015），以及一些可吸收材料，如聚乙醇酸（Hammerle 等，1997；Schmid 等，1997；Wallkamm 等，2003），已成功地用于生产圆顶。

图 5-5 显示了一个钛穹顶的图形，笔者所在小组使用钛穹顶来研究引导骨再生过程中发生的分子事件，以及糖尿病和骨质疏松症等系统性疾病对骨形成过程的影响（Calciolari 等，2018b；Lee 等，2013 年；Mardas 等，2011）。

在不同的动物模型中，屏障膜单独或与不同的骨移植相结合也被实验应用于促进拔牙后牙槽嵴和萎缩性嵴的再生（Donos 等，2002a、2002b；Smukler 等，1995；Sun 等，2017；von Arx 等，2001）。此外，GBR 被用来促进新鲜拔牙窝内即刻种植体周围骨形成（Gotfredsen 等，1993；Warrer 等，1991），以及种植体周围的水平和垂直骨再生（Jung 等，2017；Simion 等，2007b；Thoma 等，2017）和上颌窦内外提升术（Bresaola 等，2017；Iida 等，2017）。

尽管 GBR 已经是临床上一种很成熟的技术，但该领域的临床前研究仍在进行中，特别是为了研究骨形成过程不同阶段所涉及的分子机制和途径，这可能是未来治疗的目标（Calciolari 和 Donos，2018；Calciolari 等，2017、2018b；Donos 等，2019）。同时也可以用来测试新的生物活性分子（Moschouris 等，2017）。此外，不同的 GBR 实验模型正在被用来评估系统性疾病对骨形成的影响（Calciolari 等，2017、2017；Retzepi 等，2010、2018）和测试新的生物工程材

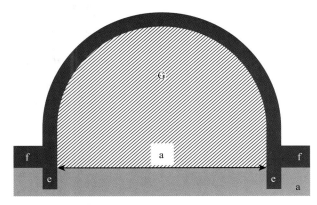

▲ 图 5-5　钛穹顶的示意

每个穹顶的直径为 5mm（a），高度为 3mm（G）；穹顶（e）的边缘被小心地放置在环钻毛刺创建的凹槽内，穹顶通过穿过衣领（f）的镀金微型螺钉进一步稳定（经许可转载，引自 Calciolari 等，2017）

料，这些材料可以在具有挑战性的情况下增强再生过程，例如释放生物活性因子的膜，促进垂直骨再生（Kim 等，2018；Simion 等，2009）。

五、GBR 膜的临床应用

GBR 手术已被成功地应用于萎缩性牙槽嵴的再生、种植体周围缺损的再生（在同时和分期的手术中）、促进位点保存和上颌窦内外提升等术式的骨形成（Retzepi 和 Donos，2010）。

（一）水平骨增量

关于人类 GBR 的第一份出版物可以追溯到 1990 年，当时 Nyman 等（1990）报道了 2 个病例，分别是应用 GBR 于种植体植入时的骨再生和种植体植入前的萎缩性牙槽嵴再生。同年 Buser 等（1990）发表了 12 例使用 e-PTFE 膜在种植体植入前萎缩性牙槽嵴再生的病例系列。在那次研究中，有 3 例患者发生急性感染，需要早

期移除膜，而在其余 9 例患者中，平均骨增量为 1.5～5.5mm。次年 Dahlin 等（1991）证实了 GBR 在植入后 1～3 年内的同期植入效果。图 5-6 显示了 1 例水平骨增量与植入同时进行的自体骨骨屑、DBBM 颗粒和胶原膜的组合。在图 5-7 中，还显示了在上颌第二前磨牙拔除后即刻植入的情况。在这种情况下，种植体周围的骨缺损被 DBBM 颗粒移植物所填充，然后被胶原膜覆盖。

在 2008 年，笔者所在小组的系统性回顾认为，用缺乏适当设计的随机对照研究来评估 GBR 对种植体周围水平骨增量的疗效有失偏颇（Donos 等，2008）。只有两个同时行位点保存术的对照研究被认可，他们报告的种植体总体存活率为 95.8%～100%，与在原始位点记录的种植后 24～59.1 个月的种植体存活率（97.3%～100%）相当。值得注意的是，当包括非对照研究时，在 12 个月至 5 年的观察期内，GBR 的成功率（表示为暴露种植体表面的完全覆盖）为 71.4%～100%。这一广泛的成功率表明有许多因素，诸如膜暴露、皮瓣裂开、感染和并发症等，都可以显著影响 GBR 手术的临床结果。随后的一项研究提供了证据，表明牙槽嵴的开裂和开窗可以在植入种植体时，用 GBR 成功地治疗（平均种植体存活率 92.2%，平均并

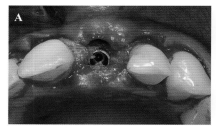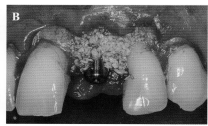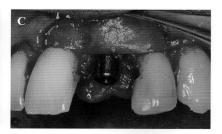

▲ 图 5-6　种植牙周围的水平骨再生，这是与自体骨骨屑和 **DBBM** 颗粒的结合，覆盖可吸收的胶原膜（图片由意大利 **Federico Rivara** 博士提供）

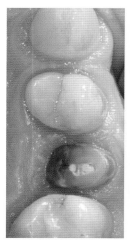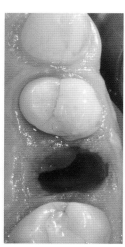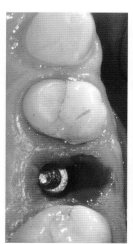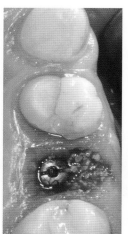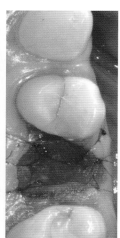

▲ 图 5-7　在拔除左上颌第二前磨牙后，即刻进行种植体植入；种植体周围的间隙被 **DBBM** 颗粒填充，并在顶部放置可吸收的胶原膜（图片由意大利 **Federico Rivara** 博士提供）

发症率 4.99%），而对于有水平缺损的部分无牙嵴，GBR、骨块移植和嵴扩张等术式均已被证明是有效的（Milinkovic 和 Cordaro，2014）。最近，在第 15 届 EFP 共识上发表了两篇水平骨增量的系统综述。Thoma 等（2019）的研究表明，种植体植入术同期水平骨增量中，最常用的是异种颗粒移植物和可吸收膜的组合，其平均缺损修复率为 81.3%（范围为 56.4%~97.1%）。种植前的水平骨增量结果也被证明是可预测的，在大多数情况下可以进行植入术，尽管有时需要额外的 GBR 操作（Naenni 等，2019）。值得注意的是，与使用自体骨（1.06mm；95%CI 0.21~1.92mm；P=0.01）相比，异种骨骨增量术区（带 / 不带自体骨）的移植物绝对吸收率明显降低，并且发现年龄与移植物的吸收有显著关系。

在骨增量术式预后的稳定性方面，最近另一项基于 RCT 的系统综述表明，GBR 的平均水平骨增益为 3.61mm ± 0.27mm，6 个月后的平均吸收为 1.22mm ± 0.28mm（Elnayef 等，2018）。

近年来，每当 GBR 应用于种植体唇颊侧暴露时，"三明治骨增量技术"就会被提及（Fu 等，2014；Garaicoa 等，2015；Lee 等，2009b；Park 等，2008）。根据这项技术，应使用自体骨覆盖暴露的种植体，然后是一层颗粒皮质骨（人脱矿皮质骨或牛羟基磷灰石）。最后使用胶原膜覆盖和保护移植物（Lee 等，2009b）。这样做的目的是模拟天然骨的组成，因为自体骨的内层会被渐变替代并促进早期骨整合，而外部被缓慢吸收的皮质骨颗粒能够保持空间并具有骨传导特性（Wang 等，2004）。

近年来，基于 GBR 骨再生的长期稳定性在种植体周围缺损中的临床、影像学和组织学上得到了证实。特别是，使用锥束计算机断层扫描（CBCT）（平均厚度 1.6~2.3mm）进行 5~9 年的随访后发现（Buser 等，2013），之前自体骨、DBBM 和胶原膜联合的 GBR，再生的（种植体）唇颊侧硬组织能够长期维持。同一组发表的根据相同方案进行的 12 个自体骨增量术后 14~80 个月的活检结果（Jensen 等，2014）却表明，只有 32% ± 9.6% 的活检组织中填充了 DBBM，更多的是大量的成熟骨（40.6% ± 14.6%）。此外，发现多达 70.3% ± 15.5% 的 DBBM 颗粒完全嵌入到成熟骨中。Jung 等（Jung 等，2015）通过 X 线片检查（CBCT）评估与 GBR 同期植入种植体后 5 年的骨再生状况。与植入异种移植物和胶原膜（4.3mm ± 1.5mm）后的颊侧垂直骨增益相比，植入异种移植物和聚乙二醇膜（4.8mm ± 2.6mm）的术后结果没有发现统计学上的显著差异。

（二）垂直骨增量

GBR 最具挑战性的应用之一是促进垂直向的骨增益（VRA）。Hammerle 等（1996）是第一批证明使用 GBR 技术能在人类基因决定的范围之外有再生骨的可能性（新成骨）。由于缺乏支持血凝块和移植物稳定的骨壁，以及血管生成需要与原始骨达到一定距离的事实，VRA 被认为是牙科中最不可预测的手术之一。最近的一项系统综述表明，GBR 是 VRA 最常用的方法，其加权平均增益为 4.18mm，并发症发生率为 12.1%（Urban 等，2019）。值得注意的是，当使用可吸收膜时，平均垂直骨增益为 3.51mm，而不可吸收膜的平均骨增益为 4.42mm；（n=13；95%CI 3.97~4.87；

$P < 0.001$）。交联膜获得了 4.19mm 的骨增益，天然胶原膜为 2.66mm。有趣的是，在 GBR 中，不可吸收的膜并发症发生率为 6.9%，而可吸收膜的并发症发生率为 22.7%。在不可吸收膜中，d-PTFE 膜比 e-PTFE 膜更不容易发生并发症（4% vs 8%），这可能是由于 e-PTFE 膜的封闭性降低，更容易被细菌穿透所致。当将 GBR 与骨块植骨进行比较时，GBR 的结果明显较好 [加权平均差（WMD）1.34mm；95%CI 0.76～1.91；$P < 0.001$]。此外，在自体骨块植骨中加入钛网会有更高的垂直骨增益（WMD 1.20mm；95%CI 0.04～2.36；$P < 0.001$）。

钛网因其良好的空间维持效果而经常在临床上与移植材料同时使用（图 5-8）。可吸收膜也可以被放置于不可吸收的钛网上使用，以提高其空间维持性能，特别是在 GBR 的垂直方向，同时还有防止结缔组织通过钛网的大孔向下生长的风险。

最近的一项随机对照临床研究表明，在下颌骨后牙区使用两种不同的不可吸收膜结合移植材料（d-PTFE 膜与覆盖可吸收胶原膜的钛网）进

行 GBR 后，垂直骨增益方面的比较（测量为种植体肩台与第一可见骨－种植体接触之间的垂直距离），相差不大，并发症发生率在 5%～21.1%，组间也无显著性差异（Cucchi 等，2017）。

需要指出的是，钛网可以通过计算机设计和定制来适应骨缺损的特定解剖结构（Otawa 等，2015）。图 5-9 显示的是 1 个计算机设计的定制钛网重建左上中切牙骨缺损的例子。Sumida 等（2015）比较了使用计算机辅助设计定制的钛网和用于萎缩性上颌骨增量的常规钛网。其手术时间和使用螺钉的数量在 CAD-CAM 钛网组明显低于常规组，而黏膜破裂与钛网暴露的发生率和感染率在各组之间没有差异。

屏障膜也被提出用于保护自体骨块移植而免受吸收。虽然膜与骨块移植物的结合具有可预测的结果（Antoun 等，2001；Buser 等，1996），但对动物和人类研究的两项系统综述的结果因为证据水平太差，而无法就其临床相关性得出强有力的结论（Gielkens 等，2007；Khojasteh 等，2013）。

（三）牙槽嵴的保护

GBR 另一个常见的应用是促进拔牙后牙槽窝内新骨的形成，无论是使用可吸收膜（Lekovic 等，1998）还是不可吸收膜（Lekovic 等，1997），同时也可以结合不同的移植材料（Barone 等，2008；Cardaropoli 和 Cardaropoli，2008；Iasella 等，2003；Mardas 等，2010；Vance 等，2004）。最近的一项系统综述报道，与无辅助治疗相比，拔牙后的位点保存可防止水平向骨吸收（平均 1.99mm）、颊侧垂直向（平均 1.72mm）和

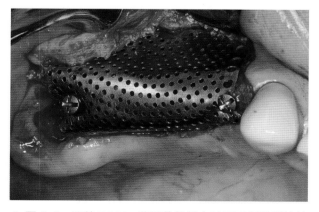

▲ 图 5-8　颗粒 DBBM 移植物放置在钛网下促进萎缩性牙槽嵴的再生；钛网被用 2 个钛钉固定（图片由意大利 Federico Rivara 博士提供）

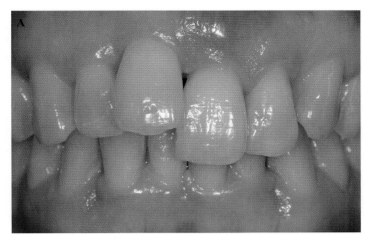

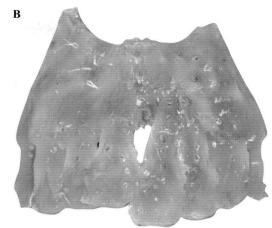

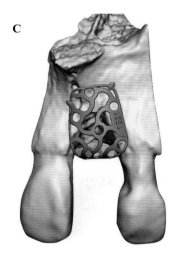

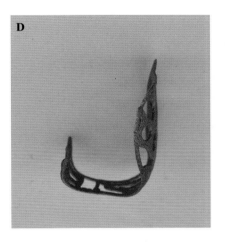

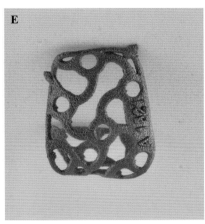

▲ 图 5-9　**A.** 患者左上切牙无法保留并周围牙槽骨裂隙需要修复重建的临床图片；**B.** 立体光刻模型；**C.** 制作前钛网的数字模型方案；**D** 和 **E. CAD-CAM** 制作的钛网侧面和正面视图（图片由意大利 Federico Rivara 博士提供）

舌侧垂直向（平均 1.16mm）骨吸收。应用异种骨或同种异体骨并覆盖可吸收胶原膜或快速吸收的胶原海绵，在牙槽嵴水平向保存方面产生了最有利的结果（Avila-Ortiz 等，2019）。

（四）上颌窦提升

当在上颌窦提升过程中应用可吸收膜覆盖外侧壁窗口时，也可使用 GBR 原理（Barone 等，2013；Tarnow 等，2000）。然而，最近的一项系统综述得出结论，屏障膜的存在和所使用的移植物材料似乎不会显著影响上颌窦提升过程中新形成的骨量（组织形态测量结果）（Suarez-LopezDelAmo 等，2015）。

六、生物膜和屏障膜

骨促进膜在 GBR 中的作用最初是基于被动保护伤口环境免受周围软组织的侵入。

然而，最近的研究是同时针对屏障膜的材料方面及宿主的组织反应（Omar 等，2019）。其目的是提高膜的有效性，超越其屏障的作用，并通过将生长因子和（或）抗生素等生物制剂结合于膜内，来促进增益的新骨形成。

再生医学中研究的所有生物学方法都是基于骨再生过程中发生的以下基本事件：炎症、前体细胞的募集、细胞迁移和增殖、新生血管、成骨分化，以及最终的骨形成和重塑。生物制剂（例如激素、细胞因子、生长因子）参与到不同阶段：例如，FGF-2 或 VEGF 主要在愈合的早期阶段活跃，而 BMP 在后期发挥作用。因此，现代再生医学的最终治疗目标是通过将这些启动子分子及时有效地导入到局部环境中来促进骨再生（仿生组织工程），这是考虑在某些情况下（例如大的缺损修复，组织功能受损），内源性的生物信号在类型和（或）数量上不足以再生受损的组织，因此增加外源性的生物制剂是必要的（Dang 等，2018）。

近年来，一些实验研究已经开始将不同的生长因子和信号分子与生物支架 / 膜协同传递的可能性。其中一种记载最多的方法之一是将细胞外基质分子（即细胞黏附蛋白，如纤维连接蛋白、玻璃连接蛋白、骨桥蛋白等）、生长因子或药物（Perez 等，2015）结合于生物支架内。作为一种替代方法，人们提出在支架结构中加入生物分子，为周围细胞提供适当的线索并调节其增殖和分化（Perez 等，2015）。在常用的生物分子中，有药物、生长因子和基因，它们应该在预期的时间段内被释放。但是仍然需要优化解决的关键问题是如何在生物支架内安全地装载这些制剂分子，并且是以可控的方式。生物制剂大多是与特定的载体一起应用，如钙质海绵和生物支架，以增加其局部浓度或延长其作用时间。成骨分子的替代应用途径包括合成 / 天然聚合物（例如胶原、壳聚糖、海藻酸钠、明胶、聚乙醇酸）和天然蛋白质材料（如纤维蛋白、角蛋白、蚕丝）（Kowalczewski 和 Saul，2018）。例如，在使用颅骨临界尺寸缺损模型的临床前研究中，采用 PCL/ 明胶纤维基质结合基本的 FGF 并将其传递到缺损中。这项研究报告了缺损中新形成的骨增益及是否使用 FGF（Lee 等，2015b）。最近的一项临床前研究试验了胶原膜的骨再生能力，该胶原膜通过制造穿孔和结合 BMP-9[通过质粒 DNA（pDNA）或化学修饰 RNA（cmRNA）编码]（Khorsand 等，2018）。组织学和放射学（微型计算机断层扫描）发现，这些穿孔胶原膜是可行的候选生物活性屏障。由于胶原是骨细胞外基质的天然成分，胶原膜或许能够捕获伤口环境中的生物因素，类似于骨细胞外基质所做的那样。然而，一个仍然没有完全解决的挑战是胶原膜的发展是一种持续的行动而不是爆裂释放，以模仿自然愈合过程。

另一种选择是，根据 GBR 的概念，生物制品通过注射或与骨移植物结合并用屏障膜覆盖到骨缺损处。例如，当应用不可吸收的 e-PTFE 膜覆盖 RhBMP-2 治疗下颌缺损时（Linde 和 Hedner，1995），或当涂有 RhGDF-5 或 RhBMP-2 并被胶原膜覆盖的 DBBM 阻滞用于增强慢性肺泡缺损时，取得了积极的再生结果（Schwarz 等，2008）。

目前，FDA 批准的上颌面部骨再生生物活性因子只有 BMP-2、釉质基质衍生物（EMD）和不同的自体血小板浓缩物（APC），如血小板衍生生长因子（PDGF）和富含血小板纤维蛋白（PRF）。虽然临床前和临床上对骨形成有积极影响的最高证据与 BMP-2 有关，最低证据与釉原蛋白有关，但现有研究的巨大异质性不允许支持在临床实践中常规实施生物活性药物（Donos 等，2019）。

结合膜和支架的细胞移植已被提出，用来增强 GBR 的预后。由于间充质干细胞（MSC）在成骨中起着关键作用，因此研究了这些细胞与屏障膜 / 支架相结合的潜力。对于大多数 MSC，在空间维持支架内植入脂肪组织干细胞显示出更好的疗效（Arrigoni 等，2013）。当与生长因子如 BMP-2 或富含血小板的血浆相结合时，脂肪组织干细胞的骨再生能力进一步提高（Chou 等，2011；Tajima 等，2015）。这些移植的成骨细胞也被联合应用于屏障膜、骨移植及生物制剂，具有良好的骨增强结果（Ding 等，2019；Pieri 等，2010；Semyari 等，2016）。

最近的一项综述报道，从临床研究中可以获得有限和异质的证据，但有人认为，植入细胞最常见的是全骨髓吸出物（BMA）或浓缩骨髓吸出物（BMAC），与单纯植入支架相比，结合生物材料支架在窦道扩大术和水平嵴扩大术中可获得更好的骨再生（Shanbhag 等，2019）。他们还得出结论，虽然目前的证据表明细胞治疗在某些临床适应证中有好处，但目前尚不清楚在骨再生方面，使用体外扩增的细胞，无论是未承诺的还是承诺的，在骨再生方面是否优于整个组织组分。

近年来，借助纳米技术和组织工程，生物活性多层功能梯度膜（FGM）开始在实验室环境中设计和研究（Sam 和 Pillai，2014）。膜的物理性质可以被改变并且膜结构可以在功能上被分级，同时区域依赖的生物活性就可以被提供。多层膜的预期优点是通过增加膜芯层中的聚合物含量来获得尺寸稳定性的可能性，同时，通过向骨界面制造纳米羟基磷灰石层和面向软组织的含有抗生素或生长因子的层来增强骨的形成。最近的一项体外研究表明，由含有阿奇霉素的医用级聚己内酯（MPCL）电纺纤维制成的 GBR 膜具有预防感染和骨增强作用，并具有免疫调节特性（通过巨噬细胞 M_2 表型极化）（Mathew 等，2017）。同样，四环素（Kutan 等，2016）、甲硝唑（Xue 等，2014a、2014b）或无机物（如银）（Zhang 等，2010）已被加载到屏障膜中，并且体外和体内研究表明，在感染控制方面取得了令人鼓舞的结果。

目前主要相关的临床并发症是使用 GBR 屏障膜的早期 / 晚期暴露、感染、最终骨增量的失败。因此，将生物因素纳入屏障膜可以帮助执行无并发症的干预措施，从而提高 GBR 程序的临床有效性，特别是在受损的临床情况下。在此阶段，在实施到临床实践之前，以下几个方面仍有待阐明：生物因素的可预测释放 / 吸附，无论是否释放的形式已经处于失活状态，以及现有的生物活性分子失活。

再生医学的潜在可能性还包括将离子纳入生物材料（例如，控制释放离子，如锶、硼、镁）和基因治疗成骨生长因子传递（例如 MMP-9、FGF-2）。基因传递是获得持续产生组织诱导因子的一种通用策略。基因激活的支架由功能化的生物材料支架组成，作为基因传递的仓库，同时提供结构支持和新组织沉积的基质（Gower 和

Shea，2013）。它们可以克服直接和间接传递系统的局限性，因为它们诱导身体自身的细胞稳定地产生特定的蛋白质。

七、屏障膜的成骨作用的新见解

虽然膜作为物理屏障可以防止不必要的细胞迁移到骨缺损是得到公认的，并且这是引导骨再生原理的基础，但是越来越多的令人信服的证据表明，膜也作为生物活性间隔，直接促进导致骨形成的生物事件（Omar 等，2019）。

事实上，一系列主要关于可吸收胶原膜的研究表明，膜相关的微环境被缺损内的细胞迅速感知，这些细胞通过上调参与细胞募集和分化的重要介质来做出反应。在大鼠股骨缺损模型中（Turri 等，2016），采用一套分析技术 [组织学、组织形态学、定量聚合酶链反应（qPCR）、蛋白质印记和免疫组织化学] 研究猪小肠黏膜下层胶原膜如何调节骨形成过程。值得注意的是，与未治疗的假缺损中这些基因的表达相比，可吸收膜诱导了 TNF-α 的早期（3 天）上调，以及与骨形成（OC）和骨重塑 [降钙素受体（CTR）、组织蛋白酶 K（CatK）和 RANKL] 相关的基因的上调。此外，他们还表明，虽然天然膜已经表达 FGF-2，但植入缺陷后，膜室内细胞 FGF-2、BMP-2 和 TGF-β 的表达稳步增加，而 VEGF 的表达在 3 天内最高，然后稳步下降。相关分析显示，膜中生长因子（BMP-2、FGF-2 和 TGF-β）的表达与骨缺损中骨形成和重塑的分子活动之间存在密切关系。随后的一项研究还证实，可吸收膜的类型为细胞迁移、黏附和分化（主要是单核 /

巨噬细胞和成骨细胞）提供了线索（Elgali 等，2016）。Suleimenova 等（2017）在实验 GBR 模型中比较了与三种不同屏障膜和两种骨替代物相关的成骨相关基因的表达。他们认为不同的生物材料对成骨过程的影响不同，含锶羟基磷灰石胶原膜和 DBBM 的组合导致差异表达基因的数量最多（例如，表皮生长因子、MCSF、AHSG、MMP13）和最佳组织学特征。

在 1 个颅骨的极限骨缺损模型中，应用了颅内和颅外层的非交联猪胶原膜和 DBBM，免疫荧光分析表明，在愈合的 7～30 天，膜室内和骨缺损内细胞表达的骨形成标志物（骨桥蛋白、骨钙素和骨唾液蛋白）水平增加（Calciolari 等，2018a）。从愈合 14 天开始，骨形成标志物在缺损区和胶原膜内均呈现明显的阳性。此外，组织学分析表明，虽然胶原酶活性逐渐降解并失去其结构完整性，但新形成的骨逐渐嵌入胶原纤维并扩散到膜内（图 5-3B）。值得注意的是，最近的一项体外研究还表明，胶原膜迅速吸附从天然和脱矿骨屑中释放出来的 TGF-β（Caballe-Serrano 等，2017）。

在大鼠股骨中进行的一项实验研究比较了与使用两种可吸收膜有关的不同细胞和分子事件，一种是非交联的猪胶原 I 型和 III 型膜（BG），另一种是由猪胶原纤维与猪弹性蛋白（CXP）混合而成的非交联膜（Omar 等，2018）。虽然在组织学上屏障下新形成的骨量相似，但基因表达分析显示 BG 组在 3 天时膜室中 BMP-2 的表达较高。相反，在 3 天和 21 天时，CXP 膜处理的缺陷室中 BMP-2 的表达都较高。有趣的是，膜中 BMP-2 的表达与缺陷中 BMP-2 的表达呈正相关，而膜中 FGF-2 的表达与缺陷中的炎性细胞因子、TNF-α 和 IL-6 呈正相关。

关于不可吸收屏障膜的类似生物活性作用证据是有限的。特别是，据报道，与未处理的缺陷相比，PTFE 膜处理的骨缺损表现出更高的 cbfa-1 和骨钙素表达（Tanaka 等，2007）。此外，从 GTR/GBR 程序中提取的 PTFE 膜的体外培养研究证实，PTFE 相关细胞调节炎症信号并具有成骨特性（Kuru 等，1999；Wakabayashi 等，1997）。

最近颅骨 CSD 的一项实验研究支持了不可吸收膜在 GBR 中的有利作用，方法是通过上调 e-PTFE 膜下的骨信号分子（Wnt、IGF 和 BMP）来增强骨促进反应（Al-Kattan 等，2017）。

此外，在兔颅骨的一项研究中表明，具有不同表面特征的钛圆顶能够不同地调节参与炎症和骨形成的途径（Calciolari 等，2018b）。更具体地说，与中等粗糙的疏水钛圆顶（SLA）相比，中等粗糙的亲水性钛圆顶（SLActive）下调炎症（TNF、NK-κB 和趋化因子信号通路）和参与成骨细胞前体分化的上调通路（Wnt、MAPK、PI3K-Akt 信号通路）。

八、结论及未来研究方向

再生医学需要深入了解生命科学原理和生物材料的复杂性，才能成功地开发新的治疗方法。我们目前对调节骨形成不同阶段的不同细胞、分子和信号因子的知识正在提高，但仍然存在一些重要的差距，这可能在未来借助组学技术加以解决（Calciolari 和 Donos，2018）。

屏障膜的使用是 GBR 治疗理念的重要组成部分。自 30 多年前引入以来，屏障膜在性质、组成和生物活性方面都发生了演变，尽管目前还没有具有理想特性的屏障膜。最近研究的证据有力地证明 GBR 膜不是被动屏障，而是能够影响细胞迁移、趋化和促进多层次再生过程的主动屏障。

理想情况下，未来的 GBR 膜应该满足以下期望：降解时间的微调，根据临床需要控制可塑性 / 刚性，调节炎症反应，不同大小和形状的商业可用性，以适应各种缺陷，因为它们的应用取决于现有的部位解剖，促进骨再生，安全，无毒和非免疫原性，可预测的厚度和灵活性，以控制细胞 / 分子的侵袭，抗菌特性，并适用于载体或允许加入生物活性分子。

GBR 屏障膜正在不断发展，目前研究人员正在寻找不同的方法来满足可降解膜在力学性能和生物相容性方面的要求，通过不同的方法，包括添加无机填料 / 复合材料（例如镁、钙、锶），产生功能梯度结构，或合成聚合物 / 共聚物的表面修饰，以结合生物活性蛋白或生物分子（Caridade 和 Mano，2017；Gentile 等，2011）。功能梯度膜（FGM）的设计方式是，其组分例如微观结构和（或）组成沿其结构逐渐过渡，赋予它们不同的区域特征和特性（Claussen 等，2012）。因此，FGM 可以是一个很好的策略，以开发可植入的非均匀设备，能够促进骨再生，特别是如果与生长因子 / 生物活性分子的控制释放结合。

值得注意的是，最近对巨噬细胞极化的研究表明，它提高了膜的特性，而这种特性可能存在用以调节巨噬细胞的募集和行为的可能性。特别是，胶原膜似乎有很大的潜力，因为其表面特性，包括润湿性和表面电荷，以及孔隙率已经证明可以调节巨噬细胞的募集、极化和细胞因子的分泌（Chu 等，2017）。

最后，还值得一提的是，"材料组学"的概念正在逐步出现，并代表了通过计算生物学研究生物材料的科学。它可能导致生物医学科学方法的

范式转变，因为它通过将自然功能和过程（生物或"动态"相互作用）与传统材料科学观点（物理性质、化学成分、层次结构、力学行为）相结合来研究生物材料系统（Cranford 等，2013）。对完整材料体的了解将有可能使定制功能材料的开发积极地集成在一个系统中，并替代或补充生物因素。我们预计，这也将极大地影响 GBR 的概念，以及再生膜和支架的未来发展。

参考文献

[1] Al-Kattan, R., Retzepi, M., Calciolari, E., and Donos, N. (2017) Microarray gene expression during early healing of GBR-treated calvarial critical size defects. *Clin Oral Implants Res* 28 (10): 1248–1257.

[2] Anderud, J., Jimbo, R., Abrahamsson, P. et al. (2014) Guided bone augmentation using a ceramic space-maintaining device." *Oral Surg Oral Med Oral Pathol Oral Radiol* 118 (5): 532–538.

[3] Anderud, J., Abrahamsson, P., Jimbo, R. et al. (2015) Guided bone augmentation using ceramic space-maintaining devices: The impact of chemistry." *Clin Cosmet Investig Dent* 7: 45–53.

[4] Annen, B.M., Ramel, C.F., Hammerle, C.H., and Jung, R.E. (2011) Use of a new cross-linked collagen membrane for the treatment of peri-implant dehiscence defects: A randomised controlled double-blinded clinical trial. *Eur J Oral Implantol* 4 (2): 87–100.

[5] Antoun, H., Sitbon, J.M., Martinez, H., and Missika, P. (2001) A prospective randomized study comparing two techniques of bone augmentation: Onlay graft alone or associated with a membrane. *Clin Oral Implants Res* 12 (6): 632–639.

[6] Arrigoni, E., de Girolamo, L., Di Giancamillo, Y. et al. (2013) Adipose-derived stem cells and rabbit bone regeneration: Histomorphometric, immunohistochemical and mechanical characterization. *J Orthop Sci* 18 (2): 331–339.

[7] Arumuganathar, S., Suter, N., Walzel, P., and Jayasinghe, S.N. (2009) Aerodynamically assisted jetting and threading for processing concentrated suspensions containing advanced structural, functional and biological materials. *Biotechnol J* 4 (1): 64–72.

[8] A sano, K., Matsuno, T., Tabata, Y., and Satoh, T. (2013) Preparation of thermoplastic poly(L-lactic acid) membranes for guided bone regeneration. *Int J Oral Maxillofac Implants* 28 (4): 973–981.

[9] Avila-Ortiz, G., Chambrone, L., and Vignoletti, F. (2019) Effect of alveolar ridge preservation interventions following tooth extraction: A systematic review and meta-analysis. *J Clin Periodontol*.

[10] Bacakova, L., Filova, E., Parizek, M. et al. (2011) Modulation of cell adhesion, proliferation and differentiation on materials designed for body implants. *Biotechnol Adv* 29 (6): 739–767.

[11] Bachle, M. and Kohal, R.J. (2004) A systematic review of the influence of different titanium surfaces on proliferation, differentiation and protein synthesis of osteoblast-like MG63 cells. *Clin Oral Implants Res* 15 (6): 683–692.

[12] Barone, A., Aldini, N.N., Fini, M. et al. (2008) Xenograft versus extraction alone for ridge preservation after tooth removal: A clinical and histomorphometric study. *J Periodontol* 79 (8): 1370–1377.

[13] Barone, A., Ricci, M., Grassi, R.F. et al. (2013) A 6-month histological analysis on maxillary sinus augmentation with and without use of collagen membranes over the osteotomy window: Randomized clinical trial. *Clin Oral Implants Res* 24 (1): 1–6.

[14] Bartee, B.K. (1995) The use of high-density polytetrafluoroethylene membrane to treat osseous defects: Clinical reports. *Implant Dent* 4 (1): 21–26.

[15] Bartee, B.K. and Carr, J.A. (1995) Evaluation of a highdensity polytetrafluoroethylene (n-PTFE) membrane as a barrier material to facilitate guided bone regeneration in the rat mandible. *J Oral Implantol* 21 (2): 88–95.

[16] Basler, T., Naenni, N., Schneider, D. et al. (2018) Randomized controlled clinical study assessing two membranes for guided bone regeneration of peri-implant bone defects: 3-year results. *Clin Oral Implants Res* 29 (5): 499–507.

[17] Bassett, C.A., Campbell, J.B., Girado, J.M. et al. (1956) Application of monomolecular filter tubes in bridging gaps in peripheral nerves and for prevention of neuroma formation; a preliminary report. *J Neurosurg* 13 (6): 635–637.

[18] Becker, W. and Becker, B.E. (1990) Guided tissue regeneration for implants placed into extraction sockets and for implant dehiscences: Surgical techniques and case report. *Int J Periodontics Restorative Dent* 10 (5): 376–391.

[19] Becker, J., Al-Nawas, B., Klein, M.O. et al. (2009) Use of a new cross-linked collagen membrane for the treatment of dehiscence-type defects at titanium implants: A prospective, randomized-controlled double-blinded clinical multicenter study. *Clin Oral Implants Res* 20 (7): 742–749.

[20] Benic, G.I., Bernasconi, M., Jung, R.E., and Hammerle, C.H. (2017) Clinical and radiographic intra-subject comparison of implants placed with or without guided bone regeneration: 15-year results. *J Clin Periodontol* 44 (3): 315–325.

[21] Bolander, M.E. (1992) Regulation of fracture repair by growth factors. *Proc Soc Exp Biol Med* 200 (2): 165–170.

[22] Bostrom, M. (1998) Expression of bone morphogenetic proteins in fracture healing. Retrieved 0075674, dfy, 355, from http://ovidsp.ovid.com/ovidweb.cgi?T=JS&PAGE=reference&D=o vftc&NEWS=N&AN=00003086-199810001-00013.

[23] Bottino, M.C., Thomas, V., Schmidt, G. et al. (2012) Recent advances in the development of GTR/GBR membranes for periodontal regeneration – a materials perspective. *Dent Mater* 28 (7): 703–721.

[24] Bozkurt, A., Apel, C., Sellhaus, B. et al. (2014) Differences in degradation behavior of two non-cross-linked collagen barrier membranes: An in vitro and in vivo study. *Clin Oral Implants Res* 25 (12): 1403–1411.

[25] Bresaola, M.D., Matsumoto, M.A., Zahoui, A. et al. (2017) Influence of rapid- and slow-rate resorption collagen membrane in maxillary sinus augmentation. *Clin Oral Implants Res* 28 (3): 320–326.

[26] Bubalo, M., Lazic, Z., Matic, S. et al. (2012) The impact of thickness of resorbable membrane of human origin on the ossification of bone defects: A pathohistologic study. *Vojnosanit Pregl* 69 (12): 1076–1083.

[27] Buser, D. (2009) *20 Years of Guided Bone Regeneration in Implant Dentistry*. Quintessence Publishing Co, Inc.

[28] Buser, D., Bragger, U., Lang, N.P., and Nyman, S. (1990) Regeneration and enlargement of jaw bone using guided tissue regeneration. *Clin Oral Implants Res* 1 (1): 22–32.

[29] Buser, D., Dula, K., Hirt, H.P., and Schenk, R.K. (1996) Lateral ridge augmentation using autografts and barrier membranes: A clinical study with 40 partially edentulous patients. *J Oral Maxillofac Surg* 54 (4): 420–432; discussion 432–423.

[30] Buser, D., Chappuis, V., Bornstein, M.M. et al. (2013) Longterm stability of contour augmentation with early implant placement following single tooth extraction in the esthetic zone: A prospective, cross-sectional study in 41 patients with a 5- to 9-year follow-up. *J Periodontol* 84 (11): 1517–1527.

[31] Caballe-Serrano, J., Sawada, K., Miron, R.J. et al. (2017) Collagen barrier membranes adsorb growth factors liberated from autogenous bone chips. *Clin Oral Implants Res* 28 (2): 236–241.

[32] Calciolari, E. and Donos, N. (2018) The use of omics profiling to improve outcomes of bone regeneration and osseointegration. How far are we from personalized medicine in dentistry?" *J Proteomics* 188: 85–96.

[33] Calciolari, E., Donos, N. & Mardas, N. (2017a) Osteoporotic Animal Models of Bone Healing: Advantages and Pitfalls. *J Invest Surg.* 30: 342–350.

[34] Calciolari, E., Mardas, N., Dereka, X. et al. (2017b) The effect of experimental osteoporosis on bone regeneration: Part 2, proteomics results. *Clin Oral Implants Res* 28 (9): e135–e145.

[35] Calciolari, E., Mardas, N., Dereka, X. et al. (2017c) The effect of experimental osteoporosis on bone regeneration: Part 1, histology findings. *Clin Oral Implants Res* 28 (9): e101–e110.

[36] Calciolari, E., Mardas, N., Dereka, X. et al. (2018a) Protein expression during early stages of bone regeneration under hydrophobic and hydrophilic titanium domes. A pilot study. *J Periodont Res* 53 (2): 174–187.

[37] Calciolari, E., Ravanetti, F., Strange, A. et al. (2018b) Degradation pattern of a porcine collagen membrane in an in vivo model of guided bone regeneration. *J Periodontal Res* 53 (3): 430–439.

[38] Cardaropoli, D. and Cardaropoli, G. (2008) Preservation of the postextraction alveolar ridge: A clinical and histologic study. *Int J Periodontics Restorative Dent* 28 (5): 469–477.

[39] Caridade, S.G. and Mano, J.F. (2017 Engineering membranes for bone regeneration. *Tissue Eng Part A* 23 (23–24): 1502–1533.

[40] Chen, G., Deng, C., and Li, Y.P. (2012) TGF-beta and BMP signaling in osteoblast differentiation and bone formation. *Int J Biol Sci* 8 (2): 272–288.

[41] Cheng, H., Jiang, W., Phillips, F.M. et al. (2003) Osteogenic activity of the fourteen types of human bone morphogenetic proteins (BMPs). *J Bone Joint Surg Am* 85-A(8): 1544–1552.

[42] Chou, Y.F., Zuk, P.A., Chang, T.L. et al. (2011) Adiposederived stem cells and BMP2: part 1. BMP2-treated adipose-derived stem cells do not improve repair of segmental femoral defects. *Connect Tissue Res* 52 (2): 109–118.

[43] Chu, C., Deng, J., Sun, X. et al. (2017) Collagen membrane and immune response in guided bone regeneration: Recent progress and perspectives. *Tissue Eng Part B Rev* 23 (5): 421–435.

[44] Ciocca, L., Lizio, G., Baldissara, P. et al. (2018) Prosthetically CAD-CAM-guided bone augmentation of atrophic jaws using customized titanium mesh: Preliminary results of an open prospective study. *J Oral Implantol* 44 (2): 131–137.

[45] Claussen, K.U., Giesa, R., Scheibel, T., and Schmidt, H.W. (2012) Learning from nature: Synthesis and characterization of longitudinal polymer gradient materials inspired by mussel byssus threads. *Macromol Rapid Commun* 33 (3): 206–211.

[46] Cranford, S.W., deBoer, J., van Blitterswijk, C., and Buehler, M.J. (2013) Materiomics: An -omics approach to biomaterials research. *Adv Mater* 25 (6): 802–824.

[47] Cucchi, A., Vignudelli, E., Napolitano, A. et al. (2017) Evaluation of complication rates and vertical bone gain after guided bone regeneration with non-resorbable membranes versus titanium meshes and resorbable membranes. A randomized clinical trial. *Clin Implant Dent Relat Res* 19 (5): 821–832.

[48] Dahlin, C., Lekholm, U., and Linde, A. (1991) Membraneinduced bone augmentation at titanium implants. A report on ten fixtures followed from 1 to 3 years after loading. *Int J Periodontics Restorative Dent* 11 (4): 273–281.

[49] Dang, M., Saunders, L., Niu, X. et al. (2018) Biomimetic delivery of signals for bone tissue engineering. *Bone Res* 6: 25.

[50] Deligianni, D.D., Katsala, N.D., Koutsoukos, P.G., and Missirlis, Y.F. (2001) Effect of surface roughness of hydroxyapatite on human bone marrow cell adhesion,

proliferation, differentiation and detachment strength. *Biomaterials* 22 (1): 87–96.

[51] Dimitriou, R., Tsiridis, E., and Giannoudis, P.V. (2005) Current concepts of molecular aspects of bone healing. *Injury* 36 (12): 1392–1404.

[52] Dimitriou, R., Jones, E., McGonagle, D., and Giannoudis, P.V. (2011) Bone regeneration: Current concepts and future directions. *BMC Medicine* 9: 66.

[53] Ding, L., Tang, S., Liang, P. et al. (2019) Bone regeneration of canine peri-implant defects using cell sheets of adipose-derived mesenchymal stem cells and plateletrich fibrin membranes. *J Oral Maxillofac Surg* 77 (3): 499–514.

[54] Dirckx, N., Van Hul, M., and Maes, C. (2013) Osteoblast recruitment to sites of bone formation in skeletal development, homeostasis, and regeneration. *Birth Defects Res C Embryo Today* 99 (3): 170–191.

[55] Donos, N., Kostopoulos, L., and Karring, T. (2002a) Alveolar ridge augmentation by combining autogenous mandibular bone grafts and non-resorbable membranes. *Clin Oral Implants Res* 13 (2): 185–191.

[56] Donos, N., Kostopoulos, L., and Karring, T. (2002b) Alveolar ridge augmentation using a resorbable copolymer membrane and autogenous bone grafts. An experimental study in the rat. *Clin Oral Implants Res* 13 (2): 203–213.

[57] Donos, N., Kostopoulos, L., and Karring, T. (2002c) Augmentation of the mandible with GTR and onlay cortical bone grafting. An experimental study in the rat. *Clin Oral Implants Res* 13 (2): 175–184.

[58] Donos, N., Kostopoulos, L., and Karring, T. (2002d) Augmentation of the rat jaw with autogeneic corticocancellous bone grafts and guided tissue regeneration. *Clin Oral Implants Res* 13 (2): 192–202.

[59] Donos, N., Bosshardt, D., Lang, N. et al. (2005) Bone formation by enamel matrix proteins and xenografts: An experimental study in the rat ramus. *Clin Oral Implants Res* 16 (2): 140–146.

[60] Donos, N., Mardas, N., and Chadha, V. (2008) Clinical outcomes of implants following lateral bone augmentation: Systematic assessment of available options (barrier membranes, bone grafts, split osteotomy). *J Clin Periodontol* 35 (8 Suppl): 173–202.

[61] Donos, N., Retzepi, M., Wall, I. et al. (2011) In vivo gene expression profile of guided bone regeneration associated with a microrough titanium surface. *Clin Oral Implants Res* 22 (4): 390–398.

[62] Donos, N., Dereka, X., and Mardas, N. (2015) Experimental models for guided bone regeneration in healthy and medically compromised conditions. *Periodontol 2000* 68 (1): 99–121.

[63] Donos, N., Dereka, X., and Calciolari, E. (2019) The use of bioactive factors to enhance bone regeneration. A narrative review. *J Clin Periodontol*.

[64] Elgali, I., Turri, A., Xia, W. et al. (2016) Guided bone regeneration using resorbable membrane and different bone substitutes: Early histological and molecular events. *Acta Biomater* 29: 409–423.

[65] Elgali, I., Omar, O., Dahlin, C., and Thomsen, P. (2017) Guided bone regeneration: Materials and biological mechanisms revisited. *Eur J Oral Sci* 125 (5): 315–337.

[66] Elnayef, B., Porta, C., Suarez-Lopez Del Amo, F. et al. (2018) The fate of lateral ridge augmentation: A systematic review and meta-analysis. *Int J Oral Maxillofac Implants* 33 (3): 622–635.

[67] Fontana, F., Santoro, F., Maiorana, C. et al. (2008) Clinical and histologic evaluation of allogeneic bone matrix versus autogenous bone chips associated with titanium-reinforced e-PTFE membrane for vertical ridge augmentation: A prospective pilot study. *Int J Oral Maxillofac Implants* 23 (6): 1003–1012.

[68] Friedmann, A., Strietzel, F.P., Maretzki, B. et al. (2002) Histological assessment of augmented jaw bone utilizing a new collagen barrier membrane compared to a standard barrier membrane to protect a granular bone substitute material. *Clin Oral Implants Res* 13 (6): 587–594.

[69] Friedmann, A., Gissel, K., Soudan, M. et al. (2011) Randomized controlled trial on lateral augmentation using two collagen membranes: Morphometric results on mineralized tissue compound. *J Clin Periodontol* 38 (7): 677–685.

[70] Fu, J.H., Oh, T.J., Benavides, E. et al. (2014) A randomized clinical trial evaluating the efficacy of the sandwich bone augmentation technique in increasing buccal bone thickness during implant placement surgery: I. Clinical and radiographic parameters. *Clin Oral Implants Res* 25 (4): 458–467.

[71] Garaicoa, C., Suarez, F., Fu, J.H. et al. (2015) Using Cone Beam Computed Tomography Angle for Predicting the Outcome of Horizontal Bone Augmentation. *Clin Implant Dent Relat Res* 17 (4): 717–723.

[72] Gentile, P., Chiono, V., Tonda-Turo, C. et al. (2011) Polymeric membranes for guided bone regeneration. *Biotechnol J* 6 (10): 1187–1197.

[73] Gher, M.E., Quintero, G., Assad, D. et al. (1994) Bone grafting and guided bone regeneration for immediate dental implants in humans. *J Periodontol* 65 (9): 881–891.

[74] Gielkens, P.F., Bos, R.R., Raghoebar, G.M., and Stegenga, B. (2007) Is there evidence that barrier membranes prevent bone resorption in autologous bone grafts during the healing period? A systematic review. *Int J Oral Maxillofac Implants* 22 (3): 390–398.

[75] Gotfredsen, K., Nimb, L., Buser, D., and Hjorting-Hansen, E. (1993) Evaluation of guided bone generation around implants placed into fresh extraction sockets: An experimental study in dogs. *J Oral Maxillofac Surg* 51 (8): 879–884; discussion 885–876.

[76] Gottlow, J., Nyman, S., Karring, T., and Lindhe, J. (1984) New attachment formation as the result of controlled tissue regeneration. *J Clin Periodontol* 11 (8): 494–503.

[77] Gower, R.M. and Shea, L.D. (2013) Biomaterial scaffolds for controlled, localized gene delivery of regenerative factors. *Adv Wound Care (New Rochelle)* 2 (3): 100–106.

[78] Gruber, R. (2019) Osteoimmunology: Inflammatory osteolysis and regeneration of the alveolar bone. *J Clin Periodontol*.

[79] Hammerle, C.H. and Jung, R.E. (2003) Bone augmentation by means of barrier membranes. *Periodontol 2000* 33: 36–53.

[80] Hammerle, C.H., Schmid, J., Olah, A.J., and Lang, N.P. (1996) A novel model system for the study of experimental guided bone formation in humans. *Clin Oral Implants Res* 7 (1): 38–47.

[81] Hammerle, C.H., Olah, A.J., Schmid, J. et al. (1997)

The biological effect of natural bone mineral on bone neoformation on the rabbit skull. *Clin Oral Implants Res* 8 (3): 198–207.

[82] Hjorting-Hansen, E., Helbo, M., Aaboe, M. et al. (1995) Osseointegration of subperiosteal implant via guided tissue regeneration. A pilot study. *Clin Oral Implants Res* 6 (3): 149–154.

[83] Hughes, F.J., Turner, W., Belibasakis, G., and Martuscelli, G. (2006) Effects of growth factors and cytokines on osteoblast differentiation. *Periodontol 2000* 41: 48–72.

[84] Hurley, L.A., Stinchfield, F.E., Bassett, A.L., and Lyon, W.H. (1959) The role of soft tissues in osteogenesis. An experimental study of canine spine fusions. *J Bone Joint Surg Am* 41-A: 1243–1254.

[85] Hurzeler, M.B., Kohal, R.J., Naghshbandi, J. et al. (1998) Evaluation of a new bioresorbable barrier to facilitate guided bone regeneration around exposed implant threads. An experimental study in the monkey. *Int J Oral Maxillofac Surg* 27 (4): 315–320.

[86] Hutmacher, D., Hurzeler, M.B., and Schliephake, H. (1996) A review of material properties of biodegradable and bioresorbable polymers and devices for GTR and GBR applications. *Int J Oral Maxillofac Implants* 11 (5): 667–678.

[87] Iasella, J.M., Greenwell, H., Miller, R.L. et al. (2003) Ridge preservation with freeze-dried bone allograft and a collagen membrane compared to extraction alone for implant site development: A clinical and histologic study in humans. *Journal of periodontology* 74 (7): 990–999.

[88] Iida, T., Carneiro Martins Neto, S., Botticelli, D. et al. (2017) Influence of a collagen membrane positioned subjacent the sinus mucosa following the elevation of the maxillary sinus. A histomorphometric study in rabbits. *Clin Oral Implants Res* 28 (12): 1567–1576.

[89] Ivanovski, S., Hamlet, S., Retzepi, M. et al. (2011) Transcriptional profiling of "guided bone regeneration" in a critical-size calvarial defect. *Clin Oral Implants Res* 22 (4): 382–389.

[90] Jayasinghe, S.N., Irvine, S., and McEwan, J.R. (2007) Cell electrospinning highly concentrated cellular suspensions containing primary living organisms into cell-bearing threads and scaffolds. *Nanomedicine (Lond)* 2 (4): 555–567.

[91] Jensen, S.S., Bosshardt, D.D., Gruber, R., and Buser, D. (2014) Long-term stability of contour augmentation in the esthetic zone. Histologic and histomorphometric evaluation of 12 human biopsies 14 to 80 months after augmentation. *J Periodontol* 85 (11): 1459–1456.

[92] Jimenez Garcia, J., Berghezan, S., Carames, J.M.M., Dard, M.M. and Marques, D.N.S. (2017) Effect of cross-linked vs non-cross-linked collagen membranes on bone: A systematic review. *J Periodontal Res* 52 (6): 955–964.

[93] Joly, P., Chavda, N., Eddaoudi, A., and Jayasinghe, S.N. (2010) Bio-electrospraying and aerodynamically assisted biojetting whole human blood: Interrogating cell surface marker integrity. *Biomicrofluidics* 4 (1): 11101.

[94] Jovanovic, S.A. and Nevins, M. (1995) Bone formation utilizing titanium-reinforced barrier membranes. *Int J Periodontics Restorative Dent* 15 (1): 56–69.

[95] Jovanovic, S.A., Spiekermann, H., and Richter, E.J. (1992) Bone regeneration around titanium dental implants in dehisced defect sites: A clinical study. *Int J Oral Maxillofac Implants* 7 (2): 233–245.

[96] Jung, R.E., Zwahlen, R., Weber, F.E. et al. (2006) Evaluation of an in situ formed synthetic hydrogel as a biodegradable membrane for guided bone regeneration. *Clin Oral Implants Res* 17 (4): 426–433.

[97] Jung, R.E., Lecloux, G., Rompen, E. et al. (2009) A feasibility study evaluating an in situ formed synthetic biodegradable membrane for guided bone regeneration in dogs. *Clin Oral Implants Res* 20 (2): 151–161.

[98] Jung, R.E., Fenner, N., Hammerle, C.H., and Zitzmann, N.U. (2013) Long-term outcome of implants placed with guided bone regeneration (GBR) using resorbable and nonresorbable membranes after 12–14 years. *Clin Oral Implants Res* 24 (10): 1065–1073.

[99] Jung, R.E., Benic, G.I., Scherrer, D., and Hammerle, C.H. (2015) Cone beam computed tomography evaluation of regenerated buccal bone 5 years after simultaneous implant placement and guided bone regeneration procedures – a randomized, controlled clinical trial. *Clin Oral Implants Res* 26 (1): 28–34.

[100] Jung, U.W., Cha, J.K., Vignoletti, F. et al. (2017) Simultaneous lateral bone augmentation and implant placement using a particulated synthetic bone substitute around chronic peri-implant dehiscence defects in dogs. *J Clin Periodontol* 44 (11): 1172–1180.

[101] Khojasteh, A., Soheilifar, S., Mohajerani, H., and Nowzari, H. (2013) The effectiveness of barrier membranes on bone regeneration in localized bony defects: A systematic review. *Int J Oral Maxillofac Implants* 28 (4): 1076–1089.

[102] Khorsand, B., Elangovan, S., Hong, L. et al. (2018) A bioactive collagen membrane that enhances bone regeneration. *J Biomed Mater Res B Appl Biomater*.

[103] Kim, S.H., Kim, D.Y., Kim, K.H. et al. (2009) The efficacy of a double-layer collagen membrane technique for overlaying block grafts in a rabbit calvarium model. *Clin Oral Implants Res* 20 (10): 1124–1132.

[104] Kim, Y.K., Kim, S.G., Lim, S.C. et al. (2010) A clinical study on bone formation using a demineralized bone matrix and resorbable membrane. *Oral Surg Oral Med Oral Pathol Oral Radiol Endod* 109 (6): e6–11.

[105] Kim, Y.J., de Molon, T.J., Horiguti, F.R. et al. (2018) Vertical bone augmentation using deproteinized bovine bone mineral, absorbable collagen sponge, and recombinant human bone morphogenetic protein-2: An in vivo study in rabbits. *Int J Oral Maxillofac Implants* 33 (3): 512–522.

[106] Klinger, A., Asad, R., Shapira, L., and Zubery, Y. (2010) In vivo degradation of collagen barrier membranes exposed to the oral cavity. *Clin Oral Implants Res* 21 (8): 873–876.

[107] Kon, T., Cho, T.J., Aizawa, T. et al. (2001) Expression of osteoprotegerin, receptor activator of NF-kappaB ligand (osteoprotegerin ligand) and related proinflammatory cytokines during fracture healing. *J Bone Miner Res* 16 (6): 1004–1014.

[108] Kostopoulos, L. and Karring, T. (1994) Guided bone regeneration in mandibular defects in rats using a bioresorbable polymer. *Clin Oral Implants Res* 5 (2): 66–74.

[109] Kostopoulos, L., Karring, T., and Uraguchi, R. (1994) Formation of jawbone tuberosities by guided tissue regeneration. An experimental study in the rat. *Clin Oral*

Implants Res 5 (4): 245–253.

[110] Kowalczewski, C.J. and Saul, J.M. (2018) Biomaterials for the delivery of growth factors and other therapeutic agents in tissue engineering approaches to bone regeneration. *Front Pharmacol* 9: 513.

[111] Kozlovsky, A., Aboodi, G., Moses, O. et al. (2009) Biodegradation of a resorbable collagen membrane (Bio-Gide) applied in a double-layer technique in rats. *Clin Oral Implants Res* 20 (10): 1116–1123.

[112] Kuru, L., Griffiths, G.S., Petrie, A., and Olsen, I. (1999) Alkaline phosphatase activity is upregulated in regenerating human periodontal cells. *J Periodontal Res* 34 (2): 123–127.

[113] Kutan, E., Duygu-Capar, G., Ozcakir-Tomruk, C. et al. (2016) Efficacy of doxycycline release collagen membrane on surgically created and contaminated defects in rat tibiae: A histopathological and microbiological study. *Arch Oral Biol* 63: 15–21.

[114] Lee, K.Y. and Mooney, D.J. (2012) Alginate: Properties and biomedical applications. *Prog Polym Sci* 37 (1): 106–126.

[115] Lee, E.J., Shin, D.S., Kim, H.E. et al. (2009a) Membrane of hybrid chitosan-silica xerogel for guided bone regeneration. {*Biomaterials*} 30 (5): 743–750.

[116] Lee, A., Brown, D., and Wang, H.L. (2009b) Sandwich bone augmentation for predictable horizontal bone augmentation. *Implant Dent* 18 (4): 282–290.

[117] Lee, S.B., Kwon, J.S., Lee, Y.K. et al. (2012) Bioactivity and mechanical properties of collagen composite membranes reinforced by chitosan and beta-tricalcium phosphate. *J Biomed Mater Res B Appl Biomater* 100 (7): 1935–1942.

[118] Lee, S.B., Retzepi, M., Petrie, A. et al. (2013) The effect of diabetes on bone formation following application of the GBR principle with the use of titanium domes. *Clin Oral Implants Res* 24 (1): 28–35.

[119] Lee, D.W., Kim, K.T., Joo, Y.S. et al. (2015a) The role of two different collagen membranes for dehiscence defect around implants in humans. *J Oral Implantol* 41 (4): 445–448.

[120] Lee, J.H., Lee, Y.J., Cho, H.J. et al. (2015b) The incorporation of bFGF mediated by heparin into PCL/gelatin composite fiber meshes for guided bone regeneration. *Drug Deliv Transl Res* 5 (2): 146–159.

[121] Lekholm, U., Becker, W., Dahlin, C. et al. (1993) The role of early versus late removal of GTAM membranes on bone formation at oral implants placed into immediate extraction sockets. An experimental study in dogs. *Clin Oral Implants Res* 4 (3): 121–129.

[122] Lekovic, V., Kenney, E.B., Weinlaender, M. et al. (1997) A bone regenerative approach to alveolar ridge maintenance following tooth extraction. Report of 10 cases. *Journal of Periodontology* 68 (6): 563–570.

[123] Lekovic, V., Camargo, P.M., Klokkevold, P.R. et al. (1998) Preservation of alveolar bone in extraction sockets using bioabsorbable membranes. *J Periodontol* 69 (9): 1044–1049.

[124] Lieberman, J.R., Daluiski, A., and Einhorn, T.A. (2002) The role of growth factors in the repair of bone. Biology and clinical applications. *J Bone Joint Surg Am* 84-A(6): 1032–1044.

[125] Linde, A., Thoren, C., Dahlin, C., and Sandberg, E. (1993) Creation of new bone by an osteopromotive membrane technique: An experimental study in rats. *J Oral Maxillofac Surg* 51 (8): 892–897.

[126] Linde, A. and Hedner, E. (1995) Recombinant bone morphogenetic protein-2 enhances bone healing, guided by osteopromotive e-PTFE membranes: An experimental study in rats. *Calcif Tissue Int* 56 (6): 549–553.

[127] Lioubavina, N., Kostopoulos, L., Wenzel, A., and Karring, T. (1999) Long-term stability of jaw bone tuberosities formed by "guided tissue regeneration". *Clin Oral Implants Res* 10 (6): 477–486.

[128] Lundgren, D., Lundgren, A.K., Sennerby, L., and Nyman, S. (1995) Augmentation of intramembraneous bone beyond the skeletal envelope using an occlusive titanium barrier. An experimental study in the rabbit. *Clin Oral Implants Res* 6 (2): 67–72.

[129] Lundgren, A., Lundgren, D., and Taylor, A. (1998) Influence of barrier occlusiveness on guided bone augmentation. An experimental study in the rat. *Clin Oral Implants Res* 9 (4): 251–260.

[130] Maes, C. and Clemens, T.L. (2014) Angiogenic-osteogenic coupling: The endothelial perspective. *Bonekep Rep* 3: 578.

[131] Maes, C., Kobayashi, T., Selig, M.K. et al. (2010) Osteoblast precursors, but not mature osteoblasts, move into developing and fractured bones along with invading blood vessels. *Dev Cell* 19 (2): 329–344.

[132] Mardas, N., Kostopoulos, L., Stavropoulos, A., and Karring, T. (2003) Denaturation of demineralized bone matrix significantly reduces bone formation by guided tissue regeneration. *Clin Oral Implants Res* 14 (6): 804–811.

[133] Mardas, N., Kostopoulos, L., Stavropoulos, A., and Karring, T. (2003) Evaluation of a cell-permeable barrier for guided tissue regeneration combined with demineralized bone matrix. *Clin Oral Implants Res* 14 (6): 812–818.

[134] Mardas, N., Schwarz, F., Petrie, A. et al. (2011) The effect of SLActive surface in guided bone formation in osteoporoticlike conditions. *Clin Oral Implants Res* 22 (4): 406–415.

[135] Mardas, N., Chadha, V., and Donos, N. (2010) Alveolar ridge preservation with guided bone regeneration and a synthetic bone substitute or a bovine-derived xenograft: A randomized, controlled clinical trial. *Clinical Oral Implants Research* 21 (7): 688–698.

[136] Marouf, H.A. and El-Guindi, H.M. (2000) Efficacy of highdensity versus semipermeable PTFE membranes in an elderly experimental model. *Oral Surg Oral Med Oral Pathol Oral Radiol Endod* 89 (2): 164–170.

[137] Mathew, A., Vaquette, C., Hashimi, S. et al. (2017) Antimicrobial and Immunomodulatory Surface-Functionalized Electrospun Membranes for Bone Regeneration. *Adv Healthc Mater* 6 (10).

[138] Melcher, A.H. (1969) Role of the periosteum in repair of wounds of the parietal bone of the rat. *Arch Oral Biol* 14 (9): 1101–1109.

[139] Milinkovic, I. and Cordaro, L. (2014) Are there specific indications for the different alveolar bone augmentation procedures for implant placement? A systematic review.

Int J Oral Maxillofac Surg 43 (5): 606–625.

[140] Moschouris, P., Retzepi, M., Petrie, A., and Donos, N. (2017) Effect of Wnt3a delivery on early healing events during guided bone regeneration. *Clin Oral Implants Res* 28 (3): 283–290.

[141] Murray, G., Holden, R., and Roschlau, W. (1957) Experimental and clinical study of new growth of bone in a cavity. *Am J Surg* 93 (3): 385–387.

[142] Naenni, N., Lim, H.C., Papageorgiou, S.N., and Hammerle, C.H.F. (2019) Efficacy of lateral bone augmentation prior to implant placement: A systematic review and metaanalysis. *J Clin Periodontol.*

[143] Nishimura, I., Shimizu, Y., and Ooya, K. (2004) Effects of cortical bone perforation on experimental guided bone regeneration. *Clin Oral Implants Res* 15 (3): 293–300.

[144] Nowzari, H. and Slots, J. (1994) Microorganisms in polytetrafluoroethylene barrier membranes for guided tissue regeneration. *J Clin Periodontol* 21 (3): 203–210.

[145] Nowzari, H. and Slots, J. (1995) Microbiologic and clinical study of polytetrafluoroethylene membranes for guided bone regeneration around implants. *Int J Oral Maxillofac Implants* 10 (1): 67–73.

[146] Nyman, S., Lindhe, J., Karring, T., and Rylander, H. (1982) New attachment following surgical treatment of human periodontal disease. *J Clin Periodontol* 9 (4): 290–296.

[147] Nyman, S., Lang, N.P., Buser, D., and Bragger, U. (1990) Bone regeneration adjacent to titanium dental implants using guided tissue regeneration: A report of two cases. *Int J Oral Maxillofac Implants* 5 (1): 9–14.

[148] Okazaki, K., Shimizu, Y., Xu, H., and Ooya, K. (2005) Bloodfilled spaces with and without deproteinized bone grafts in guided bone regeneration. A histomorphometric study of the rabbit skull using non-resorbable membrane. *Clin Oral Implants Res* 16 (2): 236–243.

[149] Omar, O., Dahlin, A., Gasser, A., and Dahlin, C. (2018) Tissue dynamics and regenerative outcome in two resorbable non-cross-linked collagen membranes for guided bone regeneration: A preclinical molecular and histological study in vivo. *Clin Oral Implants Res* 29 (1): 7–19.

[150] Omar, O., Elgali, I., Dahlin, C., and Thomsen, P. (2019) Barrier membranes: More than the barrier effect?" *J Clin Periodontol.*

[151] Otawa, N., Sumida, T., Kitagaki, H. et al. (2015) Custommade titanium devices as membranes for bone augmentation in implant treatment: Modeling accuracy of titanium products constructed with selective laser melting. *J Craniomaxillofac Surg* 43 (7): 1289–1295.

[152] Park, S.H., Lee, K.W., Oh, T.J. et al. (2008) Effect of absorbable membranes on sandwich bone augmentation. *Clin Oral Implants Res* 19 (1): 32–41.

[153] Perez, R., Seo, S., Won, J. et al. (2015) Therapeutically relevant aspects in bone repair and regeneration. *Materials Today* 18 (10): 573–589.

[154] Pieri, F., Lucarelli, E., Corinaldesi, G. et al. (2010) Dosedependent effect of adipose-derived adult stem cells on vertical bone regeneration in rabbit calvarium. *Biomaterials* 31 (13): 3527–3535.

[155] Polimeni, G., Koo, K.T., Qahash, M. et al. (2004) Prognostic factors for alveolar regeneration: Effect of tissue occlusion on alveolar bone regeneration with guided

tissue regeneration. *J Clin Periodontol* 31 (9): 730–735.

[156] Renvert, S., Claffey, N., Orafi, H., and Albrektsson, T. (1996) Supracrestal bone growth around partially inserted titanium implants in dogs. A pilot study. *Clin Oral Implants Res* 7 (4): 360–365.

[157] Retzepi, M. and Donos, N. (2010) Guided Bone Regeneration: Biological principle and therapeutic applications. *Clinical Oral Implants Research* 21 (6): 567–576.

[158] Retzepi, M., Lewis, M.P., and Donos, N. (2010) Effect of diabetes and metabolic control on de novo bone formation following guided bone regeneration. *Clinical Oral Implants Research* 21 (1): 71–79.

[159] Retzepi, M., Calciolari, E., Wall, I. et al. (2018) The effect of experimental diabetes and glycaemic control on guided bone regeneration: Histology and gene expression analyses. *Clin Oral Implants Res* 29 (2): 139–154.

[160] Ronda, M., Rebaudi, A., Torelli, L., and Stacchi, C. (2014) Expanded vs. dense polytetrafluoroethylene membranes in vertical ridge augmentation around dental implants: A prospective randomized controlled clinical trial. *Clin Oral Implants Res* 25 (7): 859–866.

[161] Rothamel, D., Schwarz, F., Sager, M. et al. (2005) Biodegradation of differently cross-linked collagen membranes: An experimental study in the rat. *Clin Oral Implants Res* 16 (3): 369–378.

[162] Sam, G. and Pillai, B.R. (2014) Evolution of barrier membranes in periodontal regeneration –"Are the third generation membranes really here?". *J Clin Diagn Res* 8 (12): ZE14–17.

[163] Sandberg, E., Dahlin, C., and Linde, A. (1993) Bone regeneration by the osteopromotion technique using bioabsorbable membranes: An experimental study in rats. *J Oral Maxillofac Surg* 51 (10): 1106–1114.

[164] Sander, L., Frandsen, E.V., Arnbjerg, D. et al. (1994) Effect of local metronidazole application on periodontal healing following guided tissue regeneration. Clinical findings. *J Periodontol* 65 (10): 914–920.

[165] Saran, U., Gemini Piperni, S., and Chatterjee, S. (2014) Role of angiogenesis in bone repair. *Arch Biochem Biophys* 561: 109–117.

[166] Schenk, R.K., Buser, D., Hardwick, W.R., and Dahlin, C. (1994) Healing pattern of bone regeneration in membraneprotected defects: A histologic study in the canine mandible. *Int J Oral Maxillofac Implants* 9 (1): 13–29.

[167] Schmid, J., Hammerle, C.H., Fluckiger, L. et al. (1997) Bloodfilled spaces with and without filler materials in guided bone regeneration. A comparative experimental study in the rabbit using bioresorbable membranes. *Clin Oral Implants Res* 8 (2): 75–81.

[168] Schmitz, J.P. and Hollinger, J.O. (1986) The critical size defect as an experimental model for craniomandibulofacial nonunions. *Clinical Orthopaedics and Related Research* (205): 299–308.

[169] Schwarz, F., Rothamel, D., Herten, M. et al. (2006) Angiogenesis pattern of native and cross-linked collagen membranes: An immunohistochemical study in the rat. *Clin Oral Implants Res* 17 (4): 403–409.

[170] Schwarz, F., Rothamel, D., Herten, M. et al. (2008) Lateral ridge augmentation using particulated or block bone

substitutes biocoated with rhGDF-5 and rhBMP-2: an immunohistochemical study in dogs. *Clin Oral Implants Res* 19 (7): 642–652.

[171] Sela, M.N., Babitski, E., Steinberg, D. et al. (2009) Degradation of collagen-guided tissue regeneration membranes by proteolytic enzymes of Porphyromonas gingivalis and its inhibition by antibacterial agents. *Clin Oral Implants Res* 20 (5): 496–502.

[172] Semyari, H., Rajipour, M., Sabetkish, S. et al. (2016) Evaluating the bone regeneration in calvarial defect using osteoblasts differentiated from adipose-derived mesenchymal stem cells on three different scaffolds: An animal study. *Cell Tissue Bank* 17 (1): 69–83.

[173] Shanbhag, S., Suliman, S., Pandis, N. et al. (2019) Cell therapy for orofacial bone regeneration: A systematic review and meta-analysis. *J Clin Periodontol*.

[174] Simion, M., Baldoni, M., Rossi, P., and Zaffe, D. (1994a) A comparative study of the effectiveness of e-PTFE membranes with and without early exposure during the healing period. *Int J Periodontics Restorative Dent* 14 (2): 166–180.

[175] Simion, M., Trisi, P., Maglione, M., and Piattelli, A. (1994b) A preliminary report on a method for studying the permeability of expanded polytetrafluoroethylene membrane to bacteria in vitro: A scanning electron microscopic and histological study. *J Periodontol* 65 (8): 755–761.

[176] Simion, M., Fontana, F., Rasperini, G., and Maiorana, C. (2007a) Vertical ridge augmentation by expandedpolytetrafluoroethylene membrane and a combination of intraoral autogenous bone graft and deproteinized anorganic bovine bone (Bio Oss). *Clin Oral Implants Res* 18 (5): 620–629.

[177] Simion, M., Dahlin, C., Rocchietta, I. et al. (2007b) Vertical ridge augmentation with guided bone regeneration in association with dental implants: An experimental study in dogs. *Clin Oral Implants Res* 18 (1): 86–94.

[178] Simion, M., Nevins, M., Rocchietta, I. et al. (2009) Vertical ridge augmentation using an equine block infused with recombinant human platelet-derived growth factor-BB: a histologic study in a canine model. *Int J Periodontics Restorative Dent* 29 (3): 245–255.

[179] Slotte, C. and Lundgren, D. (1999) Augmentation of calvarial tissue using non-permeable silicone domes and bovine bone mineral. An experimental study in the rat. *Clin Oral Implants Res* 10 (6): 468–476.

[180] Smukler, H., Barboza, E.P., and Burliss, C. (1995) A new approach to regeneration of surgically reduced alveolar ridges in dogs: A clinical and histologic study. *Int J Oral Maxillofac Implants* 10 (5): 537–551.

[181] Suarez-Lopez Del Amo, F., Ortega-Oller, I., Catena, A. et al. (2015) Effect of barrier membranes on the outcomes of maxillary sinus floor augmentation: A meta-analysis of histomorphometric outcomes. *Int J Oral Maxillofac Implants* 30 (3): 607–618.

[182] Suleimenova, D., Hashimi, S.M., Li, M. et al. (2017) Gene expression profiles in guided bone regeneration using combinations of different biomaterials: A pilot animal study. *Clin Oral Implants Res* 28 (6): 713–720.

[183] Sumida, T., Otawa, N., Kamata, Y.U. et al. (2015) Custommade titanium devices as membranes for bone augmentation in implant treatment: Clinical application and the comparison with conventional titanium mesh. *J Craniomaxillofac Surg* 43 (10): 2183–2188.

[184] Sun, Y., Wang, C., Chen, Q. et al. (2017) Effects of the bilayer nano-hydroxyapatite/mineralized collagen-guided bone regeneration membrane on site preservation in dogs. *J Biomater Appl* 32 (2): 242–256.

[185] Tajima, S., Tobita, M., Orbay, H. et al. (2015) Direct and indirect effects of a combination of adipose-derived stem cells and platelet-rich plasma on bone regeneration. *Tissue Eng Part A* 21 (5–6): 895–905.

[186] Tamura, T., Fukase, Y., Goke, E. et al. (2005) Threedimensional evaluation for augmented bone using guided bone regeneration. *J Periodontal Res* 40 (3): 269–276.

[187] Tanaka, S., Matsuzaka, K., Sato, D., and Inoue, T. (2007) Characteristics of newly formed bone during guided bone regeneration: Analysis of cbfa-1, osteocalcin, and VEGF expression. *J Oral Implantol* 33 (6): 321–326.

[188] Tarnow, D.P., Wallace, S.S., Froum, S.J. et al. (2000) Histologic and clinical comparison of bilateral sinus floor elevations with and without barrier membrane placement in 12 patients: Part 3 of an ongoing prospective study. *Int J Periodontics Restorative Dent* 20 (2): 117–125.

[189] Teng, S.H., Lee, E.J., Yoon, B.H. et al. (2009) Chitosan/nanohydroxyapatite composite membranes via dynamic filtration for guided bone regeneration. *J Biomed Mater Res A* 88 (3): 569–580.

[190] Thoma, D.S., Dard, M.M., Halg, G.A. et al. (2012) Evaluation of a biodegradable synthetic hydrogel used as a guided bone regeneration membrane: An experimental study in dogs. *Clin Oral Implants Res* 23 (2): 160–168.

[191] Thoma, D.S., Jung, U.W., Park, J.Y. et al. (2017) Bone augmentation at peri-implant dehiscence defects comparing a synthetic polyethylene glycol hydrogel matrix vs. standard guided bone regeneration techniques. *Clin Oral Implants Res* 28 (7): e76–e83.

[192] Thoma, D.S., Bienz, S.P., Figuero, E. et al. (2019) Efficacy of lateral bone augmentation performed simultaneously with dental implant placement. A systematic review and meta-analysis. *J Clin Periodontol*.

[193] Townsend-Nicholson, A. and Jayasinghe, S.N. (2006) Cell electrospinning: A unique biotechnique for encapsulating living organisms for generating active biological microthreads/scaffolds. *Biomacromolecules* 7 (12): 3364–3369.

[194] Trobos, M., Juhlin, A., Shah, F.A. et al. (2018) In vitro evaluation of barrier function against oral bacteria of dense and expanded polytetrafluoroethylene (PTFE) membranes for guided bone regeneration. *Clin Implant Dent Relat Res* 20 (5): 738–748.

[195] Turri, A., Elgali, I., Vazirisani, F. et al. (2016) Guided bone regeneration is promoted by the molecular events in the membrane compartment. *Biomaterials* 84: 167–183.

[196] Ueyama, Y., Ishikawa, K., Mano, T. et al. (2002) Usefulness as guided bone regeneration membrane of the alginate membrane. *Biomaterials* 23 (9): 2027–203

[197] Ueyama, Y., Koyama, T., Ishikawa, K. et al. (2006) Comparison of ready-made and self-setting alginate membranes used as a barrier membrane for guided bone regeneration. *J Mater Sci Mater Med* 17 (3): 281–288.

[198] Urban, I.A. s., E. Montero, A. Monje, and Sanz-Sanchez, I. (2019) Effectiveness of vertical ridge augmentation interventions. A systematic review and meta-analysis. *J Clin Periodontol.*

[199] Vajgel, A., Mardas, N., Farias, B.C. et al. (2014) A systematic review on the critical size defect model. *Clin Oral Implants Res* 25 (8): 879–893.

[200] Vance, G.S., Greenwell, H., Miller, R.L. et al. (2004) Comparison of an allograft in an experimental putty carrier and a bovine-derived xenograft used in ridge preservation: A clinical and histologic study in humans. *Int J Oral Maxillofac Implants* 19 (4): 491–497.

[201] Verna, C., Dalstra, M., Wikesjo, U.M. et al. (2002) Healing patterns in calvarial bone defects following guided bone regeneration in rats. A micro-CT scan analysis. *J Clin Periodontol* 29 (9): 865–870.

[202] von Arx, T., Broggini, N., Jensen, S.S. et al. (2005) Membrane durability and tissue response of different bioresorbable barrier membranes: A histologic study in the rabbit calvarium. *Int J Oral Maxillofac Implants* 20 (6): 843–853.

[203] von Arx, T., Cochran, D.L., Hermann, J.S. et al. (2001) Lateral ridge augmentation using different bone fillers and barrier membrane application. A histologic and histomorphometric pilot study in the canine mandible. *Clin Oral Implants Res* 12 (3): 260–269.

[204] Wakabayashi, R.C., Iha, D.K., Niu, J.J., and Johnson, P.W. (1997) Cytokine production by cells adherent to regenerative membranes. *J Periodontal Res* 32 (2): 215–224.

[205] Wallkamm, B., Schmid, J., Hammerle, C.H. et al. (2003) Effect of bioresorbable fibres (Polyfibre) and a bioresorbable foam (Polyfoam) on new bone formation. A short term experimental study on the rabbit skull. *Clin Oral Implants Res* 14 (6): 734–742.

[206] Wang, H.L., Misch, C., and Neiva, R.F. (2004) "Sandwich" bone augmentation technique: Rationale and report of pilot cases. *Int J Periodontics Restorative Dent* 24 (3): 232–245.

[207] Wang, J., Wang, L., Zhou, Z. et al. (2016) Biodegradable polymer membranes applied in guided bone/tissue regeneration: A review. *Polymers* 8 (115).

[208] Warrer, L., Gotfredsen, K., Hjorting-Hansen, E., and Karring, T. (1991) Guided tissue regeneration ensures osseointegration of dental implants placed into extraction sockets. An experimental study in monkeys. *Clin Oral Implants Res* 2 (4): 166–171.

[209] Wei, J., Igarashi, T., Okumori, N. et al. (2009) Influence of surface wettability on competitive protein adsorption and initial attachment of osteoblasts. *Biomed Mater* 4 (4): 045002.

[210] Xue, J., He, M., Liu, H. et al. (2014a) Drug loaded homogeneous electrospun, P.C.L/gelatin hybrid nanofiber structures for anti-infective tissue regeneration membranes. *Biomaterials* 35 (34): 9395–9405.

[211] Xue, J., He, M., Niu, Y. et al. (2014b) Preparation and in vivo efficient anti-infection property of GTR/GBR implant made by metronidazole loaded electrospun polycaprolactone nanofiber membrane. *Int J Pharm* 475 (1–2): 566–577.

[212] Yaghobee, S., Samadi, N., Khorsand, A. et al. (2014) Comparison of the penetration and passage of Streptococcus mutans and Aggregatibacter actinomycetemcomitans through membranes loaded with tetracycline, amoxicillin, and chlorhexidine: An in vitro study. *J Basic Clin Physiol Pharmacol* 25 (1): 87–97.

[213] Yoshinari, N., Tohya, T., Kawase, H. et al. (2001) Effect of repeated local minocycline administration on periodontal healing following guided tissue regeneration. *J Periodontol* 72 (3): 284–295.

[214] Zambon, R., Mardas, N., Horvath, A. et al. (2012) The effect of loading in regenerated bone in dehiscence defects following a combined approach of bone grafting and GBR. *Clin Oral Implants Res* 23 (5): 591–601.

[215] Zellin, G., Gritli-Linde, A., and Linde, A. (1995) Healing of mandibular defects with different biodegradable and nonbiodegradable membranes: An experimental study in rats. *Biomaterials* 16 (8): 601–609.

[216] Zellin, G. and Linde, A. (1996) Effects of different osteopromotive membrane porosities on experimental bone neogenesis in rats. *Biomaterials* 17 (7): 695–702.

[217] Zhang, J., Xu, Q., Huang, C. et al. (2010) Biological properties of an anti-bacterial membrane for guided bone regeneration: An experimental study in rats. *Clin Oral Implants Res* 21 (3): 321–327.

[218] Zhao, S., Pinholt, E.M., Madsen, J.E., and Donath, K. (2000) Histological evaluation of different biodegradable and non-biodegradable membranes implanted subcutaneously in rats. *J Craniomaxillofac Surg* 28 (2): 116–122.

[219] Zigdon, H., Lewinson, D., Bick, T., and Machtei, E.E. (2014) Vertical bone augmentation using different osteoconductive scaffolds combined with barrier domes in the rat calvarium. *Clin Implant Dent Relat Res* 16 (1): 138–144.

[220] Zigdon-Giladi, H., Lewinson, D., Bick, T., and Machtei, E.E. (2013) Mesenchymal stem cells combined with barrier domes enhance vertical bone formation. *J Clin Periodontol* 40 (2): 196–202.

[221] Zucchelli, G., Sforza, N.M., Clauser, C. et al. (1999) Topical and systemic antimicrobial therapy in guided tissue regeneration. *J Periodontol* 70 (3): 239–247.

第二篇 上颌骨前牙区

The Anterior Maxilla

第6章

美学考量

Esthetic Considerations

Goran I. Benic　Riccardo Kraus　Shaoxia Pan　Christoph H.F. Hämmerle　著

一、概述

（一）美学的定义

牙齿重建和邻近软组织的视觉外观是美容部位临床成功的重要因素。在种植修复学中，理想美学的定义为重建部分与其周围天然组织外观和谐（Belser 等，2004a、2004b）。因此，口内部位的美学应通过在单个时间点以健康自然部位为参考来进行比较评估（Lang 和 Zitzmann，2012）。

（二）美学的评估

美学评估所用的各种参数及方法之间存在很大的差异（Benic 等，2012a）。种植修复外观美学的专业评估包括对特定部位黏膜及修复体的整体评估。在文献中可以找到不同类型的测量方法，这些方法要么局限于单一特征，如邻面乳头的外观（如乳头指数评分）（Jemt，1997），要么受制于多种特征的评定，如综合指数系统（如粉红色美学评分）（Furhauser 等，2005）。科学文献中最常用的评估黏膜和修复体的美学指标是种植体冠美学指数（ICEI）（Meijer 等，2005）、粉色和白色美学评分（PES/WES）（Belser 等，2009）和哥本哈根指数评分（CIS）（Dueled 等，2009）。这些指标体系主要包括以下内容：尺寸、光学和表面特征（图 6-1）。大多数参数是通过与健康自然位点作为参考部位来比较评估的，即前牙区的对侧部位或后牙区的相邻部位。

PES/WES 包括 10 个项目：近中乳头、远中乳头、颊侧龈缘曲线、颊黏膜水平、牙根凸度/软组织颜色/质地（PES）、临床牙冠外形、轮廓和体积、颜色、表面质地、半透明性和特征（WES 和 PES）。种植体冠美学指数包括以下项目：冠的近远中尺寸、切缘位置、冠的唇侧凸度、冠的颜色和半透明性、种植体周围黏膜的唇侧边缘位置、黏膜在邻面外展隙的位置、种植体唇侧黏膜的质地、颜色和表面形态。哥本哈根指数评分评估黏膜颜色过渡、牙冠形态、乳头水平、牙冠颜色匹配、基于面部中线、牙轴和笑线的对称性和协调性。

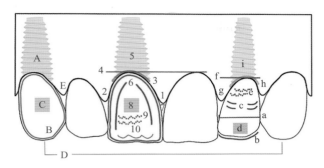

▲ 图 6-1　美学评分

PES/WES：1. 近中乳头；2. 远中乳头；3. 颊侧龈缘曲线；4. 颊黏膜水平；5. 牙根凸度 / 软组织颜色 / 质地；6. 临床牙冠外形；7. 临床牙冠轮廓和体积；8. 颜色；9. 表面质地；10. 半透明性和特性；ICEI：a. 牙冠的近远中尺寸；b. 切缘的位置；c. 冠的唇侧凸度；d. 牙冠的颜色和半透明性；e. 牙冠表面；f. 种植体周围黏膜的唇缘位置；g. 黏膜在邻面外展隙的位置；h. 黏膜的唇面轮廓；i. 唇侧黏膜的颜色和表面；CIS：A. 黏膜颜色过渡；B. 牙冠形态；C. 牙冠颜色匹配；D. 对称 / 协调；E. 乳头水平

二、病例的评估及方案制订

分析患者的情况，确定治疗的目的，评估所涉及的风险，从而选择治疗步骤和材料。种植治疗的主要目的是为患者提供一个修复体，因此，所有的临床程序都需要以修复为导向。详细的术前修复诊断对于制订最佳治疗方案和获得最佳的治疗效果至关重要。

种植术前的风险评估包括评估患者的愿望和期望，他 / 她的全身、口腔和局部状况，面部和口腔协调情况，缺牙位置，相邻和对颌的牙齿状态，咬合和关节条件，修复考量，骨形态和软组织情况（表 6-1）。

临床和放射学检查包括评估种植部位的骨缺损形态、缺牙区的近远中尺寸和相邻牙齿的骨水平。

最佳骨增量方案和材料选择要取决于缺损形态和牙槽嵴轮廓是否需要增量。在此基础上，提出了骨缺损的分类，旨在简化选择骨增量策略的决策过程（图 6-2 和表 6-2）（Benic 和 Hammerle，2014）。骨增量可以与一期种植手术同时进行，也可以分期，在种植体植入前进行。在既定临床情况下，只要可能，首选同期治疗方法，因为这种方法可降低患者并发症、治疗时间和费用。对于牙槽骨缺损和种植体周围骨缺损的病例，如果相邻骨壁可提供稳定的增量空间，可选择可吸收生物膜搭配颗粒骨替代物的增量方案。如果相邻骨壁不能提供稳定增量空间，则应选用形状稳定的不可吸收膜或钛网与颗粒骨替代物的组合。当存在大面积骨缺损，妨碍种植体后期形成良好的修复导向，或由于缺乏硬组织导致软组织外观不良时，应选择分期手术。在这种情况下，首先对牙槽嵴进行骨增量，在适当的愈合时间后，将种植体以修复为导向下植入骨内。

就缺牙间隙宽度而言，理想状态下，其近远中距离应等于对侧牙的近远中距离。在间隙和对侧牙大小不同的情况下，通常额外需要正畸或修复性干预来恢复对称性。在没有组织缺陷的单牙间隙可以实现符合预期的美学治疗结果。在这种情况下，邻近牙齿的组织为种植修复位点提供了稳定的自然组织形态（Belser 等，2004a）。对于上颌骨前牙区连续多颗牙缺失使用种植体支持式固定修复义齿的病例，尤其是就种植体间软组织的轮廓而言，具有不可预测性（Belser 等，2004a）。

缺牙间隙邻牙的骨水平决定了软组织乳头的顶端位置。一项临床研究表明，当缺牙间隙邻牙的牙槽骨到牙冠接触点的距离≥ 6mm 时，其与

表 6-1　美学风险评估

	简　单	较复杂	复　杂
系统病史	健康		免疫系统受损
吸烟史	不吸烟	< 10 根 / 天	> 10 根 / 天
美学期待	低		高
依从性	好		差
牙周疾病史	无		有
笑线	低	中	高
缺牙间隙宽度	单牙（≥ 7mm）	单牙（6～7mm）	≥ 2 牙
邻牙牙槽骨水平	邻接点 5mm 以下	距邻接点 5.5～6.5mm	距邻接点≥ 7mm
牙槽嵴缺损类型	牙槽骨完整	水平型缺损	垂直型缺损
牙龈生物型 / 结构	厚生物型 / 低扇型		薄生物型 / 高扇型
软组织	过量且完好		缺损、瘢痕、变色
牙冠外形	方圆形		尖圆形
修复空间	等于对侧		不同于对外需要额外治疗

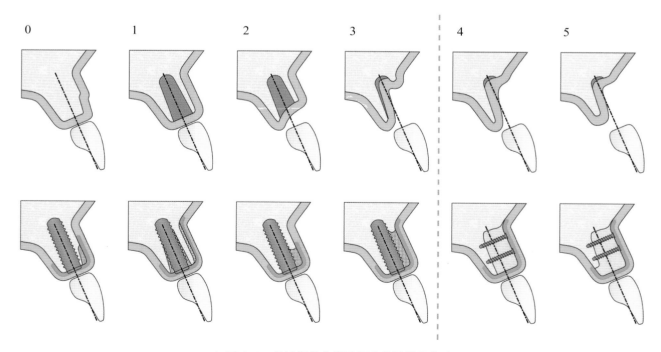

▲ 图 6-2　骨缺损的分类及相应的骨增量方法

表 6-2　骨缺损分类

骨缺损分类	描　述
0 级	牙槽嵴轮廓缺损，骨量满足标准种植体植入
1 级	种植体表面与完整骨壁之间存在牙槽骨内缺损
2 级	种植体周围骨缺损，相邻骨壁可为骨增量提供所需的空间稳定性
3 级	种植体周围骨缺损，相邻骨壁不可为骨增量提供所需的空间稳定性
4 级	种植体植入前需要骨增量的水平型骨缺损
5 级	种植体植入前需要骨增量的垂直型骨缺损

牙龈乳头的不完全充填存在较高相关性（Choquet等，2001）。此外，在存在垂直型骨缺损时，连接缺牙间隙双侧邻牙牙槽骨的水平线决定了垂直向骨增量的最大高度。

完整且足量的软组织是骨再生成功的先决条件，可通过充分减张为增量位点提供足够的空间，并覆盖术区。在植入位点黏膜不充足的情况下，在进行骨增量之前，可能需要先行软组织增量。此外，在美学区，软组织的外观对修复治疗美学效果具有决定意义。在评估软组织状况时，应评估以下方面：是否存在软组织缺损及其缺损程度；牙龈生物型（薄龈生物型与厚龈生物型）；牙龈结构（高扇形牙龈与低扇形牙龈）；缺牙间隙邻牙的软组织水平高度；角化黏膜的量；黏膜有无凹陷、瘢痕、变色和病变。薄龈生物型以薄牙龈（Kan 等，2003；Muller 等，2000）和薄颊侧骨板为特征。与厚龈生物型患者相比，这种类型的患者更容易发生术后软组织退缩（Chen 和 Buser，2009；Chappuis 等，2013；Kois，2001）。薄龈生物型的病例通常需要进行软组织增量术。与牙龈呈低扇形和方圆形牙冠的病例相比，龈乳头退缩在高扇形牙龈和尖圆形牙冠的病例中可形成更大的齿间间隙（"黑三角"）。

为了降低患者并发症的发病率、减少治疗费用和时间，治疗期间的手术干预次数应尽可能少。在这种情况下，应考虑使用修复方法来替换缺失的软组织和硬组织，例如牙龈瓷（pink ceramic）。这一理念在美学要求很高的病例中可能具有特别价值，因为这些病例在组织增量手术中存在较高风险。

三、临床概念

（一）术前选择

正畸

正畸是优化种植位点的非手术治疗方案，如对不可修复的牙齿，拔牙前行正畸治疗，或对计划种植位点的邻牙行正畸治疗等（Ingber，1974；Salama 和 Salama，1993）。对牙周膜至少部分保留的牙齿进行正畸，可诱导骨和软组织冠向生长。因此，它可以垂直向增加骨和软组织的量，包括附着的角化牙龈和乳头高度。

一般认为至少留存 1/4～1/3 完整的牙根周附着的病例可通过正畸，最终成功实现组织增量（Borzabadi-Farahani，2012；Holst 等，2009；Joo 等，2016）。一项前瞻性队列研究报告显示，平均垂直向骨生长量为牙齿正畸距离的 70%，软组织生长量约为正畸距离的 65%（Amato 等，2012）。

正畸过程中最常使用的是固定正畸矫治器（托槽）（图 6-3A 和 B）。有时正畸橡皮圈或磁性附件可作为辅助物件，组合用于固定的或临时非固定的正畸治疗之中（图 6-4A 至 F）。

应采用较低的正畸速率来保持残余牙周附着的完整性。因此，通过对前牙施加 15g 或后牙施加 50g 的压力，每月可获得 1～2mm 的生长速率。拔牙前，一般建议每毫米牙齿移动量，就要预留出至少 1 个月的稳定期。一些研究人员建议，在任何病例中，牙齿固位的时间应该至少持续 2～3

个月（Amato 等，2012；Borzabadi-Farahani，2012；Korayem 等，2008；Salama 和 Salama，1993）。

（二）手术方案

1. 位点保留

在拔牙后的前 6 个月内，硬组织和软组织的变化使牙槽嵴的宽度减小了 50%（Araujo 和 Lindhe，2005；Tan 等，2012）。这些硬组织和软组织的改变可能会影响种植治疗的结果。一方面，骨吸收进程使可维持种植体初期稳定性的骨量下降，因此可能需要进行骨增量手术。另一方面，伴随着骨轮廓改变的软组织退缩可能会影响最终种植体支持式修复体的美观。

对于仍正处于颅面生长发育过程中的年轻患者，对未感染但不可修复的牙根可采取保留的手段。为了防止软组织和硬组织体积随着时间的推移发生显著吸收，可将牙根修整至牙槽嵴水平或

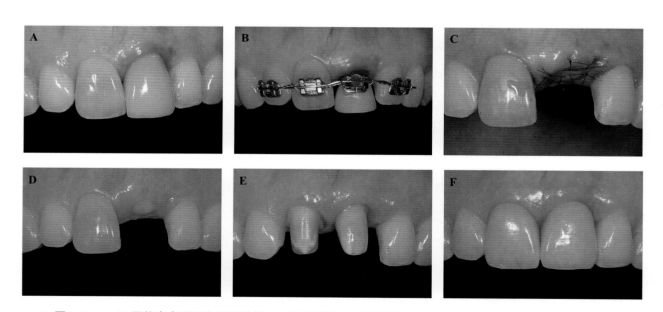

▲ 图 6-3　A. 21 牙位存在垂直向组织缺损；B. 使用固定正畸矫治器对 21 牙行正畸治疗；C. 应用异种骨粉及游离牙龈移植术对 21 牙位行位点保留；D. 位点保留术后 8 周效果；E. 11 牙行基牙预备，21 牙位应用个性化基台修复；F. 11、21 牙位全瓷冠修复

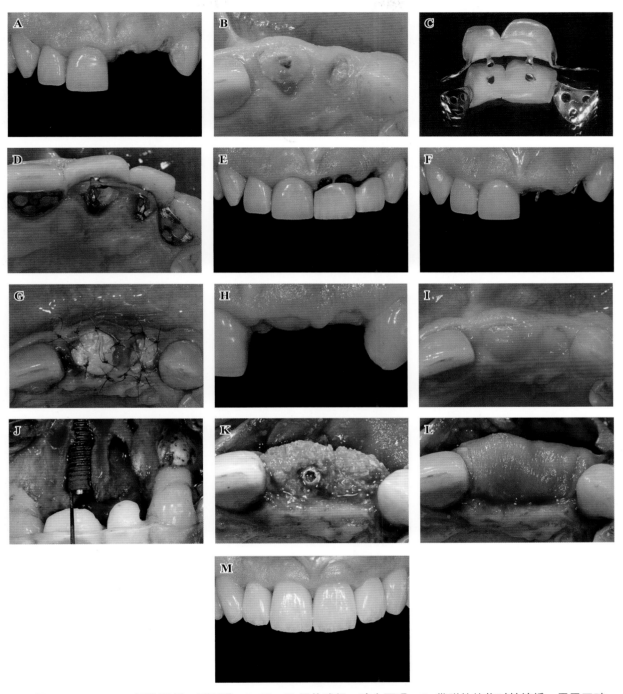

▲ 图 6-4　**A.** 21、22 牙位残根，唇面观；**B.** 21、22 牙位残根，咬合面观；**C.** 带附件的临时粘接桥，用于正畸治疗；**D.** 应用正畸橡胶圈连接 21、22 牙根与粘接桥；**E.** 正畸治疗开始时口内情况；**F.** 正畸治疗完成时口内情况；**G.** 应用异种骨粉及游离牙龈移植术对 21、22 行位点保留；**H.** 位点保留术后 8 周效果——唇面观；**I.** 位点保留术后 8 周效果——咬合面观；**J.** 21 牙位种植体植入时唇侧存在骨缺损（2 级）；**K.** 于 21、22 牙位唇侧应用颗粒骨进行水平向骨增量，恢复骨轮廓；**L.** 应用胶原膜于 21、22 牙位行引导骨再生；**M.** 21、22 牙位行种植体支持式烤瓷冠修复，11、12 牙位行牙支持式冠修复

略低于牙槽嵴水平，并用软组织移植物（上皮下结缔组织移植物或游离牙龈移植物）覆盖。缺失的牙冠可以暂时或永久性地用树脂黏结固定的方法来替代。同样的技术也可用于在多颗牙固定义齿下保存桥体部位的牙槽嵴（Gluckman 等，

2016、2017；Salama 等，2007）（图6-5）。

文献里介绍了"根盾"的概念，它强调种植体植入时的部分与唇侧牙根片直接接触形成固位，从而保持包括唇侧骨板在内的唇侧牙周结构。这种方法可以减少植入部位拔牙后组织再吸

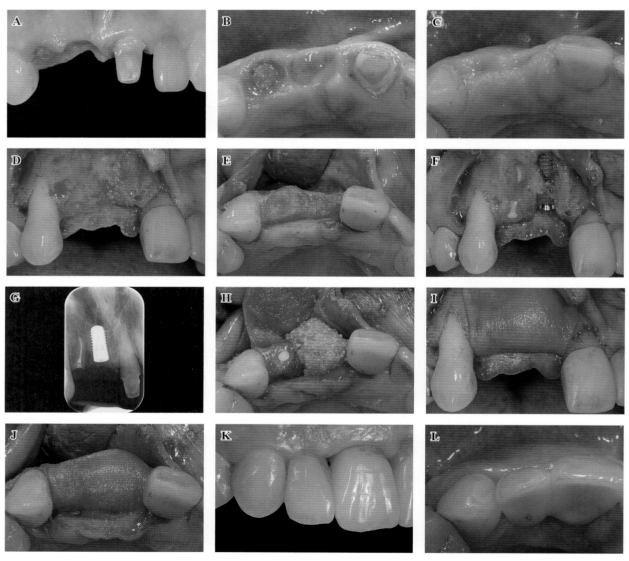

▲ 图6-5　A. 11 牙缺失，12 残根——唇面观；B. 11 牙缺失，12 残根——咬合面观；C. 将 12 残根断面预备至龈下后软组织愈合；D. 11、12 牙位唇侧骨板缺损情况——唇面观；E. 11、12 牙位唇侧骨板缺损情况——咬合面观；F. 保留 12 残根，于 11 牙位植入种植体后唇侧骨板开裂情况；G. 11 牙位种植体于骨内位置及保留的 12 根——根尖周 X 线片；H. 于 11 种植体唇侧及冠方使用颗粒骨替代物进行过量植骨；I. 11、21 牙位使用胶原膜覆盖行引导骨再生——唇面观；J. 11、21 牙位使用胶原膜覆盖行引导骨再生——咬合面观；K. 11 种植体支持式冠及远中 12 联桥修复——唇面观；L. 11 种植体支持式冠及远中 12 联桥修复——咬合面观

收的量。然而，需要更多的临床证据来确定这项有趣技术的细节（Bäumer 等，2017）。

当种植一期手术拟于拔牙一段时间后再进行时，推荐应用牙槽嵴位点保留技术。此术式的目的是降低拔牙后牙槽嵴尺寸的减小。此术式可以简化随后的植入程序，减少引导硬组织和软组织再生技术的实施。

系统综述认为，牙槽嵴位点保留技术不能完全防止拔牙后发生生理性骨吸收，但它们可能有助于减少骨尺寸变化（Bassir 等，2018；Ten-Heggeler 等，2011；Vignoletti 等，2012）。对于牙槽嵴位点保留技术，尚无科学证据提供明确的外科手术或生物材料类型的指导方针。目前在皮瓣减张覆盖、使用移植材料和（或）屏障膜及一期创口愈合的病例中，观察到了较好的术后效果。然而，尚不清楚哪一种技术是实现原发性创口闭合的最佳方法。目前的牙槽嵴位点保留技术的缺点包括植入后的并发症的发生和治疗费用较贵。当皮瓣被翻开以扩大牙槽骨轮廓时，实现一期创口闭合变得越来越困难。此外，此类手术会给患者带来更多发生术后并发症的可能。

现已开发出一种旨在早期种植时，优化软组织的质量和数量的方法（Jung 等，2004；Landsberg，1997）。拔牙后，将低吸收率的骨替代物置入拔牙窝。随后，将软组织移植瓣与拔牙窝的软组织边缘缝合，从而覆盖骨替代材料。为了提高软组织的质量或数量，可以考虑使用自体上皮下结缔组织移植瓣、游离牙龈移植瓣、软组织替代物或可吸收膜。在有轻微缺陷的病例中，已有文献报道使用了游离牙龈移植进行纠正（图

6-4G 至 I，图 6-3C 至 F）。结缔组织移植在黏膜非常薄和（或）垂直软[和（或）硬]组织缺损的情况下尤其有利（图 6-6A 至 H）。经过 6～8 周的愈合期，软组织完全闭合。早期种植（2 型种植）结合骨再生技术可以在软组织条件优化后进行（Hammerle 等，2004）。由于此术式技术要求较高且费用较重，它主要用于对美学和形态要求较高的病例。

2.硬组织增量

(1) 轮廓缺损，0 级：当种植体可以放置在理想的位置，但通常出于美观目的，需要进行骨增量来改善牙槽嵴轮廓时，就会出现这种情况（图 6-7A 至 E）。在此情况下，引导性骨再生程序使用与 2 级类似包含屏障膜、骨替代物和固位钉（图 6-7F 至 J）。

(2) 牙槽骨内缺损，1 级：缺损的特征是种植体表面和周围骨壁之间存在间隙。此类缺陷主要限于即刻种植（1 型种植）或早期种植（2 型种植）的情况（Hammerle 等，2004）（图 6-8A 至 C）。

当水平缺损 ≤ 2mm 时，在临床上和临床研究中均发现缺损处自发进行了骨填充和骨整合进程（Araujo 等，2005；Covani 等，2004），这些研究没有在即刻种植后放置骨增量材料。更多的动物和人类研究得出结论，对于骨内缺损的病例，在种植体周围植入骨增量材料填充有助于更完整地解决缺损问题并改善牙槽突（Araujo 等，2011；Caneva 等，2012；Chen 等，2007；Cornelini 等，2004）。

然而，即使对种植体周围的牙槽骨缺损进行引导性骨再生，在即刻种植体植入后，通常也会发生牙槽嵴的大量再吸收（Araujo 等，2011；

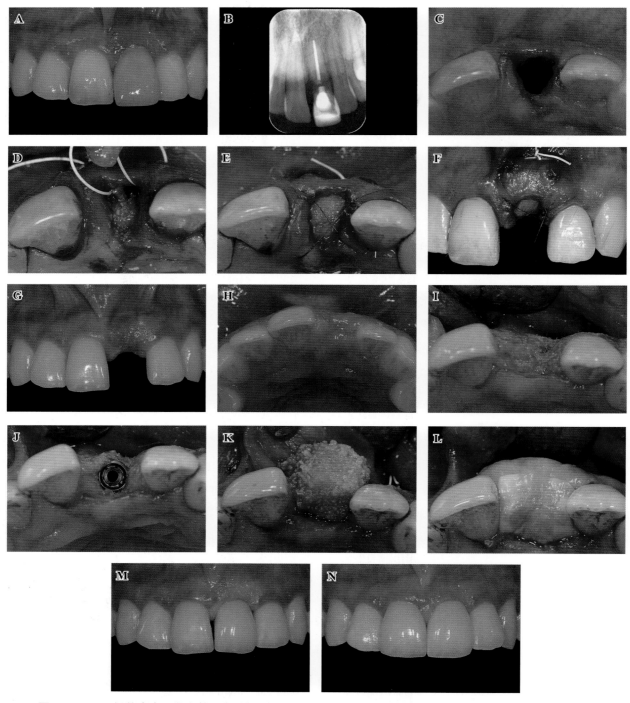

▲ 图 6-6　A. 21 牙位存在垂直向软组织缺损，牙龈边缘呈高扇形，有瘘管；B. 11 和 22 牙位存在垂直向骨缺损；C. 21 拔牙窝；D. 在胶原基质中植入颗粒型骨代替物以行位点保存；E. 使用结缔组织移植瓣关闭创口——咬合面观；F. 使用结缔组织移植瓣关闭创口——唇面观；G. 位点保留后软组织愈合——唇面观；H. 位点保留后软组织愈合——咬合面观；I. 21 牙位行位点保留后出现唇侧骨组织塌陷；J. 于 21 牙位植入种植体；K. 于 21 种植体唇侧及冠方使用颗粒骨替代物进行过量植骨；L. 21 牙位使用胶原膜覆盖行引导骨再生；M. 应用种植体支持式临时冠对 21 牙位行软组织引导；N. 应用种植体支持式氧化锆冠修复 21，应用瓷贴面修复 11 牙

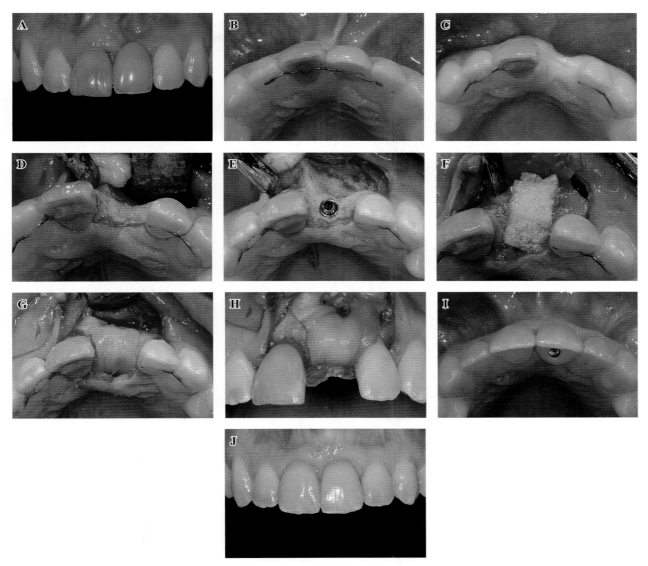

▲ 图 6-7　**A**. 21 牙缺失和 11 变色牙——唇面观；**B**. 21 牙缺失和 11 变色牙——咬合面观；**C**. 21 牙位软组织轮廓塌陷；**D**. 牙槽嵴顶水平骨缺损；**E**. 21 牙位植入小直径种植体，牙槽嵴轮廓缺损，无骨裂开（骨缺损 **0** 级）；**F**. 胶原基质混合颗粒状骨移植材料，唇面和冠状面过度植骨；**G**. 覆盖胶原膜进行引导骨再生；**H**. 胶原膜利用可吸收钛膜钉进行固位稳定；**I**. 21 牙位行种植体支持式氧化锆烤瓷冠，11 牙位行瓷贴面修复——咬合面观；**J**. 21 牙位行种植体支持式氧化锆烤瓷冠，11 牙位行瓷贴面修复——唇面观

Benic 等，2012b；Kuchler 等，2016）。

前牙美学区，种植修复的目的不仅仅是修复骨缺损。除了解决种植体周围的骨缺损外，还旨在保持或增加唇部轮廓丰满度，以获得令人满意的种植体周围软组织外观。

因此，前牙美学区，在唇侧骨凹陷区进行引导性骨再生，并对唇侧骨壁进行过量植骨，以补偿拔除后牙槽嵴轮廓的塌陷。建议采用以下程序：充分翻起黏膜瓣，以获得植入种植体的通路，并充分显露种植体周围骨量；随后，将骨粉放入唇

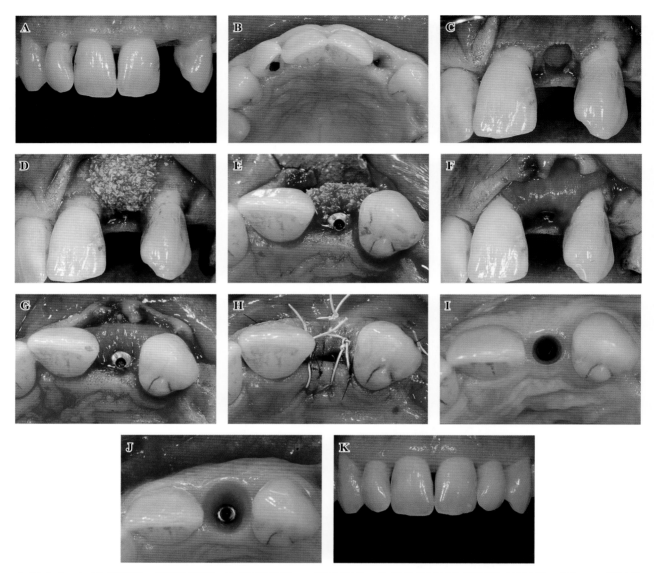

▲ 图 6-8　A. 22 牙残根，厚龈生物型；B. 22 牙残根——咬合面观；C. 牙槽骨唇侧骨壁完整（骨缺损 1 级）；D. 拔牙后即刻种植并用颗粒状骨粉进行过量植骨——唇面观；E. 拔牙后即刻种植并用颗粒状骨粉进行唇面过量植骨——咬合面观；F. 覆盖胶原膜进行引导骨再生（GBR）——唇面观；G. 覆盖胶原膜进行 GBR——咬合面观；H. 潜入式愈合；I. 软组织塑形前；J. 种植体周围黏膜进行塑形后；K. 22 牙位行种植体支持式氧化锆全瓷冠修复

侧骨板凹陷处（图 6-8D 和 E），可吸收胶原膜覆盖范围应超出植骨区域 2mm（图 6-8F 和 G）；建议进行胶原膜的固定，可以通过使用由聚乳酸制成的可吸收钛膜钉或通过用种植体覆盖螺丝固定胶原膜来实现；最后，对皮瓣进行减张和缝合，可选择埋入式愈合或非埋入式愈合（图 6-8H）。

（3）种植体唇侧部分骨缺损，2 级：2 级缺损的特征是种植体唇侧骨板部分或全部缺失，但植骨材料仍然可以依赖受骨床提供支持。唇侧骨板裂开是种植体需要骨再生的最常见情况。因为在这种骨缺损的情况下，可选择生物可吸收膜与低替代率的植骨材料相结合来治疗。

种植体植入后，骨板缺损周围的皮质骨穿孔形成血管化，从而促进新骨生长。种植体表面放置颗粒状骨替代材料，并将可吸收膜适当延伸到缺陷边缘之外，覆盖范围最好超过植骨区域2mm。但是要记住，在许多临床情况下，颗粒状植骨材料结合可吸收膜不能提供足够的体积稳定性。在愈合过程中，再生部位的压力可能导致胶原膜塌陷和部分骨移植材料移位。因此，在应用此方法时，建议扩大植骨范围，在加大植骨区域的底面积，提高植骨区域的整体厚度，以获得轮廓扩增的效果。使用混合胶原基质的颗粒骨复合材料在临床上可能是有利的，因为它比单纯应用骨移植材料提供更多的机械稳定性。为了充分稳定要扩大的区域，建议使用可吸收的膜钉，或将膜附着在种植体或愈合基台周围，也可以通过两者的组合，对胶原膜进行额外固定。最后，对皮瓣进行充分的减张和缝合，确保创口无干扰愈合（图6-4J至M，图6-6I至L）。

临床研究证明，种植体周围引导骨再生与跨黏膜或黏膜下愈合是同样成功的手术方法（Cecchinato 等，2004、2008；Enkling 等，2011；Hammerle 等，2012）。然而，在下列临床情况下，建议使用埋入式愈合：当种植体没有达到最佳的初始稳定性时；当黏膜支持式可摘临时义齿可能会对下方的种植体产生不良的力时；以及后期对种植体周围的软组织有其他设计时。

（4）种植体周围大量缺损，3级：3级缺损的特点是种植体周围存在大量骨缺损，相邻的骨壁不能提供植骨材料的体积稳定性。由于美观原因需要对种植体周围软组织产生足够的支撑，建议使用钛支架增强的聚四氟乙烯膜和低替代率的颗粒骨替代材料来治疗3级骨缺损。最近，新引入的CAD-CAM打印钛网与骨替代材料相结合作为治疗不利型骨缺损的一种选择。然而，目前并没有足够的临床随机对照研究能够明确，应用改良的方式可以取得最佳的临床效果。

3级骨缺损引导性骨再生的临床方案包括以下步骤：在种植体骨缺损周围的皮质骨打孔；应用骨替代材料；在骨缺损处使用钛网增强的聚四氟乙烯膜，但不过度扩大植骨范围。钛膜钉的使用是必需的，其稳定性高，固位效果显著。在PTFE膜上可以应用吸收膜，以促进软组织裂开时的自发性伤口愈合。CAD-CAM打印的钛网与骨替代材料结合使用，并使用一个或多个钛钉进行固定，建议在钛网上使用生物可吸收膜。最后，对皮瓣进行减张缝合，促进骨再生部位的愈合（图6-9A至O）。由于不可吸收膜的暴露可能引起感染等并发症及引导性骨再生失败，应注意在再生区域要实现完全无张力的软组织缝合。如果骨缺损区的软组织质和量不足，则可在植入种植体前进行软组织移植及骨再生。

（5）水平骨缺损和垂直骨缺损，4级和5级：4级和5级骨缺损的特征是牙槽嵴宽度和高度严重不足。这种情况下，剩余的垂直骨量不足，难以为种植体正确的三维方向提供足够空间，且软组织长期的健康效果也难以保证。

在这种情况下，常规情况下采用先植骨、后种植的分期治疗策略。

单独使用自体骨块或与骨替代材料和胶原膜联合使用，是种植体植入前对于大面积骨缺损分期骨增量最可靠的方法（Jensen 和 Terheyden，2009；Klein 和 Al-Nawas，2011；Naenni 等，

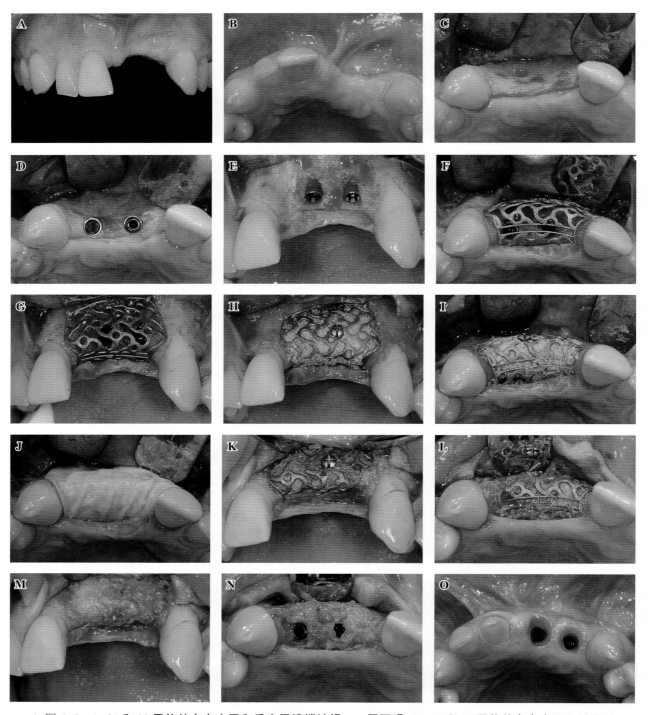

▲ 图 6-9　**A.** 21 和 22 牙位处存在水平和垂直牙槽嵴缺损——唇面观；**B.** 21 和 22 牙位处存在水平和垂直牙槽嵴缺损——咬合面观；**C.** 21 和 22 牙位唇侧牙槽嵴萎缩；**D.** 21 和 22 牙位处植入窄直径种植体，种植体唇侧出现骨开裂，牙槽嵴轮廓不足——咬合面观；**E.** 种植体周围唇侧骨裂开、牙槽嵴缺损——咬合面观；**F.** 利用 **CAD-CAM** 打印钛网进行水平和垂直骨增量——咬合面观；**G.** 利用 **CAD-CAM** 打印钛网进行水平和垂直骨增量——唇面观；**H.** 牙槽嵴用骨替代材料和钛网固位钉加固——唇面观；**I.** 牙槽嵴用骨替代材料和钛网固位钉加固——咬合面观；**J.** 胶原膜覆盖在钛网上；**K.** 8 个月后复查，骨增量效果——唇面观；**L.** 8 个月后复查，骨增量效果——咬合面观；**M.** 去除钛网后的增量牙槽嵴——唇面观；**N.** 去除钛网后的增量牙槽嵴——咬合面观；**O.** 21 和 22 牙位处种植体周围黏膜进行诱导塑形

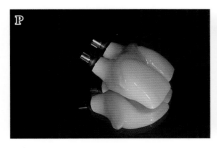
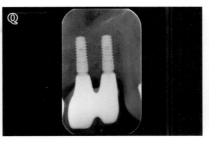
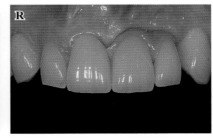

▲ 图 6-9（续） **P.** 种植体支持式氧化锆龈瓷修饰的固定义齿；**Q.** 21 和 22 种植体与最终修复体 X 线片；**R.** 种植体支持式氧化锆龈瓷修饰的固定义齿

2019）。

黏骨膜翻开后，需要在受植床骨皮质打孔，以利于早期血管化和改善移植骨块的整合。自体骨块与受植床部位的骨紧密接触，用金属钛钉固定。此后，骨块被颗粒状骨替代材料和可吸收膜覆盖，以减少其在愈合阶段的吸收。骨膜松解减张后皮瓣向种植体冠状面推进、缝合，以允许在骨增量部位进行无张力缝合。种植二期术前，通常建议愈合时间为 4～6 个月（图 6-10）。在前牙美学区使用自体骨块的一个缺点是：随着时间的推移，骨块易被吸收，导致软组织支持的可预测性较差（Cordaro 等，2002；Maiorana 等，2005；Sbordone 等，2009；Wiltfang 等，2014）。

聚四氟乙烯膜与骨替代材料的联合应用是一个接受程度较高的治疗程序，该程序可避免了使用自体骨块移植的部分缺点（图 6-11）：一方面，它大大降低了患者的术后并发症的发生率；另一方面，平均牙槽嵴宽度的增加较少，因此需要过量植骨，也存在骨增量相关的并发症（Jensen 和 Terheyden，2009）。据报道，垂直骨增量的软组织并发症发生率明显高于水平骨增量（Rocchietta 等，2008）。这可能是由于垂直骨增量时黏膜要覆盖的体积增加，导致无张力的初期伤口关闭更难实现。

考虑到垂直骨增量手术的缺点，在美学敏感区域修复的选择需要慎重考虑。

3. 软组织增量技术

在上颌骨美学区，除硬组织增量外，通常还需要进行软组织增量技术避免牙槽嵴缺损或基台通过较薄的黏膜透出金属颜色。

在可能的情况下，建议在拔牙前评估软组织增量的必要性，并结合牙槽嵴保存术进行软组织增量（见上文"牙槽嵴保存"）。

种植体植入后需要软组织移植的病例中，软组织移植物被放置并固定在提前制备的牙槽嵴唇颊及冠侧黏膜受植床上。软组织增量术的自体组织通常是上皮下结缔组织移植（SCTG）从上颚或上颌结节中获取。

一项临床研究评估了引导骨再生和软组织增量获得的种植体唇侧轮廓增量（Schneider 等，2011），种植体植入时使用聚四氟乙烯膜和颗粒状骨替代材料引导骨再生后增加了 60% 的体积，而使用 SCTG 的软组织移植后增加了 40% 的体积。

为了避免获取自体软组织，一种胶原基质被

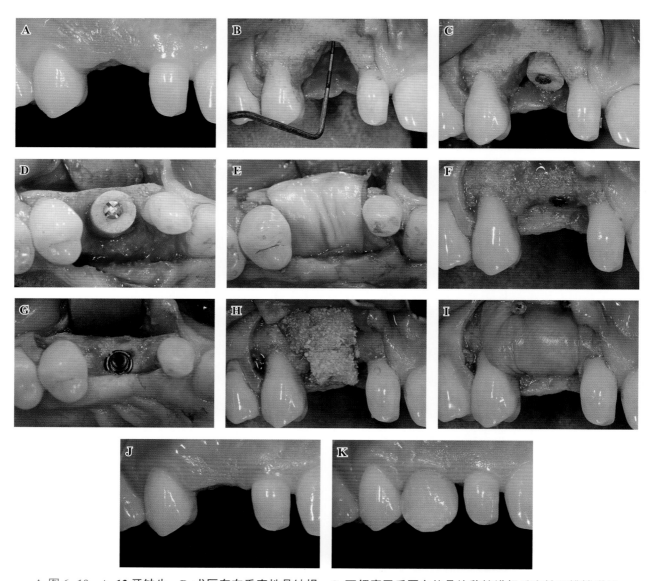

▲ 图 6-10　A. 13 牙缺失；B. 术区存在垂直性骨缺损；C. 下颌磨牙后区自体骨块移植进行垂直性牙槽嵴增量术——唇侧面观；D. 下颌磨牙后区自体骨块移植进行垂直性牙槽嵴增量术——咬合面观；E. 自体骨块上覆盖颗粒状骨替代材料和胶原膜；F. 垂直骨增量术后 5 个月的牙槽嵴；G. 13 牙位植入种植体，唇侧牙槽嵴轮廓缺损，无骨裂开（骨缺损 0 级）；H. 胶原骨块混合颗粒骨替代材料，进行种植体唇面和冠状面过度骨增量；I. 用可吸收的钛膜钉固定胶原膜；J. 术前 13 牙位；K. 13 牙位行种植体支持式氧化锆全瓷冠

引入到软组织增量技术中。最近的临床研究将这种胶原基质与上皮下结缔组织移植物（SCTG）进行了比较，结果表明，在短期维持组织体积稳定性方面，两者具有相似的结果（Naenni 等，2018；Huber 等，2018）。

当存在角化黏膜缺乏及软组织体积不足时，采集带有上皮的 SCTG。然后将软组织移植物的上皮带缝合在腭侧和颊侧黏膜之间。

第 7 章详细介绍了软组织增量技术的治疗方案。

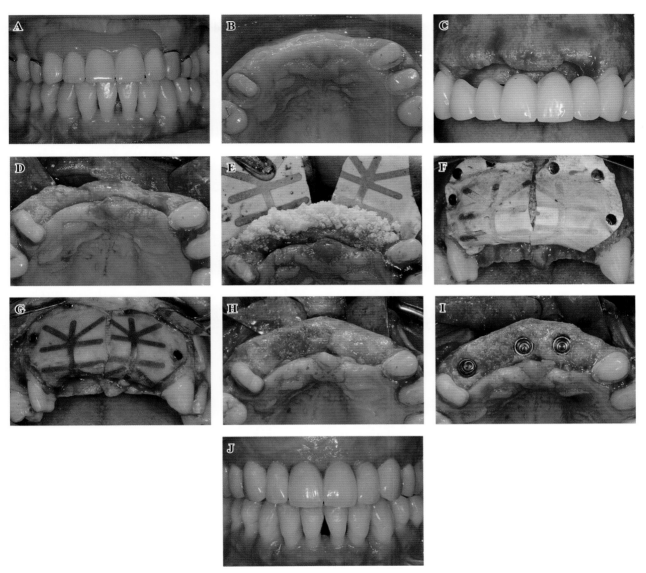

▲ 图 6-11　A. 13～22 牙位可摘临时义齿——唇面观；B. 13～22 牙槽嵴——咬合面观；C. 13～22 牙位牙槽嵴存在水平和垂直骨缺损及诊断蜡牙——唇面观；D. 13～22 牙位存在水平和垂直骨缺损——咬合面观；E. 颗粒状骨替代材料进行骨增量技术；F. 采用钛网加强的不可吸收膜进行引导骨再生，用钛膜钉固定；G. 牙槽嵴骨增量 8 个月后复查；H. 去除不可吸收膜后的骨增量效果；I. 于 13、11 和 21 牙位植入种植体；J. 13～22 牙位行种植体支持的固定义齿修复

（三）种植修复体的选择

1. 黏膜下重建术

在种植体唇侧黏膜较薄的情况下，唇侧黏膜下种植修复体的颜色明显影响种植体周围黏膜的颜色。黏膜厚度的阈值（高于该阈值，种植修复体不会影响覆盖黏膜的颜色）为 2mm（Jung 等，2007）。与全瓷台相比，低于此黏膜厚度的金属基台会导致黏膜变色。

为了优化种植体周围黏膜的颜色，对金属和陶瓷材料进行了一些改进（例如粉色或金色阳极氧化钛合金、荧光氧化锆、粉色氧化锆、半透明氧化锆），其中一些材料显示了良好的美学效果（Happe 等，2013；Ioannidis 等，2017；Sumi 等，2014；Thoma 等，2016）。

在美学区，对于种植体唇侧黏膜薄的病例，不仅建议使用全瓷基台和进行软组织增量，还要获得种植体支持的自然外观。出于美观考虑，金属基台只适用于软组织较厚的病例。

种植体支持的修复体的轮廓和位置影响黏膜边缘位置，它们可用于改变种植体周围黏膜的轮廓（Jemt 和 Lekholm，2003、2005；Benic 等，2017）。在前牙美学区域，需要对重建的黏膜下部分进行单独设计，以正确调节种植体周围的黏膜形态，诱导成功后，有助于达到种植体支持的自然外观。种植体周围黏膜的调节可以通过种植体支持的临时修复体或个性化愈合基台的形态来进行（图 6-8I 至 K 和图 6-6N）。个性化印模有利于最终重建的正确设计。

2. 黏膜上重建术

重建的黏膜上部分在形状、尺寸、颜色、半透明性和表面纹理方面与对侧牙齿相匹配。

当在牙槽嵴体积缺陷的部位时，种植体支持或相邻牙支持重建的黏膜上部分的设计和颜色有多种选择。

肉眼可见区域若存在牙槽嵴缺损可以通过使用粉色龈瓷进行补偿，使用龈瓷可以模拟缺损的邻面乳头和缺失的唇侧黏膜（图 6-9P 至 R）。尽

可能避免将粉色龈瓷的顶端边缘置于可见区域，这方面需要在设计治疗计划时考虑，使种植修复体的顶端设计位于正确位置。为了获得最佳的美学，当粉色龈瓷用于修复美学区域的多个间隙时，夹板式设计优于分段式设计。随着时间的推移硬组织增量术（如自体骨垂直牙槽嵴增量术），可能存在软组织退缩的风险，使用软组织彩色陶瓷修复材料可提供良好的长期美学稳定性。

在处理较小的牙槽嵴缺损时，建议设计模仿牙根部分的上部结构，模仿牙冠和牙根连接处的形态和颜色有助于自然外观。模仿牙冠和牙根之间的形状和颜色差异，在视觉上可以减少种植牙和对侧参考牙之间牙冠长度不匹配的感觉（图 6-5K 和 L）。

在种植牙和邻牙间牙乳头高度降低的情况下，邻牙形状的改变可能有助于减小邻间隙的大小。临床上，可通过微创的修复治疗（如直接应用修复体或瓷贴面修复）进行此类修饰（图 6-6L 和 M）。

声明

笔者感谢 Dominik Buechi 博士、Ronald Jung 教授、Alexis Ioannidis 博士、Samuel Huber 博士和 Marco Zeltner 博士提供了病例图 6-5、图 6-6、图 6-8 和图 6-9 的照片。非常感谢 Gisela Mueller 在编写本章期间给予的宝贵支持。

参考文献

[1] Amato, F., Mirabella, A.D., Macca, U., and Tarnow, D.P. (2012) Implant site development by orthodontic forced extraction: A preliminary study. *Int J Oral Maxillofac Implants* 27: 411–420.

[2] Araujo, M.G. and Lindhe, J. (2005) Dimensional ridge alterations following tooth extraction. An experimental study in the dog. *J Clin Periodontol* 32: 212–218. doi:papers3://publication/doi/10.1111/j.1600-051X.2005.00642.x.

[3] Araujo, M.G., Linder, E., and Lindhe, J. (2011) Bio-Oss collagen in the buccal gap at immediate implants: A 6-month study in the dog. *Clin Oral Implants Res* 22: 1–8. doi:10.1111/j.1600-0501.2010.01920.x.

[4] Araujo, M.G., Sukekava, F., Wennstrom, J.L., and Lindhe, J. 2005) Ridge alterations following implant placement in fresh extraction sockets: An experimental study in the dog. *J Clin Periodontol* 32: 645–652. doi:10.1111/j.1600-051X.2005.00726.x.

[5] Bassir, S.H., Alhareky, M., Wangsrimongkol, B. et al. (2018) Systematic review and meta-analysis of hard tissue outcomes of alveolar ridge preservation. *Int J Oral Maxillofac Implants* 33: 979–994. doi:10.11607/jomi.6399.

[6] Bäumer, D., Zuhr, O., Rebele, S., and Hürzeler, M. (2017) Socket shield technique for immediate implant placement – clinical, radiographic and volumetric data after 5 years. *Clin Oral Implants Res* 28: 1450–1458. doi:papers3://publication/doi/10.1111/clr.13012.

[7] Belser, U., Buser, D., and Higginbottom, F. (2004a) Consensus statements and recommended clinical procedures regarding esthetics in implant dentistry. *Int J Oral Maxillofac Implants* 19 (Suppl): 73–74.

[8] Belser, U.C., Schmid, B., Higginbottom, F., and Buser, D. (2004b) Outcome analysis of implant restorations located in the anterior maxilla: A review of the recent literature. *Int J Oral Maxillofac Implants* 19 (Suppl): 30–42.

[9] Belser, U.C., Grutter, L., Vailati, F. et al. (2009) Outcome evaluation of early placed maxillary anterior singletooth implants using objective esthetic criteria: A cross-sectional, retrospective study in 45 patients with a 2- to 4-year follow-up using pink and white esthetic scores. *J Periodontol* 80: 140–151. doi:10.1902/jop.2009.080435.

[10] Benic, G.I. and Hammerle, C.H. (2014) Horizontal bone augmentation by means of guided bone regeneration. *Periodontol 2000* 66: 13–40. doi:10.1111/prd.12039.

[11] Benic, G.I., Wolleb, K., Sancho-Puchades, M., and Hammerle, C.H. (2012a) Systematic review of parameters and methods for the professional assessment of aesthetics in dental implant research. *J Clin Periodontol* 39 (Suppl): 12, 160–192. doi:10.1111/j.1600-051X.2011.01840.x.

[12] Benic, G.I., Mokti, M., Chen, C.J. et al. (2012b) Dimensions of buccal bone and mucosa at immediately placed implants after 7 years: A clinical and cone beam computed tomography study. *Clin Oral Implants Res* 23: 560–566. doi:10.1111/j.1600-0501.2011.02253.x.

[13] Benic, G.I., Ge, Y., Gallucci, G.O. et al. (2017) Guided bone regeneration and abutment connection augment the buccal soft tissue contour: 3-year results of a prospective comparative clinical study. *Clin Oral Implants Res* 28: 219–225. doi:10.1111/clr.12786.

[14] Borzabadi-Farahani, A. (2012) Orthodontic considerations in restorative management of hypodontia patients with endosseous implants. *J Oral Implantol* 38: 779–791. doi:10.1563/aaid-joi-d-11-00022.

[15] Caneva, M., Botticelli, D., Pantani, F. et al. (2012) Deproteinized bovine bone mineral in marginal defects at implants installed immediately into extraction sockets: An experimental study in dogs. *Clin Oral Implants Res* 23: 106–112. doi:10.1111/j.1600-0501.2011.02202.x.

[16] Cecchinato, D., Olsson, C., and Lindhe, J. (2004) Submerged or non-submerged healing of endosseous implants to be used in the rehabilitation of partially dentate patients. *J Clin Periodontol* 31: 299–308. doi:10.1111/j.1600-051X.2004.00527.x.

[17] Cecchinato, D., Bengazi, F., Blasi, G. et al. (2008) Bone level alterations at implants placed in the posterior segments of the dentition: Outcome of submerged/non-submerged healing. A 5-year multicenter, randomized, controlled clinical trial. *Clin Oral Implants Res* 19: 429–431. doi:10.1111/j.1600-0501.2007.01493.x.

[18] Chappuis, V., Engel, O., Reyes, M. et al. (2013) Ridge alterations post-extraction in the esthetic zone: A 3D analysis with CBCT. *J Dent Res* 92, 195s–201s. doi:10.1177/0022034513506713.

[19] Chen, S.T. and Buser, D. (2009) Clinical and esthetic outcomes of implants placed in postextraction sites. *Int J Oral Maxillofac Implants* 24 (Suppl): 186–217.

[20] Chen, S.T., Darby, I.B., and Reynolds, E.C. (2007) A prospective clinical study of non-submerged immediate implants: Clinical outcomes and esthetic results. *Clin Oral Implants Res* 18: 552–562. doi:10.1111/j.1600-0501.2007.01388.x.

[21] Choquet, V., Hermans, M., Adriaenssens, P. et al. (2001) Clinical and radiographic evaluation of the papilla level adjacent to single-tooth dental implants. A retrospective study in the maxillary anterior region. *J Periodontol* 72: 1364–1371. doi:10.1902/jop.2001.72.10.1364.

[22] Cordaro, L., Amade, D.S., and Cordaro, M. (2002) Clinical results of alveolar ridge augmentation with mandibular block bone grafts in partially edentulous patients prior to implant placement. *Clin Oral Implants Res* 13: 103–111.

[23] Cornelini, R., Cangini, F., Martuscelli, G., and Wennstrom, J. (2004) Deproteinized bovine bone and biodegradable barrier membranes to support healing following immediate placement of transmucosal implants: A short-term controlled clinical trial. *Int J Periodontics Restorative Dent* 24: 555–563.

[24] Covani, U., Bortolaia, C., Barone, A., and Sbordone, L. (2004) Bucco-lingual crestal bone changes after immediate and delayed implant placement. *J Periodontol* 75: 1605–1612. doi:10.1902/jop.2004.75.12.1605.

[25] Dueled, E., Gotfredsen, K., Trab Damsgaard, M., and Hede, B. (2009) Professional and patient-based evaluation of oral rehabilitation in patients with tooth agenesis. *Clin Oral Implants Res* 20: 729–736. doi:10.1111/j.1600-0501.2008.01698.x.

[26] Enkling, N., Johren, P., Klimberg, T. et al. (2011) Open or submerged healing of implants with platform switching: A randomized, controlled clinical trial. *J Clin Periodontol* 38: 374–384. doi:10.1111/j.1600-051X.2010.01683.x.

[27] Furhauser, R., Florescu, D., Benesch, T. et al. (2005) Evaluation of soft tissue around single-tooth implant crowns: The pink esthetic score. *Clin Oral Implants Res* 16: 639–644. doi:10.1111/j.1600-0501.2005.01193.x.

[28] Gluckman, H., Salama, M., and Du Toit, J. (2016) Partial Extraction Therapies (PET) Part 1: Maintaining Alveolar Ridge Contour at Pontic and Immediate Implant Sites. *Int J Periodontics Restorative Dent* 681–687. doi:papers3://publication/doi/10.11607/prd.2783.

[29] Gluckman, H., Salama, M., and Du Toit, J. (2017) Partial Extraction Therapies (PET) Part 2: Procedures and Technical Aspects. *Int J Periodontics Restorative Dent* 37: 377–385.

doi:papers3://publication/doi/10.11607/ prd.3111.

[30] Hammerle, C.H., Chen, S.T., and Wilson, T.G., Jr. (2004) Consensus statements and recommended clinical procedures regarding the placement of implants in extraction sockets. *Int J Oral Maxillofac Implants* 19 (Suppl): 26–28.

[31] Hammerle, C.H.F., Jung, R.E., Sanz, M. et al. (2012) Submerged and transmucosal healing yield the same clinical outcomes with two-piece implants in the anterior maxilla and mandible: Interim 1-year results of a randomized, controlled clinical trial. *Clin Oral Implants Res* 23: 211–219. doi:10.1111/j.1600-0501.2011.02210.x.

[32] Happe, A., Schulte-Mattler, V., Fickl, S. et al. (2013) Spectrophotometric assessment of peri-implant mucosa after restoration with zirconia abutments veneered with fluorescent ceramic: A controlled, retrospective clinical study. *Clin Oral Implants Res* 24 (Suppl A100): 28–33. doi:10.1111/j.1600-0501.2011.02361.x.

[33] Holst, A.I., Nkenke, E., Blatz, M.B. et al. (2009) Prosthetic considerations for orthodontic implant site development in the adult patient. *J Oral Maxillofac Surg* 67: 82–88. doi:10.1016/j.joms.2009.07.010.

[34] Huber, S., Zeltner, M., Hämmerle, C.H.F. et al. (2018) Non-interventional 1-year follow-up study of peri-implant soft tissues following previous soft tissue augmentation and crown insertion in single-tooth gaps. *J Clin Periodontol* 45:504–512. doi:papers3://publication/doi/10.1111/jcpe.12865.

[35] Ingber, J.S. (1974) Forced eruption: Part I. A method of treating isolated one and two wall infrabony osseous defects – rationale and case report. *J Periodontol* 45: 199–206. doi:doi:10.1902/jop.1974.45.4.199.

[36] Ioannidis, A., Cathomen, E., Jung, R.E. et al. (2017) Discoloration of the mucosa caused by different restorative materials – a spectrophotometric in vitro study. *Clin Oral Implants Res* 28: 1133–1138. doi:10.1111/clr.12928.

[37] Jemt, T. (1997) Regeneration of gingival papillae after single-implant treatment. *Int J Periodontics Restorative Dent* 17: 326–333.

[38] Jemt, T. and Lekholm, U. (2003) Measurements of buccal tissue volumes at single-implant restorations after local bone grafting in maxillas: A 3-year clinical prospective study case series. *Clin Implant Dent Relat Res* 5: 63–70.

[39] Jemt, T. and Lekholm, U. (2005) Single implants and buccal bone grafts in the anterior maxilla: Measurements of buccal crestal contours in a 6-year prospective clinical study. *Clin Implant Dent Relat Res* 7: 127–135.

[40] Jensen, S.S. and Terheyden, H. (2009) Bone augmentation procedures in localized defects in the alveolar ridge: Clinical results with different bone grafts and bonesubstitute materials. *Int J Oral Maxillofac Implants* 24 (Suppl): 218–236.

[41] Joo, J.Y., Son, S., and Lee, J.Y. (2016) Implant site development for enhancing esthetics of soft and hard tissue and simplification of implant surgery using a forced eruption. *Int J Periodontics Restorative Dent* 36: 583–589. doi:10.11607/prd.2291.

[42] Jung, R.E., Siegenthaler, D.W., and Hammerle, C.H. (2004) Postextraction tissue management: A soft tissue punch technique. *Int J Periodontics Restorative Dent* 24: 545–553.

[43] Jung, R.E., Sailer, I., Hämmerle, C.H.F. et al. (2007) In vitro color changes of soft tissues caused by restorative materials. *Int J Periodontics Restorative Dent* 27: 251–257. doi:papers3:// publication/uuid/22416DC4-E9B4-4982-B174-827C4B9E35A0.

[44] Kan, J.Y., Rungcharassaeng, K., Umezu, K., and Kois, J.C. (2003) Dimensions of peri-implant mucosa: An evaluation of maxillary anterior single implants in humans. *J Periodontol* 74: 557–562. doi:10.1902/jop.2003.74.4.557.

[45] Klein, M.O. and Al-Nawas, B. (2011) For which clinical indications in dental implantology is the use of bone substitute materials scientifically substantiated? *Int J Oral Implantol* 4: 11–29.

[46] Kois, J.C. (2001) Predictable single tooth peri-implant esthetics: Five diagnostic keys. *Compend Contin Educ Dent* 22: 199–206; quiz 208.

[47] Korayem, M., Flores-Mir, C., Nassar, U., and Olfert, K. (2008) Implant site development by orthodontic extrusion. A systematic review. *Angle Orthod* 78: 752–760. doi:10.2319/0003-3219 (2008)078[0752:Isdboe]2.0.Co;2.

[48] Kuchler, U., Chappuis, V., Gruber, R. et al. (2016) Immediate implant placement with simultaneous guided bone regeneration in the esthetic zone: 10-year clinical and radiographic outcomes. *Clin Oral Implants Res* 27: 253–257. doi:10.1111/clr.12586.

[49] Landsberg, C.J. (1997) Socket seal surgery combined with immediate implant placement: A novel approach for single-tooth replacement. *Int J Periodontics Restorative Dent* 17: 140–149.

[50] Lang, N.P. and Zitzmann, N.U. (2012) Clinical research in implant dentistry: Evaluation of implant-supported restorations, aesthetic and patient-reported outcomes. *J Clin Periodontol* 39 (Suppl 12): 133–138. doi:10.1111/j.1600-051X.2011.01842.x.

[51] Maiorana, C., Beretta, M., Salina, S., and Santoro, F. (2005) Reduction of autogenous bone graft resorption by means of bio-oss coverage: A prospective study. *Int J Periodontics Restorative Dent* 25: 19–25.

[52] Meijer, H.J., Stellingsma, K., Meijndert, L., and Raghoebar, G.M. (2005) A new index for rating aesthetics of implantsupported single crowns and adjacent soft tissues – the Implant Crown Aesthetic Index. *Clin Oral Implants Res* 16: 645–649. doi:10.1111/j.1600-0501.2005.01128.x.

[53] Muller, H.P., Heinecke, A., Schaller, N., and Eger, T. (2000) Masticatory mucosa in subjects with different periodontal phenotypes. *J Clin Periodontol* 27: 621–626.

[54] Naenni, N., Bienz, S.P., Benic, G.I. et al. (2018) Volumetric and linear changes at dental implants following grafting with volume-stable three-dimensional collagen matrices or autogenous connective tissue grafts: 6-month data. *Clinical Oral Investigations* 22: 1–11. doi:papers3://publication/doi/10.1007/s00784-0172210-3.

[55] Naenni, N., Lim, H.C., Papageorgiou, S.N., and Hammerle, C.H.F. (2019) Efficacy of lateral bone augmentation prior to implant placement: A systematic review and metaanalysis. *J Clin Periodontol*. doi:10.1111/jcpe.13052.

[56] Rocchietta, I., Fontana, F., and Simion, M. (2008) Clinical outcomes of vertical bone augmentation to enable dental implant placement: A systematic review. *J Clin Periodontol* 35: 203–215. doi:10.1111/j.1600-051X.2008.01271.x.

[57] Salama, H. and Salama, M. (1993) The role of orthodontic

extrusive remodeling in the enhancement of soft and hard tissue profiles prior to implant placement: A systematic approach to the management of extraction site defects. *Int J Periodontics Restorative Dent* 13: 312–333.

[58] Salama, M., Ishikawa, T., Salama, H. et al. (2007) Advantages of the root submergence technique for pontic site development in esthetic implant therapy. *Int J Periodontics Restorative Dent* 27: 521–527. doi:papers3:// publication/ uuid/FD8E99F8-BB2F-4668-A1BA-4DBE3B494FD8.

[59] Sbordone, L., Toti, P., Menchini-Fabris, G.B. et al. (2009) Volume changes of autogenous bone grafts after alveolar ridge augmentation of atrophic maxillae and mandibles. *Int J Oral Maxillofac Surg* 38: 1059–1065. doi:10.1016/ j.ijom.2009.06.024.

[60] Schneider, D., Grunder, U., Ender, A. et al. (2011) Volume gain and stability of peri-implant tissue following bone and soft tissue augmentation: 1-year results from a prospective cohort study. *Clin Oral Implants Res* 22: 28–37. doi:10.1111/j.1600-0501.2010.01987.x.

[61] Sumi, T., Takeshita, K., Takeichi, T. et al. (2014) Patientspecific gingiva-colored abutments: A case series. *Int J Periodontics Restorative Dent* 34: 469–475. doi:10.11607/ prd.2071.

[62] Tan, W.L., Wong, T.L., Wong, M.C., and Lang, N.P. (2012) A systematic review of post-extractional alveolar hard and soft tissue dimensional changes in humans. *Clin Oral Implants Res* 23 (Suppl 5): 1–21. doi:10.1111/j.1600-0501.2011.02375.x.

[63] Ten Heggeler, J.M., Slot, D.E., and Van der Weijden, G.A. (2011) Effect of socket preservation therapies following tooth extraction in non-molar regions in humans: A systematic review. *Clin Oral Implants Res* 22: 779–788. doi:10.1111/j.1600-0501.2010.02064.x.

[64] Thoma, D.S., Brandenberg, F., Fehmer, V. et al. (2016) The esthetic effect of veneered zirconia abutments for singletooth implant reconstructions: A randomized controlled clinical trial. *Clin Implant Dent Relat Res* 18: 1210–1217. doi:10.1111/cid.12388.

[65] Vignoletti, F., Matesanz, P., Rodrigo, D. et al. (2012) Surgical protocols for ridge preservation after tooth extraction. A systematic review. *Clin Oral Implants Res* 23 (Suppl 5): 22–38. doi:10.1111/j.1600-0501.2011.02331.x.

[66] Wiltfang, J., Jatschmann, N., Hedderich, J. et al. (2014) Effect of deproteinized bovine bone matrix coverage on the resorption of iliac cortico-spongeous bone grafts – a prospective study of two cohorts. *Clin Oral Implants Res* 25, e127–132. doi:10.1111/clr.12074.

第7章

上颌骨前牙区的软组织增量

Soft Tissue Management in the Anterior Maxilla

Daniel S. Thoma   Hyun-Chang Lim   Christoph H.F. Hämmerle   著

一、概述

上颌骨前牙区种植治疗被普遍认为是一种复杂的治疗选择，主要是因为拔牙后牙槽骨就开始广泛的吸收和重塑（Hammerle 等，2012），此过程会导致不同程度的软硬组织缺陷（Araujo 等，2015）。在种植体植入同期或植入后，常常为了重建天然状态下的牙槽嵴凸度，恢复前牙功能和美学，而行软硬组织再生（Lin 等，2018；Schneider 等，2011；Thoma 等，2014）。在软组织层面，出于以下 2 个主要原因而行软组织移植。

（一）美学

理想情况下，种植治疗可在软硬组织水平（粉色美学；粉色美学评分 =PES）（Furhauser 等，2005）及重建水平（白色美学；白色美学评分 =WES）（Belser 等，2009）上与对侧天然牙媲美。但是，如果没有粉色美学（近远中龈乳头，颊侧龈缘曲线及最高点位置，牙根凸度，牙龈颜色 /

质地）的支持，就无法获得白色美学。因此，为了实现种植最佳美学的效果，需要通过牙龈移植术提供足够的角化组织和其他软组织。

有很长一段时间，由于在植入种植体时，硬组织的增量与再生是主要关注点，所以软组织手术还不是种植外科日常工作的一部分。特别是在较早公布的研究中，种植体周围缺乏充足角化组织带的种植体患病率很高（46%～74%）（Adell 等，1986；Apse 等，1991；Lekholm 等，1986；Mericske-Stern 等，1994；Wennstrom 和 Derks，2012）。此外，从美学角度出发，是否有必要增加种植体周围的黏膜厚度也是争议纷纷。众多临床病例数据表明，软组织占最终软硬组织体积的43%，而硬组织占 57%（Schneider 等，2011）。从修复角度出发，体外实验和临床数据表明，黏膜厚度至少为 2mm 时才能避免金属基台的暴露（Jung 等，2007、2008）。因此，在临床上建议行软组织移植程序，以此为种植位点提供充足的角化组织和软组织。

（二）种植体周围健康

角化黏膜宽度、黏膜厚度对于种植体周围健康的影响，当下仍存在争议。就种植体周围角化黏膜的量而言，一些研究表明，缺乏角化组织会促进牙菌斑堆积和牙龈红斑（gingival erythema），从而加深探诊深度，造成探诊出血、龈退缩，增加促炎因子含量，甚至导致边缘骨丧失（Adibrad 等，2009；Bouri 等，2008；Boynuegri 等，2013；Schrott 等，2009；Souza 等，2016）。 相反，其他研究发现角化黏膜宽度与种植体周围健康或种植体周围疾病之间无统计学关联（Adell，1985；Dalago 等，2017；Frisch 等，2015；Lim 等，2019；Wennstrom 等，1994）。这些数据主要来源于接受良好菌斑控制及牙周维护的患者（Lim 等，2019）。据报道，就黏膜厚度而言，在就诊前和就诊过程中，种植体周围黏膜较薄（< 2mm）时，容易发生种植体周围骨吸收（Berglundh 和 Lindhe，1996；Puisys 和 Linkevicius，2015）。

最近的一项系统综述总结了这些有争议的问题，表明软组织移植程序增加了种植体周围角化黏膜，从而导致出血指数下降、边缘骨水平升高，而黏膜厚度的移植导致较少的边缘骨丢失（Thoma 等，2018a）。

二、上颌前部软组织增量的特定问题

临床上，如果软组织处理不当，在上颌美学区会观察到以下并发症。

1. 膜龈联合的冠向移位：骨增量程序可能导致膜龈联合的冠向或腭向移位及口腔前庭沟变浅。即使非专业人士也可以看到角化组织和牙槽黏膜之间的明显差异。此外，角化组织不足和口腔前庭沟变浅可能会促进菌斑滞留，并妨碍口腔卫生的维护。

2. 进行过骨增量，但与相邻区域相比，牙槽突仍存在凹陷：这种情况限制了黏膜边缘合适的外形轮廓的形成。

3. 完成最终修复后，种植体周围软组织透色：软组织薄（< 2mm）的种植部位，基台材料具有穿透效果（Jung 等，2008）。在这类临床案例中，修复材料的选择是使美学效果最大化的关键因素。

4. 由于牙周疾病或邻近牙齿的牙周支持丧失而导致的龈乳头高度降低：与天然牙相比，种植位点的龈乳头复合体明显较短（Chang 等，1999），这意味着相邻牙的牙周状态对于在种植体和天然牙齿之间或在两个相邻种植体之间获得牙龈乳头的填充至关重要。

5. 与对侧天然牙相比，颊侧组织退缩：文献中讨论了以下几个原因；种植体植入位置不正确；牙龈生物型较薄；颊侧骨水平和种植体的设计（Nisapakultorn 等，2010）。种植体的位置和角度被认为是防止退缩的关键参数（Evans 和 Chen，2008；Hammerle 和 Tarnow，2018）。

三、材料

临床中，美学区的治疗通常需要进行软组织增量。通常，自体软组织常被用于角化龈的增宽及软组织体积的增量手术（Thoma 等，2009、

2014、2018a）。最常见的是上腭作为供区用于上皮下结缔组织（SCTG）和游离牙龈移植（FGG）。根据临床情况，也可以从上颌结节区获得软组织。

临床研究的数据指出最初使用FGG获得的角化龈，随着时间的推移，软组织会退缩（1年达30%，5年达40%）（Lim等，2018；Schmitt等，2016）。使用SCTG获得的黏膜厚度在种植固定桥桥体（10年）（Bienz等，2017a）和种植位点（5年）均可获得较为成功的软组织增量效果，且随时间黏膜厚度改变较小（Bienz等，2017b）。

尽管有长期的临床经验及记录良好的随访研究支持，但自体组织移植仍有不容忽视的缺点：患者出血时间延长、疼痛及麻木发病率增加，因解剖结构使得获得软组织的数量和质量具有高度可变性，及不可接受的外观（尤其是FGG被应用于上颌骨前牙区）。

为了克服自体组织的缺点和局限性，引入了替代材料（主要是同种异体来源和异种来源）。同种异体材料最初用于治疗糖尿病溃疡和严重烧伤创面（Liu等，2010；Wainwright，1995）。这些材料首先在口腔科中被引入，作为FGG的替代材料以增加角化组织的宽度，后用于前庭沟加深、根面覆盖和体积增加（Agarwal等，2015；Gapski等，2005；Harris，2000；Puisys等，2015；Scarano等，2009）。大量的病例报告和有限数量的对照研究已发表。然而，结果在可预测性和外观方面是不同的（McGuire和Nunn，2005；Wei等，2000）。此外，由于材料的来源不同，患者的接受度可能受到限制。

在过去的5年里，研究集中在异种来源的材料的各种适应证上：根面覆盖、角化组织增宽、黏膜厚度增加（Huber等，2018；Jung等，2011；McGuire和Scheyer，2010；Nevins等，2011；Zeltner等，2017）。根据临床指征，胶原基质具有不同的组成和结构。

为了获得角化组织，最常用的是无交联的I型和III型胶原的混合物（Thoma等，2012a）。这种材料有两个独特的功能层：①用于缝合和保护移植物的致密层；②用于血凝块稳定、快速血管化和细胞生长的多孔层。前瞻性临床试验表明，应用此种材料与FGG（5年）（Schmitt等，2016）和结缔组织移植（6个月）（Lorenzo等，2012）相比，种植体周围角化组织的增量没有统计学意义。此种材料的应用可以减少手术时间及获得良好的美学效果，使得颜色和纹理与周围组织相匹配。然而，相关数据表明随着时间的推移，移植物的稳定性具有异质性（Lim等，2018；Lorenzo等，2012；Schmitt等，2016；Thoma等，2018b）。

为了增加黏膜厚度，随后介绍了一种具有改进化学交联的胶原基质的三维网络。临床前研究表明其可促进人成纤维细胞的生长、组织整合和血管生成，同时具有良好的抗压和抗剪切能力（Mathes等，2010；Thoma等，2012b）。令人惊讶的是，在动物和人体研究中显示其与在桥体和种植位点使用SCTG相比，可获得相似的体积增量（Naenni等，2018；Thoma等，2016、2017；Zeltner等，2017）。因此，其他的临床适应证也包括即刻种植位点（Sanz-Martin等，2018）及早期种植同期GBR和软组织移植（Chappuis等，2018）。

四、软组织处理

进行软组织移植手术的目的是双重的：①获得角化组织；②增加黏膜厚度。从临床的角度来看，选择治疗的类型、时间点和材料是非常重要的。该治疗程序的目的应致力于提高治疗的可预测性，减少干预措施的数量，降低患者的发病率。最近一篇系统性综述提出了进行软组织移植手术的理想时间点。后续研究表明进行角化组织增宽及软组织体积增量手术的时间点对治疗结果无影响（Lin 等，2018）。因此，具体时间点或材料的临床选择取决于解剖结构、种植体的位置、临床医生的喜好和患者的期望。

在种植治疗期间，进行软组织移植手术可确定 5 个时间点（图 7-1）。

(1) 种植体植入或骨增量手术前。

(2) 种植体植入同期。

(3) 种植体植入后连接愈合基台前的愈合期。

(4) 连接愈合基台同期。

(5) 最终修复后。

（一）种植体植入之前

见图 7-2。

（二）种植体植入同期

见图 7-3 和图 7-4。

（三）种植体植入后、连接愈合基台前的组织愈合期

见图 7-5 和图 7-6。

（四）连接愈合基台同期

见图 7-7。

（五）戴入最终修复体后

见图 7-8 和图 7-9。

总之，上颌骨前牙区角化组织的获得最好在种植体植入前进行。可以提供足够宽度的角化组织进行切开并获得初级创口关闭而不需要广泛的

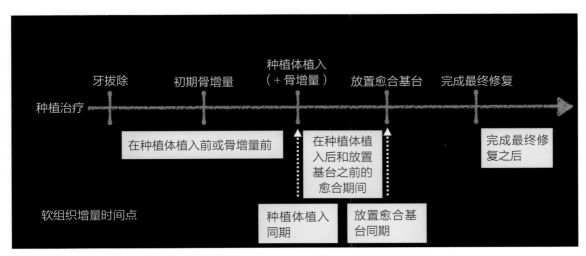

▲ 图 7-1 种植治疗的软组织增量时间点

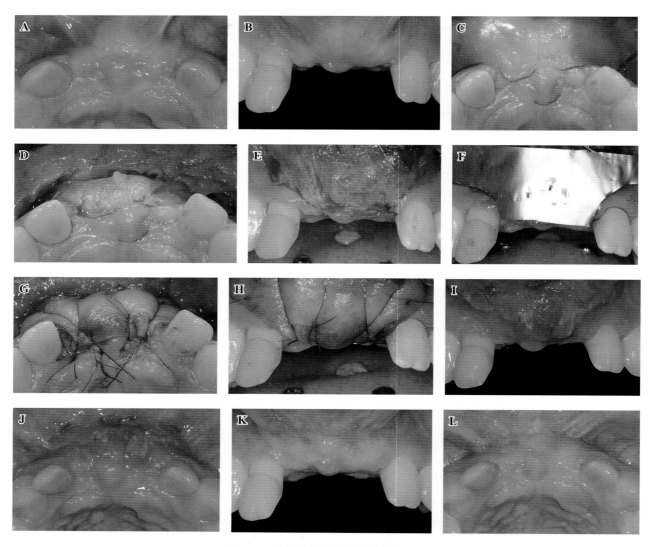

▲ 图 7-2　使用胶原蛋白基质获得角化组织

A. 初次骨增量后，膜龈联合重定位到腭侧，导致前庭沟变浅；B. 除了膜龈联合冠向移位和前庭沟变浅，还可以观察到系带附着；C. 在角化黏膜内靠近膜龈联合处行水平切口，瓣设计时避开 2 个相邻的乳头；D. 形成半厚瓣，皮瓣顶端固定，为胶原蛋白基质提供了空间；E. 半厚瓣的延伸应足以补偿胶原蛋白基质的收缩；根据文献，与最终期望的尺寸相比，受植面的尺寸应为 140%～150%（Schmitt 等，2016）；F. 将锡箔用作模板，修剪以评估受植面的尺寸；G. 将胶原蛋白基质间断缝合固定在冠向和外侧边界，进一步采用 X 形缝合固定软组织增量区域；H. 增量部位缝合的胶原蛋白基质的颊面观；I. 7 天后，拆除部分缝合线，可以观察到胶原蛋白基质和纤维蛋白的残留，再生组织由于快速的血管化形成而微红；J. 显示前庭深度增加的牙槽嵴顶面观；K. 6 周后，再生的角化黏膜与邻近组织充分融合，与术前相比，膜龈联合位置向根方移位；L. 再生角化黏膜的色泽和轮廓与相邻软组织良好融合，未观察到瘢痕组织形成

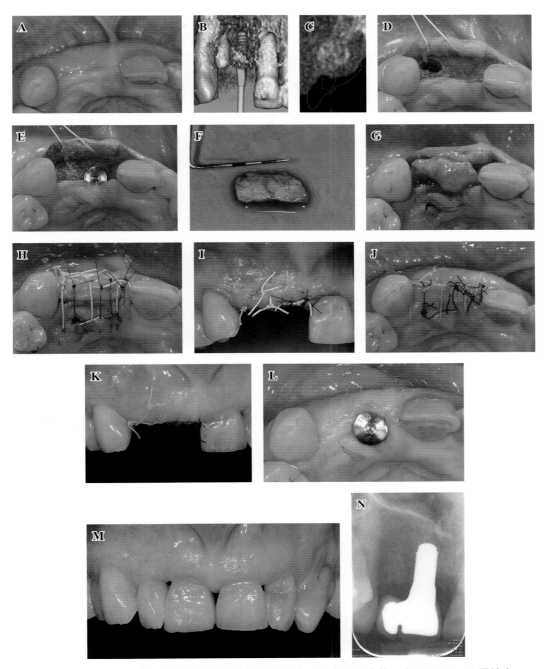

▲ 图 7-3　使用上皮下结缔组织移植获得黏膜厚度，此病例治疗前口内可见 **11**、**12** 牙缺失

A. 与对侧同名牙相比，2 个缺失牙的颊侧存在凹陷；B. 使用计算机软件（SMOP，Swissmeda AG，Baar，瑞士）设计种植体的植入位置，注意 12 牙位的根；C. 骨量充足，可满足计划种植体的植入，无须进一步的骨增量；D. 翻瓣后，小心拔除 12 牙位残根；E. 将种植体植入 11 牙位，将骨替代材料植入 12 牙位区域，注意，种植体植入后，11 牙位区域的唇侧有足够的骨量；F. 为了补偿不足的软组织体积，从上腭获取上皮下结缔组织；G. 将移植物缝合至受区，邻近区域进一步翻瓣减张，以便为移植物的植入创造空间，注意移植物的位置，移植物应增加至牙槽嵴顶和颊侧，以提供良好的外形轮廓；H. 褥式、间断缝合黏膜瓣，完成初期创口封闭，没有移植物暴露；I. 在颊面观察到膜龈联合有轻微移位；J. 7 天后愈合良好，唇侧软组织体积明显增加；K. 冠根方向上的软组织体积也增加了；L. 3 个月后连接愈合基台，11 和 12 牙位区域软组织体积充足；M. 2 个月后完成最终修复，11、12 牙位的种植体周围黏膜与相邻区域协调；N. 种植位点的口内 X 线片

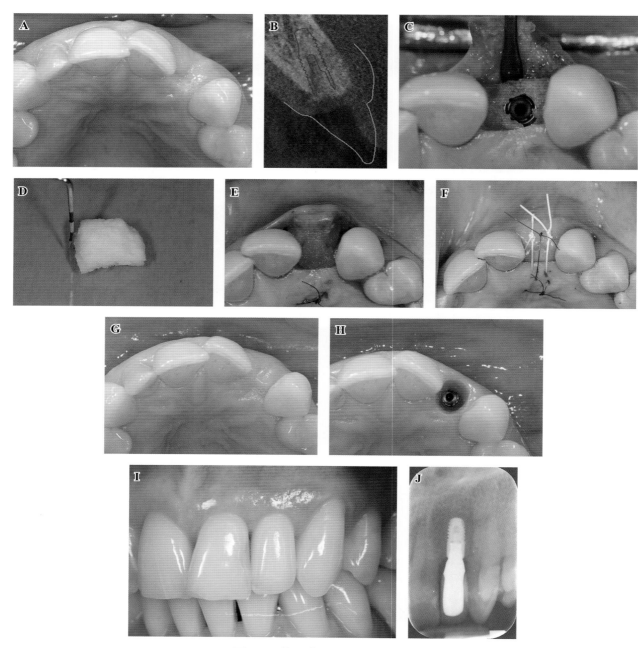

▲ 图 7-4　使用胶原蛋白基质增厚黏膜

A. 在 22 牙位区域唇侧组织量不足；B. 根据 CBCT，骨量足以植入计划的种植体；C. 种植体植入后，唇侧骨板厚度足够；D. 为了补偿不足的软组织体积，使用了胶原蛋白基质，修整材料以适配受区；E. 将基质缝合至受区，邻近区域进一步翻瓣减张，以便为胶原蛋白基质的植入创造空间；F. 间断缝合皮瓣，完成初期创口封闭，没有基质暴露；G. 2 个月后，软组织体积充足；H. 使用临时修复体进行软组织轮廓塑形；I. 2 个月后完成最终修复，12 牙位种植体周围黏膜与相邻组织良好地融合；J. 完成最终修复后，种植位点的口内 X 线片

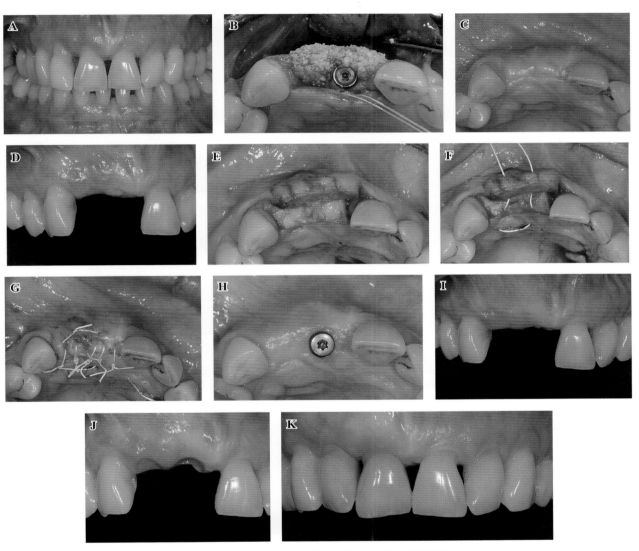

▲ 图 7-5　使用上皮下结缔组织移植增加黏膜厚度

A.患者 50 岁，计划拔除 11、12 牙，11、12 牙位可见牙龈退缩；B.拔牙后经过 4 个月的愈合，于 11 牙位植入种植体，同期进行骨增量；C.术后 3 个月发现 11、12 牙位软组织体积不足；D.颊面观同样可见软组织体积不足；E.取上皮下结缔组织移植物放置于缺牙区以进行软组织增量；F.移植物被缝合于腭侧以防止移位；G.使用褥式缝合结合间断缝合的方式缝合固定皮瓣；H.2 个月后，放置愈合基台，愈合基台周围可见充足的软组织；I.颊面观可见软组织冠向体积增加；J.使用临时修复进行软组织塑形；K.戴入最终修复体（种植体支持的牙冠及树脂粘接桥），术区软组织（11 牙位种植体周围黏膜及 12 桥体位点的黏膜）与对侧协调一致

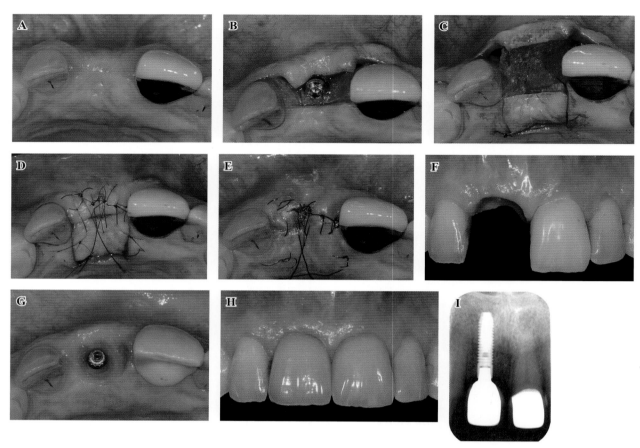

▲ 图 7-6　使用胶原基质增加黏膜厚度，患者的 **11** 牙位需进行种植修复，颊侧软组织体积不足

A. 于种植位点牙槽嵴顶制作全厚瓣，颊侧制作半厚瓣；B. 使用胶原基质增加黏膜厚度，为获得放置胶原基质的空间：①唇侧皮瓣进一步推至邻近区域；②唇侧皮瓣制作骨膜松弛切口；③制作冠向位腭侧滑行皮瓣（Tinti 和 Parma-Benfenati，1995），胶原基质被缝合于腭侧皮瓣；C. 使用褥式缝合联合间断缝合缝合皮瓣；D. 7 天后愈合良好，唇侧软组织得到明显增厚；F. 使用种植体支持式临时牙进行牙龈软组织的诱导；G. 唇侧软组织得到明显增厚，与邻牙 21 轮廓一致；H. 戴入最终修复体（11 牙位为种植体支持式牙冠，21 牙位为牙支持式牙冠）；I. 种植位点的影像学检查

膜龈联合的迁移，从而为种植手术提供便利。在材料方面，首选胶原基质，因为它们提供了更好的颜色和质地与周围组织相匹配。在软组织体积增加的过程中，自体组织（SCTG）和胶原基质（体积稳定）都可以应用。时间点取决于种植体植入的时间，可应用于即刻种植体植入时，或应用于不需要同时进行骨增量的种植体植入，也可应用于愈合阶段（早期和延迟种植同期进行骨增量）。所有其他时间点，尤其是在戴入最终修复体后，都应该避免，因为它们导致的结果不可预测，或者在临床和技术上要求更高。

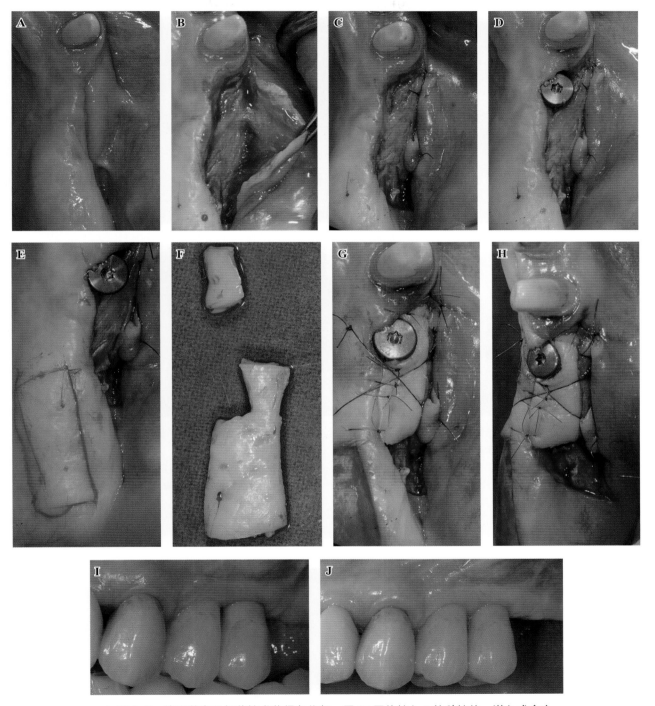

▲ 图 7-7　使用游离牙龈移植术获得角化龈，于 24 牙位植入 1 枚种植体，潜入式愈合

A. 2 个月后发现角化组织不足，前庭沟较浅；B. 制取半厚瓣；C. 半厚瓣被推向根尖区；D. 连接愈合基台；E. 于上腭同侧制取游离牙龈组织瓣；F. 修整游离瓣以适应术区；G. 将移植物缝合于术区，固定于种植体周围；H. 术后种植体颊侧增宽约 3mm；I. 最终修复后 1 个月，移植物良好；J. 2 年后新形成的角化黏膜稳定，种植体周围黏膜较健康，但由于垂直松弛切口可以观察到轻微的瘢痕形成

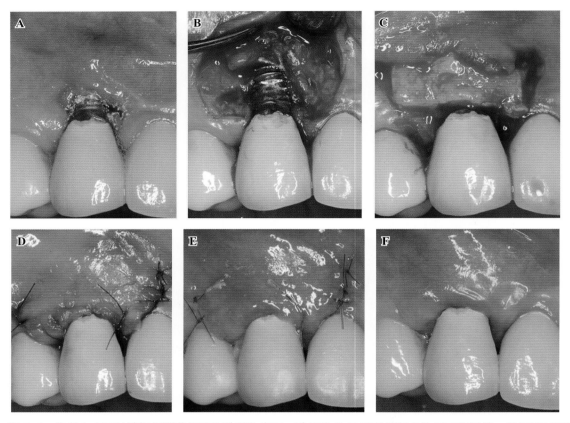

▲ 图 7-8 使用上皮下结缔组织覆盖暴露的种植体表面，种植位点 13 牙位颊侧发生了牙龈退缩，用树脂材料进行暴露金属的覆盖，但患者不满意

A. 去除树脂修复体后，观察到角化组织宽度不足且软组织发炎；B. 制备半厚瓣后，用 H_2O_2 和四环素溶液清洗种植体表面；C. 将取自上腭的上皮下结缔组织放置于种植体表面；D. 皮瓣冠向复位，运用悬吊缝合联合间断缝合皮瓣；E. 14 天后，愈合良好；F. 2 个月后，牙龈退缩不复存在，种植体周围组织较为稳定

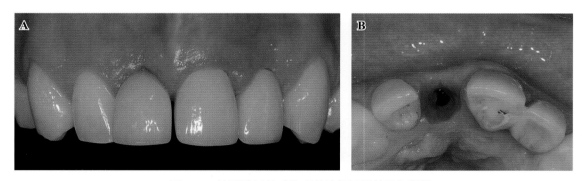

▲ 图 7-9 使用胶原基质处理种植体周围的牙龈退缩

A. 于 11 牙位植入种植体，并戴入最终修复体，此后不久，出现了软组织退缩和体积不足；B. 去除最终修复体后，可以观察到炎性组织及软组织体积不足

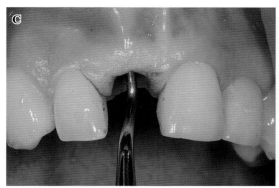
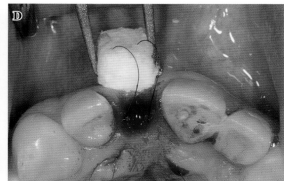
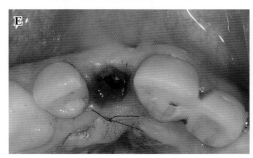
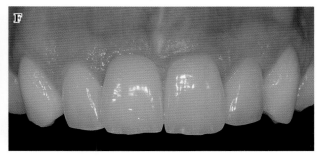

▲ 图 7-9（续）　使用胶原基质处理种植体周围的牙龈退缩

C. 制备放置胶原基质的隧道；D. 胶原基质放置于隧道内；E. 放入胶原基质后，软组织体积增加；F. 2 个月后，戴入最终修复体，11 牙位种植体周围黏膜的颜色与质地与邻牙 21 牙位的黏膜相协调

参考文献

[1] Adell, R. (1985) Tissue integrated prostheses in clinical dentistry. *Int Dent J* 35: 259–265.

[2] Adell, R., Lekholm, U., Rockler, B. et al. (1986) Marginal tissue reactions at osseointegrated titanium fixtures (I). A 3-year longitudinal prospective study. *Int J Oral Maxillofac Surg* 15: 39–52.

[3] Adibrad, M., Shahabuei, M., and Sahabi, M. (2009) Significance of the width of keratinized mucosa on the health status of the supporting tissue around implants supporting overdentures. *J Oral Implantol* 35: 232–237.

[4] Agarwal, C., Tarun Kumar, A.B., and Mehta, D.S. (2015) Comparative evaluation of free gingival graft and AlloDerm((R)) in enhancing the width of attached gingival: A clinical study. *Contemp Clin Dent* 6: 483–488.

[5] Apse, P., Zarb, G.A., Schmitt, A., and Lewis, D.W. (1991) The longitudinal effectiveness of osseointegrated dental implants. The Toronto Study: Peri-implant mucosal response. *Int J Periodontics Restorative Dent* 11: 94–111.

[6] Araujo, M.G., Silva, C.O., Misawa, M., and Sukekava, F. (2015) Alveolar socket healing: What can we learn? *Periodontol 2000* 68: 122–134.

[7] Belser, U.C., Grutter, L., Vailati, F. et al. (2009) Outcome evaluation of early placed maxillary anterior single-tooth implants using objective esthetic criteria: A cross-sectional, retrospective study in 45 patients with a 2- to 4-year follow-up using pink and white esthetic scores. *J Periodontol* 80: 140–151.

[8] Berglundh, T. and Lindhe, J. (1996) Dimension of the periimplant mucosa. Biological width revisited. *J Clin Periodontol* 23: 971–973.

[9] Bienz, S.P., Sailer, I., Sanz-Martin, I. et al. (2017a). Volumetric changes at pontic sites with or without soft tissue grafting: A controlled clinical study with a 10-year follow-up. *J Clin Periodontol* 44: 178–184.

[10] Bienz, S.P., Jung, R.E., Sapata, V.M. et al. (2017b). Volumetric changes and peri-implant health at implant sites with or without soft tissue grafting in the esthetic zone, a retrospective case-control study with a 5-year follow-up. *Clin Oral Implants Res* 28: 1459–1465.

[11] Bouri, A., Bissada, N., Al-Zahrani, M.S. et al. (2008) Width of keratinized gingiva and the health status of the supporting tissues around dental implants. *Int J Oral Maxillofac Implants* 23: 323–326.

[12] Boynuegri, D., Nemli, S.K., and Kasko, Y.A. (2013) Significance of keratinized mucosa around dental implants: A prospective comparative study. *Clin Oral Implants Res* 24: 928–933.

[13] Chang, M., Wennstrom, J.L., Odman, P., and Andersson, B. (1999) Implant supported single-tooth replacements compared to contralateral natural teeth. Crown and soft tissue dimensions. *Clin Oral Implants Res* 10: 185–194.

[14] Chappuis, V., Shahim, K., Buser, R. et al. (2018) Novel

collagen matrix to increase tissue thickness simultaneous with guided bone regeneration and implant placement in esthetic implant sites: A feasibility study. *Int J Periodontics Restorative Dent* 38: 575–582.

[15] Dalago, H.R., Schuldt Filho, G., Rodrigues, M.A. et al. (2017) Risk indicators for Peri-implantitis. A cross-sectional study with 916 implants. *Clin Oral Implants Res* 28: 144–150.

[16] Evans, C.D. and Chen, S.T. (2008) Esthetic outcomes of immediate implant placements. *Clin Oral Implants Res* 19: 73–80.

[17] Frisch, E., Ziebolz, D., Vach, K., and Ratka-Kruger, P. (2015) The effect of keratinized mucosa width on peri-implant outcome under supportive postimplant therapy. *Clin Implant Dent Relat Res* 17 (Suppl 1), e236–244.

[18] Furhauser, R., Florescu, D., Benesch, T. et al. (2005) Evaluation of soft tissue around single-tooth implant crowns: The pink esthetic score. *Clin Oral Implants Res* 16: 639–644.

[19] Gapski, R., Parks, C.A., and Wang, H.L. (2005) Acellular dermal matrix for mucogingival surgery: A meta-analysis. *J Periodontol* 76: 1814–1822.

[20] Hammerle, C.H., Araujo, M.G., Simion, M., and Osteology Consensus, G. (2012) Evidence-based knowledge on the biology and treatment of extraction sockets. *Clin Oral Implants Res* 23 (Suppl 5): 80–82.

[21] Hammerle, C.H.F. and Tarnow, D. (2018) The etiology of hard- and soft-tissue deficiencies at dental implants: A narrative review. *J Clin Periodontol* 45 (Suppl 20, S267–S277.

[22] Harris, R.J. (2000) A comparative study of root coverage obtained with an acellular dermal matrix versus a connective tissue graft: Results of 107 recession defects in 50 consecutively treated patients. *Int J Periodontics Restorative Dent* 20: 51–59.

[23] Huber, S., Zeltner, M., Hammerle, C.H.F. et al. (2018) Non-interventional 1-year follow-up study of peri-implant soft tissues following previous soft tissue augmentation and crown insertion in single-tooth gaps. *J Clin Periodontol* 45: 504–512.

[24] Jung, R.E., Holderegger, C., Sailer, I. et al. (2008) The effect of all-ceramic and porcelain-fused-to-metal restorations on marginal peri-implant soft tissue color: A randomized controlled clinical trial. *Int J Periodontics Restorative Dent* 28: 357–365.

[25] Jung, R.E., Hurzeler, M.B., Thoma, D.S. et al. (2011) Local tolerance and efficiency of two prototype collagen matrices to increase the width of keratinized tissue. *J Clin Periodontol* 38: 173–179.

[26] Jung, R.E., Sailer, I., Hammerle, C.H. et al. (2007) In vitro color changes of soft tissues caused by restorative materials. *Int J Periodontics Restorative Dent* 27: 251–257.

[27] Lekholm, U., Adell, R., Lindhe, J. et al. (1986) Marginal tissue reactions at osseointegrated titanium fixtures. (II) A cross-sectional retrospective study. *Int J Oral Maxillofac Surg* 15: 53–61.

[28] Lim, H.C., An, S.C., and Lee, D.W. (2018) A retrospective comparison of three modalities for vestibuloplasty in the posterior mandible: Apically positioned flap only vs. free gingival graft vs. collagen matrix. *Clin Oral Investig* 22: 2121–2128.

[29] Lim, H.C., Wiedemeier, D.B., Hämmerle, C.H.F., and Thoma, D.S. (2019) The amount of keratinized mucosa may not influence peri-implant health in compliant patients: A retrospective 5-year analysis *J Clin Periodontol*. Accepted.

[30] Lin, C.Y., Chen, Z., Pan, W.L., and Wang, H.L. (2018) Impact of timing on soft tissue augmentation during implant treatment: A systematic review and meta-analysis. *Clin Oral Implants Res* 29: 508–521.

[31] Liu, J., Bian, Z., Kuijpers-Jagtman, A.M., and Von Den Hoff, J.W. (2010) Skin and oral mucosa equivalents: Construction and performance. *Orthod Craniofac Res* 13: 11–20.

[32] Lorenzo, R., Garcia, V., Orsini, M. et al. (2012) Clinical efficacy of a xenogeneic collagen matrix in augmenting keratinized mucosa around implants: A randomized controlled prospective clinical trial. *Clin Oral Implants Res* 23: 316–324.

[33] Mathes, S.H., Wohlwend, L., Uebersax, L. et al. (2010) A bioreactor test system to mimic the biological and mechanical environment of oral soft tissues and to evaluate substitutes for connective tissue grafts. *Biotechnol Bioeng* 107: 1029–1039.

[34] McGuire, M.K. and Nunn, M.E. (2005) Evaluation of the safety and efficacy of periodontal applications of a living tissue-engineered human fibroblast-derived dermal substitute. I. Comparison to the gingival autograft: A randomized controlled pilot study. *J Periodontol* 76: 867–880.

[35] McGuire, M.K. and Scheyer, E.T. (2010) Xenogeneic collagen matrix with coronally advanced flap compared to connective tissue with coronally advanced flap for the treatment of dehiscence-type recession defects. *J Periodontol* 81: 1108–1117.

[36] Mericske-Stern, R., Steinlin Schaffner, T., Marti, P., and Geering, A.H. (1994) Peri-implant mucosal aspects of Iti implants supporting overdentures. A five-year longitudinal study. *Clin Oral Implants Res* 5: 9–18.

[37] Naenni, N., Bienz, S.P., Munoz, F. et al. (2018) Volumetric changes following ridge preservation or spontaneous healing and early implant placement with simultaneous guided bone regeneration. *J Clin Periodontol* 45: 484–494.

[38] Nevins, M., Nevins, M.L., Kim, S.W. et al. (2011) The use of mucograft collagen matrix to augment the zone of keratinized tissue around teeth: A pilot study. *Int J Periodontics Restorative Dent* 31: 367–373.

[39] Nisapakultorn, K., Suphanantachat, S., Silkosessak, O., and Rattanamongkolgul, S. (2010) Factors affecting soft tissue level around anterior maxillary single-tooth implants. *Clin Oral Implants Res* 21: 662–670.

[40] Puisys, A. and Linkevicius, T. (2015) The influence of mucosal tissue thickening on crestal bone stability around bone-level implants. A prospective controlled clinical trial. *Clin Oral Implants Res* 26: 123–129.

[41] Puisys, A., Vindasiute, E., Linkevciene, L., and Linkevicius, T. (2015) The use of acellular dermal matrix membrane for vertical soft tissue augmentation during submerged implant placement: A case series. *Clin Oral Implants Res* 26: 465–470.

[42] Rojo, E., Stroppa, G., Sanz-Martin, I. et al. (2018) Soft tissue volume gain around dental implants using autogenous subepithelial connective tissue grafts harvested from the

lateral palate or tuberosity area. A randomized controlled clinical study. *J Clin Periodontol* 45: 495–503.

[43] Sanz-Martin, I., Encalada, C., Sanz-Sanchez, I. et al. (2018) Soft tissue augmentation at immediate implants using a novel xenogeneic collagen matrix in conjunction with immediate provisional restorations: A prospective case series. *Clin Implant Dent Relat Res.*

[44] Scarano, A., Barros, R.R., Iezzi, G. et al. (2009) Acellular dermal matrix graft for gingival augmentation: A preliminary clinical, histologic, and ultrastructural evaluation. *J Periodontol* 80: 253–259.

[45] Schmitt, C.M., Moest, T., Lutz, R. et al. (2016) Long-term outcomes after vestibuloplasty with a porcine collagen matrix (Mucograft((R))) versus the free gingival graft: A comparative prospective clinical trial. *Clin Oral Implants Res* 27, e125–e133.

[46] Schneider, D., Grunder, U., Ender, A. et al. (2011) Volume gain and stability of peri-implant tissue following bone and soft tissue augmentation: 1-year results from a prospective cohort study. *Clin Oral Implants Res* 22: 28–37.

[47] Schrott, A.R., Jimenez, M., Hwang, J.W. et al. (2009) Fiveyear evaluation of the influence of keratinized mucosa on peri-implant soft-tissue health and stability around implants supporting full-arch mandibular fixed prostheses. *Clin Oral Implants Res* 20: 1170–1177.

[48] Souza, A.B., Tormena, M., Matarazzo, F., and Araujo, M.G. (2016) The influence of peri-implant keratinized mucosa on brushing discomfort and peri-implant tissue health. *Clin Oral Implants Res* 27: 650–655.

[49] Thoma, D.S., Benic, G.I., Zwahlen, M. et al. (2009) A systematic review assessing soft tissue augmentation techniques. *Clin Oral Implants Res* 20 (Suppl 4): 146–165.

[50] Thoma, D.S., Sancho-Puchades, M., Ettlin, D.A. et al. (2012a) Impact of a collagen matrix on early healing, aesthetics and patient morbidity in oral mucosal wounds – a randomized study in humans. *J Clin Periodontol* 39: 157–165.

[51] Thoma, D.S., Villar, C.C., Cochran, D.L. et al. (2012b) Tissue integration of collagen-based matrices: An experimental study in mice. *Clin Oral Implants Res* 23: 1333–1339.

[52] Thoma, D.S., Buranawat, B., Hammerle, C.H. et al. (2014) Efficacy of soft tissue augmentation around dental implants and in partially edentulous areas: A systematic review. *J Clin Periodontol* 41 (Suppl 15): S77–91.

[53] Thoma, D.S., Zeltner, M., Hilbe, M. et al. (2016) Randomized controlled clinical study evaluating effectiveness and safety of a volume-stable collagen matrix compared to autogenous connective tissue grafts for soft tissue augmentation at implant sites. *J Clin Periodontol* 43: 874–885.

[54] Thoma, D.S., Naenni, N., Benic, G.I. et al. (2017) Soft tissue volume augmentation at dental implant sites using a volume stable three-dimensional collagen matrix – histological outcomes of a preclinical study. *J Clin Periodontol* 44: 185–194.

[55] Thoma, D.S., Naenni, N., Figuero, E. et al. (2018a). Effects of soft tissue augmentation procedures on peri-implant health or disease: A systematic review and meta-analysis. *Clin Oral Implants Res* 29 (Suppl 15): 32–49.

[56] Thoma, D.S., Alshihri, A., Fontolliet, A. et al. (2018b) Clinical and histologic evaluation of different approaches to gain keratinized tissue prior to implant placement in fully edentulous patients. *Clin Oral Investig* 22: 2111–2119.

[57] Tinti, C. and Parma-Benfenati, S. (1995) Coronally positioned palatal sliding flap. *Int J Periodontics Restorative Dent* 15: 298–310.

[58] Wainwright, D.J. (1995) Use of an acellular allograft dermal matrix (AlloDerm) in the management of full-thickness burns. *Burns* 21: 243–248.

[59] Wei, P.C., Laurell, L., Geivelis, M. et al. (2000) Acellular dermal matrix allografts to achieve increased attached gingiva. Part 1. A clinical study. *J Periodontol* 71: 1297–1305.

[60] Wennstrom, J.L., Bengazi, F., and Lekholm, U. (1994) The influence of the masticatory mucosa on the peri-implant soft tissue condition. *Clin Oral Implants Res* 5: 1–8.

[61] Wennstrom, J.L. and Derks, J. (2012) Is there a need for keratinized mucosa around implants to maintain health and tissue stability? *Clin Oral Implants Res* 23 (Suppl 6): 136–146.

[62] Zeltner, M., Jung, R.E., Hammerle, C.H. et al. (2017) Randomized controlled clinical study comparing a volume-stable collagen matrix to autogenous connective tissue grafts for soft tissue augmentation at implant sites: Linear volumetric soft tissue changes up to 3 months. *J Clin Periodontol* 44: 446–453.

第8章 上颌软组织手术的替代治疗

Treatment Alternatives for Soft Tissue Procedures in the Maxilla

Carlos E. Nemcovsky 著

一、概述

充足的角化黏膜对维持种植体周围健康的影响仍存有争议；但是，从临床的角度来看，对于简化患者口腔卫生维护，保持黏膜组织的稳定性是非常重要的。在适当的维护下，缺乏角化黏膜，种植体周围组织在临床上也可能是健康的，对牙槽骨水平几乎没有影响（Schou 等，1992；Wennstrom 和 Derks，2012；Wennstrom 等，1994）。

尽管大多数评论指出了宽度＞2mm的角化黏膜与种植体周围健康呈正相关；但其对长期生存率和种植成功率的影响尚不清楚（Kissa 等，2017；Moraschini 等，2017）。即使是那些保持良好口腔卫生并接受定期种植维护治疗的患者，缺乏角化黏膜似乎也是一个或多个问题的长期风险因素：菌斑堆积、刷牙时组织疼痛、牙龈炎、牙龈退缩、骨丧失、舌苔增厚、前列腺素 E_2（PGE_2），以及美学（Bouri 等，2008；Brito 等，2014；Gobbato 等，2013；Kim 等，2009；

Levine 等，2014；Roos-Jansaker 等，2006；Schrott 等，2009；Souza 等，2016；Zigdon 和 Machtei，2008）。保留和（或）重建种植体周围的角化黏膜有助于种植修复稳定，利于改善美观和菌斑控制（Cairo 等，2008）。

植入到较厚组织内的种植体在短期内其影像学检查边缘骨丧失较少（Suárez-López 等，2016）。黏膜厚度与周围骨组织萎缩呈负相关。

尽管患者是否受益于种植体周围角化黏膜的增量或软组织矫正尚不清楚（Esposito 等，2007），但谨慎处理软组织或骨，正确的种植体三维位置或直径是种植体美学成功的关键（Cairo 等，2008）。

多种外科技术可以增加种植体周围角化组织量。软组织增量手术可以在种植体植入前、植入中或植入后进行（Thoma 等，2014a）。尽管含有上皮细胞的自体游离龈移植和结缔组织移植均可实现软组织增量，但结缔组织移植却是种植体周围软组织增量的首选治疗方法（Askin 等，2015；Thoma 等，2009），尤其是在色泽和质地匹配方面。然而，使用软组织移植需要开辟第二术区，也延长了治疗时间和增加了患者并发症。在上颌，腭侧带蒂皮瓣是创造或扩增颊侧角化组织的一种有效的治疗选择（Nemcovsky 和 Artzi，1999a；Nemcovsky 和 Moses，2002）。

种植体骨结合后和种植体植入时的软组织增量在组织厚度和增加角化组织方面的效果相似（Poskevicius 等，2017）。术后的前 3 个月会发生组织收缩，并以较低的速度持续 12 个月（Thoma 等，2014a；Poskevicius 等，2017）。虽然关于软组织移植的最佳类型还没有共识，但可能会得出一些结论（Thoma 等，2014a）。与未经治疗的对照组和缺乏临床数据的软组织替代品相比，自体组织移植会获取更多的附着龈，软组织替代品比自体组织收缩更大，可预测性较低。自体结缔组织移植是目前普遍采用的软组织增量的方法。根向复位瓣结合自体移植能够增加角化组织，改善出血指数和边缘骨吸收水平。随着时间的推移，自体移植物增加黏膜厚度可显著减少边缘骨丢失，但其他临床特征没有改善（Thoma 等，2018；Giannobile 等，2018）。然而，大多数关于种植体周围软组织处理的研究主要是病例报道和病例系列，很少有临床对照试验。推荐角化组织增加和（或）种植体周围软组织处理的证据（Esposito 等，2007）还没有完全确定。

软组织处理可以在植入前、植入时和（或）植入后进行。

二、植入前软组织处理

在拔牙时，有不同的治疗方法可供选择，即拔除部位的初期软组织封闭、牙槽嵴位点保留、牙槽嵴增量和即刻种植。每个临床病例的治疗选择取决于评估患者风险的临床和影像学术前分析。

（一）初期软组织关闭

在拔牙后，初期软组织关闭通常是促进软组织愈合的首选；然而，由于缺乏软组织覆盖，经常发生继发性愈合。拔除牙齿后，可以采用颊侧黏膜冠向复位瓣来达到初级软组织闭合，然而，这种手术会导致膜龈联合的冠向移位和颊侧骨面的暴露，进而减少其血供。在上颌，拔牙时可以旋转腭侧瓣来实现软组织的初级闭合，以加速软组织愈合，获得角化组织，而不涉及颊侧软组织（图 8-1）（Nemcovsky 等，2000a；Nemcovsky 等，2002）。

这些手术提供了额外的角化黏膜。软组织增厚，主要是用在薄或受损的颊侧骨壁等部位（Chappuis 等，2015），可以通过血管化可提高其愈合能力，减少对未来软组织扩张的需求，并实现更好的皮瓣操控性。与即刻种植不同的是，它们的植入可以在几周后解决局部感染问题，增加利于皮瓣操作的软组织面积和体积（Chen 等，2004）。新骨形成发生在牙槽窝的顶端，并可增强种植体的初期稳定性。CT 成像可显示拔牙后的真实情况，以便于种植体植入或骨增量外科干预，从而使治疗计划更加精确，程序更简单。单牙或多牙拔除经过短期愈合后，可以在种植体放置之前或放置时进行软和（或）硬组织植入（Nemcovsky 等，2000b；Chen 等，2004）。

在 4~6 周软组织愈合后，两种不同的治疗选择是可用的：种植体植入或骨增量。在大多数情况下，前牙区需要进行骨增量手术以达到足够的骨轮廓。在可预测的情况下，种植体植入可同期进行骨增量（Nemcovsky 等，2000b），早期种植降低拔牙后立即刻种植并进行植骨时伤口裂开出现的高风险（Nemcovsky 和 Artzi，2002；Nemcovsky 等，2002）。GBR 手术后早期屏障膜暴露对骨增强效果有显著的不利影响（Beitlitum 等，2010；Garcia 等，2018；Moses 等，2005）。在拔牙后立即进行种植体植入与不同时进行种植体植入时相比，伤口裂开导致的早期屏障膜暴露更为常见（Jung 等，2018a；Nemcovsky 和 Artzi，2002；Nemcovsky 等，2002；Tonetti，2017）。

上颌前牙拔除后采用全厚腭侧旋转瓣（rotated palatal flap，RPF）和半厚腭侧旋转瓣（rotated split palatal flap，RSPF）可实现初期软组织闭合（Nemcovsky 等，1999a、2000b）。

1.腭侧旋转瓣

手术过程描述（Nemcovsky 等，2000c）：在要拔除的牙齿周围做一个龈沟内切口，腭部切口也包括邻近的牙齿。颊瓣最好不要翻起，必要时，可以翻转最小的颊瓣，只包括牙间乳头和游离龈。在仔细地微创拔牙后，将肉芽组织、上皮细胞和在骨内的沙比纤维从牙槽骨残余骨壁中刮除。在腭组织上作一个深的内斜面切口，形成全厚的带蒂腭瓣。由于腭动脉的走行，蒂部最好在远端，大约 10mm 宽，它的延伸应能完全覆盖牙槽骨和颊侧牙槽骨，通常向远中延伸至近中牙齿，向近中延伸不超过一个牙位。然后从腭侧软组织切口开始小心地将带蒂皮瓣从下方的骨面

剥离，当腭组织足够厚时，可以使用取皮器和 Orban 刀，也可以通过锐性分离来完成。可增加向颊部倾斜的远中切口以利于皮瓣旋转；由于血供的关系，蒂部的宽度应至少为 5mm。牙龈边缘去上皮化，然后使用无创手术钳旋转带蒂皮瓣，并使用间断缝合，将带蒂皮瓣固定在所需位置的颊组织上。可以在植入部位实现完全的初期软组织闭合。进一步缝合带蒂皮瓣与腭组织中。当进行中线一侧多牙拔除时，可进行类似的操作（图 8-1）。但是，在中线两侧拔牙的情况下，应该考虑双侧带蒂皮瓣（图 8-2）。

2.腭侧旋转移动瓣

手术过程描述（Nemcovsky 和 Artzi，1999b；Nemcovsky 和 Serfaty，1996）：这种手术只适用于腭侧组织厚度至少为 5mm 的病例。于上颌拔牙位点两侧邻牙的近中腭侧面作龈沟内切口，尽可能保留牙间乳头的软组织。切口长度自拔牙位置向近远中分别至少延伸 1 颗牙齿的距离，翻起腭侧全厚瓣。尽量不向颊侧分离，必要情况下，仅剥离颊侧牙间乳头和游离龈。在谨慎地非创伤性拔牙后，将肉芽组织、上皮细胞和插入在骨内的沙比纤维刮除。然后将腭瓣分为两个部分厚度的瓣：较深的包含骨膜及上皮下结缔组织，以及较浅的包含上皮及下方的结缔组织。在靠近两层分开的区域于深层瓣上行水平切口，进一步分离这两层。这一切口自两侧牙龈缘至少向外延伸 5mm。考虑到腭大动脉走行，蒂的基底部最好留在远端。至此，于深层形成可移动的带蒂瓣，旋转覆盖拔牙窝创面后，缝合固定于颊侧软组织上。拉拢缝合浅层黏膜瓣，实现拔牙创面的完全软组织闭合（图 8-3）。

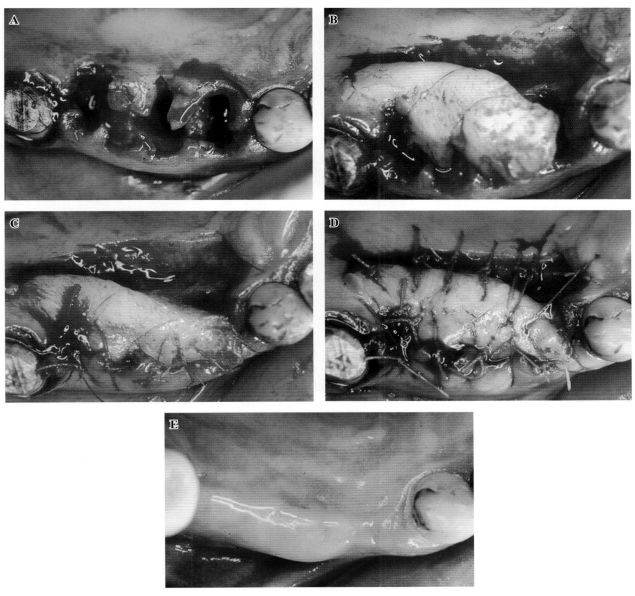

▲ 图 8-1　**A.** 拔牙并清创后；**B.** 翻起腭侧带蒂全厚瓣；**C.** 将腭瓣旋转到颊侧并缝合实现拔牙创初步关闭；**D.** 将带蒂腭瓣缝合固定于腭部组织上，少部分暴露创面待二次愈合；**E.** 术后 1 个月咬合面观

（二）位点保存

虽然位点保存的益处并不明显（Mardas 等，2015；Wang 和 Lang，2012）。但在拔牙时位点保存和（或）软硬组织增量的治疗原理可以为未来种植的整体长期功能和美学成功提供好处。

将生物材料植入到清理的牙槽窝，根据所选移植物的类型，延期植入时机不同，尽管与牙槽骨自然愈合相比，牙槽嵴保留后垂直向骨吸收减少，但水平向上牙槽骨的减少并不是完全的，而且被发现是不可预测的。位点保存的方式干预不影响骨三维体积的保存、骨形成、角化组织

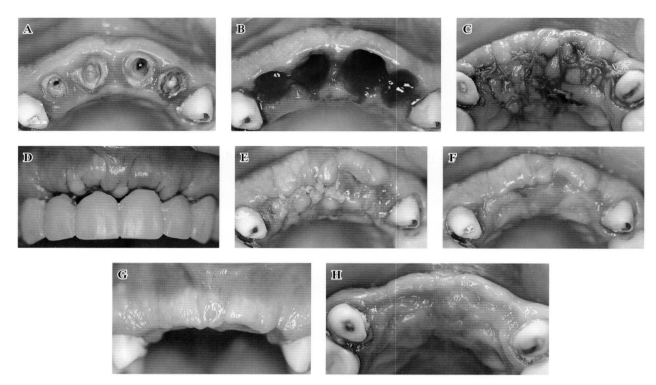

▲ 图 8-2　**A.** 4 颗前牙因继发龋需要拔除；**B.** 微创拔牙后的外观；**C.** 双侧腭侧旋转瓣实现初期软组织闭合，少部分结缔组织暴露区待二次愈合；**D.** 戴入牙支持式临时义齿；**E.** 腭部愈合几天后的情况，注意观察旋转腭瓣的活力；**F.** 2 周后软组织愈合良好；**G.** 1 个月后拔牙区颊面观，膜龈联合处未受干扰；**H.** 1 个月后拔牙区咬合面观

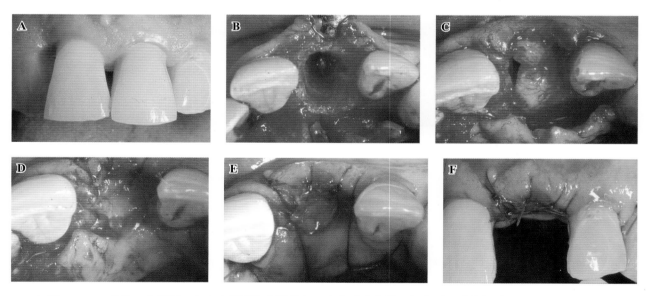

▲ 图 8-3　**A.** 术前口内情况，左上中切牙为全冠修复，存在垂直向的牙根纵裂，建议拔除；**B.** 拔牙后立即清理牙槽窝，将颊侧软组织稍微抬高以显示颊侧骨板厚度，非治疗目的；**C.** 行腭侧旋转移动瓣用于拔牙创初期闭合，其中深层瓣用于覆盖拔牙窝；**D.** 含结缔组织和骨膜的深层瓣缝合固定于颊部组织；**E.** 咬合面观，包含结缔组织和上皮的浅层瓣拉拢定位，部分覆盖先前旋转的深层，暴露的结缔组织待二期愈合；**F.** 颊面观，拔牙创颊侧未行翻瓣，牙间乳头未受影响，仅通过腭侧旋转移动瓣实现软组织初期封闭

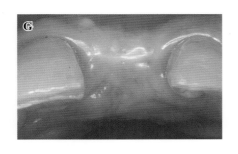

◀ 图 8-3（续）　G. 愈合后的咬合面观

尺寸和（或）患者并发症（MacBeth 等，2017；Willenbacher 等，2016）。

多数的牙槽嵴保存手术能维持足够的骨体积来将种植体放置在一个理想的修复位置，而不需要进一步的骨增量方法（Avila-Ortiz 等，2014）。

完整的拔牙窝骨壁和初期创口闭合通常与愈后相关（Hämmerle 等，2012；Horváth 等，2013）。已经提出了几种治疗方法来实现初步闭合。应避免翻开颊侧瓣，以防颊侧骨板吸收和膜龈联合位置冠向移位，从而减少角化组织的宽度。由于血液供应大大减少，游离牙龈和结缔组织移植在非血管化移植物上的存活率很低；这些封闭创口用的移植物主要依赖于下层组织的血管化，其结果难以预测（Tal，1999）。如前所述，旋转腭侧分裂瓣提供了一种很有价值的替代治疗方法，可在不翻开颊侧黏膜的情况下实现初期软组织闭合（Nemcovsky 和 Artzi，1999b）。1996年 Nemcovsky 和 Serfaty 首次描述了一种手术方法用于牙齿支持的固定部分义齿修复，拔除骨缺损的上颌前牙后行牙槽嵴位点保留，该方法应用了一种不可吸收的移植材料和一种旋转腭侧分裂瓣，显示具有可预测的结果，术后牙槽嵴变形最小（Nemcovsky 和 Serfaty，1996）。

牙槽嵴保存的适应证和结果尚不确定（Atieh 等，2015；Avila-Ortiz 等，2014；Ten Heggeler，2011）。根据目前的证据，适应证似乎非常有限，只有在需要延期植入的情况下才会使用（Jung 等，2018a）。修复将通过传统的、牙齿支持的修复治疗进行（图 8-4），并通过侧入路减少窦底抬高的需要（Nemcovsky 等，2004）（图 8-5）。

三、植入时的软组织管理

（一）即刻种植

美学区植入治疗的主要目的是获得高可预见性和低并发症风险的最佳美学治疗结果。

即刻种植有一定的优势，包括患者满意度，有即刻修复的可能性及缩短整体治疗时间。植入在新鲜拔牙窝的种植体的存活率似乎与植入在愈合部位的种植体相当（Esposito 等，2010；Siegenthaler 等，2007；Taschieri 等，2010；Truninger 等，2011）。必须在严格的临床条件下才能进行即刻种植，包括：牙槽骨壁完整，无骨缺损（裂/开窗），种植体与牙齿之间至少 2mm 的距离，与邻近的种植体之间至少 3mm 的距离，初期稳定良好，微创拔牙（保留拔牙前的牙龈边缘），厚龈生物型，无感染。即刻种植似乎有利于种植体周围结合上皮快速向顶端迁移并建立一个最终生物学宽度，特别是关于上皮成分

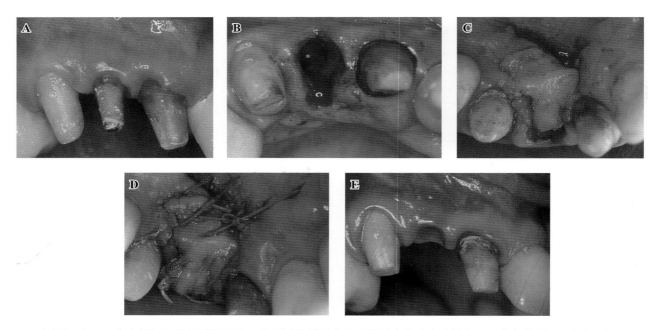

▲ 图 8-4　**A.** 右上侧切牙因根裂需拔除，该区域将以牙支持式的固定部分义齿修复，已备好基牙；**B.** 拔牙后牙槽空虚，无翻瓣；**C.** 一个带蒂的腭瓣已被抬起，并将通过旋转至拔牙创颊侧以实现软组织的初期闭合；**D.** 不可重吸收的生物材料填充拔牙窝后，将旋转后的腭瓣缝合到拔牙创颊、腭部周围组织上，以实现初期软组织闭合；**E.** 经完全愈合及临时修复塑形后的软组织形态

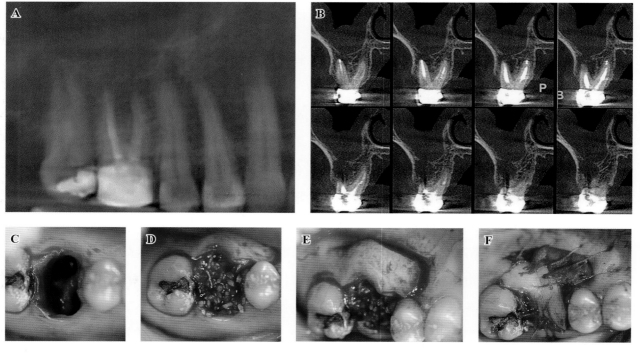

▲ 图 8-5　**A.** 全景片示右上颌第一磨牙根尖周受累伴上颌窦黏膜增厚；**B.** CT 示第一磨牙根尖周区域与上颌窦交通，上颌窦黏膜明显增厚；**C.** 拔牙后牙槽窝空虚，可见与窦底连通，窦膜未破裂；**D.** 冻干同种异体移植物填充拔牙创，用骨凿将同种异体移植物推出窦底以抬高窦膜；**E.** 准备带蒂全厚腭瓣；**F.** 旋转腭瓣覆盖拔牙窝，分别缝合固定于颊、腭部软组织上，胶原海绵覆盖暴露的结缔组织

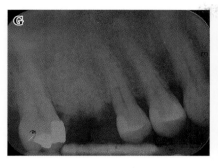

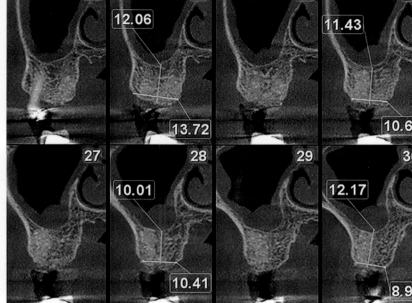

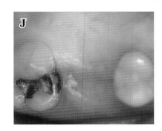

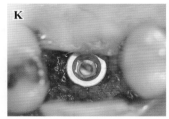

▲ 图 8-5（续）　**G.** 术后 **1** 个月根尖 **X** 线片示骨移植物未移位；**H.** 术后 **6** 个月，全景片示口腔 - 上颌窦交通闭合，牙槽骨量满足种植体植入，上颌窦黏膜变薄；**I.** CT 片示，与术前情况相比，牙槽窝内已有硬组织形成，交通关闭，见图 **8-5B**：上颌窦黏膜明显变薄；**J.** 种植体植入前该区域的软组织愈合情况；**K.** 种植体植入后，未进行进一步的骨增量

（Sculean 等，2014）。

不翻瓣种植已被证明与减少颊侧牙龈退缩有关（Raes 等，2011），这是一个复杂的手术过程，因为在手术过程中视野受限，并且如果预备轴向不正确，颊侧骨壁存在根尖穿孔的风险。此外，不翻瓣种植不允许在种植体植入手术中进行进一步的软组织处理。在即刻植入部位更难获得初期伤口闭合，在这些病例中，连续的伤口出现不愈合更常见（Tonetti 等，2017）。与即刻种植相比，通过初期软组织闭合的潜入式种植方案可能具有优势，特别是在术前牙龈退缩、牙周生物型薄和高美学风险的情况下。在第二阶段手术中，软组织能够移位，以改善颊部角化组织的宽度，和（或）增加颊部或邻近区域的组织体积（Nemcovsky 和 Artzi，1999a；Nemcovsky 和 Moses，2002；Nemcovsky 等，2000d）。应避免翻开和冠向推进颊瓣，这可能会导致薄的颊板吸收增加，并改变膜龈联合的位置，同时减少角质化组织的宽度（Cordaro 等，2009）。由于血供减少，种植覆盖螺钉上应用游离牙龈和结缔组织

移植的生存率较低；这些封闭新鲜拔牙窝的移植物主要依赖于下方组织的血管化，其结果难以预测（Tal，1999），它们主要适用于单牙病例。如前所述，旋转腭部全裂瓣提供了一种很有价值的替代治疗方法，可在拔牙后即刻植入种植体上实现初期软组织关闭，而不抬高颊瓣（Nemcovsky和 Artzi，1999b、2002；Nemcovsky 和 Serfaty，1996；Nemcovsky 等，1999、2000a、2000b、2000c、2002）。旋转腭侧分裂瓣是基于较厚的腭侧瓣，通过旋转覆盖种植体和骨移植物（无论何时应用）（Nemcovsky 等，1999）（图 8-6），仅适用于腭组织厚度＞5mm 的情况。腭侧旋转瓣适用于所有类型的腭部组织，包括覆盖种植体和移植物的向颊部旋转的带蒂全厚瓣（Nemcovsky 等，2000c）（图 8-7）。

（二）种植同期软组织移植

即刻种植手术中的软组织移植可以改善牙龈乳头和牙龈边缘形态。已经建议在无牙区域的颊侧进行结缔组织移植，以增加软组织体积和改善轮廓，从而实现更好的修复体穿龈轮廓形态（Buser 等，2017；De Bruyckere 等，2015；Hanser 和 Khoury，2016；Schneider，2011；Stefanini 等，2016；Thoma 等，2009；Wiesner 等，2010），同时保持颊侧黏膜厚度（Stefanini 等，2016；Schneider 等，2011；Zuiderveld 等，2018a）。结缔组织移植能够在颊侧骨开裂的种植体周围同时在垂直和水平方向增加软组织，1 年和 3 年时无颊黏膜凹陷（Stefanini 等，2016）。然而其他人（Bienz 等，2017；Zuiderveld 等，2018a、b）认为，经过 5 年随访，自体软组织移

植后的体积和高度变化很小。在牙槽嵴位点保留后的单个种植位点进行软组织移植不会产生更好的美学效果或更好的种植体周围健康，因此不应被视为标准程序。

作为自体软组织移植的一种替代方法，有专家认为异种胶原基质可以降低患者腭部供体部位的并发症发生率（Herford 等，2010）（图 8-8）。虽然一些报道显示增加软组织厚度与结缔组织移植效果相似（Maiorana 等，2018；Zeltner 等，2017），但其他报道（Cairo 等，2017）观察到自体移植物比异种移植物更有效地增加了软组织厚度。一项比较异种胶原基质与无软组织移植物的效果的研究（Froum 等，2015）发现各组之间没有差异。然而，组内比较显示，与基线水平相比，只有使用异种移植物的患者显示颊部角化组织明显增厚。尽管手术时间和患者舒适度都有所增加，但就角质化组织宽度、组织厚度、美学和长期体积稳定性而言，自体移植仍然是软组织增量的金标准（Cho-Ying 等，2018）。自体软组织增量术在角化组织宽度＜2mm 的部位似乎特别重要，但因为软组织增量是有限的，所以其必要性在其他部位并不明显。自体软组织移植技术不影响结果（Cho-Ying 等，2018）。虽然我们要意识到某些复发可能主要在前 3 个月内，但结缔组织移植物在更长的观察期内增加了角质化黏膜的宽度和软组织的厚度。软组织移植技术在增加角质化组织宽度方面是有效的，但是，与植入时进行的软组织增量相比，目前的牙种植体周围的软组织增量似乎可以获得更好的长期软组织厚度结果（Poskevicius 等，2017）。

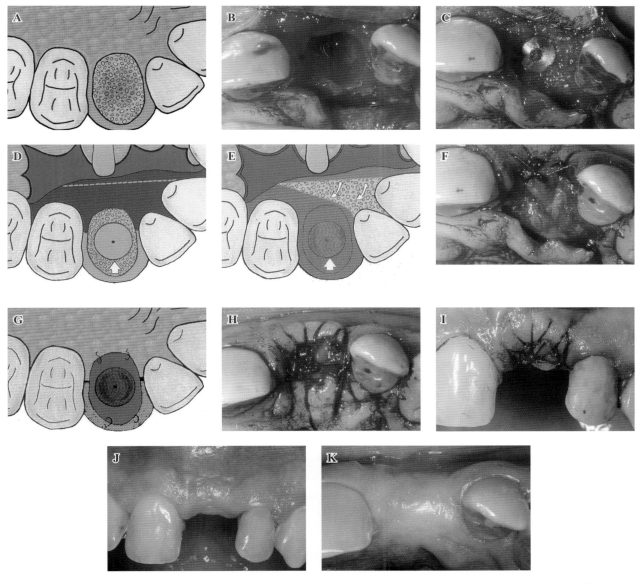

▲ 图 8-6　**A.** 模式图，于拔牙位点邻牙的腭侧行沟内切口；**B.** 右上中切牙因根折拔除，拔牙后立即清理牙槽窝，刮除肉芽组织、上皮和插入骨内的沙比纤维；**C.** 植入种植体，并进行生物材料移植；**D.** 模式图，将腭瓣分成 2 个部分厚度的瓣：较深的包含骨膜和深层上皮下结缔组织层，浅的包含上皮和结缔组织的表面部分，于深层瓣上行水平切口，进一步分离这两层；**E.** 模式图，较深的带蒂皮瓣现在是可移动的，可以向拔牙创颊侧旋转；**F.** 带蒂深层瓣已缝合固定于颊部软组织；**G.** 模式图，拉拢缝合浅层瓣，在拔牙创实现了完全初期软组织闭合；**H.** 临床咬合面观，深层缝合至颊部组织，在即刻种植部位实现初级软组织闭合；**I.** 临床颊面观，拔牙创颊侧未翻瓣；软组织得以保存，甚至略有增加；**J.** 愈合几个月后颊面观，注意软组织轮廓；**K.** 咬合观示颊侧轻微凹陷，将在第二阶段种植体植入术中通过软组织处理进行矫正

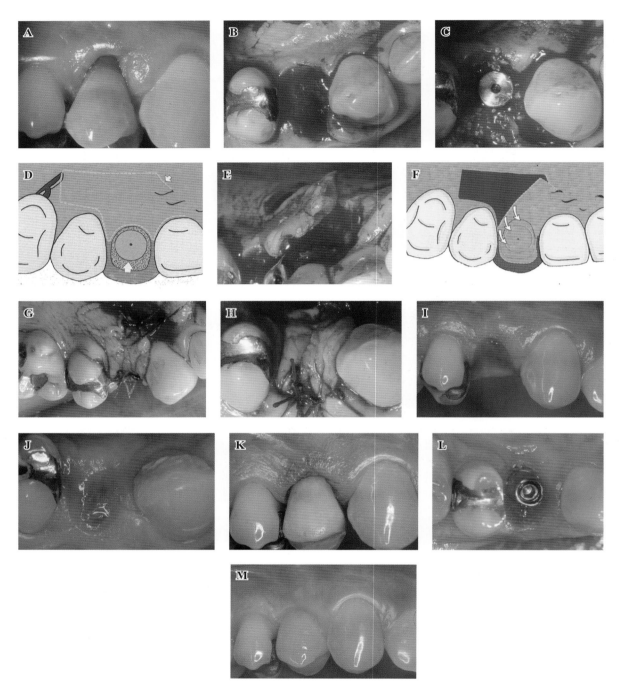

▲ 图 8-7　**A.** 右上颌第一前磨牙的术前情况，由于颊根根裂需要拔除，存在颊侧软组织不均匀退缩；**B.** 不分离颊部组织，拔除该患牙；**C.** 偏腭侧向植入种植体，同期植入不可吸收生物组织充填窝洞；**D.** 模式图，在要拔除的牙齿周围做一个黏膜内切口，腭侧切口延伸至邻牙，在腭部组织上行斜向内部的切口，深至骨面，即将翻起的带蒂全厚腭瓣应能完全覆盖包含种植体的牙槽窝和颊部牙槽嵴骨，并延伸至邻牙；**E.** 近距离观察腭瓣，明显的斜面切口可尽量减少骨面暴露，带蒂皮瓣已翻起；**F.** 模式图，带蒂瓣已经旋转至与颊部组织相接，以在植入部位实现初期软组织闭合；**G.** 手术完成后的最后缝合，腭部暴露的小部分结缔组织待二期愈合；**H.** 手术完成后，咬合面软组织厚度明显增加；**I.** 二期术前，临时修复后的牙槽嵴颊面观，注意软组织结构；**J.** 二期术前咬合面观，注意牙槽嵴的尺寸，颊部无塌陷；**K.** 二期术后戴入临时修复体以塑形，修整多余软组织，重衬临时修复体边缘被以形成理想的软组织轮廓；**L.** 最终修复印模前软组织咬合面观，可见种植体部位的颊部轮廓，通过临时修复体达到与邻牙相似的形态；**M.** 完成最终修复

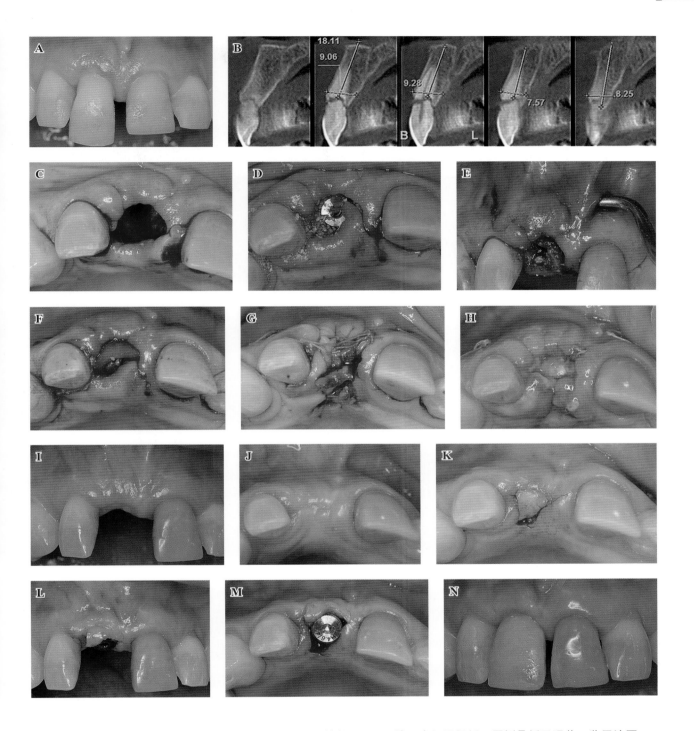

▲ 图 8-8　A. 术前情况，右上中切牙因水平根折而伸长；B. CT 片示中切牙根折，唇侧骨板无吸收，鉴于该区域的美学重要性，适宜采用黏膜下植入并同期行软组织关闭和软组织增量；C. 无创拔牙；D. 将种植体植入新鲜的拔牙窝内，同期行不可吸收生物材料充填；E. 种植位点唇侧黏膜下制备隧道：分别于两侧邻牙唇部中部切开 2 个垂直小切口，分离黏膜下空间，并与拔牙窝的龈缘相通，金属器械示制备完成后的隧道；F. 置入同种异体软组织移植物来以行软组织增量；G. 旋转腭瓣实现创口软组织初期闭合；H. 术后 7 天咬合面观；I. 完全愈合后唇面观，注意软组织形态轮廓；J. 二期术前的咬合面观，可见牙槽嵴外形存在少量缺损，顶部有明显的轻微凹陷；K. 二期采用微创 U 形切口；L. 唇向推开覆盖的黏膜瓣，显露覆盖螺丝；M. 推起的黏膜瓣纠正了先前的外形凹陷；N. 临时修复不仅具有诊断功能和美学意义，还可用于"塑造"软组织

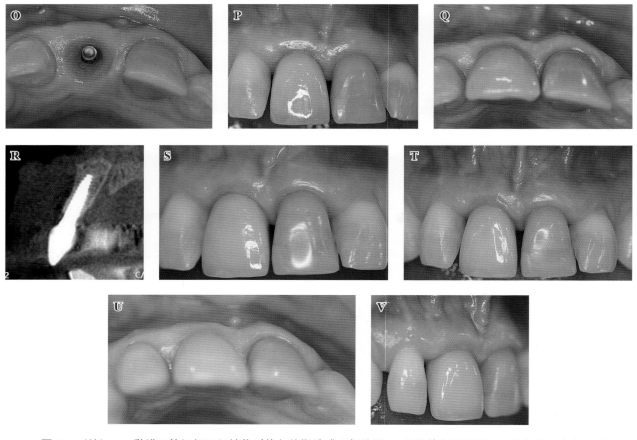

▲ 图 8-8（续） O. 黏膜下软组织已经被临时修复体塑造成理想外形；P. 最终修复唇面观；Q. 最终修复咬合面观，可见唇侧凸度类似于对侧天然牙；R. 修复 1 年后种植体的 CT 扫描，可见唇侧和腭侧骨板均完整；S. 修复后 2 年该区域的口腔临床情况；T. 修复后 3 年该区域的口腔临床情况，可见始终保持稳定的结果；U. 修复后 3 年咬合面观，可见唇侧凸度维持良好；V. 修复 3 年后唇面观，可见软组织轮廓类似于近端天然牙

种植体植入同期行结缔组织移植可能是一种合适的长期替代方法，可以弥补单颗种植体原有的颊侧牙槽骨体积不足。结缔组织移植物植入上颌前部，显著增加了唇侧软组织轮廓（图 8-9）。修复 5 年后，所有种植体的牙槽轮廓仍为凸形，美学效果有所改善。然而，退缩是常见的，只有一半的参考点在修复后的 1 年和 5 年内保持其基线体积，其中位于种植体沟内的参考点显示体积显著减少（Hanser 和 Khoury，2016）。

四、一期到二期手术愈合期间软组织成形

当需要增加软组织厚度时，如大量骨增量手术后，可进行游离自体结缔组织或牙龈侧方瓣移动。当不希望暴露种植体时，可以制备一个狭长的厚瓣以实现完全或部分覆盖（图 8-10）。当仅考虑增加软组织厚度时，可使用软组织替代物。

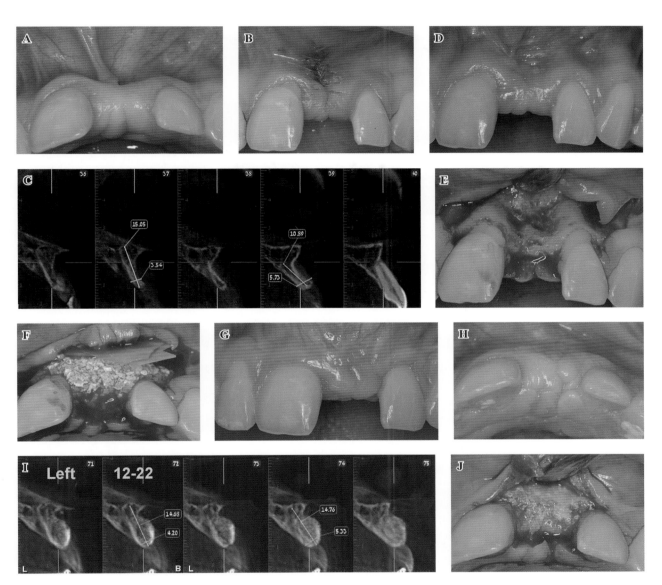

▲ 图 8-9　A. 术前，左上中切牙缺失，缺牙处有较厚的系带附着，计划行种植修复，骨增量术前需行系带切除术；B. 系带切除术后；C. CT 片示缺牙处水平骨缺损较大，需要在种植体植入前行骨增量手术；D. 口内情况，上颌骨前牙区存在明显牙龈退缩，以中切牙较为严重，可观察到牙槽嵴水平位置较低；E. 翻瓣可见缺牙处水平骨丧失严重，唇面存在骨开窗；F. 于缺牙处行双层植骨，靠近骨表面的骨是矿化的冻干同种异体骨，中间放置异体骨，2 层交联的胶原屏障膜覆盖在骨移植物上；G. 术后唇面观，可见缺牙间隙邻牙软组织覆盖，牙槽嵴外形丰满。角化附着黏膜带较窄；H. 咬合面示牙槽嵴宽度显著增加，与邻牙相比牙槽嵴顶存在明显小凹陷；I. CT 片示与手术前（C）相比，缺牙处已具备足够种植体植入的骨量；J. 临床术中翻瓣后可见与 E 相比，牙槽嵴明显增宽

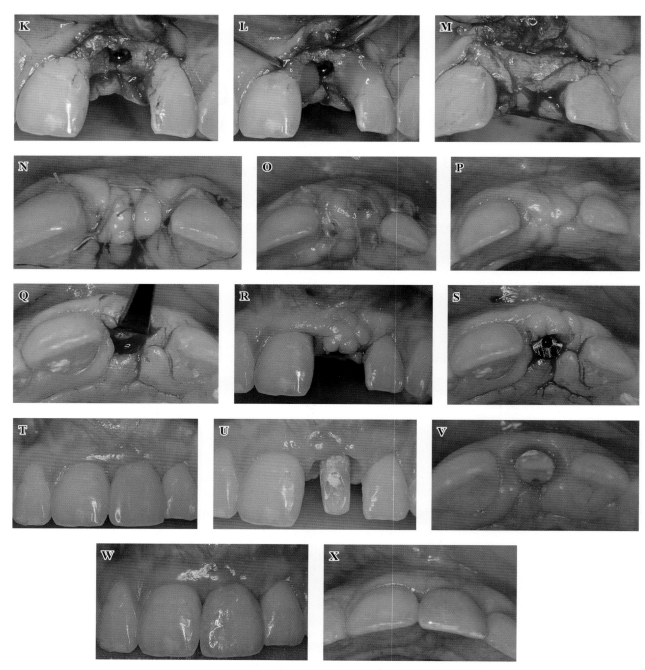

▲ 图 8-9（续） **K.** 咬合面观示种植体与覆盖螺钉位于理想植入位置，唇侧骨壁骨量充足；**L.** 釉质基质蛋白衍生物（Emdogain®）覆盖于种植位点邻牙表面；**M.** 自上腭取结缔组织以增强软组织轮廓并进一步覆盖暴露的牙根表面，咬合面缝合到位；**N.** 种植体植入和软组织移植手术完成后的最后缝合，邻牙近种植位点牙龈缘可见少量结缔组织移植物暴露；**O.** 术后数天，观察软组织的愈合情况；**P.** 二期手术咬合面观，与种植术前（D）相比，邻牙牙根完全覆盖，颊部轮廓适当，角化黏膜宽度增加；**Q.** 采取最小切口，唇向推动软组织瓣以露出种植体覆盖螺钉；**R.** 种植体上安放愈合基台，形成理想的软组织穿龈形态；**S.** 愈合基台咬合面观，与种植体暴露前（P）相比软组织形态有所改变；**T.** 最终修复之前，用临时修复体以行软组织整塑和美学诊断；**U.** 种植位点唇侧软组织轮廓未经临时修复体整塑已达到理想形态；**V.** 最终修复前种植位点咬合面观，可见临时修复体已使种植位点形成理想的软组织轮廓；**W.** 最终修复完成，可见天然牙的软组织退缩问题已经得到纠正；**X.** 咬合面观示种植位点和邻牙唇侧软组织轮廓外形相似

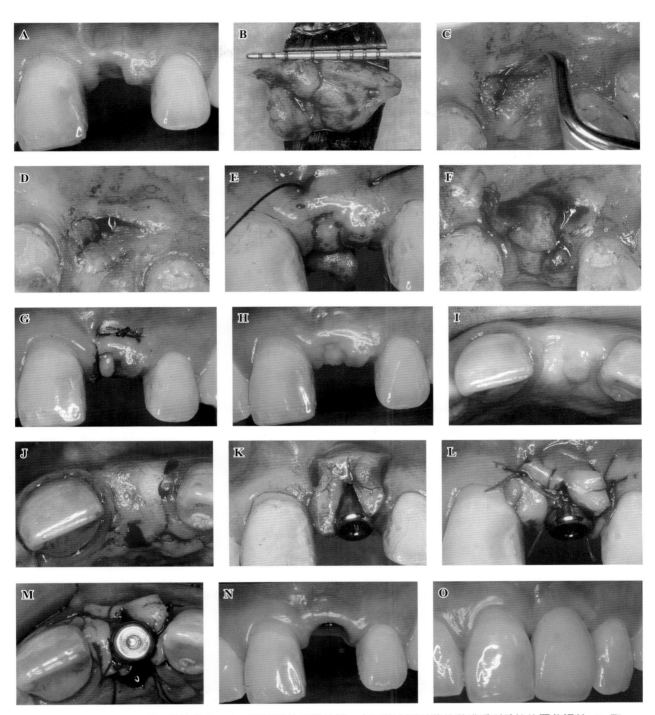

▲ 图 8-10 A. 唇面观，种植位点正中可见明显软组织缺损，有可能会透过薄的黏膜看到种植体覆盖螺丝；B. 取出的结缔组织瓣；C. 用 Orban 刀在种植位点腭部组织上做一个小切口，以形成隧道准备；D. 使用腭侧切口和隧道分离覆盖于种植体上的软组织而不暴露覆盖螺丝；E. 从完整的唇侧引入缝合线，依次穿过隧道、结缔组织瓣，从唇侧另一端引出；F. 在缝合线的帮助下，将结缔组织瓣拉入隧道；G. 完成缝合，唇侧组织未破裂，结缔组织瓣填充隧道，覆盖螺丝上方的软组织量增加；H. 术后数周，与术前（A）相比，软组织丰满；I. 二期术前咬合面观；J. 行 U 形切口；K. 将全厚瓣推向唇侧，行垂直切口将瓣分为 2 个小皮瓣，分别推向两侧邻牙，以增大邻近牙齿间软组织；L. 安置愈合基台，缝合固定；M. 术后咬合面观；N. 经临时修复体塑形后软组织形态；O. 完成最后修复，可见软组织轮廓较理想

五、二期手术时

U 形、T 形、改良帕拉奇瓣（Palacci）和腭侧指状分裂瓣（Grossberg，2001；Nemcovsky 等，2000d；Tinti 和 Benfenati，2002）是二期手术时改善牙种植体周围软组织形态的有效方法。可用改善牙龈乳头形态或颊侧软组织增量。

在暴露种植体时，为了获得足够宽度的角质化组织并改善软组织质量和厚度，可采取结缔组织移植、牙槽嵴顶或偏腭侧切口进行顶端皮瓣或侧位瓣翻转等技术以实现。

当无牙颌牙槽嵴上角质化组织量不足，尤其是下颌骨时，游离牙龈移植是首选的治疗方法（图 8-11）。在上颌骨中，可以应用几种具有牙龈和结缔组织蒂瓣的外科技术来改善软组织质量，避免开辟第二术区，从而减少与之相关的患者不适（图 8-12）。腭侧反折瓣是指在牙槽嵴的腭部形成一个带蒂的腭部组织翻转瓣，将其旋转插入颊侧黏膜下空间，以增加软组织厚度（Man 等，2013；Park 和 Wang，2012；Tinti 和 ParmaBenfenati，2012）（图 8-13）。

另一种治疗方法是使用腭侧侧方移位瓣，将其掀起推向颊侧，于平愈合基台冠方的位置用斜坡褥式缝合固定。如有必要，可使用游离软组织移植物或带蒂皮瓣来覆盖暴露的骨组织。第一次术后数周，在临时修复体就位的情况下，如有必要，可在颊面周围进行牙龈切除术，在前庭区形成龈缘和邻间乳头形态（Tinti 和 Parma-Benfenati，2002）（图 8-14）。

腭侧侧方移位瓣与指状分裂全厚瓣可联合应用，已证实其是一种有价值的治疗选择，用以暴露种植体时增加角质化组织的宽度，同时避免腭侧骨面暴露（Nemcovsky 和 Artzi，1999a；Nemcovsky 和 Moses，2002）。

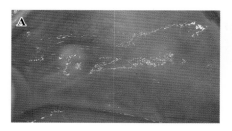
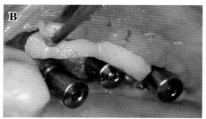
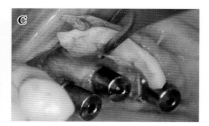
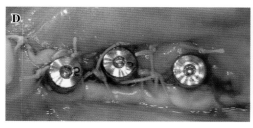
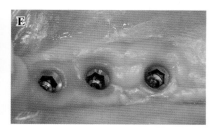

▲ 图 8-11　**A.** 左下部可透过薄层软组织观察到种植螺丝，种植位点角化黏膜宽度严重不足；**B.** 二期手术时与种植体顶部偏舌侧切开软组织层，颊侧的角化黏膜不受干扰，于患者腭部中取出一块部分被覆上皮组织的游离牙龈移植物，与颊侧瓣缝合固定，保留覆盖移植物的上皮部分，将其余部分缝合在颊瓣下方；**C.** 软组织移植物就位；**D.** 缝合完成；**E.** 愈合后该区域咬合面观，与术前情况（**A**）相比，软组织厚度增加并且角化的黏膜面积增大

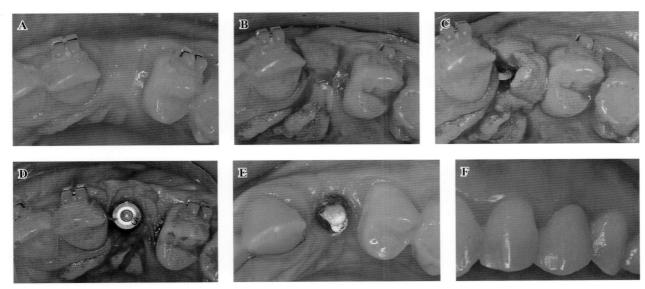

▲ 图 8-12 A. 咬合面观，可见二期术前的颊部软组织轮廓情况；B. 于种植体腭侧制备腭侧旋转折叠瓣，近远中附加不涉及邻牙间软组织的垂直切口；C. 应用尖刀分腭侧瓣为深浅 2 层，翻起包括骨膜在内的深层瓣，翻转插入唇侧；D. 使软组织瓣完全填满种植位点颊侧空隙；E. 愈合后外观，可见与初始情况（A）相比，种植位点唇侧牙槽嵴轮廓得到改善；F. 完成最终修复

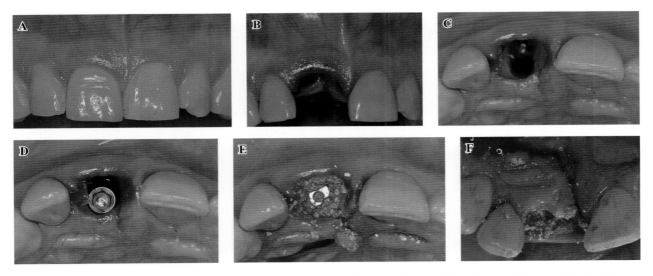

▲ 图 8-13 A. 术前情况，右上切牙因根折需要拔除；B. 拔牙后唇面观；C. 偏腭侧植入种植体，而非原天然牙根方向；D. 种植体植入完成后咬合面观，可见种植体位置靠近腭侧骨壁；E. 不可吸收异种移植物填充种植体与骨壁间的跳跃间隙；F. 制备腭侧全厚带蒂瓣，应用斜行切口是为了避免皮瓣旋转后供区骨面外露

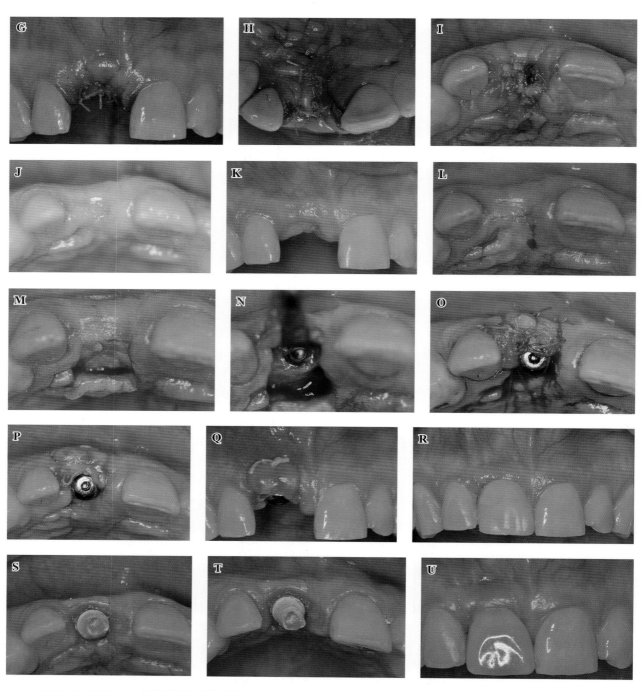

▲ 图 8-13（续） G. 旋转腭瓣以覆盖种植位点，实现软组织的初期闭合；H. 术后腭面供区情况，在使用旋转的腭瓣实现了无张力的初期软组织覆盖的同时，供区尽量小的减少暴露，软组织厚度的增加允许在二期手术时对软组织进行进一步修整；I. 一期术后 5 天咬合面观，旋转瓣已与周围组织愈合，且活性良好；J. 一期术后数月咬合面观，可见唇侧存在轻微凹陷，拟于二期术中进行纠正；K. 唇面观示软组织外形轮廓较理想；L. 因需增加种植体唇侧软组织体积，于种植体顶端偏腭侧行水平切口，附加近远中垂直切口，均切至骨面；M. 剥离并翻起深部腭侧结缔组织，余留上皮组织覆盖腭穹隆；N. 将深部软组织推向唇侧，暴露种植体；O. 完成术后缝合，深层瓣用于唇侧软组织增量，浅层瓣用于软组织闭合；P. 二期术后数天咬合面观，可见软组织轮廓得到明显改善；Q. 在二期术后不久，唇面可观察到良好的愈合；R. 行临时修复，临时修复可对软组织的轮廓进行勾画，具有重要的诊断价值；S. 修复前咬合面观，可见种植部位的唇侧软组织轮廓类似邻牙；T. 基台周围形成与临时修复体形状相匹配的软组织外观；U. 完成最终修复，唇侧及邻间软组织形态良好

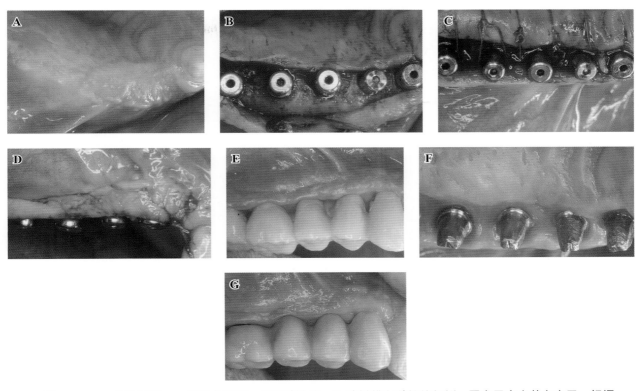

▲ 图 8-14　**A.** 术前情况；**B.** 剥离全厚瓣，暴露种植体；**C.** 将瓣推向种植体颊侧，固定于愈合基台水平，行褥式缝合固定；**D.** 缝合后颊面观；**E.** 术后数周，行临时修复，以期于前庭区获得扇形牙龈边缘；**F.** 黏膜于修复基台边缘形成连续扇形愈合；**G.** 完成最终修复

（一）二期手术时 RSPF 步骤

见参考文献 Nemcovsky 和 Artzi，1999a。

评估种植位点周围角化黏膜宽度，于种植体顶部偏腭侧行切口，翻起全厚瓣，安置愈合基台，将该切口唇侧的软组织完全推至愈合基台唇侧。

切口腭侧的软组织分成两层：较深的一层包含骨膜和结缔组织，而表层包含上皮和结缔组织。于深层瓣上做切口，彻底分离两层，将较深层的瓣片转变成带蒂的瓣片，可向唇侧旋转移位。为了改善血液供应，带蒂瓣的蒂应在远端，从腭大动脉接收营养。将唇侧瓣应用悬

吊缝合固定于愈合基台之上。为了形成更好的外形，可以辅助应用小 V 形或 U 形切口。深层腭瓣旋转至唇侧，腭侧缝合固定于愈合基台腭侧软组织上，覆盖暴露的牙槽骨。最后，将浅层瓣拉拢复位缝合（图 8-15）。可以轻轻地施加压力，以避免两个腭瓣之间的血液凝块积聚（图 8-16）。

（二）二期手术时 RPF 步骤

见参考文献 Nemcovsky 和 Moses，2002。

根据所需的角化黏膜宽度，于种植体顶部偏腭侧行切口。将切口唇侧软组织翻起全厚瓣后推向唇侧，暴露种植体冠方覆盖螺丝。安置愈合基

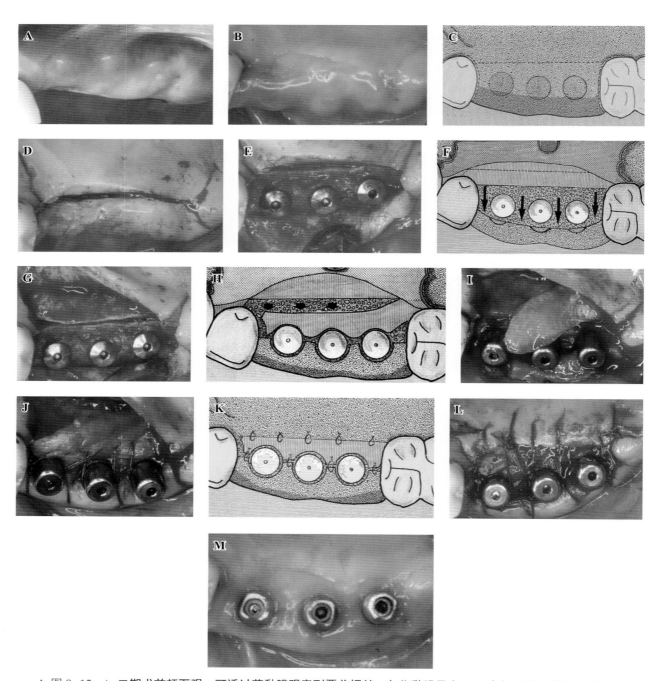

▲ 图 8-15　**A.** 二期术前颊面观，可透过薄黏膜观察到覆盖螺丝，角化黏膜量少；**B.** 咬合面观示种植体颊面无角化黏膜；**C.** 模式图，评估种植体角化黏膜存留量，于种植体偏腭侧行水平切口，将该切口的所有颊侧组织推向种植体颊侧用以软组织增量；**D.** 切口相对于种植体位置偏腭侧，可增加近远中松弛切口；**E.** 将全厚黏骨膜瓣推向颊侧，暴露种植体覆盖螺丝；**F.** 将腭瓣分为深层和浅层，深部转化为带蒂皮瓣，另行一个切口（虚线）平行于初始顶部切口，可附加小而弯曲的切口以改善皮瓣对修复基台边缘的适应性；**G.** 如果腭瓣明显裂开，则分为 2 层；**H.** 带蒂的深层瓣是可移动的，可以很容易地推进以紧密适应愈合基台（箭），部分地保持其血液供应；**I.** 带蒂深腭瓣颊部推进的临床表现；**J.** 颊部组织和裂腭瓣的深层缝合紧密适应愈合基台；**K.** 模式图，拉拢缝合浅层瓣；**L.** 完成术后缝合，实现了植入物周围角化组织的增量，同时避免了大面积暴露的种植体支撑骨；**M.** 愈合后咬合面观，与术前情况（**B**）相比，所有修复体周围的颊部角化牙龈已达到足够的宽度

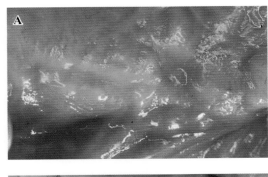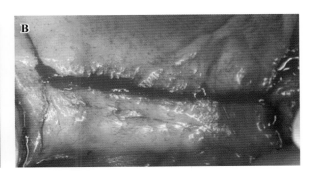

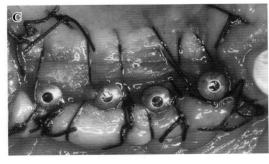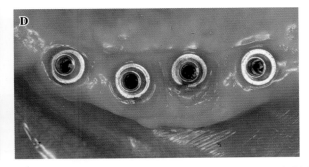

▲ 图 8-16 **A.** 术前显示颊部缺少角化黏膜；**B.** 于种植体顶部偏腭侧行水平切口；**C.** 暴露种植体后，将黏膜瓣推向种植体颊侧行缝合固定，颊侧角化黏膜宽度增加，深层瓣覆盖骨面；**D.** 修复前口内观，与初始情况（**A**）相比可见角质化黏膜宽度明显增加

台后，腭侧行内斜切口至骨面，形成带蒂全厚腭瓣。

考虑血供，带蒂瓣的蒂最好位于远端，以便接受腭大动脉的营养。腭瓣的设计应能完全覆盖暴露的种植体支撑骨的腭面，必要时可向近远中方向延伸。将带蒂皮瓣小心地从下骨面上翻起，必要时附加斜切口以促进带蒂皮瓣的旋转，注意形成的软组织瓣峡部应该宽于 5mm。分别将唇腭侧软组织瓣缝合固定。唇侧软组织要求与愈合基台紧密贴合，可以使用悬吊缝合。必要时可行小切口以提高唇侧软组织瓣与愈合基台边缘形态吻合。腭侧 RPF 缝合固定应使用简单间断缝合。由于切口是倾斜的，术后会存在部分腭部供区暴露（图 8-17）。

有学者建议，对于单个上颌种植体，可在种植体暴露时单独采用特殊切口来扩大邻间软组织量（Nemcovsky 等，2000d）。可于种植体顶端角化黏膜范围内行 U 形切口，开口朝向颊侧，两臂略微张开。切口不涉及邻间牙龈乳头，并保持其仍附着在邻牙上。两个切口侧于种植体的腭侧连接。沿近中外切口边缘处开始剥离全厚瓣，可以结合使用反作用器械、Orban/Goldman-Fox 刀和显微外科骨膜剥离器。在插入愈合基台后，于瓣正中行垂直切口，深度穿过整个厚度，将其分成内侧和远侧两个微型皮瓣。该切口颊侧延伸到未来修复体的颊龈缘的期望位置，该位置必须在分裂颊瓣时进行精确规划。分别轻微旋转每个小瓣，定位于邻牙去上皮乳头上，缝合固定于腭部组织。颊侧皮瓣也缝合固定至邻近组织，将所重叠部分进行去上皮处理。重塑性手术通常在术

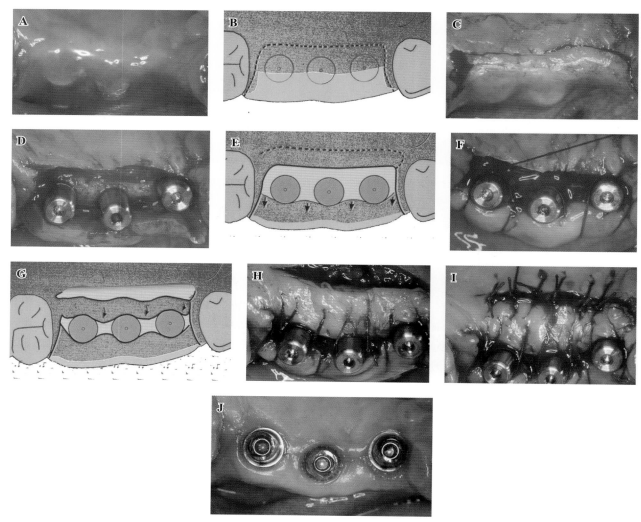

▲ 图 8-17　**A.** 二期术前咬合面观。可透过薄牙槽黏膜观察到覆盖螺丝，种植位点角化黏膜明显不足。**B.** 模式图，在角质化黏膜范围内于种植体顶部行偏腭侧切口，附加颊侧松弛切口以完成翻瓣。**C.** 临床手术中可见入口切口相对于种植体偏腭侧，颊侧瓣留下足够的角化黏膜宽度。**D.** 将颊侧瓣推向种植体颊侧，可见种植体支撑骨暴露。**E.** 模式图，颊部到顶部切口的角化组织在重新定位于种植体颊侧（箭），做斜面切口形成带蒂瓣（虚线）。**F.** 应用悬吊缝合使颊瓣紧密适应愈合基台外形。**G.** 模式图，推进腭瓣以覆盖暴露的牙槽骨且适应愈合基台边缘（箭），斜面切口可防止供区骨暴露。**H.** 缝合旋转后的颊腭瓣，在种植体的颊面周围获得了足够的角质化组织，同时避免了大面积暴露的种植体支撑骨区域。**I.** 完成最后缝合，上腭中暴露结缔组织待二期愈合。**J.** 临床愈合后安放愈合基台后口内情况，可见与术前情况（**A**）相比，所有基台周围颊部角化黏膜量均充足

后 1 个月开始。这种手术方法相对容易实施，但是，禁止对膜龈联合的位置进行重新定位。（图 8-18）。为了获得更丰满的龈乳头，需要种植体覆盖螺丝上存在足够厚度的软组织。如果种植体上仅覆盖着一层薄薄的牙龈，则需要在二期种植手术前 1 个月进行游离结缔组织移植。自上腭获取上皮下结缔组织，插入种植体的顶部已预先制备好的囊袋样结构中。该手术的目的是增加覆盖螺丝上的软组织厚度，用以重建牙龈乳头（图 8-19）。

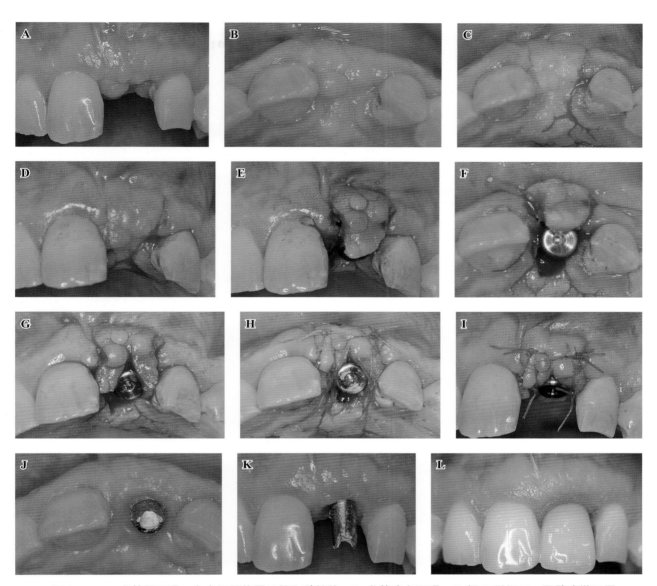

▲ 图 8-18　**A.** 术前唇面观，左中切牙位置已植入种植体；**B.** 术前咬合面观；**C.** 行 U 形切口，两臂略微叉开，邻间乳头保持附着，切口的两侧是相连的，大约位于种植体腭侧；**D.** 唇面观，切口唇侧延长至膜龈联合处；**E.** 唇面观，翻起全厚瓣并推向颊侧；**F.** 局部咬合面观；**G.** 于唇瓣正中行全厚垂直切口使之分成两部分，将近中部分和远中部分分开，外侧切口边缘和邻间牙乳头去上皮化；**H.** 咬合面观，唇瓣的每一部分都置于去上皮化的乳头上，腭侧行缝合固定，进一步应用缝合线将唇侧微型皮瓣与邻近软组织缝合固定，边缘重叠部分行去上皮处理；**I.** 唇面观，完成最终缝合后可见愈合基台与邻牙间软组织丰满；**J.** 愈合后咬合面观，可见与初始情况（**B**）相比，种植体唇侧及邻近软组织量明显增加；**K.** 愈合后唇面观，可见与初始情况（**A**）相比，种植体唇侧及邻近软组织量明显增加；**L.** 完成最终恢复，可见修复体近远中牙龈乳头轮廓良好

六、二期手术后

在二期手术前进行软组织管理，可以获得更
可预测的治疗结果。二期术后可采取外科手术主要是游离软组织移植（图 8-19）；通常用于治疗并发症和补偿随时间推移而发生的、可预测性较

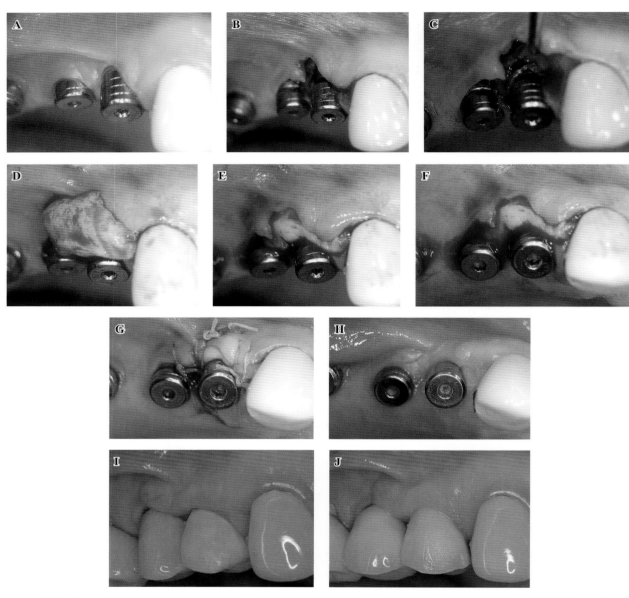

▲ 图 8-19　**A.** 颊面角化黏膜量明显不足，存在较厚颊系带附着；**B.** 行沟内切口以抬高黏膜瓣，分离系带；**C.** 通过沟内切口和黏膜瓣提升进入黏膜下袋；**D.** 从腭部取出一个部分上皮覆盖的游离软组织移植物；**E.** 软组织移植物就位，未被上皮覆盖的结缔组织区域置于黏膜下的袋中，而被上皮覆盖的部分保持暴露；**F.** 咬合面观，上皮化区域暴露在外；**G.** 完成最后缝合将移植物固定；**H.** 愈合后咬合面观，现于该愈合基台边缘出现了一条角化组织带，系带消失；**I.** 临时修复颊面观，可见与初始情况（**A**）相比，角化组织宽度明显增加；**I.** 完成最终修复，可见口腔软组织的质量明显改善

差的软组织退缩（Thoma 等，2014b）。

　　种植体旁牙龈乳头的高度是影响美学效果的因素之一（Thoma 等，2014b）。两个牙齿之间牙龈乳头的存在取决于牙槽嵴和牙齿接触点之间的垂直距离，当该距离为 5mm 或更小时，可形成完整的乳头填充；随着该距离的增加，龈乳头将不能完全充填该间隙。对于单颗种植体，种植体和牙齿之间的乳头高度主要取决于天然牙临床软组织的附着水平（Jung 等，2018b）。

两个种植体之间牙龈乳头顶端到骨平面的距离呈现出很大的差异，有报道认为其平均值为 4.2mm（Kourkouta 等，2009），也有报道认为是 3.4mm（Tarnow 等，2003），还有报道认为范围在 1～7.9mm。但是在大多数情况下，此距离小于天然牙齿间的测量值。与种植体 - 牙齿相比，种植体 - 种植体间的软组织填充较少（Kourkouta 等，2009 年），接触点的顶点延伸更多（平均每 1mm）（Kourkouta 等，2009），乳头的顶端位置需高 1.5mm（Chang 等，1999；Tarnow 等，2003）至 2mm（Kourkouta 等，2009）。此外，种植体埋入骨中越深，初次骨与种植体接触的根尖将越深，导致更宽的生物宽度形成和更大的乳头尖端高度的需要，因此增加了不自然的、短乳头和黑三角形外观形成的可能性。尽管已经提出了几种方法来增加邻间区域的软组织体积，但是它们的可预测性和长期稳定性还没有得到证实（Nemcovsky，2001）。两个相邻种植体之间于骨嵴处测量的水平距离可影响邻间乳头（Tarnow 等，2000）；鉴于小于 3mm 的距离会导致邻间骨丧失的增加，无法确定两个相邻种植体之间的最佳水平距离（Jung 等，2018b）。根据现有证据，在相邻植入物之间实现正常的乳头解剖结构通常是不可能的，而且通常是不可预测的。

美学领域的修复轮廓应类似于自然牙齿解剖结构，其主要受种植体植入位置的影响，而植入位置可能受到水平和垂直骨缺损的影响。这可能导致软组织体积不足、不正确的牙齿比例、牙齿轴线的错位和无支撑的唇部轮廓方面等不令人满意的修复效果发生。对于单个种植体支持的修复

体，由于软组织支持是由相邻牙齿提供的，因此可以获得可预测的结果。然而，这在多颗牙种植修复中是不可预测的，特别是关于种植体间软组织的轮廓。因此，在美学要求高的情况下，应避免多个相邻的种植体，并评估修复治疗方案。在前上颌中，美学考量是修复成功的关键问题，无论何时用种植体支持的修复替代 4 颗上颌前牙，都建议尽可能在侧切牙位置放置 2 枚种植体，在中央位置用 2 个卵形桥修复体（Testori 等，2018）（图 8-20）。

大多数外科软组织处理手术是在二期手术后进行的，以冠状复位瓣和自体软组织移植为基础。

软组织"塑形"与临时修复

临时修复在美学领域种植体支持式修复中是最重要的一环，临时修复不仅在最终修复前提供了暂时的美学及功能解决方案，也是一种重要的诊断工具，可以允许软组织调整（"软组织塑形"）。在最终修复前，可以通过种植体支持的临时修复体来逐渐形成并建立最佳软组织轮廓（Shor 等，2008；Son 和 Jang，2011），这种方法特别有效（图 8-20）。

软组织塑形使一个适当的组织轮廓建立成为可能，通过重塑黏膜形态，在桥体区可建立一个准确的接触面（Wittneben 等，2013、2016）。逐步调改临时修复体轮廓可动态评估对软组织轮廓的变化影响（Azer，2010；Alani 和 Corson，2011；Spyropoulou 等，2009），最终通过调改临时修复体实现软组织塑形。

根据所需的操作程度，软组织调整过程可能

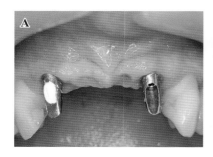
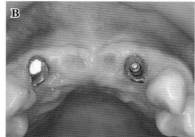
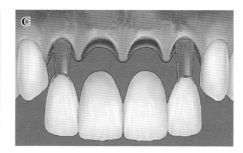
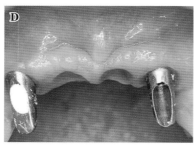
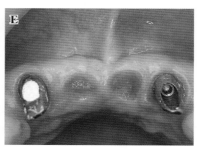

▲ 图 8-20　**A.** 连续 **4** 颗上颌前牙缺失，于侧切牙位置植入 **2** 枚种植体，软组织可以随着临时修复体的戴入而逐渐成形，以获得最佳的轮廓，在美学领域，考虑种植体间软组织轮廓预后，只要有可能应避免连续种植；**B.** 咬合面观，临时修复时对无牙区施加轻微压力；**C.** 临时修复用于"塑形"软组织，特别是在邻间位置，以创造一个扇贝形乳头的自然外观；**D.** 颊面观，已获得最佳软组织轮廓，包括中线乳头和扇形外观；**E.** 咬合面观，修复基台和中切牙区域周围的黏膜下被临时修复体"塑形"

需要多次复诊（图 8-21）。一旦软组织和边缘轮廓达到最佳水平，通过适当的印模技术记录牙龈组织，并在工作模型中再现。只要有足够的软组织可用，软组织塑形可以创造最佳的边缘形状和位置，是提高最终修复美学的有价值的工具。组织的缺乏也可以通过在最终的修复体重建中通过调整顶点和接触点的位置来补偿牙冠外形不良和（或）减少齿间空间。有趣的是，在一些单牙种植体病例中，也有报道称种植体周围在没有任何进一步的软组织处理时，牙龈乳头高度可自发改善（Jemt，1997）（图 8-22）。

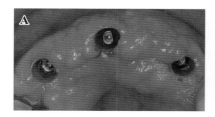
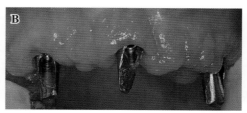
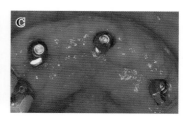

▲ 图 8-21　**A.** 咬合面观，**3** 颗种植体被用来修复连续缺失的 **5** 颗前牙，可避免种植体之间距离过近，同时应用临时修复行软组织塑形；**B.** 修复基台就位后的唇面观；**C.** 修复基台就位后的咬合面观

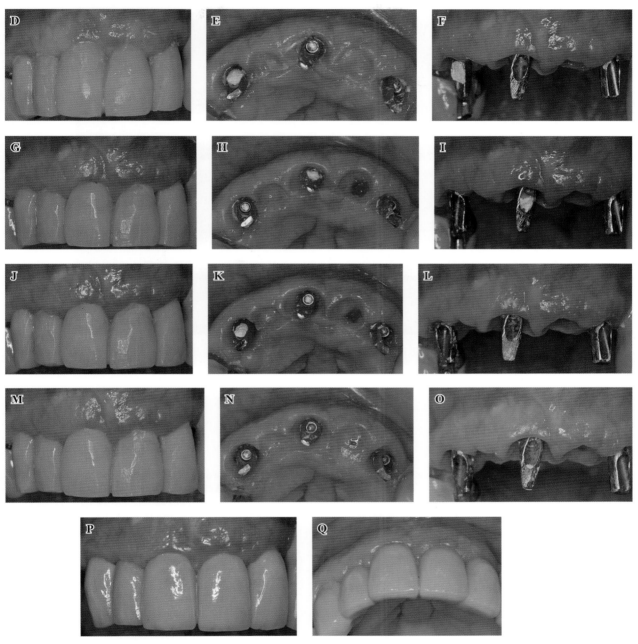

▲ 图 8-21（续）　D. 临时修复体，可见桥体区黏膜边缘不整齐，向牙槽黏膜轻微施加压力使原有软组织轮廓模糊，临时修复体戴入后不久，软组织逐渐适应，渐进软组织调整通常每 2 周进行 1 次；E. 第 1 次调整 2 周后的咬合面观，可见桥区的凹痕和基台周围黏膜的形态已初步成型；F. 第 1 次调整 2 周后的唇面观，可见邻间区软组织形态改善；G. 第 1 次调整后 2 周的临时修复体，可见逐渐达到均匀的黏膜边缘和扇形外观；H. 咬合面观，在前一次软组织"塑形"手术后 2 周，可见邻间和黏膜下区域的变化；I. 唇面观，在之前的软组织塑形后 2 周，可见邻间和扇形黏膜边缘的变化；J. 软组织调整的第 3 阶段，在没有手术干预的情况下，软组织轮廓的变化是明显的；K. 第 3 次软组织塑形时的咬合面观；L. 第 3 次软组织塑形的唇面观；M. 临时修复后获得的最佳软组织轮廓；N. 与初始情况（C）相比，咬合面显示软组织轮廓的变化；O. 与初始情况（B）相比，唇面显示软组织轮廓的变化；P. 完成永久修复；Q. 咬合面观显示良好的穿龈轮廓

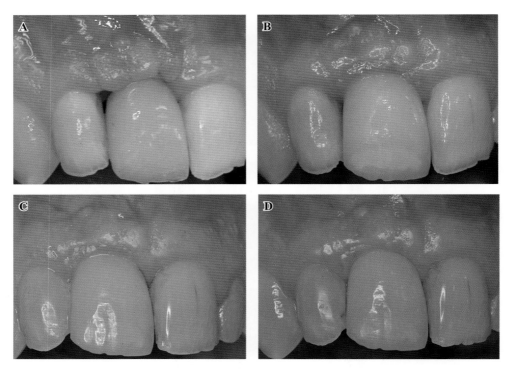

▲ 图8-22　**A.** 种植体支持式临时修复，可见远中龈乳头缺失；**B.** 永久修复后，出现部分自发性龈乳头填充；**C.** 修复后 **6** 年，可观察到远中龈乳头的填充；**D.** 修复后 **12** 年，远中软组织填充进一步增加

参考文献

[1] Alani, A. and Corson, M. (2011) Soft tissue manipulation for single implant restorations. *British Dental Journal* 211: 411–416.

[2] Atieh, M.A., Alsabeeha, N.H., Payne, A.G. et al. (2015) Interventions for replacing missing teeth: Alveolar ridge preservation techniques for dental implant site development. *Cochrane Database Systematic Rev* 28, CD010176. doi:10.1002/14651858.CD010176.pub2.

[3] Avila-Ortiz, G., Elangovan, S., Kramer, K.W. et al. (2014) Effect of alveolar ridge preservation after tooth extraction: A systematic review and meta-analysis. *J Dental Res* 93: 950–958.

[4] Askin, B., Berker, E., Akincibay, H. et al. (2015) Necessity of keratinized tissues for dental implants: A clinical, immunological, and radiographic study. *Clin Implant Dent Relat Res* 17 (1): 1–12.

[5] Azer, S.S. (2010) A simplified technique for creating a customized gingival emergence profile for implantsupported crowns. *J Prosthodont* 19: 497–501.

[6] Beitlitum, I., Artzi, Z., and Nemcovsky, C.E. (2010) Clinical evaluation of particulate allogeneic with and without autogenous bone grafts and resorbable collagen membranes for bone augmentation of atrophic alveolar ridges. *Clin Oral Implants Res* 21 (11): 1242–1250. doi: 10.1111/j.1600-0501.2010.01936.x.

[7] Benic, G.I., Mokti, M., Chen, C.J. et al. (2012) Dimensions of buccal bone and mucosa at immediately placed implants after 7 years: A clinical and cone beam computed tomography study. *Clin Oral Implants Res* 23: 560–566.

[8] Bienz, S.P., Jung, R.E., Sapata, V.M. et al. (2017) Volumetric changes and peri-implant health at implant sites with or without soft tissue grafting in the esthetic zone, a retrospective case-control study with a 5-year follow-up. *Clin Oral Implants Res* 28: 1459–1465.

[9] Bouri Jr, A., Bissada, N., Al-Zahrani, M.S. et al. (2008) Width of keratinized gingiva and the health status of the supporting tissues around dental implants. *Int J Oral Maxillofac Implants* 23: 323–326.

[10] Brito, C., Tenenbaum, H.C., Benjamin, K.C. et al. (2014) Is keratinized mucosa indispensable to maintain peri-implant health? A systematic review of the literature. *J Biomed Mater Res Part B* 102B: 643–650.

[11] Buser, D., Bornstein, M.M., Weber, H.P. et al. (2008) Early implant placement with simultaneous guided bone regeneration following single-tooth extraction in the esthetic zone: A cross-sectional, retrospective study in 45 subjects with a 2- to 4-year follow-up. *J Periodontol* 79: 1773–1781.

[12] Buser, D., Hart, C., Bornstein, M. et al. (2009) Early implant placement with simultaneous GBR following single-tooth extraction in the esthetic zone: 12-month results of a prospective study with 20 consecutive patients. *J Periodontol* 80: 152–162.

[13] Buser, D., Chappuis, V., Belser, U.C., and Chen, S. (2017) Implant placement post extraction in esthetic single tooth sites: When immediate, when early, when late? *Periodontology 2000* 73: 84–102.

[14] Cairo, F., Barbato, L., Tonelli, P. et al. (2017) Xenogeneic collagen matrix versus connective tissue graft for buccal soft tissue augmentation at implant site. A randomized, controlled clinical trial. *J Clin Periodontol* 44: 769–776.

[15] Cairo, F., Pagliaro, U., and Nieri, M. (2008) Soft tissue management at implant sites. *J Clin Periodontol* 35 (Suppl 8): 163–167.

[16] Chappuis, V., Engel, O., Shahim, K. et al. (2015) Soft tissue alterations in esthetic postextraction sites: A 3-dimensional analysis. *J Dent Res* 94: 187S–193S.

[17] Chen, S.T. and Buser, D. (2014) Esthetic outcomes following immediate and early implant placement in the anterior maxilla – a systematic review. *Int J Oral Maxillofac Implants* 29 (Suppl): 186–215.

[18] Chen, S.T., Wilson, T.G. Jr, and Hämmerle, C.H. (2004) Immediate or early placement of implants following tooth extraction: Review of biologic basis, clinical procedures, and outcomes. *Int J Oral Maxillofac Implants* 19 (Suppl): 12–25.

[19] Chen, S.T., Darby, I.B., and Reynolds, E.C. (2007) A prospective clinical study of non-submerged immediate implants: Clinical outcomes and esthetic results. *Clin Oral Implants Res* 18: 552–562.

[20] Cho-Ying, L., Zhaozhao, C., Whei-Lin, P., and Hom-Lay, W. (2018) Impact of timing on soft tissue augmentation during implant treatment: A systematic review and meta-analysis. *Clin Oral Impl Res* 29: 508–521.

[21] Cordaro, L., Torsello, F., and Roccuzzo, M. (2009) Clinical outcome of submerged vs. non-submerged implants placed in fresh extraction sockets. *Clin Oral Implants Res* 20: 1307–1313.

[22] Cosyn, J. and De Rouck, T. (2009) Aesthetic outcome of single-tooth implant restorations following early implant placement and guided bone regeneration: Crown and soft tissue dimensions compared with contralateral teeth. *Clin Oral Implants Res* 20: 1063–1069.

[23] De Bruyckere, T., Eghbali, A., Younes, F. et al. (2015) Horizontal stability of connective tissue grafts at the buccal aspect of single implants: A 1-year prospective case series. *J Clin Periodontol* 42: 876–882.

[24] De Rouck, T., Collys, K., and Cosyn, J. (2008) Immediate single-tooth implants in the anterior maxilla: A 1-year case cohort study on hard and soft tissue response. *J Clin Periodontol* 35: 649–657.

[25] Esposito, M., Grusovin, M.G., Maghaireh, H. et al. (2007) Interventions for replacing missing teeth: Management of soft tissues for dental implants. *Cochrane Database Syst Rev* 18 (3):CD006697.

[26] Esposito, M., Grusovin, M.G., Polyzos, I.P. et al. (2010) Interventions for replacing missing teeth: Dental implants in fresh extraction sockets (immediate, immediate-delayed and delayed implants). *Cochrane Database Systematic Rev* 8, CD005968. doi: 10.1002/14651858.CD005968.pub3.

[27] Evans, C.D. and Chen, S.T. (2008) Esthetic outcomes of immediate implant placements. *Clin Oral Implants Res* 19: 73– 80.

[28] Froum, S.J., Khouly, I., Tarnow, D.P. et al. (2015) The use of a xenogeneic collagen matrix at the time of implant placement to increase the volume of buccal soft tissue. *Int J Periodontics Restorative Dent* 35: 179–189.

[29] Garcia, J., Dodge, A., Luepke, P. et al. (2018) Effect of membrane exposure on guided bone regeneration: A systematic review and meta-analysis. *Clin Oral Implants Res* 29 (3): 328–338. doi: 10.1111/clr.13121. Epub 2018 Jan 24.

[30] Giannobile, W.V., Jung, R.E., and Schwarz, F. (2018) Groups of the 2nd Osteology Foundation Consensus Meeting. Evidence-based knowledge on the aesthetics and maintenance of peri-implant soft tissues: Osteology Foundation Consensus Report Part 1 – Effects of soft tissue augmentation procedures on the maintenance of periimplant soft tissue health. *Clin Oral Implants Res* 29 (Suppl 15): 7–10. doi: 10.1111/clr.13110.

[31] Gobbato, L., Avila-Ortiz, G., Sohrabi, K. et al. (2013) The effect of keratinized mucosa width on peri-implant health: A systematic review. *Int J Oral Maxillofac Implants* 28 (6): 1536–1545.

[32] Grossberg, D.E. (2001) Interimplant papilla reconstruction: Assessment of soft tissue changes and results of 12 consecutive cases. *J Periodontol* 72: 958–962.

[33] Hämmerle, C.H., Araújo, and M.G., Simion M; Osteology Consensus Group 2011. (2012) Evidence-based knowledge on the biology and treatment of extraction sockets. *Clin Oral Implants Res* 23 (Suppl 5): 80–82. doi: 10.1111/j.1600-0501.2011.02370.x. Review. Erratum in: *Clin Oral Implants Res* 2012 23 (5): 641.

[34] Hanser, T. and Khoury, F. (2016) Alveolar Ridge Contouring with Free Connective Tissue Graft at Implant Placement: A 5-Year Consecutive Clinical Study. *Int J Periodontics Restorative Dent* 36 (4): 465–473.

[35] Herford, A.S., Akin, L., Cicciu, M. et al. (2010) Use of a porcine collagen matrix as an alternative to autogenous tissue for grafting oral soft tissue defects. *J Oral Maxillofac Surg* 68: 1463–1470.

[36] Horváth, A., Mardas, N., Mezzomo, L.A. et al. (2013) Alveolar ridge preservation. A systematic review. *Clin Oral Investig* 17 (2): 341–363. doi: 10.1007/s00784-012-0758-5. Epub 2012 Jul 20.

[37] Jemt, T. (1997) Regeneration of gingival papillae after single-implant treatment. *Int J Periodontics Restorative Dent* 17: 326–333.

[38] Jung, R.E., Ioannidis, A., Hämmerle, C.H.F, and Thoma, D.S. (2018a) Alveolar ridge preservation in the esthetic zone. *Periodontol 2000* Feb 27. doi: 10.1111/prd.12209. [Epub ahead of print].

[39] Jung, R.E., Heitz-Mayfield, and L., Schwarz F; Groups of the 2nd Osteology Foundation Consensus Meeting. (2018b) Evidence-based knowledge on the aesthetics and maintenance of peri-implant soft tissues: Osteology Foundation Consensus Report Part 3 – Aesthetics of peri-implant soft tissues. *Clinical Oral Implants Research* 29 (Suppl 15): 14–17.

[40] Kan, J.Y., Rungcharassaeng, K., and Lozada, J. (2003) Immediate placement and provisionalization of maxillary anterior single implants: 1-year prospective study. *Int J Oral Maxillofac Implants* 18: 31–39.

[41] Kan, J.Y., Rungcharassaeng, K., Sclar, A., and Lozada, J.L. (2007) Effects of the facial osseous defect morphology on

gingival dynamics after immediate tooth replacement and guided bone regeneration: 1-year results. *J Oral Maxillofac Surg* 65: 13–19.

[42] Kim, B.S., Kim, Y.K., and Yun, P.Y. et al. (2009) Evaluation of peri-implant tissue response according to the presence of keratinized mucosa. *Oral Surg Oral Med Oral Pathol Oral Radiol Endod* 107: e24–28.

[43] Kissa, J., El Kholti, W., Laalou, Y., and El Farouki, M. (2017) Augmentation of keratinized gingiva around dental implants *J Stomatol Oral Maxillofac Surg* 118: 156–160.

[44] Kourkouta, S., Dedi, K.D., Paquette, D.W., and Mol, A. (2009) Interproximal tissue dimensions in relation to adjacent implants in the anterior maxilla: Clinical observations and patient aesthetic evaluation. *Clin Oral Implants Res* 20 (12): 1375–1385. doi: 10.1111/j.1600-0501.2009.01761.x. Epub 2009 Aug 4.

[45] Kuchler, U., Chappuis, V., Gruber, R. et al. (2016) Immediate implant placement with simultaneous guided bone regeneration in the esthetic zone: 10-year clinical and radiographic outcomes. *Clin Oral Implants Res* 27: 253–257.

[46] Levine, R., Huynh-Ba, G., and Cochran, D. (2014) Soft tissue augmentation procedures for mucogingival defects in esthetic sites. *Int J Oral Maxillofac Implants* 29 (Suppl): 155–185.

[47] Lindeboom, J.A., Tjiook, Y., and Kroon, F.H. (2006) Immediate placement of implants in periapical infected sites: A prospective randomized study in 50 patients. *Oral Surg Oral Med Oral Pathol Oral Radiol Endod* 101: 705–710.

[48] MacBeth, N., Trullenque-Eriksson, A., Donos, N., and Mardas, N. (2017) Hard and soft tissue changes following alveolar ridge preservation: A systematic review. *Clin Oral Implants Res* 28 (8): 982–1004. doi: 10.1111/clr.12911. Epub 2016 Jul 26.

[49] Maiorana, C., Pivetti, L., Signorino, F. et al. (2018) The efficacy of a porcine collagen matrix in keratinized tissue augmentation: A 5-year follow-up study. *Int J Implant Dent* 4: 1.

[50] Man, Y., Wang, Y., Qu, Y. et al. (2013) A palatal roll envelope technique for peri-implant mucosa reconstruction: A prospective case series study. *Int J Oral Maxillofac Surg* 42 (5): 660–665. doi: 10.1016/j.ijom.2013.01.008. Epub 2013 Feb 18.

[51] Mardas, N., Trullenque-Eriksson, A., MacBeth, N. et al. (2015) Does ridge preservation following tooth extraction improve implant treatment outcomes: A systematic review: Group 4: Therapeutic concepts and methods. *Clin Oral Implants Res* 26 (Suppl 11): 180–201. doi: 10.1111/clr.12639. Epub 2015 Jun 16.

[52] Moraschini, V., Luz, D., Velloso, G., and Barboza, E. dS.P.: (2017) Quality assessment of systematic reviews of the significance of keratinized mucosa on implant health. Int. *J. Oral Maxillofac. Surg.* 46: 774–781.

[53] Moses, O., Pitaru, S., Artzi, Z., and Nemcovsky, C.E. (2005) Healing of dehiscence-type defects in implants placed together with different barrier membranes: A comparative clinical study. *Clin Oral Implants Res* 16 (2): 210–219.

[54] Nemcovsky, C.E. and Artzi, Z. (1999a) Split palatal flap. II. A surgical approach for maxillary implant uncovering in cases with reduced keratinized tissue: Technique and clinical results. *Int J Periodontics Restorative Dent* 19 (4): 385–393.

[55] Nemcovsky, C.E. and Artzi, Z. (1999b) Split palatal flap. I. A surgical approach for primary soft tissue healing in ridge augmentation procedures: Technique and clinical results. *Int J Periodontics Restorative Dent* 19 (2): 175–181.

[56] Nemcovsky, C.E. and Artzi, Z. (2002) Comparative study of buccal dehiscence defects in immediate, delayed, and late maxillary implant placement with collagen membranes: Clinical healing between placement and second-stage surgery. *J Periodontol* 73 (7): 754–761.

[57] Nemcovsky, C.E. and Moses, O. (2002) Rotated palatal flap. A surgical approach to increase keratinized tissue width in maxillary implant uncovering: Technique and clinical evaluation. *Int J Periodontics Restorative Dent* 22 (6): 607–612.

[58] Nemcovsky, C.E. and Serfaty, V. (1996) Alveolar ridge preservation following extraction of maxillary anterior teeth. Report on 23 consecutive cases. *J Periodontol* 67 (4): 390–395.

[59] Nemcovsky, C.E., Artzi, Z., and Moses, O. (1999) Rotated split palatal flap for soft tissue primary coverage over extraction sites with immediate implant placement. Description of the surgical procedure and clinical results. *J Periodontol* 70 (8): 926–934.

[60] Nemcovsky, C.E., Moses, O., Artzi, Z., and Gelernter, I. (2000a) Clinical coverage of dehiscence defects in immediate implant procedures: Three surgical modalities to achieve primary soft tissue closure. *Int J Oral Maxillofac Implants* 15 (6): 843–852.

[61] Nemcovsky, C.E., Artzi, Z., Moses, O., and Gelernter, I. (2000b) Healing of dehiscence defects at delayed-immediate implant sites primarily closed by a rotated palatal flap following extraction. *Int J Oral Maxillofac Implants* 15 (4): 550–558.

[62] Nemcovsky, C.E., Artzi, Z., and Moses, O. (2000c) Rotated palatal flap in immediate implant procedures. Clinical evaluation of 26 consecutive cases. *Clin Oral Implants Res* 11 (1): 83–90.

[63] Nemcovsky, C.E., Moses, O., and Artzi, Z. (2000d) Interproximal papillae reconstruction in maxillary implants. *J Periodontol* 71 (2): 308–314.

[64] Nemcovsky, C.E. (2001) Interproximal papilla augmentation procedure: A novel surgical approach and clinical evaluation of 10 consecutive procedures. *Int J Periodontics Restorative Dent* 21 (6): 553–559.

[65] Nemcovsky, C.E., Artzi, Z., Moses, O., and Gelernter, I. (2002) Healing of marginal defects at implants placed in fresh extraction sockets or after 4–6 weeks of healing. A comparative study. *Clin Oral Implants Res* 13 (4): 410–419.

[66] Nemcovsky, C.E., Winocur, E., Pupkin, J., and Artzi, Z. (2004) Sinus floor augmentation through a rotated palatal flap at the time of tooth extraction. *Int J Periodontics Restorative Dent* 24 (2): 177–183.

[67] Park, S.H. and Wang, H.L. (2012) Pouch roll technique for implant soft tissue augmentation: A variation of the modified roll technique. *Int J Periodontics Restorative Dent* 32 (3): e116–121.

[68] Poskevicius, L., Sidlauskas, A., Galindo-Moreno, P., and Juodzbalys, G. (2017) *Clin Oral Implants Res* 28 (1): 1–8. doi: 10.1111/clr.12606. Epub 2015 May 5. Dimensional soft tissue changes following soft tissue grafting in conjunction

with implant placement or around present dental implants: A systematic review.

[69] Raes, F., Cosyn, J., Crommelinck, E. et al. (2011) Immediate and conventional single implant treatment in the anterior maxilla: 1-year results of a case series on hard and soft tissue response and aesthetics. *J Clin Periodontol* 38: 385–394.

[70] Roos-Jansaker, A.M., Renvert, H., Lindahl, C., and Renvert, S. (2006) Nine- to fourteen-year follow-up of implant treatment. part III: Factors associated with peri-implant lesions. *J Clin Periodontol* 33: 296–301.

[71] Schneider, D., Grunder, U., Ender, A. et al. (2011) Volume gain and stability of peri-implant tissue following bone and soft tissue augmentation: 1-year results from a prospective cohort study. *Clin Oral Implants Res* 22: 28–37.

[72] Schou, S., Holmstrup, P., Hjorting-Hansen, E., and Lang, N.P. (1992) Plaque induced marginal tissue reactions of osseointegrated oral implants: A review of the literature. *Clin Oral Implants Res* 3: 149–161.

[73] Schrott, A.R., Jimenez, M., Hwang, J.W. et al. (2009) Five-year evaluation of the influence of keratinized mucosa on peri-implant soft-tissue health and stability around implants supporting full-arch mandibular fixed prostheses. *Clin Oral Implants Res* 20 (10): 1170–1177. Epub 2009 Aug 30.

[74] Sculean, A., Gruber, R., and Bosshardt, D.D. (2014) Soft tissue wound healing around teeth and dental implants. *J Clin Periodontol* 41 (Suppl 15): S6–S22.

[75] Shor, A., Schuler, R., and Goto, Y. (2008) Indirect implantsupported fixed provisional restoration in the esthetic zone: Fabrication technique and treatment workflow. *J Esthet Restor Dent* 20: 82–95; discussion 96–97.

[76] Siegenthaler, D.W., Jung, R.E., Holderegger, C. et al. (2007) Replacement of teeth exhibiting periapical pathology by immediate implants: A prospective, controlled clinical trial. *Clin Oral Implants Res* 18: 727–737.

[77] Son, M.K. and Jang, H.S. (2011) Gingival recontouring by provisional implant restoration for optimal emergence profile: Report of two cases. *J Periodontal Implant Sci* 41: 302–308.

[78] Souza, A.B., Tormena, M., Matarazzo, F., and Araujo, M.G. (2016) The influence of peri-implant keratinized mucosa on brushing discomfort and peri-implant tissue health. *Clin Oral Implants Res* 27: 650–655.

[79] Spyropoulou, P.E., Razzoog, M., and Sierraalta, M. (2009) Restoring implants in the esthetic zone after sculpting and capturing the periimplant tissues in rest position: A clinical report. *J Prosthet Dent* 102: 345–347.

[80] Stefanini, M., Felice, P., Mazzotti, C. et al. (2016) Transmucosal Implant Placement with Submarginal Connective Tissue Graft in Area of Shallow Buccal Bone Dehiscence: A Three-Year Follow-Up Case Series. *Int J Periodontics Restorative Dent* 36: 621–630.

[81] Suárez-López Del Amo, F., Lin, G.H., Monje, A. et al. (2016) Influence of Soft Tissue Thickness on Peri-Implant Marginal Bone Loss: A Systematic Review and Meta-Analysis. *J Periodontol* 87 (6): 690–699. doi: 10.1902/jop.2016.150571. Epub 2016 Jan 16.

[82] Tal, H. (1999) Autogenous masticatory mucosal grafts in extraction socket seal procedures: A comparison between sockets grafted with demineralized freeze-dried bone and deproteinized bovine bone mineral. *Clin Oral Implants Res* 10 (4): 289–296.

[83] Tarnow, D.P., Cho, S.C., and Wallace, S.S. (2000) The effect of inter-implant distance on the height of inter-implant bone crest. *J Periodontol* 71: 546–549.

[84] Tarnow, D., Elian, N., Fletcher, P. et al. (2003) Vertical distance from the crest of bone to the height of the interproximal papilla between adjacent implants. *J Periodontol* 74: 1785–1788.

[85] Taschieri, S., Rosano, G., Weinstein, T., and Del Fabbro, M. (2010) Replacement of vertically root-fractured endodontically treated teeth with immediate implants in conjunction with a synthetic bone cement. *Implant Dentistry* 19: 477–486.

[86] Ten Heggeler, J.M., Slot, D.E., and Van der Weijden, G.A. (2011) Effect of socket preservation therapies following tooth extraction in non-molar regions in humans: a systematic review. *Clin Oral Implants Res* 22: 779–788.

[87] Testori, T., Weinstein, T., Scutellà, F. et al. (2018) Implant placement in the esthetic area: Criteria for positioning single and multiple implants *Periodontology 2000* 77: 176–196.

[88] Thoma, D.S., Benic, G.I., Zwahlen, M, Hämmerle, C.H.F, and Jung, R.E. (2009) A systematic review assessing soft tissue augmentation techniques. *Clin Oral Implants Res* 20 (Suppl 4): 146–165.

[89] Thoma, D.S., Buranawat, B., Hasmmerle, C.H.F et al. (2014a) Efficacy of soft tissue augmentation around dental implants and in partially edentulous areas: A systematic review. *J Clin Periodontol* 41 (Suppl 15): S77–91.

[90] Thoma, D., Muehlemann, S., and Jung, R. (2014b) Critical soft-tissue dimensions with dental implants and treatment concepts. *Periodontol 2000* 66: 106–118.

[91] Thoma, D.S., Naenni, N., Figuero, E. et al. (2018) Effects of soft tissue augmentation procedures on peri-implant health or disease: A systematic review and meta-analysis. *Clin Oral Impl Res* 29 (Suppl 15): 32–49.

[92] Tinti, C. and Benfenati, S.P. (2002) The ramp mattress suture: A new suturing technique combined with a surgical procedure to obtain papillae between implants in the buccal area. *Int J Periodontics Restorative Dent* 22: 63–69.

[93] Tinti, C. and Parma-Benfenati, S. (2012) Minimally invasive technique for gingival augmentation around dental implants. *Int J Periodontics Restorative Dent* 32 (2): 187–193.

[94] Tonetti, M.S., Cortellini, P., Graziani, F. et al. (2017) Immediate versus delayed implant placement after anterior single tooth extraction: The timing randomized controlled clinical trial. *Journal of Clinical Periodontology* 44 (2): 215–224.

[95] Truninger, T.C., Philipp, A.O., Siegenthaler, D.W. et al. (2011) A prospective, controlled clinical trial evaluating the clinical and radiological outcome after 3 years of immediately placed implants in sockets exhibiting periapical pathology. *Clin Oral Implants Res* 22: 20–27.

[96] Wang, R. and Lang, N.P. (2012) Ridge preservation after tooth extraction. *Clin Oral Implants Res* 23 (Suppl 6): 147–156.

[97] Wennstrom, J.L., Bengazi, F., and Lekholm, U. (1994) The influence of the masticatory mucosa on the peri-implant soft tissue condition. *Clin Oral Implants Res* 5: 1–8.

[98] Wennstrom, J.L. and Derks, J. (2012) Is there a need for keratinized mucosa around implants to maintain health and tissue stability? *Clin Oral Implants Res* 23: 136–146.

[99] Wiesner, G., Esposito, M., Worthington, H., and Schlee, M. (2010) Connective tissue grafts for thickening peri-implant tissues at implant placement. One-year results from an explanatory split-mouth randomised controlled clinical trial. *Eur J Oral Implantol* 3: 27–35.

[100] Willenbacher, M., Al-Nawas, B., Berres, M. et al. (2016) The Effects of Alveolar Ridge Preservation: A Meta-Analysis. *Clin Implant Dent Relat Res* 18 (6): 1248–1268. doi: 10.1111/cid.12364. Epub 2015 Jul 1.

[101] Wittneben, J.G., Buser, D., Belser, U.C., and Brägger, U. (2013) Peri-implant soft tissue conditioning with provisional restorations in the esthetic zone: The dynamic compression technique. *Int J Periodontics Restorative Dent* 33 (4): 447–455. doi: 10.11607/prd.1268.

[102] Wittneben, J.G., Brägger, U., Buser, D., and Joda, T. (2016) Volumetric Calculation of Supraimplant Submergence Profile After Soft Tissue Conditioning with a Provisional Restoration. *Int J Periodontics Restorative Dent* 36 (6): 785–790. doi: 10.11607/prd.2742.

[103] Zeltner, M., Jung, R.E., Hämmerle, C.H.F et al. (2017) Randomized controlled clinical study comparing a volume-stable collagen matrix to autogenous connective tissue grafts for soft tissue augmentation at implant sites: Linear volumetric soft tissue changes up to 3 months. *J Clin Periodontol* 44: 446–453.

[104] Zigdon, H. and Machtei, E.E. (2008) The dimensions of keratinized mucosa around implants affect clinical and immunological parameters. *Clin Oral Implants Res* 19: 387–392.

[105] Zuiderveld, E.G., Meijer, H.J.A, den Hartog, L. et al. (2018a) Effect of connective tissue grafting on peri-implant tissue in single immediate implant sites: A RCT. *J Clin Periodontol* 45: 253–264.

[106] Zuiderveld, E.G., Meijer, H.J.A, Vissink, A., and Raghoebar, G.M. (2018a) The influence of different soft-tissue grafting procedures at single implant placement on esthetics: A randomized controlled trial. *J Periodontol* 89 (8): 903–914. doi: 10.1002/JPER.18-0061.

第9章

改良的上颌骨前牙区夹层骨切开术在垂直骨增量中的应用

Modifications of Anterior Maxillary Sandwich Osteotomy for Vertical Bone Augmentation

Ole T. Jensen 著

上颌骨前牙区的夹层骨切开术的适应证是垂直骨高度丧失大于 5mm，特别是年轻女性伴有高位笑线的患者（Bell 等，2013；Herford 等，2013；Jensen 等，2006、2011；Laviv 等，2014）。

当使用髂骨块或其他块状骨移植、甚至有时用 GBR 等方法也可以获得可接受的牙槽骨增量时，为什么要采用夹层骨切开术呢（Guinelli 等，2017；Jiang 等，2018；Mounir 等，2017；Yu 等，2016）？这是因为其他方法在上颌骨前牙区骨增量中仍存在一定的缺陷（Jensen 等，2011；Laviv 等，2014）。事实上，块状骨移植或钛网在重建和恢复理想牙槽骨形态（正常颌位牙槽骨）时并不完善，而正常颌位牙槽骨形态是种植体美学修复的基础（Bell 等，2013；Herford 等，2013；Jensen 等，2006、2011；Laviv 等，2014）。这意味着，外科医生和修复医生需要根据前牙美学修复的概念进行治疗规划，考量因素包括比例、垂复的概念进行治疗规划，考量因素包括比例、垂直距离、发音、唇静息位牙齿的位置、中线等。这种"艺术"的概念可以说是在于美的境界，在于柏拉图式的完美主义，而不仅仅是科学理论问题。

理想的牙槽骨形态作为最佳植骨的概念标准改变了对牙槽骨增量的看法，即恢复正常颌位置牙槽骨。最佳的牙槽骨位置应该在三维空间都是理想的，而不仅仅是获得足够的骨量和骨结合。因此，上颌骨前牙区骨增量的是否成功不能仅依靠种植体的成功率来衡量。目前，作为牙种植的一门重要技术，关于垂直骨增量的研究，包括综述、随机对照研究、Meta 分析等仍然只关注成骨体量或种植体的成功率，而没有关注成骨的质量，后者反而是修复美学的基础（Bedard，2011；Farmand，1992；Teng 等，2014）。成骨的质量才是修复美学的基础，正如大理石的内部底蕴才能使米开朗基罗的雕塑看起来栩栩如生。同样，使高位笑线的患者获得更加美丽、自然的微笑，需要牙齿下方的牙龈、牙槽骨的重建恢复。

牙槽骨就像牙齿的影子或轮廓，其美的概念是主观的。人们通常采用一些指标来衡量前牙美学效果，如牙龈乳头高度、牙龈边缘深度、牙齿位置等，但有时这些条件满足后仍达不到美学效果。事实上，这是因为牙齿周围的牙槽骨可能位于错误的颌骨位置上，这种情况通常会发生在上颌骨前牙区颌骨垂直骨增量的病例，而基本排除面部不对称、比例不协调或其他方面的面部问题。然而，在条件相同的情况下，对于高位笑线前牙美学区来说，可能是时候放弃文献中提倡的硬组织成功标准，而建立一个理想的牙槽骨重建的修复标准了。这为间置骨移植提供了适应证，此术式有两个重要作用：能获得 5mm 甚至更多的垂直骨增量，且很少破坏牙龈皱襞，同时能改善牙龈、牙槽骨的形态。

间置骨移植术已经在最近的 10～15 年得到了很好的研究和广泛的应用，但在技术和生理学上仍存在一些问题（Bell，2013；Farmand，1992；Herford 等，2013；Jensen 等，2006、2011；Laviv 等，2014；Yu 等，2016）。几乎所有的垂直骨增量手术都需要翻瓣，而且在二期手术种植体植入时可能还需要骨增量或软组织增量手术（Bell，2013；Jensen 等，2011）。间置骨增量手术需要进行二次软硬组织增量手术的原因主要有两个：①在一期手术中，牙槽嵴的位置恢复被忽视而没有达到理想正常颌位牙槽突位置；②植骨的骨段出现了吸收，导致骨增量不足。

下面以两个病例为例，阐述用改良的夹层截骨术进行骨增量重建恢复正常颌位牙槽嵴形态的

策略。

一、病例 1

一名 35 岁的女性患者，高位笑线，因重度牙周病导致 4 颗上颌切牙缺失及周围骨丧失，中线部位垂直骨缺损约 10mm。牙齿拔除和牙槽窝愈合后，采用前庭切口，夹层截骨联合间置植骨和钛板进行垂直骨增量手术。愈合 4 个月，再次翻瓣拆除固定钛板，进一步评估增量后的牙槽嵴形态和位置考虑是否进一步行软硬组织增量手术。

该病例发现愈合后的牙槽嵴顶位置偏腭部，这主要是由于腭侧切牙乳头的牵拉，使牙槽嵴顶腭倾约 3mm，这导致中线垂直骨高度的降低及牙龈乳头重建机会的减少。解决这个问题的方法是设计一个腭侧带蒂的可以移动的全厚黏骨膜腭瓣，该瓣向前滑动延伸跨过前牙槽嵴顶并缝合固定于唇颊侧牙龈下方，使腭瓣充衬于牙槽嵴顶位置进行软组织增量，愈合后明显改善了正常颌位牙槽骨的形态（图 9-1）。

二、病例 2

一名 41 岁的男性患者，因外伤导致 3 颗上颌切牙缺失，并伴有牙槽骨和唇侧骨板的丧失，导致缺牙区牙槽嵴明显狭窄，宽度为 4～5mm，伴有垂直骨缺损。使用夹层骨切开移植术联合牙槽嵴顶内劈开术，上颌骨的垂直骨高度拟增加 5～6mm，宽度拟增加 3～4mm，进行间置区植骨，使用自体骨块和替代骨颗粒植骨结合四孔钛

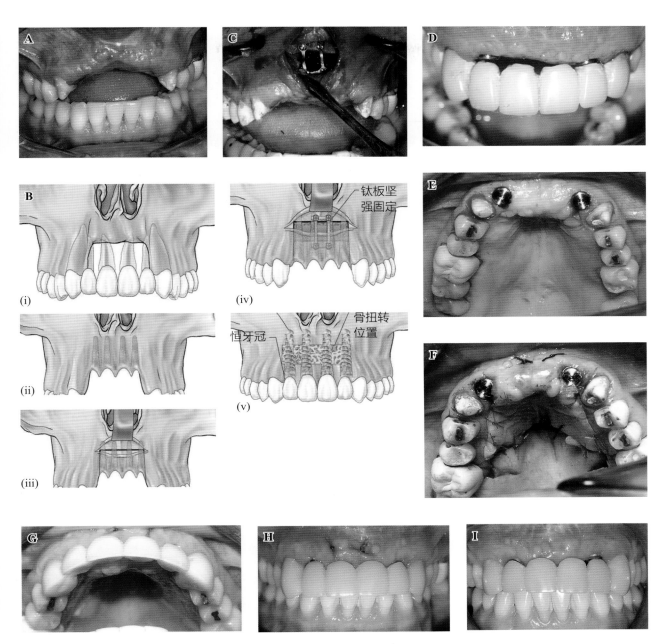

▲ 图 9-1　**A.** 由于牙周病导致上颌骨前牙缺失，伴大量垂直骨缺损，邻近的双侧尖牙牙周健康，且尖牙作为基牙行 6 颗牙齿的临时固定桥修复；**B. i** 在拔除有牙周病的患牙后，相邻的余留牙必须有足够的骨量，以便进行截骨手术；**ii** 理想情况下，夹层截骨的垂直切口应设置在牙槽间隔处，以保证有充足的骨量；**iii** 垂直切口一旦距离鼻底 5mm 之内，就需要跟水平切口连接，且注意不要损伤腭侧黏骨膜；**iv** 骨段垂直移动之后应用钛板坚强固定，钛板固定后可以向唇侧弯曲，来代偿骨段向腭侧的轻度偏斜；**v** 种植体的植入位置和最终的修复效果，种植体要间隔一个牙位植入，当然在间隙足够的情况下也可以每一个牙位植入一颗种植体；**C.** 包含 4 个牙位的夹层骨切开完成，此骨段可以自由活动，下降 **10mm**，应用 4 孔钛板固定骨段；**D.** 骨段 **10mm** 的垂直移动，会引起骨段向腭侧倾斜，这会导致在牙槽嵴顶留下 **2 ～ 3mm** 的间隙；**E.** 经过 4 个月的愈合时间，骨块愈合良好，但是骨段因在垂直方向移动距离大导致腭倾，使牙槽嵴顶表面的黏膜腭化而效果欠佳；**F.** 设计双侧带蒂硬腭前 2/3 全厚黏膜瓣向前移动跨过牙槽嵴顶并缝合固定；**G.** 2 周之后，腭黏膜瓣愈合良好；**H.** 腭部软组织瓣推进 2 周后，已有足够的软组织形成牙龈乳头；**I.** 经过 2 个月的软组织愈合，种植体周围软组织轮廓得到改善，为最终的修复做好准备

板来稳定截骨段。手术中注意使中央切牙乳头移动到一个理想位置，这个位置能够改善后期修复的美观效果，并使牙槽骨的形态保持在一个理想的正颌位置。愈合4个月后，将钛板拆除，植入种植体，牙龈及牙槽骨的形态重建恢复极佳（图9-2）。

三、讨论

间置骨移植手术相对安全，不太可能发生刀口裂开或感染，也不容易发生骨移植物移位或失败。它们尺寸稳定，不容易出现后期骨吸收（Farmand等，1992；Laviv等，2011）。夹层骨移植术本质上是一种微创手术，因为不需要经过牙槽嵴顶切口进行大翻瓣，当然除非同期植入种植体。事实上，通常也可以采用不翻瓣的牙龈隧道手术。

夹层截骨植骨术的另一个优点是减少了手术时间，而且技术难度和风险也往往比其他方法小，简而言之，它简化了手术操作。此外，术后患者的疼痛和不适通常比较小，尤其对于骨块只移动5～7mm的病例。间置骨移植的充填材料尽量选择自体骨移植，但供区位置要尽量选择在下颌骨外斜线部位，因为此部位并发症风险最小（Bell等，2013；Jensen等，2006、2011；Hereford等，2013；Laviv等，2015）。

长期的研究表明，间置骨移植进行骨增量手术具有良好的稳定性和种植成功率，但与高嵌体植骨和GBR技术相比，其效果仍不明确。目前看来，种植体植入时需将种植体种在骨面以下，且保证唇腭侧至少有2mm的骨板，是有必要且

可行的。如果可能，种植体要尽量间隔一个牙位进行种植，因为种植体数量过多可能会破坏骨段的血供。

截骨线的垂直切口在靠近牙齿时应谨慎设计，一般要保证距离邻牙牙根至少2～3mm。

种植体植入时要跨过间隙植骨区域进入到上颌骨基骨内，这是因为间隙植骨区内的骨质骨化欠佳，未形成成熟骨小梁结构，若第一次手术的截骨段尚未完全骨愈合，种植体跨间隙植入后可起到进一步的固定作用。

骨段的垂直移动距离应过矫正2mm以代偿成骨过程中出现的骨吸收，当然，垂直移动距离越多，骨块向腭侧偏转程度越严重，这一偏移可以通过调整固定骨段的小钛板的角度来修正。

腭侧切口、腭侧软组织的翻瓣或者往腭侧延伸切口在截骨的过程中要尽量避免，因为容易破坏前颌骨骨段的血供，而该骨段主要是由腭侧黏骨膜瓣供血。如果骨块垂直移动超过了10mm，牙槽骨位置不可避免地向腭侧发生偏转，经过4个月的骨愈合，可以通过行二次牙槽嵴顶劈开术进行纠正，劈开后将唇侧骨板向唇颊侧移动5～6mm，将牙槽骨恢复到理想的位置，当然，牙槽嵴顶劈开术可以跟种植牙同期进行（Bedard，2011；Teng等，2014）。

四、结论

前上颌骨垂直骨高度缺损≥5mm、高位笑线是夹层骨切开术和间置植骨的适应证，这种术式能恢复重建理想正颌位置的牙槽骨，最终能够达到牙龈和牙槽骨位置良好的美学修复效果。

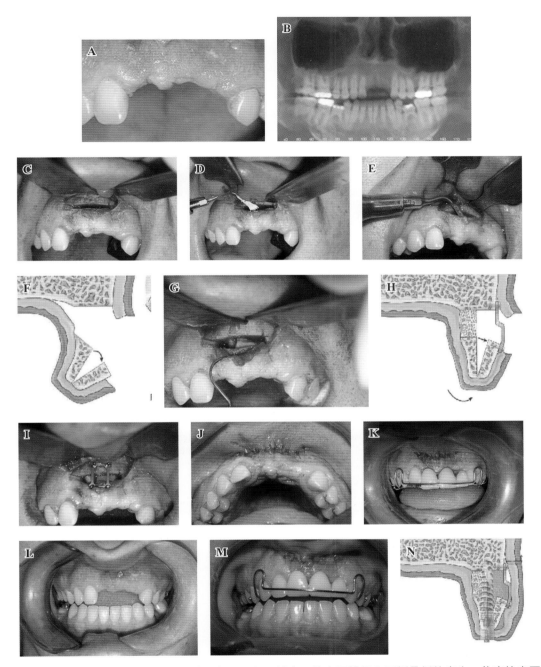

▲ 图 9-2　A. 41 岁男性患者，因外伤导致上颌 3 颗切牙缺失，伴有牙槽骨和唇侧骨板的丧失，临床检查同时有垂直和水平骨缺损；B. 术前 X 线片显示右上颌中切牙到左上颌侧切牙缺失，伴垂直骨缺损和唇侧骨板丧失的水平骨缺损；C. 截骨设计的目的是增加垂直和水平骨量，设计前庭沟切口，水平的截骨切口要位于牙槽嵴顶以上至少 5mm；D. 首先设计截骨线，切开、离断骨段后，再在牙槽嵴顶内侧行内劈开术；E. 内劈开术劈开要贯穿离断骨段的全层，但是不能损伤骨表面的软组织黏膜；F. 牙槽嵴顶内劈开示意图，既能增加骨的高度也能增加骨的宽度；G. 小块状骨移植：不但要填充下降的 5 ～ 6mm 的垂直间隙，也要填充增宽的 3 ～ 4mm 的牙槽骨劈开后扩增的间隙；H. 用于增加和稳定牙槽骨的植骨块示意图；I. 牙槽嵴顶内劈开术需要楔入式植骨及钛板固定；J. 切口愈合后，从咬合面观，骨块有足够的宽度；K. 患者在手术后 1 周佩戴邻牙支持式活动义齿，以改善牙龈的形态；L. 4 个月的愈合时间后，固定钛板螺钉暴露于黏膜外，但其他组织愈合良好，病例中骨增量一般非常稳定，随着时间的推移并没有发现明显的骨吸收，植入种植体；M. 在伤口愈合后，继续佩戴邻牙支持式活动义齿，但需要被调整到无咬合状态；N. 间置植骨材料和种植体之间关系示意图

上述两个病例都能恢复牙槽骨唇侧骨板、牙龈乳头下牙槽骨支持，以及理想的种植体植入位点，当然，这两个病例在治疗过程中对标准治疗方案的实施也做了一些小的改良。

参考文献

[1] Bedard, J.F. (2011) Esthetically driven prosthetic management of osteoperiosteal flaps. In: The Osteoperiosteal Flap (Jensen OT, ed.). (17): 221–232. Quintessence Inc, Chicago.

[2] Bell, R.E. (2013) Palatal approach to the anterior maxillary sandwich osteotomy. J Oral Maxillofac Surg 71 (6): 1005–1009.

[3] Farmand, M. (1992) Long-term results after horseshoe sandwich osteotomy of the edentulous maxilla as a preprosthetic procedure. J Craniomaxillofac Surg 20 (4): 171–177.

[4] Guinelli, J.L., Dutra, R.A., Marao, H.F. et al. (2017) Maxillary reconstruction with autogenous bone block grafts: Computed tomography evaluation and implant survival in a 5-year retrospective study. In J Oral Maxillofac Surg 46 (8) 1045–1051.

[5] Herford, A.S., Tandon, R., Stevens, T.W. et al. (2013) Immediate distraction osteogenesis: The sandwich technique in combination with mBMP-2 for anterior maxillary and mandibular defects. J Craniofac Surg 24 (4): 16–19.

[6] Jensen, O.T., Kuhlke, L., Bedard, J.F., and White, D. (2006) Alveolar segmental sandwich osteotomy for anterior maxillary vertical augmentation prior to implant placement. J Oral Maxillofac Surg 64 (2): 290–296.

[7] Jensen, O.T., Ringeman, J.L., Cottam, J.R., and Casap, N. (2011) Orthognathic and osteoperiosteal flap augmentation strategies for maxillary dental implant reconstruction. Oral Maxillofac Clinics of North Am 23 (2): 301–319.

[8] Jiang, X., Zhang, Y., Di, P., and Lin, Y. (2018) Hard tissue volume stability of guided bone regeneration during the healing stage in the anterior maxilla: A clinical and radiographic study. Clin Implant Dent Relat Res 20 (1): 68–75.

[9] Laviv, A., Jensen, O.T., Tarazi, E., and Casap, N. (2014) Alveolar sandwich osteotomy in resorbed alveolar ridge for dental implants: A 4-year prospective study. J Oral Maxillofac Surg 72 (2): 292–303.

[10] Mounir, M., Mounir, S., Abou-Elfetouh, A., and Shaker, M.A. (2017) Assessment of vertical ridge augmentation in anterior aesthetic zone using on lay xenografts with titanium mesh versus inlay bone grafting: A randomized clinical trial. Int J Oral Maxillofac Surg 46 (11): 1458–1465.

[11] Teng, F., Zhang, Q., Wu, M. et al. (2014) Clinical use of ridge-splitting combined with ridge expansion osteotomy sandwich bone augmentation and simultaneous implantation. Br J Oral Maxillofac Surg 52 (8): 703–708.

[12] Yu, H., Chen, L., Zhu, Y., and Qui, L. (2016) Bilamina cortical tenting grafting technique for three-dimensional reconstruction of severely atrophic maxillae: A 6-year prospective study. J Craniomaxillofac Surg 44 (7): 868–875.

自体骨块移植在上颌骨前牙区的应用

Autogenous Bone Block Transplantation in the Anterior Maxilla

Federico Hernández-Alfaro　　Gian Maria Ragucci　　著

第10章

一、概述

在萎缩的上颌骨前牙区，获得理想的修复位置是具有挑战性的。为保证达到理想的美学效果，一般需要在种植体植入之前或同期进行软硬组织增量手术（Milinkovic 等，2014）。从治疗流程的复杂性和时间考虑，正确的治疗计划对种植体的长期稳定性至关重要。当然，最终的治疗目的应同时满足患者对功能和美观的要求。Cawood 和 Howell 分类中的Ⅳ类前上颌骨萎缩的病例（Cawood 等，1988），骨增量手术和种植体植入是不能同期进行的，需要在种植体植入前先进行骨增量手术（Elnayef 等，2018）。在选择骨增量方法时，牙槽骨缺损的形态是决定要素。因为自体骨具有良好的骨诱导、成骨和骨传导能力，自体骨块移植仍然是骨增量手术的最佳选择（Sakkas 等，2017）。

不少口外和口内部位都可以作为自体骨移植的供区，包括髂嵴、腓骨、肋骨、颅骨、颧骨、上颌骨和下颌骨等部位（Sittitavornwong 等，2010）。口内作为供区有明显的优点：首先，口内取骨手术操作方便、不会遗留皮肤瘢痕、手术时间短、门诊局麻就可以实施，因此成本更低；其次，由于口内取骨供体和受体解剖位置的胚胎来源相同，与间充质细胞来源的骨相比，外间充质细胞来源的上下颌骨块因为愈合过程中有更快的血管化而吸收较少。因此，口内是自体骨块移植供骨部位的首选（Myeroff 等，2011）。

二、生物学机制

自体骨块的生物学机制与移植物的成骨潜能密切相关，其生物学机制取决于三个因素：①外科手术，②移植物血供重建，③植骨材料的坚强固定。

在口内供体部位，最重要的再生过程是骨传导，因为下颌骨主要由皮质骨形成，皮质骨中活跃的成骨细胞数量有限；口腔内骨块中的骨传导有助于50%以上的愈合过程（Aloy-Prosper等，2015）。出于这些原因，供区应首选下颌骨部位。骨传导被定义为由受区部位的成骨细胞将矿物部分或作为支架的游离移植骨块定植，并依赖于与底层骨密切接触的移植骨块和受区的接触面积；接触面积越大意味着骨传导再生能力越强。

三、术前临床和影像学检查

在应用自体骨块移植治疗上颌骨前牙区萎缩时，应排除患者局部和全身的手术禁忌证，并告知患者该手术的优缺点。

临床的初步检查包括对缺损部位和供区部位进行初步的视诊和触诊，获得一个大概的印象（例如颏隆突、外斜线等）。医学影像学检查在制订骨移植计划时是必需的，影像检查的重点部位是骨块移植的受区和供区。

（一）全景片

全景片可作为初步的术前评估影像学检查手段（图10-1），可以对拟受区部位的剩余骨高度和近中远距离进行评估。然而，全景片是二维图像，它不能提供任何关于上颌骨缺损形态、颊舌侧牙槽骨骨板厚度的信息等。由于这些局限，CBCT三维影像学检查是必需的（图10-2）。

（二）头颅位片

头颅位片可以提供关于下颌骨正中联合作为供骨区可用骨及其与邻近牙齿关系的信息。

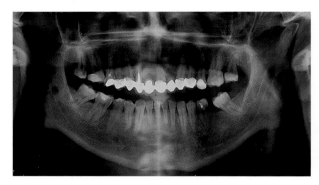

▲ 图10-1　全景片显示2颗上颌切牙（11、22）缺失，左侧上颌中切牙（21）有根尖病变且伴有根尖的病理性吸收

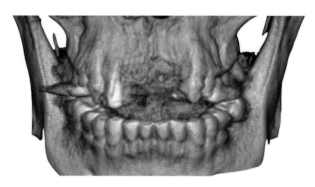

▲ 图10-2　缺损牙槽嵴的三维形态

（三）CBCT检查

CBCT检查可以提供唇舌侧骨板的宽度、高度、近远中距离、邻近重要解剖结构、缺损三维形态和骨质条件等信息（图10-3）。在受区，应注意剩余骨质的宽度、高度，以及缺损形态。骨缺损越规整，骨移植的手术操作就越简单，效果就越好。下颌骨外斜线和正中联合部作为供骨区其影像评估分析是不同的，在下颌骨外斜线部位，需要测量分析下牙槽神经与磨牙牙根的距离，也要评估拟制备移植骨块的大小（图10-4）；而在下颌正中联合部位，需评估下颌前牙根尖的距离、双侧颏神经的位置，以及拟制备移植骨块的体积。

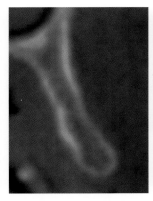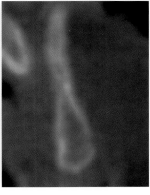

▲ 图 10-3　缺损的上颌骨前牙区的 **CBCT** 断层扫描

四、供区解剖学研究

见图 10-5。

（一）下颌正中联合部

下颌正中联合部受到双侧颏孔和下颌前牙根尖的限制，Pommer 等建议取骨的边界与下颌前牙根尖要有 8mm 以上的安全距离，距离颏孔至少 5mm，不要穿透舌侧皮质骨骨板（Pommer 等，2008）。

（二）下颌体部

下颌体部是指颏孔和下颌第三磨牙之间的位置，其深面毗邻下牙槽神经。从该区域取出的移植骨块主要是致密的单层皮质骨。

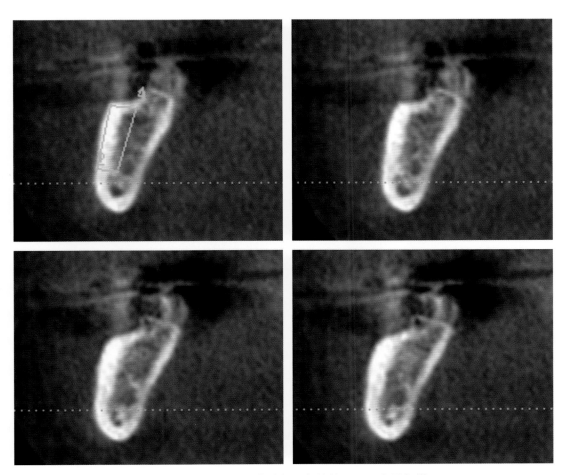

▲ 图 10-4　磨牙后区作为供区部位的 **CBCT** 断层扫描

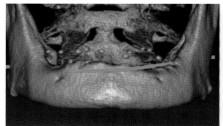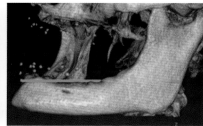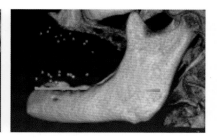

▲ 图 10-5　供区部位的解剖学研究

（三）下颌升支部

该供区部位除了受磨牙后三角、喙突和乙状切迹的限制，还受后方下牙槽神经的入口下颌小舌水平的局限，这一区域所取的骨块也是单层皮质骨或带有少量薄层的松质骨。

五、受区的准备

受区要采用龈沟内切口，尽量避免扩大切口，以保证和增加软组织对移植骨块的血管再生的能力（Hernandez-Alfaro 等，2011）。首先翻开全厚黏骨膜瓣，显露骨缺损区，在全厚黏骨膜瓣的根方前庭沟位置设计水平骨膜切口，进一步钝性分离，充分松解、延长黏骨膜瓣，以备植骨后的无张力缝合（图 10-6）。由于腭侧的黏骨膜瓣没有弹性，因此设计牙槽嵴顶切口时要轻微偏向于前庭沟部位以保证腭侧有一定的软组织量。最好在手术开始阶段进行受区的准备，因为在骨膜切开后出血会比较明显，容易形成血肿，如果在初期进行该操作，积血在行植骨操作时可以被及时清理而避免术后形成血肿。开放受区部位皮质骨通常是骨移植手术的一部分，开放皮质骨的生物学原理是使受区骨髓腔内的干细胞更容易进

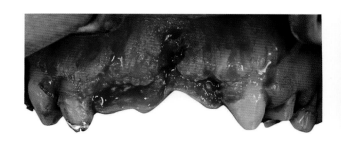

2.537 palabras

▲ 图 10-6　全层黏骨膜瓣翻开，显露上颌骨前牙区的骨缺损部位

入植骨部位和移植骨块内并促进血管生成。然而，开放皮质骨的作用尚不明确且存在争议，目前也没有足够的临床证据来明确开放皮质骨的优点（Danesh-Sani 等，2017；Greenstein 等，2009）。

六、供区

以外斜线取骨为参考，切口设计与拔除埋伏阻生的下颌第三磨牙切口是一样的，全厚黏骨膜瓣翻开，充分显露下颌骨体部，视野要充分、清晰。根据术前 CBCT 检查设计骨切口（图 10-7），完全切开外侧皮质骨，注意深度不要超过 3mm，利用骨凿和锤子将骨块分离取出，不要施加任何的暴力（图 10-8）。骨块完全取出后，供区进行简单的冲洗和缝合。

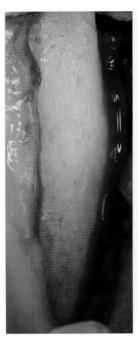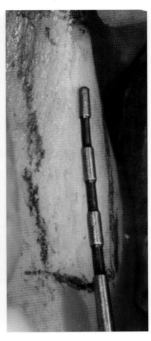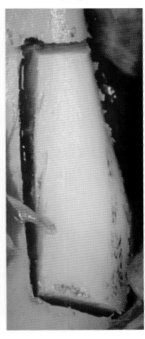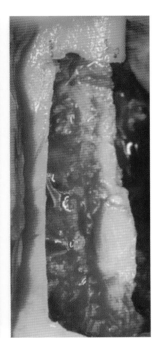

▲ 图 10-7　在外斜线部位制备游离移植骨块的流程

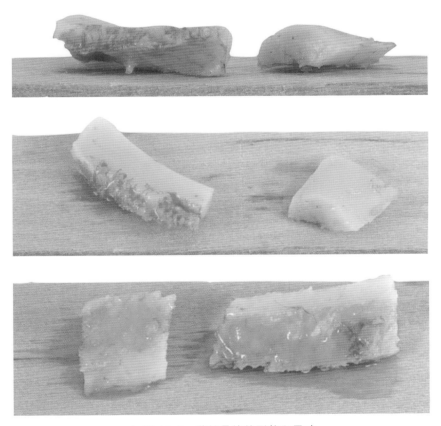

▲ 图 10-8　移植骨块的形状和尺寸

七、骨块塑形——可以类比砖和水泥

骨块被取出后，它的形状几乎很少能正好适合缺损部位，所以需要球钻来打磨让其适应缺损部位；也可以先将一薄层骨替代材料铺在缺损区，形成薄层平整衬里，以使移植骨块与缺损区达到贴合。尽量减少移植骨块的离体时间，简化手术操作（图10-9A）。

八、骨块的固定

用钛钉固定游离移植骨块，为了减少骨块骨折的发生率，要在固定之前在游离骨块和受体骨打孔备洞，钛钉被动地穿过骨块进入受体骨，钛螺钉的头部起到固定骨块的作用，骨块的坚强固定是非常重要的，如果一枚螺钉达不到坚强固定，可以使用2～3枚钛钉，直到骨块完全固定为止（图10-9）。

九、骨块的保护

移植物固定后，必须用颗粒状吸收较慢的骨替代材料填充移植骨块与受体部位之间的间隙，以避免出现空腔。同时，骨块表面需要放置胶原屏障膜，放置此膜后，移植骨块的血管化会受到影响，但是成骨空间会得到更好的维持；此胶原膜还起到屏障的作用，避免结缔组织长入（图10-10）。

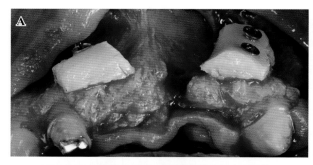
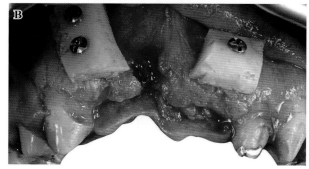

▲ 图 10-9　钛钉坚强固定移植骨块

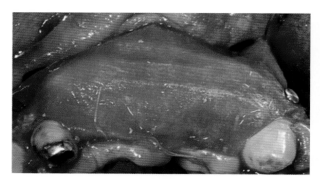

▲ 图 10-10　移植骨块表面覆盖可吸收胶原膜

十、缝合

缝合前的第一步是检查黏骨膜瓣是否有张力，一定要获得一个无张力的外翻缝合。缝合方法包括边距为4mm的水平褥式缝合联合间断缝合。这些缝合技术会减少术后并发症发生的风险，如骨块暴露（图10-11）。

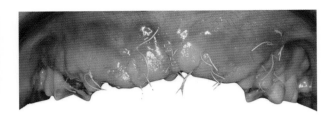

▲ 图 10-11　软组织的无张力缝合，采用水平褥式缝合联合间断缝合

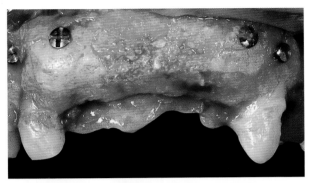

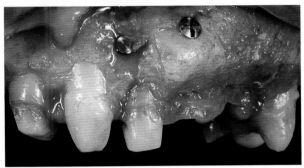

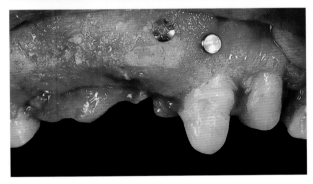

▲ 图 10-12　二次手术发现再生骨量充足

十一、二期手术

二期手术包括种植体的植入和钛钉的取出，切口同样设计为牙槽嵴顶切口联合龈沟内切口，全层翻瓣（图 10-12）。

进一步检查拟植入种植体的牙弓位置、形态和愈合情况（图 10-13），并评估是否需要先拆除固定钛钉（图 10-14）。种植体钻根据外科种植导板进行种植备洞，就像平时在没有经过骨增量手术的颌骨上种植牙一样（图 10-15 和图 10-16）。如果种植体初期的植入扭矩＞ 35N / cm，可以设计即刻负重（图 10-17），6 个月后可以完成最终的修复（图 10-18 至图 10-20）。

第二个病例显示了患者上颌骨前牙区的刃状牙槽嵴形态（图 10-21），采用了相同的治疗方案（图 10-22 至图 10-31）。

十二、手术并发症

自体骨块移植的特点是并发症发生率低，文献报道的这一比例约为 6.3%（Milinkovic 等，2014）。最常见的并发症是刀口裂开，少部分会出现移植物暴露。对于供区部位，最常见的并发

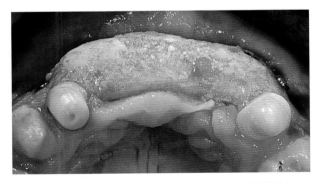

▲ 图 10-13　咬合面观显示骨增量后的牙槽嵴形态

症是渐进性的感觉障碍，这一症状通常会在术后 3～4 个月消失（Cordaro 等，2011）。

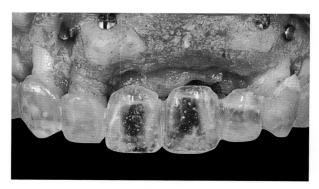

▲ 图 10-14　应用外科种植导板进行种植体植入

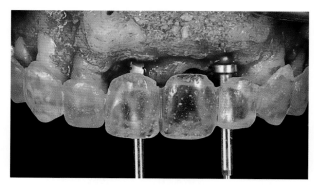

▲ 图 10-16　手术导向杆显示种植体的植入位置理想

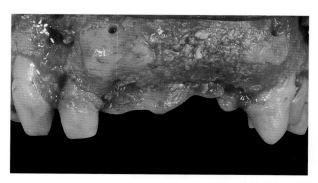

▲ 图 10-15　种植体植入前取出固定钛钉

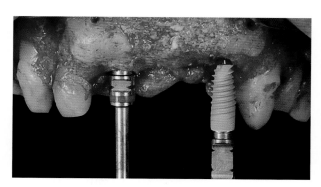

▲ 图 10-17　种植体植入

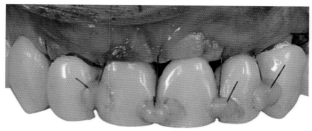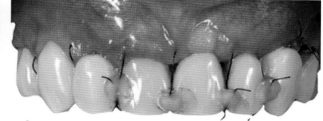

▲ 图 10-18　软组织缝合：通过即刻的临时修复牙冠锚固冠状缝合线进行软组织封闭
A. 手术后即刻口内照；B. 2 周后口内照

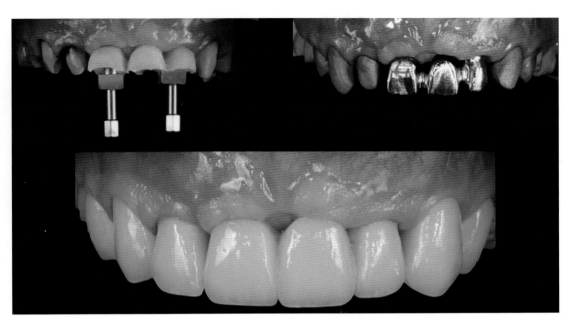

▲ 图 10-19　最终修复完成

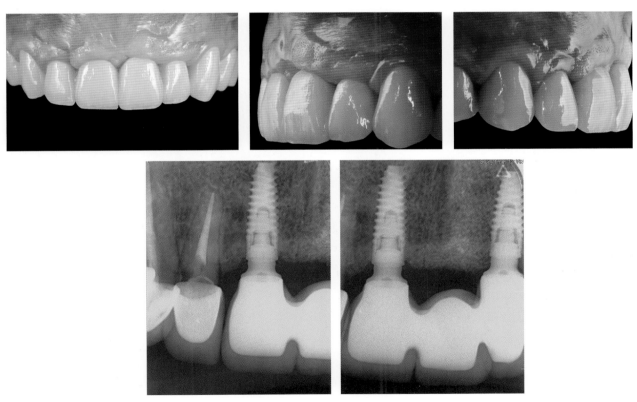

▲ 图 10-20　2 年后随访

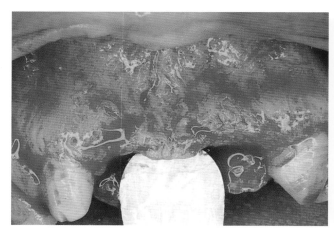
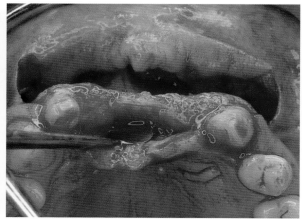

▲ 图 10-21　全厚黏骨膜瓣翻开显示剩余牙槽嵴呈刃状

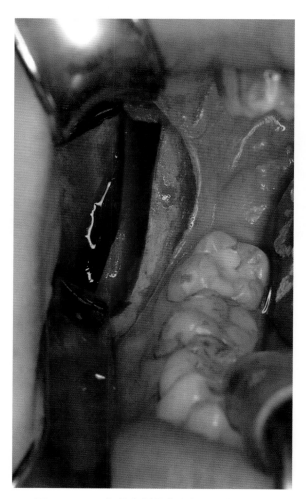

▲ 图 10-22　下颌骨外斜线作为供区进行骨块制备

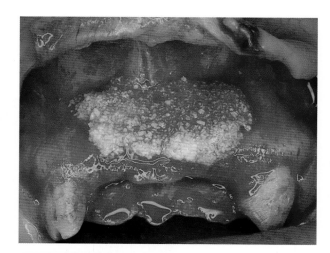
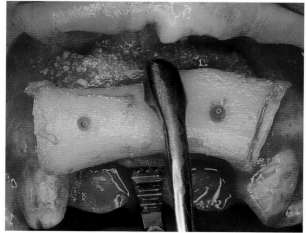

▲ 图 10-23　首先将异种的骨替代材料放置在受体区

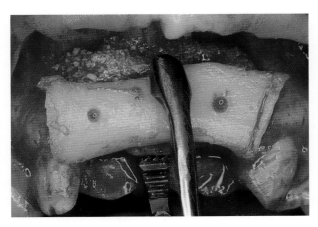

▲ 图 10-24 自体骨块的放置和固定

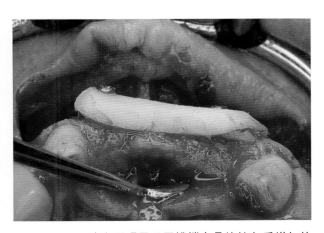

▲ 图 10-26 咬合面观显示牙槽嵴在骨块植入后增加的宽度

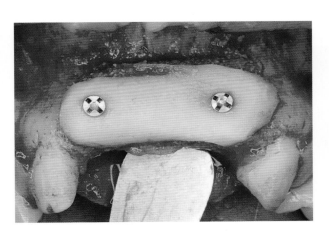

▲ 图 10-25 2 个钛钉固定骨块

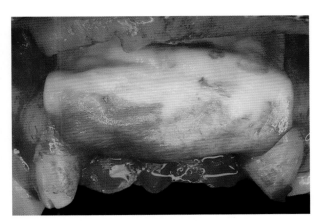

▲ 图 10-27 可吸收胶原膜放置在移植骨块表面

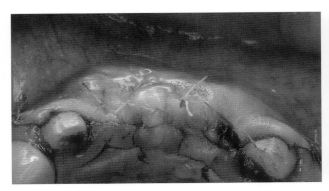

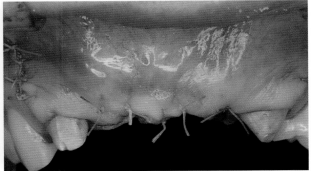

▲ 图 10-28 软组织完全缝合后

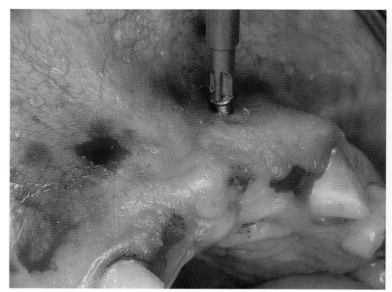
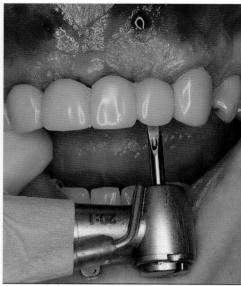

▲ 图 10-29　不翻瓣取出固定钛钉

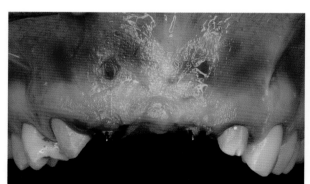
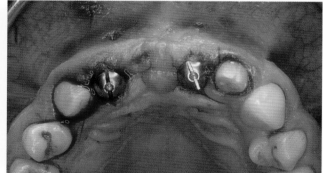

▲ 图 10-30　植入种植体

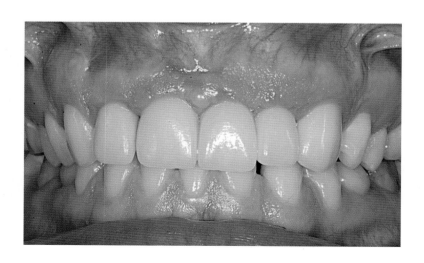

◀ 图 10-31　最终的修复效果

参考文献

[1] Aloy-Prosper, A., Penarrocha-Oltra, D., Penarrocha-Diago, M., and Penarrocha-Diago, M. (2015) The outcome of intraoral onlay block bone grafts on alveolar ridge augmentations: A systematic review. *Medicina Oral, Patologia Oral y Cirugia Bucal* 20 (2): 251–258.

[2] Cawood, J.I. and Howell, R.A. (1988) A classification of the edentulous jaws. *International Journal of Oral and Maxillofacial Surgery* 17 (4): 232–236.

[3] Cordaro, L., Torsello, F., Morcavallo, S., and di Torresanto, V.M. (2011) Effect of bovine bone and collagen membranes on healing of mandibular bone blocks: A prospective randomized controlled study. *Clin Oral Implants Res* 22 (10): 1145–1150.

[4] Danesh-Sani, S.A., Tarnow, D., Yip, J.K., and Mojaver, R. (2017) The influence of cortical bone perforation on guided bone regeneration in humans. *International Journal of Oral and Maxillofacial Surgery* 46 (2): 261–266.

[5] Elnayef, B., Porta, C., Suarez-Lopez Del Amo, F. et al. (2018) The fate of lateral ridge augmentation: A systematic review and meta-analysis. *The International Journal of Oral and Maxillofacial Implants* 33 (3): 622–635.

[6] Greenstein, G., Greenstein, B., Cavallaro, J., and Tarnow, D. (2009) The role of bone decortication in enhancing the results of guided bone regeneration: A literature review. *Journal of Periodontology* 80 (2): 175–189.

[7] Hernandez-Alfaro, F., Salvan-Garcia, E., Mareque-Bueno, J., and Ferres-Padro, E. (2011) "Envelope" approach for onlay bone grafting: Preliminary surgical and prosthetic results. *Medicina Oral, Patologia Oral y Cirugia Bucal* 16 (1): 45–49.

[8] Liu, J. and Kerns, D.G. (2014) Mechanisms of guided boneregeneration: A review. *The Open Dentistry Journal* 8 (16): 56–65.

[9] Milinkovic, I. and Cordaro, L. (2014) Are there specific indications for the different alveolar bone augmentation procedures for implant placement? A systematic review. *International Journal of Oral and Maxillofacial Surgery* 43 (5): 606–625.

[10] Myeroff, C. and Archdeacon, M. (2011) Autogenous bone graft: Donor sites and techniques. *The Journal of Bone and Joint Surgery – American* 93 (23): 2227–2236.

[11] Pommer, B., Tepper, G., Gahleitner, A. et al. (2008) New safety margins for chin bone harvesting based on the course of the mandibular incisive canal in CT. *Clinical Oral Implants Research* 19 (12): 1312–1316.

[12] Sakkas, A., Wilde, F., Heufelder, M. et al. (2017) Autogenous bone grafts in oral implantology – is it still a "gold standard"? A consecutive review of 279 patients with 456 clinical procedures. *International Journal of Implant Dentistry* 3 (1): 23–017–0084–4.

[13] Sittitavornwong, S. and Gutt, R. (2010) Bone graft harvesting from regional sites. *Oral and Maxillofacial Surgery Clinics of North America* 22 (3): 317–330.

第11章 上颌骨前牙区同种异体骨块移植物

Allogeneic Block Grafts in the Anterior Maxilla

Michele Jacotti　Fabio Bernardello　著

一、概述

以修复为导向的种植体植入后可获得长期的稳定性、功能，以及良好的美学效果（Bashutski 和 Wang，2007），前提是必须拥有足够的骨量。然而，牙槽骨吸收是牙齿缺失后不可避免的生理过程，经常导致缺牙部位牙槽骨水平向和（或）垂直向骨缺损（Schropp 等，2003）。通常来讲，早期牙齿脱落最终会导致上颌骨前牙区严重的水平向萎缩，而上颌前牙创伤也会导致严重的联合（垂直和水平）萎缩。因此，在美学区域，经常需要骨增量来再生足够的骨体积以满足理想的种植位点植入。骨再生手术有许多种，在存在严重的牙槽嵴吸收的情况下，需要大量的骨增量时，首选骨块移植物（McAllister 和 Haghighat，2007）。自体（Misch 等，1992）和同种异体（Petrungaro 和 Amar，2005）骨块移植物拥有良好的临床效果。尽管自体骨块由于其骨形成、骨传导和骨诱导的特性一直被认为是金标准材料，但是可用的自体骨块的数量是有限的（Misch，

1997）。此外，很多并发症（如疼痛、水肿、感染、感觉异常、肌张力丧失、牙齿活力丧失和牙龈退缩）与从颏部和下颌升支等口内供区进行骨块摘取有关（Misch，1997、2000）。为了避免使用自体骨块相关的局限和弊端，在需要大量的骨增量的情况下，使用同种异体骨块移植（见第4章，图 4-1B 和 C）应该是首选方案（Keith 等，2006）。

无论骨块的性质如何，医生通常都需要花费大量的时间来塑造骨块的形状，直到能与接受部位完美贴合。在这一阶段，外科医生必须在黏膜翻瓣和出血的情况下反复塑造移植物的形状，并检查骨块是否直接贴合到接受部位，这给医生和患者带来了压力。

二、3D 骨块技术

为了避免手术阶段的时间消耗，一种 3D 骨块技术被提出并应用。该技术是基于术前在受体部位的无菌模型上的进行精确的骨块成形，以

此简化和缩短了手术阶段的时间。该项技术始于 2003 年，当时是基于计算机断层扫描（CT）DICOM 数据的数字骨重建技术，随之在先前灭菌的模型上进行了第一例同种异体骨块成形，这标志着 3D 骨块技术的诞生，该技术于 2006 年 7 月被首次发表（Jacotti，2006a）。

在那之前，只有很少的专家使用块状移植物进行骨重建，这种增量技术目前基本上被简化了，立即引起大家极大的兴趣。

使用电脑并不是种植医生的优势：从 CT 获得的上颌骨的原始文件（DICOM 格式）被发送到专门的中心进行模型制作。在软件设计下，CT 数据被转换成 STL 文件进行打印。打印模型的材料最好是人工合成的，它们的熔点非常高，远高于牙科手术中使用的高压灭菌器的工作温度；因此，模型可以密封在消毒袋正常消毒。

种植医生可以在患者不在的情况下，在无菌手术室的无菌环境里，根据 3D 打印的解剖模型获得的信息对块状移植物塑形。

模型解剖细节是值得信赖的，如果操作者在成形阶段小心谨慎，在模型上获得的精度与患者的骨骼解剖精度完全相同。

考虑到操作人员在消毒的环境中工作，不需要任何冲洗措施，手持低速器械，因此，在建模阶段移植物污染的风险非常低，甚至可以忽略不计。此外，所使用的生物材料（即经过处理去除其细胞结构并使其脱水的同种异体移植物）并不是微生物生长的有利基质。在这个术前阶段，外科医生也可以很容易并仔细地修整可吸收膜，并在同一解剖模型上选择和尝试理想的接骨螺钉。

在这个建模过程的最后，将准备用于手术中的无菌模型、成形的同种异体骨块、接骨螺钉和可吸收膜被放入双层无菌消毒袋内，并在室温下保存，直到手术的那一天，手术通常在建模后 1 周内进行。

考虑到术者不必在术中检查移植骨块与膜上浪费时间和精力，术者的主要关注点是软组织的正确处理及受区的制备，患者手术阶段将会变得极其快速和容易。当存在大量的皮质骨时，滋养孔的制备是很重要的。通常使用直径为 1mm、长度为 2mm 的钻头或使用超声刀。在固定到受骨床之前，用无菌生理溶液冲洗和湿润成形的同种异体骨块。移植物一旦用接骨螺钉定位并固定在受骨床上，需受到可吸收胶原膜的保护。

与所有再生手术一样，通过垂直松弛切口及骨膜切口实现移植物上方软组织的减张，以获得完美初期闭合，避免愈合阶段的任何张力。皮瓣张力的存在或手术切口的不完全闭合是移植物暴露的主要原因，这将会导致骨再生部分或完全失败。在上颌骨前牙区，腭侧黏膜的减张是不可实现的，因此，应在角化黏膜内进行牙槽嵴顶水平切开，不能太偏腭侧。

对于各种增量技术，包括 3D 骨块技术，皮瓣的缝合必须是绝对"无张力"的，并且需要两种缝合方式：水平褥式缝合可使颊舌瓣外翻（两瓣之间有一个接触面，而不是接触线），再用间断缝合完成闭合；通常在 11～14 天后拆线。

第二个手术阶段，在同种异体骨块重建和融合后，通常在 7～9 个月后植入种植体。组织学研究证实，当再生骨非常有活力即被成骨细胞和成熟的骨细胞占据时，将会非常适合种植体植入

（Jacotti 等，2012）。

在种植体植入后约 3 个月进行修复，这是获得足够的种植体骨结合所需的时间。

在模型上计划手术，有时候可能会允许术者计划更复杂的手术解决方案，例如垂直向骨增量及种植位点设计，或者利用模型的解剖细节来更好地准备移植物，为完美的移植物定位创建手术导板，并且在可能的情况下，同期植入种植体（Jacotti，2006b）。

总之，3D 骨块技术可以在真正的手术之前精确规划和实施手术的某些步骤，极大地简化了再生过程，并极大地降低了潜在的手术不便。事实上，必须仔细关注的结构（如神经血管束）被如实地复制出来。因此，在真正的外科手术阶段，很容易观察原型的解剖细节，从而在真正的手术区域分离出需要关注的结构，避免潜在的不可逆性损伤和缺损。

3D 骨块技术的本质是骨块的虚拟建模，通过专用程序直接处理数字数据，尽可能获得形状完美的移植物，为手术做好准备，避免了在原型上进行骨块建模的步骤。这项技术被称为"骨块构建技术"，在第 21 章中有详细描述。

本章描述了 3 个 3D 骨块技术的病例，以及每个手术步骤的细节（病例 1：图 11-1 至图 11-19；病例 2：图 11-20 至图 11-39；病例 3：图 11-40 至图 11-63）。

三、3 个严重缺陷案例的步骤

（一）病例 1

一名 32 岁女性在车祸中失去大量牙齿伴有

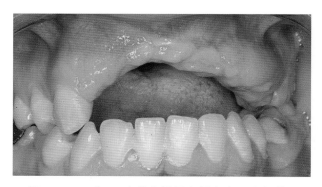

▲ 图 11-1　一名 32 岁的女性因车祸失去了上颌前牙和部分牙槽突

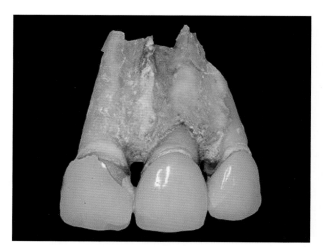

▲ 图 11-2　创伤后丢失的牙齿和牙槽突

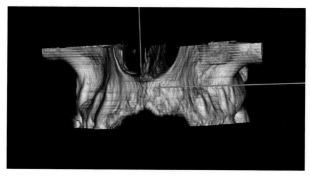

▲ 图 11-3　外伤后 3 个月三维重建；在任何计算机断层扫描计划之前，需等待组织的充分稳定

部分前牙槽突缺失。进行了块状移植，完成水平和垂直向的重建，而后植入 4 颗种植体最终修复是一个固定的种植体支撑的全瓷桥。

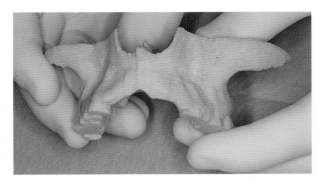

▲ 图 11-4　无菌环境中合成的上颌模型

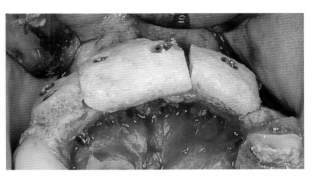

▲ 图 11-7　手术步骤：在冲洗和湿润后，移植物通过接骨螺钉固定在受区上，很容易实现移植物的完美吻合

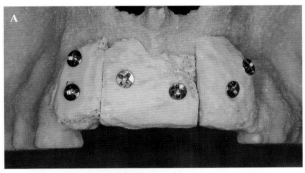

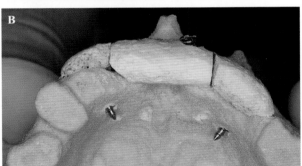

▲ 图 11-5　同种异体移植物成形并固定在无菌模型上；颊面和咬合面视图显示了块的高精度拟合

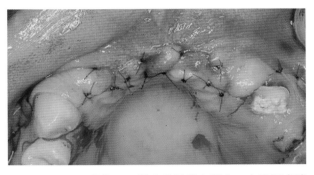

▲ 图 11-8　可吸收 5-0 缝合线无张力缝合，水平褥式缝合加间断缝合

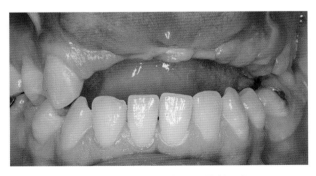

▲ 图 11-9　愈合 8 个月后的软组织

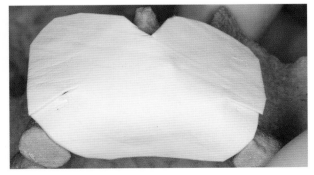

▲ 图 11-6　在无菌原型上仔细修剪可吸收膜

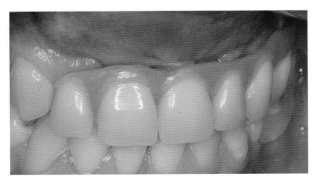

▲ 图 11-10　使用临时可摘局部义齿，义齿不压迫软组织

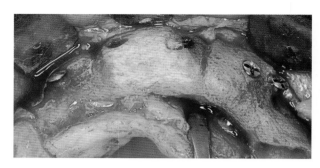

▲ 图 11-11 在 8 个月的愈合期后，二期手术时移植物结合良好

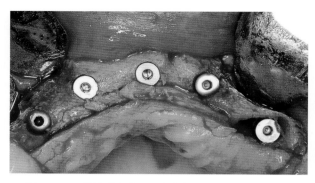

▲ 图 11-14 种植体定位：4 个在植骨处，1 个在拔牙窝内

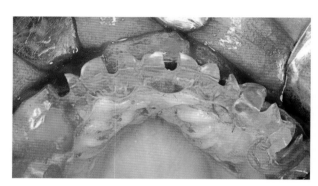

▲ 图 11-12 手术导板就位

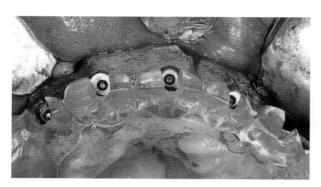

▲ 图 11-15 在手术导板下检查种植体的位置

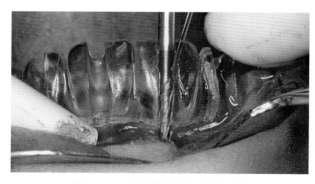

▲ 图 11-13 导板的规划下先锋钻定位

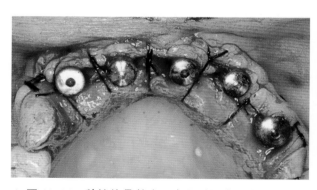

▲ 图 11-16 种植体骨整合 3 个月后再次手术，注意从腭部到颊部的角化组织的变化

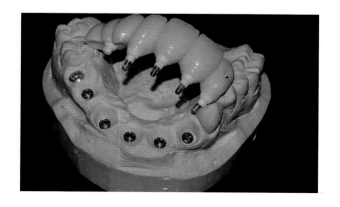

◀ 图 11-17 螺丝固位固定义齿，进行软组织塑形（图片由 Vasotti 医生提供，Palermo）

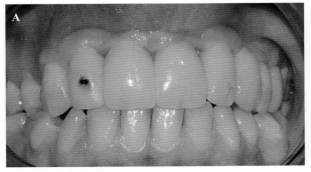
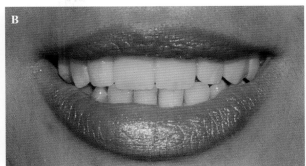
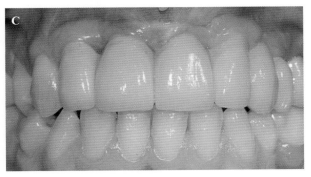

◀ 图 11-18　**A** 和 **B.** 螺丝固位临时义齿；**C.** 最终全瓷修复；（图片由 Vasotti 医生提供，Palermo）

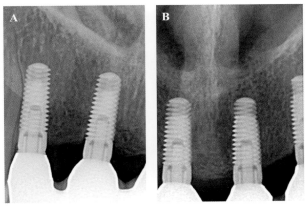

▲ 图 11-19　负载 **3** 年后修复体的影像学检查（图片由 **Vasotti** 医生提供，**Palermo**）

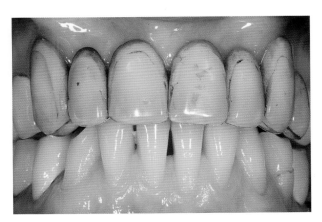

▲ 图 11-20　口内初始情况

（二）病例 2

一名 60 岁女性患者渴望改善她的微笑时的美学效果。考虑到上颌骨前牙区的颊侧牙槽骨吸收严重，为了获得完整和可靠的口周美观，建议对缺失的骨进行重建，种植体支持的固定修复。

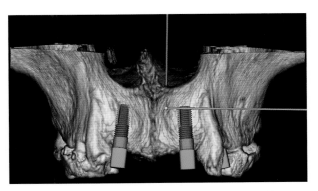

▲ 图 11-21　**3D** 图像显示需要重建的骨缺失情况

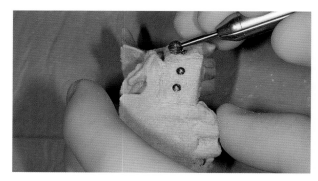

▲ 图 11-22　同种异体移植物的无菌模型成形

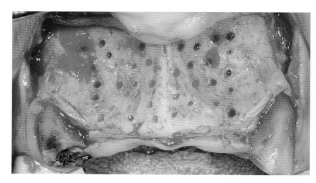

▲ 图 11-26　受植床去皮质化

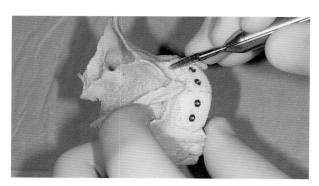

▲ 图 11-23　骨轮廓

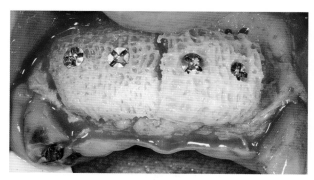

▲ 图 11-27　同种异体移植物固定在受区

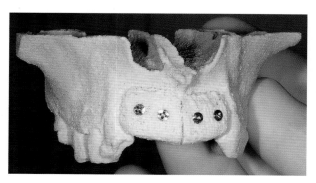

▲ 图 11-24　在模型上成形骨移植物

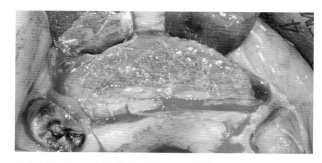

▲ 图 11-28　移植物的咬合面，骨体积的增加有助于唇侧丰满度

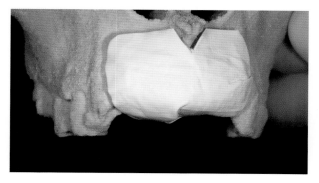

▲ 图 11-25　在模型上修整骨膜

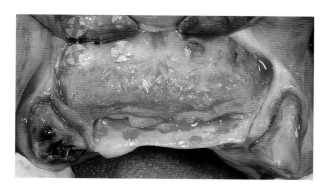

▲ 图 11-29　愈合 8 个月后骨移植物，取出螺钉前

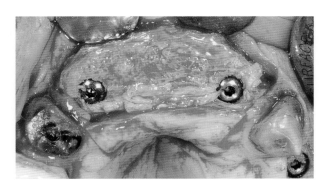

▲ 图 11-30　种植体位于侧切牙的位置

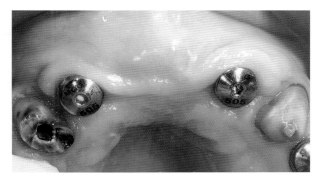

▲ 图 11-34　1 个月后软组织愈合

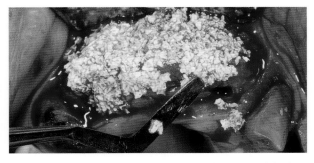

▲ 图 11-31　植入过量的低吸收性生物材料以避免移植
骨吸收

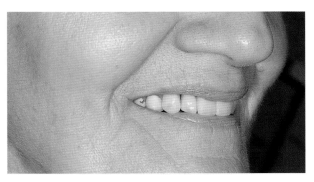

▲ 图 11-35　随着颊侧骨量的增加，获得了良好的美学外观

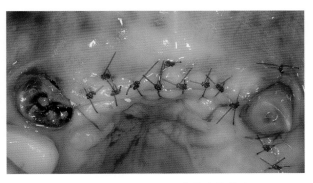

▲ 图 11-32　5-0 可吸收缝合线缝合

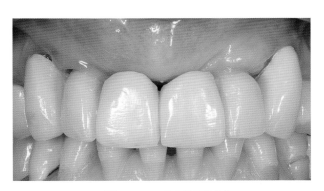

▲ 图 11-36　临时树脂义齿

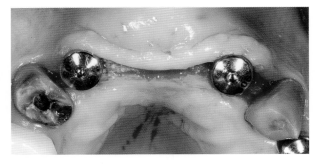

▲ 图 11-33　为了转移和增加颊侧角化牙龈，偏腭侧切
口并放置愈合基台

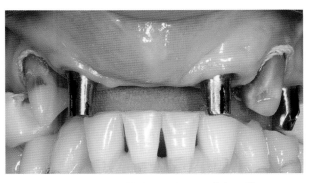

▲ 图 11-37　基台和天然牙，准备取模

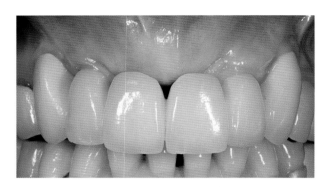

▲ 图 11-38　最终全瓷修复

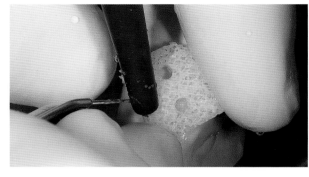

▲ 图 11-41　冲洗和湿润移植物

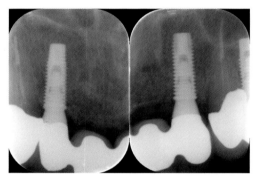

▲ 图 11-39　负载 3 年后的影像学检查

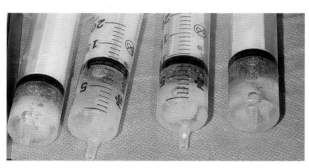

▲ 图 11-42　每个移植物放入一个单独的无菌注射器中，以便在手术过程中有正确的顺序

（三）病例 3

一名 53 岁女性，要求用固定修复替代可摘局部义齿。在计算机断层扫描后，计划行双侧上颌窦提升，上颌骨前牙区的块状移植重建和最终的螺丝固定的修复体。

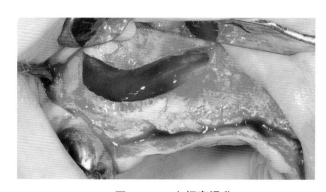

▲ 图 11-43　上颌窦提升

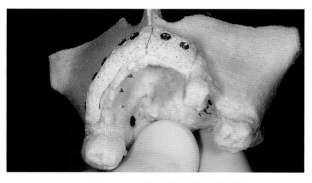

▲ 图 11-40　塑形移植物的模型

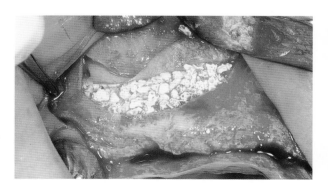

▲ 图 11-44　上颌窦内的生物材料

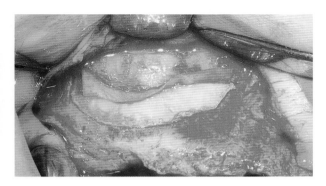

▲ 图 11-45　复位骨开窗

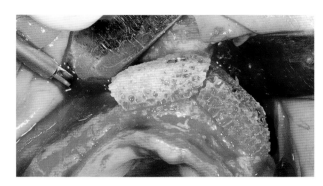

▲ 图 11-49　固定前 2 个骨块移植物

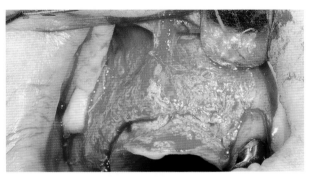

▲ 图 11-46　上颌翻瓣

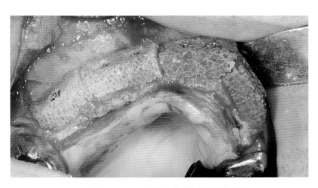

▲ 图 11-50　骨块移植重建上颌

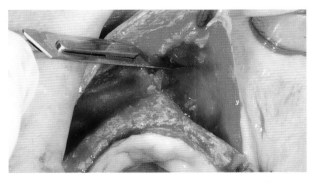

▲ 图 11-47　黏骨膜切开以获得皮瓣的延展性

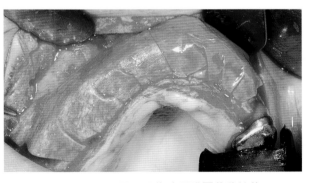

▲ 图 11-51　用可吸收胶原膜覆盖移植物

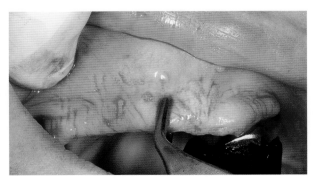

▲ 图 11-48　颊侧瓣充分减张

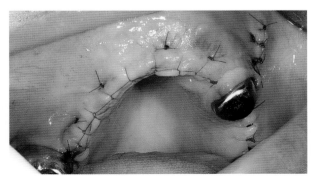

▲ 图 11-52　可吸收 5-0 缝合线水平褥式缝合

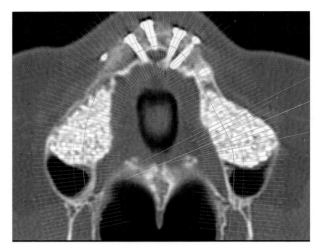

▲ 图 11-53　愈合 8 个月后 CT 横切面

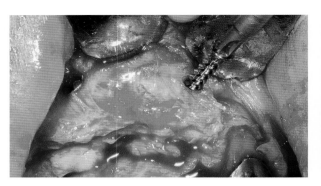

▲ 图 11-56　移除接骨螺钉

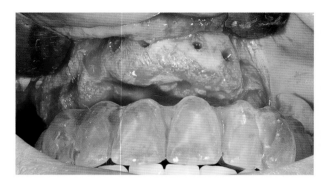

▲ 图 11-57　手术导板就位，注意骨 – 齿比

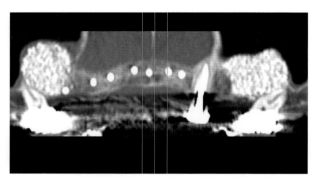

▲ 图 11-54　愈合 8 个月后 CT 冠状面

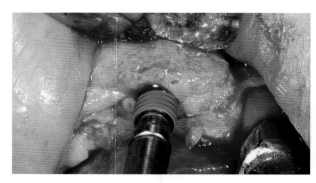

▲ 图 11-58　种植体植入

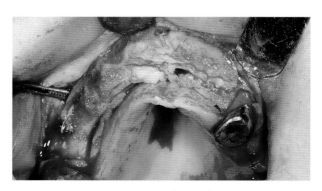

▲ 图 11-55　术后 8 个月

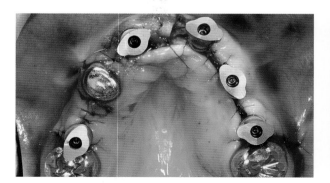

▲ 图 11-59　数字化印模并即刻负重

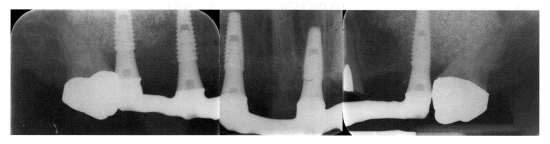

▲ 图 11-60　切削金属支架 X 线片

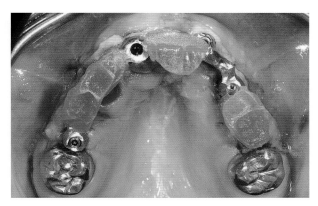

▲ 图 11-61　取咬合关系

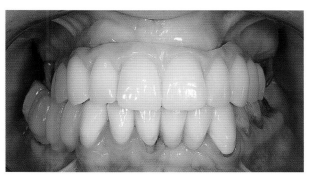

▲ 图 11-62　螺钉固位修复体（图片由 Pisoni 医生提供，Bergamo）

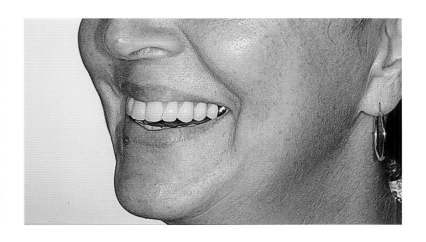

◀ 图 11-63　微笑照（图片由 Pisoni 医生提供，Bergamo）

参考文献

[1] Bashutski, J.D. and Wang, H.L. (2007) Common implant esthetic complications. *Implant Dent* 16: 340–348.

[2] Jacotti, M. (2006a) Simplified onlay grafting with a 3-dimensional block technique: A technical note. *Int J Oral Maxillofac Implant* 21: 635–639.

[3] Jacotti, M. (2006b) Innesto di osso deidratato, rialzo del seno e posizionamento di fixture in una seduta con la tecnica 3D Block. Caso Clinico. *Implantologia* 2: 61–72.

[4] Jacotti, M., Wang, H.L., Fu, J.H. et al. (2012) Ridge augmentation with mineralized block allografts: Clinical and histological evaluation of 8 cases treated with the 3-dimensional block technique. *Implant Dent* 21: 444–448.

[5] Keith, J.D. Jr, Petrungaro, P, Leonetti, J.A., et al. (2006) Clinical and histologic evaluation of a mineralized block allograft: Results from the developmental period (2001—2004). *Int J Periodont Restor Dent* 26: 321–327.

[6] McAllister, B.S. and Haghighat, K. (2007) Bone augmentation techniques. *J Periodontol* 78: 377–396.

[7] Misch, C.M., Misch, C.E., Resnik, R.R., Ismail, Y.H. (1992) Reconstruction of maxillary alveolar defects with mandibular symphysis grafts for dental implants: A preliminary procedural report. *Int J Oral Maxillofac Implants* 7: 360–366.

[8] Misch, C.M. (1997) Comparison of intraoral donor sites for onlay grafting prior to implant placement. *Int J Oral Maxillofac Implants* 12: 767–776.

[9] Misch, C.M. (2000) Use of the mandibular ramus as a donor site for onlay bone grafting. *J Oral Implantol* 26: 42–49.

[10] Petrungaro, P.S. and Amar, S. (2005) Localized ridge augmentation with allogenic block grafts prior to implant placement: Case reports and histologic evaluations. *Implant Dent* 14: 139.

[11] Schropp, L., Wenzel, A., Kostopoulos, L., and Karring, T. (2003) Bone healing and soft tissue contour changes following single-tooth extraction: A clinical and radiographic 12-month prospective study. *Int J Periodon Restor Dent.* 23: 313–323.

处理上颌骨前牙区严重骨缺损

Confronting Severe Deficiencies in the Anterior Maxilla

Zvi Artzi　著

第12章

上颌骨前牙区是功能、发音和美学方面的决定性区域。容纳骨整合种植体的骨量应该处于自身最开始的没有吸收的阶段并且位于其精确的空间位置。然而，即使是牙周无破坏性缺牙的牙槽嵴的自然愈合都会导致牙槽骨变得非常薄（Araujo和Lindhe，2015），因此唇侧骨增量是必需的。另外，解剖限制，如切牙孔（Artzi等，2000），前鼻棘及上牙槽前神经（Shelley等，1999），经常也被要求进行骨增量操作。为了优化和确保长期的功能和美学效果，应始终考虑进行软硬组织处理。前瞻性研究表明各种增量操作有着良好的效果，相对于在无增量的自体骨中，有着更高的种植体远期成功率（Donos等，2008）。

一、种植体植入和扩大的切牙孔

在拔牙后，上颌骨前牙区的牙槽嵴的改建将伴随严重的根舌向的吸收（Atwood，1962；Carlsson 等，1967；Jahangiri 等，1998；Lam，1960；Pietrokovski，1975；Sobolik，1960）。结

果缺牙区嵴顶将接近于切牙孔。这经常会干扰种植前窝洞的预备。根据手术导板，预期种植备孔位点接近切牙孔，则支持在种植前或种植同期进行增量。有报道在精心刮除切牙管中的软组织内容物后，用自体骨骨屑或脱矿冻干骨（DFDB）与磷酸三钙（TCP）混合物进行骨再生操作（Rosenquist 和 Nystrom，1992；Scher，1994）。也有人建议用一种更有创新性的做法，既忽略鼻腭神经和血管，以柱状自体骨块挤压填塞切牙孔（Artzi 等，2000）。

临床病例1

19 岁男性，计划在右上中切牙拔牙后做种植修复（图 12-1A）。由于拔牙后时间拖太久，右上侧切牙移位到缺牙区。因此，右侧切牙的根尖倾斜到缺失的中切牙牙根原来的位置，接近切牙孔（图 12-1B）。所以，必须先施加远中转矩排齐右上侧切牙后才可以种植。正畸后拍摄的根尖 X 线片显示切牙孔扩大并与未来种植位点重叠（图 12-1C）。

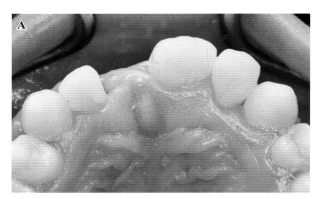

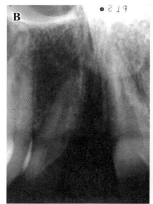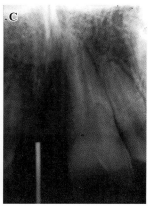

▲ 图 12-1　A. 右上中切牙因以前的一次自行车事故而缺失；B. 右侧切牙牙根近中移位并占据了中切牙的空间；C. 用正畸的方法进行右上侧切牙的根尖移动，从而排齐右上侧切牙

在翻开颊腭侧黏骨膜瓣后，切牙管中的鼻腭神经血管暴露。整个孔径几乎超过缺牙嵴顶。手术导板指示钛种植体的位置和角度都接近切牙孔。种植位点预备中，成型钻穿透切牙管低于边缘 3mm（图 12-2）。术中决定以成型后的自体骨块植入并阻塞切牙管，同期植入种植体。

下颌正中联合部作为合适供区进行采骨（图 12-3A）。组织形态学分析（Lorenzetti 等，1998）显示颏部骨块拥有最高的骨含量（69.3%），远高于合成骨材料（44.3%）甚至高于髂骨移植物（53%）。因此，在类似切牙管内骨增量这种用嵌体技术做骨再生时，选择正中联合区供骨可以改

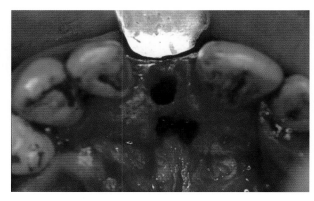

▲ 图 12-2　种植位点预备与扩大的切牙孔相交通

善结果并允许同期种植。在种植过程中采用正中联合作为膜内骨供区还有其他几个好处，包括含有皮质松质形态的优良骨质，把并发症减到最小，低创伤，最终供区自然愈合并修复。在正中联合区域无须再做使用任何充填材料和（或）引导组织再生原则下的骨增量。

植入一枚根型螺纹状种植体（Nobelbiocare®）并获得初期稳定性，但种植体在其舌侧穿透切牙孔。测量切牙孔后根据测量值在正中联合用内径 6mm 的环钻取一块状骨（图 12-3B）。圆柱骨块被修整塑形成切牙孔的直径。修整后的皮质 - 松质骨块被轻轻插入切牙管内（图 12-4）。松质部分朝向管内皮质部分朝向瓣。管内容物（血管和神经）保留在原位但被植入物推挤到外侧。骨块和同期植入的种植体的稳定性都得到确认。颊侧和腭侧复位瓣进行初期软组织关闭。植骨区自然愈合没有任何并发症，感觉一直正常。软组织完全愈合。二期翻开见种植体颈部被坚实的骨包围。植骨的切牙孔几乎被完全封闭。移植的骨块与周围上颌骨组织整合（图 12-5）。有趣的是切牙孔和其内容物被游离移位并重建，现在约占原管径的 1/4。二期软组织愈合后，制作单颗种植

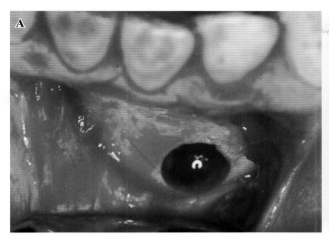
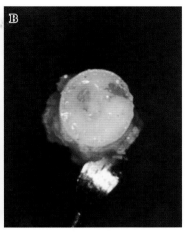

▲ 图 12-3 正中联合作为供骨区（A）取到圆柱形皮质 - 松质骨块（B）

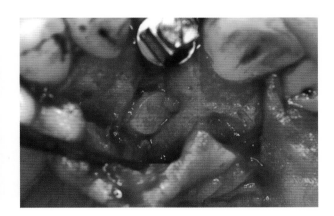

▲ 图 12-4 圆柱形骨块被按压就位于切牙孔内

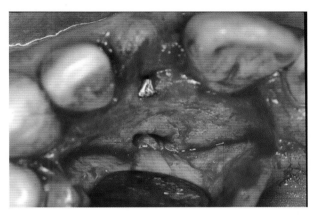

▲ 图 12-5 二期时见移植骨块与切牙孔完全整合，血管、神经等内容物被保留

体支持的修复。根尖 X 线片显示钛种植体完全被骨包绕，原来透射的切牙管被常规小梁骨影像充填（图 12-6）。4 个月后进行固定修复，达到成功的功能和美学效果（图 12-7）。

这个成功的切牙孔移位使得种植体可以植入到理想的方向并以良好的扭矩获得初始稳定性，从而在改建愈合阶段获得最大的骨整合。这个特殊骨移植物与盒型受骨区提供的良好即刻稳定性都决定了高度成功的结果。自体圆柱形颏部骨块移植到血供充分的区域增加了手术的稳定性。

这个皮质 - 松质骨供骨源因其高度的细胞活性（Goldberg 和 Stevenson，1987）和快速再血管化的特性（Kusiak 等，1985）能提供更好的自体移植材料。

不过，也有报道称正中联合区作为供骨区可能造成感觉异常并增加并发症发生率（Chiapasco 和 Zaniboni，2011；Clavero 和 Lundgren，2003），进而产生了选择其他口内位点进行取骨的需求。如果在 CAD-CAM CT 上测量合适的话，可以考虑前鼻棘作为供骨区。

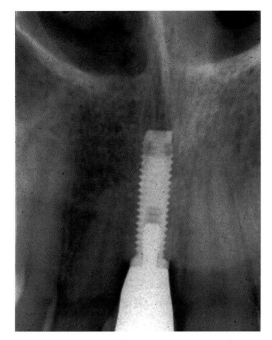

▲ 图 12-6　最终修复，注意在近远中接近天然牙根

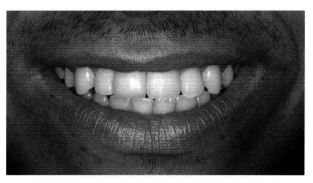

▲ 图 12-7　最终临床结果（修复：P. Segal 医生）

二、种植体植入和埋伏尖牙

只要种植体不是计划植入上颌骨前牙区，水平埋伏的尖牙就不是问题，不需要手术干预。然而，如果天然牙列退缩，需要做组织增量的话，就需要拔除。这种情况推荐分两步进行种植重建，因为剩余牙槽嵴内预计会出现较大的缺损，尽管一份技术报告称拔牙后即刻种植也是可行的

（Demarosi 等，2016）。

临床病例 2

患者 52 岁，来院主诉无法咀嚼和前牙不美观（图 12-8A）。他的全景片显示右上颌进行性的牙周破坏，同时水平埋伏的尖牙占据了右上颌的大部分区域（图 12-8B）。CT 可见埋伏的尖牙占据大部分原有的正常自体骨，妨碍了种植体的植入可能（图 12-9）。任何种植体支持的修复体（ISP）将需要拔除尖牙并在拔牙窝内植骨。由于所有上颌牙都有问题甚至无法保留（McGuire 和 Nunn，1996；Salvi 等，2015），所以决定用全种植体支持的修复体（ISP）恢复上颌牙。

上颌拔牙后 4 周，偏腭侧翻全厚黏骨膜瓣，暴露水平埋伏的尖牙（图 12-10）。为防止浪费任何周围骨，埋伏的尖牙被分为几段从冠状面开口处拔除。由于牙齿被大量可疑的软组织包绕，笔者决定在显微镜下做进一步检查。后来组织学上确定其临床诊断为含牙囊肿（图 12-11）。在这个阶段就明显看到一个巨大的骨缺损并伴有颊侧骨大面积的穿孔（图 12-12）。整个位点植入牛骨矿物质颗粒材料（图 12-13A）并在颊侧和腭侧盖胶原膜（图 12-13B）。接着软组织完全覆盖关闭创口（图 12-14）。

在复诊中，X 线片记录显示不透射致密小梁骨改建了原来的骨腔。几次复查 CT 清晰显示牙槽嵴的重建（图 12-15）。尖牙拔牙窝植骨后 6 个月，在计算机导板辅助下（图 12-16）植入种植体（图 12-17A），后期在最终修复阶段确认了口腔卫生表现良好同时达到了满意的美学效果（图 12-17B）。最后的全口 X 线片（FMX）展示全口

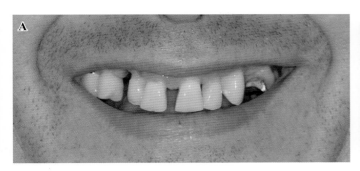
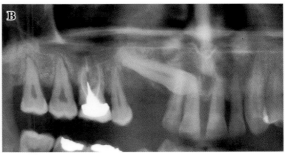

▲ 图 12-8　患者右上颌第一前磨牙缺失（A）并有一颗水平埋伏的尖牙（B）

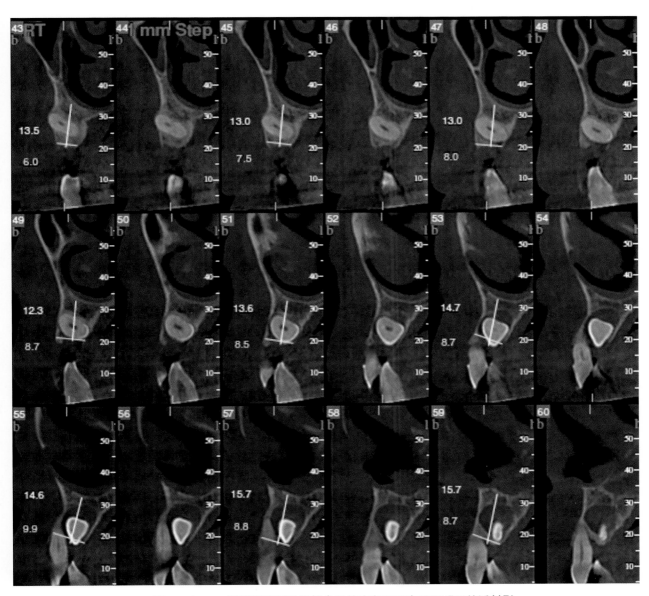

▲ 图 12-9　CT 断层扫描显示埋伏尖牙的走向和冠方周围明显的透射影

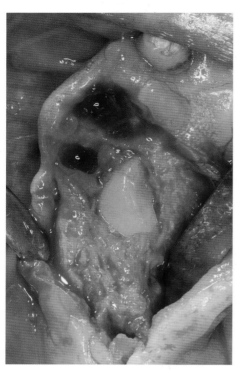

▲ 图 12-10　上颌右中切牙和侧切牙拔除后暴露尖牙冠部（手术：**Z. Artzi 教授和 H. Stoleru 医生**）

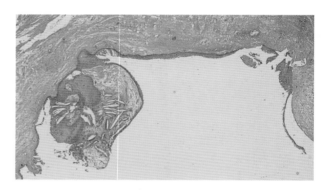

▲ 图 12-11　组织学诊断为含牙囊肿

活检显示囊壁排列着复层扁平上皮、增生上皮、黏液细胞和胆固醇结晶裂隙

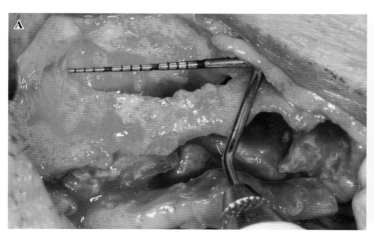

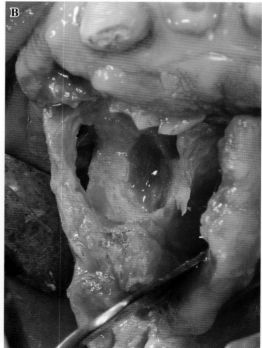

▲ 图 12-12　**A.** 拔除尖牙后发现颊侧骨板大面积穿孔；**B.** 牙槽嵴在颊舌侧及垂直方向上均有严重骨破坏

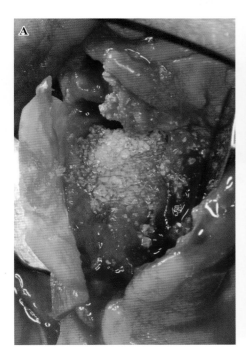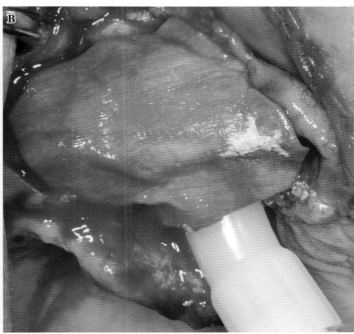

▲ 图 12-13　**A.** 牛骨矿物质颗粒材料填充整个缺损；**B.** 在植骨后的缺损区覆盖 2 层胶原膜

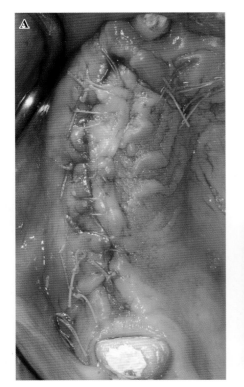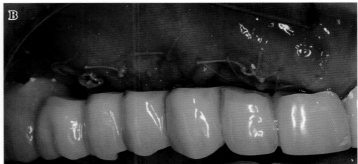

▲ 图 12-14　**A.** 获得软组织关闭；**B.** 临时修复体避免与伤口接触

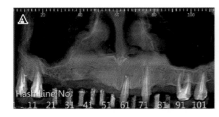
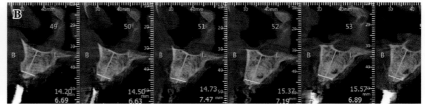

▲ 图 12-15　**A.** 骨增量 6 个月后的 CT 显示在之前埋伏智齿的区域内有新骨形成；**B.** CT 断层显示尖牙的轮廓已经被新骨充填

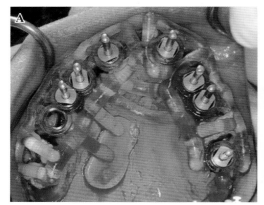
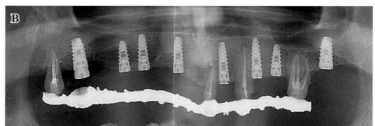

▲ 图 12-16　**A.** 在计算机设计手术导板的辅助下植入种植体；**B.** 术后片显示 8 颗种植体排列整齐

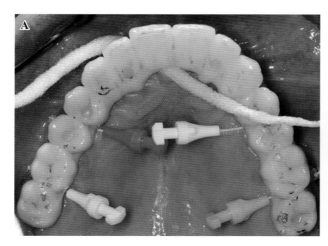
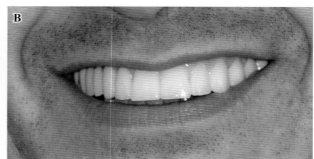

▲ 图 12-17　**A.** 最终的跨牙弓修复体进行口腔可清洁性检查；**B.** 患者微笑时的美观情况

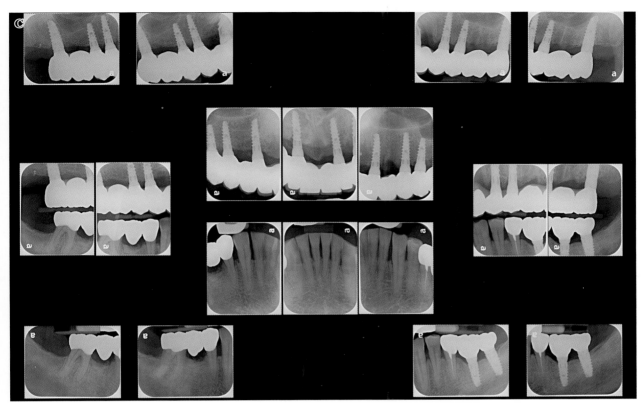

▲ 图 12-17（续）　C. 最终的全口 X 线片（修复：A. Eini 医生）

修复重建图（图 12-17C）。

相似的治疗方案也被用于一名需要全口 ISP 的 48 岁女性（见病例 3）。

三、上颌骨前牙区骨嵴劈开扩张技术

牙槽嵴劈开扩张（split-expansion ridge，SER）技术是一项最早用于上颌骨前牙区的富有挑战性的操作。切牙孔是这个区域的一个解剖标志，它偶尔扩大的直径将为种植设置很大的障碍。另外，这个特殊的解剖区域随时都需要有足够好的临时修复体也会是一个主要的不利因素。特别是可摘过渡修复装置会损坏骨增量的效果。

尽管骨劈开技术目前主要用于后牙区（Bruschi 等，2017），但只要采取一些步骤克服以上的缺点，它也同样适用于上颌骨前牙区（Nguyen 等，2016）。

临床病例 3

这是一个特殊的病例，水平埋伏的尖牙已经被手术拔除，而且已经按照 GBR 原则进行了骨增量。然而这次 GBR 操作结果仍然是一个颊舌向很薄的牙槽嵴，提示需要用 SER 技术在种植时进行二次植骨。

患者有严重的牙周破坏。临床（12-18A）和放射（12-18B）资料都提示需要全口拔除后做跨牙弓的 ISP 修复。但埋伏的左上尖牙必须要

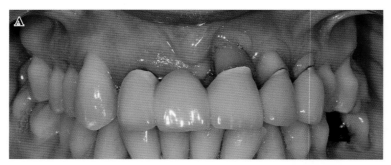

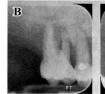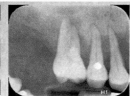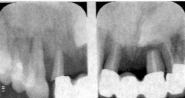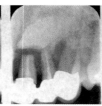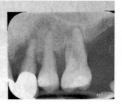

▲ 图 12-18　**A.** 患者有严重牙周破坏及 5 个单位的前牙不良修复体；**B.** 根尖 X 线片显示了严重的牙槽骨丧失，牙根浮起，以及一枚埋伏的左上尖牙

先拔除，且拔牙位点必须进行骨增量操作。因此，尖牙被显露（图 12-19A）并小心拔除（图 12-19B），观察到颊腭侧骨板贯穿性骨缺损（图 12-19C）。整个缺损处填入异种骨颗粒（Geistlich Bio-Oss®）（图 12-20A）并覆盖一张交联胶原膜（Osseoguard®）（图 12-20B），软组织瓣关闭创口（图 12-20C）。增量后的上颌骨前牙区在 CBCT 上可见仍然是一道很窄的嵴，为了容纳 1 枚常规直径的种植体，计划使用 SER 技术。

上颌黏膜不足需要在二次牙槽嵴增量前进行软组织处理（图 12-21A）。因此，以腭侧切口（图 12-21B），翻半厚有蒂瓣，在颊侧做根向复位（图 12-21C）。这是为了达到二期软组织愈合（图 12-21D）以期在未来种植上部结构修复时增加角化牙龈（图 12-21E）。

需要注意的是螺丝固位的临时义齿，在愈合/组织改建期内，在上颌骨前牙区必须有足够的软组织支撑。这是做 SER 操作的绝对必要前提。

为了显露上前牙区拱形的双侧牙槽嵴，做颊侧和腭侧组织翻瓣并行唇侧垂直松弛切口（图 12-22A）。注意颊侧骨板的深凹形状。牙槽嵴顶呈现出刃状拱形（图 12-22B）。先用直径 1.5mm 的钻确定种植位点。接着用超声骨刀手术工具从嵴顶正中做骨切开（图 12-23A）。用系列骨凿（图 12-23B 和 C）扩张切开（图 12-24A）到最终可以容纳 4 颗 3.8mm 直径的种植体（BioHorizon®）（图 12-24B）。在空隙内和颊侧填入异种骨颗粒（Geistlich Bio-Oss®）（图 12-25A）并在整个区域覆盖一张可吸收的胶原膜（Bio-Gide®）（图 12-25B）。唇侧增加的过量的异种骨颗粒对于维持劈开的颊侧骨板及提升美学效果至关重要，因为这些材料颗牙改善牙槽嵴凹陷的形状。用颊侧的冠向推进瓣以获得软组织的完全关闭。

种植体植入后 6 个月显露位点，可见宽阔的骨区包绕着种植体（图 12-26）。连接种植上部结构（图 12-27），开始进入修复阶段。最终的

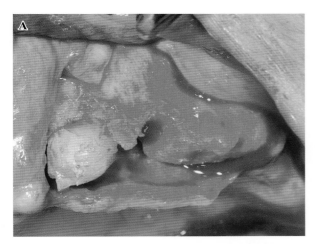
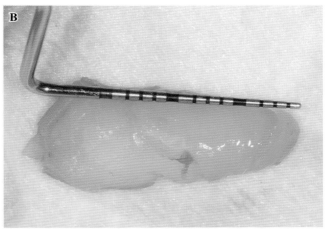
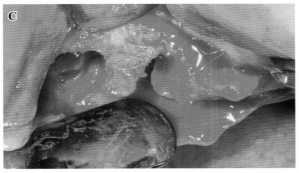

▲ 图 12-19　**A.** 拔除左上切牙显露埋伏尖牙的牙冠；**B.** 适当去骨可以将尖牙完整拔除；**C.** 在植骨前剩余牙槽嵴的破坏状态（手术：**Z. Artzi** 教授和 **K. Shemtov-Yona** 医生）

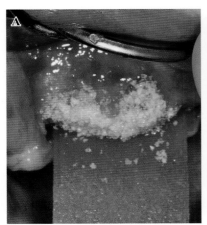
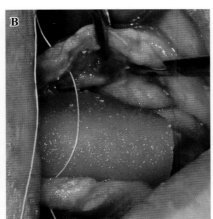
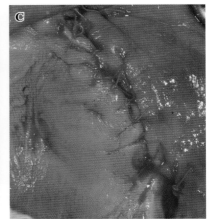

▲ 图 12-20　**A.** 牛骨矿物质颗粒被填入整个区域；**B.** 用一张韧性胶原膜（**Osseoguard**®）包裹植入的生物材料；**C.** 获得完全软组织关闭

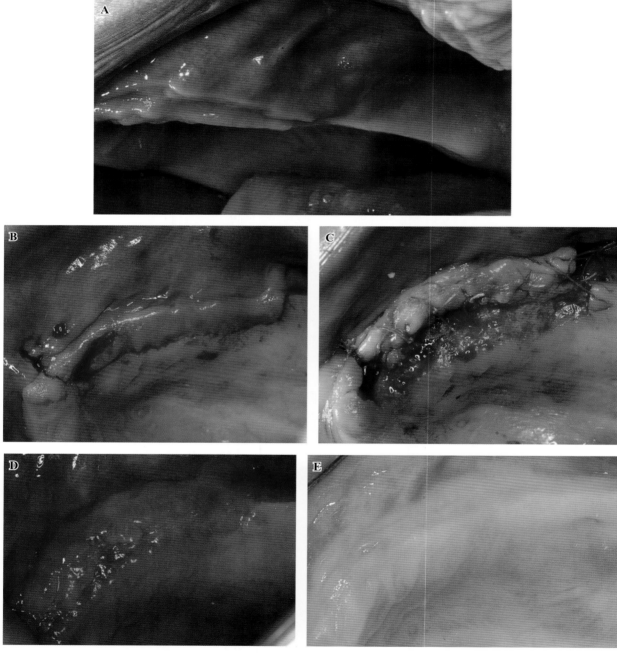

▲ 图 12-21　**A.** 在上颌颊侧到嵴顶正中没有咀嚼性角化龈；**B.** 做腭侧切口并根向复位颊侧瓣；**C.** 注意留出期待二期愈合的宽度；**D.** 术后 **2** 周在创口处的上皮化进程；**E.** 术后 **3** 个月形成了一条宽阔的咀嚼黏膜区域

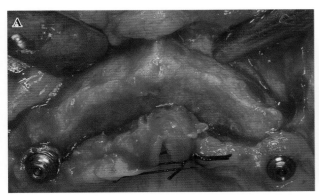
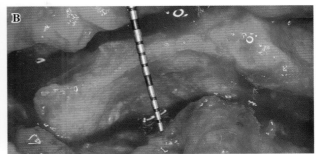

▲ 图 12-22　**A.** 显露出很窄的刃状牙槽嵴；**B.** 颊舌侧嵴顶宽度不超过 **1mm**

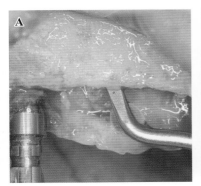
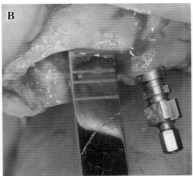
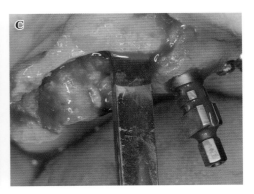

▲ 图 12-23　**A.** 沿上颌骨前牙区牙槽嵴进行劈开；**B 和 C.** 用专用骨凿扩张嵴顶

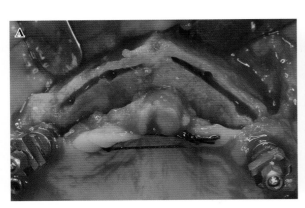
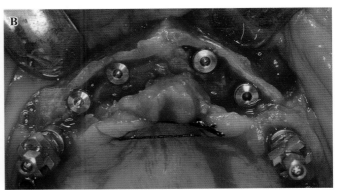

▲ 图 12-24　**A.** 牙槽嵴劈开种植体植入前；**B.** 牙槽嵴劈开种植体植入后

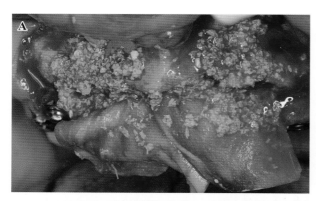

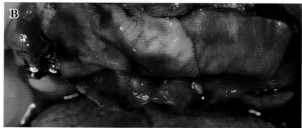

▲ 图 12-25　**A.** 将异种颗粒材料填入嵴顶间隙并扩增薄弱的颊侧骨板；**B.** 用双层胶原膜覆盖所有填入的骨材料

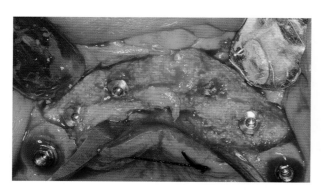

▲ 图 12-26　二期显露种植体时可见很宽的扩增后的牙槽嵴

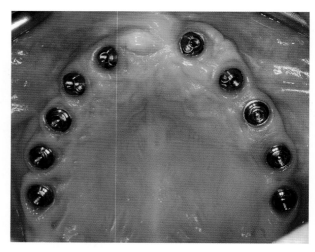

▲ 图 12-27　很宽的咀嚼性软组织带包绕种植体上部结构

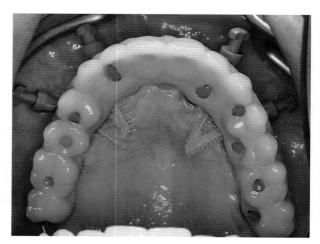

▲ 图 12-28　在最终修复体上验证口腔清洁能力（修复：**H. Heller** 医生）

临床和影像结果都显示了健康的状态和适当的功能，便利的口腔清洁，以及出色的美学效果（图 12-28 和图 12-29 ）。

四、上颌骨前牙区垂直 GBR

3D 增量总是充满挑战，特别是在上颌骨前牙区。在提供非软组织支持的临时假体时，冠向移位限制了获得完全的软组织关闭，这需要一种精密细致而有创造性的手术方法。而这种挑战可以用一种可预期的方式完成。垂直骨增量在前牙区的良好效果就像其用于后牙一样，这点已被多篇系统性综述和前瞻性病例系列报道所证实（Monje 等，2015；Urban 等，2009、2014）。

临床病例 4：两颗近中线种植体在完全缺损的相邻拔牙位点的种植

一名 10 多岁的患者有局部的侵袭性牙周

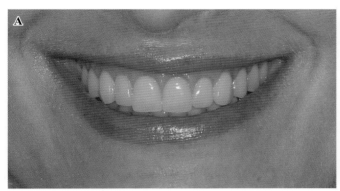
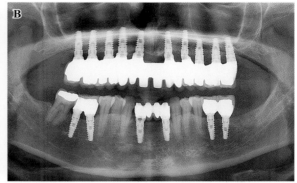

▲ 图 12-29　**A.** 最终美学外观；**B.** 最终全景片

炎（牙周炎类型 3 级 B，AAP/EFP2017 年分类），其右上侧切牙和左上中切牙及侧切牙都有 70%～80% 的骨丧失和 3 级动度（图 12-30）。这些牙被诊断为无法保留，决定拔除并在软组织愈合后立即对破坏的牙槽嵴做垂直增量。由于右上尖牙还没有萌出，治疗方案中计划将其牵出以便填入拔除侧切牙后留下的空隙。拔牙后 6 周，在左侧中切牙和侧切牙的剩余牙槽嵴上做垂直 GBR。腭侧嵴顶切口（图 12-31A），全厚瓣翻开，可见一条狭窄而凹陷的剩余牙槽嵴。垂直向缺损也非常明显（图 12-31B）。用 6/7mm 环钻在邻近的前鼻棘处取一枚柱形皮质 - 松质骨块，用来做位点的冠向增量（图 12-32）。骨块以一枚 10mm

长的固位螺丝转移并固定到受植区，这样骨块就作为这次 3D 增量操作中的中央支柱。接着，做皮质穿孔对植骨位点增加血供（图 12-33A）。用两枚固位钉固定一张 PTFE 膜，稳定覆盖在增量材料上，作为 GBR 屏障膜（图 12-33B）。加入牛骨矿物质颗粒材料（Geistlich Bio-Oss®）以扩增体积并补偿未来自体骨的吸收（图 12-33C）。用冠向推进瓣无张力缝合软组织（图 12-34A），用间断水平内部褥式缝合和几针间断缝合将材料固定在原位（图 12-34B）两颗塑料临时牙放在咬合垫内，作为非组织支持式过渡性义齿戴用（图 12-35）。根尖 X 线片展示了在垂直方向上达到预期增量（图 12-36A）。

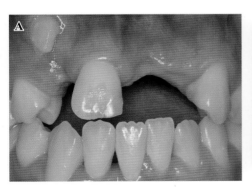
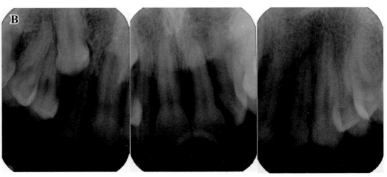

▲ 图 12-30　**A.** 上颌骨前牙列，牙齿扇形移位，牙齿严重松动，部分萌出的右上尖牙破坏了右上侧切牙；**B.** 根尖 X 线片显示上颌切牙周围重度骨丧失，右上尖牙明显埋伏

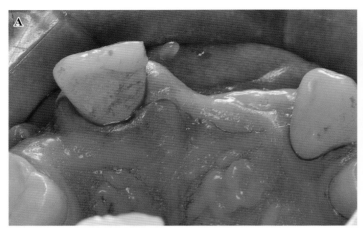
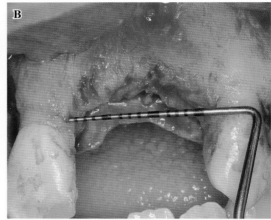

▲ 图 12-31　**A.** 腭侧嵴顶切口可在唇侧瓣获得更多角化牙龈；**B.** 显露的牙槽嵴展现出 Seibert 缺损（手术：**Z. Artzi** 教授和 **U. Renert** 医生）

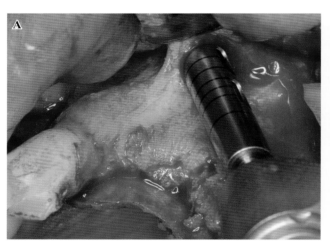
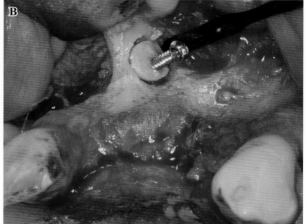

▲ 图 12-32　**A.** 柱状环钻从前鼻棘取骨；**B.** 柱状骨块用钛螺丝支持固定

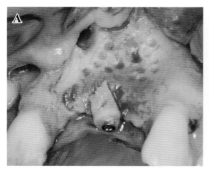
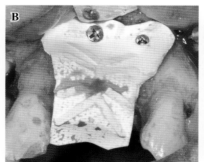
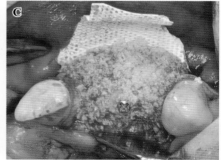

▲ 图 12-33　**A.** 自体骨块用长固定螺丝稳定；**B. PTFE** 膜修整后以 **2** 枚固定螺丝贴附于位点；**C.** 以小牛骨作为增量材料

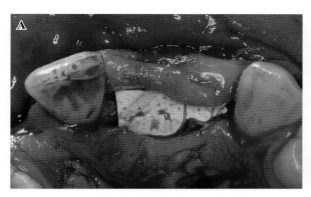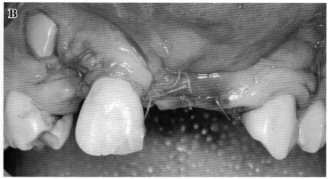

▲ 图 12-34 **A.** 以冠向推进复位的颊侧瓣完全关闭软组织；**B.** 水平内部褥式缝合

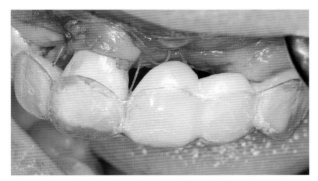

▲ 图 12-35 用硬质颌垫材料制作非软组织支持的临时牙

在复诊时观察到软组织愈合良好。在种植植入前，临床检查显示扩增的牙槽嵴完全恢复。CT片显示牙槽骨体积在水平和垂直向上都有显著增加（图 12-36B）。

植骨后 6 个月再次显露位点（图 12-37）。取

出 PTFE 膜（图 12-38），显露出宽阔的骨平台（图 12-39）。在预制手术导板引导下植入 2 枚种植体（图 12-40 和图 12-41）。

在二期手术时（图 12-42）戴入即刻临时功能性修复体（图 12-43A）。正畸牵引埋伏尖牙（图 12-43B）达到合适咬合关系后制作最终修复（图 12-44）。

五、牙周/根尖周/种植体周联合

（一）临床病例 5：1 颗位置错误的种植体导致近中牙周破坏

患者主诉上颌侧切牙种植修复软组织退缩

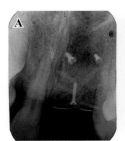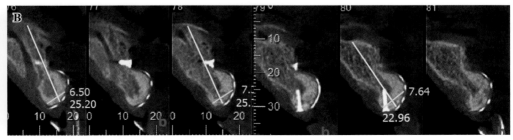

▲ 图 12-36 **A.** X 线片清晰展示扩增后牙槽嵴的新外形；**B.** 注意术后剩余牙槽嵴上增加的硬组织量

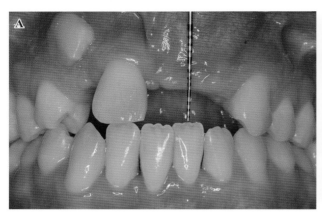
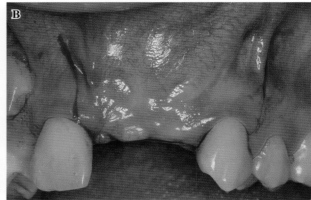

▲ 图 12-37　A. 种植术前新的软组织外形；B. 在二次手术时切口的设计

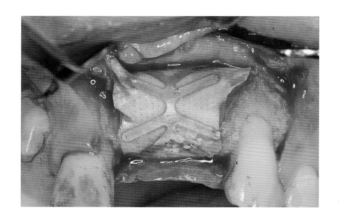

◀ 图 12-38　显露 PTFE 膜

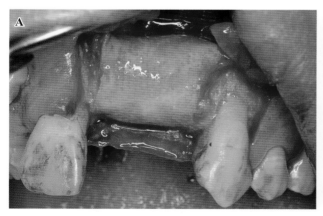
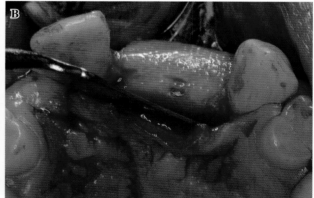

▲ 图 12-39　A. 取出 PTFE 膜；B. 显露出浑圆厚实的牙槽嵴

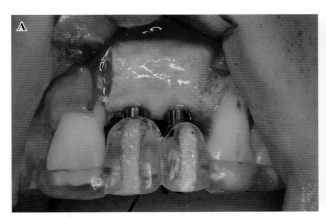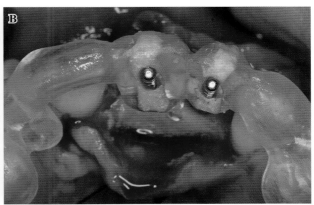

▲ 图 12-40　用手术导板进行种植窝洞预备

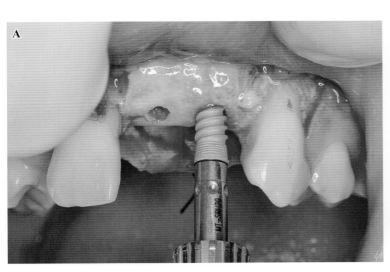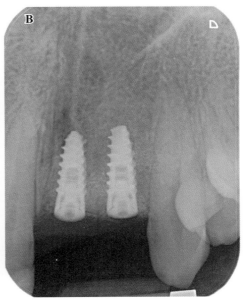

▲ 图 12-41　A. 2 颗 3.75mm×10mm 的种植体被植入植骨区；B. 种植体的根尖 X 线片

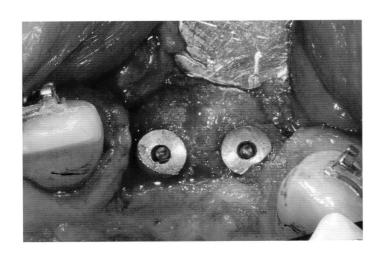

◀ 图 12-42　二期暴露种植体覆盖螺丝，注意宽阔的骨平台

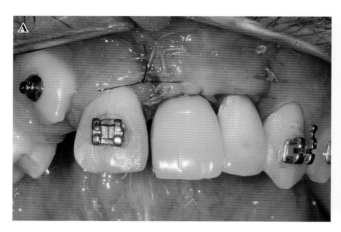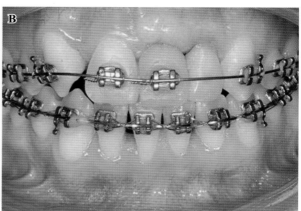

▲ 图 12-43　A. 二期即刻戴功能性临时修复体；B. 正畸牵引出埋伏的尖牙

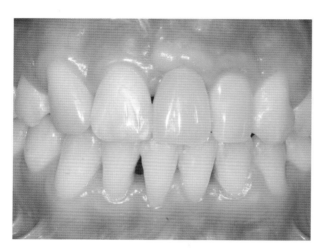

▲ 图 12-44　最终修复（修复：H. Zelikman 医生）

和口臭。临床检查发现存在退缩，种植体上部结构暴露并有 8mm 的探诊深度和大量出血（图 12-45A）。根尖 X 线片显示种植体周围严重骨丧失，近中天然牙约 80% 的重度牙周破坏（图 12-45B）。考虑到近远中距离短及严重牙周骨丧失，决定"牺牲"尖牙并取出位置不正的种植体，然后以 GBR 垂直重建牙槽骨种植两枚种植体。

首先反旋取出问题种植体（图 12-46）一并拔除尖牙（图 12-47）来获得软组织愈合。在取

出种植体 / 拔牙后 6 周，颊腭侧翻瓣，见牙槽嵴吸收较深（图 12-48）。用 6/7mm 环钻从邻近的前鼻棘取一皮质 – 松质柱形骨块（图 12-49A），用长 10mm 的固位螺丝将骨块冠向垂直固定于缺损位点（图 12-49）。在缝隙中填入异种骨颗粒（Geistlich Bio-Oss®）增加整体体积，也可以补偿在未来骨改建阶段自体骨的吸收（图 12-50A）。使用 PTFE 钛支架膜作为促进骨生长的选择性屏障（图 12-50B）。通过在唇侧瓣基底部的分离将瓣延长，获得完整的软组织关闭，包裹植骨区域（图 12-50C）。伤口愈合良好（图 12-51A）。在种植前所拍 CT 显示硬组织已经完全再生。放射影像同样显示了邻近天然牙根牙周支持的再生（右上中切牙）（图 12-51B）。

植骨后 6 个月进行种植体植入手术。取出钛支架膜（图 12-52A），看到骨面宽阔结实（图 12-52B）。取出固位螺丝，植入 2 枚种植体（图 12-53）。健康的角化牙龈软组织环绕种植上部结构（图 12-54）。最终修复在其后 2 个月完成（图 12-55）。

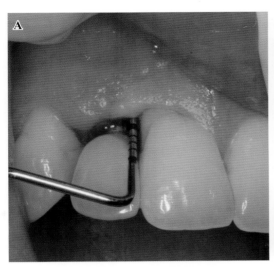 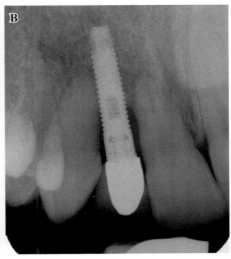

▲ 图 12-45　A. 上颌侧切牙种植修复，边缘牙龈退缩，探诊深度 **8mm**；B. X 线片显示严重的种植体周围组织破坏并伴有尖牙近中根尖透射影

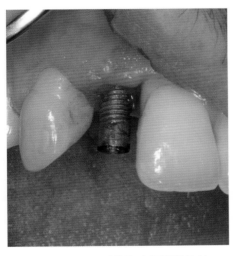

▲ 图 12-46　反旋取出问题种植体

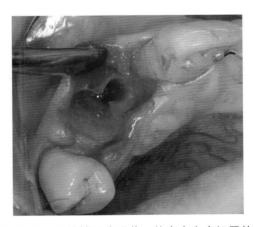

▲ 图 12-47　牙槽嵴重度吸收，伴有右上中切牙的牙周组织附着丧失（手术：**Z. Artzi** 教授及 **K. Shemtov-Yona** 医生）

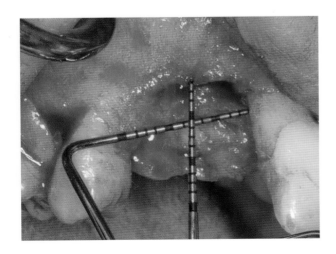

◀ 图 12-48　剩余牙槽嵴需要在拔牙 6 周后进行 **3D** 骨增量

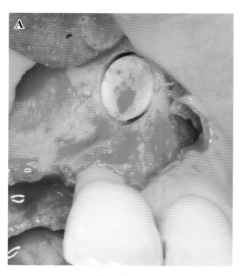
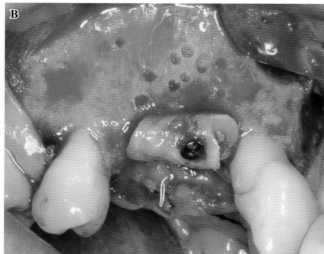

▲ 图 12-49　**A.** 从前鼻棘处取一块柱形骨块；**B.** 用固位螺丝固定骨块，穿透受植骨床增加血供，促进祖细胞到达植骨区域

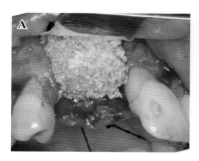
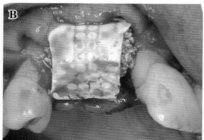
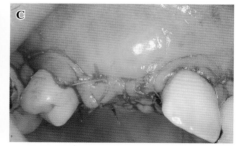

▲ 图 12-50　**A.** 加入异种骨颗粒防止自体骨吸收；**B.** 以 **PTFE** 膜作为 **GTR** 屏障膜；**C.** 获得无张力的完整软组织缝合

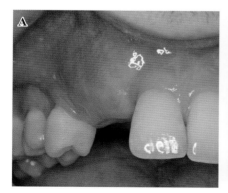
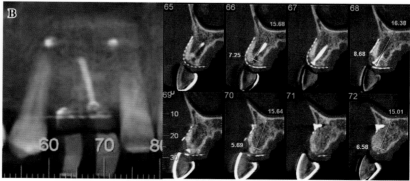

▲ 图 12-51　**A.** 软组织愈合良好；**B. CBCT** 显示牙槽嵴颊舌向宽阔，由 **GTR** 膜包绕

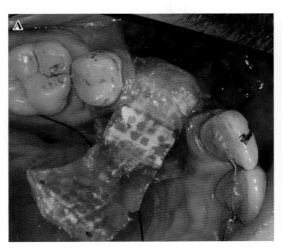
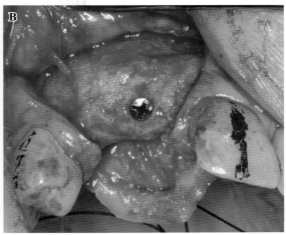

▲ 图 12-52　**A.** 在种植体植入时剥除屏障膜；**B.** 显露并取出固位螺丝

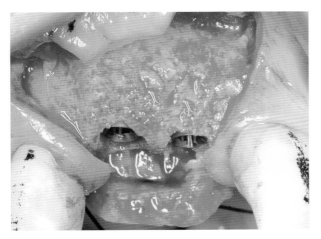

▲ 图 12-53　在完整增量的位点植入种植体

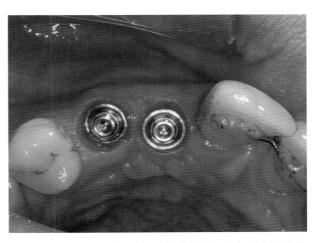

▲ 图 12-54　注意种植体周围健康的软组织包绕上部结构

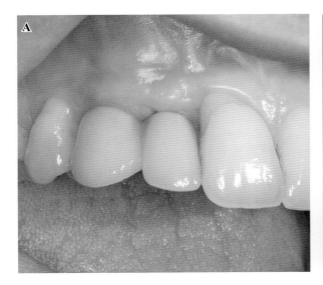
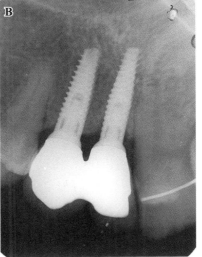

▲ 图 12-55　**A.** 选择 **2** 单位连冠固定修复；**B.** 最终修复的根尖 **X** 线片（修复：**L. Atar** 医生）

（二）临床病例 6：综合根尖周 / 牙周 / 种植体位点——三联组织再生操作

患者主诉由于右上中切牙做牙冠后牙根暴露不美观。临床检查发现牙龈退缩，在自然的高笑线下影响美观（图 12-56）。另外，患者自觉在触诊左上中切牙前庭沟颊侧区域时有中度疼痛，这颗牙之前做过根切术（图 12-57A）。左上侧切牙缺失，由中切牙牙冠的悬臂修复。根尖 X 线片进一步显示左上中切牙根尖周透射影（图 12-57B）。由此，笔者制订了一个在第一阶段的三联综合治疗计划，包括再次根尖切除，同期做膜龈手术和左上侧切牙未来种植位点的骨增量手术。

首先，拆除原来的修复牙冠。仔细刮除根尖病损并在显微镜下做根管倒充（图 12-58）。从上颚取一块游离结缔组织（图 12-59A），缝合覆盖右上中切牙暴露的牙根（图 12-59B）。最后在缺牙的左上侧切牙未来种植位点的凹陷的颊侧骨板上进行骨增量，采用侧向 GBR 技术（Geistlich Bio-Oss® 骨颗粒 + 双层 BioGide® 膜）（图 12-60）。冠向推进颊侧瓣后关闭软组织（图 12-61A 和 B）。术后用三单位的丙烯酸材料做临时牙，即刻恢复功能和美观（图 12-61C）。这个三联组织

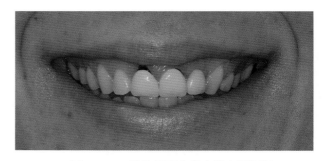

▲ 图 12-56　微笑展现出患者的主诉问题

再生操作包括：在右上中切牙颊侧用游离结缔组织做的根面覆盖，在左上中切牙做的根管倒充和根尖区域的增量，还有在左上侧切牙未来种植位点做的侧向 GBR。在术后 6 个月暴露种植体位点（图 12-62）可见骨嵴丰满（图 12-63），种植后戴用三单位氧化锆最终修复体（图 12-64A 和 B）。随访的根尖 X 线片显示根尖病损得到解决，在种植体颈部的边缘骨稳定（图 12-64C）。这种三联手术方式取得了良好的美学效果（图 12-65）。

（三）临床病例 7：逆行性种植体周围炎——软硬组织增量

在种植体根尖比较罕见出现根尖周病损，然而，在文献中确实有一些报道（Ayangco 等，2001；Peñarrocha-Diago 等，2006；Qu C 等，

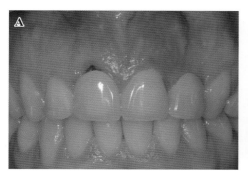
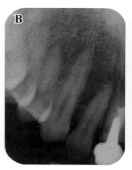
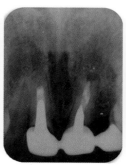
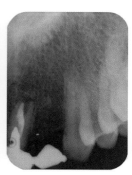

▲ 图 12-57　A. 牙龈退缩，在透出灰色区域的根方软组织触诊有波动感；B. 根尖 X 线片显示在上颌中切牙根尖有透射影

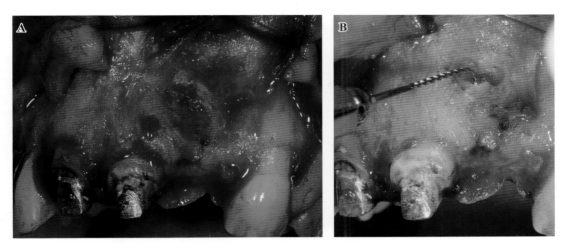

▲ 图 12-58　**A.** 翻瓣可见上颌中切牙根尖周暴露；**B.** 进行根尖切除术和倒充（手术：**A. Weissman** 医生）

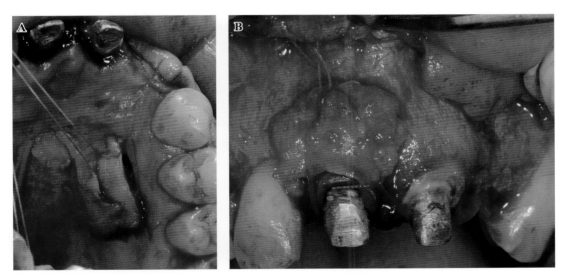

▲ 图 12-59　**A.** 取游离结缔组织移植物（**CTG**）（手术：**Z. Artzi** 教授及 **K. Shemtov-Yona** 医生）；**B. CTG** 被覆盖到退缩区域

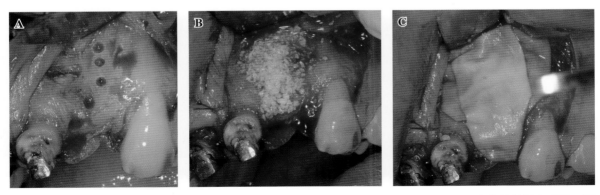

▲ 图 12-60　**A.** 穿破皮质增加受植骨床的血供；**B.** 小牛骨矿物质颗粒作为植骨材料；**C.** 在移植材料上采用 2 层胶原膜覆盖

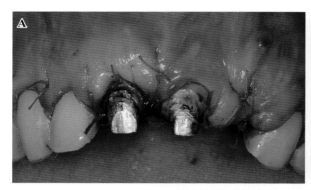
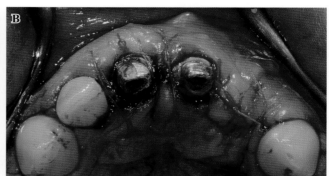
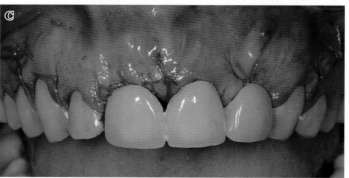

▲ 图 12-61　**A.** 软组织缝合后的前后向观；**B.** 软组织缝合后的咬合向观；**C.** 临时修复体

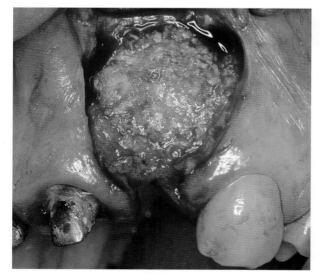

▲ 图 12-62　在种植手术阶段可见骨嵴丰满

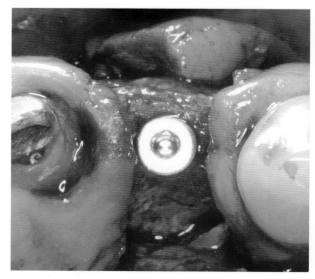

▲ 图 12-63　种植体植入，注意对牙周组织的保护

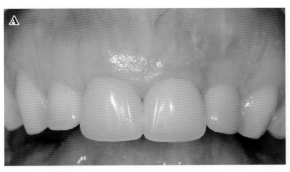

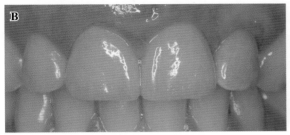

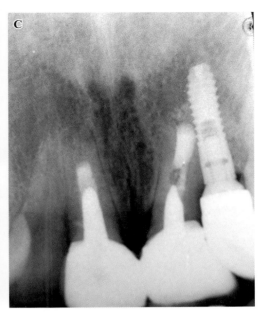

▲ 图 12-64　**A.** 最终修复；**B.** 咬合向观；**C.** 根尖 **X** 线片，注意左上中切牙根尖区问题解决（修复：**L. Cartier** 医生）

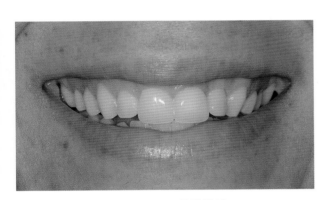

▲ 图 12-65　美学效果

2014；Steiner，2008）。

种植体根尖周炎的病理学定义是在种植体尖端周围组织的一种感染/炎症过程。根据Quirynen 等（2005）报道，其发生率为 1.6%（上颌）至 2.7%（下颌）。Piattelli 等（1998）在组织学检查中观察到有坏死骨的小和空的骨小凹。可能的病因也许与种植手术时过度产热和（或）污染，该区域不明感染，或以前失败的根管治疗史有关（Peñarrocha-Diago M 等，2006）。在一项

回顾性分析中（Lefever 等，2013），如果种植同位点之前有过根尖周疾病的话，种植体"根尖"周围的病损发现率大约在 10%（8.2%～13.6%）。当邻牙有根尖周疾病的话，这个比例上升到 25%。

但是，清除所有肉芽组织同期做/不做生物材料充填都是一种治疗选择。有一些医生（Temmerman 等，2014）还建议去除部分种植体根尖部（如同在天然牙的根切术）。然而，这种操作是有争议的，总体来说被认为不可接受。

一位患者被转诊过来，主诉左上侧切牙唇侧有顽固性的瘘管。临床检查发现其左上中切牙（种植体）和左上侧切牙（天然牙）之间有一条窦道（图 12-66A）。上颌侧切牙活力测试阳性。种植体远中及颊侧中央探诊深度 8mm。根尖 X 线片显示根尖透射影像（图 12-66B），CT 断层清晰显示种植体根尖周病损（图 12-66C）。

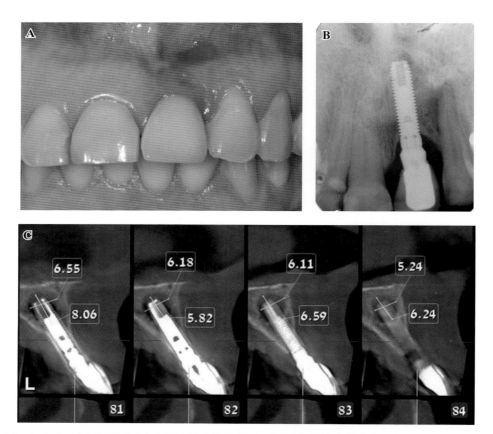

▲ 图 12-66　**A.** 左上中切牙颊侧触诊发现边缘软组织异常，两牙之间的窦道中有脓性分泌物，左侧切牙颊侧可见中度牙龈退缩；**B.** 种植体根尖有透射影，并且在天然侧切牙近中也有透射影；**C. CT** 可见种植体周围逆行性病损

翻全厚黏骨膜瓣，看到种植体仅在颊侧正中暴露 2～3 个螺纹。在邻接区域发现左上中侧切牙之间有窦道相通。窦底被彻底刮净肉芽。窦道探诊深度达到 11mm，朝向种植体根尖（图 12-67A）。用 FDB 颗粒（Mineros®）填满整个缺损（图 12-67B）。在这个阶段，通过评估种植体颈部的螺纹暴露和侧切牙颊侧 7mm 的牙骨质剥脱，决定做游离结缔组织移植来增加种植体颈部和天然牙根表面的边缘组织厚度（图 12-67C 和 D）。

根尖病损和瘘管在愈合期间得到完全解决。在正畸阶段（与治疗区域无关）的临床检查显示中切牙和侧切牙周围的边缘组织均健康（图 12-

68A）。根尖 X 线片显示 2 处透射病损都得到完全治愈（图 12-68B）。

六、牙槽窝颊侧壁完全破坏

（一）临床病例 8：以柱状自体骨块移植物作为嵌体骨增量的操作

患者转诊至门诊主诉为无法用前牙咬东西。临床检查发现左上中切牙颊侧探诊深度 13mm，伴有流脓和牙齿动度（图 12-69）。

该牙被诊断为无法保留并计划拔除。该位点严重吸收，计划在软组织完全愈合后做硬组织增

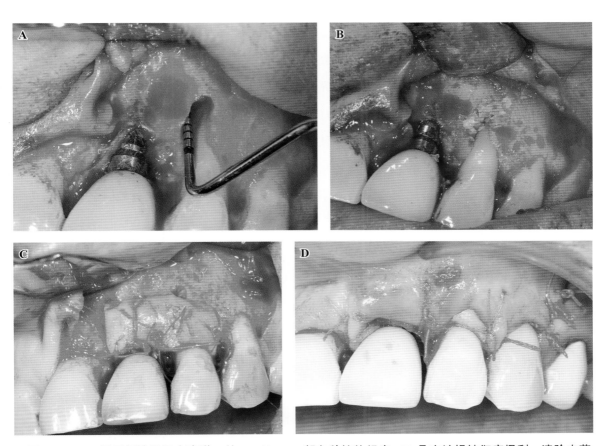

▲ 图 12-67　**A.** 牙周探诊显示在窦道口处 **PD 11mm**，朝向种植体根尖；**B.** 骨内缺损被彻底搔刮，清除肉芽，并填入异体移植颗粒（**Mineros®**）（手术：**Z. Artzi** 教授和 **L. Chaushu** 医生）；**C.** 用一块游离结缔组织覆盖暴露的种植螺纹和天然牙根；**D.** 软组织覆盖软硬组织增量区

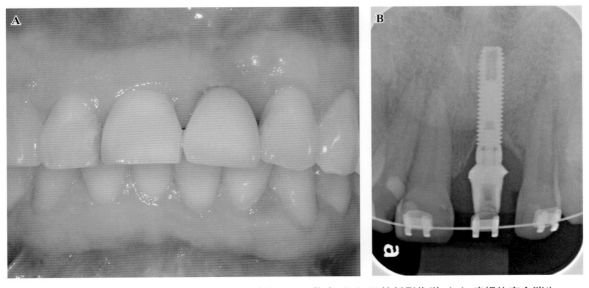

▲ 图 12-68　在术后开始的 **6** 个月的正畸阶段，可见临床（**A**）及放射影像学（**B**）病损均完全消失

量。上中切牙区 CT 断层显示残存骨壁菲薄，需要在第一步做牙槽嵴的保存（图 12-70）。翻黏骨膜全厚瓣，见颊侧骨壁完全缺失，剩余三壁完好（图 12-71A）。因此决定从下颌磨牙远中取柱状骨块做自体移植（图 12-71B）。用 6/7mm 环钻取环形皮质-松质骨块，修整后按压嵌入拔牙窝（图 12-71C 和 D）。检查确认骨块非常稳定，不需要固位钉。用异种骨颗粒（Geistlich Bio-Oss®）（图 12-72A）和胶原膜（Bio-Gide®）（图 12-72B）来增加增量体积，补偿未来的自体骨吸收。作为常规，自体骨移植应该采用两阶段手术模式（Rasmusson 等，1999），所以这里严密缝合软组织（图 12-72C）。

6 个月后，再次暴露骨增量区域，发现破坏的拔牙窝已经完全再生（图 12-73A）。植入种植体（图 12-73B），即刻临时修复（图 12-73C 和 D）（Andersen 等，2002；CalvoGuirado 等，2015；Esposito 等，2015；Guarnieri 等，2015；Lorenzoni 等，2003；Weigl 等，2016）。两个月后最终修复。美学效果和功能性在临床和影像上表现的都非常好（图 12-74 和图 12-75）。

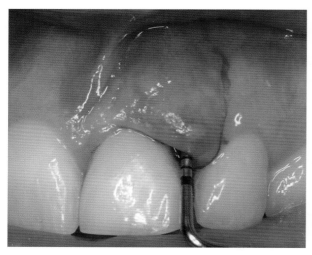

▲ 图 12-69　左上中切牙颊侧肿胀探诊深度 13mm

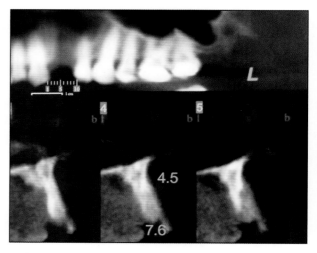

▲ 图 12-70　CT 可见在左上中切牙拔牙后，颊侧骨壁完全吸收

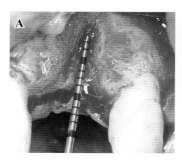
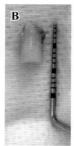
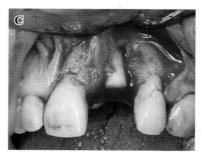
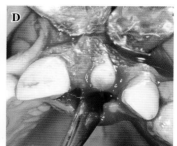

▲ 图 12-71　A. 颊侧骨壁完全缺损；B. 口内取得一块 8mm×5mm 的柱形骨块；C 和 D. 将柱形骨块按压就位至拔牙窝位点，颊面观（C）及殆面观（D）；骨块稳定性良好，无须固位钉

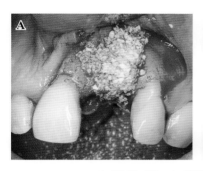
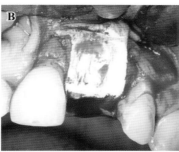
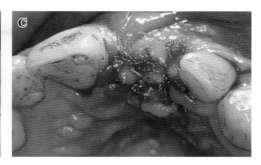

▲ 图 12-72　**A.** 将异种骨颗粒覆盖于骨块之上；**B.** 盖一张胶原膜；**C.** 严密缝合软组织

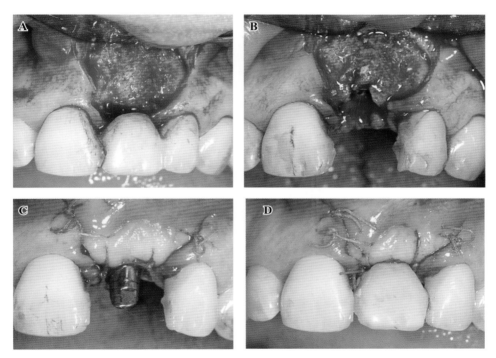

▲ 图 12-73　**A.** 二次手术时发现牙槽嵴丰满凸起；**B.** 种植体植入；**C.** 种植体上即刻连接临时修复上部结构；**D.** 调整临时单冠修复体

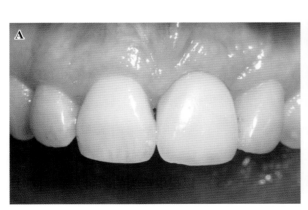
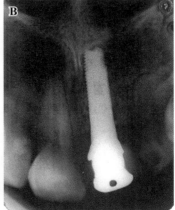

▲ 图 12-74　**A.** 最终修复；**B.** 最终根尖 X 线片

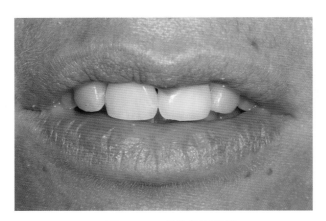

▲ 图 12-75　最终美学效果

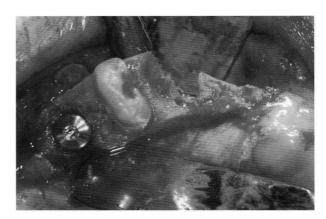

▲ 图 12-76　右上尖牙拔牙窝颊侧骨壁完全缺失

（二）临床病例 9：长方形自体骨板移植作为拔牙窝骨壁的高嵌体植骨操作

　　患者计划接受全口种植支持修复。尖牙区在这个病例中是关键位点，但这里却有严重骨吸收，颊侧骨板完全丧失（图 12-76）。决定在下颌磨牙远中 / 升枝区域取骨板进行植骨。在受骨区预备皮质孔后（图 12-77A），按计划取皮质骨板（图 12-77B），并用三枚固位钉固定在缺损区，重建颊侧骨板（图 12-77C 和 D）。使用异种骨颗粒（Geistlich Bio-Oss®）整个充填拔牙窝（图 12-78A）。用一张高交联胶原膜（Ossix®）作为 GTR 屏障膜（图 12-78B），然后严密缝合软组织。在种植体植入时可以看到宽阔的骨平台（图 12-79 和图 12-80A），相信这会非常适合将种植体准确的按照理想的位置和角度植入。对侧也植入种植体（图 12-80B）。最终修复阶段选择全牙弓种植体支持修复（图 12-81）。最终临床结果非常美观（图 12-82）。

七、皮质 – 松质骨板植骨增加唇部支撑

　　最近的系统性综述和 Meta 分析（Elnayef 等，2018）总结称自体骨块移植物可以在水平牙槽嵴增量时平均增加超过 4mm 厚度。植骨后 6 个月，在重建 / 改建阶段吸收量平均不超过 0.75mm。块状植骨，特别是当联合使用了不可吸收的颗粒时，似乎可以维持体积，比侧向 GBR 更加有利。

八、较薄的剩余牙槽嵴

临床病例 10

　　这位患者计划做全牙弓 ISP（图 12-83）。患者同时主诉自己上唇下垂，而且这种变形明显影响了自己的侧貌（图 12-84）。提前制作蜡型诊断和匹配的手术导板 / 临时固定修复体（图 12-85），以提供恰当的颌间关系，同时增进嘴唇周边

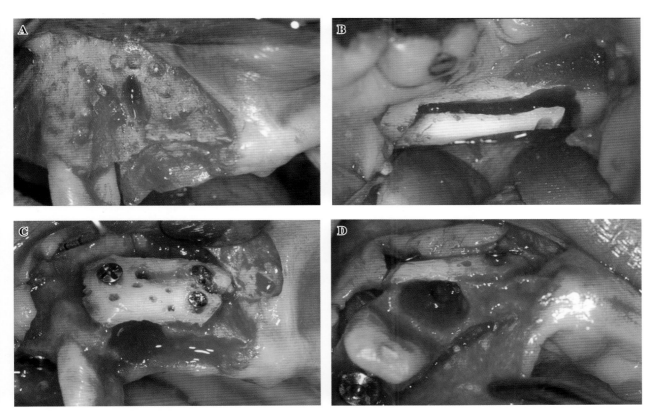

▲ 图 12-77　**A.** 在移植前将受植骨窗穿孔（手术：**Z. Artzi** 教授和 **R. Lev** 医生）；**B.** 从下颌外斜线处取一皮质 - 松质骨板；**C.** 自体骨块被牢固地固定在右上尖牙的拔牙窝位点；**D.** 向近中延伸以扩增薄弱的骨嵴

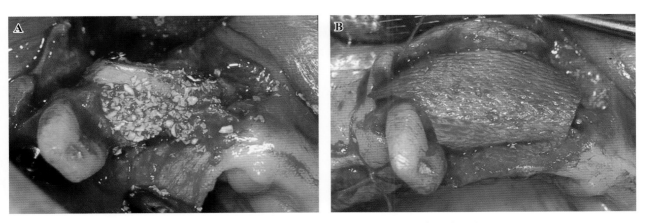

▲ 图 12-78　**A.** 添加小牛骨矿物质颗粒；**B.** 覆盖交联胶原膜

软组织的支撑。首先进行了双侧上颌窦外提升，接着在上颌前牙唇侧进行骨增量。这次增量旨在增进骨量以便正确容纳双侧尖牙区的种植体，同时也增加上唇的肌张力 / 支撑。上颌骨前牙区骨嵴很窄，颊舌向不超过 4mm（图 12-86）。决定从下颌升枝取两块骨板扩增牙槽嵴（图 12-87）。

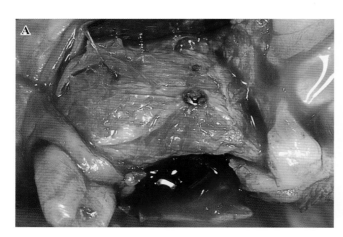

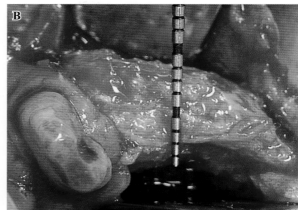

▲ 图 12-79　A. 再次打开时可见骨嵴增量明显；B. 颊腭侧骨厚度至少 7mm

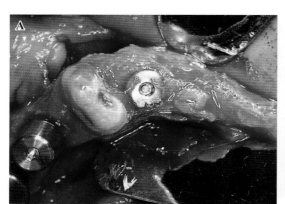

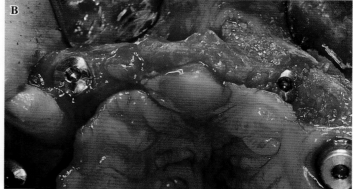

▲ 图 12-80　A. 种植体植入阶段；B. 对侧种植体植入

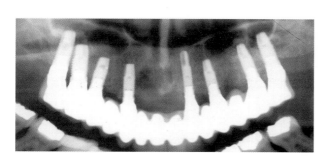

▲ 图 12-81　最终曲面断层 X 线片

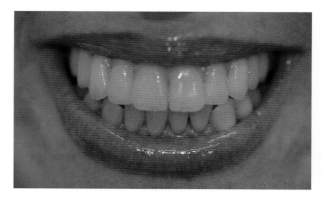

▲ 图 12-82　最终美学效果（修复：J. Chernobelsky 医生）

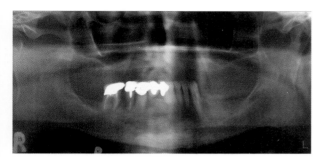

▲ 图 12-83　术前曲面断层 X 线片显示上颌无牙颌及下颌牙周破坏

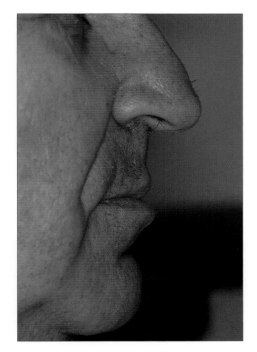

▲ 图 12-84　患者侧貌显示上唇下垂，口轮匝肌缺乏肌张力

穿破皮质以增加受植床血供，促进骨祖细胞进入改建中的移植骨块。用超声骨刀，取下一大块皮质 – 松质骨（CC）骨板，并劈开成两个小骨板。两个 CC 骨板分别以两枚固位骨钉固定与上前牙区受植位点处（图 12-88）。

接着，用异种骨颗粒（Geistlich Bio-Oss®）填满所有间隙（图 12-89A）并且覆盖 CC 骨板（图 12-89B）。目的在补偿未来骨块的吸收。猪源性胶原膜（Bio-Gide®）作为 GTR 屏障膜覆盖两处骨板（图 12-89C）。无张力缝合创口保证术区良好愈合。

术后曲面断层 X 线片显示双侧上颌窦提升同时在上前牙区有 CC 骨板的植骨（图 12-90）。

植骨后 6 个月植入种植体。计划采用全牙弓即刻负重。翻开软组织，暴露宽阔丰满的骨面。CC 骨板已经完全和基底骨整合，无法区分（图 12-91）。预成的未来过渡修复体，也是种植手术导板，被以三角分布的 MTI 螺丝（Dentatus®）就位及固定在腭板上（图 12-92A）。在种植备洞前（图 12-92B），4 枚 CC 骨板的固位螺丝被取出，接着按导板植入所有种植体。在两侧尖牙区的种

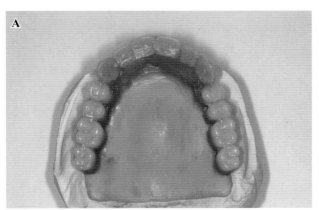

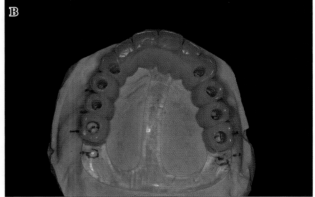

▲ 图 12-85　预制的诊断蜡型（A）和种植手术导板，导板同时也用作临时固定修复体（B）

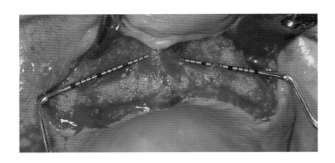

◀ 图 12-86　上颌骨前牙区骨嵴薄而且凹陷

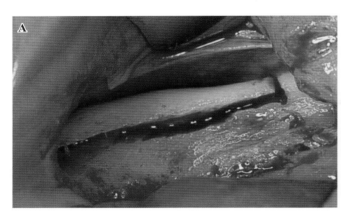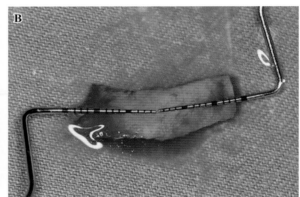

▲ 图 12-87　A. 从下颌磨牙远中外斜线取一大块皮质 - 松质骨板；B. 骨板大约 30mm×10mm

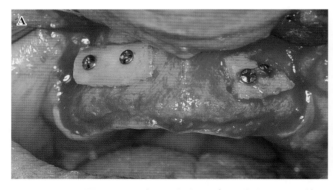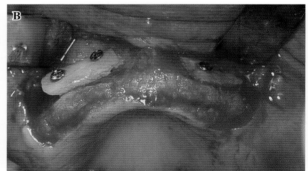

▲ 图 12-88　颊面（A）及𬌗面（B）可见 2 块 CC 骨板被钛固位钉固定于两侧上颌骨前牙区唇侧

植体植入在前牙植骨区域（图 12-92C）。就位临时种植体支持的上部结构，将种植体导板变成全牙弓临时桥。这样就完成了即刻负重。

4 个月后进行最终修复。安装全牙弓 12 单位的固定桥（图 12-93），术后 X 线片可见所有种植体都在上颌骨增量区域（图 12-94）。

这种治疗方法达到了美学和功能目标（图 12-95）。请注意上颌骨前牙区侧方骨板增量及前牙修复体支持，对患者改善后的新侧貌所产生的贡献（图 12-96）。

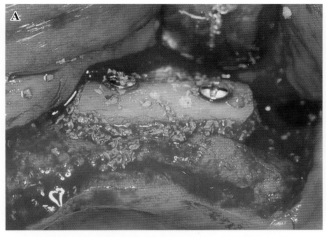
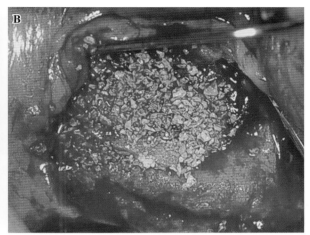
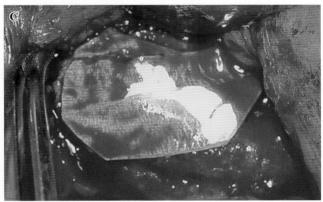

◀ 图 12-89　用异种骨颗粒（**Geistlich Bio-Oss®**）填满所有间隙（**A**）并覆盖 **CC** 骨板（**B**），盖胶原膜（**Bio-Gide®**）（**C**）

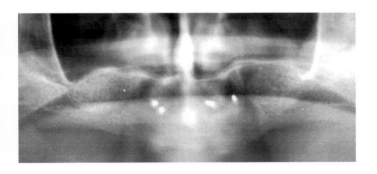

◀ 图 12-90　术后曲面断层 **X** 线片显示双侧上颌窦提升，在上颌骨前牙区也有植骨

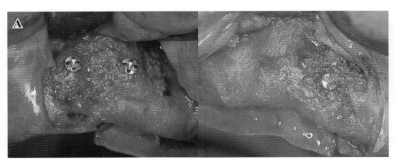
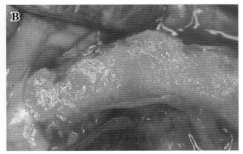

▲ 图 12-91　种植阶段，注意所有固位螺丝都被增量骨包埋（**A**）并形成宽阔的骨面（**B**）

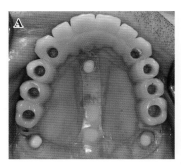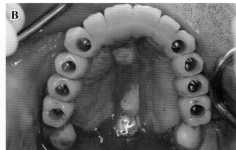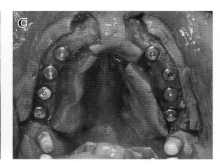

▲ 图 12-92　预成的亚力克全牙弓修复体（A）也作为种植体植入的手术导板（B）被以 MTI 螺丝三角形固定；所有种植体都被植入足量的骨床中（C）

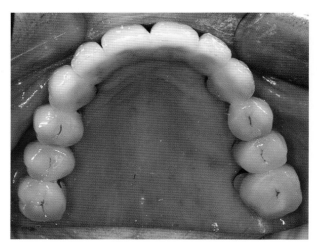

▲ 图 12-93　最终的全牙弓 PFM 修复体殆面观（修复：D. Nerubay 医生）

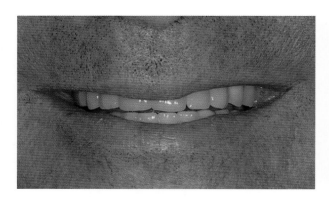

▲ 图 12-95　最终修复时患者的微笑照片

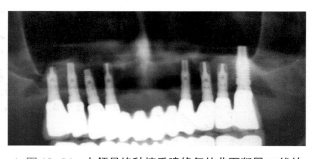

▲ 图 12-94　上颌最终种植重建修复的曲面断层 X 线片

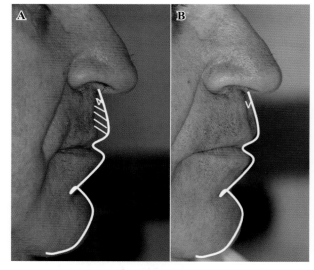

▲ 图 12-96　白色轮廓线显示了患者侧貌在治疗前（A）和治疗后（B）的区别

参考文献

[1] Andersen, E., Haanaes, H.R., and Knutse, B. (2002) Immediate loading of single-tooth ITI implants in the anterior maxilla: A prospective 5-year pilot study. *Clin Oral Implants Res* 13 (3): 281–287.

[2] Araujo, M. and Lindhe, J. (2015) The edentulous ridge. In: *Clinical Periodontology and Implant Dentistry* 6e ed. N.P. Lang and J. Lindhe), 65–82. Wiley Blackwell Publishing.

[3] Artzi, Z., Nemcovsky, C.E., Bitlitum, I., Segal, P. (2000) Displacement of the incisive foramen in conjunction with implant placement in the anterior maxilla without jeopardizing vitality of nasopalatine nerve and vessels: A novel surgical approach. *Clin Oral Implants Res* 11 (5): 505–510.

[4] Atwood, D.A. (1962) Some clinical factors related to rate of resorption of residual ridges. *Journal of Prosthetic Dentistry* 12: 441–450.

[5] Ayangco, L. and Sheridan, P.J. (2001) Development and treatment of retrograde peri-implantitis involving a site with a history of failed endodontic and apicoectomy procedures: A series of reports. *Int J Oral Maxillofac Implants* 16: 412–417.

[6] Bruschi, G.B., Capparé, P., Bravi, F. et al. (2017) Radiographic evaluation of crestal bone level in split-crest and immediate implant placement: Minimum 5-year follow-up. *Int J Oral Maxillofac Implants* 32 (1): 114–120.

[7] Calvo-Guirado, J.L., Gómez-Moreno, G., Aguilar-Salvatierra, A. et al. (2015) Marginal bone loss evaluation around immediate non-occlusal microthreaded implants placed in fresh extraction sockets in the maxilla: A 3-year study. *Clin Oral Implants Res* 26 (7): 761–767.

[8] Carlsson, G.E., Bergman, B., and Hedegard, B. (1967) Changes in contour of the maxillary alveolar process under immediate dentures. *Acta Odontologica Scandinavica* 25: 45–75.

[9] Chiapasco, M. and Zanibon, M. (2011) Failures in jaw reconstructive surgery with autogenous onlay bone grafts: Incidence, prevention and management of complications. Oral *Maxillofacial Surg Clin N Am* 2011 23 (1): 1–15.

[10] Clavero, J. and Lundgren, S. (2003) Ramus or chin grafts for maxillary sinus inlay and local onlay augmentation: Comparison of donor site morbidity and complications *Clin Implant Dent Relat Res* 2003 5 (3): 154–160.

[11] Demarosi, F., Varoni, E., Rimondini, L. et al. (2016) Immediate implant placement after removal of maxillary impacted canine teeth: A technical note. *Int J Oral Maxillofac Implants* 31 (1): 191–194.

[12] Donos, N., Mardas, N., and Chadha, V. (2008) Clinical outcomes of implants following lateral bone augmentation: Systematic assessment of available options (barrier membranes, bone grafts, split osteotomy). *J Clin Periodontol* 35 (8 Suppl): 173–202.

[13] Elnayef, B., Porta, C., Suárez-López Del Amo, F. et al. (2018) The fate of lateral ridge augmentation: A systematic review and meta-analysis. *Int J Oral Maxillofac Implants* 33 (3): 622–635.

[14] Esposito, M., Barausse, C., Pistilli, R. et al. (2015) Immediate loading of post-extractive versus delayed placed single implants in the anterior maxilla: Outcome of a pragmatic multicenter randomised controlled trial 1-year after loading. *Eur J Oral Implantol* 8 (4): 347–358.

[15] Goldberg, V.M. and Stevenson, S. (1987) Natural history of autografts and allografts. *Clinical Orthopedics* 225: 7–16.

[16] Guarnieri, R., Ceccherini, A., and Grande, M. (2015) Single-tooth replacement in the anterior maxilla by means of immediate implantation and early loading: Clinical and aesthetic results at 5 years. *Clin Implant Dent Relat Res* 17 (2): 314–326.

[17] Jahangiri, L., Devlin, H., Ting, K., and Nishimura, I. (1998) Current perspectives in residual ridge remodeling and its clinical implications: A review. *J Prosthet Dent* 80: 224–237.

[18] Kusiak, J.F., Zins, J.E., and Whitaker, L.A. (1985) The early revascularization of membranous bone. *Plastic and Reconstructive Surgery* 76: 510–516.

[19] Lam, R.V. (1960) Contour changes of the alveolar processes following extractions. *Journal of Prosthetic Dentistry* 10: 25–32.

[20] Lefever, D., Van Assche, N., Temmerman, A. et al. (2013) Aetiology, microbiology and therapy of periapical lesions around oral implants: A retrospective analysis. *Journal of Clinical Periodontology* 40 (3): 296–302.

[21] Lorenzetti, M., Mozzati, M., Campanino, P.P., and Valente, G.V. (1998) Bone augmentation of the inferior floor of the maxillary sinus with autogenous bone or composite bone grafts: A histologic–histomorphometric preliminary report. *International Journal of Oral and Maxillofacial Implants* 13: 69–75.

[22] Lorenzoni, M., Pertl, C., Zhang, K. et al. (2003) Immediate loading of single-tooth implants in the anterior maxilla. Preliminary results after one year. *Clin Oral Implants Res* 14 (2): 180–187.

[23] McGuire, M.K. and Nunn, M.E. (1996) Prognosis versus actual outcome. III. The effectiveness of clinical parameters in accurately predicting tooth survival. *J Periodontol* 67 (7): 666–674.

[24] Monje, A., Chan, H.L., Galindo-Moreno, P., et al. (2015) Alveolar bone architecture: A systematic review and meta-analysis. *J Periodontol* 86 (11): 1231–1248.

[25] Nguyen, V.G., von Krockow, N., Weigl, P., and Depprich, R. (2016) Lateral alveolar ridge expansion in the anterior maxilla using piezoelectric surgery for immediate implant placement. *Int J Oral Maxillofac Implants* 31 (3): 687–99.

[26] Peñarrocha-Diago, M., Boronat-López, A., and Lamas-Pelayo, J. (2006) Update in dental implant periapical surgery. *Med Oral Patol Oral Cir Bucal* 11: E429–E432.

[27] Piattelli, A., Scarano, A., Balleri, P., and Favero, G.A. (1998) Clinical and histologic evaluation of an active "implant periapical lesion": A case report. *Int J Oral Maxillofac Implants* 13: 713–716.

[28] Pietrokovski, J. (1975) The bony residual ridge in man. *J Prosthet Dent* 34: 456–462.

[29] Qu, C., Meng, H., and Han, J. (2014) Implant periapical lesion – a review and a case report with histological valuation. *Clin. Oral Impl. Res* 25: 1099–1104.

[30] Quirynen, M., Vogels, R., Alsaadi, G. et al. (2005)

Predisposing conditions for retrograde peri-implantitis, and treatment suggestions. *Clin Oral Impl Res* 16: 599–608.

[31] Rasmusson, L., Meredith, N., Cho, I.H., and Sennerby, L. (1999) The influence of simultaneous versus delayed placement on the stability of titanium implants in onlay bone grafts. A histologic and biomechanic study in the rabbit. *Int J Oral Maxillofac Surg* 28: 224–231.

[32] Rosenquist, J.B. and Nystrom, E. (1992) Occlusion of the incisal canal with bone chips. A procedure to facilitate insertion of implants in the anterior maxilla. *International Journal of Oral and Maxillofacial Surgery* 21: 210–211.

[33] Salvi, G.E., Lindhe, J., Lang, N.P. (2015) Treatment planning of patients with periodontal diseases. *Clinical Periodontology and Implant Dentistry* 6e (ed. N.P. Lang and J. Lindhe), 621–640. John Wiley and Sons.

[34] Scher, E.L.C. (1994) Use of the incisive canal as a recipient site for root form implants: Preliminary clinical reports. *Implant Dentistry* 3: 38–41.

[35] Shelley, A.M., Rushton, V.E., Horner, K. (1999) Canalis sinuosus mimicking a periapical inflammatory lesion. *British Dental Journal* 186 (8): 378–379.

[36] Sobolik, C.F. (1960) Alveolar bone resorption. *Journal of Prosthetic Dentistry* 10: 612–619.

[37] Steiner, D.R. (2008) The resolution of a periradicular lesion involving an implant. *J Endod* 34: 330–335.

[38] Temmerman, A., Lefever, D., Teughels, W. et al. (2014) Etiology and treatment of periapical lesions around dental implants. *Periodontology 2000* 66: 247–254.

[39] Urban, I.A., Jovanovic, S.A., Lozada, J.L. (2009) Vertical ridge augmentation using guided bone regeneration (GBR) in three clinical scenarios prior to implant placement: A retrospective study of 35 patients 12 to 72 months after loading. *Int J Oral Maxillofac Implants* 24 (3):502–510.

[40] Urban, I.A., Lozada, J.L., Jovanovic, S.A. et al. (2014) Vertical ridge augmentation with titanium-reinforced, dense-PTFE membranes and a combination of particulated autogenous bone and anorganic bovine bone-derived mineral: A prospective case series in 19 patients. *Int J. Oral Maxillofac Implants* 29 (1): 185–193.

[41] Weigl, P. and Strangio, A. (2016) The impact of immediately placed and restored single-tooth implants on hard and soft tissues in the anterior maxilla. *Eur J Oral Implantol* 9 (Suppl 1): S89–106.

上颌骨前牙区引导骨再生过程中并发症的处理

Management of Complications in Anterior Maxilla During Guided Bone Regeneration

第 13 章

Isabella Rocchietta Federico Moreno David Nisand 著

在不同的临床情况中，引导骨再生术（GBR）都被文献广泛记载，其在牙槽嵴增量中的成功结果也被不断报道，而这种增量使以修复为导向的种植成为可能，最终达到和谐与自然的美学种植修复效果（Canullo 等，2019；Dahlin 等，1991；Rocchietta 等，2018；Simion 等，1996；Urban 等，2019）。

GBR 最初的生物学原则要求使用屏障膜创造一个安定的成骨空间，并防止软组织长入缺损部位（Dahlin 等，1988、1989）。

最早的临床研究（Buser 等，1990；Nyman 等，1990）报道仅使用 PTFE 膜就可以防止结缔组织细胞在骨再生区域增殖。在接下来的几十年中，使用可吸收膜（Schultz 和 Gager，1990）、d-PTFE 膜（Strietzel 等，2006）和附加植骨材料（Nevins 和 Mellonig，1992；Simion 等，1994）等方法也大量见于文献之中。

除了屏障膜和生物材料，组织工程学也起到了关键作用，它可以和 GBR 联合使用为牙槽嵴缺损的治疗提供满意的效果。生长因子、骨形成蛋白、血小板浓缩物都被研究和检验，人们把它们加入再生的治疗组合中，目标只为了极大提升骨量增加及软组织愈合的最终效果（Jung 等，2003；Simion 等，2006）。

临床关键在于空间维持和膜的稳定（Mir-Mari 等，2016）。后者意味着需要根据缺损类型谨慎选择材料（Naenni 等，2017）。

在美学区，骨缺损包括很多不同情况，从骨轮廓完整的水平向缺损到完全没有骨壁的水平向联合垂直向骨缺损。这些临床情况需要应用不同外科方法去解决，目的都在于恢复原有骨质骨量，以期在拥有充足软组织轮廓的同时，达到长期成功的骨结合。

（1）有完整骨轮廓的水平骨缺损（水平临界尺寸缺损）：种植同期做轮廓增量，使用可吸收膜和混合植骨材料（自体骨和小牛骨）。

（2）超出骨轮廓的水平骨缺损（全新造骨）：种植同期做轮廓增量，使用不可吸收膜和混合植骨材料。

（3）联合水平向和垂直向的骨缺损（全新造骨）：使用不可吸收膜和混合植骨材料做引导骨再生，延期种植（6～9个月后）。

然而，引导骨再生也总是和频繁的并发症相伴相生，比如在不同时间点上的屏障膜暴露，伤口裂开，感染和塌陷。这些都将导致骨量和骨质的损失，同时软组织轮廓也将不足。在美学区，这可能会导致软组织变形，有时候非常难调整，最终导致美学失败。

有趣的是，Urban 等（2019）的研究表明，相较于其他骨增量技术，GBR 操作的并发症发生率是最低的。在这篇系统性综述中指出，GBR 技术有 12.1% 的并发症发生率，而牵张成骨是 47.3%，骨块植骨为 23.9%。Rocchietta 等（2008）也报道过牵张成骨的并发症高达 75.7%，而 GBR 为 45.5%。当应用 GBR 解决垂直牙槽骨缺损时，两篇系统综述（Rocchietta 等，2008；Urban 等，2019）报道的并发症发生率有很大差异，这可能是因为在垂直骨增量操作中使用的 PTFE 膜的进步和迭代，从 e-PTFE 膜发展为 d-PTFE 膜。

由于缺乏科学证据和现有研究的异质性，GBR 并发症的话题比较难以概述。另外，大多数现有的关于 GBR 的研究都是由有限的几位经验丰富的研究者发布的。这意味着已发表的并发症发生率被低估了。

并发症可以以其类型（如暴露、感染、塌陷）、发生时间（早期或晚期）和严重程度（低等级感染和高等级感染）来定义，这样也引出了不同的结果等级。它们可以包括获得部分骨量到美学缺陷再到神经损伤（主要在下颌后牙区）。

本章的目标在于评估 GBR 过程中预防任何并发症的最关键要素，并提出一个可能并发症的分类和相应的解决方案。

一、预防美学区 GBR 的并发症

为了尽量减少并发症风险，临床医生需要评估患者整体情况，自己手术能力，位点的特殊性，角化牙龈的量，生物型，前庭沟的深度，瓣的灵活性，骨缺损的类型和大小，将要使用的膜和骨替代材料的类型（Chao 等，2015）。

（一）患者选择和准备

GBR 的某些并发症可以通过仔细选择患者和适当患者及手术的准备而得到预防。

据笔者所知，目前文献中没有科学研究评估 GBR 并发症与全身健康存在问题患者（medically compromised patient，MCP）之间的关系，尽管预期这些患者会有更多的术前和术后并发症是符合常理的。

对这些患者，关键是要和他们的内科医生一起评估手术的风险和收益，以及手术对患者生活质量的影响。根据 Diz 等（2013），对系统性疾病的控制程度要比疾病本身更为重要。因此，有未经控制的系统性疾病的患者应该自然被排除，不要对他们进行如 GBR 之类复杂的可选性的手术。

在 GBR 术前至少 2 个月必须强制戒烟，因为吸烟会妨碍植骨区域的正常血管再生并负面影响患者的愈合潜力。Lindfors 等研究发现用自体骨和 e-PTFE 膜进行的 GBR 在非吸烟患者的成功率高达 95%，而吸烟患者仅为 63%（Lindfors 等，2010）。不幸的是，不可能用某一方面的因素譬如吸烟来定义其是一项绝对风险因素（Ronda 等，2014）。

在 GBR 中要避免并发症，患者准备也是至关重要的一步。这意味着需要彻底的牙科和牙周评估和准备，治疗所有口腔疾病，减少炎症，还要为手术做好软组织处理。预备好适合的临时义齿，避免压迫或使下方软组织缺血。在部分牙列缺损的患者，应该考虑良好桥体设计的粘接固位修复体或以上腭做最大支撑的活动局部义齿，而全口无牙颌患者需要计划做临时种植体。

为了避免任何术后感染发生，应该在术前术中术后都认真考虑合适的菌斑和感染的控制策略。因此，葡萄糖酸氯己定漱口液和抗生素应该与足量的止痛药一并开给患者使用，但考虑到类固醇激素潜在的不良反应，应该仅限定于特殊病例。

（二）手术管理（病例 1 和病例 2）

有很多技术要点被认为是 GBR 成功的关键。

(1) 瓣的设计和处理对保证软组织的无张力关闭和愈合至关重要。瓣的设计需要考虑前庭沟的深度，骨膜的质量 / 完整性（Urban，2017），还有膜的可动性。在大多数的临床情况下，应该做嵴顶正中或稍偏腭侧的切口，附加 1～2 条在术区 1 颗或 2 颗邻牙远中松弛切口。腭侧也可以在一个牙位的远中做松弛切口，以保证屏障膜在腭侧的固位通道。为达到无张力缝合还应该做分层分离。

(2) 骨位点和邻牙的准备：受骨位点必须干净，不能有任何软组织残余，还要做皮质穿孔。邻牙必须经过刮治和根面平整，避免移植物污染。

(3) 屏障膜的适配和固定：屏障膜必须被修整成可以完全覆盖植骨材料（屏障膜的修整模板可以通过 CBCT 的 3D 模型在术前准备好）。

(4) 避免不可吸收膜和天然邻牙接触十分重要，对膜的 3D 体积成型可以获得理想的骨形状。

可吸收膜可以与天然牙根直接接触，但需要注意保证留出下方植骨材料的充足补偿量。屏障膜必须搭在足量的邻近基底骨上（2～3mm），而且对其的固定是手术成功的关键。在上颌前牙的多数临床情况中，固定应从腭侧开始用膜钉或固位螺丝来为放置骨移植物创造条件。膜的固定也可以从颊侧开始，用 Gore-Tex 缝合法在腭侧结束。

(5) 获取骨移植物：骨材料的选择从自体骨骨屑（骨基质中含有非胶原蛋白和生长因子）到小牛骨，应该根据缺损的形态（临界尺寸缺损 / 全新造骨），缺损的体积和所用膜的屏障效果来决定。由于加入自体骨骨屑可以增加在小牛骨周围的骨形成并明显加快新骨形成的速率（Janner 等，2017），所以当覆盖可吸收膜时和在垂直 3D 缺损中应予以优先使用。

(6) 缝合技巧应该以在最小的瓣张力下达到一期愈合为目标而使用。这可以用双侧缝合技术来实现——用 PTFE 缝合线做水平褥式缝合使瓣的边缘外翻，再用 6-0 的不可吸收缝合线（聚丙烯）做间断缝合。

愈合期间瓣裂开的主要技术原因之一就是存在过度的瓣张力，尽管已经做到初期关闭创口（Burkhardt 和 Lang，2010）。对 60 名接受单颗种植的患者所做的临床研究表明，最小的瓣张力（1～10gf）仅造成 10% 的伤口在术后 1 周裂开，相比之下，在瓣张力较高组（＞10gf）这个比例超过 40%；这种差异也取决于软组织的厚度，在较厚的软组织（＞1mm）可以承受较高的瓣张力而不破裂（Burkhardt 和 Lang，2010）。

另一项非常重要但经常被忽略的因素是整个团队的手术表现，这与患者安全和并发症发生率密切相关，而团队表现可能被压力所影响。这个问题可以通过实施手术检查清单和在医护团队专业成员之间创造坦诚对话的氛围来得以解决（Renouard 等，2017）。

最后，手术操作应该以最小的组织损失和在尽可能短的手术时间内完成，这样可以促进手术组织瓣在愈合期间的血管化和血管生成。创伤最小化，不仅可以通过翻瓣时的精确分离和干净切口，也可以通过微创器械和缝合线来实现（Burkhardt 和 Lang，2010）。控制手术创伤在最小范围可以帮助预防疼痛、肿胀、擦伤等典型不良反应。

（三）术后护理

患者术后必须密切随访。理想情况下，患者应该在第 1 个月每周复诊一次，间断缝合 2 周拆除，褥式缝合在第 2～3 周拆除。患者在种植前或再次手术前必须每 2 个月回访一次。

当 GBR 以两阶段模式进行时，需要等待6～9 个月的愈合期后再行种植，愈合期间取决于骨缺损的体积。在这个阶段新生成的骨仍未成熟，所以可以认为它像是软组织。在这种情况下的种植体植入需要精准的外科技术，避免对未成熟骨造成过大压力，而这可能会造成再生骨的失败，部分或全部新形成的硬组织可能因为新生骨桥的断裂而丧失。不建议做即刻负重。应注意将种植体按照修复导向的理想位置植入。通常，与天然基底牙槽骨相比，再生骨的均一性较低，后者可能容易偏移种植体的方向。种植体植入后，新形成的骨需要用小牛骨材料联合可吸收膜做保护。

即便成功进行了骨嵴增量，GBR 术后的愈合阶段总会伴随着一定量的软组织变薄。

根据植骨的体积、缺损的解剖结构和屏障膜的类型，应该等待 4～6 个月后再做软组织的处理。

(1) 厚龈生物型的少量水平向软组织缺损可以在放置愈合基台时用卷瓣技术加以纠正。

(2) 中等水平向软组织缺损或薄龈生物型的少量软组织缺损可以在二期时以结缔组织移植的方法解决。

(3) 垂直软组织缺损则需要利用信封技术在覆盖螺丝上植入结缔组织，4 周后再连接愈合基台。

（四）GBR 并发症的分类和处置（病例 3）

根据 GBR 的生物学原则，保证其成功的前提条件是完整的软组织瓣关闭，没有感染，没有机械压力，还要有充足的愈合时间。当使用可吸收膜（交联和原生胶原）或不可吸收膜时这都是正确的。最近的一项研究评估了关于垂直骨增量系统评价的质量（Saletta 等，2019）。在评估术后并发症时，47% 的系统性综述包含这项结果的评估；并发症发生概率范围很大（0%~60%），多数是感觉异常，伤口裂开，膜暴露和修复失败。不过，在不同时间节点上，主要的不良结果都是伤口裂开和膜暴露。

1. 天然胶原膜暴露

据报道在 GBR 操作中胶原膜的过早暴露概率为 30%~50%（Machtei，2001；Oh 等，2003；Tal 等，2008）。可吸收膜的过早暴露可能导致再生骨量减少高达 81%（Lekholm 等，1999；Zitzmann 等，1997）。

一些学者则建议将这种因为膜暴露而造成的骨组织丧失修改为大约 20%（Urban，2017）。

2. 交联胶原膜暴露

交联胶原膜被指出可以减缓酶降解从而更长时间保持膜的屏障作用。但是，当这些膜暴露在口腔之中时，它们也会对想溶解它们的胶原酶产生更多抵抗。因此，一旦暴露，比起天然胶原膜软组织将花明显更长的时间去闭合。一项 RCT 报道称当交联膜暴露时骨丧失达 48.5%，这是由于移植颗粒在延长的愈合过程中从位点剥脱（Friedmann 等，2001）。

3. 聚四氟乙烯膜暴露

不可吸收的 PTFE 膜暴露会比可吸收膜暴露造成更多软组织丧失。这是因为两种膜的本质不同，可吸收膜可以被胶原酶降解。

PTFE 膜的孔径和可渗透性也各有不同。过去有全膨胀 PTFE 膜（e-PTFE），现在有致密 PTFE 膜（d-PTFE）或双层结构的改良 e-PTFE 膜。

研究和临床工作集中在优化隔层的厚度及膨胀比率和方向，以达到屏障细胞和细菌的独特结构。最新研究评估了各种 PTFE 膜在体外屏蔽口腔细菌的功能（Trobos 等，2018）。结果显示所有"新一代" PTFE 膜都可以在体外有效屏蔽细菌穿透。未来需要进一步研究其在体内的效果。相对 10 年前所用的 e-PTFE，过去数年间对 PTFE 膜的通透性的改进，已经将膜暴露问题变得更易于解决。

GBR 术后膜暴露对植骨的增量有决定性影响。GBR 在无牙位点，没有膜暴露的位点水平骨增量要比膜暴露的位点多 74%。在种植体周围的裂口型缺损，没有暴露的位点可以将缺损多填补 27%。不过，这些结果使用的是胶原膜和 e-PTFE 膜，仅由 Garcia 等表述（Garcia 等，2017）。

尽管各种文献给出的信息有所不同，但临床经验告诉我们当膜暴露时会有不好的结果。即便可吸收性膜在暴露时可以让软组织更快愈合，但这也会导致显著的骨量丧失。另一边，"新一代" PTFE 膜暴露（这在经验不足者手中会更频繁发生，因为它们需要更严格的手术规程）可能会让骨损失更容易控制，因为即使在很大的软组织裂开时，这种膜的孔径较小。

需要重点强调的是任何 d-PTFE 屏障膜的有意或无意暴露会造成一定程度的软硬组织损失（不能定量，因为每个病例都不同）。有几篇文献都提倡有意在口腔内暴露 d-PTFE 膜，比如在牙槽嵴保存术中（Fotek 等，2009；Greenstein 和 Carpentieri，2015）。这些膜将在 6~10 周后被手动移除，让软组织二期愈合。尽管研究显示这些膜可以阻止细菌穿透，但在致密膜的外层有明显的生物膜和大量 S. Oralis 细胞定殖（Trobos 等，2018）。这也许可以解释为什么一旦出现裂开软组织会迅速张开。因此，需要用被动无张力的组织瓣包埋覆盖这些膜。任何的暴露都必须被视为是一个并发症，会造成最终结果的缺陷。

几乎没有人尝试过对 GBR 伤口裂开进行分类。Verardi 和 Simion 描述了在用 PTFE 膜治疗牙槽嵴缺损时的两种膜暴露：Ⅰ类和Ⅱ类，小的（＜3mm）和大的（＞3mm）肉眼可见膜暴露（Verardi 和 Simion，2007）。Merli 等将这种并发症分为重度和轻度，没有真正分类（Merli 等，2007）。Fontana 等描述了一个更详细的分类，但只针对在垂直牙槽嵴增量中使用原来的 e-PTFE 膜的失败病例（Fontana 等，2011）。作者聚焦于软组织裂开的大小，按暴露大小和感染状态将其归为 4 类。他们还加入了三种手术失败：组织瓣损伤、神经性并发症和血管性并发症。虽然有用，但这种分类现在已经过时了，因为 e-PTFE 膜在日常的临床实践中已经被 d-PTFE 和（或）双侧 PTFE 膜代替了（双层膜有通透性较小的外层——靠近软装的面基本致密，和更多膨胀 PTFE 的内层——靠近骨一侧）。我们将后两种膜定义为"新一代致密 PTFE 膜"。

因此，下面要介绍一种新的膜暴露分类和相关的处置方法。这个分类将基于创口裂开的时间和是否存在感染。暴露的大小相对不重要，因为一旦膜暴露，无论大小，软组织都发生缺损。伤口裂开可能发生在早期（0～60 天）或晚期（比如 2 个月后）。根据裂开时间和感染过程，处理也将不同（图 13-1）。

（五）"新一代" PTFE 膜在 GBR 中的暴露分类（同期或延期种植）

1. Ⅰ类早期暴露（0～60 天）

如果发生早期暴露，通常是因为手术操作有问题。要根据感染状态来做出最终决断。

如果裂开未伴有感染状态（Ⅰa 类），推荐每周复诊监测裂开的状态。建议测量软组织裂开的尺寸，这样可以检查软组织张开的进程。这类病例中没有研究曾经报道过取出屏障膜的"理想"时间点，也没有精确的骨成熟的最少必要时间。但是，有人提出了大概的时间框架；Urban 等（2017）建议将 d-PTFE 膜留在原位（观察）最长时间不超过 10 周（Greenstein 和 Carpentieri，2015）。由于缺乏精确时间的具体信息，笔者建议每周监测暴露处，除非暴露扩大和（或）出现感染。这两个变量应促使临床医生立即采取干预措施，移除暴露的膜，清除感染组织，用可吸收膜保护位点，一期关闭创口。根据清创后剩余的骨量，决定是否需要再做一次 GBR（颗粒骨移植材料和可吸收膜）。如果在清创后骨量仍然足够，在 6 个月的恢复期后，可以植入种植体，再行修复。

另一种情况，如果Ⅰ类早期暴露存在任何形式的感染（Ⅰb 类），必须马上取出屏障膜，位点清创。建议附加全身性抗生素治疗。

愈合 3 个月后（软硬组织愈合），再次进行手术。

2. Ⅱ类晚期暴露（术后 2 个月）

这类的主要病因是不当的临时修复体对手术位点造成的创伤。这类又分为Ⅱa 类晚期暴露无

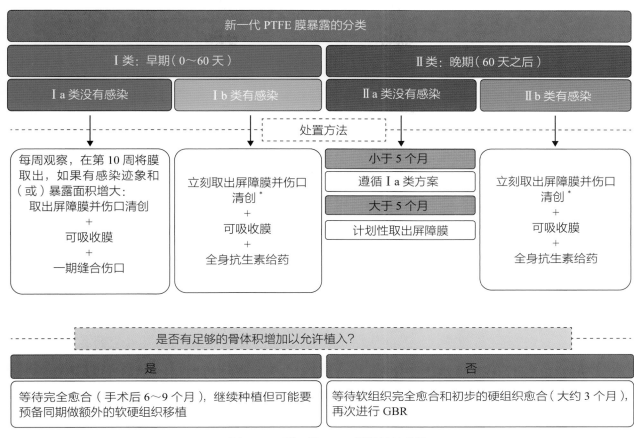

▲ 图 13-1　新一代 PTFE 膜暴露的分类

*. 如果 GBR 同期做了种植体植入，这个阶段可能需要取出种植体

感染，和Ⅱb类晚期暴露有感染。

对于Ⅱa类的方案也是每周复诊来监测软组织裂开的发展。根据晚期裂开发生的时间，可以计划将膜取出。例如，如果伤口在5个月时裂开，就建议将 d-PTFE 膜尽快取出，以防止软组织缺损扩大。如果暴露发生在 3 个月时，那么需要遵循Ⅰa类的处理方案（见决策树）。

Ⅱb类是晚期暴露伴有感染。处理方案为立即取出屏障膜，清除感染组织，并给予全身抗生素治疗。如果仍留有足够骨量可以种植，则以可吸收膜覆盖位点，一期缝合创口。必须等待一定时间再生完成后（从第一次手术起 6～9 个月）再做种植体植入。

如果并发症导致在清创后骨量不足，那么应在位点覆盖胶原膜（以保护已获得的最少骨增量体积）并一期关闭创口。需要等待 3 个月的愈合期后，再做治疗。

3. 感染

在绝大多数病例中，感染开始于局部区域然后蔓延到整个植骨材料。Urban 将感染描述为低度和高度感染（Urban，2017）。这些严重的并发症可能会完全破坏最终骨增量的结果。对于感染，治疗目标在于立即手术干预，清除屏障膜和感染组织（可能并非整个移植材料）。推荐全身和局部抗生素应用。可利用可吸收屏障膜覆盖成熟的骨移植物。

4. 神经 / 血管损伤

上颌骨前牙区主要涉及切牙孔，这里的神经血管束可能在腭侧翻瓣时受到影响。

5. 牙根损伤

屏障膜需要固定，尤其针对不可吸收的 PTFE 膜。一系列的膜钉和固位钉可供选择。在较小的无牙跨度中，膜必须被固定在两邻牙之间。在固定膜时，需要小心避免损伤下方的牙根，尤其在上颌前牙，这里的牙根通常明显隆起，并盖有一层极薄的颊侧骨。

二、结论

成功的 GBR 目标在于重建已丧失的牙槽嵴硬组织，以便完成修复导向型的种植植入并达到种植支持修复体的最终和谐与自然美观。然而，当 GBR 发生并发症时，会造成不同程度的软硬组织缺损，其程度取决于发生时间和并发症的严重性。

GBR 并发症的病因各种各样，可能取决于术前的诊断失误，手术的失误或术后不当的临时修复体，也可能是本章介绍的多种其他因素。另外，说到并发症，我们总会想到技术或生物问题，然而，其实临床医生和手术团队也同等重要。

"智能"生物激活因子和基于细胞的方法，也对传统的自体骨移植和异种骨支架与屏障膜形成补充，而个性化 3D 打印的骨支架等也将在未来对增进牙槽嵴骨增量临床效果，减少手术并发症起到辅助作用。尽管有限的临床证据提示使用一系列生长因子可以改善效果，但直到今天，生长因子在牙槽嵴骨增量中起到的临床作用仍然不清楚。未来，应用不同生长因子组合，搭配纳米科技和可注射复合材料领域的进步，有望进一步提高其潜在效益。

这些设想都令人兴奋并充满希望，科技的发展能让我们对患者使用最微创的手段达到最好的效果，同时将并发症的发生率降到最低。不过，临床医生仍将在这个精密非凡的复杂治疗当中起到决定性作用。

病例 1（图 13-2 至图 13-18）

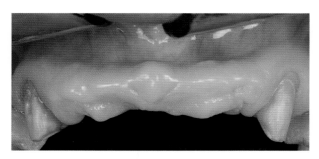

▲ 图 13-2 术前口内情况，注意严重的骨凹陷

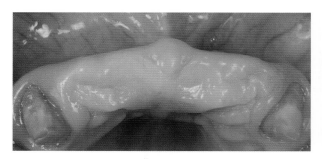

▲ 图 13-3 术前𬌗面情况，组织瘢痕

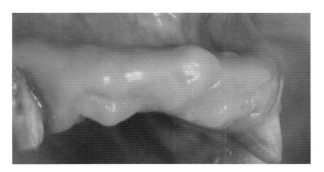

▲ 图 13-4　术前矢状面情况

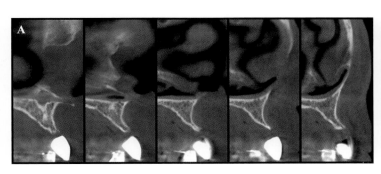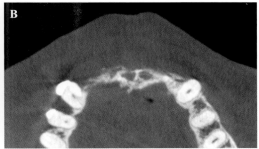

▲ 图 13-5　**A. CBCT 矢状面观；B. CBCT 扫描的殆面观**

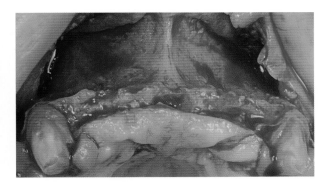

▲ 图 13-6　术前殆面观

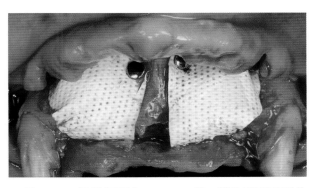

▲ 图 13-8　用膜钉固定 **d-PTFE** 膜，请注意不可吸收膜和骨面的适配贴合性

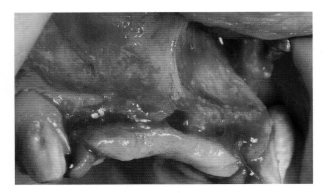

▲ 图 13-7　术前侧面照片

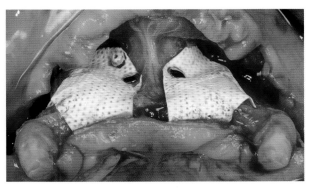

▲ 图 13-9　放置好的 **d-PTFE** 膜，请注意与相邻牙齿没有接触

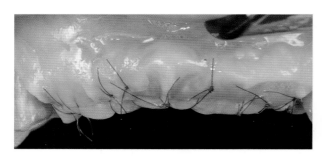

▲ 图 13-10　术后 14 天愈合情况，间断缝合线拆除

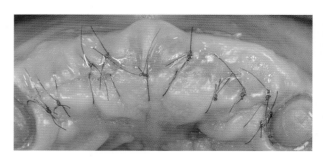

▲ 图 13-11　术后 14 天𬌗面观

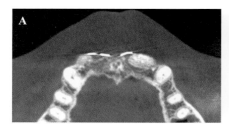

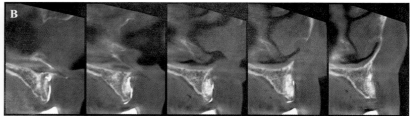

▲ 图 13-12　A. 术后 9 个月 CBCT 影像可见有充足骨量做修复导向的种植植入；B. 术后 9 个月 CBCT 影像

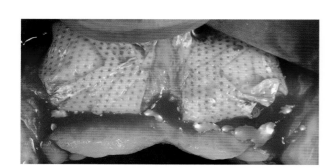

▲ 图 13-13　屏障膜拆除和种植术前

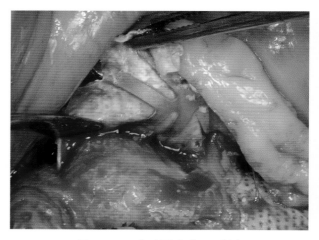

▲ 图 13-15　去除屏障膜可见新生骨

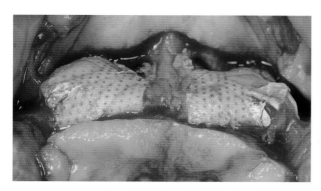

▲ 图 13-14　种植术前𬌗面观，注意膜的良好贴合性

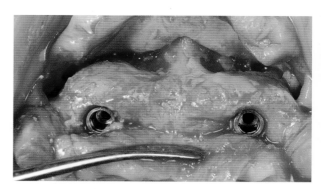

▲ 图 13-16　修复导向的种植植入；在这个阶段，新生骨将被覆盖一层小牛骨和可吸收膜

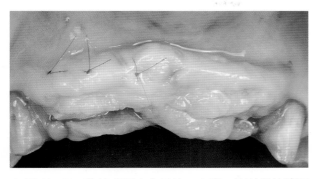

▲ 图 13-17　种植术后 4 个月的口内照，这时做结缔组织移植对软组织进行增量

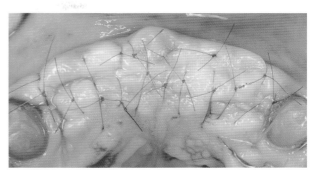

▲ 图 13-18　结缔组织移植后的缝合技术；4 周后做微创二期手术，这样可以在 15 天以后做临时修复

病例 2（图 13-19 至图 13-35）

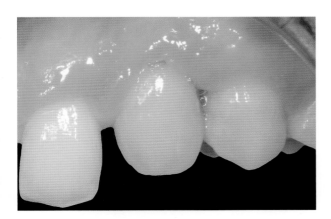

▲ 图 13-19　23 和 24 牙位的临床术前照片：注意 22 和 23 牙位之间牙龈边缘的垂直差异

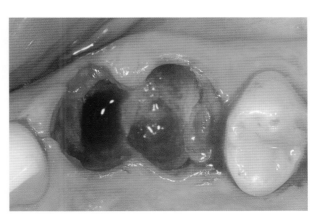

▲ 图 13-21　拔牙后的照片：注意这里避免翻瓣和局部的垂直骨缺损

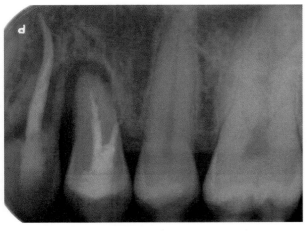

▲ 图 13-20　23 和 24 牙位根尖 X 线片可见异常表现

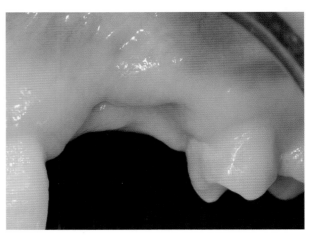

▲ 图 13-22　拔牙后 8 周的口内照：注意垂直向缺损

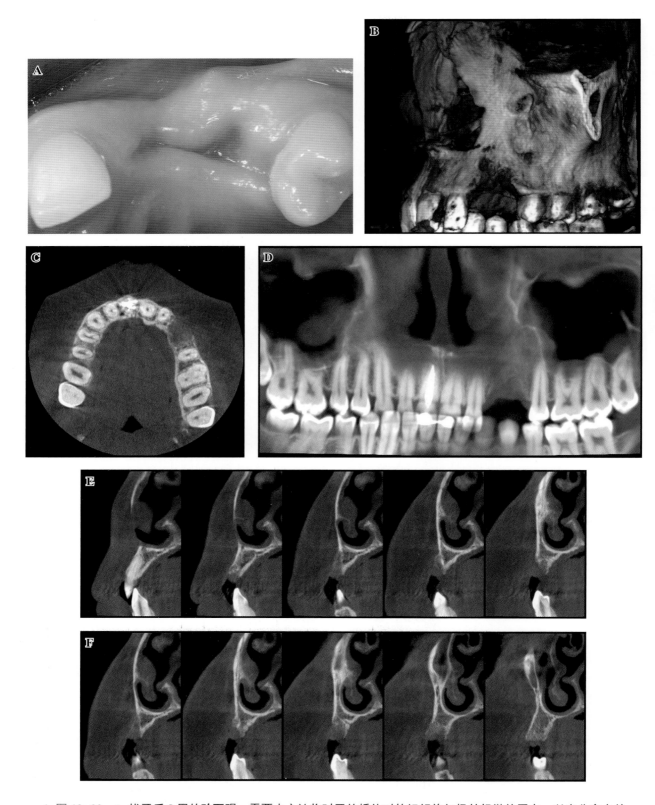

▲ 图 13-23　**A.** 拔牙后 **8** 周的殆面观：需要小心让临时牙的桥体对软组织施加极其轻微的压力，以充分愈合并上皮化；**B. CBCT** 可见 **3D** 骨缺损；**C. CBCT** 殆面观；**D. CBCT** 冠状面断层可见垂直向骨缺损；**E. 23** 牙位的矢状面观；**F. 24** 牙位的矢状面观

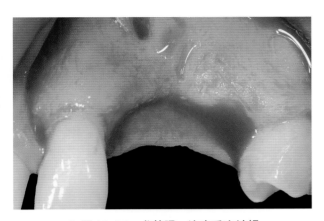

▲ 图 13-24   术前照：注意垂直缺损

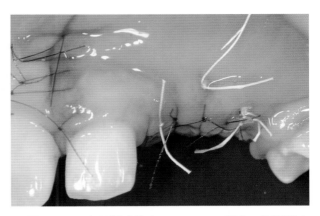

▲ 图 13-26   水平褥式缝合、Gore-Tex 缝合、间断缝合与 6-0 不可吸收缝合线缝合相结合的缝合技术

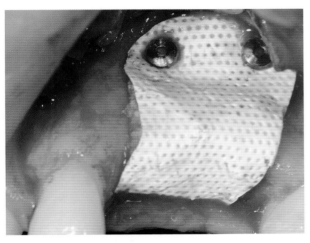

▲ 图 13-25   用膜钉在腭侧和颊侧固定 d-PTFE 膜，膜下为自体骨骨屑和小牛骨的混合物；注意在近中区域由于没有弯制好导致膜不贴合；近中部分随后会覆盖一层可吸收膜，这种膜可以与邻牙有紧密接触

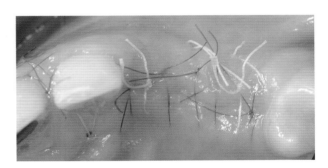

▲ 图 13-27   术后 14 天拆除间断缝合时的𬌗面观

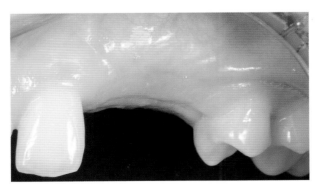

▲ 图 13-28   术后 9 个月临床照片：注意垂直向明显增高

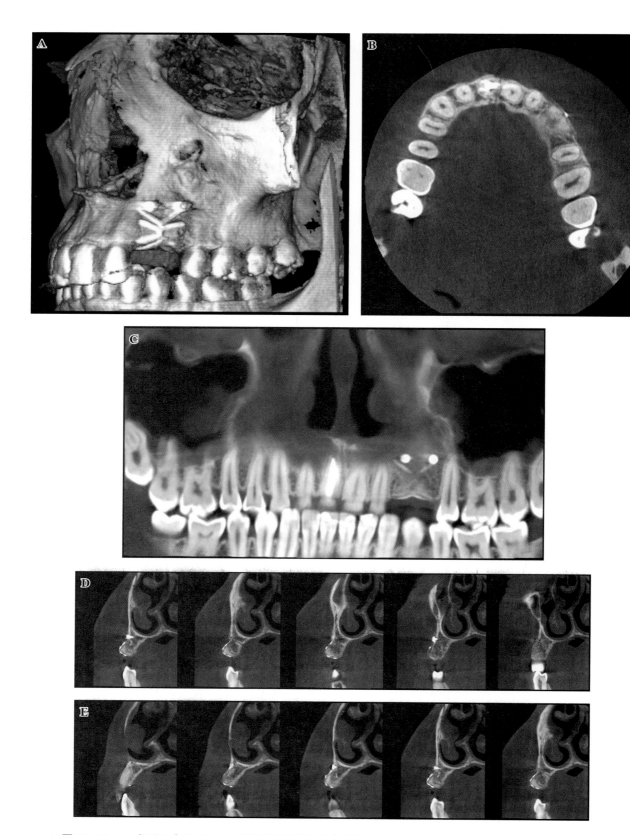

▲ 图 13-29　A. 术后 9 个月 CBCT 显示不可吸收膜仍在原位；B. CBCT 𬌗面观可见水平向的缺损得到完全解决；D. 术后 9 个月 23 牙位的矢状面观；E. 术后 9 个月 24 牙位的矢状面观

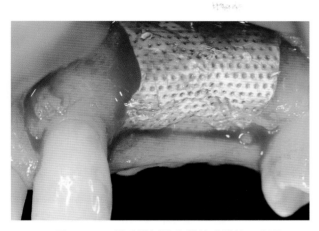

▲ 图 13-30　屏障膜拆除和种植术前的口内照

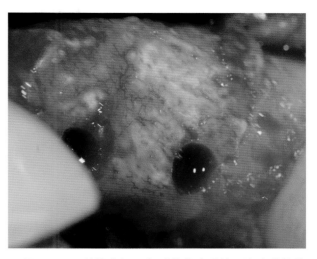

▲ 图 13-33　种植窝洞预备时的临床照片：注意移植物的血供

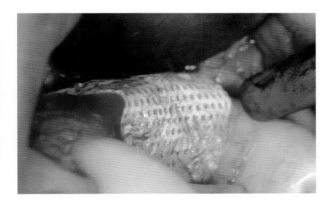

▲ 图 13-31　屏障膜拆除时侧面观：注意不可吸收膜的 **3D 形状**

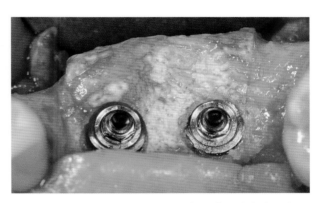

▲ 图 13-34　种植体植入后的临床照片：注意水平向上的骨量扩增

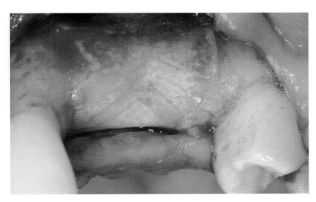

▲ 图 13-32　屏障膜拆除后新生骨的临床照片：注意骨缺损被完全解决，除了近中被可吸收膜覆盖的部分

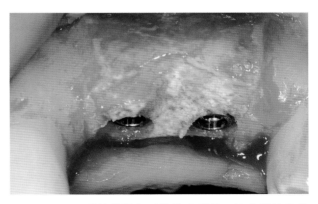

▲ 图 13-35　种植体植入后的临床照片：注意种植体的位置稍在骨下

病例3（图 13-36 至图 13-58）

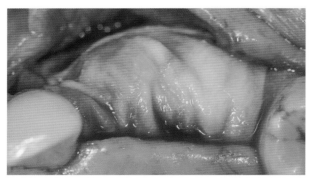

▲ 图 13-36 新生骨被覆盖上一层小牛骨和可吸收膜

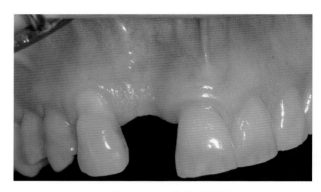

▲ 图 13-39 术前正面照

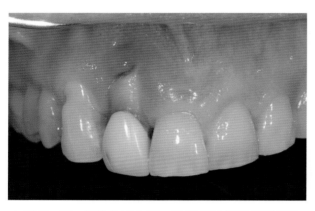

▲ 图 13-37 初诊的口内照；**12** 牙无法保留需要拔除；患者表现出薄龈生物型，在 **13** 牙位表现出牙龈退缩和临床附着丧失

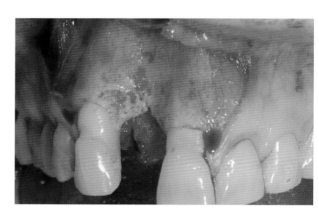

▲ 图 13-40 术前骨缺损的正面照，注意有少量的垂直向塌陷

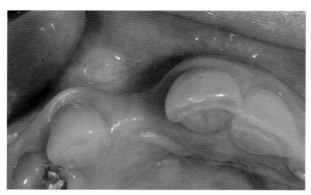

▲ 图 13-38 拔牙 **4** 周后𬌗面观，注意软组织愈合良好，但硬组织水平向严重缺损

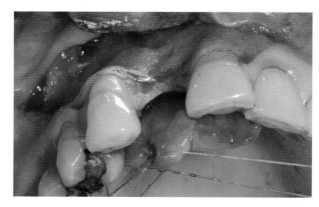

▲ 图 13-41 翻瓣后𬌗面观可见骨缺损区域

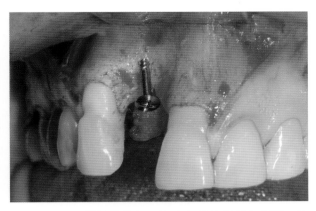

▲ 图 13-42　就位帐篷钉，注意钉子头部朝向颊侧，位置太偏冠方

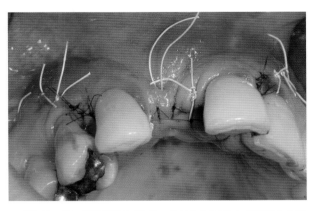

▲ 图 13-45　双层缝合技术；在 PTFE 膜中的深层水平褥式缝合和不可吸收线做间断缝合

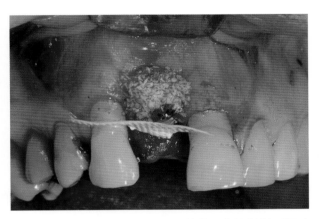

▲ 图 13-43　d-PTFE 膜从腭侧就位，移植材料（脱矿小牛骨混合自体骨颗粒）被堆成理想外形，请再次注意钉头相对邻牙骨嵴过于偏颊侧和冠方

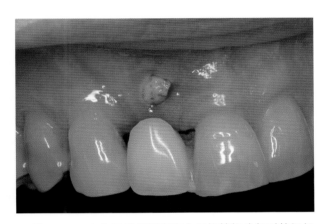

▲ 图 13-46　2 个月后颊侧表面由于帐篷钉头部对软组织的压力而发生Ⅱa 类的 d-PTFE 膜暴露，没有感染存在

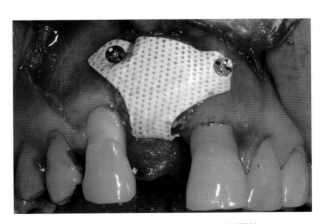

▲ 图 13-44　d-PTFE 膜在颊侧固位

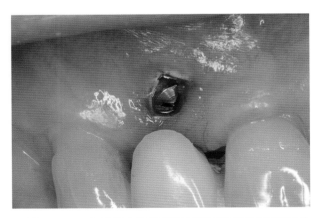

▲ 图 13-47　在局部去除屏障膜后可以看到帐篷钉的头部，没有翻瓣；笔者移除了一小部分暴露的膜，如同他们在处理 e-PTFE 膜时一样

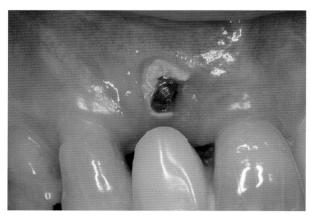

▲ 图 13-48　4 个月时的 Ⅱa 类膜暴露

这个区域被每周监测；注意扩大的暴露区导致明显的软组织缺损；这是干预的理想时机，可以取出屏障膜，但患者这时不方便

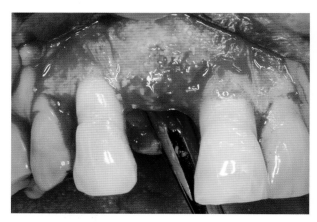

▲ 图 13-51　再生骨的正面观

新生骨看上去体积和血供都很好，可以植入种植体

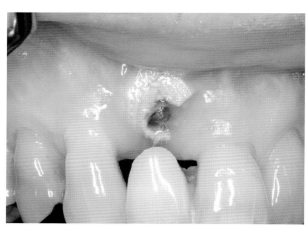

▲ 图 13-49　5 个月时的 Ⅱa 类膜暴露，注意软组织缺损

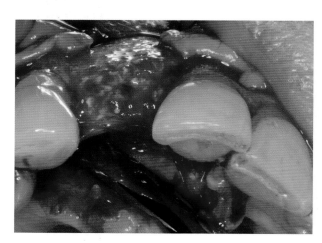

▲ 图 13-52　殆面观，可见再生骨的体积不错

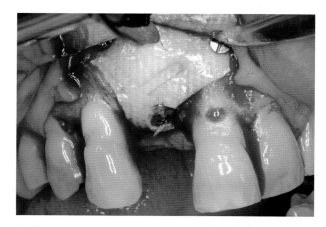

▲ 图 13-50　d-PTFE 膜在 5 个月时被移除，注意屏障膜的完整性和稳定性，没有感染迹象

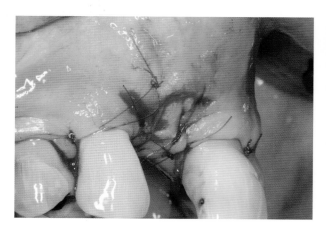

▲ 图 13-53　从腭侧取第 2 块结缔组织来关闭软组织裂口

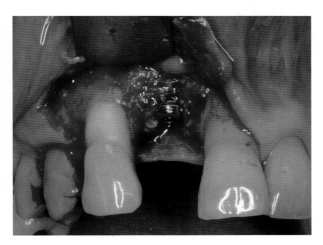

▲ 图 13-54　可以在这个阶段植入种植体；注意颊侧骨的丧失导致种植体颊侧裂口型缺损；这个部位原来是帐篷钉的头部

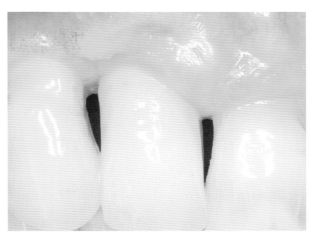

▲ 图 13-57　最终种植体支持修复的照片（正面观）
注意软组织被完整关闭，但近远中龈乳头缺失，软组织美学效果并不及格；种植修复由 Koray Feran 医生完成

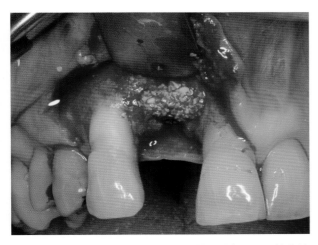

▲ 图 13-55　用去蛋白的小牛骨颗粒做局部 GBR 补偿缺损裂隙

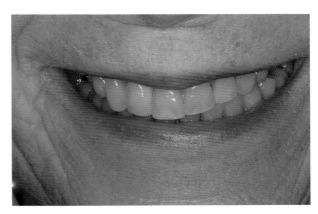

▲ 图 13-58　患者的笑线
幸好患者是低笑线，所以这个效果还是令人满意的

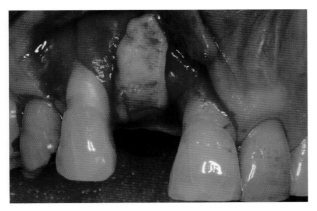

▲ 图 13-56　覆盖胶原屏障膜完成 GBR；从腭侧取一块结缔组织块补偿软组织的缺损

声明

感谢 Aaron Lopez-Lago Garcia 医生在手稿准备工作中给予的帮助。

参考文献

[1] Burkhardt, R. and Lang, N.P. (2010) Role of flap tension in primary wound closure of mucoperiosteal flaps: A prospective cohort study. *Clin Oral Implants Res* 21: 50–54.

[2] Buser, D., Bragger, U., Lang, N.P., and Nyman, S. (1990) Regeneration and enlargement of jaw bone using guided tissue regeneration. *Clinical Oral Implants Research* 1: 22–32.

[3] Canullo, L., Tronchi, M., Kawakami, S. et al. (2019) Horizontal bone augmentation in the anterior esthetic area of the maxilla using a flap design adapted from mucogingival surgery in association with PLA membrane and beta-TCP. *The International Journal of Periodontics and Restorative Dentistry* 39: 195–201.

[4] Chao, Y.C., Chang, P.C., Fu, J.H. et al. (2015) Surgical site assessment for soft tissue management in ridge augmentation procedures. *The International Journal of Periodontics and Restorative Dentistry* 36: 75–83.

[5] Dahlin, C., Linde, A., Gottlow, J., and Nyman, S. (1988) Healing of bone defects by guided tissue regeneration. *Plastic and Reconstructive Surgery* 81: 672–676.

[6] Dahlin, C., Sennerby, L., Lekholm, U. et al. (1989) Generation of new bone around titanium implants using a membrane technique: An experimental study in rabbits. *The International Journal of Oral and Maxillofacial Implants* 4: 19–25.

[7] Dahlin, C., Lekholm, U., and Linde, A. (1991) Membraneinduced bone augmentation at titanium implants. A report on ten fixtures followed from 1 to 3 years after loading. *The International Journal of Periodontics and Restorative Dentistry* 11: 273–281.

[8] Diz, P., Scully, C., and Sanz, M. (2013) Dental implants in the medically compromised patient. *J Dent* 41 (3): 195–206.

[9] Fontana, F., Maschera, E., Rocchietta, I., and Simion, M. (2011) Clinical classification of complications in guided bone regeneration procedures by means of a nonresorbable membrane. *The International Journal of Periodontics and Restorative Dentistry* 31: 265–273.

[10] Fotek, P.D., Neiva, R.F., and Wang, H.-L. (2009) Comparison of dermal matrix and polytetrafluoroethylene membrane for socket bone augmentation: A clinical and histologic study. *Journal of Periodontology* 80: 776–785.

[11] Friedmann, A., Strietzel, F.P., Maretzki, B. et al. (2001) Observations on a new collagen barrier membrane in 16 consecutively treated patients. Clinical and histological findings. *Journal of Periodontology* 72: 1616–1623.

[12] Garcia, J., Dodge, A., Luepke, P. et al. (2018) Effect of membrane exposure on guided bone regeneration: A systematic review and meta-analysis. *Clinical Oral Implants Research* 29: 328–338.

[13] Greenstein, G. and Carpentieri, J.R. (2015) Utilization of d-PTFE barriers for post-extraction bone regeneration in preparation for dental implants. *Compendium of Continuing Education in Dentistry (Jamesburg, N.J.: 1995)* 36: 465–473.

[14] Janner, S.F.M., Bosshardt, D.D., Cochran, D.L. et al. (2017) The influence of collagen membrane and autogenous bone chips on bone augmentation in the anterior maxilla: A preclinical study. *Clinical Oral Implants Research* 28: 1368–1380.

[15] Jung, R.E., Glauser, R., Scharer, P. et al. (2003) Effect of rhBMP-2 on guided bone regeneration in humans. *Clinical Oral Implants Research* 14: 556–568.

[16] Lekholm, U., Wannfors, K., Isaksson, S., and Adielsson, B. (1999) Oral implants in combination with bone grafts. A 3-year retrospective multicenter study using the Brånemark implant system. *Int J Oral Maxillofac Surg* 28 (3): 181–187.

[17] Lindfors, L.T., Tervonen, E.A.T., Sandor, G.K.B., and Ylikontiola, L.P. (2010) Guided bone regeneration using a titanium-reinforced ePTFE membrane and particulate autogenous bone: The effect of smoking and membrane exposure. *Oral Surgery, Oral Medicine, Oral Pathology, Oral Radiology, and Endodontics* 109: 825–830.

[18] Machtei, E.E. (2001) The effect of membrane exposure on the outcome of regenerative procedures in humans: A metaanalysis. *Journal of Periodontology* 72: 512–516.

[19] Merli, M., Migani, M., and Esposito, M. (2007) Vertical ridge augmentation with autogenous bone grafts: Resorbable barriers supported by osteosynthesis plates versus titanium-reinforced barriers. A preliminary report of a blinded, randomized controlled clinical trial. *The International Journal of Oral and Maxillofacial Implants* 22: 373–382.

[20] Mir-Mari, J., Wui, H., Jung, R.E. et al. (2016) Influence of blinded wound closure on the volume stability of different GBR materials: An in vitro cone-beam computed tomographic examination. *Clinical Oral Implants Research* 27: 258–265.

[21] Naenni, N., Schneider, D., Jung, R.E. et al. (2017) Randomized clinical study assessing two membranes for guided bone regeneration of peri-implant bone defects: Clinical and histological outcomes at 6 months. *Clinical Oral Implants Research* 28: 1309–1317.

[22] Nevins, M. and Mellonig, J.T. (1992) Enhancement of the damaged edentulous ridge to receive dental implants: A combination of allograft and the GORE-TEX membrane. *The International Journal Of Periodontics and Restorative Dentistry* 12: 96–111.

[23] Nyman, S., Lang, N.P., Buser, D., and Bragger, U. (1990) Bone regeneration adjacent to titanium dental implants using guided tissue regeneration: A report of two cases. *The International Journal of Oral and Maxillofacial Implants* 5: 9–14.

[24] Oh, T.-J., Meraw, S.J., Lee, E.-J. et al. (2003) Comparative analysis of collagen membranes for the treatment of implant dehiscence defects. *Clinical Oral Implants Research* 14: 80–90.

[25] Pitaru, S., Tal, H., Soldinger, M. et al. (1988) Partial regeneration of periodontal tissues using collagen barriers. Initial observations in the canine. *Journal of Periodontology* 59: 380–386.

[26] Renouard, F., Amalberti, R., and Renouard, E. (2017) Are "Human Factors" the Primary Cause of Complications in the Field of Implant Dentistry? *The International Journal of Oral and Maxillofacial Implants* 32, e55–e61.

[27] Rocchietta, I., Fontana, F., and Simion, M. (2008) Clinical

outcomes of vertical bone augmentation to enable dental implant placement: A systematic review. *Journal of Clinical Periodontology* 35: 203–215.

[28] Rocchietta, I., Ferrantino, L., and Simion, M. (2018) Vertical ridge augmentation in the esthetic zone. *Periodontology 2000* 77: 241–255.

[29] Ronda, M., Rebaudi, A., Torelli, L., and Stacchi, C. (2014) Expanded vs. dense polytetrafluoroethylene membranes in vertical ridge augmentation around dental implants: A prospective randomized controlled clinical trial. *Clinical Oral Implants Research* 25: 859–866.

[30] Saletta, J.M., Garcia, J.J., Carames, J.M.M. et al. (2019) Quality assessment of systematic reviews on vertical bone regeneration. *International Journal of Oral and Maxillofacial Surgery* 48: 364–372.

[31] Schultz, A.J. and Gager, A.H. (1990) Guided tissue regeneration using an absorbable membrane (polyglactin 910) and osseous grafting. *The International Journal of Periodontics and Restorative Dentistry* 10: 8–17.

[32] Simion, M., Dahlin, C., Trisi, P., and Piattelli, A. (1994) Qualitative and quantitative comparative study on different filling materials used in bone tissue regeneration: A controlled clinical study. *The International Journal of Periodontics and Restorative Dentistry* 14: 198–215.

[33] Simion, M., Trisi, P., and Piattelli, A. (1996) GBR with an e-PTFE membrane associated with DFDBA: histologic and histochemical analysis in a human implant retrieved after 4 years of loading. *The International Journal of Periodontics and Restorative Dentistry* 16: 338–347.

[34] Simion, M., Rocchietta, I., Kim, D. et al. (2006) Vertical ridge augmentation by means of deproteinized bovine bone block and recombinant human platelet-derived growth factor-BB: a histologic study in a dog model. *The International Journal of Periodontics and Restorative Dentistry* 26: 415–423.

[35] Strietzel, F.P., Khongkhunthian, P., Khattiya, R. et al. (2006) Healing pattern of bone defects covered by different membrane types – a histologic study in the porcine mandible. *Journal of Biomedical Materials Research. Part B, Applied Biomaterials* 78: 35–46.

[36] Tal, H., Kozlovsky, A., Artzi, Z. et al. (2008) Long-term biodegradation of cross-linked and non-cross-linked collagen barriers in human guided bone regeneration. *Clinical Oral Implants Research* 19: 295–302.

[37] Trobos, M., Juhlin, A., Shah, F.A. et al. (2018) In vitro evaluation of barrier function against oral bacteria of dense and expanded polytetrafluoroethylene (PTFE) membranes for guided bone regeneration. *Clinical Implant Dentistry and Related Research* 20: 738–748.

[38] Urban, I. (2017) Vertical and horizontal ridge augmentation: New perspectives. Quintessence Publishing, Germany.

[39] Urban, I.A.S., Montero, E., Monje, A., and Sanz- Sanchez, I. (2019) Effectiveness of vertical ridge augmentation interventions. A systematic review and meta-analysis. *Journal of Clinical Periodontology* 46 (Suppl 21): 319–339.

[40] Verardi, S. and Simion, M. (2007) Management of the exposure of e-PTFE membranes in guided bone regeneration. *Practical Procedures and Aesthetic Dentistry: PPAD* 19: 111–117.

[41] Zitzmann, N.U., Naef, R., and Schärer, P. (1997) Resorbable versus nonresorbable membranes in combination with Bio-Oss for guided bone regeneration. *Int J Oral Maxillofac Implants* 12 (6): 844–852.

第三篇　上颌骨后牙区

The Posterior Maxilla

第14章

上颌窦提升术：经牙槽嵴入路

Sinus Augmentation: The Transcrestal Approach

Leonardo Trombelli Roberto Farina Giovanni Franceschetti Zvi Artzi 著

一、历史背景

在上颌骨后牙区中，拔牙后的骨吸收通常与牙槽嵴顶的垂直高度降低有关。一项回顾性研究（Farina 等，2011）对 32 名患者（1 例全口无牙，1 例全口有牙）上颌骨后牙区进行计算机断层扫描（CT），其结果显示窦腔气化约占剩余骨高度变化的 46%（图 14-1）。

剩余牙槽嵴的尺寸变化及上颌窦的气化可显著限制植入种植体的长度和直径。在一项回顾性研究中，对 127 名上颌骨后牙区至少缺失 1 颗牙齿的患者进行 CT 扫描，第二前磨牙、第一磨牙和第二磨牙区的剩余骨高度 < 8.0mm 的病例分别占 41%、80% 和 65%（Pramstraller 等，2011）（图 14-2）。

采用经牙槽嵴入路的上颌窦底提升（tSFE）是上颌骨后牙区进行垂直骨增量的手术选择（Lundgren 等，2017）。1977 年，Hilt Tatum 博士在阿拉巴马州种植大会上的一次讲座中首次提出

了经牙槽嵴入路（Tatum，1977），并于 1986 年发表（Tatum，1986）。该技术包括使用"牙槽成形器"准备植入部位，根据待植入的种植体尺寸进行选择。通过以垂直方向手动敲击"牙槽成形器"进行窦底"青枝骨折"，直至获得窦底骨折。

后来，Summers 改良了这一技术（Summers，1994a），建议使用一套特定的骨凿预备种植位点和提升上颌窦底。该技术被命名为骨凿上颌窦底提升术（osteotome sinus floor elevation，OSFE），基于使用不同骨凿，使骨组织在穿透力前堆积，允许窦底向上移位。此法适用于上颌骨后牙区余留牙槽嵴高度至少 5～6mm 的位点。

同年，作者提出了增骨骨凿上颌窦底提升术（bone added osteotome sinus floor elevation，BAOSFE），该技术在骨凿提升中添加了自体骨（Summers，1994b）。Schneiderian 膜的升高是通过将添加骨移植物的骨凿被推入上颌窦中产生的液压而获得的；移植物而非骨凿施加的压力将使窦膜分离，从而降低膜穿孔的风险（图 14-3）。

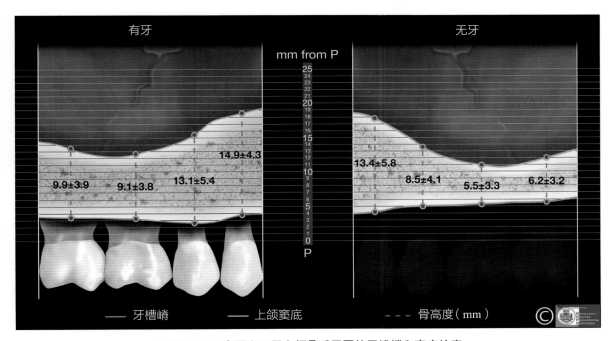

▲ 图 14-1　有牙和无牙上颌骨后牙区的牙槽嵴和窦底轮廓

该轮廓基于患者的数据（平均值 ± 标准差），其中所有垂直测量值（即 rSF、rBP、BH）均在有牙和无牙区域的特定部位获得（引自 Farina，2011）

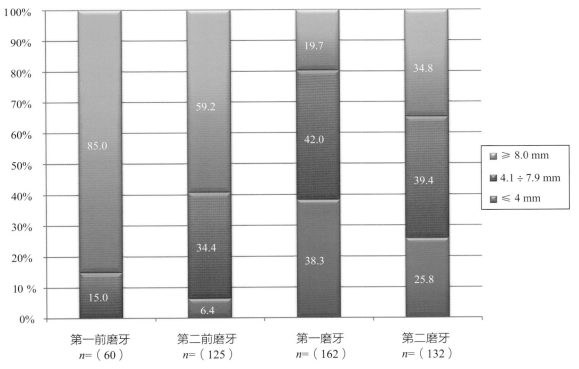

▲ 图 14-2　不同剩余骨高度在缺牙部位百分比分布（引自 Pramstraller 等，2011）

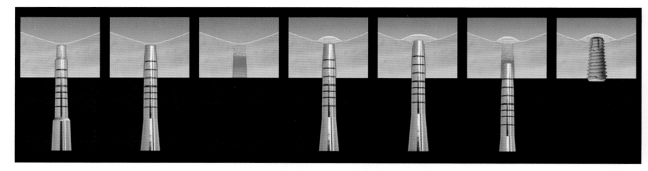

▲ 图 14-3　BAOSFE 技术（Summers，1994b）

二、技术方面

在 tSFE 手术中，种植位点的准备工作完成后，通过残留的牙槽嵴创建进入上颌窦的通路。从技术角度来看，tSFE 包括两个连续步骤：①建立上颌窦的经牙槽嵴入路；②从皮质窦底分离窦膜以放置种植体和移植材料，最终不会穿透黏膜。

（一）创建有效和安全的经牙槽嵴入路

自 Summers 的文章发表以来（Summers，1994a、b），许多基于特殊设计器械的 tSFE 手术技术已经在文献中被报道。目前研究最多的创建上颌窦通路的方法包括使用：①骨凿（Bruschi 等，1998；Coatoam，1997；Deporter 等，2000）；②涡轮器械（Borgonovo 等，2016；Cosci 和 Luccioli，2000；Le Gall，2004；Soltan 和 Smiler，1994；Vitkov 等，2005）；③骨凿和环钻的组合（Fugazzotto，2002）；④超声压电仪器（Kim 等，2012）。

骨凿和牙钻驱动手术各有优势和局限性。使用骨凿可在液压提升窦膜的同时，增加上颌松软牙槽嵴的密度。然而，在余留骨高度适中的部位可能需要使用广泛的骨锤敲击。这会导致患者不愉快的体验，并可能引起良性阵发性位置性眩晕（BPPV），这是一种良性综合征，特征为头部向受累部位偏侧运动或伸展运动引起的短暂、复发性眩晕发作（Galli 等，2004；Gutierrez 和 Gomez，2007；Penarrocha-Diago 等，2008；Sammartino 等，2011）。此外，在骨凿敲击过程中用力过度可能会导致器械意外穿透窦腔，从而增加膜穿孔的风险。

相比之下，使用涡轮器械（如环钻）具有两个主要优势：首先，它通过钻取残留牙槽嵴形成自体骨芯，可用于窦内骨填充；其次，在窦底附近使用切割旋转器械可以防止反复敲击造成不适。

无论使用骨凿或钻头，外科医生都必须控制器械的工作长度，以防止器械意外穿透窦腔，从而导致膜损伤。考虑到这一点，Summers 技术（Summers，1994a、b）在 21 世纪初发表了两种改进，其中骨凿与涡轮器械（包括环钻）的使用被有效结合。

2000 年，Cosci 和 Luccioli（2000；图 14-4）

提出骨凿、环钻和肩台钻的组合。根据 Cosci 和 Luccioli 所述，使用环钻准备植入部位，直至到达窦底的皮质骨。将采集的骨保存在无菌溶液中，然后移植到窦膜下方。在使用术中 X 线片检查上颌窦下方牙槽嵴的准确高度后，使用比测量的上颌骨牙槽嵴高度长 1mm 的带肩台"提升钻"分离上颌窦膜。用圆形探针检查窦膜完整性。如果膜完整性得以维持，则使用比先前钻头长 1mm 的后续钻头，并通过 Valsalva 动作再次验证膜完整性。通过轻敲骨凿（"抬起骨凿体"）将骨移植物推入该部位 4mm 处。重复该步骤，直至移植物填充 7mm 的位点。拍摄第二张 X 线片以检查窦提升的程度。

与 Cosci 和 Luccioli（2000）类似，Fugazzotto 认为，用于植入的自体骨可以用环钻钻到窦底，并通过骨凿的挤压使窦底骨折，而不需要使用辅助性骨替代品（Fugazzotto，2002；图 14-5）。经校准的最大外径 3.0mm 的环钻用于准备植入部位，最大切割速度为 550rpm，距离窦底 1～2mm。通过轻轻敲击，迫使经校准的偏心骨凿提升环钻骨芯，使其深度比使用环钻的深度短约 2mm。

（二）分离窦膜的方法

对于一些骨填充手术，成功 tSFE 的关键原则是稳定血凝块和在窦膜下提供空间。为了保证上颌窦黏膜和底层骨膜及窦骨壁的成骨潜能，必须通过不稳定机械力去保护占据膜下空间的凝块。因此，对于进行上颌窦底提升手术的临床医生而言，空间维持是具有挑战性的方面。尽管存在争议，但事实上，在上颌窦底提升后窦膜必须稳定，以防止呼吸运动时塌陷。在一项家兔研

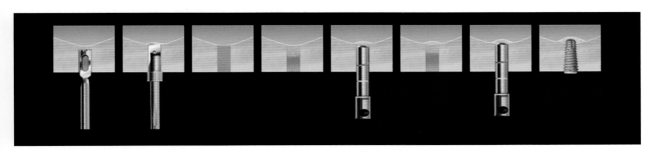

▲ 图 14-4　**Cosci 和 Luccioli 技术（2000）**

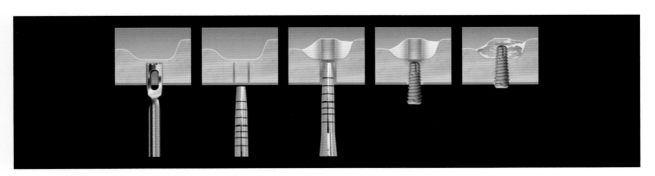

▲ 图 14-5　**Fugazzotto（2002）技术**

究中，Asai 等（2002）对上颌窦窦口阻塞与未阻塞进行比较，研究上颌窦提升后的新骨形成情况。在无开口闭塞的家兔中，1 周时窦黏膜隆起形成充满血凝块和肉芽组织的窦下腔。但 3 周后该间隙几乎完全被正常鼻窦气腔取代。在开口闭塞的家兔中，3 周后观察到骨量完全形成。6 周时，该隆起具有成熟骨小梁和外周皮质骨。作者认为窦内气压对新形成窦内骨的数量和结局起重要作用。

Asai 等的研究结果要求采用外科手术技术，使上颌窦黏膜从窦底皮质骨脱离，并通过突入窦内的种植体的"隆起杆效应"和（或）辅助应用移植材料以机械方式保持提升。

在 tSFE 中，通过机械（液压）压力将窦膜、黏膜下层和骨膜从窦底剥离，可采用不同方法，包括：①单独使用骨凿（Vitkov 等，2005）；②骨凿和移植生物材料的组合（Summers，1994b）；③骨凿、环钻原始骨芯加移植物生物材料的组合（Trombelli 等，2010a、b）；④内部灌注器械（Kim 等，2012）；⑤可充气器械，如 I-Raise®（Better 等，2014 年）和 MEAMBE®（Kfir 等，2006）技术。

三、病例选择

（一）医学疾病

通常对于窦底提升手术（包括 tSFE）的潜在候选者，适应证必须与传统植入手术兼容。简言之，患者必须：①成人，颅面发育完全或几乎完全；②身体健康（根据身体状态分类系统评估为 ASA1 和 ASA2）（美国麻醉医师协会 2009）；

③近期无头颈部化疗或放射治疗史；④成功治疗牙周炎；⑤无系统性疾病或对骨代谢和（或）骨愈合有明确影响的疾病；⑥未使用可能对骨代谢和（或）骨愈合有影响的药物；⑦无药物或酒精滥用史；⑧无代谢失控的糖尿病。

除这些情况外，在存在鼻窦炎病史或其他上颌窦相关疾病的情况下，禁止窦底提升。

（二）吸烟习惯

应该始终告知吸烟者，他们的种植体脱落和种植体周围炎发生率增加（Heitz-Mayfield 和 Huynh-Ba，2009）。对于 tSFE 患者，Franceschetti 等（2014）评价了吸烟状态和窦提升结果的相关性。45 颗种植体通过 tSFE 治疗植入 25 例不吸烟者（NS）和 20 例吸烟者（S）。在所有病例中，以逐渐递增的方式在窦中植入另一种骨替代品（基于羟基磷灰石或 β- 磷酸三钙的生物材料）。术后即刻，在根尖周 X 线片上评估剩余牙槽骨高度、种植体进入上颌窦的量、窦提升程度（SL）和移植物顶端到种植体根尖的高度（aGH）。术后 6 个月，重新评估 SL 和 aGH。研究表明：① 6 个月后，吸烟组和非吸烟组的窦底提升术（Smart Lift）手术后均产生了显著的 SL 和 aGH；②吸烟状态对 6 个月后影像学结果，未见显著影响（图 14-6）；③吸烟组和非吸烟组患者的术中和术后并发症发生率同样较低。因此，吸烟似乎对 tSFE 的结局影响有限，至少当后者根据窦底提升技术进行时。

（三）牙槽嵴的剩余高度

Fan 等（2017）研究证明，种植位点牙槽嵴

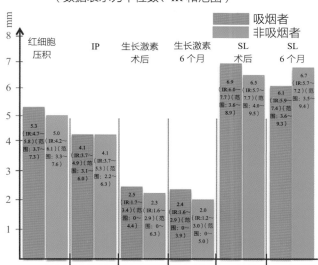

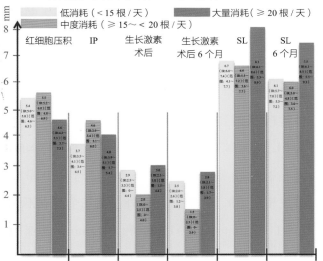

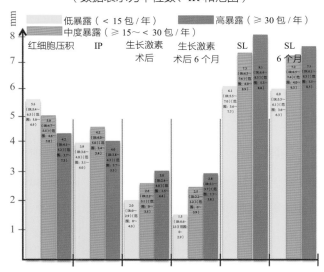

▲ 图 14-6　根据吸烟状态列出的影像学参数（数据表示为中位数、IR 和范围）；**RBH.** 剩余骨高度；**IP.** 种植体进入上颌窦的量；**aGH.** 移植物顶端到种植体根尖的高度；**SL.** 沿种植体纵轴的窦底和射线不透性移植区域顶端之间的距离；任何评价参数的组间 / 组内差异均无统计学显著性（Franceschetti 等，2014）

剩余高度（RBH）＞6mm时，在自体骨中植入短种植体，优于上颌窦底提升同期植入标准（＞8mm）种植体，因为前者并发症发生率较低，存活率两者均较高。不同的是Lundgren等（2017）研究显示，虽然自体骨中植入极短（5mm）种植体的证据不足，但在牙槽嵴剩余高度≤6mm部位行上颌窦底提升同期植入种植体的效果有据可循，代表了目前种植体治疗的标准处理方式。

自Summers将tSFE引入临床实践以来（Summers，1994b），通常将至少5mm的牙槽嵴剩余高度视为临界值，以确定经牙槽嵴入路（RBH＞5mm）或外侧壁入路（RBH＜5mm）。然而，tSFE手术的临床试验具有RBH高度异质性的特征（范围0.6～13.5mm）（Cōlin等，2014）。这种情况可能反映了该外科手术缺乏明确的适应证（基于RBH），尤其是同时植入种植体时。因此，无论是经牙槽嵴或外侧壁入路，目前治疗适应证并不基于特定的RBH值或区间，而是操作者的临床判断或偏好。

（四）存在上颌窦分隔

据报道，上颌窦分隔的患病率在鼻窦中占13%～38.1%，在患者中占21.6～66.7%（Maestre-felín等，2010；Rancitelli等，2015）。上颌窦分隔并不是tSFE手术的绝对禁忌证，但在术前治疗计划中必须对其重点考量。合适的种植体植入应结合修复体导向与分隔相关的解剖限制（图14-7）。

（五）鼻窦形态

在可能进行tSFE的潜在区域，显示出明显

的窦底近远中倾斜，用于穿透皮质窦底的手术器械其工作长度与窦底近远中倾斜和器械直径有关。

一个经验法则："倾斜角"（即皮质窦底和与用于穿透皮质窦底的工具长轴垂直的直线之间的角度）越大，骨凿直径越大，对缩短工具工作长度的需求就越大（图14-8）。

在外侧壁入路和经牙槽嵴入路的窦提升术中，推测上颌窦颊腭宽度（图14-9）对新骨形成量和移植物稳定性，随着时间推移产生影响。最近，Stacchi等进行了一项多中心前瞻性研究，从临床和组织学上分析tSFE后窦腔尺寸对新骨形成的影响（Stacchi等，2018）。连续纳入50例需要上颌窦提升（RBH＜5mm）的患者，采用tSFE联合异种骨颗粒进行治疗。6个月后，在44例患者的种植位点获取骨芯针活检样本，进行组织学分析。在锥形束计算机断层扫描上评价颊腭宽度（SW）和移植物与骨壁之间的接触（WGC），并通过多元线性回归分析量化组织形态学和解剖参数之间的相关性。6个月活检时观察到的新形成骨（NFB）平均百分比为21.2%±16.9%。多因素分析显示SW与NFB呈显著负相关（$R_2 =0.793$），WGC与NFB呈显著正相关（$R_2 = 0.781$）。此外，在三个具有不同SW（＜12mm、12～15mm和＞15mm）的亚组中评价NFB时，在距离剩余牙槽嵴10mm水平的颊侧和腭侧窦壁之间测量，发现NFB值存在显著差异（分别为36%、13%和3%）。总的来说，本研究似乎表明tSFE后的NFB受到鼻窦宽度的明显影响，并且仅发生在狭窄的窦腔中（SW＜12mm）。

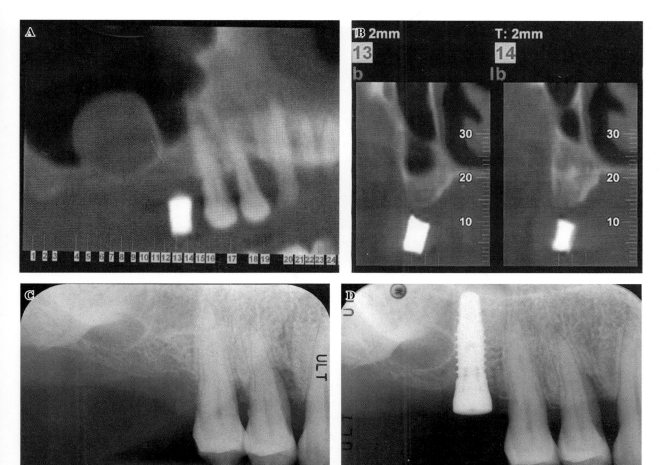

▲ 图 14-7　在计划植入的部位略微远端存在上颌窦分隔，根据修复体计划，植入小直径种植体
A 和 B. CT 扫描图像；C. 根尖周术前图像；D. 根尖周术后即刻图像

四、辅助生物材料

（一）使用额外移植物的依据

当与 tSFE 同时进行种植体植入时，一旦窦膜从皮质窦底脱离，种植体像"帐篷柱"以维持膜和窦底之间的空间。尽管如此，仍建议额外使用移植物以维持间隙并增加骨诱导 / 传导，从而形成新骨。

以往对 tSFE 的研究表明，窦膜下的空间由异种移植物维持，导致移植物支持的血凝块成

熟，有残留移植物颗粒的新骨形成（Stacchi 等，2017；Trombelli 等，2015）。尽管有组织学结果，但最近 Meta 分析报告称，在 1～3 年随访中，使用或不使用移植材料，行 tSFE 同期植入的种植体存活率同样高（Chen 和 Shi，2017），因此质疑是否需要额外使用移植物来改善此类手术的短期结局。但同一篇综述报道了使用两种方法获得了不同的垂直骨增量。特别是对照试验报告，6～12 个月时与非移植组相比，移植组的垂直骨高度增加显著（Nedir 等，2013；Si 等，2013）。

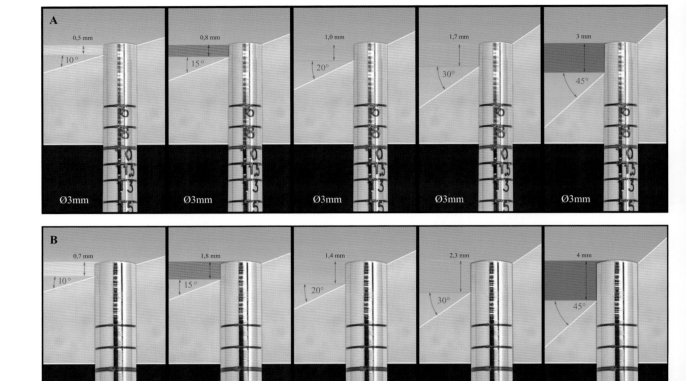

▲ 图 14-8　**A.** 使用直径为 **3.0mm** 的骨凿在倾斜的窦底上进行 **tSFE** 手术的病例；**B.** 使用直径为 **4.0mm** 的骨凿在倾斜的窦底上进行 **tSFE** 手术的病例

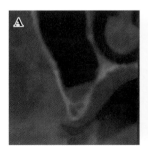
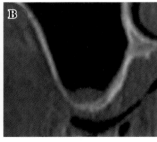

▲ 图 14-9　颊腭宽度不同的 2 个窦腔示例
A. 窄颊腭伸展；B. 宽颊腭伸展

由于新形成骨的体积从术后第一周开始逐渐减少（Temmerman 等，2017），可以认为额外使用移植材料获得更多骨量可能改善种植体长期效果。

（二）移植物生物材料的选择

几项研究评价了窦底提升技术与不同移植材料联合使用时的临床效果（Trombelli 等，2010a、2010c、2012、2014）。在一系列病例中，自体骨颗粒、富含胶原和镁的合成羟基磷灰石（分别为 S-HA 和 Mg-HA）和脱蛋白牛骨矿物质（DBBM）均成功地与窦底提升技术联合使用（Trombelli 等，2010a）。当在随机对照试验中比较该技术与 DBBM 或 S-HA 联合应用的性能时，两者的治疗位点在术后即刻显示出显著的上颌窦提升，种植体顶端可见大量不透射材料影像，并在 6 个月时得以维持（Trombelli 等，2012）。术后 6 个月时观察到种植体顶端不透射区域，以及窦提升程度显著降低（Trombelli 等，2014）。最近的研究证实，tSFE 的移植物体积从早期愈合阶段开始逐渐减少（Temmerman 等，2017 年），最长可达 2 年（Marković 等，2016）。骨组织重建部分取决于移植生物材料的理化特性（Marković 等，2016）。总之，不同的移植生物材料，如 S-HA、DBBM 或 β-TCP，可以安全地支持 tSFE；但是，无论植入何种移植物，至少在短期内，植入物周围的不透射区域将会逐渐减少。

（三）适当体积的移植生物材料

移植材料数量与窦底提升程度之间的关系已经确定。假设上颌窦底平均提升约 7mm（即，上颌窦种植体穿透 5mm 加上种植体顶端 2mm 的移植材料），可能需要约 0.7cm³ 的移植生物材料来填充提升的上颌窦黏膜下半球状体积。对于 DBBM 移植材料，该体积相当于约 330mg(Farina 等，2018；Franceschetti 等，2014；Trombelli 等，2012、2014）。如果计划更多的种植体进入上颌窦中，则必须使用更大量的移植生物材料（表 14-1）。

表 14-1　在 tSFE 手术中使用的移植物生物材料量（mg）与种植体进入上颌窦程度的关系

种植体穿透进入上颌窦（mm）	移植物生物材料量（mg）
5	330
6	500
7	750
8	1000

五、tSFE 后的组织学观察

病例报告提供了愈合 6 个月后活检获得的组织形态学数据，报道的新骨面积在 7.6% 和 75.1% 之间变化（Bernardello 等，2014；Esfahanizadeh 等，2012；Wainwright 等，2016）。在使用窦底提升技术和 DBBM 进行的两阶段 tSFE 治疗中增强部位的组织学检查结果显示新形成的骨、有大量血管的骨髓腔和残留移植物颗粒分别占总面积的 50%、15% 和 35%(Trombelli 等 2015)。最近，Stacchi 及其同事报道了连续 44 例接受 tSFE 手术患者的组织学数据（Stacchi 等，2017）。6 个月时平均新骨形成率（NFB）为 21.2% ± 16.9%。总之，tSFE 手术可以在窦腔内形成新骨；但是，研究间和研究内的观察结果存在很大差异。

六、窦底提升技术

（一）该技术的优势

窦底提升技术是由意大利费拉拉大学牙周和种植体周围疾病研究中心和意大利圣乔瓦尼罗通多"痛苦救济之家"医院口腔科共同开发的（Trombelli 等，2008、2010a）。该技术的特点是通过专门设计的钻和骨凿经口腔进入窦腔。使用环钻在种植体植入位点的原始骨上钻孔至上颌窦底，然后通过骨凿施加液压使上颌窦底骨折。该治疗程序是 Fugazzotto（2002）提出技术的一种改良。该技术的优点之一在于使用了带有止动装置的手动和涡轮工具，这些工具根据种植位点剩余垂直骨量进行选择。这些止动装置可以调节长度，以适用于所有手动和涡轮器械。止动装置的使用将钻头和骨凿的作用限制在剩余的牙槽嵴上，从而限制器械意外穿透进入窦腔。首先在二维和（或）三维 X 线片上诊断骨凿和钻头的限制工作长度（即从骨嵴到窦底的距离），然后通过专门设计的骨凿在术中进行验证。第二个优点与窦底提升技术过程中使用器械的标准化顺序相关，它可以限制临床医生技术对治疗结果的影响（Franceschetti 等，2015）。

（二）技术描述

根据修复为导向的治疗计划，确定种植位点，并通过 X 线片测量这些位置的牙槽嵴剩余高度，即从牙槽嵴顶到窦底的距离（X 线片工作长度）。

手术套件中的所有器械均通过激光对每毫米进行标记，以便精确控制工作长度。在剩余骨高度至少为 3mm 的情况下（图 14-10 和图 14-11），使用第一个钻头（定位钻）在种植位点对皮质骨

进行钻孔。使用直径为 1.2mm 且仅在顶部边缘进行切割的第二个钻头（探针钻头）来确定种植体位置和方向。为了尽可能降低窦底穿孔的风险，该钻头与可调节的止动装置配合使用，该止动装置设定为比射线测量的工作长度短至少 1mm。将探针骨凿（Ø：1.2mm）小心插入探针钻头准备好的部位，并在顶端轻轻用力，通过松质骨，直到触及窦底的皮质骨阻力。因此，探针骨凿提供了手术工作长度，这是在放置种植体的准确位置，从骨嵴到窦底的真实解剖距离。因此，在后续手术步骤中使用的所有手动和涡轮器械，必须使用适当的可调止动装置来设置手术工作长度。可使用放射导向杆（Ø：1.2mm）通过根尖周 X 线片检查准备部位的方向和深度。放射导向杆手柄为 4mm，因此可以评估预备部位与牙槽嵴颊舌向和近远中向之间的空间关系。这将帮助临床医生确定待植入种植体的直径。然后使用直径为 3.2mm（种植体 Ø：3.75～4.50mm）或 4.0mm（种

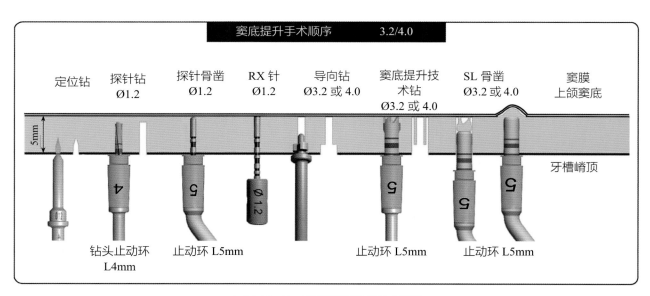

▲ 图 14-10　窦底提升技术手术顺序

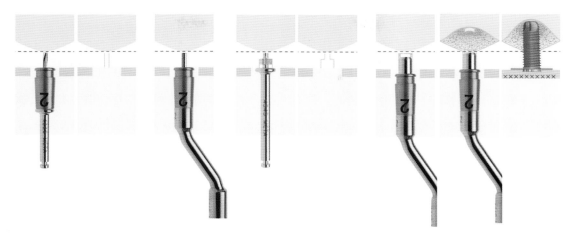

▲ 图 14-11　剩余骨高度 = 2mm 部位的增量 tSFE 技术（i-tSFE）（引自 Trombelli，2015）

植体 Ø：4.5mm 或更大）的导向钻。该钻沿着直径为 1.2mm 的部位准备，并创建一个牙槽嵴埋头孔，在此处插入环钻（窦底提升技术钻）。这样埋头孔将迫使环钻钻头沿着预期方向进入。窦底提升技术钻（Ø：3.2 或 4.0mm），被设置为手术工作长度，产生一个骨芯直至窦底。通过经校准的与环钻预备直径一致骨凿（窦底提升技术剥离器，Ø：3.2 或 4.0mm），使骨芯和一定数量的颗粒移植生物材料挤压并锤击，致窦底骨折。如果发现牙槽骨芯在环钻内部，则从环钻中轻轻取出骨芯，并放回预备孔内。骨凿在轻柔的锤击力下使用，将环钻取出的骨芯击入窦底。对于要达到的垂直骨增量，可以进一步移植自体皮质骨颗粒或骨替代物颗粒，并用骨凿将其压缩到上颌窦中。同样，窦底提升技术剥离器与手术工作长度的适当止动装置配合使用，从而防止器械意外刺入窦腔。假设残留骨可能如果余留骨量可以确保足够的初期稳定性，可以在一期手术植入种植体。否则，建议采用分期种植。

在不同的队列和随机对照试验中报道，窦

底提升手术的平均持续时间（从皮质穿孔到移植手术完成）为 19~32min（Farina 等，2018；Franceschetti 等，2015；Trombelli 等，2010a、2010b、2010c、2012、2014）。

（三）增量 tSFE 技术

最近，窦底提升技术在一种新方法中被提及，被命名为增量 tSFE（i-tSFE），用于严重吸收的缺齿牙槽嵴填充。本质上，i-tSFE 包括两阶段的窦底提升手术，均使用经牙槽嵴入路进行，其中第二次手术与种植体植入同时进行（Trombelli 等，2015）。

(1) X 线片测量工作长度 ≥ 3mm：定位钻用于穿透皮质骨，深度 ≤ 3mm。探针钻与可调止动装置配合使用，止动装置设定为比 X 线测量工作长度短 1mm。专门为 i-tSFE 一期手术创建了 3mm 和 2mm 止动装置。然后，从顶端方向轻轻用力推动探针骨凿，直到触及窦底的皮质骨阻力，从而提供"手术工作长度"（即在植入种植体的准确位置，骨嵴和窦底之间的解剖距离）。

通过使用适当的可调止动装置，将后续手术步骤中包括的所有手动和涡轮器械设定在手术工作长度。然后使用导向钻创建牙槽嵴引导钻孔，随后插入环钻（窦底提升技术钻）并操作至窦底。经校准的骨凿（窦底提升技术提升器）通过轻柔敲击使窦底骨折，在断裂前，三维胶原基质和（或）移植材料最终可插入窦底和骨凿之间。

(2) X 线测量工作长度 =2mm：将采用以下简单顺序，所有工具均与 2mm 止动装置配合使用：探针钻、探针骨凿、导向钻（仅用于浅表标记窦底提升技术提升器的作用区域，而不用于创建全深度埋头孔）、窦底提升技术提升器（图 14-11）。在窦底断裂后，使用窦底提升技术提升器逐渐将移植材料推入窦内。对于每个部位，应使用预订量的移植材料（表 14-1）。然后用可吸收膜覆盖移植部位，一期关闭创口。

对于需要大量垂直提升并计划植入多个相邻种植体的区域，可以根据所描述的手术程序准备多个位点，以便在提升上颌窦黏膜期间使张力最小化，同时膜下空间最大化。在所有种植位点，进行下一步之前都应执行 tSFE 的每个步骤。

第二阶段手术至少在第一阶段手术后 6 个月进行。在指定的种植部位，在根尖周 X 线片上评估提升（不透射线）区域进入窦内的高度。在不透射线区域顶端极限 2mm 范围内，设置手动和涡轮器械的可调止动装置，按照以下顺序进行部位准备：定位器钻头、探针钻头、导向钻头、窦底提升技术钻头、窦底提升技术抬离器。对于每个部位，预先确定移植材料的量。移植手术完成后，立即按照穿龈愈合方式植入种植体，并缝合创口。

（四）临床病例示范

一名 52 岁男性患者上颌右象限出现缺齿区域。在筛查访视时，未发现禁止种植手术或上颌窦提升的全身或局部疾病。修复计划包括在上颌右侧第二前磨牙和第一磨牙区域植入两个种植体支持的牙冠，这两个牙冠在就诊前 3 年拔除（图 14-12）。

（五）临床有效性

窦底提升技术于 2008 年被首次发表（Trombelli 等，2008a、2008b）。在过去 10 年中，进行了一些研究（Farina 等，2018；Franceschetti 等，2014、2015、2017；Trombelli 等，2008a、2008b、2010a、2010c、2012、2014、2015），报道了治疗结局和术后发病率的数据（表 14-2）。仅在 1 名患者中，由于缺乏初步稳定性，窦底提升技术不允许在 tSFE 的同时植入种植体（Farina 等，2018），必须延期种植。种植体存活率 6 个月时为 96%（Franceschetti 等，2014）～100%（Franceschetti 等，2014、2015、2017；Trombelli 等，2008b、2010a、2010b、2012、2014），12 个月时为 94%（Farina 等，2018）。植入种植体的平均长度在 9.0mm（Trombelli 等，2010a）和 10.3mm（Trombelli 等，2010b）之间变化，余留牙槽嵴的高度范围为 4.5mm（Farina 等，2018）～6.6mm（Trombelli 等，2008b）。窦提升范围为 5.3mm（Franceschetti 等，2015）～7.7mm（Trombelli 等，2012）。

（六）学习曲线

有学者开展了一项临床研究，以评估窦底提

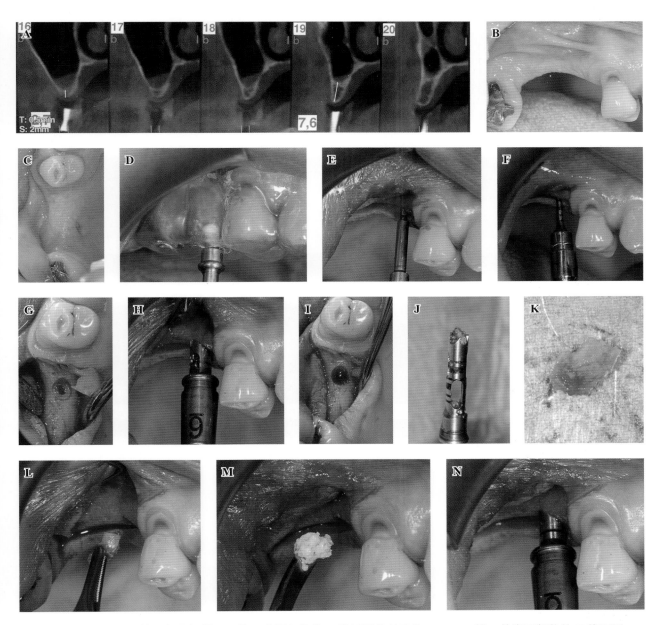

▲ 图 14-12　**A.** 计算机断层扫描显示第一磨牙部位的 **X** 线下工作长度为 **2.7mm**，第二前磨牙部位的 **X** 线下工作长度为 **7.6mm**；**B** 和 **C.** 术前临床视图；**D.** 修复为导向的种植体植入；**E.** 近中种植体部位：定位钻穿透皮质骨嵴；**F.** 使用探针骨凿在第二前磨牙部位诊断出的手术工作长度为 **6mm**；**G.** 通过导向钻准备埋头孔；**H** 至 **K.** 使用窦底提升技术钻 **Ø3.2** 创建环钻骨芯；**L.** 将环钻骨芯植入种植位点；**M.** 将脱蛋白牛骨矿物质（**DBBM**）（粒度为 **0.25 ～ 1.0mm**）植入种植体位点；**N.** 使用带 **6mm** 止动装置的 **Ø3.2** 窦底提升技术提升器轻轻敲击 **DBBM**，直到窦底断裂

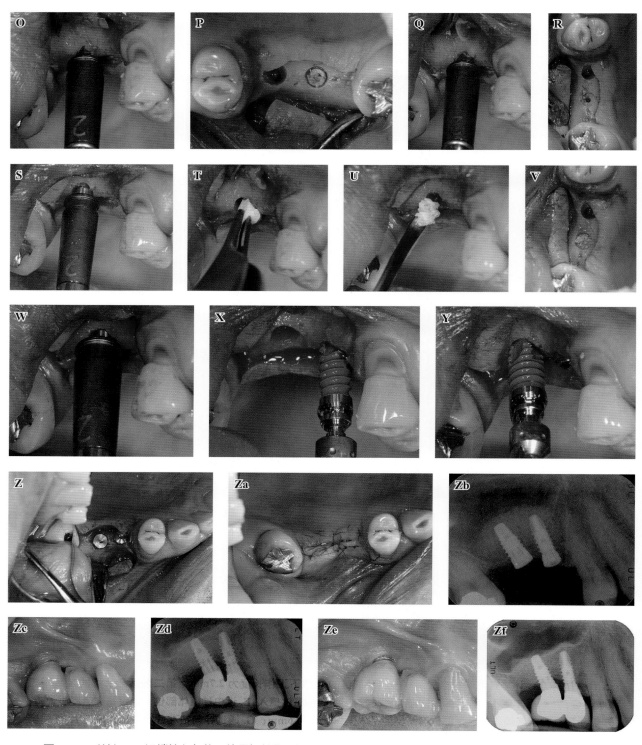

▲ 图 14-12（续） **O.** 远端植入部位：使用探针骨凿评估手术工作长度（**2mm**）；**P.** 使用导向钻创建浅表埋头孔；**Q** 和 **R.** 使用带 2mm 止动装置的 Ø3.2 窦底提升技术钻创建环钻骨芯；**S.** 使用带 2mm 止动装置的窦底提升技术提升器 轻轻敲击到窦中；**T.** 修剪三维胶原基质并植入种植位点；**U 至 W.** 通过窦底提升技术提升器将 **DBBM** 逐渐植入种植位点； **X.** 在第二前磨牙部位植入种植体（长度：**9.5mm**，直径：**3.5mm**）；**Y.** 在第一磨牙部位植入种植体（长度：**8.0mm**，直径： **4.0mm**）；**Z.** 种植体植入后的咬合面观；**Za.** 缝合后的咬合面观；**Zb.** 术后即刻拍摄根尖周 X 线片；**Zc** 和 **Zd.** 12 个月 随访时的临床和影像学情况；**Ze** 和 **Zf.** 36 个月随访的临床和影像学情况（引自 Trombelli 等，2018）

表 14-2　窦底提升技术治疗结果的研究数据报道（引自 Trombelli 等，2018）

作　者	研究类型	患者数	种植体数	随访期（个月）	种植体存留率（%）	种植体长度（mm）以中位数（IR）或平均值（±SD）表示	剩余骨高度（mm）以中位数（IR）或平均值（±SD）表示	术后即刻窦底提升程度（mm）以中位数（IR）或平均值（±SD）表示	术后即刻上颌窦提升程度到植体根尖的距离（mm），以中位数（IR）或平均值（±SD）表示
Farina 等，2018	RCCT（tSFE 组）	29	33	12	94%	9.5（9.5~9.5）（IR）（中位数）	4.5（4.0~5.3）（IR）（中位数）	ND	0.9（0.3~1.6）（IR）（中位数）（27 例患者）
Franceschetti 等，2017	回顾性病例系列	14	14	6	100%	9.8（9.5~11.0）（IR）（中位数）	6.0（5.6~6.8）（IR）（中位数）	6.8（5.7~7.6）（IR）（中位数）	ND
Franceschetti 等，2015	前瞻性病例系列　初始组	13	13	6	100%	ND	6.3（±1.6）（SD）（中位数）	6.6（±1.8）（SD）（平均值）	2.9（±1.1）（SD）（平均值）
	病例系列	13	13	6	100%	ND	5.8（±0.9）（SD）（中位数）	7.0（±1.3）（SD）（平均值）	2.5（±1.5）（SD）（平均值）
	专家操作小组	20	20	6	100%	ND	5.4（±1.2）（平均值）	7.2（±1.2）（SD）（平均值）	2.6（±1.2）（SD）（平均值）
	经验丰富的术者组	20	20	6	100%	ND	6.4（±1.3）（SD）（平均值）	6.0（±1.9）（SD）（平均值）	2.3（±1.3）（SD）（平均值）
	经验不足的术者组	20	20	6	100%	ND	5.2（±1.6）（SD）（平均值）	5.3（±1.4）（SD）（平均值）	2.0（±0.8）（SD）（平均值）
Trombelli 等，2014	RCCT　DBBM 组	19	19	6	100%	9.5（9.5~11.0）（IR）（中位数）	5.4（5.0~6.1）（IR）（中位数）	6.1（5.6~6.9）（IR）（中位数）	1.5（1.2~2.3）（IR）（中位数）
	β-TCP 基团	19	19	6	100%	9.5（9.5~11.0）（IR）（中位数）	5.5（5.2~6.8）（IR）（中位数）	6.8（6.2~7.5）（IR）（中位数）	2.2（1.6~3.1）（IR）（中位数）
Franceschetti 等，2014	前瞻性队列研究　吸烟者组	25	25	6	96%	9.5（9.5~10.3）（IR）（中位数）	5.3（4.7~5.8）（IR）（中位数）	6.9（6.0~7.7）（IR）（中位数）	2.5（1.7~3.4）（IR）（中位数）

（续表）

作 者	研究类型		患者数	种植体数	随访期（个月）	种植体存留率(%)	种植体长度(mm) 以中位数(IR)或平均值(±SD)表示	剩余骨高度(mm) 以中位数值(IR)或平均值(±SD)表示	术后即刻窦底提升程度(mm)(IR)或中位数或平均值(±SD)表示	术后即刻上颌窦提升程度到种植体根尖的距离(mm)，以中位数(IR)或平均值(±SD)表示
Trombelli等, 2012	RCCT	非吸烟者组	20	20	6	100%	9.5（8.5~10.0）（中位数）(IR)	5.0（4.2~6.1）（中位数）(IR)	6.5（5.7~7.7）（中位数）(IR)	2.3（1.3~2.8）（中位数）(IR)
		S-HA组		15	6	100%	10.0（8.75~10.5）（中位数）(IR)	5.25（4.6~6.4）（中位数）(IR)	7.7（6.7~8.55）（中位值）(IR)	3.0（2.8~3.75）（中位值）(IR)
		DBBM组	15	15	6	100%	9.5（9.5~10.0）（中位数）(IR)	5.7（4.33~6.35）（中位数）	6.5（5.95~7.4）（中位数）(IR)	2.6（2.3~3.45）（中位数）(IR)
Trombelli等, 2010JP	病例系列		14	14	6	100%	10.3（±0.9）（平均值）(SD)	6.1（±1.8）（平均值）(SD)	ND	ND
Trombelli等, 2010QI	病例报告		1	1	6	100%	9.0	5.0	ND	ND
Trombelli等, 2008	病例报告		1	1	6	100%	ND	6.6	ND	ND

升技术的学习曲线，并评价术者的植入手术经验对治疗结果的影响（Franceschetti 等，2015）。由在种植手术和 tSFE 方面具有不同经验水平的操作者（专家、中等经验者和经验不足者，这是根据多年临床活动、参与试验之前植入的种植体数量和以前在 tSFE 手术方面的经验进行的评估），使用窦底提升技术对患者进行了治疗。比较了由专家术者治疗的初始（$n = 13$）和最终（$n = 13$）组的 tSFE 结果。同时比较了专家组、中等经验组、经验不足组（分别为高组、中组、低组）。在初始组和最终组之间未观察到临床和影像学结果的显著差异；所有组均记录了最小膜穿孔发生率和术后抗炎药物使用情况（图 14-13 和图 14-14）。虽然高、中、低各组显示大量骨增量，窦提升程度仍受经验水平的影响。

作者得出的结论是，智能提升技术可以被认为是一种友好的用户选择，因为它允许在有限的手术时间内进行临床相关的窦提升，即使由经验不同的临床医生使用，其发病率也最低。

（七）术后发病率

最近，对窦底提升技术后与术后发病率相关的不同方面进行了广泛研究（Farina 等，2018；Franceschetti 等，2015；Trombelli 等，2010a、2010b、2012、2014）。

1. 疼痛和不适

根据 100mm 视觉模拟量表（McCormack 等，1988），手术后疼痛和不适的平均得分范围分别为 0～62mm 和 0～17mm（Franceschetti 等，2015；Trombelli 等，2012）。从术后第一天开始，疼痛水平显著降低（Farina 等，2018），术后第

7 天达到极低水平（范围 1.0～2.1mm）（Farina 等，2018；Franceschetti 等，2015；Trombelli 等，2010a、2010b、2012、2014）。

2. 术中和术后并发症

6 项研究报道了术中和术后并发症的数据（Farina 等，2018；Trombelli 等，2010b、2012、2014）。膜穿孔是最常见的并发症，发生率为 0%（Trombelli 等，2012）～13%（Trombelli 等，2014）。在所有病例中，通过植入外科止血敷料（Gingistat，GABA Vebas）或胶原基质（Mucograft Seal，Geistlich Pharma）治疗穿孔。在所有情况下，完成移植手术并植入种植体。其他类型的并发症，如眶下区一过性感觉异常（1 例）（Franceschetti 等，2014）、耳鸣（1 例）（Franceschetti 等，2014）和良性阵发性位置性眩晕（1 例）（Trombelli 等，2014）。所有这些并发症均在术后第 1 周内自行消退。

3. 窦底提升技术和种植体全部植入天然骨的比较

一项回顾性研究（Franceschetti 等，2017 年）评价了当种植体与窦底提升技术（tSFE 组）同期植入或完全植入自体骨（N 组）时，患者报告的结局、并发症类型和发生率。如果在种植体植入的同时需 ≥ 4mm 的窦提升，则将病例纳入 tSFE 组。N 组种植体植入的病例完全用自体骨来做提升。1 例膜穿孔发生在 tSFE 组，未影响手术的完成。两组的术后疼痛和不适，以及镇痛药剂量均较低（< 12），组间无显著差异。

4. 窦底提升技术和外侧壁入路窦底提升术的比较

在最近的一项 RCT 中（Farina 等，2018），

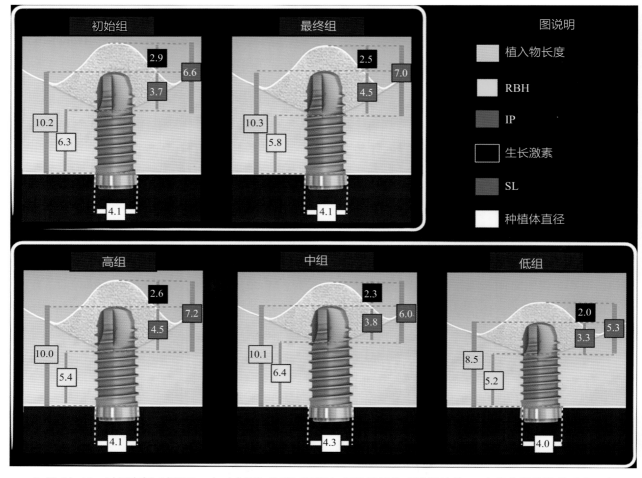

▲ 图 14-13　对具有低（低组）、中（中组）和高（高组）经验的操作者进行的前 **20** 次窦底提升技术手术，在根尖周 **X** 线片上测量窦提升（**SL**）程度（**mm**）（引自 Franceschetti，2015）

比较评估了经牙槽嵴（tSFE）或外侧壁（lSFE）入路同期植入种植体后上颌窦底提升并发症的发病率。上颌后牙缺失 ≥ 1，余留牙槽嵴高度（RBH）为 3～6mm 的患者被纳入一项平行对照研究。采用窦底提升技术结合 DBBM 和胶原基质进行 tSFE。对于 lSFE，窦植入 DBBM，窦口用可吸收膜覆盖。在窦提升的同时植入种植体。tSFE 的并发症特征显著较低：主持时间；肿胀、瘀伤和流涕 / 出血的发生率；以及吞咽、维持日常活动、进食、说话、张口和上学 / 工作受限

（图 14-15 至图 14-17）。

与 lSFE 相比，窦底提升技术的术后并发症发病率较低，术后病程更易耐受。

七、其他经牙槽嵴手术方式

为了适应上颌窦周围区域的上颌骨后牙区植入骨结合种植体，也可以应用其他经牙槽嵴手术技术。

通过使用流体力学原理，上颌窦黏膜可以被

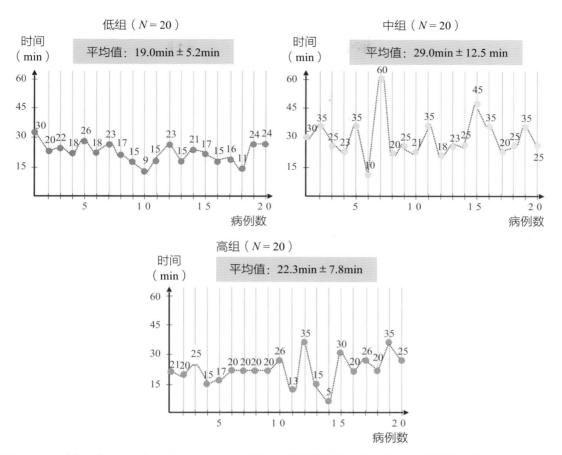

▲ 图 14-14　由低（低组）、中（中组）和高（高组）经验的操作者进行的前 20 次窦底提升技术手术的操作时间（min）（引自 Franceschetti 等，2015）

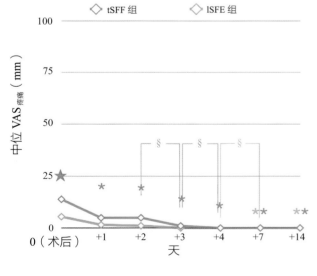

◄ 图 14-15　使用 100mm 视觉模拟量表（VAS）（范围从"0：无疼痛"至"100：可想象的最严重疼痛"），术后前 14 天自我报告的中位疼痛严重程度（VAS$_{疼痛}$）；tSFE 组．经牙槽嵴窦底提升（窦底提升技术）；lSFE. 外侧壁窦底提升；时间效应（Friedman 检验，使用 Wilcoxon 配对符号秩和检验进行事后比较，以及 Bonferroni 校正）．时间对每个治疗组的 VAS$_{疼痛}$有显著影响（$P < 0.001$）；*（橙色）. lSFE 组与第 0 天相比，VAS$_{疼痛}$有显著差异：第 +7 天（$P < 0.001$）；第 +14 天（$P = 0.0001$）；*（蓝色）. tSFE 组与第 0 天相比，VAS$_{疼痛}$有显著差异：第 +1 天（$P = 0.0009$）；第 +2 天（$P = 0.0041$）；第 +3 天；（$P < 0.0001$）；第 +4 天（$P < 0.0001$）；第 +7 天（$P < 0.0001$）；第 +14 天（$P < 0.0001$）；§（橙色）. lSFE 组中第 +4 天和第 +7 天之间的 VAS$_{疼痛}$存在显著差异（$P = 0.0039$）；§（蓝色）. tSFE 组中第 +2 天和第 +3 天之间（$P = 0.0013$），以及第 +3 天和第 +4 天之间（$P = 0.0018$）的 VAS$_{疼痛}$存在显著差异；治疗效果（Friedman 检验，配对的 Wilcoxon 符号秩检验和多重比较的 Bonferroni 校正）第 0 天组间 VAS 存在显著差异（$P = 0.041$）（引自 Farina 等，2018）

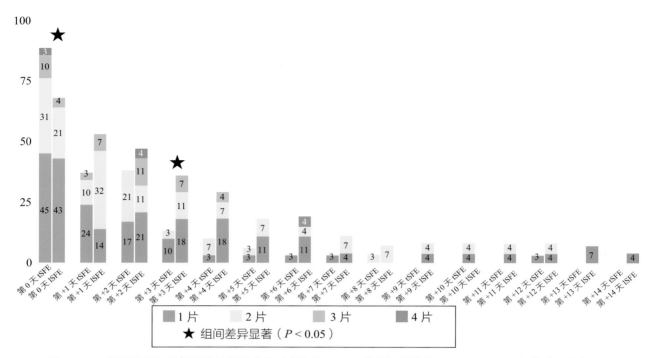

▲ 图 14-16　根据术后每天使用的补救镇痛药（布洛芬 600mg 片剂）的片数，tSFE 和 lSFE 组的患者分布（%）

tSFE 组 . 经牙槽嵴窦底提升（窦底提升技术）；lSFE. 外侧壁窦底提升（引自 Farina 等，2018）

相对容易地上推，使植骨材料能够放置在窦底区域。

（一）水压式上颌窦黏膜提升系统在经牙槽嵴窦底提升术中的应用

该病例展示了液压原理（I-Raise® 技术）进行的经牙槽嵴窦底提升。一名 45 岁患者计划接受右上颌第一磨牙缺失修复。

测量的余留牙槽高度为 3～5.5mm（图 14-18）。使用阶梯式钻后使用扁平钻直至窦底的穿透点。钻头直径变更为 2mm、2.8mm、3.2mm 和 3.65mm（图 14-19）。最终皮质骨钻可确保安全穿透（图 14-20）。

然后将指定的 I-Raise implant®（14.55mm）插入种植（图 14-21A），仅放置到中途，种植体主体穿透上颌窦骨板就停止（图 14-21B 和 C）。生物材料种植体的中空通道现在可以在这个阶段使用。通过种植体的外侧通路孔注入 2ml 盐水，以使上颌窦黏膜从窦底剥离，然后吸出液体。HA/β-TCP（作为凝胶）是这种技术中的移植生物材料，以便通过注射器轻松地通过种植体主体。最后阶段是完成种植体插入，与牙槽嵴顶齐平（图 14-22A）。术后 X 线片显示，生物材料和植入物位于预期位置（14-22B）。种植体植入后 4 个月进入修复阶段（图 14-23）。

（二）经牙槽嵴行微创球囊上颌提升术

左上后牙颌骨的解剖显示剩余牙槽嵴高度减少至 2mm，符合 Lekholm-Zarb 分类 C 类（Lekholm 和 Zarb，1985）。

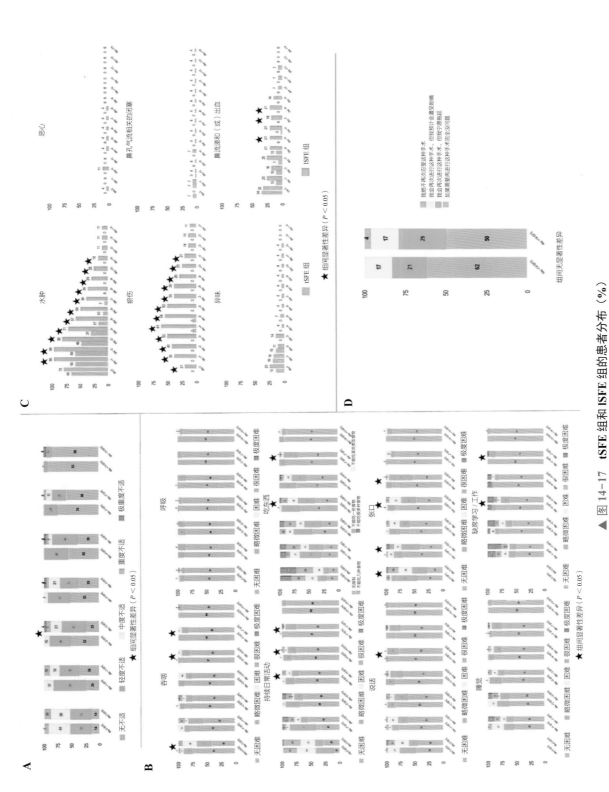

▲ 图 14-17 tSFE 组和 ISFE 组的患者分布（%）

A. 根据自述的术后不适程度；B. 根据日常功能受限；C. 根据术后体征和症状；D. 根据是否愿意接受需接受相同类型的手术；tSFE 组. 经牙槽嵴顶窦底提升术（窦底提升技术）；ISFE. 外侧窦底提升术（引自 Farina 等，2018）

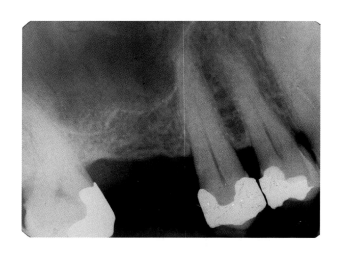

◀ 图 14-18　根尖周 X 线片显示剩余骨高度降低，不足以固定种植体

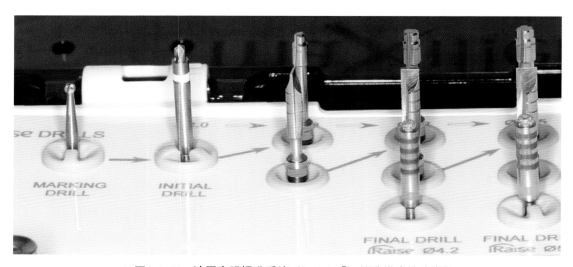

▲ 图 14-19　液压窦膜提升系统（I-Raise®）的阶梯式钻头套件

计划使用 3 个种植体修复该区域（图 14-24）。

决定使用保守的经牙槽嵴入路，通过微创球囊提升上颌窦膜（MIAMBE®）。以传统方式植入近中种植体，并使用 MIAMBE® 技术通过上颌窦内提升植入远端两个种植体。

使用指定的 3mm 圆形钻头暴露鼻黏膜底部（图 14-25A）。使用刮匙，将膜轻轻抬起远离窦底（图 14-25B），插入指定的金属套筒，将球囊连接到其末端（图 14-26）。通过特殊泵非常缓慢的输送盐水溶液使套管充气加压，从 0.2 个大气压至总计 1.5 个大气压。最后，重新抽吸生理盐水，然后植入异种移植物颗粒（Geistlich Bio-Oss®）作为骨传导性生物材料。然后植入种植体，并通过适当的扭矩验证其即刻获得机械稳定性（图 14-27A）。根尖周 X 线片显示上颌窦黏膜完整（图 14-27B）。种植体植入后 6 个月进入修复阶段（图 14-28）。

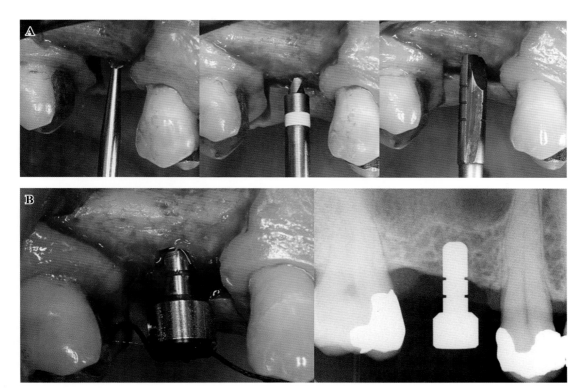

▲ 图 14-20　**A.** 植入部位的连续手术步骤（手术：**Z. Artzi** 教授和 **O. Platner** 博士）；**B.** 平面深度导向杆

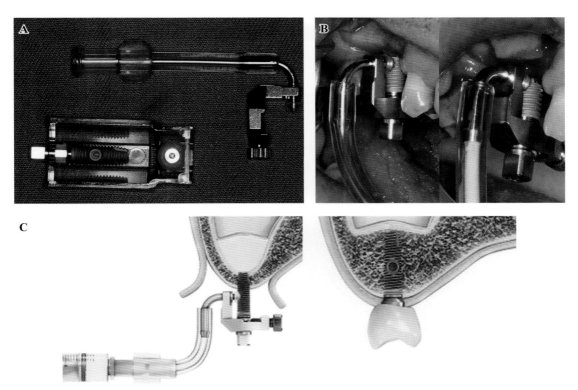

▲ 图 14-21　**A. I-Raise** 管和种植体连接器（顶部），指定种植体具有用于生物材料植入的特殊孔（底部）；**B.** 种植体被植入一半，到达导管特殊侧孔的连接处，以允许生物材料植入；**C.** 种植体植入示意图

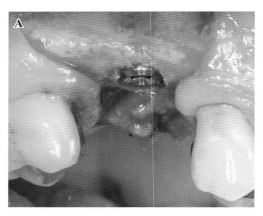
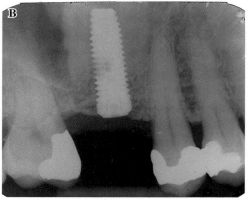

▲ 图 14-22　A. 生物材料植入后，种植体植入到与牙槽嵴水平平齐；B. 根尖周 X 线片显示了环绕种植体体部的生物材料

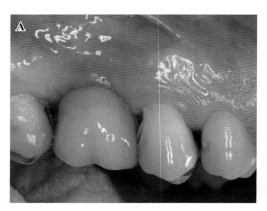
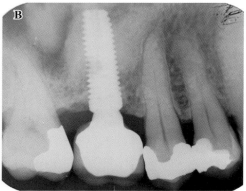

▲ 图 14-23　最终修复体的临床（A）和影像学（B）检查（修复：O. Nabriski 医生）

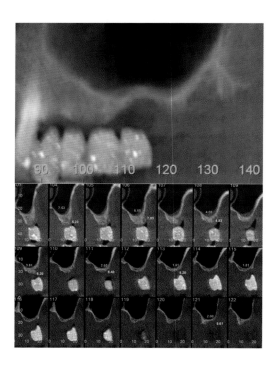

◀ 图 14-24　CT 扫描显示上颌骨后牙区剩余牙槽减少

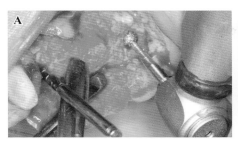
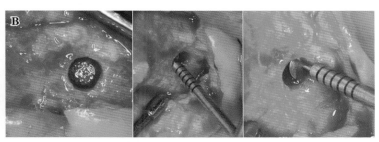

▲ 图 14-25　**A.** 钻孔的第一步是使用粗圆形钻头钻到刚好足以暴露窦膜的窦底水平（手术：**Z. Artzi** 教授和 **E. Weinberg** 博士）；**B.** 一旦直接观察到窦膜（左），轻轻插入特殊的扁平刮匙（**MIAMBE** 套件），确保膜通过 360° 圆周运动分离（右）

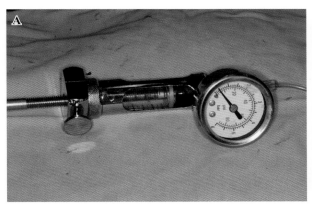
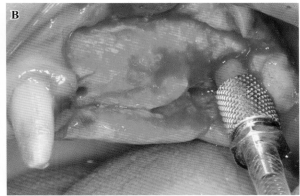

▲ 图 14-26　**A. MIAMBE** 充盈器；**B.** 将与充盈器连接的球囊金属套筒插入植入准备部位

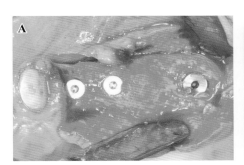
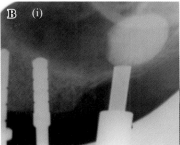
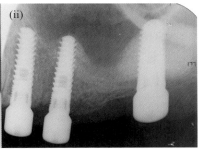

▲ 图 14-27　**A.** 3 个种植体的咬合面图；**B.** 通过对比剂（ⅰ）证明充盈过程；插入生物材料，然后进入种植体植入阶段（ⅱ）

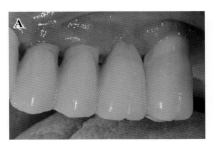
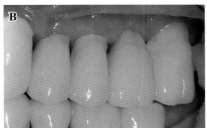
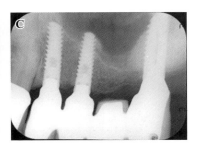

▲ 图 14-28　最终修复体（**A**）和咬合（**B**）及根尖周 **X** 线片（**C**）（修复：**M. Masri** 医生）

参考文献

[1] American Society of Anesthesiologists (2009) Continuum of Depth of Sedation: Definition of general anesthesia and levels of sedation/ analgesia" (pdf). Approved October 27, 2004, amended October 21, 2009. Retrieved 2010-11-29.

[2] Asai, S., Shimizu, Y., and Ooya, K. (2002) Maxillary sinus augmentation model in rabbits: Effect of occluded nasal ostium on new bone formation. *Clinical Oral Implants Research* 13 (4): 405–409.

[3] Better, H., Slavescu, D., Barbu, H. et al. (2014) Minimally invasive sinus lift implant device: A multicenter safety and efficacy trial preliminary results. *Clinical Implant Dentistry and Related Research* 16: 520–526.

[4] Borgonovo, A.E., Vitaliano, T., Medagliani, P. et al. (2016) Crestal sinus lift by using a mini-invasive procedure: A case series. *Minerva Stomatologica* 65 (2): 107–117.

[5] Bruschi, G.B., Scipioni, A., Calesini, G., and Bruschi, E. (1998) Localized management of sinus floor with simultaneous implant placement: A clinical report. *International Journal of Oral and Maxillofacial Implants* 13: 219–226.

[6] Căin, C., Petre, A., and Drafta, S. (2014) Osteotome-mediated sinus floor elevation: A systematic review and metaanalysis. *International Journal of Oral and Maxillofacial Implants* 29 (3): 558–576.

[7] Coatoam, G.W. (1997) Indirect sinus augmentation procedures using one-stage anatomically shaped root form im- plants. *Journal of Oral Implantology* 23: 25–42.

[8] Chen, L. and Cha, J. (2005) An 8-year retrospective study: 1,100 patients receiving 1,557 implants using the minimally invasive hydraulic sinus condensing technique. *Journal of Periodontology* 76: 482–491.

[9] Chen, M.H. and Shi, J.Y. (2018) Clinical and radiological outcomes of implants in osteotome sinus floor elevation with and without grafting: A systematic review and a meta-analysis. *Journal of Prosthodontics* 27 (5): 394–401.

[10] Cosci, F., Luccioli, M. (2000) A new sinus lift technique in conjunction with placement of 265 implants: A 6-year retrospective study. *Implant Dentistry* 9: 363–368.

[11] Deporter, D., Todescan, R., Caudry, S. (2000) Simplifying man- agement of the posterior maxilla using short, porous-surfaced dental implants and simultaneous indirect sinus elevation. *International Journal of Periodontics and Restorative Dentistry* 20: 476–485.

[12] Esfahanizadeh, N., Rokn, A.R., Paknejad, M. et al. (2012) Comparison of lateral window and osteotome techniques in sinus augmentation: Histological and histomorphometric evaluation. *Journal of Dentistry (Tehran)* 9 (3): 237–246.

[13] Fan, T., Li, Y., Deng, W.W. et al. (2017) Short implants (5 to 8 mm) versus longer implants (>8 mm) with sinus lifting in atrophic posterior maxilla: A meta-analysis of RCTs. *Clinical Implant Dentistry and Related Research* 19: 207–215.

[14] Farina, R., Pramstaller, M., Franceschetti, G. et al. (2011) Alveolar ridge dimensions in maxillary posterior sextants: A retrospective comparative study of dentate and edentulous sites using computerized tomography data. *Clinical Oral Implants Research* 22 (10): 1138–1144.

[15] Farina, R., Franceschetti, G., Travaglini, D. et al. (2018) Morbidity following transcrestal and lateral sinus floor elevation: A randomized trial. *Journal of Clinical Periodontology* 45 (9): 1128–1139.

[16] Franceschetti, G., Farina, R., Stacchi, C. et al. (2014) Radiographic outcomes of transcrestal sinus floor elevation performed with a minimally-invasive technique in smoker and non-smoker patients. *Clinical Oral Implants Research* 25 (4): 493–499.

[17] Franceschetti, G., Trombelli, L., Minenna, L. et al. (2015) Learning curve of a minimally invasive technique for transcrestal sinus floor elevation: A split-group analysis in a prospective case series with multiple clinicians. *Implant Dentistry* 24 (5): 517–526.

[18] Fugazzotto, P.A. (2002) Immediate implant placement following a modified trephine/osteotome approach: Success rates of 116 implants to 4 years in function. *International Journal of Oral and Maxillofacial Implants* 17: 113–120.

[19] Galli, M., Petracca, T., Minozzi, F., Gallottini, L. (2004) Complications in implant surgery by Summers' technique: Benign paroxysmal positional vertigo (BPPV). *Minerva Stomatologica* 53: 535–541.

[20] Gutierrez, R.C. and Gomez, R.E. (2007) Positional vertigo afterwards maxillary dental implant surgery with bone regeneration. *Medicina Oral Patologia Oral y Cirugia Bucal* 12: E151–E153.

[21] Heitz-Mayfield, L.J. and Huynh-Ba, G. (2009) History of treated periodontitis and smoking as risks for implant therapy. *International Journal of Oral and Maxillofacial Implants* 24 (Suppl): 39–68.

[22] Kfir, E., Kfir, V., Mijiritsky, E. et al. (2006) Minimally invasive antral membrane balloon elevation followed by maxillary bone augmentation and implant fixation. *Journal of Oral Implantology* 32 (1): 26–33.

[23] Kim, J.M., Sohn, D.S., Heo, J.U. et al. (2012) Minimally invasive sinus augmentation using ultrasonic piezoelectric vibration and hydraulic pressure: A multicenter retrospective study. *Implant Dentistry* 21 (6): 536–542.

[24] Le Gall, M.G. (2004) Localized sinus elevation and osteocompression with single-stage tapered dental implants: Technical note. *International Journal of Oral and Maxillofacial Implants* 19: 431–437.

[25] Lekholm, U., Zarb, G.A. Patient selection and preparation (1985) In: *Proceedings of the Tissue Integrated Prostheses: Osseointegration in Clinical Dentistry* (ed. P.I. Brånemark, G.A. Zarb, T.A. Albrektsson), 199–209. Quintessence Publ Co.

[26] Lundgren, S., Cricchio, G., Hallman, M. et al. (2017) Sinus floor elevation procedures to enable implant placement and integration: Techniques, biological aspects and clinical outcomes. *Periodontology 2000* 73 (1): 103–120.

[27] Maestre-Ferrín, L., Galán-Gil, S., Rubio-Serrano, M. et al. (2010) Maxillary sinus septa: A systematic review. *Medicina Oral Patologia Oral y Cirugia Bucal* 15: e383–e386.

[28] Marković A., Mišć T., Calvo-Guirado, J.L. et al. (2016) Twocenter prospective, randomized, clinical, and radiographic study comparing osteotome sinus floor

elevation with or without bone graft and simultaneous implant placement. *Clinical Implant Dentistry and Related Research* 18 (5): 873–882.

[29] McCormack, H.M., Horne, D.J., and Sheather, S. (1988) Clinical applications of visual analogue scales: A critical review. *Psychological Medicine* 18 (4): 1007–1019.

[30] Nedir, R., Nurdin, N., Khoury, P. et al. (2013) Osteotome sinus floor elevation with and without grafting material in the severely atrophic maxilla. A 1-year prospective randomized controlled study. *Clinical Oral Implants Research* 24 (11): 1257–1264.

[31] Penarrocha-Diago, M., Rambla-Ferrer, J., Perez, V., and Perez-Garrigues, H. (2008) Benign paroxysmal vertigo secondary to placement of maxillary implants using the alveolar expansion technique with osteotomes: A study of 4 cases. *International Journal of Oral and Maxillofacial Implants* 23: 129–132.

[32] Pramstraller, M., Farina, R., Franceschetti, G. et al. (2011) Ridge dimensions of the edentulous posterior maxilla: A retrospective analysis of a cohort of 127 patients using computerized tomography data. *Clinical Oral Implants Research* 22 (1): 54–61.

[33] Rancitelli, D., Borgonovo, A.E., Cicciù, M. et al. (2015) Maxillary sinus septa and anatomic correlation with the Schneiderian membrane. *Journal of Craniofacial Surgery* 26 (4): 1394–1398.

[34] Sammartino, G., Mariniello M., and Scaravilli, M.S. (2011) Benign paroxysmal positional vertigo following closed sinus floor elevation procedure: Mallet osteotomes vs. screwable osteotomes. A triple blind randomized controlled trial. *Clinical Oral Implants Research* 22 (6): 669–672.

[35] Si, M.S., Zhuang, L.F., Gu, Y.X., et al. (2013) Osteotome sinus floor elevation with or without grafting: A 3-year randomized controlled clinical trial. *Journal of Clinical Periodontology* 40 (4): 396–403.

[36] Soltan, M. and Smiler, D.G. (2005) Trephine bone core sinus elevation graft. *Implant Dentistry* 13: 148–152.

[37] Soltan, M. and Smiler, D.G. (2005) Antral membrane balloon elevation. *J Oral Implantol* 31 (2): 85–90.

[38] Stacchi, C., Lombardi, T., Oreglia, F. et al. (2017) Histologic and histomorphometric comparison between sintered nanohydroxyapatite and anorganic bovine xenograft in maxillary sinus grafting: A split-mouth randomized controlled clinical trial. *Biomed Research International* 9489825.

[39] Stacchi, C., Lombardi, T., Ottonelli, R. et al. (2018) New bone formation after transcrestal sinus floor elevation was influenced by sinus cavity dimensions: A prospective histologic and histomorphometric study. *Clinical Oral Implants Research* 29 (5): 465–479.

[40] Summers, R.B. (1994a) A new concept in maxillary implant surgery: The osteotome technique. *Compendium in Continuing Education in Dentistry* 15 (2): 152: 154–156, 158 passim; quiz 162.

[41] Summers, R.B. (1994b) The osteotome technique: Part 3 – Less invasive methods of elevating the sinus floor. *Compendium in Continuing Education in Dentistry* 15 (6): 698, 700: 702–704 passim; quiz 710.

[42] Summers, R.B. (1995) The osteotome technique: Part 4

– Future site development. *Compendium in Continuing Education in Dentistry* 16: 1080, 1092 passim; quiz 1099.

[43] Tatum, O.H. (1977) Lecture presented to Alabama Implant Study Group.

[44] Tatum, H., Jr. (1986) Maxillary and sinus implant reconstructions. *Dental Clinics of North America* 30 (2): 207–229.

[45] Temmerman, A., Van Dessel, J., Cortellini, P. et al. (2017) Volumetric changes of grafted volumes and the Schneiderian membrane after transcrestal and lateral sinus floor elevation procedures: A clinical pilot study. *Journal of Clinical Periodontology* 44 (6): 660–671.

[46] Trombelli, L., Minenna, P., Franceschetti, G. et al. (2008a) Smart-Lift technique for the elevation of the maxillary sinus floor with a transcrestal approach. *Implantologia* 6: 9–18.

[47] Trombelli, L., Minenna, P., Franceschetti, G. et al. (2008b) Smart-Lift: A new minimally-invasive procedure for sinus floor elevation. *Dent Cadmos* 76: 71–83.

[48] Trombelli, L., Minenna, P., Franceschetti, G. et al. (2010a) Transcrestal sinus floor elevation with a minimally invasive technique. *Journal of Periodontology* 81 (1): 158–166.

[49] Trombelli, L., Minenna, P., Franceschetti, G. et al. (2010b) Minimally invasive technique for transcrestal sinus floor elevation: A case report. *Quintessence International* 41 (5): 363–369.

[50] Trombelli, L., Franceschetti, G., Farina, R., and Itro, A. (2010c) Smart-lift technique used in association with a hydroxyapatite-based biomaterial. Clinical outcomes and postoperative morbidity. *European Journal of Oral Surgery* 2 (1): 47–55.

[51] Trombelli, L., Franceschetti, G., Rizzi, A. et al. (2012) Minimally invasive transcrestal sinus floor elevation with graft biomaterials. A randomized clinical trial. *Clinical Oral Implants Research* 23: 424–432.

[52] Trombelli, L., Franceschetti, G., Stacchi, C. et al. (2014) Minimally invasive transcrestal sinus floor elevation with deproteinized bovine bone or β-tricalcium phosphate: A multicenter, double-blind, randomized, controlled clinical trial. *Journal of Clinical Periodontology* 41 (3): 311–319.

[53] Trombelli, L., Franceschetti, G., Trisi, P., and Farina, R. (2015) Incremental, transcrestal sinus floor elevation with a minimally invasive technique in the rehabilitation of severe maxillary atrophy. Clinical and histological findings from a proof- of- concept case series. *Journal of Oral and Maxillofacial Surgery* 73 (5): 861–888.

[54] Trombelli, L., Farina, R., Peñarrocha Oltra, D., and Franceschetti, G. (2018) A minimally invasive technique for transcrestal sinus floor elevation. *Journal of Oral Science and Rehabilitation* 4 (4/2018): 26–34.

[55] Vitkov, L., Gellrich, N.C., and Hannig, M. (2005) Sinus floor elevation via hydraulic detachment and elevation of the Schneiderian membrane. *Clinical Oral Implants Research* 16: 615–621.

[56] Wainwright, M., Torres-Lagares, D., Pérez-Dorao, B., Serrera-Figallo, M.A., Gutierrez-Perez, J.L., Troedhan, A., Kurrek, A. (2016) Histological and histomorphometric study using an ultrasonic crestal sinus grafting procedure. A multicenter case study. *Medicina Oral Patologia Oral y Cirugia Bucal* 21 (3): e367–373.

第15章

上颌窦提升术：经侧壁入路

Sinus Augmentation: The Lateral Approach

Tiziano Testori   Riccardo Scaini   Matteo Deflorian   Stephen S. Wallace   著

一、概述

目前使用骨结合种植体是治疗患者部分或全部牙列缺失的一种有效且效果可预期的方法。尽管种植体治疗的成功率和可预期性都有一些影响因素，但两者数值都相当高。随着上颌窦提升的使用，这种治疗方法可以扩展到包括骨质差、骨量不足者在内更多的患者。

上颌骨后牙区普遍骨质欠佳，而且由牙齿缺失导致的进行性骨吸收，使得上颌骨后牙区一直都成为种植体支持式固定义齿修复的高风险区域。牙槽嵴严重萎缩和上颌窦广泛气化都可能使剩余骨量变得有限，当我们遇到上述一种或两种情况时，治疗将变得更加困难。此时，种植前需要仔细规划，甚至种植术前可能需要进行上颌窦植骨手术，以纠正骨量不足，从而为上颌骨后牙区种植体植入创造最佳条件。

在修复术前用于恢复骨量的外科手术当中，

上颌窦提升术已被证明具有最高的临床可预期性（Aghaloo，2016；Del Fabbro，2004、2008、2012、2013a、2013b；Pjetursson，2008a；Testori，2012a、2012b；Wallace，2003）。如果没有影响适当修复体结构的整体骨缺损时，在剩余牙槽嵴高度＜4mm的骨严重萎缩的病例中，通常采用外侧入路。如果遇到其他颊舌向和（或）水平骨缺损时，就需要对牙槽嵴进行三维重建。

在计划阶段，不仅需要对鼻窦的解剖和生理有详细的了解，还需要通过咨询耳鼻喉科专家，考虑相关耳鼻喉（ENT）疾病的可能性。在诊断阶段，通过特定的放射学检查来确定所有可能是上颌窦提升相对或绝对禁忌证的耳鼻喉科疾病是非常有必要的。

上颌窦提升术不是恢复上颌骨后牙区骨量不足的唯一方法。对于由于一般医学问题、上颌窦疾病、高龄或心理原因无法接受侵入性上颌窦提升手术的所有患者，必须仔细评估可能的替代方法。

---

*.本章附有视频幻灯片，详见补充说明。

选择替代治疗时需要考虑的另一个因素是手术操作的复杂性。可降低发病率和术后并发症，以及加速术后愈合过程的微创技术是值得考虑的。

除患者的具体要求外，外科医生还必须评估口腔的一般健康状况，将所要实施的种植手术纳入全面修复治疗计划之中。

还必须预估到在治疗全部失败的情况下患者的未来状况。在选择替代方案时，建议选择那些即使完全失败也不会造成影响未来修复的永久性损伤的治疗。

考虑到现有的临床情况，有几种微创方案被提议作为侧壁开窗上颌窦提升术的替代方法（不包括第14章中涵盖的牙槽嵴入路），即短种植体、倾斜种植体、穿翼种植体、经上颌窦种植体（微创侧窗）和远端悬臂修复体。

二、术前评估

（一）种植科医生和 ENT 合作

在进行上颌窦提升手术之前，外科医生需要考虑其对上颌窦生理功能的影响，以避免可能影响手术效果的并发症。ENT 专家应是任何上颌窦提升手术方法的主要人物，因为他／她的合作对确保手术成功至关重要。

ENT 的参与在上颌窦提升的各个阶段可能都很重要：①预防性诊断，以排除任何可能导致并发症或手术失败的鼻窦疾病；②预防性治疗，以纠正上颌窦提升的任何可逆性禁忌证；③诊断治疗（如必要），以确保及时诊断和适当治疗任何鼻窦提升相关的鼻 - 鼻窦并发症。

应由牙科医生和耳鼻喉科专家共同管理上颌窦提升手术的患者。作为鼻 - 鼻窦生理学专家，ENT 专家在与外科医生一起为患者确定预防方案以降低并发症风险方面发挥有用作用。其他限制措施包括戒烟、避免脱水和吸入污染物、暴露于低温或干燥空气，以及使用阿托品样药物。

对于种植外科医生来说，掌握上颌窦生理学的基本知识以便与耳鼻喉科专家更好的合作是非常重要的。

（二）鼻窦生理学

上颌窦的任何手术治疗均可激活细胞炎症介质并引发一过性鼻窦炎，暴露面积越大，越有可能出现术后炎症反应。鼻窦提升可通过各种方式阻碍生理性上颌窦引流进入中鼻道。Schneider 膜从上颌底的创伤性剥离可能短暂且不可预测地抑制纤毛活动，还可能由于细菌感染而导致黏液成分改变（Mantovani，2005）。在分离过程中上颌窦黏膜穿孔也是如此（在高达 56% 的病例中可能发生）（Kasabah，2003；Regev，1995）。

此外，口 - 鼻道复合体（OmC）的通畅性可能受到以下因素的损害：①一过性炎性口周肿胀；②上颌骨黏膜底过度抬高（Buiter，1976），特别是存在上颌窦囊肿的情况下，有 1.6%～22% 的病例存在上颌窦囊肿（Allard，1981；Casamassimo，1980；Harar，2007；Macdonald-Janckowski，1993，1994）；③移植物颗粒通过黏膜撕裂孔进入上颌窦并阻塞自然窦口，尤其是超过 5mm 时（Mantovani，2005；Ziccartdi，2000）。

虽然众所周知，上颌窦黏膜可以迅速修复手术过程中的撕裂口（Zimbler，1998），但仍然可以假定每次上颌窦提升过程都会暂时损害上颌窦生理功能，有时会妨碍术后正常鼻窦稳态的恢复，从而可能导致上颌窦细菌感染，影响手术结果和患者健康。Timmenga 等的前瞻性研究结果显示上颌窦黏膜是可以恢复的，尤其当鼻窦引流正常的情况下，这一结果与其他研究报告的结果相同（Timmenga 等，2003a）。因此，上颌窦黏膜活检中轻度术后炎症反应的组织学结果应解释为黏膜气道防御系统的生理反应。这也可见于未接受手术的健康受试者（Timmenga 等，2003a、2003b）。众所周知，上颌窦快速恢复到术后无菌状态（Misch，1992；Timmenga，2003a）。上颌窦黏膜从上颌窦提升引起的手术创伤中恢复其稳态的内在潜力被称为上颌窦顺应性：起始条件越好（高顺应性），并发症的风险越低。另一方面，过高的风险（低顺应性）应被视为手术禁忌证。

基于上述考虑，每例患者的上颌窦顺应性都应在术前进行评估（或存在抬高后鼻窦炎的风险因素）。这包括仔细询问病史，以确定既往是否有任何鼻外伤或手术史、鼻呼吸道阻塞、复发性或慢性鼻窦疾病（Testori，2005）、是否存在任何可能干扰种植体骨整合的全身性疾病，如 2 型糖尿病、不良生活习惯（吸烟、酗酒、吸食可卡因）、牙科疾病（根尖周病、牙周病）或上颌骨辐射（Mantovani，2005；Regev，1995；Small，1993；Smiler，1992）。

此外，所有具有放射线照射史或既往病史表明上颌窦存在通气障碍的患者都应接受鼻内镜耳鼻咽喉科检查，如有指征，对颌面部区域（包括 OmC）进行计算机断层扫描（CT），以确定任何可能的上颌窦提升禁忌证。这将降低术后并发症的风险，从而为患者提供安全性，并为口腔外科医生提供良好的法律上的保证。

为了明确上颌窦健康状况，当怀疑存在上颌窦疾病时，CBCT（采集 OmC）已成为必须进行的手段。CBCT 成像非常有用，因为它还可以评估上颌骨高度（Dula，1996），使确定最佳手术方法和种植体植入的时机（同期或延迟）成为可能。

也可以通过 CBCT 的三维重建在术前测量上颌窦体积。CBCT 还可以在术前检测是否存在上颌窦狭窄、上颌窦结构异常和 Underwood 间隔，在 20%～58% 的病例中报道了这种间隔（Betts 和 Miloro，1994；Jensen，1992；Ulm，1995；Underwood，1910）。

从耳鼻喉（ENT）角度来看采集 OmC 的 CBCT 扫描在治疗上颌窦提升中也起着主要作用，因为它们非常准确地显示上颌窦口的位置和通畅性，并检测到任何相关的中鼻道解剖结构改变或伴随的鼻窦疾病（Testori，2005），这种疾病在计划进行上颌窦提升手术之前应进行矫正，因为在这种上颌窦清除功能受损的患者中，术后发生鼻窦炎的风险增加（Timmenga，1997）。

鼻内镜检查是评估中鼻道的另一种诊断辅助工具，因为通过直接可视化 OmC，在术前发现可能破坏上颌窦引流导致不良手术后果的因素。此外，在进行上颌窦提升之前，通过手术矫正对其进行治疗尤其有用。内镜检查的主要目的是评价漏斗–耳道区域的状况，这一区域有时会受到其最重要组件（钩突、筛泡和鼻丘）和其他解剖结构（如中隔嵴、中鼻甲的耳甲大疱或其反常弯曲）或大块筛骨息肉之间空间竞争的影响（Pignataro，2008）。

已有文献记录术后鼻窦炎和既往存在上颌窦疾病之间（Tidwell，1992），以及鼻窦炎和上颌窦口大小之间存在相关性（Stierna，1991）。考虑上颌窦口的头颅位置，其机械阻塞不太可能。许多作者建议仅在既往有上颌窦疾病或上颌窦黏膜清除功能障碍的患者术前进行鼻内镜检查。也有人提出，轻度黏膜炎症的内镜检查结果并不严格禁止鼻窦提升手术（Timmenga，1997；Timmenga，2003a）。

（三）上颌窦提升的耳鼻咽喉科禁忌证

应在术前发现耳鼻喉科相关的禁忌证（表15-1）并尽可能在进行上颌窦提升手术之前纠正。其中许多潜在的可逆性耳鼻喉相关禁忌证可以通过功能性内镜鼻窦手术（FESS）进行治疗。

（四）上颌窦提升的适应证

上颌窦提升术适用于上颌骨后牙区轻中度萎缩导致高度不足以植入牙科种植体的情况。剩余牙槽嵴高度＜4mm，则采用外侧入路。如果牙槽嵴宽度＜6mm或颌间距过大，此时则需要进行包括上颌窦提升在内的更广泛的上颌骨重建手术才可能进行固定修复。

此外，剩余牙槽骨的质和量是选择同期或延期种植的重要因素。考虑所涉及的众多因素和旨在缩短治疗时间的方案，仅基于剩余牙槽嵴的情况来选择手术入路(外侧或牙槽嵴)(同期或延迟)是存在争议的。虽然在技术上当剩余牙槽嵴骨为2mm甚至更少时植入种植体是可行的，但如果在骨移植材料骨整合之前，一旦种植体暴露，早期种植体失败的风险很高。在种植体暴露的情况下，生物学宽度形成的生理过程就开始了，这将导致牙槽嵴吸收约一半甚至吸收至2mm。这种现象可能导致在建立继发稳定性之前失去初期稳定性，这是由于在移植材料结合之前骨－种植体在牙槽嵴水平的接触丧失。种植体早期暴露往往发生在软组织过薄（1.0～1.5mm以下）或存在不合适可摘局部义齿压迫的情况。在剩余牙槽嵴骨量高度≤3mm的情况下，建议在移植物骨结合后进行延期种植。当可用牙槽嵴高度为7mm或更高时，使用短种植体是一种合适的治疗选择，然而，当前文献的数据并不建议超短种植体（5mm）的常规临床使用（图15-1）。在上颌骨后牙区骨量不足的情况下，临床医生可能面对图15-2所示4种不同的临床情况。

三、手术技巧

见图15-3至图15-15。

表 15-1　耳鼻喉科（ENT）窦提升禁忌证

可能不可逆的 ENT 禁忌证	可能可逆的 ENT 禁忌证
• 鼻壁和（或）鼻窦黏膜的解剖结构永久性和不可矫正的损伤 • 炎症感染过程，包括复发性或慢性鼻窦炎，由于与先天性黏膜纤毛清除损伤相关而无法消退 • 鼻－鼻窦非特异性全身肉芽肿病	• 上颌窦引流通路的解剖结构损伤有限 • 炎症感染过程、过敏性鼻－鼻窦炎、鼻－鼻窦息肉病 • 窦筛异物 • 口窦瘘与较宽的骨间隙和确定性手术闭合后无关 • 损害上颌引流途径的良性鼻窦肿瘤

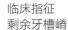

		临床指征 剩余牙槽嵴						
1 mm	2 mm	3 mm	4 mm	5 mm	6 mm	7 mm	8 mm	9 mm

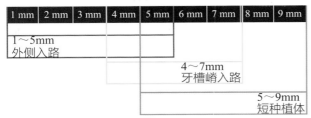

▲ 图 15-1　基于可用剩余骨高度的临床指征

（一）麻醉

外科手术理想的局部麻醉药是起效时间短并且持续时间长的麻醉药。在一项比较含有 1∶100 000 肾上腺素的 2% 利多卡因与含有 1∶100 000 或 1∶200 000 肾上腺素的 4% 阿替卡因的研究中，同时具有最短起效时间和最长持续时间的是含有 1∶100 000 肾上腺素的 4% 阿替卡因（起效时间 1.4min，持续时间 66.3min）。这种较长的持续时间适用于上颌窦提升手术的预计时长。对于这一手术来说两支麻药就足够了。除颊部和腭部浸润麻醉外，腭大孔的阻滞麻醉可以为上颌窦内壁提供更深的麻醉。

（二）翻瓣

上颌窦侧壁开窗入路时需要翻全厚的黏骨膜瓣。在设计软组织瓣时必须牢记微创、充分的血供、可以直达进入开窗位置、术后保护手术部位（开窗和伴随的屏障膜）和有效的Ⅰ期愈合的原则。

皮瓣设计应包括广泛的附加切口，以提供足够的血供。牙槽嵴顶切口应设计在角化龈中，以便更稳定地缝合。通常，尽可能在牙槽嵴顶中间做切口，或者将切口设计在最有利于种植体即刻

植入的位置。如果由于牙槽嵴骨量严重不足，开窗位置将靠近牙槽嵴顶，此时切口应略微偏向腭侧。切口应充分暴露开窗区域，并且在骨窗外至少 3～4mm，以便缝合位置避开骨窗处或屏障膜。这将最大可能地避免膜的暴露，避免损伤移植物的骨整合。

在做前方松解切口时，牢记眶下神经及其分支的位置。在严重牙槽萎缩或面部轮廓较短的病例中，这些分支可能非常靠近开窗位置。垂直松弛切口应是纵贯角化龈和黏膜的斜形切口，并且保留龈乳头。

通过这种方式，切口可以在瓣尖端或外侧向中线移动，避开眶下神经分支。乳头水平的全层切开和斜形切口可避免形成难看的瘢痕。

根据窗口位置（通常朝向前窦壁），远端松解切口可以做得比较短。如果上颌结节的骨质至少为 3 类骨，或者需要采集骨，此时远端松弛切口应设计在上颌结节水平。此外，较长的水平切口和较短的垂直松弛切口可能比皮瓣过度回缩的持续创伤更小。水平切口越长，皮瓣回缩幅度越大。

如果相邻的天然牙有牙龈退缩，可以修改皮瓣设计，并使用冠向推进皮瓣通过牙根覆盖手术同时解决退缩问题。

（三）外侧壁窗口准备（解剖）

外侧壁开窗应在可能的最佳位置提供进入窦腔的入路，以便成功地将上颌窦黏膜抬高到准备放置移植物位置。应当考虑的因素包括：外侧壁厚度、PSA 动脉位置、窦底和前窦壁位置、窦内解剖结构（间隔数量和位置、内外侧窦宽度），

第一种临床情况：

- 足够的牙弓间距意味着没有垂直骨丢失
- 足够的前庭深度意味着患者有足够的空间插入旋转或电动牙刷进行正确的家庭护理维护
- 充足的角质化组织意味着种植体周围软组织至少有 2/3mm 的角化龈

* 充足的角质化组织意味着种植体周围软组织至少有 2/3mm 的角化龈

** 修复体补偿（牙 - 骨骼修复体）是一种修复体，在一定程度上可以补偿硬组织缺陷，但其形态不会产生水平食物嵌塞

***6～9 个月，如果需要垂直骨增量的话

第二种临床情况：

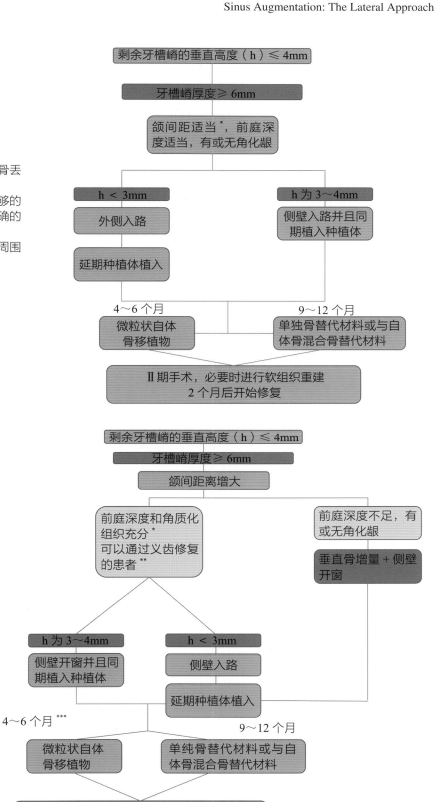

▲ 图 15-2　侧壁入路：上颌骨后牙区修复的决策过程；显示了 4 种临床情境；决策标准基于剩余牙槽嵴宽度、颌间距离、是否有角化龈的存在和所采用骨移植材料

第三种临床情况：
* 足够的颌间距离意味着没有垂直骨
丧失

** 足够的前庭深度意味着患者有足够
的空间插入旋转或电动牙刷进行正确
的家庭护理维护
充足的角质化组织意味着种植体周围
至少有 2/3mm 的角化龈

第四种临床情况：

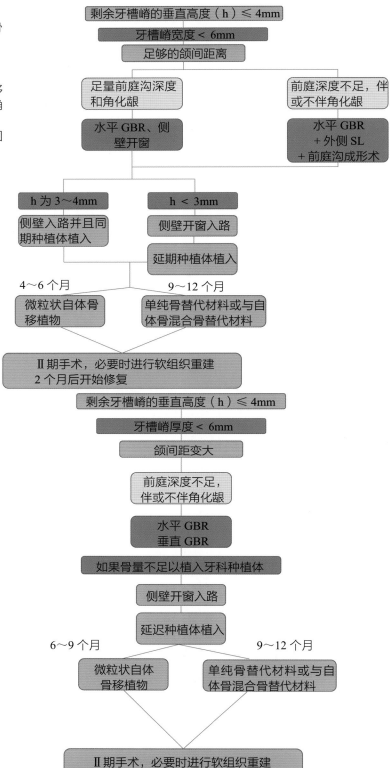

▲ 图 15-2（续） 侧壁入路：上颌骨后牙区修复的决策过程；显示了 4 种临床情境；决策标准基于剩余牙槽嵴
宽度、颌间距离、是否有角化龈的存在和所采用骨移植材料

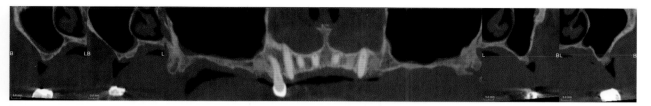

▲ 图 15-3　CBCT 术前评估

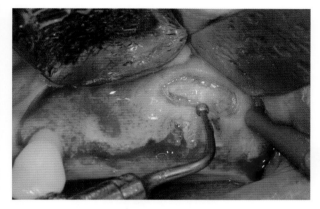

▲ 图 15-4　使用超声骨刀卵圆形头进行侧壁开窗

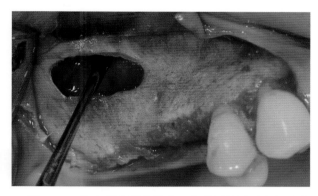

▲ 图 15-7　将上颌窦黏膜抬高至鼻腔侧骨壁（上颌窦内侧壁），以获得放置移植物的预期高度

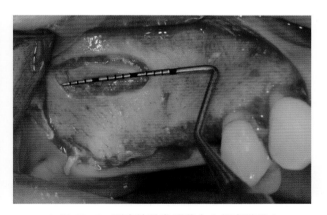

▲ 图 15-5　剥离使骨岛附着在上颌窦黏膜上

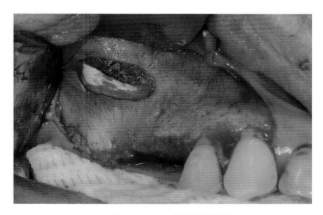

▲ 图 15-8　安放骨移植物

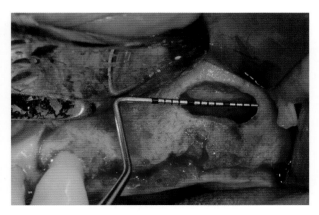

▲ 图 15-6　开窗的大小由上颌窦解剖结构决定

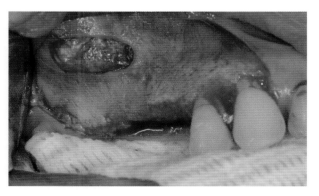

▲ 图 15-9　在开窗内放置胶原蛋白膜，以避免窦内压力增大使移植物分散（即根据 Testori，2014 鼓鼻试验）

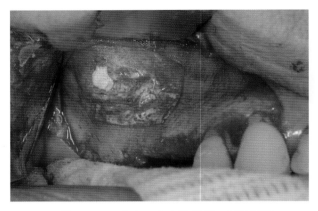

▲ 图 15-10　在窦口上方放置第二层胶原膜

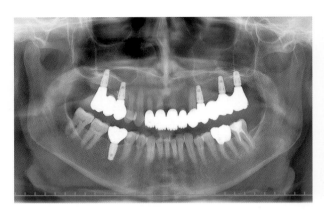

▲ 图 15-11　7 年后曲面断层 X 线片的随访

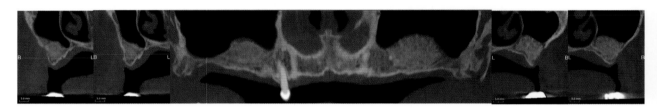

▲ 图 15-12　术后的 CBCT

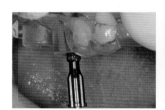 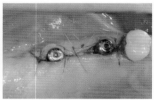 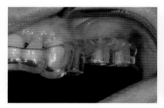 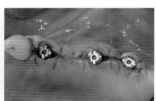

▲ 图 15-13　使用计算机辅助导板进行的一期种植体植入手术

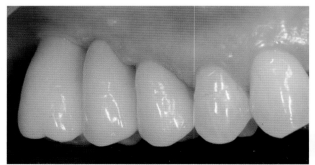 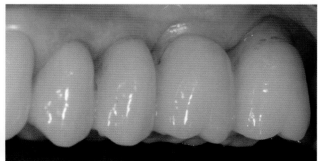

▲ 图 15-14　最终修复体和术后最终根尖 X 线片

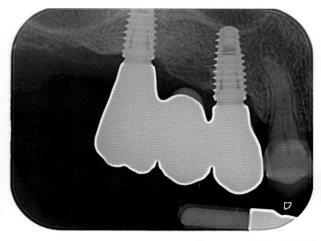
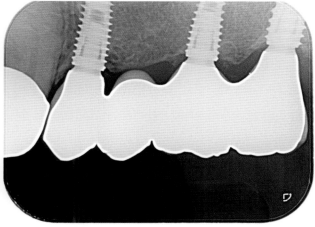

▲ 图 15-14（续） 最终修复体和术后最终根尖 X 线片

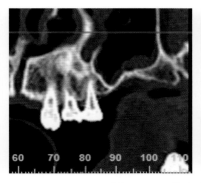
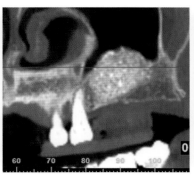
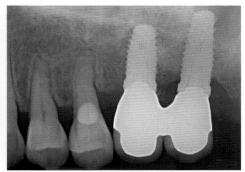

▲ 图 15-15 临床病例：CBCT 术前评估、术后 CBCT 和最终修复体的根尖周 X 线片

以及拟植入的移植物前后尺寸。下面的讨论重点是窗口大小、窗口位置和窗口设计。

1. 窗口大小

很明显，相对较大的窗口将为上颌窦黏膜提升提供更好的入路。如果窗口足够大，允许直接目视进入隔膜的两侧，存在的解剖障碍（如隔膜）将更容易解决。同样明显的是，去除大量的外侧窦壁，移植物可能会减少源自窦壁微血管的血供。这将对既定时间内上颌窦中形成活骨的百分比产生影响。Avila-Ortiz 等已经表明，窗口大小和新骨的生成之间呈反比关系（Avila-Ortiz，

2012）。虽然这可能是真实的，但没有证据表明这种骨形成延迟对种植体存活有影响，因为成功骨结合所需的最小新骨量仍然未知。然而，在所选技术的总体评价中，仍应考虑生物学方面。

2. 窗口位置

窗口位置应取决于获得入路和膜提升的意愿，同时限制术中出血和膜穿孔的发生率。研究表明，膜穿孔更可能发生在解剖受限的区域，如窦前部狭窄（Cho，2001）。窦底内侧壁和外侧壁之间的锐角，需要上颌窦刮匙在狭窄、受限区域进行更大的操作。将窗口置于前部位置可提供

直视通路，并且大大减少操作难度。同样，使窗口靠近窦底可减少到达窦底所需的冠状运动。因此，作者选择在上颌窦前壁远端 3mm 和窦底冠状面 2～3mm 处开窗。然后根据窦内解剖结构和拟放入移植物的多少确定窗口尺寸。间隔的存在应影响窗口的前后位置。最好是开窗跨过中隔，这样上颌窦剥离器可以在中隔的前部和后部从外侧到内侧方向使用，远比在尖锐的中隔嵴上尝试前后向提升要安全得多。经常调整为使用旋转窗口技术，以保护 PSA 动脉的完整性。随着超声骨刀技术的出现，问题明显改善，超声骨刀技术可以保护脉管系统的完整性，甚至可以直接在血管上仔细操作。

3. 窗口设计

多年来提出了许多外侧壁窗口设计方式。尽管术者有选择偏好，但某些设计确实存在优势。

设计包括铰链提升术、提升岛、揭盖式、通过骨成形术完成截骨、牙槽嵴入路、腭入路，以及笔者提出的新技术——简化上颌窦开窗设计（S.A.D.）。

Boyne 的早期技术实际上是使用实验室硬质合金钻完全磨除开窗进行骨成形术（Boyne，1980）。1988 年，Wood 和 Moore 首次使用螺旋钻技术进行了铰链截骨术（Wood 和 Moore，1988）。在该技术中，两个外侧和冠状截骨线直接到膜，而顶端截骨区由小的、孤立的、到膜的穿骨孔组成。然后在冠状面上敲击窗口形成青枝骨折，从而创建良好铰链。在内部提升放置窗口时必须小心，因为锐缘可能导致膜穿孔。

简化的解剖结构设计（S.A.D.）提出了将上颌窦窗口定位在理想位置的系统性方法，从

而通过创建最有利的窦膜入路降低膜穿孔风险（Testori，2019a）。

笔者的经验是，刚接触窦提升的临床医生倾向于在不太理想的位置进行上颌窦开窗术。具体来说，窗口过于靠上，离远端太远。这最有可能是由于担心无意中使窗口位于窦前或窦底下方，从而损伤相邻牙根、使牙齿失活或不必要地去除有用骨。由于上颌窦的前伸部分通常较窄，并据报道有较高的穿孔率，如果窗口的位置能够为临床医生提供该区域最有利的入路，似乎可以简化膜提升。考虑到这一点，笔者一直建议在前壁远端 3mm 和窦底上方 2～3mm 处进行上颌窦开窗术（图 15-16）。

使用该位置进行上颌窦开窗术将有助于成功完成窦提升所需的内部操作。经验丰富的外科医生可以使用 CBCT 扫描测量结合临床可视化确定就近位置。S.A.D. 方法的目标是创建一个方案，可预测地将窦口定位在最理想的位置，并允许在实现该目标的同时进行较小的开窗术。

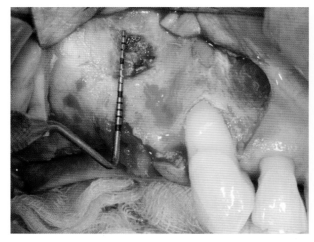

▲ 图 15-16　简化解剖设计（S.A.D.）远离上颌窦前壁的小窗口 3mm×6mm，然后向前方延伸窗口，实际定位窦前壁

S.A.D. 是对之前发布的倾斜的经上颌窦种植体方案的修改。该手术的基本原理是通过将最远端种植体放置在窦前部的倾斜位置，从而明显增加 A-P 距。

由于小窗口是该手术所需的全部窗口，因此认为直接在窦前壁开窗是恰当的，而不是最初在其远端，然后向内抬高（图 15-17）。该技术简单且易于复制，因此可以考虑作为大多数侧窗手术

的起点。从这个起点开始，根据需要扩大窗口，以适应不同的窦内解剖。通过扩大窗口来准确定位并解决内部解剖困难，可以帮助临床医生提供良好的前壁位置参考。

S.A.D. 窦造口术分 3 步完成（图 15-18）：①使用最佳可用的 CBCT 和临床测量值，在您想象的前窦壁（蓝色）位置的远端制作一个宽3mm、长 6mm 的小窗口。②向前（近中）方延

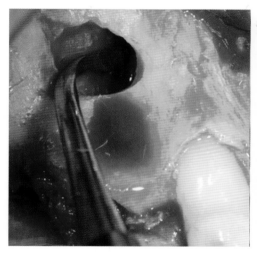
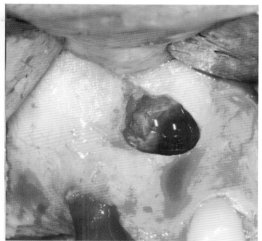

▲ 图 15-17 通过指定的剥离器向内移动进行窦膜分离

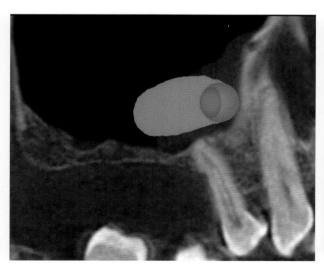
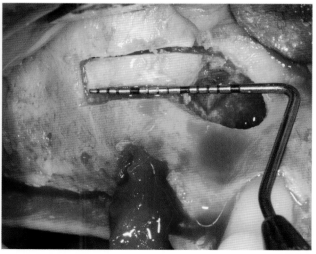

▲ 图 15-18 可以在远端扩大窗口，以解决内部解剖结构和要植入的种植体数量问题，最终窗口从冠状面延伸至距离窦底 2 ～ 3mm

伸窗口，以实际定位窦前壁（绿色）。③根据内部解剖结构（间隔）和要植入的植入物数量，扩大远端窦口。从冠状面延伸至距离窦底2～3mm，前后方向约10mm（红色）。

这种简单且可预测的上颌窦开窗术为常规侧壁开窗窦提升及经窦技术提供了诸多优势。使用S.A.D.技术的优点：①通过提供最佳的视觉和触觉入路进行膜提升，提供理想的上颌窦开窗术位置，防止膜穿孔（狭窄的前窦）；②保证到达前窦腔并完全移植；③允许创建更小的窦口，从而保留侧壁血供；④由于侵入性较小的翻瓣，降低了并发症发病率。

4. 涡轮机窗口预备

1980年，Boyne发表了1例使用实验室尺寸硬质合金牙钻制备窗口的上颌窦提升病例（Boyne，1980）。多年来，行业对这一技术进行了改良，首先使用低速种植马达，用各种尺寸的圆形硬质合金或金刚砂勾勒窗口，随后使用高速反角手机进行改良。

虽然硬质合金或金刚砂的涡轮机已被成功使用多年，但存在与该技术相关的固有并发症。由于涡轮机无法区分硬组织和软组织，术中出血（2%～4%）和膜穿孔（20%～25%）的并发症发生率相对较高。该技术完全依靠操作者的分析判断进行辨别。上颌窦提升的最大创新之一（最大的创新是结束我们在医院手术中对自体骨移植物的依赖）是引入超声骨刀和DASK手术技术进行窗口准备和膜提升。这些更受关注的软组织技术的出现显著降低了上述并发症的发生率。现在使用选择性更高的超声骨刀器械或DASK钻，通过骨成形术进行完整截骨，可以获得相似的结果，

且并发症更少。

5. 超声骨刀窗口准备

文献中已经很好地记录了超声骨刀技术。低频超声振动（29kHz，2.8～16W功率，10/30/60周期的调制/最小，60～200μm微测量振动）可以选择性切割硬组织，而不损伤邻近软组织（Vercellotti，2004）。该技术已应用于口腔和骨外科手术。在口腔手术中，发现其在上颌窦提升中特别有用，其中PSA动脉内支和鼻黏膜的完整性可以按预期保存（Vercellotti等，2001）。文献中报道的超声骨刀手术的穿孔率范围为3.6%～8%（Blus，2008；Jordi，2018；Toscano，2010；Wallace，2007）。

与早期涡轮技术记录的平均20%～25%的频繁穿孔率相比，这是有利的。这种安全系数提高的部分原因是超声振动不会产生传统涡轮器械造成的"拖拽"或撕裂效应。此外，该技术引入了独特的超声（喇叭形）剥离子，可提供约2mm的环内膜压力释放，然后允许手动器械安全地进入窦，而不会意外拉伸和撕裂窦黏膜。该内部提升在低功率设置下使用气化水喷雾。超声骨刀外科器械的气化效应维持了术野无血，进一步增强了器械控制和手术安全性。有两种不同的超声骨刀开窗术方案：截骨术（轮廓）技术和骨成形术（研磨）技术。轮廓技术应仅限于外侧壁厚度为1mm或以下的情况，因为当壁厚时，该技术非常耗时，并且将快速磨损金刚砂截骨刀头。使用刀状或圆形金刚砂覆盖的刀头完成截骨技术。当外侧壁较厚时，使用匙形金属刀头完成骨成形术更有效。如果壁非常厚，例如在颧骨隆突区域，使用超声骨刀骨成形和（或）截骨术完成窗口

制备之前，考虑使用涡轮工具减少大部分厚度。Stacchi 等的研究显示骨成形术具有最低的穿孔发生率（Stacchi，2015）。

6. DASK 窗口准备

登腾上颌窦提升（Dentium advanced sinus kit，DASK）技术是涡轮技术的慢速（800～1200rpm）改良，使用 6mm 或 8mm 圆顶形金刚砂钻进行上颌窦开窗术。该技术可称为外侧骨平面开窗术，可用于在创建一个 6mm 或 8mm 圆形窗口，通过上下运动，或者侧向应用，用于塑造一个反映内部上颌窦解剖结构的窗口。另一种改良方法是使用环钻从外侧壁到膜水平（非常接近膜）去除骨芯。用刮匙或剥离子轻轻取出骨芯，用圆顶形剥离子开始膜提升，然后使用器械盒提供的 180°反向成角剥离子。

DASK 钻以 800～1200rpm 的转速进行截骨，达到暴露部分膜的水平。然后，在进一步扩大该部位之前，可以使用带冲洗的圆顶形剥离器（手动或电动）使膜从窗口边缘周边释放。由于速度慢，表面积大，钻头可以安全地接触膜，而不会产生可能导致膜穿孔的阻力。然后可以使用标准手部器械完成膜提升。由于窗口相对较小，第一次膜松解是在外侧壁周围松解。通过使用独特的剥离器简化步骤，该剥离器翻转 180°，以到达邻近窗口的侧壁。使用 DASK 技术的穿孔率类似于超声骨刀手术，为 5.6%（Lozada，2011）。

（四）窦膜剥离

在使用超声骨刀手术的情况下，一旦完成上颌窦开窗，在上颌窦开窗边缘的骨平面和窦膜骨膜侧之间形成的缝隙中使用专用剥离器。使用手动剥离器进行剥离，比超声骨刀器械更符合人体工学且实用。剥离器必须始终与骨保持接触，通过持续施力提升窦膜，从而避免膜穿孔。窦膜剥离必须从阻力最小的区域进行，从窦口上缘开始，然后继续向远端、中端，最后向冠状面剥离。如遇脱离阻力，建议直接接触下层骨，并使用锐器切断组织粘连。当膜粘连明显时，钝性工具引起穿孔的概率更高。

必须充分分离黏膜，直至上颌窦内侧壁（即鼻外侧壁）暴露到移植材料预期放置的高度。如不能将膜抬高到上述高度，会产生一个靠近内侧壁的潜在腔隙。增加窦内压力可使该空间重新气化，使移植材料向外移位，并可能从窦口排出。同时，窦膜从内侧壁分离允许暴露更大的骨表面，有利于移植物更好的形成新生血管，且种植体植入方式可以更有利于修复（Margolin，1998）。

窦提升必须使用专用器械且不能和移植材料同步进行，移植材料必须被动地放置在不再进行黏膜分离的空间内。提前创建被动空间是防止移植材料意外穿孔的基本前提，有时意外穿孔可能一直未被发现，导致移植材料在窦腔内分散。

上颌窦黏膜穿孔被认为是最常见的术中并发症，发生率为 0%～58.3%，平均为 19.5%（Pjetursson，2008b）。文献中报道的广泛穿孔发生率的范围，可能与使用不同外科技术有关，更重要的是与手术窦腔的解剖结构有关。几种解剖变异可增加窦底提升过程中的穿孔风险，包括膜厚度、是否存在间隔、外侧壁和内侧窦壁之间的锐角、牙槽窦动脉的位置等（Pjetursson，2008b；

Testori，2019b）。

（五）发生穿孔时继续提升

如果发生穿孔，可以谨慎地继续进行窦提升。应避免直接剥离穿孔区域，因为它是一个薄弱点，如果受到干扰，穿孔可能会扩大。进一步的膜提升应在远离穿孔处进行，可能完全围绕穿孔。您可能会注意到，随着膜上的张力被进一步释放，穿孔变小了。另一种帮助进一步提升的方法是用胶原膜覆盖穿孔。具有粗糙面的膜，如 Bio-Gide® 膜（Geistlich Pharma North America Inc，Princeton，NJ）或 L-PRF 膜（如可用），由于与粗糙胶原膜表面的结合或 L-PRF 膜的黏性，将很好地稳定撕裂。需要指出的是，最终穿孔修补最好使用更硬的膜，能够保持其形状并更好地抵抗填塞压力。

（六）同期植入的种植位点准备

当牙槽嵴高度至少为 4mm 时，适用于种植体同期植入。根据术前设计规划，当牙槽嵴骨量不足时，种植体植入存在生物学限制和技术困难。按照种植窝洞预备的标准方案进行植入部位准备。牙槽嵴高度至少 4mm 时，通常可以获得初期稳定性。牙槽嵴高度 < 4mm，不建议同期备孔，因为在插入种植体时产生的压力可能导致牙槽嵴发生部分或全部骨折。在多个种植体植入的情况下尤其如此。另一项应采取的预防措施是在使用涡轮机时使用胶原蛋白或剥离器（Prichard型）保护窦膜。

1. 同期植入移植材料和种植体

在没有穿孔的情况下，建议植入非交联可吸

收膜，尤其是当使用 1～2mm 直径颗粒的移植物时，以避免移植物压实过程中的微穿孔。目前尚不清楚这些微穿孔是否具有临床相关性；然而，维持窦膜的解剖功能完整性似乎是合理的。最近的一项组织学研究表明，与小粒径（0.5～1.0mm）相比，使用大粒径（1～2mm）脱蛋白牛骨时，新骨的百分比更高（Testori，2013）。无论同步入路还是延期入路，都必须从不易到达的区域（即前隐窝和后隐窝，然后沿着内侧窦壁）开始植入移植物材料，使移植物与骨壁接触，以促进新生血管形成。如果计划同期植入种植体，建议填充 2/3 体积的移植物，放置种植体，然后完成移植物放置。该顺序将防止窦膜进一步抬高，因为种植体不会在移植物内产生任何额外挤压，从而防止晚期穿孔。

对于牙周生物型较薄的患者或可摘义齿放置在黏膜上的患者，建议在牙槽嵴下放置种植体。移植材料的过度压实减少了生物材料颗粒之间的空间，影响血管化；当使用慢吸收材料时尤为明显。从统计学上讲，植入表面粗糙的种植体增加骨－种植体的接触，且存活率高于光滑表面种植体。一旦窦腔被填满，在窦口上方的前庭骨壁上放置可吸收膜。许多临床研究表明，与不使用膜相比，在上颌窦开窗上放置可吸收膜可获得更高比例的活骨和更高的植入成功率（Tarnow，2000；Tawil，2001）。最近一篇论文报道了与之矛盾的数据，指出使用和不使用膜在新骨百分比方面没有显著的统计学差异（Barone，2013）。

2. 移植材料

由于自体移植材料具有成骨、骨诱导性和骨

传导性，因此历来被认为是移植材料的金标准，并在窦提升技术的开放时期被推荐使用。目前的研究发现，在种植体存活方面，生物材料和自体骨之间没有统计学差异（Wallace，2012）。关于骨替代移植物，异种移植物在临床试验中的数量最多，其成功结果归因于三个因素：①在移植成熟 6~8 个月后，生物材料的骨传导性导致约 25% 的活骨形成。②残留的移植材料使植入部位的矿物质含量增加了 25%。③组织学结果表明，剩余的无活性生物材料和种植体表面之间没有直接接触，因此不干扰骨整合（Wallace，2012）。

临床数据和组织学研究表明，生物材料是目前窦提升手术的金标准。这是由于获得了相似的结果，且自体骨移植时相比，其并发症发病率更低。还必须指出的是，虽然目前证据等级较低，但某些替代自体骨组织材料已获得类似结果（Wallace，2012）。

重组生长因子与去蛋白牛骨联合应用，在软组织愈合和减少移植物成熟时间方面显示出良好的效果。研究结果表明，同源生长因子有利于软组织愈合而非骨成熟。最近一项关于生长因子在上颌窦提升中有效性的系统综述，考量了 12 项不同研究中的 445 次提升（Del Fabbro，2013a）。其中 6 项研究报道了组织形态学分析，显示血小板浓缩物对骨成熟具有积极作用。其他 6 项研究报道使用生长因子的对照组和试验组之间无显著差异。没有研究发现种植体存活率存在任何差异。不幸的是，这些研究提供的是在研究设计、手术技术和移植材料类型方面的混杂变量。纳入综述的所有研究均同意生长因子对软组织愈合的

积极作用和较少的术后不适。报道的数据未进行量化，因此无法进行 Meta 分析。总之，现存的在上颌窦提升的组织工程学数据表明它可能是不必要的，因为现在已经证明具有缓慢再吸收的非诱导性材料比诱导性材料（如颌面或四肢自体移植物和同种异体移植物）能更好地形成和维持骨形态（Jensen，2016）。

关于替代技术的研究显示，在同时植入种植体的病例中，只有血凝块、胶原蛋白或同源生长因子被植入窦膜下（Cricchio，2011；Lundgren，2004；Mazor，2009+）。

这种方法背后的基本原理是种植体产生隆起效应，以支持膜，从而有利于种植体间区域的新骨形成。在未使用填充材料的情况下，骨形成仅限于植入物顶点或略微更靠近冠状面的位置，最后的螺纹突出于新形成的骨上方。

- 笔者使用基于多个系统性综述的临床方法，观察到临床成功的预期因素包括：①使用具有粗糙表面的植入物；②使用生物材料，尤其是异种移植物；③在窗口上方放置膜。

许多作者建议按照引导骨再生导致新骨形成增加的传统生物学原理，在窗口上方放置屏障膜。这种膜可以防止结缔组织细胞从骨膜内陷到移植间隙内，并将移植材料容纳在窦腔内（Tarnow，2000；Tawill，2001；Testori，2014；Wallace，2005）。

报道的术后并发症是由于非稳定胶原蛋白屏障膜移位导致通过入路窗口的移植材料损失。移植材料损失可能与术后炎症、窦内出血、患者打喷嚏或擤鼻涕引起的窦内压增加有关（Rosen，2010；Testori，2009）。

为了减少上颌窦手术后的移植物移位，提出了一种在窦口内放置胶原屏障膜（交联或非交联）的新技术。将移植物放入上颌窦后，在近远中和冠根向测量入路窗口。计划的胶原蛋白膜应比窗口至少大 3mm。然后将膜置于窗口上，其边界轻轻收拢在骨壁内侧。根据笔者经验，在不需要用固位钉或缝合线稳定屏障膜的情况下该手术可防止术后炎症、鼻窦内出血、打喷嚏或鼻腔吹气引起的移植物移位。手术过程中要小心，避免胶原膜撕裂或折叠。如果临床医生希望获得比单一非交联膜更强的屏障功能，可在窗口上方放置第二层屏障膜。在使用交联膜的临床病例中，第二层可以省略。然后可以缝合黏膜瓣。

如果临床病例显示外侧壁较厚，临床医生可以在两层胶原膜之间增加一层移植材料，以准确重建窦壁轮廓。

（七）缝合

从根尖开始缝合垂直松解切口是有益的。这将允许临床医生以更被动的方式缝合乳头区域。在缝合冠向推进黏膜瓣时，用 45° 斜面对合组织有利于达到界面光滑。

缝合黏膜瓣时必须无张力。在萎缩牙槽嵴同时进行水平或垂直骨增量的情况下，建议使用骨膜松解切口以冠向推进黏膜瓣。在牙槽嵴水平上，水平褥式缝合可与间断或连续缝合联合应用。在角质化牙龈中，建议使用非吸收性单股缝合线，而在牙槽黏膜中，可吸收缝合线适用。

（八）术后药物治疗

标准术后药物治疗包括广谱抗生素、镇痛/抗炎药和使用氯己定漱口以控制牙菌斑。关于药物的选择和使用见表 15-2。术后立即开始使用非甾体抗炎药（NSAID）治疗，并持续 2 天；随后只有在必要时才能使用。建议在术后第一天使用冰块，以限制肿胀和出血。每天用 0.2% 氯己定冲洗以控制牙菌斑，直至拆线。应用可的松喷雾剂限制鼻黏膜漏斗口术后肿胀存在争议。这可能加重窦口阻塞（在直径减小的情况下），从而改变鼻窦稳态并增加感染风险。

（九）术中并发症

到目前为止，最常见的术中并发症是上颌窦黏膜穿孔。不太常见的并发症包括软组织或骨出血、颊瓣穿孔，其他更不常见的并发症如眶下神经损伤、邻牙损伤、内侧或眶壁穿孔、种植体移位进入上颌窦或鼻旁窦，以及残余牙槽嵴骨折（通常同时植入小于 3mm 的牙槽嵴）。

表 15-2　术前预防和术后药物治疗

	术前预防	术后治疗
患者对青霉素不过敏	术前 24h 开始服用阿莫西林/克拉维酸 875mg，每天 2 次	阿莫西林/克拉维酸 875mg，每天 2 次，持续 7 天
患者对青霉素过敏	术前 24h 开始克拉霉素 250mg 每天 3 次 + 甲硝唑 500mg 每日 3 次	克拉霉素 250mg 每天 2 次 + 甲硝唑 500mg 每天 3 次，持续 7 天

1. 窦膜穿孔

由于使用的器械不同，穿孔的发生率不同。涡轮机组的发生率范围为 8.6%（Schwarz，2015）至 56%（Kasabah，2003）（平均 20%～25%），使用超声骨刀为 3.6%～8%（Blus，2008；Stacchi，2015；Toscano，2010；Wallace，2007），使用 DASK 为 5.6%（Lozada，2011）。当外侧壁裂开或遇到困难的上颌窦内解剖结构时，更容易发生穿孔。这可能表现为薄的窦膜、存在间隔或前庭–腭部狭窄的上颌窦。正如本章前面所讨论的，最重要的是将开窗位置设置在能够最大限度进入这些困难区域的位置。

由于窦壁的急性收敛，窦内有两个区域对膜抬高产生障碍。在一项回顾性 CT 研究中（Cho，2001），穿孔率被证明与窦宽有关，或者更具体地说，与窦底内侧壁和外侧壁形成的角度有关。在狭窄的窦前区（角度＜30°）的穿孔率为 62.5%，较宽的窦中部（角度 30°～60°）为 28.6%，最宽的后部（角度＞60°）为 0%。最近的一项 CT 研究（Chan，2013）确定了另一个"角度"，定义了腭–鼻隐窝的形状，当从内侧壁抬高上颌窦黏膜时，必须考虑到这一点。这是牙槽与窦内侧壁的夹角。如果该角度为锐角，位于距离上颌窦底部（可能放置移植材料的区域）约 10mm 的位置，则必须小心将剥离器保持在骨表面，从而不被卡住造成黏膜撕裂。

通过拔牙创伤或先前尝试外侧壁开窗造成外侧壁缺损，会造成上颌窦黏膜和骨膜在骨缺损上结合。这种情况要求在外侧壁缺损上制作断层黏膜瓣，以免在初始黏膜瓣抬高时穿透上颌窦黏膜。分离粘连膜的"贴片"后，笔者建议做一个

新的窗口，尽可能略大于原始开窗，然后沿周围骨抬高"贴片"。这样做是为了避免在前一个窗口的位置可能存在多发性膜粘连。

对鼻窦 3D 解剖结构的全面了解是低穿孔率的必备条件。CT 分析将提供有关侧壁厚度、骨壁是否间断、窦宽、内角、膜厚度，以及间隔存在与否、尺寸和位置相关的信息。临床医生还将获得关于上颌窦健康与窦口–鼻道复合体通畅性的信息。治疗穿孔的最佳方法是不要有穿孔。

（1）治疗：提升上颌窦黏膜主要是为了容纳移植材料。作为移植物间隙新生血管形成的来源，它可能发挥的作用极小。抬高的膜形成了移植腔室的上壁和远端壁。该腔室的破坏可能导致移植物颗粒迁移到窦中，并可能导致引流阻塞，随后出现充血、炎症和可能的鼻窦炎。

1mm 数量级的非常小的穿孔可能根本不需要治疗，因为释放膜可降低张力，穿孔可能被血凝块自我封闭。较大尺寸的穿孔需要进行修复治疗。许多修复方法已经被提出。

通过缝合（困难）和用各种材料"修补"闭合穿孔。最常用的修复方法是使用生物可吸收胶原膜或 L-PRF 膜（如果容易获得）。需要牢记的两个重要考虑因素如下。

①在完成修复之前，必须从上颌窦底、内侧壁和前壁翻起上颌窦黏膜。由于膜在穿孔区域较弱，最好在穿孔周围操作，先释放膜张力，再直接剥离穿孔区域。有时可能建议对穿孔进行临时修复，以帮助膜提升完成期间的稳定性。

②修复必须稳定。如果修复不能保持在原位，移植材料可能部分或全部丢失到窦中，从而导致进一步的并发症。

中止治疗并在膜改建后再次进行上颌窦提升也是一种选择，这会延迟2～4个月。但如果窦膜穿孔修复失败，移植物丢失，可能需要两次手术才能解决：第一次清理上颌窦，第二次重复移植过程。

笔者几乎总是尝试进行稳定的膜修复，因为这不会延长治疗时间，并且大多数种植体存活率的研究表明，修复的膜穿孔不会改变手术结果（Ardekian，2006；Schwartz-Arad，2004；Testori，2008）。一项与之相反的研究报道称，种植体存活率与穿孔尺寸成反比。这可能证实了非常大的穿孔修复更难稳定的事实（Hernández-Alfaro，2008）。

尝试修复时，以下概括是有帮助的：①极小的穿孔可通过膜折叠或血凝块形成进行自我修复。②大穿孔需要大的修复才能达到稳定。③当放置移植物时，大的修复膜倾向于向上隆起。修复膜必须足够大，以延伸至内侧壁。④当放置移植物时，靠近外侧壁放置的修复膜倾向于向内侧移动。⑤湿润时柔软、无形状的修复膜对于大型修复并不理想。

(2) 穿孔修复：3～4mm的小穿孔可以通过膜自身折叠来修复；对于小于10mm的穿孔，PRF膜可以与胶原膜结合使用（图15-19），胶原膜在湿润时保持其形状或在湿润时保持僵硬。

为了制造PRF膜，需要抽取患者的血液，在经校准的离心机中离心，然后压缩纤维蛋白凝块。压缩的纤维蛋白凝块具有弹性和柔韧性，可以切割或拼接在一起制造富含血小板、白细胞、生长因子和细胞因子的生物活性修复膜。

这种修复的稳定性是通过与周围的非穿孔膜接触实现的；接触越大，稳定性越大。值得注意的是，在人类和动物研究中，已表明提升的上颌窦黏膜在骨移植血管化中不起重要作用，因此关注稳定性比关注阻碍窦黏膜再生潜力更重要（Bresaola，2017；Scala，2016）。

(3) 大穿孔修复（＞10mm）：对于较大的穿孔，因为修复膜在移植物放置过程中，甚至在手术完成后，往往会移位，使用不稳定的修复就会出现问题。由于上颌窦黏膜缺乏完整性和移植物放置过程中施加的压力，修复膜倾向于顶端移位。

当穿孔靠近凸起外侧壁时，有一种稳定修复膜的技术：测量窦的前庭-腭深度，并切割一个足够大的膜，使一部分留在外侧壁外，并且仍然足够长，以覆盖内侧壁的一部分。

而Loma Linda袋技术则利用40mm×60mm柔软、可塑形的胶原膜，可在窦内形成移植物容纳袋。放置固定钉以防止膜被完全拉入窦内（Proussaefs和Lozada，2003）。

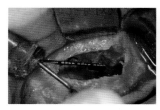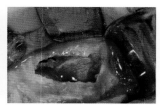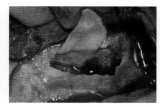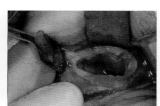

▲ 图15-19　在窦膜穿孔的情况下，PRF膜可用于修复窦膜

在特定情况下，当膜非常有弹性时，可以在放置 PRF 或胶原膜之前尝试缝合膜本身，而不进行 Loma linda 袋技术（图 15-20）。

治疗大穿孔的另一种方法是中止手术并在 8 周时重新进入，以允许软组织愈合。再次进入时，应制作断层角膜瓣（Dagba，2015）。

2. 术中出血

在制作黏膜瓣切口时，PSA 动脉的外侧（软组织）支可能发生出血，或者在进行开窗时，PSA 动脉的内侧（侧壁）支可能发生出血。测量显示，在大约 20% 的病例中，该动脉可能位于计划进行上颌窦开窗区域（Elian，2005）。

该动脉损伤引起的中度至大量出血并不常见。一项研究报告称，使用涡轮器械进行手术的病例中有 2% 发生这种情况（Zijderveld，2008）。另一项研究报告称，在 72 例采用超声骨刀进行侧壁开窗的病例中，没有发生动脉撕裂（Stacchi，2015）。

显然，常规使用超声骨刀技术是一种预防措施，使术者能够避免损伤内侧 PSA 而导致大量出血。使用超声骨刀器械从侧壁分离动脉是一种常规治疗程序。正确使用器械时，低频超声振动不会损伤软组织。然而，动脉并不总是位于外侧壁内。它可以位于外侧壁的内部，也可以位于外部，并通过前后路径进出骨壁。如果位于外侧壁外，则容易受到涡轮和手动器械的损伤。在翻瓣做垂直松解切口时，也可切断 PSA 动脉的外支。

从诊断阶段就要开始预防内侧分支出血。在最近的尸体解剖和 CBCT 研究中（Rosano，2011）报道，PSA 动脉在上颌窦中 100% 可见。最近的一项系统性综述和 Meta 分析（Varela-Centelles，2015）报道，在 51% 和 78% 的病例中，至少在外侧壁的一些横截面视图中可以通过 CT 和 CBCT 检测到动脉。

在许多情况下，翻起黏膜瓣，就可以在外侧窦壁看到动脉。一旦发现，可以通过重新定位窗口来避开动脉。

开窗准备过程中的出血可能是轻微流动或搏动。它通常看起来比实际情况要糟糕。在许多情况下，当损伤的血管收缩或局部血凝块形成阻塞通道时，出血会自发停止。

- 许多技术（从简单到更复杂）可用于控制窦提升手术中的血管出血。简单说来，这些包括：①直接压迫出血点；②使用局部

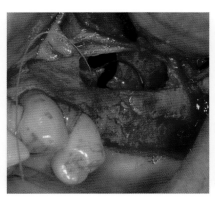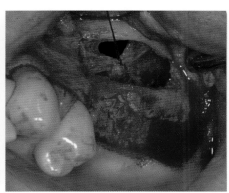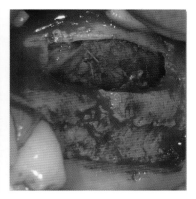

▲ 图 15-20　治疗膜穿孔的另一种方法是用可吸收缝合线缝合，该选择可用于膜弹性非常强的情况

血管收缩药；③如果血管在骨壁内，则使用骨蜡；④压碎容纳血管的骨通道（止血钳）；⑤使用电凝（靠近膜时要小心）；⑥缝合出血点近端的血管。

血管收缩药，如含1∶50 000肾上腺素的利多卡因，在松解切口造成软组织出血时更有用。

电凝术可有效治疗软组织出血。当靠近上颌窦黏膜时应小心，因为电凝术可能损伤薄的上颌窦膜，导致穿孔。

在骨出血点上应用骨蜡是控制/实现止血的简单解决方案。一旦控制出血，可在继续手术的同时将骨蜡留在原位。

为防止出血，建议外科医生：①获取术前CT图像定位血管。②在临床上使血管形象化。③在设计窗口时，适当避开血管。④使用超声骨刀手术避免血管创伤。

3. 大黏液潴留囊肿的术中管理

黏液潴留囊肿在CT或CBCT中很容易被发现，一般无症状。它们通常起源于窦底，是各种大小的不透射病变。它们可以与有蒂并起源于窦壁的息肉区别开来。囊肿通常充满黄色浆液。CT研究（Maestre-Ferrin，2011）显示38%的观察病例存在放射学异常，10%为黏液性潴留囊肿。

如果囊肿无症状且相对较小，则无关紧要。如果囊肿足够大，一旦窦膜提升就会阻塞窦口，可能发生感染和（或）鼻窦炎。概括来说，如果囊肿占据窦体积的2/3，术后就可能堵塞窦口。

笔者制订了在上颌窦提升过程中抽吸囊肿的临床程序。在侧壁开窗，然后将22号针头通过鼻黏膜插入囊肿，吸出其内容物。

上述抽吸技术不摘除囊肿，只抽吸其内容物。这与功能性鼻内镜手术不同，该手术要么将囊肿完全摘除，要么通过切除其大约一半的上皮层壁将其造袋。一项随访研究（Hadar，2000）显示内镜治疗囊肿再形成率为3%。另一项研究（Testori，2017）随访了15例窦提升手术期间囊肿抽吸患者。15例患者中的12例影像学记录显示术后囊肿消失。在其余3例患者中，术后3年的残留囊肿尺寸减小，并且无症状。

（十）术后并发症

1. 术后即刻和迟发性并发症的诊断和治疗

轻微肿胀和血肿等典型术后症状的发生是正常的。这些症状应在第3天或第4天消失，但局部不适可能持续一周。

术后临床症状应在3周内完全消退。症状和体征持续超过3周需要密切监测患者，以确定是正常的术后病程还是并发症的开始。

并发症可按时间标准分为即刻（即术后前3周内发生）或延迟（即术后超过3周，甚至数年）（Testori，2012a、2012b）。术后即刻并发症包括：①面部大面积肿胀和血肿；②大量持续性鼻出血，伴或不伴口腔内出血；③伤口裂开；④移植物感染，有时并发鼻窦炎；⑤移植物通过窗口分散到颊黏膜皱襞；⑥种植体移位进入上颌窦。术后延迟并发症（发生在术后超过3周）包括：①术后感染；②种植体移位进入上颌窦。

2. 术后即刻并发症

(1) 肿胀和广泛血肿：窦提升后的脸颊肿胀和血肿通常在愈合过程中消失。有时肿胀不会消退，这种持续的肿胀必须被视为严重并发症。脸颊出现肿胀，触感柔软。该并发症的病因是术后淋巴引流不良。在其他情况下，尤其是皮肤白皙的人，其真皮往往更薄（通常在眶周区域），术后广泛血肿可能成为永久性皮肤变色，这是由于溢出的红细胞原位释放的铁蛋白色素被组织固定。因此，建议术前获得详细病史，以防止因干扰凝血药（如，非甾体抗炎药、超过 400mg 的维生素 E）和凝血病理（可由血液科医师识别和治疗）引起出血。如果问题与简单的毛细血管脆性有关，应尽可能限制侵入性手术，并采取充分的、初步的毛细血管保护治疗。根据笔者的临床经验，这些病例可能出现高于标准的肿胀反应。

(2) 上颌窦出血并发持续性鼻出血是罕见的。然而，如果持续性出血发生在上颌窦提升后的鼻或后鼻孔（后鼻孔），最好使用纱布进行鼻内压迫，并将患者转诊至耳鼻喉专科。

(3) 伤口裂开：这种并发症可能是由于手术计划有缺陷，黏膜瓣设计不充分、缝合无效、患者干扰，或术后不适当放置固定或活动义齿。伤口裂开可通过二期缝合，不需要进一步手术，但需要抗生素治疗以保持牙菌斑得到控制，并密切监测患者及时发现移植物继发性感染。

(4) 术后移植物感染：术后感染可能发生在移植物、固有上颌窦和（或）鼻窦内。无论有无鼻窦炎，有无移植材料分散，均会发生。应该注意的是，移植材料实际上并没有放置在上颌窦内；它被放置在提升的上颌窦膜下方（因此被称为窦下增量）。急性鼻窦炎可能是由于已存在的慢性鼻窦炎激活（无症状，因此未确诊）或口腔中发现的细菌污染移植材料引起。表 15-1 中列出的鼻窦疾病，作为可逆或不可逆耳鼻喉禁忌证

与术后并发症风险增加相关（Mantovani，2009）。

急性鼻窦炎也可能是由于鼻窦黏膜的解剖或形态改变导致鼻窦引流受阻，从而导致上颌窦口阻塞。黏液性潴留囊肿是一种典型的放射学表现，常无症状和病理特征。在放射学检查中，表现为窦底黏膜的穹窿状增厚。如果大囊肿与窦底黏膜一起抬高，窦口可能阻塞，导致急性鼻窦炎。

(5) 术后感染包括涉及伤口裂开相关疼痛，伴有脸颊肿胀、口腔瘘和浆液性或脓性分泌物：在这些病例中，鼻旁窦的三维成像通过三平面重建和鼻窦内窥镜来评估最佳手术策略。有三种可能的临床情况。

①移植物包裹良好（未分散在窦中），术后症状和体征常态但持续超过 3 周（如前所述），无脓性分泌物。在这些情况下，可能需要单独的药物治疗，同时密切监测患者。如果额外抗生素治疗后症状未消退，则有必要通过口内入路取出移植物。鼻窦并发症的药物治疗多基于临床实践而非科学证据，包括给予广谱抗生素（阿莫西林＋克拉维酸）。根据治疗反应、症状严重程度和感染持续时间不同，可能需要进行微生物学培养，以确定脓性分泌物中的特殊耐药菌，并开具特定的抗生素处方或建议耳鼻喉科会诊。脓性分泌物的微生物学培养结果为阴性，并不能完全排除细菌的存在。请注意，预先使用的抗生素治疗或厌氧菌的存在可能会产生阴性结果，在初始抗生素治疗终止后必须重复检查。

②移植物包裹良好（未分散在窦中），术后症状和体征常态但持续超过 3 周（如前所述），切口部位有脓性分泌物。在这些情况下，除药物

治疗外，建议取出移植物。当症状和体征仍然存在时，即刻再次移植的再感染风险较高。

③移植物在窦内分散。在这种情况下，建议与耳鼻喉专家进行联合评估。很难给出全面的指南，因为可能会出现大量的临床变量。通常有必要通过功能性内镜鼻窦手术（FESS）取出分散的移植物，或通过原始开窗口内入路完成清除。

移植材料分散到窦中可能是由于窦膜穿孔造成的，在膜提升过程中没有得到充分治疗。不利的解剖情况（如薄的窦膜、上颌窦间隔、瘢痕组织和粘连）或生物材料过度填充，如果窦膜撕裂，移植物材料分散在窦内，可能使窦提升复杂化。鼻窦过度充盈，伴随鼻窦膜不完全脱离，在生物材料放置的后期可能引起间接的膜撕裂。

(6) 通过开窗口将移植材料分散到前庭中：上颌窦提升引起的另一种可能的术后并发症是移植材料通过窗口溢出，随后浸入骨膜下前庭组织。该事件虽然对患者无害，但可能会减小移植物体积；因此减少种植体植入的可用骨量。该并发症最常见的原因是窦内压突然升高。这类似于用力吹鼻子，鼻部对尚未固结的移植材料有向外的推进作用，导致其排出。放置可吸收膜，内陷在窦口的骨边界内，能够防止这种特定的并发症，这可能只发生在移植物稳固之前（Testori，2013）。

(7) 种植体的内镜下移位：许多采用牙槽嵴入路时出现的窦内移位病例，可通过局部麻醉和微创手术，借助被称为上颌窦回收器的专用器械轻松解决（Mantovani，2011）。通过尖牙窝的微穿孔插入窦腔，同时使用内镜和适当的手术钳取

出异物。或者，可以使用经典方法，在种植体位点进行微开窗，因为种植体在窦内会移动，术前需行CBCT扫描。在这种方法中，三维定位是成功取出的技术基础。请记住，影像学检查和植入物取出手术之间的患者体位变化可能导致种植体移动。

3. 术后延迟并发症

(1) 术后移植物感染，可能或不可能并发鼻窦炎，有或没有移植物材料分散：术后延迟感染的诊断和处理与在即刻感染中提出的临床建议并无不同。文献（Urban，2012）描述的唯一差异是，在选定的病例中，部分保留了已经血管化的移植物，前提是感染得到充分的手术和药物治疗。

值得注意的是，与所有鼻窦感染一样，适当的治疗是必要的。即使没有症状，鼻窦感染也可能在数年后在受累部位引起并发症（例如眼眶、颅前窝和颅后窝）（Cascone，2010；Felisati，2007）。

现在提出了一种程序来治疗移植物感染、鼻窦感染和术后鼻窦炎。该程序明确定义了不同的路径，取决于是否有移植容纳空间，以及患者对治疗的反应。它还强调了诊断性CBCT分析的重要性，以确定原始问题和患者对治疗的反应（图5-21和表15-3）。

(2) 移植材料内植入物移位：当种植体被植入约2mm的残余基底骨中，在种植体成熟之前过早暴露于口腔环境时，可能会发生这种情况。随后生物宽度的形成可能导致其唯一锚定的丧失。这可能导致不稳定种植体移位到未固结的移植物中，或脱位到口腔中。

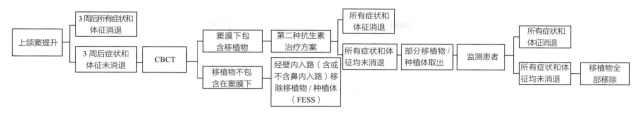

▲ 图 15-21　术后并发症管理的诊断程序

表 15-3　上颌窦膜下植骨感染的药物治疗

移植物感染包含在窦膜下，患者对青霉素不过敏	阿莫西林 / 克拉维酸 875mg 每天 2 次和甲硝唑 500mg 每天 3 次
移植物感染包含在窦膜下，患者对青霉素过敏	左氧氟沙星 500mg，每天 2 次，直至 72h 症状缓解（通常为 7/10 天）

四、上颌窦提升：外侧入路和替代疗法

（一）治疗中的替代方案

在包括短种植体、倾斜种植体和翼突种植体在内的上颌骨后牙区修复的替代治疗中，本章中的远端悬臂修复体将只涵盖经上颌窦种植，这是一种临床医生不太了解的治疗选择。

（二）经上颌窦种植

经上颌窦入路提倡将窦膜从近中窦壁向远端移位后植入种植体。种植体利用了三个可能的骨部位获得稳定性：牙槽嵴，窦底和前壁，以及鼻窝下方的梨状缘。如果实现了三皮质稳定，则稳定可归类为 1 型，如果仅实现双皮质稳定（仅牙槽嵴和窦底），则为 2 型。

当 CBCT 扫描显示鼻子和前壁之间只有一层薄的皮质骨，并且存在种植体突入鼻气道的静态风险时，可提示 2 型经上颌窦种植。

经上颌窦入路的临床适应证包括：①在第一前磨牙位置残留牙槽骨高度为 4mm 或更低的严重上颌窦气化；②要求传统植入的种植体倾斜 30° 以上，以获得足够的前后扩散；③第二前磨牙和磨牙区的无牙冠的骨裂，并被纤维瘢痕组织替代，影响了这些部位植入种植体。

此外，在牙弓长度较短的情况下，应考虑经上颌窦方法，采用标准种植体植入，AP 距将小于 10mm（图 15-22 和图 15-23）。

与之前介绍的 S.A.D. 技术一样，手术操作包括以下三步。

(1) 根据 CBCT 扫描在对应上颌窦前壁远端位置创建一个宽 3mm、长 6mm 的小窗口。

(2) 向前延伸窗口，定位窦前壁。

(3) 从前壁分离窦膜，始终保持器械与骨接触，并将膜推向远端。

窦膜远端移位允许植入远端倾斜 30° 的种植体。通过上颌窦开窗可以观察到第一个植入钻的方向。植入部位的准备从顶部穿过前窦壁延伸到

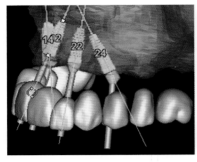
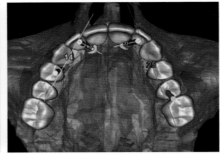
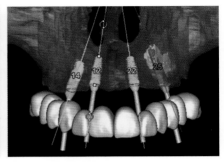

▲ 图 15-22　同一患者接受 2 种不同手术的示意，4 种"标准"种植方法需要每侧 2 个悬臂牙

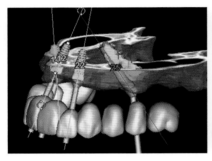
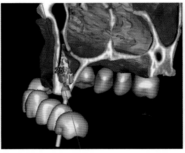
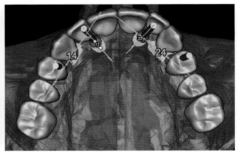

▲ 图 15-23　经上颌窦种植体每侧只需 1 个悬臂

通常毗邻的鼻外侧壁的皮质层。使用方向指示杆验证种植体轴向后，确定钻孔顺序并植入种植体（图 15-24 至图 15-26）。

五、结论

使用侧壁开窗入路的上颌窦提升手术已被证明是最成功的骨增量手术，它是在种植体植入前进行的修复前手术。当通过患者预后（移植手术的成功率）衡量是否成功时，高成功率的获得源于极少的并发症，且可以通过适当的病例选择、预防性使用抗生素、良好的手术技术、术中术后并发症的适当及时处理来降低并发症发生率。正确进行的上颌窦移植不会改变鼻窦正常功能，也不会改变声音特征。当通过种植体预后（种植体存留率）进行衡量时，已证明通过合理选择种植体表面（纹理）、移植材料和窗口上屏障膜，种植体存留率可高达 96%～98%。

成功的预后取决于正确的诊疗程序和临床、手术及义齿管理。最后，仔细评估上颌骨后牙区的其他治疗方法，可以避免更多的侵入性手术而不降低种植成功率。

声明

笔者感谢为本章作出贡献的以下同事：Matteo Capelli DDS、Fabio Galli MD、Andrea Parenti DDS 和 Christian Monti DDS。

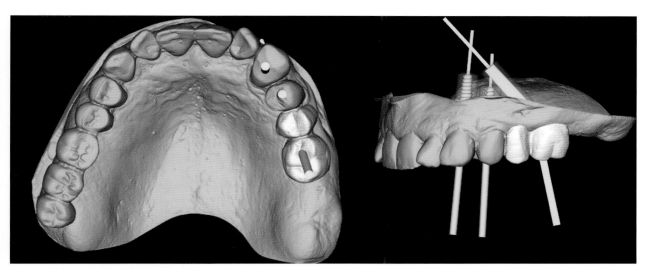

▲ 图 15-24　左上尖牙和第一前磨牙被诊断为无法修复，经上颌窦入路是一种选择，尤其是在窦内病变的情况下（模拟设计）

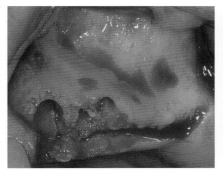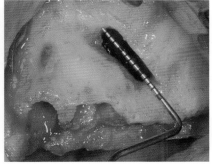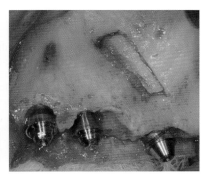

▲ 图 15-25　翻起全层软组织瓣，在鼻窦前壁做一个小的开窗，膜分离并向远端移位，以便插入具有 **3** 个皮质锚定的种植体（在牙槽嵴、窦底和鼻腔水平）。该技术不使用任何生物材料，仅在窦下膜移位形成的空间内放置胶原海绵或 **PRF**

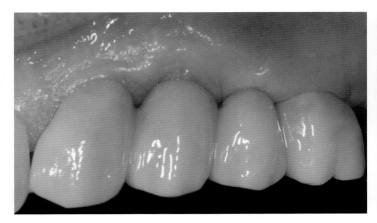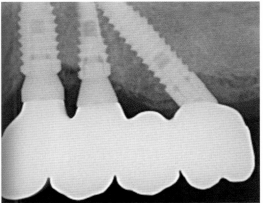

▲ 图 15-26　最终修复体、术后根尖周 **X** 线片和术后 **CBCT**

参考文献

[1] Aghaloo, T.L., Misch, C., Lin, G.H. et al. (2016) Bone augmentation of the edentulous maxilla for implant placement: A systematic review. *Int J Oral Maxillofac Implants* 31: 19–30.

[2] Allard, R.H., van der Kwast, W.A., and van der Waal, I. (1981) Mucosal antral cysts. Review of the literature and report of a radiographic survey. *Oral Surg Oral Med Oral Pathol* 51: 2–9.

[3] Ardekian, L., Oved-Peleg, E., Mactei, E.E., and Peled, M. (2006) The clinical significance of sinus membrane perforation during augmentation of the maxillary sinus. *J Oral Maxillofac Surg* 64: 277–282.

[4] Avila-Ortiz, G., Wang, H.L., Galindo-Moreno, P. et al. (2012) Influence of lateral window dimensions on vital bone formation following maxillary sinus augmentation. *Int J Oral Maxillofac Implants* 27: 1230–1238.

[5] Barone, A., Ricci, M., Grassi, R.F. et al. (2013) A 6-month histological analysis on sinus augmentation with and without use of collagen membranes over the osteotomy window: Randomized clinical trial. *Clin Oral Implants Res* 24: 1–6.

[6] Betts, N.J. and Miloro, M. (1994) Modification of the sinus lift procedure for septa in the maxillary antrum. *J OralMaxillofac Surg* 52: 332–333.

[7] Blus, C., Szmukler-Moncler, S., Salama, M. et al. (2008) Sinus bone grafting procedures using ultrasonic bone surgery: 5-year experience. *Int J Periodontics Restorative Dent* 28: 221–229.

[8] Boyne, P.J. and James, R.A. (1980) Grafting the floor of the maxillary sinus with autogenous marrow and bone. *J Oral Surg* 38: 613–616.

[9] Bresaola, M.D., Nary-Filho, H., Zahoui, A. et al. (2017) Influence of rapid and slow rate resorption collagen membranes in maxillary sinus augmentation. *Clin Oral Implants Res* 28: 320–326.

[10] Buiter, C. (1976) *Endoscopy of the Upper Airways* 1e. Amsterdam: Exerpta medica.

[11] Casamassimo, P.S. and Lilly, G.E. (1980) Mucosal cysts of the maxillary sinus: A clinical and radiographic study. *Oral Surg Oral Med Oral Pathol* 50: 282–286.

[12] Cascone, P., Ungari, C., Filiaci, F. et al. (2010) A dental implant in the anterior cranial fossae. *Int J Oral Maxillofac Surg* 39: 92–93.

[13] Chan, H.L., Monje, A., Suarez, F. et al. (2013) Palatonasal recess on medial wall of the maxillary sinus and clinical implications for sinus augmentation by the lateral approach. *J Periodontol* 84: 1087–1093.

[14] Cho, S.C., Wallace, S.S., Froum, S.J., and Tarnow, D.P. (2001) Influence of anatomy on Schneiderian membrane perforations during sinus elevation surgery: Three-dimensional analysis. *Pract Proced Aesthet Dent* 13: 160–163.

[15] Cricchio, G., Palma, V.C., and Faria, P.E. et al. (2011) Histological outcomes on the development of new space-making devices for sinus floor augmentation. *Clin Implant Dent Relat Res* 13: 224–230.

[16] Dagba, A.S., Mourlaas, J., Ochoa Durand, D. et al. (2015) A novel approach to treat large Schneiderian membrane perforations: A case series. *Int J Dent Oral Health* 1.

doi:10.16966/2378–7090.137.

[17] Del Fabbro, M., Testori, T., Francetti, L., and Weinstein, R. (2004) Systematic review of survival rates for implants placed in the grafted sinus. *Int J Periodontics Restorative Dent* 24: 565–577.

[18] Del Fabbro, M., Rosano, G., and Taschieri, S. (2008) Implant survival rates after sinus augmentation. *Eur J Oral Sci* 116: 497–506.

[19] Del Fabbro, M., Corbella, S., Weinstein, T. et al. (2012) Implant survival rates after osteotome-mediated sinus augmentation: A systematic review. *Clin Implant Dent Relat Res* 14 (suppl 1): e159–e168.

[20] Del Fabbro, M., Bortolin, M., Taschieri, S., and Weinstein, R.L. (2013a) Effect of autologous growth factors in sinus augmentation: A systematic review. *Clin Implant Dent Relat Res* 15: 205–216.

[21] Del Fabbro, M., Wallace, S.S., and Testori, T. (2013b) Longterm implant survival in the grafted sinus: A systematic review. *Int J Periodontics Restorative Dent* 33: 773–783.

[22] Dula, K. and Buser, D. (1996) Computed tomography/oral implantology. Dental-CT: a program for the computed tomographic imaging of the jaws. The indications for preimplantological clarification. *Schweiz Monatsschr Zahnmed* 106: 550–563.

[23] Elian, N., Wallace, S., Cho, S.C. et al. (2005) Distribution of the maxillary artery as it relates to sinus floor augmentation. *Int J Oral Maxillofac Implants* 20: 784–787.

[24] Felisati, G., Lozza, P., Chiapasco, M., and Borloni, R. (2007) Endoscopic removal of an unusual foreign body in the sphenoid sinus: An oral implant. *Clin Oral Implants Res* 18: 776–780.

[25] Hadar, T., Shvero, J., Nageris, B.I., and Yaniv, E. (2000) Mucus retention cyst of the maxillary sinus: The endoscopic approach. *Br J Oral Maxillofac Surg* 38: 227–229.

[26] Harar, R.P., Chadha, N.K., and Rogers, G. (2007) Are maxillary mucosal cysts a manifestation of inflammatory sinus disease? *J Laryngol Otol* 121: 751–754.

[27] Hernández-Alfaro, F., Torradeflot, M.M., and Marti, C. (2008) Prevalence and management of Schneiderian membrane perforations during sinus lift procedures. *Clin Oral Implants Res* 19: 91–98.

[28] Jensen, O.T. and Greer, R. (1992) Immediate placing of osseointegrating implants into the maxillary sinus augmented with mineralized cancellous allograft and Gore-Tex: Second-stage surgical and histological findings. In: *Tissue Integration in Oral Orthopaedic and Maxillofacial Reconstruction* (ed. W.R. Laney and D.E. Tolman), 321. Chicago: Quintessence.

[29] Jensen, O., Block, M.S., Iacono, V. (2016) Guest Editorial: 1996 Sinus Consensus Conference. 31 (3): 505–508.

[30] Jordi, C., Mukaddam, K., Lambrecht, J.T., and Kühl, S. (2018) Membrane perforation rate in lateral maxillary sinus floor augmentation using conventional rotating instruments and piezoelectric device – a meta-analysis. *Int J Implant Dent* 29;4: 3.

[31] Kasabah, S., Krug, J., Simunek, A., and Lecaro, M.C. (2003) Can we predict maxillary sinus mucosa perforation? *Acta*

Medica (Hradec Kralove) 46: 19–23.

[32] Lozada, J.L., Goodacre, C., Al-Ardah, A.J., and Garbacea, A. (2011) Lateral and crestal bone planing antrostomy: A simplified surgical procedure to reduce the incidence of membrane perforation during maxillary sinus augmentation procedures. *J Prosthet Dent* 105: 147–153.

[33] Lundgren, S., Andersson, S., Gualini, F., and Sennerby, L. (2004) Bone reformation with sinus membrane elevation: A new surgical technique for sinus floor augmentation. *Clin Implant Dent Relat Res* 6: 165–173.

[34] Macdonald-Jankowski, D.S. (1993) Mucosal antral cysts in a Chinese population. *Dentomaxillofac Radiol* 22: 208–210.

[35] Macdonald-Jankowski, D.S. (1994) Mucosal antral cysts observed within a London innercity population. *Clin Radiol* 49: 195–198.

[36] Maestre-Ferrín, Galán-Gil, S., Carrillo-García, C., and Peñarrocha-Diago, M. (2011) Radiographic findings in the maxillary sinus: Comparison of panoramic radiography with computed tomography. *Int J Oral Maxillofac Implants* 26: 341–346.

[37] Mantovani, M. (2005) Implicazioni otorinolaringoiatriche nell'eleva- zione del seno mascellare. In: *La chirurgia del seno mascellare e le alternative terapeutiche* (ed. T. Testori, R. Weinstein and S. Wallace)40. Viterbo: Acme-Promoden.

[38] Mantovani, M. (2009) Otorhinolaryngological contraindications in augmentation of the sinus. In: *Sinus Surgery and Alternatives in Treatment* (ed. T. Testori, M. Del Fabbro, R. Weinstein, and S.S. Wallace), 23–33. Chicago, IL: Quintessence.

[39] Mantovani, M., Pipolo, C., Messina, F. et al. (2011) Antral retriever and displaced dental implants in the sinus. *J Craniofac Surg* 22: 2275–2277.

[40] Margolin, M.D., Cogan, A.G., and Taylor, M. et al. (1998) Sinus augmentation in the non-human primate: A comparative radiographic and histologic study between recombinant human osteogenic protein-1 and natural bone mineral. *J Periodontol* 69: 911–919.

[41] Mazor, Z., Horowitz, R.A., Del Corso, M. et al. (2009) Sinus floor augmentation with simultaneous implant placement using Choukroun's platelet-rich fibrin as the sole grafting material: A radiologic and histologic study at 6 months. *J Periodontol* 80: 2056–2064.

[42] Misch, C.M. (1992) The pharmacologic management of maxillary sinus elevation surgery. *J Oral Implantol* 18: 15–23.

[43] Pignataro, L., Mantovani, M., Torretta, S. et al. (2008) ENT assessment in the integrated management of candidate for (maxillary) sinus lift. *Acta Otorhinolaryngologica Italica* 28: 110–119.

[44] Pjetursson, B.E., Tan, W.C., Zwahlen, M., and Lang, N.P. (2008a) A systematic review of the success of sinus floor elevation and survival of implants inserted in combination with sinus floor elevation. Part I: Lateral approach. *J Periodontol* 35: 216–240.

[45] Pjetursson, B.E., Tan, W.C., Zwahlen, M., and Lang, N.P. (2008b) A systematic review of the success of sinus floor elevation and survival of implants inserted in combination with sinus floor elevation. *J Clin Periodontol* 35: 216–240.

[46] Proussaefs P. and Lozada J. (2003) The "Loma Linda pouch": a technique for repairing the perforated sinus membrane. *Int J Periodontics Restorative Dent* 23: 593–597.

[47] Regev, E., Smith, R.A., Perrott, D.H., Pogrel, M.A. (1995) Maxillary sinus complications related to endosseous implants. *Int J Oral Maxillofac Implants* 10: 451–461.

[48] Rosano, G., Taschieri, S., Gaudy, J.F. et al. (2011) Maxillary sinus vascular anatomy and its relation to sinus lift surgery. *Clin Oral Implants Res* 22: 711–715.

[49] Rosen, P. Complications with the bone-added osteotome sinus floor elevation: Etiology, prevention and treatment. (2010) In: *Dental Implant Complications: Etiology, Prevention, and Treatment* (ed. S.J. Froum), 310–324. Chichester, UK: Wiley-Blackwell.

[50] Scala, A., Lang, N.P., Velez, J.U. et al. (2016) Effects of a collagen membrane positioned between augmentation material and the sinus mucosa in the elevation of the maxillary sinus floor: An experimental study in sheep. *Clin Implant Dent Relat Res* 27: 1454–1461.

[51] Schwartz-Arad, D., Herzberg, R., and Dolev, E. (2004) The prevalence of surgical complications of the sinus graft procedure and their impact on implant survival. *J Periodontol* 75: 511–516.

[52] Schwarz, L., Schiebel, V., Hof, M. et al. (2015) Risk factors of membrane perforation and postoperative complications in sinus floor elevation surgery: Review of 407 augmentation procedures. *J Oral Maxillofac Surg* 73: 1275–1282.

[53] Small, S.A., Zinner, I.D., Panno, F.V. et al. (1993) Augmenting the maxillary sinus for implants: Report of 27 patients. *Int J Oral maxillofac implants* 8: 523–528.

[54] Smiler, D.G., Johnson, P.W., Lozada J. et al. (1992) Sinus lift grafts and endosseous implants. Treatment of the atrophic posterior maxilla. *Dent Clin North Am* 36: 151–186.

[55] Stacchi, C., Vercellotti, T., Toschetti, A. et al. (2015) Intraoperative complications during sinus floor elevation using two different ultrasonic approaches: A two-center, randomized, controlled clinical trial. *Clin Implant Dent Relat Res* 17 (suppl 1): e117–e125.

[56] Stierna, P., Soderlund, K., and Hultman, E. (1991) Chronic maxillary sinusitis. Energy metabolism in sinus mucosa and secretion. *Acta Otolaryngol* 111: 135–143.

[57] Tarnow, D.P., Wallace, S.S., Froum, S.J. et al. (2000) Histologic and clinical comparison of bilateral sinus floor elevations with and without barrier membrane placement in 12 patients: Part 3 of an ongoing prospective study. *Int J Periodontics Restorative Dent* 20: 117–125.

[58] Tawil, G. and Mawla, M. (2001) Sinus floor elevation using a bovine bone mineral (Bio-Oss) with or without the concomitant use of a bilayered collagen barrier (Bio-Gide): A clinical report of immediate and delayed implant placement. *Int J Oral Maxillofac Implants* 16: 713–721.

[59] Testori, T. (2009) Complications: Diagnosis and management. In: *Maxillary Sinus Surgery and Alternatives in Treatment* (ed. T. Testori), 311–324. London: Quintessence.

[60] Testori, T., Weinstein, R., and Wallace, S. (2005) *La chirurgia del seno mascellare e le alternative terapeutiche* 1e. Viterbo: Acme-Promoden.

[61] Testori, T., Wallace, S.S., and Del Fabbro, M. et al. (2008) Repair of large sinus membrane perforations using stabilized collagen barrier membranes: Surgical techniques with histologic, and radiographic evidence of success. *Int J*

Periodontics Restorative Dent 28: 9–17.

[62] Testori, T., Weinstein, R.L., Taschieri, S., and Del Fabbro, M. (2012a) Risk factor analysis following sinus augmentation: A retrospective multicenter study. *Int J Oral Maxillofac Implants* 27: 1170–1176.

[63] Testori, T., Drago, L., and Wallace, S.S. et al. (2012b) Prevention and treatment of postoperative infections after sinus elevation surgery: Clinical consensus and recommendations. *Int J Dent* 365809.

[64] Testori, T., Wallace, S.S., Trisi, P. et al. (2013) Effect of xenograft (ABBM) particle size on vital bone formation following sinus augmentation: A multicenter, randomized, controlled, clinical histomorphometric trial. *Int J Periodontics Restorative Dent* 33: 467–475.

[65] Testori, T., Mandelli, and F., Valentini P/Stephen Wallace (2014) A Novel Technique to Prevent the Loss of Graft Material Through the Antrostomy After Sinus Surgery: Technical Note *Int J Oral Maxillofac Implants* 29: e272–e274.

[66] Testori, T. (2017) Maxillary Sinus Elevation: The Lateral Approach Revisited. Presented at the Academy of Osseointegration, Orlando, FL, USA, 15–18 March 2017.

[67] Testori, T., Scaini, R., Deflorian, M. et al. (2019a) Lateral window surgical techniques for sinus elevation. In: *The Sinus Bone Graft* 3e (ed. O.T. Jensen), 48–65. Chicago: Quintessence Publishing Co.

[68] Testori, T., Yu, S.H., Tavelli, L., and Wang, H.L. (2019a) Perforation risk assessment in maxillary sinus augmentation with lateral wall technique. *Int J Periodontics Restorative Dent.* In press.

[69] Tidwell, J.K., Blijdorp, P.A., Stoelinga, P.J. et al. (1992) Composite grafting of the maxillary sinus for placement of endosteal implants. A preliminary report of 48 patients. *Int J Oral Maxillofac Surg* 21: 204–209.

[70] Timmenga, N.M., Raghoebar, G.M., Boering, G., and Van Weissenbruch, R. (1997) Maxillary sinus function after sinus lifts for the insertion of dental implants. *J Oral Maxillofac Surg* 55: 936–939.

[71] Timmenga, N.M., Raghoebar, G.M., Liem, R.S. et al. (2003a) Effects of maxillary sinus floor elevation surgery on maxillary sinus physiology. *Eur J Oral Sci* 111: 189–197.

[72] Timmenga, N.M., Raghoebar, G.M., Van Weissenbruch, R., and Vissink, A. (2003b) Maxillary sinus floor elevation surgery. A clinical, radiographic and endoscopic evaluation. *Clin Oral Implants Res* 14: 322–328.

[73] Toscano, N.J., Holtzclaw, D., and Rosen, P.S. (2010) The effect of piezoelectric use on open sinus lift perforation: A retrospective evaluation of 56 consecutively treated cases from private practices. *J Periodontol* 81: 167–171.

[74] Ulm, C.W., Solar, P., Krennmair, G. et al. (1995) Incidence and suggested surgical management of septa in sinus-lift procedures. *Int J Oral Maxillofac Implants* 10: 462–465.

[75] Underwood, A.S. (1910) An inquiry into the anatomy and pathology of the maxillary sinus. *J Anat Physiol* 44: 354–369.

[76] Urban, I.A., Nagursky, H., Church, C., Lozada, J.L. (2012) Incidence, diagnosis, and treatment of sinus graft infection after sinus floor elevation: A clinical study. *Int J Oral Maxillofac Implants* 27: 449–457.

[77] Varela-Centelles, P., Loira-Gago, M., Seoane-Romero, J.M. et al. (2015) Detection of the posterior superior alveolar artery in the lateral sinus wall using computed tomography/cone beam computed tomography: A prevalence meta-analysis study and systematic review. *Int J Oral Maxillofac Surg* 44: 1405–1410.

[78] Vercellotti, T. (2004) Technological characteristics and clinical indications of piezoelectric bone surgery. *Minerva Stomatol* 53: 207–214.

[79] Vercellotti, T., De Paoli, S., Nevins, M. (2001) The piezoelectric bony window osteotomy and sinus membrane elevation: Introduction of a new technique for simplification of the sinus augmentation procedure. *Int J Periodontics Restorative Dent* 21: 561–567.

[80] Wallace, S.S. and Froum, S.J. (2003) Effect of sinus augmentation on the survival of endosseous dental implants. A systematic review. *Ann Periodontol* 8: 328–343.

[81] Wallace, S.S., Froum, S.J., and Cho, S.C. (2005) Sinus augmentation utilizing anorganic bovine bone (Bio-Oss) with absorbable and nonabsorbable membranes placed over the lateral window: Histomorphometric and clinical analyses. *Int J Periodontics Restorative Dent* 25: 551–559.

[82] Wallace, S.S., Mazor, Z., Froum, S.J. et al. (2007) Schneiderian membrane perforation rate during sinus elevation using Piezosurgery: Clinical results of 100 consecutive cases. *Int J Periodontics Restorative Dent* 27: 413–419.

[83] Wallace, S.S., Tarnow, D.P., and Froum, S.J. et al. (2012) Sinus elevation by lateral window approach: Evolution of technology and technique. *J Evid Based Dent Pract* 12 (3 suppl): 161–171.

[84] Wood, R.M., Moore, D.L. (1988) Grafting of the maxillary sinus with intraorally harvested autogenous bone prior to implant placement. *Int J Oral Maxillofac Implants* 3: 209–214.

[85] Ziccardi, V.B. and Betts, N.J. (2000) Complicanze dell'incremento del seno mascellare. In: Jensen OT, editor. *Gli innesti del seno mascellare in implantologia* 201. Milano: Scienza e Tecnica dentistica.

[86] Zijderveld, S.A., van den Bergh, J.P.A., Schulten, E.A.J.M., and ten Bruggenkate, C.M. (2008) Anatomical and surgical findings and complications in 100 consecutive maxillary sinus floor elevations. *J Oral Maxillofac Surg* 66: 1426–1438.

[87] Zimbler, M.S., Lebowitz, R.A., Glickman, R. et al. (1998) Antral augmentation, osseointegration, and sinusitis: The otolaryngologist's perspective. *Am J Rhinol* 12: 311–316.

上颌窦底提升术：特殊病例的外侧壁入路

Maxillary Sinus Floor Augmentation: The Lateral Approach in Unusual Cases

Zvi Artzi　著

第 16 章

一、概述

拔牙后伴随窦腔气化，上颌后牙区剩余骨大部分情况下需要进行骨增量手术，以适应种植体支持的修复体。在上颌骨和下颌骨的 4 个解剖位置中，上颌骨后部是种植体植入手术通常伴随骨增量的最常见部位。

为了完成前面章节提到的经牙槽嵴和外侧壁窦提升，通常会出现严重的牙槽骨吸收，尤其是在上颌骨后部。因此，一些特殊病例一步一步采用不同的外科治疗方案，克服障碍以实现可预测的成功预后。

二、上颌窦提升联合垂直骨增量

该病例描述了重度牙槽嵴吸收并窦底气化（图 16-1）。垂直缺损的尺寸近远中向延伸至 11mm 深度至 15mm，剩余的牙槽骨高度仅 3～4mm，但颊舌尺寸是足够的（约 8mm）。决定通过外侧壁开窗入路，同时进行缺损牙槽嵴再

生和窦底提升。翻起颊侧黏骨膜瓣，显示巨大的牙槽骨缺损。通过手动骨刮刀使预计开窗轮廓区域变薄（图 16-2A），形成骨碎片，与异种移植物颗粒混合（Geistlich Bio-Oss®）。上颌窦黏膜被暴露并通过特定的宽刮匙向内分离（图 16-2B）。将采集的自体骨碎片与 Geistlich Bio-Oss® 颗粒按照大约 1∶1 的比例混合，并将其植入窦底（图 16-2C）。然后应用可吸收胶原膜覆盖整个移植部位（图 16-2D）。

在计划进行骨增量的相应部位中，被破坏的牙槽嵴出现极度骨丢失，其中，冠根向表现出 11mm 的垂直丢失（图 16-3）。决定构建一个固体"生物材料袋"（图 16-4A），其特点是具有 GBR 原理及实现稳定性的能力。这种生物材料袋实际上是用异种移植颗粒（Geistlich Bio-Oss®）填充折叠缝合的可吸收胶原膜，形成一个坚实的袋（图 16-4B）。对该骨袋的一侧进行穿孔，以允许血管从受体骨床即刻自由通过进入骨袋。

有棱角的前后骨壁起到了固定支撑作用，以实现伤口的稳定性（图 16-4C）。然后重新定位

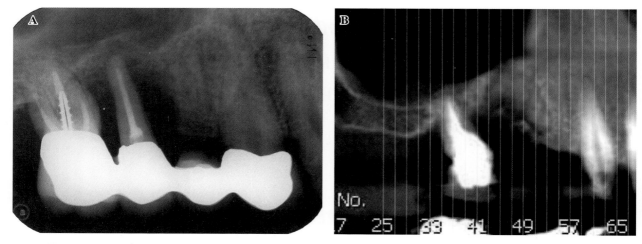

▲ 图 16-1　**A.** 根尖周 X 线片显示第二前磨牙周围有骨吸收；**B. CT** 扫描显示上颌骨后部与上颌窦邻近处存在广泛的垂直骨吸收

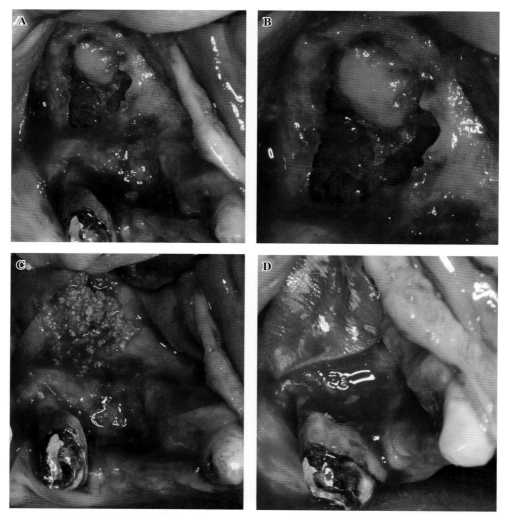

▲ 图 16-2　**A.** 侧壁开窗显露上颌窦黏膜；**B.** 向内推动上颌窦黏膜（手术：**Z. Artzi** 教授和 **E. Weinberg** 博士）；**C.** 牛骨矿物质颗粒（Geistlich Bio-Oss®）作为植骨生物材料；**D.** 覆盖胶原膜（Bio-Gide®）

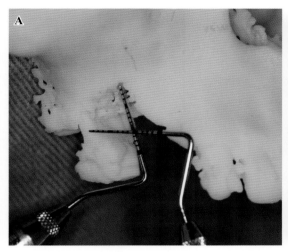
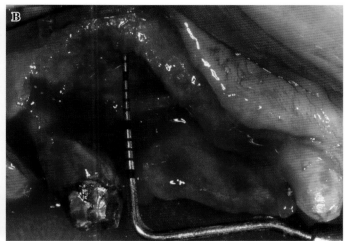

▲ 图 16-3　明显存在巨大的牙槽嵴垂直骨缺损，塑料复制品模型（**A**）和探针测量（**B**）显示 10mm×15mm 的垂直缺损，其中颊侧和舌侧骨板均完全缺失

软组织瓣以获得完全闭合（图 16-4D）。术后全景 CT 清楚地显示了上颌窦底及垂直骨缺损的填充（图 16-5）。在植骨后 6 个月，暴露该部位进行种植体植入。牙槽嵴水平显示之前的缺损部位完全重塑（图 16-6A）。在此阶段，使用 3mm 环钻在植骨后牙槽嵴核心制备种植位点，允许我们获得骨样本用于组织学评价。

由于患者无法耐受可摘临时修复体，因此决定采用序列性阶段方法植入种植体。将种植体植入第二前磨牙和第二磨牙部位（图 16-6B），随后在新鲜的第一磨牙牙槽窝进行即刻种植（图 16-7A）。在第二前磨牙和第二磨牙种植体暴露阶段，在第一磨牙新鲜牙槽窝处行即刻种植。在暴露期间进行临时桥修复（图 16-7B）。

增补的生物材料袋组织学切片显示，移植的牛骨矿物质颗粒周围有新骨形成（图 16-8A）。这种新形成的骨显示大量细胞形成，可以识别成骨细胞层（图 16-8B）。

微型 CT 图像显示，移植颗粒部分被新形成

的骨环绕。生物基质颗粒的面积占总样本的很大一部分（图 16-9）。3 个月后进行最终修复（图 16-10）。

三、经窗口进行窗内窦提升

以下病例的 CT 显示前 - 后间隔突出，将上颌窦明确分为内侧和外侧两个独立的间室（图 16-11）。考虑种植体的轴线应指向内 / 内侧间隔，决定创建一个外部窗口，然后是第二个内部窗口。由于残余骨高度仅为 1～2mm，因此采用了两阶段方法。最初，创建了 11mm×7mm 的窗口轮廓，以暴露外侧间室的上颌窦黏膜（图 16-12A）。黏膜轻轻翻起，仅暴露水平深度 3mm 于前 - 后窦隔，主要作为内侧窦腔的外侧骨壁开窗（图 16-12B）。为了保护黏膜，在继续进入内室之前，在外窗口的顶部内应用锡箔（图 16-12C）。因此，内窗的开口略小，而主要的外窗被扩大，以便进入内侧深腔室（图 16-12D）。

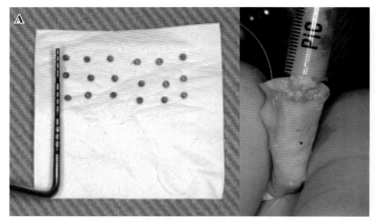
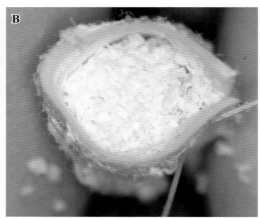
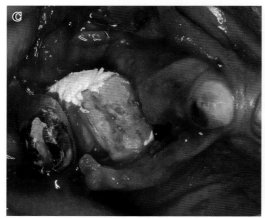
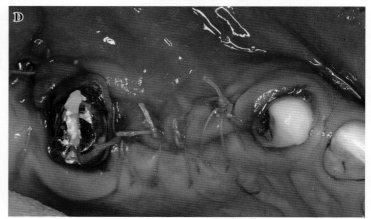

▲ 图 16-4　A. 第 2 层膜（Geistlich Bio-Gide®）在其表面的 **50%** 处轻轻开孔，然后缝合，从而为移植颗粒（Geistlich Bio-Oss®）创建"包装袋"；**B.** "可吸收膜袋"中的牛骨矿物质颗粒（Geistlich Bio-Oss®）；**C.** 插入并包装"可吸收膜袋"以密封缺损；**D.** 进行软组织闭合

在上颌窦黏膜被抬起后，将由自体骨片和异种移植物颗粒（Geistlich Bio-Oss®）组成的移植生物材料（图 16-13A）植入内 / 深室（图 16-13B），然后填充外室（图 16-13C）。最后用可吸收胶原蛋白膜（Bio-Gide®）覆盖外窗（图 16-13D），以达到更好的伤口稳定性并增强移植颗粒中的骨传导性功能，作为黏膜软组织闭合下方的选择性生物屏障将移植颗粒隔离。

术后 CT 清楚地显示了双间室窦底部的矿化和新骨形成，这在长度和方向上能够正确植入种植体（图 16-14）。

再次进入时，在填充后的上颌窦外部，球状凸面骨体积明显（图 16-15A）。随后植入三个种植体（图 16-15B 和 C），4 个月后进行最终修复（图 16-16）。

四、经两个窗口的外侧入路

在以往的病例报告中，上颌窦间隔在颊舌向比前后向的更频发。根据大多数研究（Kim 等，2006；Koymen 等，2009；Krennmair 等，1997；Shibli 等，2007；Şimşek Kaya 等，2019；Ulm

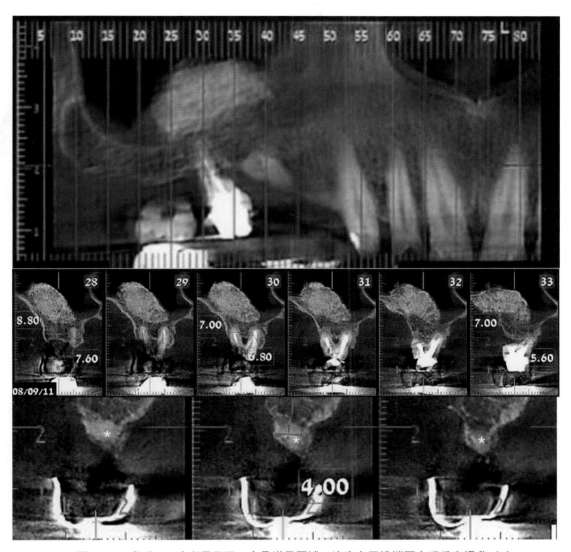

▲ 图 16-5 术后 CT 清晰显示了 2 个骨增量区域，注意在牙槽嵴区实现垂直提升（*）

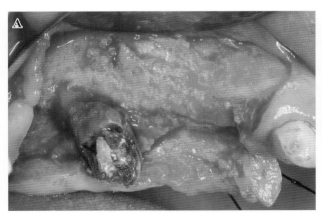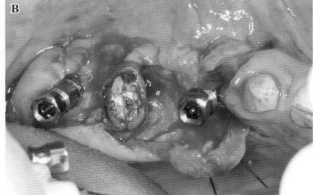

▲ 图 16-6 A. 在翻开骨黏膜瓣时，牙槽嵴完全恢复；B. 将种植体植入上颌第一前磨牙和第二磨牙部位

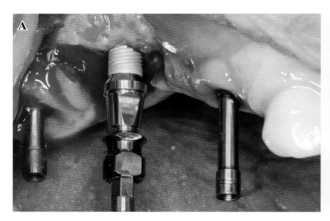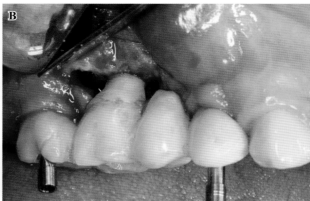

▲ 图 16-7　**A.** 在拔除上颌第一磨牙后，进行中间种植体的第二阶段植入，在此阶段，从提升的牙槽嵴部位采集骨样本进行组织学评价；**B.** 制作即刻螺丝固位修复体

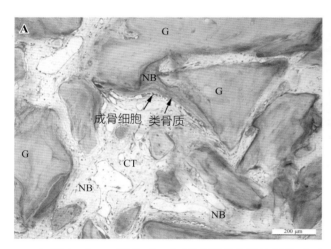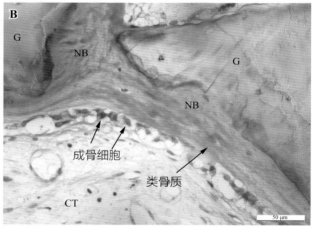

▲ 图 16-8　**A.** 新骨（**NB**）形成附着在移植颗粒（**G**）上；**B.** 类骨质线包围新形成的骨，成骨细胞也可以被识别

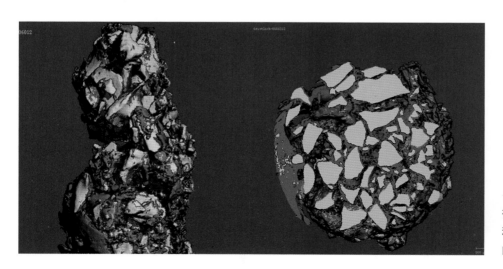

◀ 图 16-9　纵向和横截面微型 **CT** 照片显示移植的异种移植物颗粒（白色）周围的新骨形成量（红色）

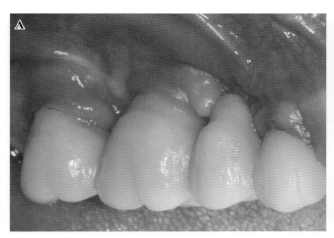
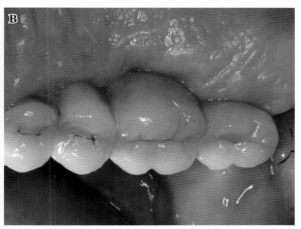

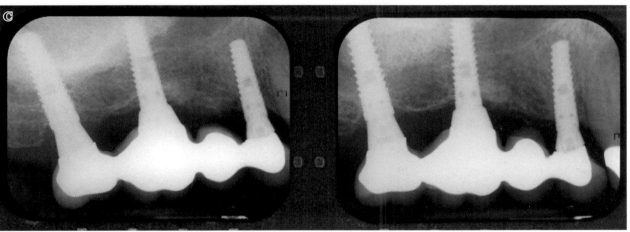

▲ 图 16-10　颊侧（A）和舌侧（B）的最终修复体及根尖周 X 线片（C）（修复：**Dr S. Livne**）

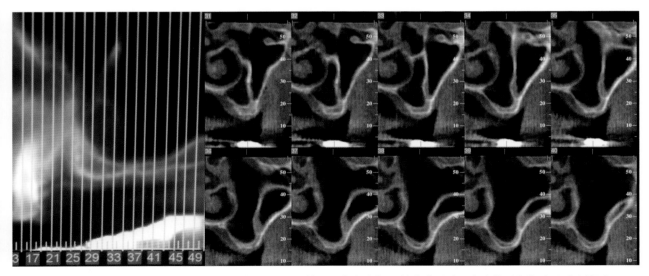

▲ 图 16-11　CT 扫描切面显示一个主要间隔，其向前 - 后方向走行，并将窦分为 **2** 个大的外侧间室和内侧间室，需要将种植体放置在内侧区域

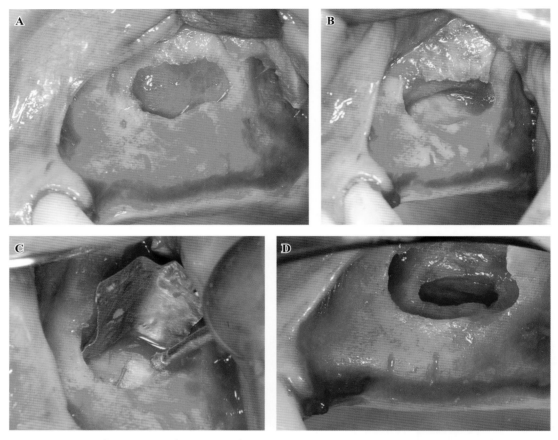

▲ 图 16-12　**A.** 外侧窗入路显露外间室的上颌窦黏膜；**B.** 翻起外侧上颌窦黏膜，显露外窦内侧间室，符合 **CT** 征象的预期；**C.** 在穿入内间室之前，将锡箔作为顶贴在外间室的隆起膜上；**D.** 在较小的孔中形成内窗，随后翻起内侧上颌窦黏膜

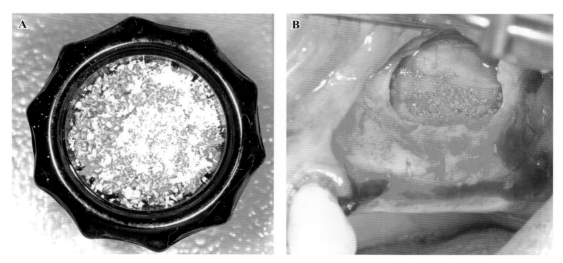

▲ 图 16-13　**A.** 异种移植物颗粒（**Geistlich Bio-Oss®**）与自体骨碎片以 **50∶50** 的比例混合；**B.** 将移植的生物材料插入内隔室

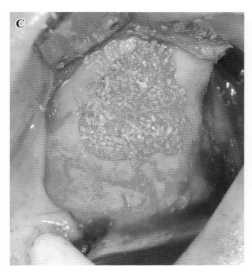
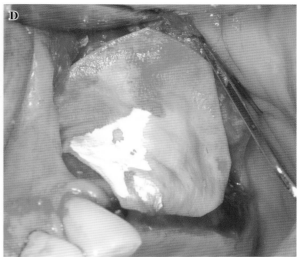

▲ 图 16-13（续）　C. 填充外隔室；D. 将猪胶原膜（**Bio-Gide®**）覆盖外窗

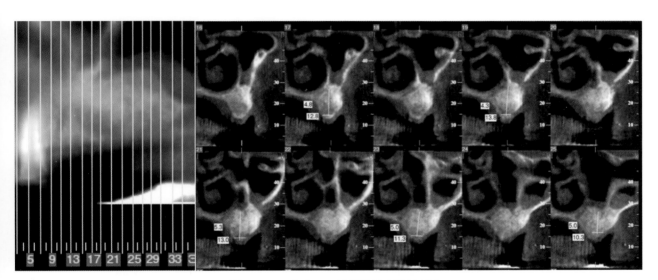

▲ 图 16-14　术后 CT 显示双侧窦腔均增大

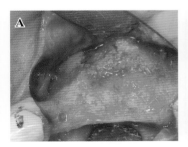
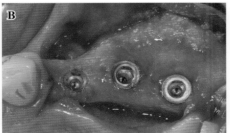
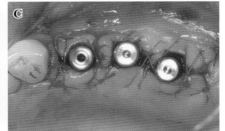

▲ 图 16-15　再次进入阶段

A. 注意前一个窗口部位的大量骨形成；B. 通过手术导板放置种植体；C. 通过 Palacchi 技术在一期种植体植入部位周围进行软组织闭合

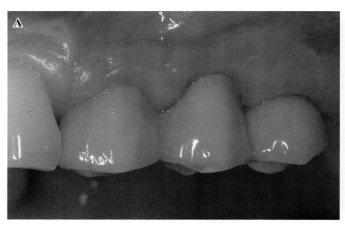
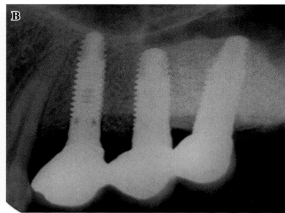

▲ 图 16-16　A. 最终修复体；B. 根尖周 X 线片（修复：Dr Y. Klein）

等，1995；Velásquez-Plata 等，2002；Wen SC 等，2013），发病率为 20%~35%。这些与上颌窦黏膜穿孔相关，并增加并发症风险（Pjetursson 等，2008；Schwarz 等，2015；Testori 等，2012；Tükel 和 Tatli，2018；von Arx 等，2014）。尽管如此，精心设计并建立两个独立的外侧入路，即双窗入路，可以解决这一解剖障碍。

以下病例显示上颌窦中存在颊舌间隔（图 16-17）。通过建立双窗技术的外侧入路（图 16-18A），然后小心地向内按压窦膜远离外侧骨壁，以便植入生物材料封闭两个孔（图 16-18B）。然后在整个部位应用可吸收胶原膜（图 16-18C）。术后 CT 清楚地显示了两个间室的骨量增加（图 16-19）。

种植体植入手术可以同时进行或在后期进行（图 16-20），这取决于种植体获得初始稳定性的能力。应始终考虑种植体上部结构周围咀嚼黏膜的必要性。在咀嚼黏膜不足的情况下，种植体上部结构出现在黏膜衬里区域（图 16-21），可以应用外科软组织处理（图 16-22）优化功能性种植体支持修复体周围（图 16-24 和图 16-25）的角

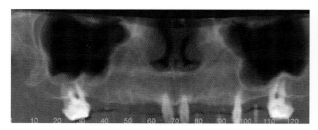

▲ 图 16-17　右上磨牙明显可见窦间隔

化软组织（图 16-23）。

五、攻克侧壁开窗 - 牙槽窝相通

这是一个独特的病例，说明上颌第一磨牙和上颌窦下区域的凹陷位置是不可避免的（图 16-26）。一旦打开侧窗（图 16-27）并翻起上颌窦膜，就明显呈现一条通往先前上颌第一磨牙的通路（图 16-28）。添加异种移植物颗粒（Geistlich Bio-Oss®）以完全封闭窦下区域及缺陷的牙槽骨吸收区域，从而通过冠方牙槽嵴增量达到实用的牙槽嵴水平（图 16-29）。然后用双相生物可吸收胶原膜覆盖整个骨增量部位（图 16-30）（Hypro-Sorb®M），随后完全闭合软组织（图 16-31）。术

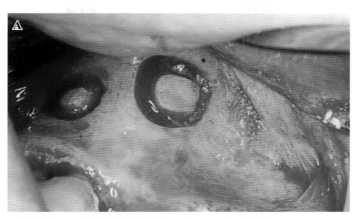

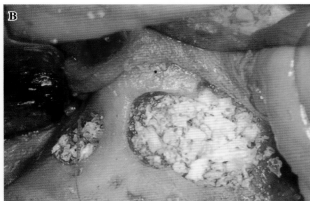
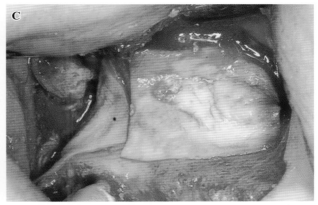

▲ 图 16-18　**A.** 建立了双窗入路；**B.** 异种移植物颗粒（**Geistlich Bio-Oss®**）用作植骨生物材料；**C.** 全覆盖生物可吸收胶原膜（**Geistlich Bio-Gide®**）（手术：**Z. Artzi** 教授和 **N. Gozali** 博士）

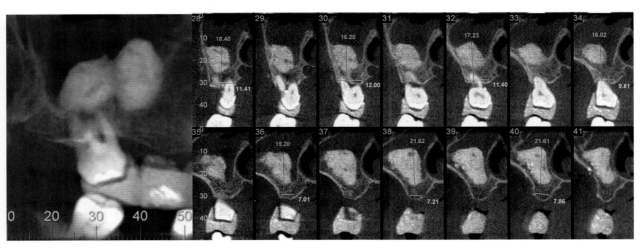

▲ 图 16-19　术后 **CT** 扫描显示，上颌窦隔前方和后方骨增量

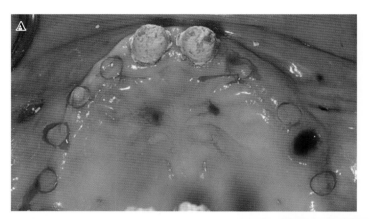

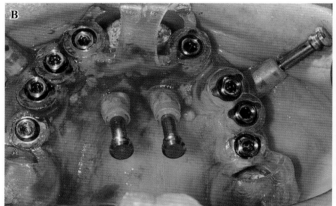

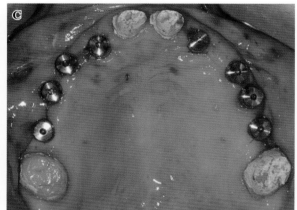

▲ 图 16-20　用于种植体植入的不翻瓣手术

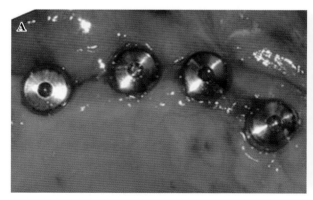

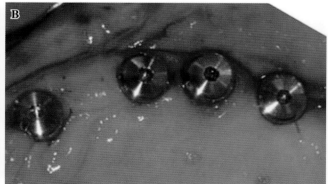

▲ 图 16-21　不翻瓣种植体植入方法暴露了咀嚼软组织窘迫的情况（缺乏颊侧角质化组织）

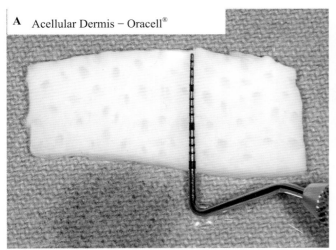
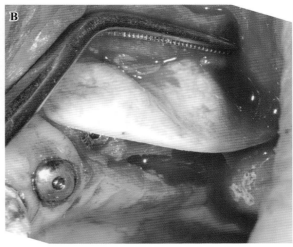

▲ 图 16-22　应用异体皮（Oracell®）软组织移植物（A）以增加种植体周围的角化组织区域上部结构（B）

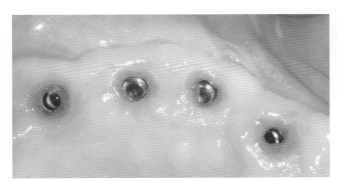
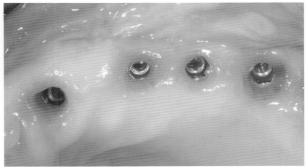

▲ 图 16-23　移植后 3 个月双侧软组织愈合

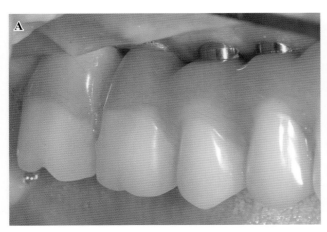
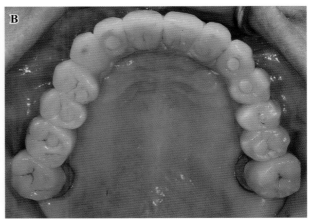

▲ 图 16-24　最终修复体从侧面（A）和咬合面（B）观（修复：Dr L. Hadar）

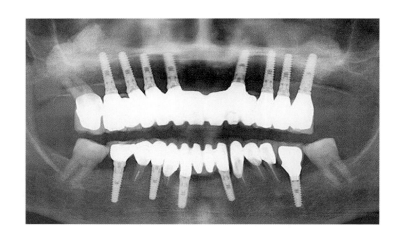

◀ 图 16-25　最终全景 X 线片

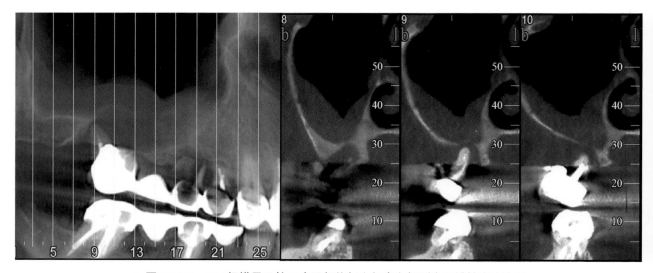

▲ 图 16-26　CT 扫描显示第二磨牙部位与上颌窦之间剩余牙槽嵴高度为零

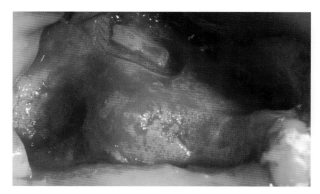

▲ 图 16-27　侧窗轮廓及其与前后方严重垂直缺损牙槽嵴的关系（第二前磨牙和第二磨牙区先前的牙槽破坏部位）

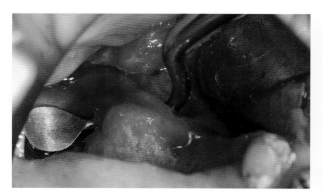

▲ 图 16-28　在上颌窦黏膜向内抬高时，上颌窦宽刮匙可以很容易地穿过窦腔之间到达第二磨牙先前吸收的牙槽窝部位

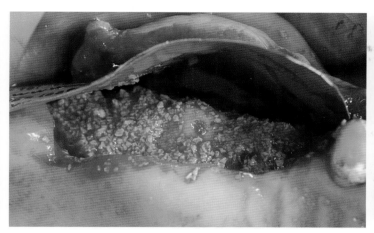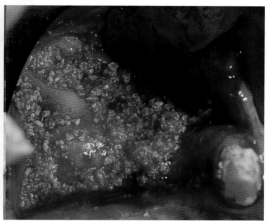

▲ 图 16-29　使用牛骨矿物质颗粒（Geistlich Bio-Oss®）作为植骨生物材料来填充窦下区域和重度缺损牙槽嵴

后 CT 扫描显示上颌窦底及牙槽嵴骨量增加（图 16-32）。

6 个月时，在再次进入阶段，硬组织增量明显（图 16-33），允许适当的 4 颗种植体植入（图 16-34）。

六、直面巨大的窦膜穿孔

上颌窦黏膜穿孔一直被认为是窦提升手术中最常见的并发症（Ardekian 等，2006；Barone 等，2008；Becker 等，2008；Hernández-Alfaro，2008；Khoury，1999；Nolan 等，2014；Pjetursson 等，2008；Proussaefs 等，2004；Shlomi 等，2004；Testori T 等，2012）。

实际上，上颌窦的形态（Niu 等，2018 年）、CT 成像中上颌窦黏膜的厚度及其外观（Carmeli 等，2011）是在进行任何手术干预之前需要评估的重要参数。但是，在大多数情况下，一旦穿孔尺寸较小和（或）通过放入胶原膜作为稳定补片进行控制，这种不请自来的情况就可以得到解决。

该病例有多次窦提升 / 种植体植入失败病史。CT 扫描显示牙槽骨高度极少甚至没有（图 16-35）。在上颌窦外侧骨壁骨折处，尽管避免使用旋转和（或）压电器械，仍有一个完整的上颌窦黏膜穿孔（图 16-36）。通过一系列间断可吸收缝合线固定撕裂的膜边缘，试图闭合该巨大穿孔（图 16-37）。此外，两层交联胶原屏障被插入以保护受损的上颌窦黏膜（图 16-38）。因此，通过 Geistlich Bio-Oss Pen®（图 16-39A 和 B）插入了异种移植物矿物质颗粒（Geistlich Bio-Oss®），随后是一层额外的胶原膜（图 16-39C）。术后 CT 显示上颌窦下区有足量的不透射线生物材料（图 16-40）。这一影像连同临床术后愈合阶段，证实了上颌窦黏膜穿孔被成功闭合和修复。在重新进入阶段，即植骨后 6 个月，植入 4 颗种植体（图 16-41），随后进行最终修复治疗（图 16-42）。

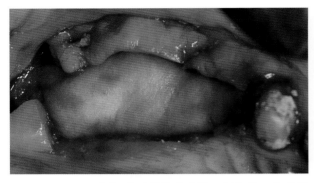

▲ 图 16-30　用作促骨形成屏障膜的双相生物可吸收胶原膜（Hypro-Sorb®M）

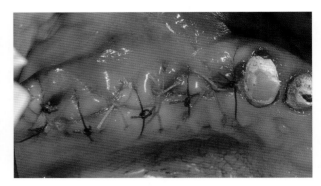

▲ 图 16-31　软组织完全封闭对于伤口的顺利愈合至关重要

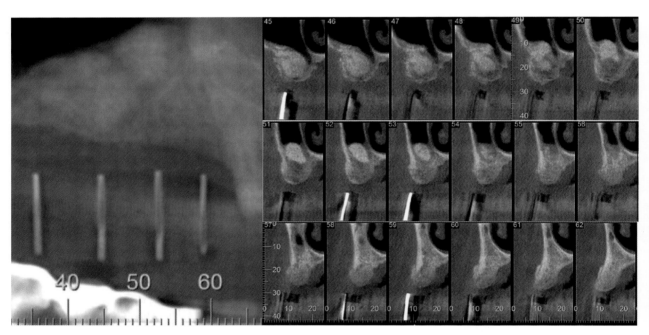

▲ 图 16-32　术后 CT 扫描不仅显示上颌窦底提升（截面切割 -45-53），还显示牙槽嵴区域再生（截面切割 54-61）

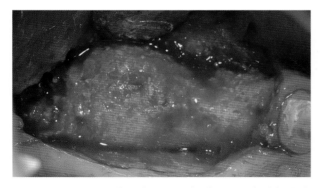

▲ 图 16-33　再次进入阶段，观察到明显的宽球状大块牙槽嵴

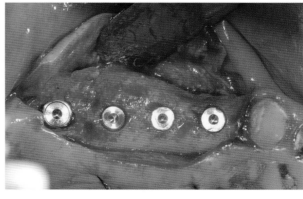

▲ 图 16-34　4 个种植体被植入骨增量的牙槽嵴

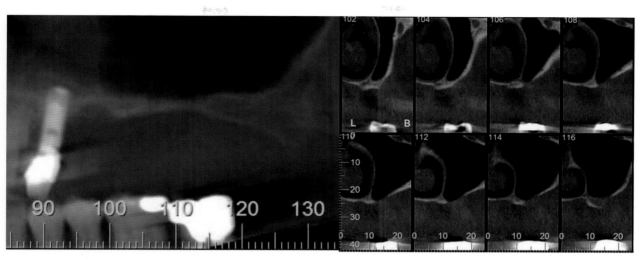

▲ 图 16-35　CT 扫描显示牙槽嵴高度为 0 ～ 1mm，可能根本没有骨壁（切片 106–116）

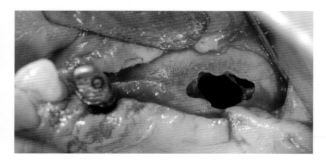

▲ 图 16-36　在黏骨膜颊瓣上，出现一个巨大的穿孔（未使用机械 / 旋转器械）

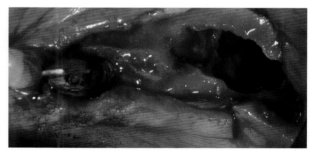

▲ 图 16-37　缝合撕裂的鼻黏膜边缘，试图最大限度地关闭穿孔

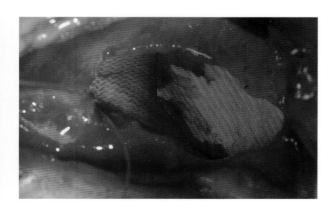

◀ 图 16-38　插入双层交联胶原膜（Ossix®）以固定缝合的鼻黏膜

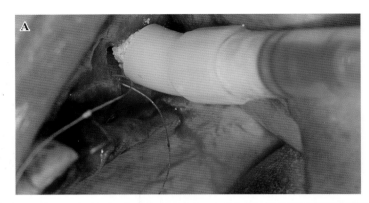

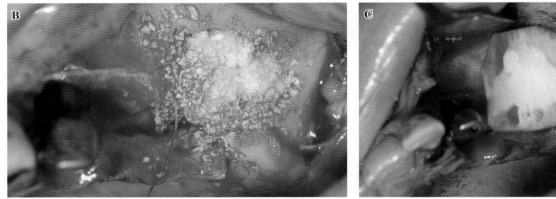

▲ 图 16-39　**A.** 通过指定的注射器（**Geistlich Bio-OssPen®**）插入牛骨矿物质颗粒；**B.** 增加窦底面积；**C.** 覆盖胶原膜

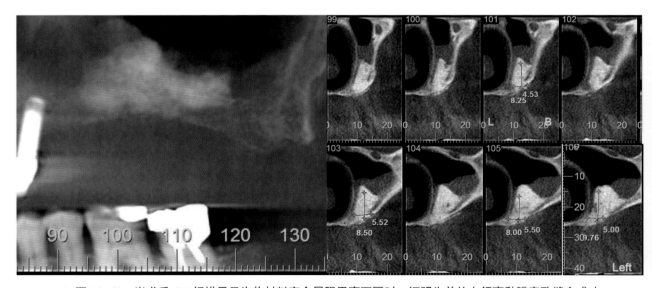

▲ 图 16-40　当术后 CT 扫描显示生物材料完全局限于窦下区时，证明先前的上颌窦黏膜穿孔缝合成功

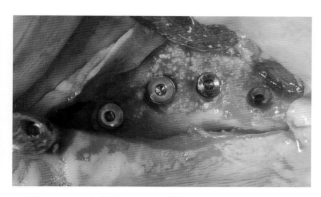

▲ 图 16-41　在骨增量的牙槽嵴 / 上颌窦中安放 4 个种植体

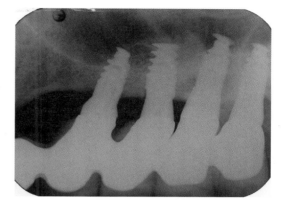

▲ 图 16-42　最终种植体支持的修复体

参考文献

[1] Ardekian, L., Oved-Peleg, E., Machtei, E.E., and Peled, M. (2006) The clinical significance of sinus membrane perforation during augmentation of the maxillary sinus. *Journal of Oral and Maxillofacial Surgery* 64 (2): 277–282.

[2] Barone, A., Santini, S., Marconcini, S. et al. (2008) Osteotomy and membrane elevation during the maxillary sinus augmentation procedure. A comparative study: Piezoelectric device vs. conventional rotative instruments. *Clinical Oral Implant Research* 19 (5): 511–515.

[3] Becker, S.T., Terheyden, H., Steinriede, A. et al. (2008) Prospective observation of 41 perforations of the Schneiderian membrane during sinus floor elevation. *Clinical Oral Implant Research*; 19 (12): 1285–1289.

[4] Carmeli, G., Artzi, Z., Kozlovsky, A. et al. (2011) Antral computerized tomography pre-operative evaluation: Relationship between mucosal thickening and maxillary sinus function. *Clinical Oral Implant Research* 22 (1): 78–82.

[5] Hernández-Alfaro, F., Torradeflot, M.M., and Marti, C. (2008) Prevalence and management of Schneiderian membrane perforations during sinus-lift procedures. *Clinical Oral Implant Research* 19 (1): 91–98.

[6] Khoury, F. (1999) Augmentation of the sinus floor with mandibular bone block and simultaneous implantation: A 6-year clinical investigation. *International Journal of Oral and Maxillofacial Implants* 14: 557–564.

[7] Kim, M.J., Jung, U.W., Kim, C.S. et al. (2006) Maxillary sinus septa: Prevalence, height, location, and morphology. A reformatted computed tomography scan analysis. *Journal of Periodontology* 77 (5): 903–908.

[8] Koymen, R., Gocmen-Mas, N., Karacayli, U. et al. (2009) Anatomic evaluation of maxillary sinus septa: Surgery and radiology. *Clinical Anatomy* 22 (5): 563–570.

[9] Krennmair, G., Ulm, C., and Lugmayr, H. (1997) Maxillary sinus septa: Incidence, morphology and clinical implications. *Journal of Craniomaxillofacial Surgery* 25 (5):261–265.

[10] Niu, L., Wang, J., Yu, H., and Qiu, L. (2018) New classification of maxillary sinus contours and its relation to sinus floor elevation surgery. *Clinical Implant Dentistry and Related Research* 20: 493–500.

[11] Nolan, P.J., Freeman, K., and Kraut, R.A. (2014) Correlation between Schneiderian membrane perforation and sinus lift graft outcome: A retrospective evaluation of 359 augmented sinus. *Journal of Oral and Maxillofacial Surgery* 72 (1): 47–52.

[12] Pjetursson, B.E., Tan, W.C., Zwahlen, M., and Lang, N.P. (2008) A systematic review of the success of sinus floor elevation and survival of implants inserted in combination with sinus floor elevation. *Journal of Clinical Periodontology* 35 (8 Suppl): 216–240.

[13] Proussaefs, P., Lozada, J., Kim, J., and Rohrer, M.D. (2004) Repair of the perforated sinus membrane with a resorbable collagen membrane: A human study. *International Journal of Oral and Maxillofacial Implants* 19 (3): 413–420.

[14] Shibli, J.A., Faveri, M., Ferrari, D.S. et al. (2007) Prevalence of maxillary sinus septa in 1024 subjects with edentulous upper jaws: A retrospective study. *Journal of Oral Implantology* 33 (5): 293–296.

[15] Shlomi, B., Horowitz, I., Kahn, A. et al. (2004) The effect of sinus membrane perforation and repair with Lambone on the outcome of maxillary sinus floor augmentation: A radiographic assessment. *International Journal of Oral and Maxillofacial Implants* 19 (4): 559–562.

[16] Schwarz, L., Schiebel, V., Hof, M. et al. (2015) Risk Factors of Membrane Perforation and Postoperative Complications in Sinus Floor Elevation Surgery: Review of 407 Augmentation Procedures. *Journal of Oral and Maxillofacial Surgery* 73 (7): 1275–1282.

[17] Şmşk Kaya, G., Daltaban, ?, Kaya, M. et al. (2019) The potential clinical relevance of anatomical structures and variations of the maxillary sinus for planned sinus floor elevation procedures: A retrospective cone beam computed tomography *Clinical Implant Dentistry and Related Research* 21 (1): 114–121.

[18] Ulm, C.W., Solar, P., Krennmair, G. et al. (1995) Incidence and suggested surgical management of septa in sinus-lift procedures. *International Journal of Oral and Maxillofacial*

Implants 10 (4): 462–465.

[19] Testori, T., Weinstein, R.L., Taschieri, S., and Del Fabbro, M. (2012) Risk factor analysis following maxillary sinus augmentation: A retrospective multicenter study. *International Journal of Oral and Maxillofacial Implants* 27 (5): 1170–1176.

[20] Tükel, H.C., Tatli, U. (2018) Risk factors and clinical outcomes of sinus membrane perforation during lateral window sinus lifting: Analysis of 120 patients. *International Journal of Oral and Maxillofacial Surgery* 47 (9): 1189–1194.

[21] Velásquez-Plata, D., Hovey, L.R., Peach, C.C., Alder, M.E. (2002) Maxillary sinus septa: A 3-dimensional computerized tomographic scan analysis. *International Journal of Oral and Maxillofacial Implants* 17 (6): 854–860.

[22] von Arx, T., Fodich, I., Bornstein, M.M., and Jensen, S.S. (2014) Perforation of the sinus membrane during sinus floor elevation: A retrospective study of frequency and possible risk factors. *International Journal of Oral and Maxillofacial Implants* 29 (3): 718–726.

[23] Wen, S.C., Chan, H.L., and Wang, H.L. (2013) Classification and management of antral septa for maxillary sinus augmentation. *International Journal of Periodontics and Restorative Dentistry* 33 (4): 509–517.

第四篇　下颌骨前牙区

The Anterior Mandible

第 17 章

在萎缩的下颌骨前牙区重建充足骨量

Re-establishment of Adequate Osseous Volume in an Atrophic Anterior Mandible

Zvi Artzi 著

下颌骨前牙区主要特点是具有 D1～D2 类骨密度（Misch，1990）。组织学研究通过组织形态学数据证实了 D1～D4 类的差异（Trisi 和 Rao，1999）。因此，该位点被视作即刻种植体修复重建病例的最可接受的区域。实际上，感觉障碍在颏孔前区不是影响因素，除非存在下牙槽神经前绊。不过，由于骨密度高（Lekholm 和 Zarb，1985）、血管化差，在种植位点预备过程中需采用避免过热的特别措施，如大量盐水冲洗。此外，萎缩的牙槽嵴和舌前区接近口底的系带插入，可能是复杂植骨手术的难关。在这些病例，颊、舌侧软组织瓣冠向推进关闭是成功预后结果的先决条件。

牙齿形态，也是下颌骨前牙区使用修复体的困难因素。下切牙细于种植体平均尺寸，因此很难把种植体直接植入到精确的原位，从而侵占了楔状隙区域。即便如此，种植体支持的修复仍是该区域口内重建长期成功最好的方法。

前部下颌骨不同于后部，更不同于前、后上颌骨。前下颌的形态、宽度、高度、密质骨厚度、密质骨与松质骨比例和血管分布，都是种植前骨增量的决定因素。其他因素还有：前庭和（或）口底深度、舌的大小和肌力、是否有种植位点都需要的厚的咀嚼黏膜。

本章将讲述各种手术，从不翻瓣到大范围三维（3D）入路，以及如何处理和修复既往的失败病例。

一、下颌骨前牙区植入即刻修复种植体

不翻瓣入路

拔牙时即刻植入种植体与常规植入新愈合骨一样是有效的治疗方法。该方法有很高的成功率，并缩短病程和治疗周期。不翻瓣入路，无疑有利于缩短病程和减轻术后不适。

Maier 的一项前瞻性队列研究，对术后 1 年的牙槽嵴骨水平进行评估（Maier，2016）。与黏

骨膜翻瓣种植术式平均 0.5mm 骨丢失相比，不翻瓣入路稳定无吸收。这是从 195 个种植体的重复数字校准 X 线片观察到的。在最近一个包括 11 项研究（9 项随机对照试验）的系统回顾和 Meta 分析中，不翻瓣入路在保留骨宽度、骨高度和角化龈宽度方面更有效（Lee 等，2018）。然而，一项为期 2 年的随机对照临床试验（Wang 等，2017），在边缘骨水平方面，未发现不翻瓣和黏骨膜翻瓣之间的差异，前者的唯一好处是显著减少了术后疼痛。

病例 1

患者为 50 岁男性，1 颗中切牙缺失，另外 3 颗为 Miller 动度 2 级（Miller，1950）。他的主诉是既不能咬也不能笑（图 17-1A）。根尖 X 线片示骨丢失 60%～80%（图 17-1B）。CT 扫描显示牙根附着于舌侧骨板，颊舌向断面示有充足的骨量和适量的致密骨小梁（图 17-2）。

对该病例的治疗决定是不翻瓣入路，即刻种

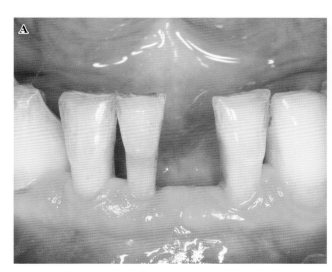
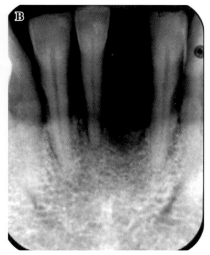

▲ 图 17-1　临床照片（A）和根尖 X 线片（B）显示下中切牙缺失，剩余的中 / 侧切牙周围有广泛的牙槽骨吸收

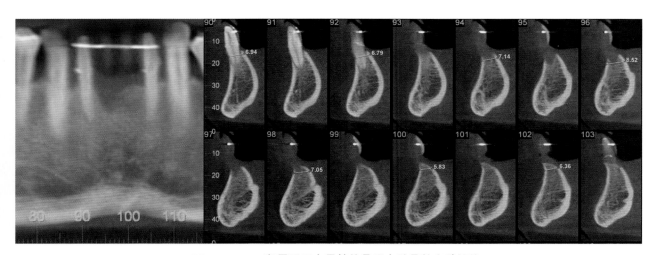

▲ 图 17-2　CT 断层显示有足够的骨量容纳骨整合种植体

植和修复。首先，预制临时丙烯酸树脂修复体，然后制作能将临时桥准确就位于尖牙的翼板（图17-3）。制作一个硬质透明外科导板，通过引导车针直接钻至侧切牙根尖行种植位点逐级备洞（图17-4）。这些区域的CT截面显示，该方向可将植体精确放置到骨板的正中（颊舌向）。

拔除切牙，用1.5mm的先锋钻开始种植位点预备，不翻瓣（图17-5）。为保证钻孔安全和方向精确，保持指触前庭及舌侧口底。用直径2.0mm、2.8mm和3.2mm的麻花钻重复该步骤。根据骨阻力决定备孔尺寸（图17-6），以使种植

体的植入达到足够扭矩（30~40N·cm），但不要超过可能导致过热的力值。

植入种植体后，检查方向和深度（图17-7），通过插入两端舌侧尖牙翼板，就位预制临时修复体。去除超过种植体上部结构的部分，再去除两侧翼板。

同时，完全去除牙尖交错位和前伸位的咬合接触，达到无殆接触，然后进行临时粘接（图17-8）。

在正畸期结束时完成最终修复（图17-9和图17-10）。

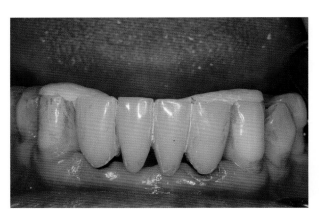

▲ 图17-3　拔牙后和植入前阶段
确认预制临时桥就位于相邻尖牙上，以检查即刻修复体的精度
（手术：Z. Artzi教授和O. Platner医生）

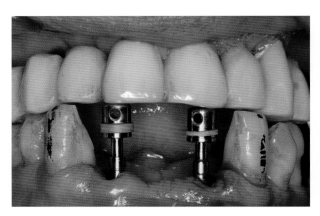

▲ 图17-5　种植体测量杆与颌间关系

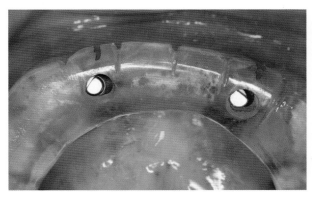

▲ 图17-4　树脂外科导板引导下种植位点预备

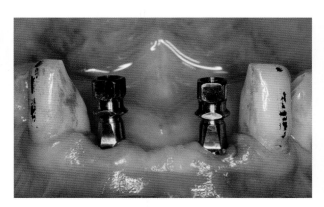

▲ 图17-6　不翻瓣入路植入种植体

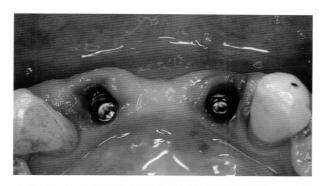

▲ 图 17-7　下颌侧切牙新鲜拔牙窝内种植体颈部殆面观

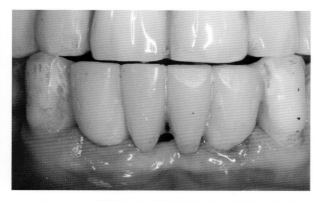

▲ 图 17-8　用两侧的树脂翼板调整临时桥架的位置
注意：所有正中和前伸运动的咬合接触都要去除

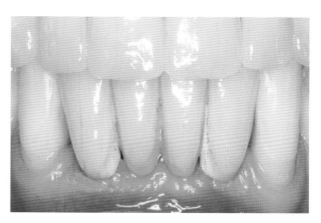

▲ 图 17-9　全功能咬合的最终修复（修复：A. Arieli医生）

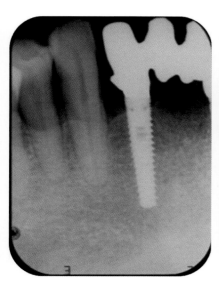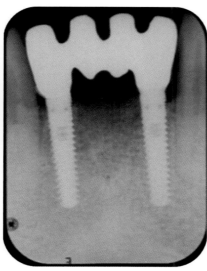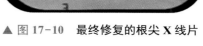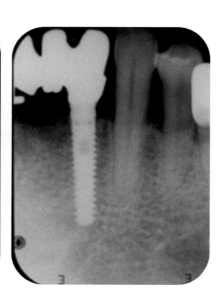

▲ 图 17-10　最终修复的根尖 X 线片

二、联合引导骨再生的即刻种植和种植体支持即刻修复

种植体植入联合水平引导骨再生（GBR）的疗效已证实与分期术式相同。一项系统回顾（Milinkovic 和 Cordaro，2014）提供的证据表明，种植体植入时使用 GBR 可成功治疗骨裂开和骨开窗。种植体平均存留率为 92.2%，平均并发症率＜ 5.0%。一项最近的回顾性临床研究表明，在新鲜拔牙窝即刻植入种植体后，立即连接临时修复体上部结构并同期填充植骨材料，可减小组织的体积变化，并保持稳定（Amato 等，

2018）。

病例 2

患者为 58 岁女性，下切牙区牙周病变并有明显黏膜炎症（图 17-11）。颊舌向骨宽度很窄，尤其在颈部区。此外，在计划放置种植体的侧切牙位点，CBCT 未见颊侧骨板（图 17-12）。临时树脂修复体制作了尖牙引导翼，并埋入金属加强丝。翻黏骨膜瓣，拔除 32、42 牙，可见较宽的颊侧骨板开裂（图 17-13）。

拔除侧切牙后即刻在外科导板引导下放置种植体（图 17-14）。达到初期稳定性，由扭矩扳手验证。

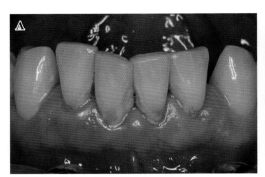
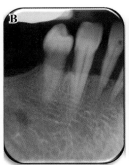
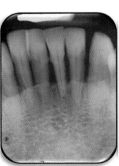
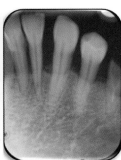

▲ 图 17-11　**A.** 下切牙牙龈组织发炎；**B.** 支持骨很少

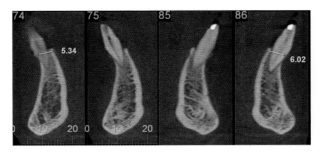

▲ 图 17-12　CT 断层显示有颊侧骨板开裂和（或）开窗的可能

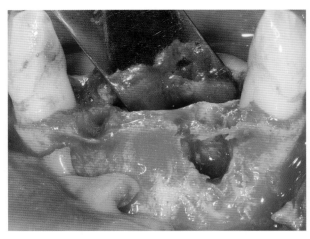

▲ 图 17-13　拔除下切牙后可见大面积颊侧骨开裂

此时把临时上部结构安装到种植体上，其中一颗（42 牙位）以 15° 舌向角匹配修复体轴向（图 17-15）。为在暴露的唇侧区进行植骨，在充足冲洗下用球钻行皮质骨钻孔，以增加血液及其成分对移植生物材料的供应。移植材料采用牛骨矿物质颗粒（Bio-Oss®）（图 17-16），超边缘覆盖双层胶原膜（Bio-Gide®）（图 17-17）。然后关闭软组织（图 17-18），调整临时树脂桥。去除牙尖交错位和前伸位的咬合接触（图 17-19）。

术后 6 个月行永久修复（图 17-20A）。根尖 X 线片显示骨水平稳定（图 17-20B）。为预防多余间隙与食物残留，使用了牙龈瓷，不过不影响患者笑容（图 17-21），且肯定有利于仔细和方便的口腔清洁。

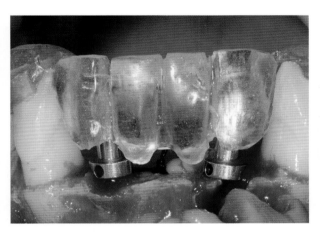

▲ 图 17-14　外科导板引导下预备种植位点（手术：Z. Artzi 教授和 E. Bijaoui 医生）

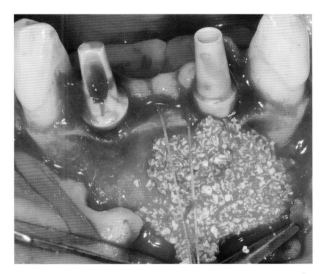

▲ 图 17-16　使用异种移植颗粒（Geistlich Bio-Oss®）作为生物材料填充物

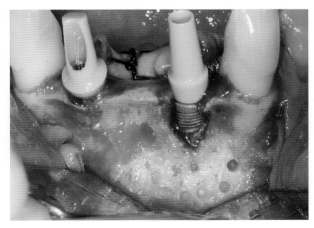

▲ 图 17-15　放置种植体后，就位临时基台，受植床预备骨皮质孔

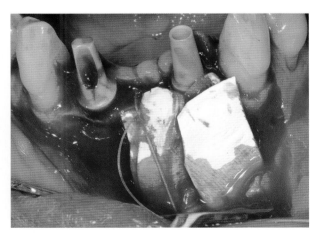

▲ 图 17-17　双层胶原膜（Bio-Gide®）超边缘覆盖生物材料颗粒

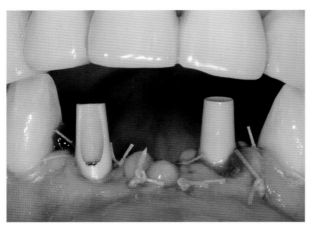

▲ 图 17-18　种植上部结构周围的软组织闭合

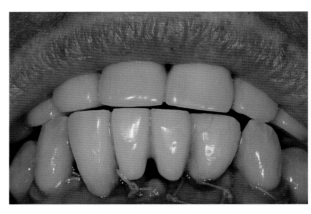

▲ 图 17-19　临时即刻修复体在各运动方向均无咬合接触

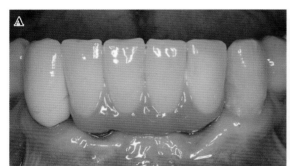

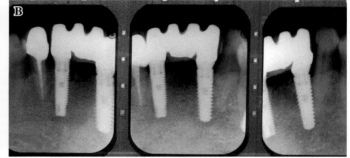

▲ 图 17-20　种植体植入 / 侧方骨增量后 6 个月行永久修复
A. 临床照片；B. 放射影像（修复：G. Frydman 医生）

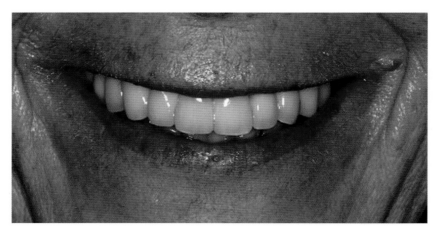

▲ 图 17-21　最终的美学外观

三、即刻修复前垂直引导骨再生

病例 3

对于种植体周围缺损严重的情况，种植重建前需进行三维牙槽嵴修复。患者为 71 岁男性，2 颗相邻种植体支持 3 单位螺丝固位修复体（图 17-22）。主诉溢脓、异味、时有唇肿胀。根尖 X 线片显示，左下种植体周围严重的骨吸收超过总长度的 50%，并延伸到天然侧切牙根的根尖周区域（图 17-22B）。

对比新旧根尖 X 线片（图 17-22C），冠间钢丝夹板明显造成了左下切牙死髓，并发展为根尖周病变。

决定将受累天然牙和种植体一起拔除，让软组织愈合（图 17-23A）。广泛的牙槽骨吸收明显可见。严重的垂直吸收和狭窄的颊舌径（图 17-23B 和 C）决定了在种植前必须进行牙槽嵴大量扩增。因此，笔者计划进行垂直 GBR 手术。

去除旧种植体和天然左下侧切牙 6 周后，在被覆黏膜上做前庭深部水平切口，冠方组织都翻至舌侧（图 17-24），暴露严重的角形骨缺损（图 17-25）。这种位于被覆黏膜而非嵴顶咀嚼黏膜的

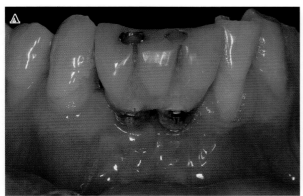
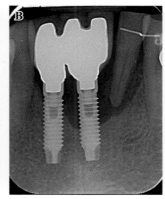
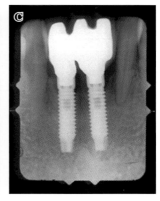

▲ 图 17-22　A. 以 2 颗螺纹型种植体支持 3 单位修复体替换下颌中切牙和右侧切牙；B. 根尖 X 线片显示一颗种植体周围严重骨丢失，伴有左下侧切牙的牙周牙髓联合病变；C. 较早的根尖 X 线片显示，在相邻左下侧切牙安装冠间钢丝夹板前，种植体周围尚有适量骨支持

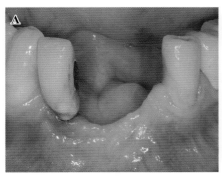
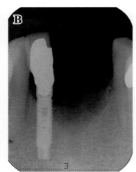
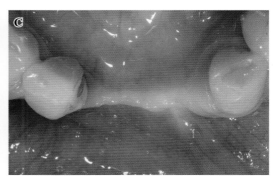

▲ 图 17-23　三维增量手术前萎缩牙槽嵴的颊面（A）和殆面（B）观；放射影像（C）可见深的垂直缺损，结合临床表现，为严重的 Seibert 分类 Ⅲ 型缺损

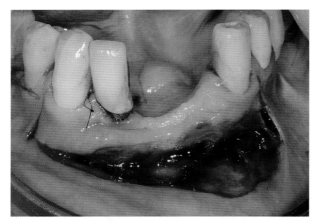

▲ 图 17-24 前庭锐切口图示（手术：Z. Artzi 教授和 H. Stoleru 医生）

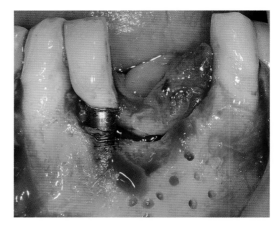

▲ 图 17-25 黏骨膜翻瓣露出尖锐的垂直向牙槽骨缺损，在受植骨床上为移植生物材料预备皮质孔

独特切口，可能会减少愈合阶段创口不必要的自发暴露的可能性。在这个垂直骨增量病例中，为获得垂直和水平硬组织增量，选择用于刚性引导组织再生（GTR）的钛增强聚四氟乙烯（PTFE）膜。在受植床进行皮质骨打孔，以增加该部位的出血。从周围区域收集自体骨碎片（图 17-26A 和 B），并与异种骨颗粒以约 1:1 的比例混合（图 17-26C）。将 PTFE 膜（图 17-27A）盖在生物材料上，辅以 2 颗固定螺钉（图 17-27B）。再用胶原膜覆盖第二层，增加创面稳定性和促进软组织愈合（图 17-27C）。经舌底区细心松解获得的冠向推进舌瓣，确保软组织完全无张力关闭（图 17-28）。患者 1 个月内每周复诊，之后每 2 周随访 1 次（图 17-29）。

随访 6 个月时，拍摄 CT 评估增量效果，并计划二期手术，即种植手术。横截切面显示，牙槽嵴宽度几乎翻倍，并实现垂直向缺损完全填充（图 17-30）。嵴顶正中切口，软组织翻瓣，暴露不可吸收膜（图 17-31A）。剥离膜，可见宽的增量嵴顶，完全消除了垂直缺损（图 17-31B）。在

原左下中切牙的位置植入一颗粗糙表面种植体，用于和右下侧切牙种植体一起支持 4 个单位临时修复体（图 17-32）。

即刻修复体去除所有负荷，实现无干扰愈合。术后愈合完好。3 个月后行永久修复（图 17-33A）。6 个月随访的根尖 X 线片显示种植体支持的修复体维护良好（图 17-33B）。

四、下颌骨前牙区三维重建：自体骨块移植

由于诱导源一致、无抗原性和完美的生物相容性，自体来源早已被视为增量手术中骨移植物的金标准（Burchardt，1987）。

原则上，选择供区首要考虑能提供足够的松质骨和骨髓，以优化多能成骨前体细胞的供应（Friedenstein 等，1966、1968、1987）。

自体骨块（ABB）移植被认为是牙槽嵴侧方增量的适宜技术（Sanz-Sanchez 等，2015）。这种方法可在移植后即刻获取需要的增量体积，经

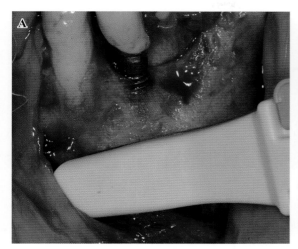
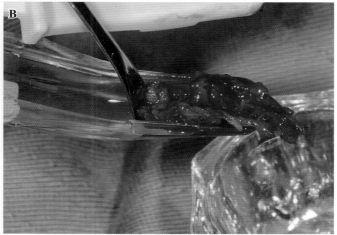
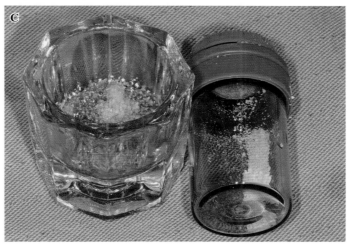

▲ 图 17-26　用骨刮刀（**A**）采集自体骨碎片（**B**），与牛骨矿物质颗粒（**Bio-Oss®**）以约 **1 : 1** 的比例混合（**C**）

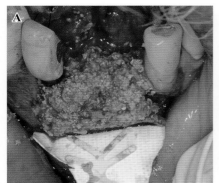
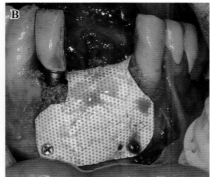
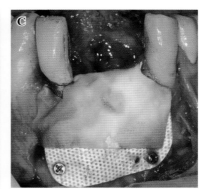

▲ 图 17-27　生物性覆盖通过 **2** 个固定螺钉进行稳定的钛交错 **PTFE** 膜的前（**A**）和后（**B**）照片，以获得刚性和延长移植位点处不间断的骨重建；再覆以胶原膜，增强创口愈合的稳定性和上覆软组织的适应性（**C**）

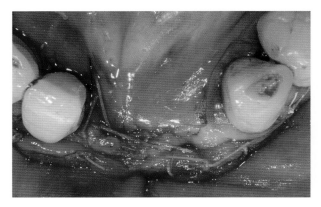

▲ 图 17-28　冠向推进瓣关闭软组织，主要来自钝性松解的舌侧瓣

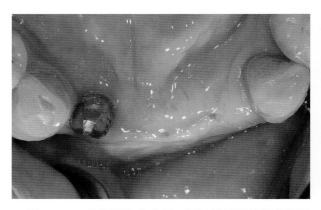

▲ 图 17-29　软组织愈合完好，可见缺牙区体积的明显变化

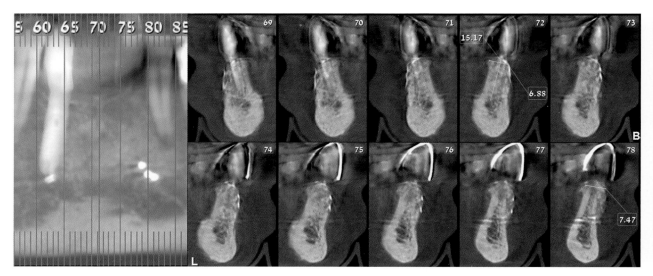

▲ 图 17-30　CT 截面显示明显的硬组织增量

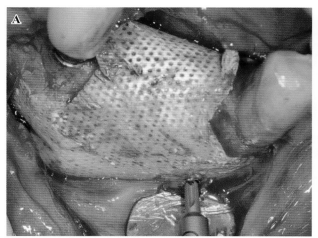

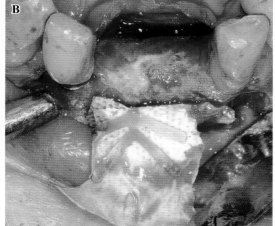

▲ 图 17-31　A. 二期手术显露并移除不可吸收膜；B. 去除 PTFE 膜后露出宽大的植骨平台

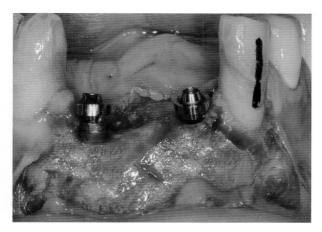

▲ 图 17-32　在增量部位植入 3.7×16 SLA 种植体，连接复合基台，用于即刻临时修复

过再血管化和重建期，植入骨整合种植体的预期成功率与天然骨相仿。

口内高嵌体块骨移植物（intraoral onlay block bone graft）在牙槽嵴增量的效果已有充足文献支持（Aloy-Prosper 等，2015；Chiapasco 和 Zaniboni，2011；Milinkovic 和 Cordaro，2014；Nkenke 和 Neukam，2014；Sanz-Sanchez 等，2015）。报道的种植体存留率为 90%～95%（Aloy-Prosper 等，2015；Sanz-Sanchez 等，

2015）。

当需要大范围侧方和（或）垂直增量和（或）两者联合，以及需要纠正颌间关系以获取垂直距离正确的咬合和冠 / 种植体比例时，首选块状骨移植。其他适应证包括唇支撑（在前上颌骨），填充明显的牙槽嵴内陷缺损和（或）解剖空隙。

骨块来源于口外或口内。口外部位包括髂骨、胫骨前、腓骨（连有血管）、肋骨和颅骨。而口内部位主要是磨牙后区和下颌升支，还有少量是颏部正中，大多能满足需求。

但这种方法仍需延迟植入，早期（Lundgren 等，1999；Rasmusson 等，1998、1999）和近期（Chiapasco 和 Zaniboni，2011；Faria 等，2010；Penarrocha-Diago 等，2013）研究都清楚地显示了两阶段手术的优势。

与块状骨移植同期种植相比，在已完成重建的骨块上植入，骨 - 种植体接触更多，骨结合和稳定性更好（Lundgren 等，1999；Rasmusson 等，1998、1999）。在无血管的骨内立即植入种植体会增加骨结合失败的风险（Chiapasco 和

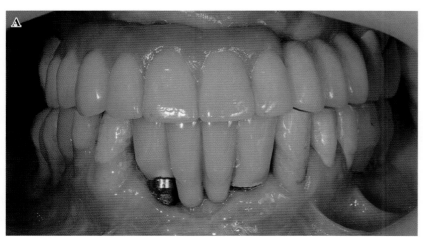
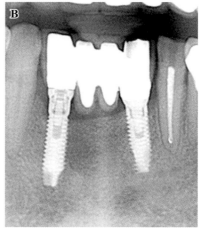

▲ 图 17-33　最终修复体的临床照片（A）和放射（B）影像（修复：G. Peleg 医生）

Zaniboni，2011）。此外，在同期植入的种植体周围，边缘骨丢失明显更多（Penarrocha-Diago 等，2013；Sanz-Sanchez 等，2015）。

尽管有这些观察结果，但是，自体膜内骨移植虽有完全的再血管化，却也有广泛而快速的吸收。移植后仅数月就发生了显著的收缩和自吸收，在垂直和侧方达 25%～60%（Araujo 等，2002；Cordaro 等，2002；Davis，1984；Widmark 等，1997；Nkenke 和 Neukam，2014）。因此，建议辅助应用一部分可降解生物材料，弥补骨块的吸收，保持原体积（Maiorana 等，2005、2011）。添加支持性颗粒骨移植可填补所有缝隙并增强创面稳定，也有助于维持原体积（Prosafefs 等，2002；Artzi 等，2003a、2003b、2004）。最后，有证据表明，覆盖 GTR 膜将确保血块的稳定，加速骨传导，从而维持骨块原体积。

在再生方面，早期研究（Zerbo 等，2003）显示平均再生为 65%，后来的 10 例患者形态测量评估中（Rocchietta 等，2016），新生骨达到 68%。然而，与之相反，Spin-Neto 等（2015）研究发现自体骨块的新生骨平均只有 28%。

所有骨移植成功的关键主要取决于血管化的程度，因此建议在受植床上制备皮质骨孔。对动物（Cha 等，2012；Oh 等，2011）和人类（de Avila 等，2014；Verdugo 等，2012）研究表明，通过一系列皮质孔增加受植床植骨块的供血，能够促进更好的血管新生和骨再生。

根据 Milinkovic 和 Cordaro（2014）的研究，骨块移植获得的平均增量在水平和垂直向分别为 4.3mm 和 4.7mm。最近的一项系统回顾和 Meta

分析重复和验证了相似结论，在水平向平均获得约 4.2mm，6 个月愈合后有 0.75mm 吸收（Elnayef 等，2018）。

同样，自体骨块移植的一个重要影响因素是并发症的发生（Nkenke 和 Neukam，2014）。主要涉及供区病变、感觉异常（62% 来自正中联合）、创口暴露（达 10%～33%）和手术的技术敏感性（Clavero 和 Lundgren，2003）。尽管在 2015 年的一项系统回顾中，种植体存留率为 90% 以上（Aloy-Prosper 等，2015），但主要的术后并发症常有报道，如黏膜裂开、移植骨或膜暴露、骨块移植完全失败、神经感觉改变。

总之，自体骨块移植取得良好效果的关键点有：遵照解剖标志的谨慎手术操作，细致的软组织管理（关闭），保证创口（骨块）稳定，知识学习稳步进展融会贯通，对创口愈合过程血管和骨再生的理解，种植体植入的最佳时机。

1. 病例 4：侵袭性牙周炎种植重建 *

一名曾被诊断为侵袭性牙周炎的 17 岁女性，最近被重新归类为牙周炎 Ⅳ 型，A 级（Papapanou 等，2018；Tonetti 等，2018）。下切牙的牙槽骨严重牙周丧失 80%～90%，伴牙齿极度松动和明显的牙龈炎症（图 17-34）。

初期治疗为拔除 4 颗切牙，使软组织愈合封闭。

随后拍锥体束 CT，前牙区截面可见严重的三维吸收，主要在剩余牙槽嵴的颊舌方向（图 17-35）。萎缩的牙槽嵴最大厚度不超过 2～3mm（图 17-36）。因此，无论是侧方 GBR 还是牙槽嵴劈开扩张技术都不适合。

根据下颌角全部 CT 截面所见特点，决定从

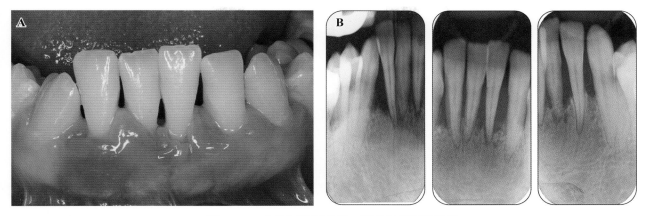

▲ 图 17-34　下切牙严重松动，可见牙龈组织发炎

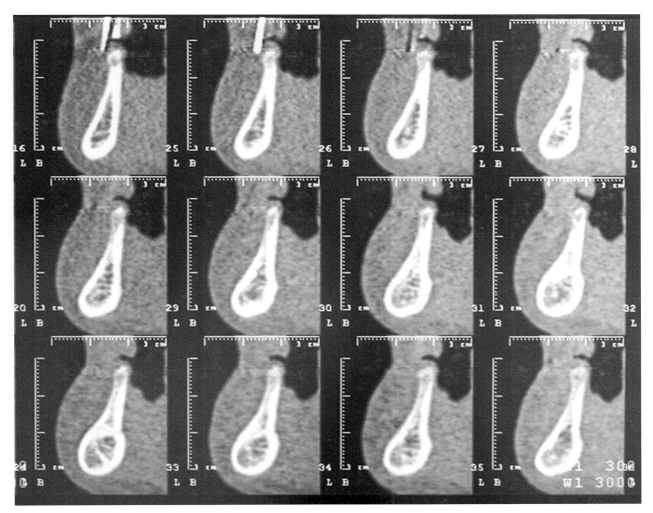

▲ 图 17-35　CT 断层示牙槽嵴非常狭窄，颊、舌侧骨板紧贴

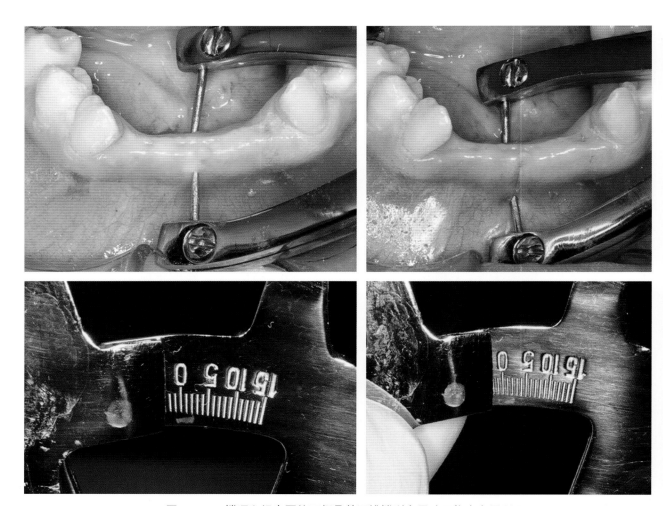

▲ 图 17-36　嵴顶和根尖区的下颌骨前牙槽嵴剩余尺寸见临床卡尺所示

磨牙后 / 升支区取皮质 – 松质骨块。一个嵴顶正中切口和一个垂直切口，翻黏骨膜推进瓣，暴露整个下颌骨前牙区。牙周探针临床测量水平向骨平台为 2mm（图 17-37）。制备皮质孔，建立受植床的血供（图 17-38）。

测量适合骨块移植的尺寸。用超声骨刀从下颌骨后侧方的外斜线区取 20mm×4mm 皮质 – 松质骨块（图 17-39）。

预备两个垂直沟槽，使骨块便于成形，完全贴合受植位点（图 17-40）。用两枚螺钉固定骨块，颈缘高出牙槽嵴 3～4mm，实现水平向和垂直向增量（图 17-41）。

添加牛骨矿物颗粒覆盖骨块，填充所有缝隙，"完成"垂直增量（图 17-42）。然后用可吸收胶原膜覆盖整个增量区（图 17-43）。

进一步切开松解颊侧瓣，以达到完全无张力的初期关闭。用 3 层缝合（5-0 薇乔缝合线）：用于膜龈线外的被覆黏膜的水平内褥式缝合；咀嚼黏膜内的相同缝合，以获得结缔组织层之间的界面直接相接；保护瓣边缘的少量间断缝合。这样的缝合设计是为了避免植骨区发生意外的自行暴露（图 17-44）。

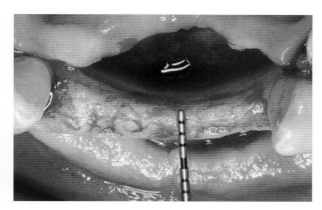

▲ 图 17-37 剩余牙槽嵴颊舌向宽度仅 2mm（手术：Z. Artzi 教授和 N. Gozali 医生）

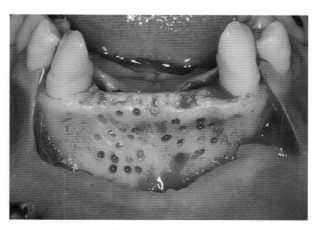

▲ 图 17-38 受植床皮质骨打孔，向移植材料供血

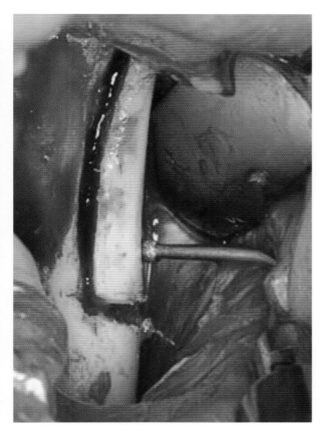

▲ 图 17-39 从下颌外斜线处取自体骨块

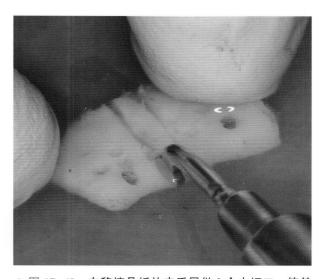

▲ 图 17-40 在移植骨板的皮质层做 2 个小切口，使其弯曲贴合受区部位

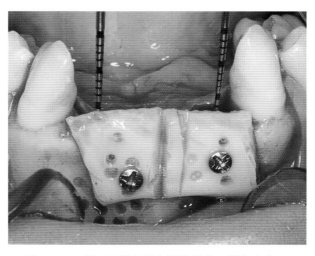

▲ 图 17-41 用 2 颗螺钉横向固定骨块，纵向高出 4mm

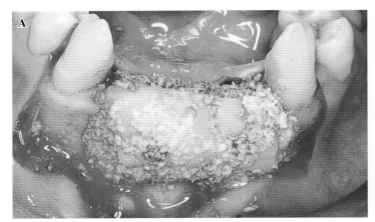
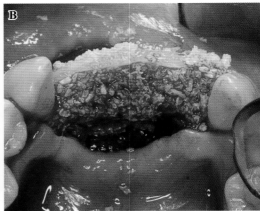

▲ 图 17-42　**A.** 牛骨矿物质颗粒覆盖骨块并填充所有间隙；**B.** 异种移植颗粒也添加到垂直增量区域

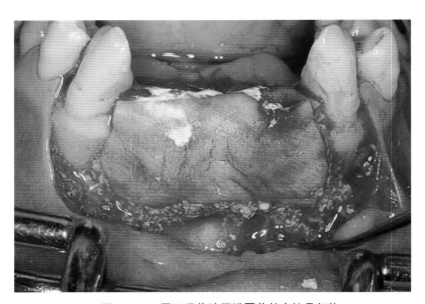

▲ 图 17-43　用可吸收胶原膜覆盖整个植骨部位

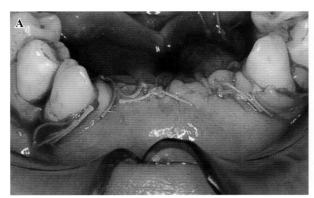
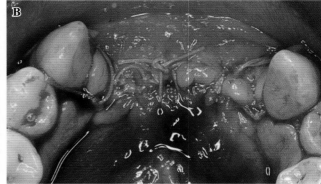

▲ 图 17-44　**A.** 冠向推进瓣完全关闭软组织；**B.** 注意无张力的软组织完全关闭

使用可摘真空压膜临时义齿，无须软组织支持，以利于不受干扰的愈合。术后愈合期保持清洁（图 17-45）。

在二期 / 种植阶段，计划行即刻修复，为此设计了预制丙烯酸树脂修复体。

过程如下：软组织翻瓣，露出凸起的牙槽嵴。植骨块的固定螺钉完全嵌入，说明术后无骨吸收（图 17-46）。用手术导板预备种植位点（图 17-47），在侧切牙位置植入两颗种植体（图 17-48A）。用收集自术区的自体骨碎片覆盖右下外侧种植体暴露的颈部螺纹（图 17-48B），然后围绕种植体上部结构关闭软组织（图 17-49）。调整预制临时桥（图 17-50），使用橡胶障阻挡树脂流入创口。再去除两侧的尖牙就位翼板，使种植修复体在功能运动中保持独立（图 17-51A）。但要去除牙尖交错位和前伸位的咬合接触（图 17-51B）。3 个月后开始最终修复（图 17-52A）。制作 4 单位金属烤瓷桥（图 17-52B 和 C）。

随访期，患者口腔卫生保持良好（图 17-53），并对功能和美观都满意。

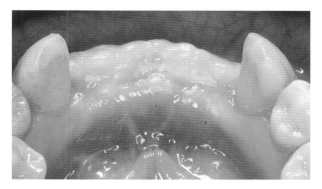

▲ 图 17-45　移植后 3 个月愈合情况

2. 病例 5：下颌骨前牙区刃状牙槽嵴种植修复

一名诊断为牙齿先天缺失的 40 岁男性，4 颗下前乳牙的牙根完全吸收（图 17-54）。整个下颌只剩余 4 颗恒牙，计划采用全牙弓种植固定修复的治疗方案。

锥束 CT 显示牙槽嵴极度萎缩，颊舌侧骨板融合，骨宽度不超过 2mm（图 17-55）。外斜线角和升支解剖区经评估可为皮质 - 松质骨块供区。萎缩的前下颌骨牙槽嵴跨度需要取两个骨块，左右侧各一块。

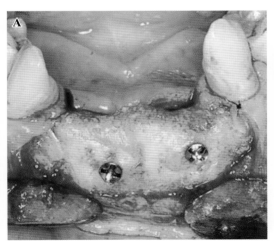
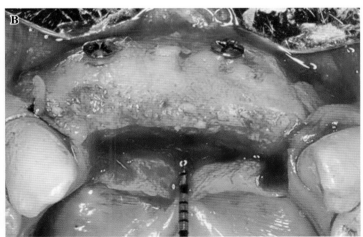

▲ 图 17-46　二期手术时可见垂直（A）和水平（B）方向牙槽嵴体积充足

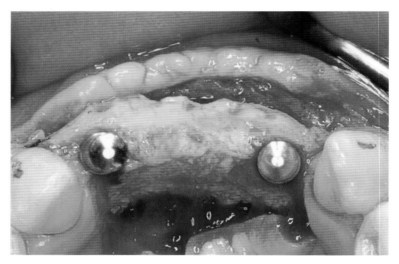

▲ 图 17-47　在下侧切牙位点行种植预备

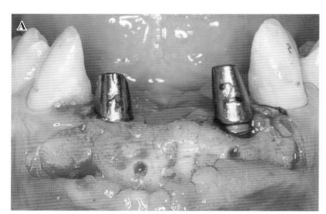

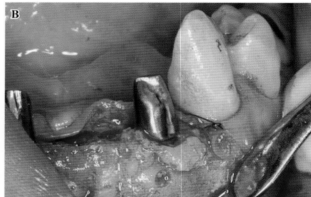

▲ 图 17-48　种植体植入侧切牙位点

A. 注意左下切牙种植体颈部暴露的螺纹；B. 自体骨碎片添加到螺纹暴露的种植体颈部

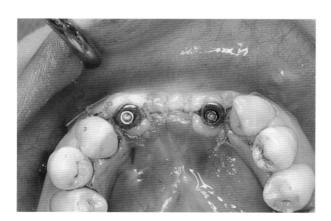

▲ 图 17-49　围绕上部结构关闭软组织

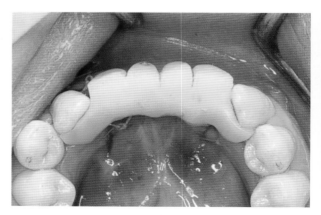

▲ 图 17-50　用两侧树脂翼板调整临时桥位置

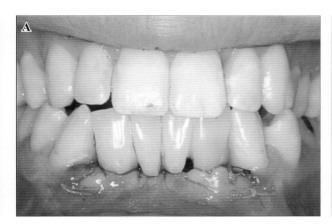
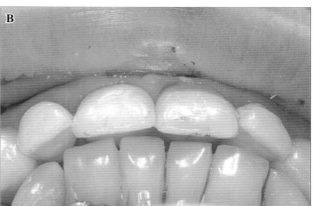

▲ 图 17-51　**A.** 种植当天即刻临时修复；**B.** 注意去除所有咬合接触

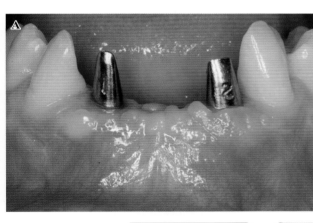
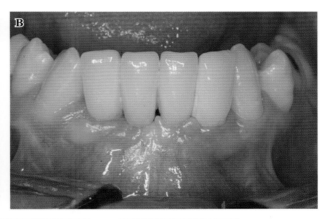
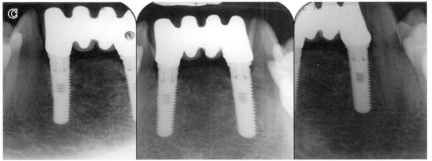

▲ 图 17-52　安装最终的种植体上部结构（**A**）；最终修复体的临床照片（**B**）和放射（**C**）影像（修复：**N. Gozali** 医生）

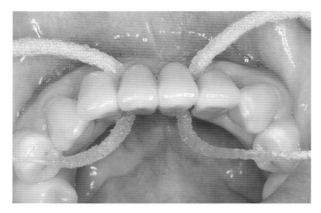

▲ 图 17-53 验证是否便于维护清洁至关重要

乳牙拔除后软组织完全愈合（图 17-56），在下颌骨前牙区行嵴顶正中切口和剩余左侧尖牙及右侧第一前磨牙龈沟内切口，大范围剥离软组织瓣以容纳自体骨块（图 17-57）。预备皮质骨孔以增加受区供血（图 17-58）。

从双侧磨牙后区翻黏骨膜全厚瓣（图 17-59），用超声骨刀收集 2 块 20mm（L）×10mm（W）×3mm（D）大小的皮质 - 松质骨块（图 17-60）。

修整骨块，并夹稳。每个骨块用 2 枚固位螺钉，确保骨块稳固于受植区（图 17-61）。在骨块的密质骨层上追加打孔，促进创口愈合阶段的血管重建 / 新生过程（图 17-62）。然后用异种移植颗粒（Bio-Oss®）覆盖骨块并填充空隙（图 17-63），再覆盖可吸收胶原膜（Bio-Gide®）（图 17-64）。水平内褥式缝合关闭软组织，单纯间断缝合保护瓣边缘（5-0 保护薇乔缝合线）（图 17-65）。

愈合 / 改建阶段持续 6 个月。CT 扫描显示增量区移植骨块顺应性非常好，整个受植区的颊舌径显著增加至 7～8mm（图 17-66）。因此，笔者计划采用数字化导板植入法。

打开植骨区，露出相当宽和厚的骨量（图 17-67）。固定螺钉头部埋在受植区内，没有骨吸收，这归功于完全遵循 GBR 原则。取下固定螺钉，然后放置数字化外科导板，除有牙支持外，还在下颌中线处用中央钉固定（图 17-68）。

用外科导板共植入 7 颗种植体（图 17-69），其中 4 颗位于前部的自体骨块植骨区（图 17-70A）。所有种植体周围有充足的骨量（图 17-70B）。术后全景 X 线片显示种植体之间及与天然牙之间非常精确的位置关系（图 17-71）。

3 个月后连接上部结构（图 17-72），完成最终修复（图 17-73）。

随访期间，修复体满意度高，自洁和功能良好（图 17-74）。

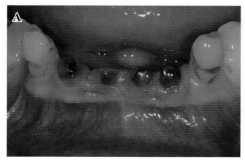
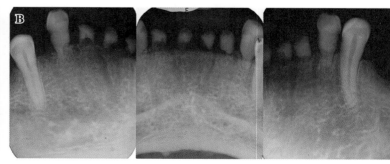

▲ 图 17-54 A. 先天缺牙患者的乳切牙；B. 残根埋于软组织内

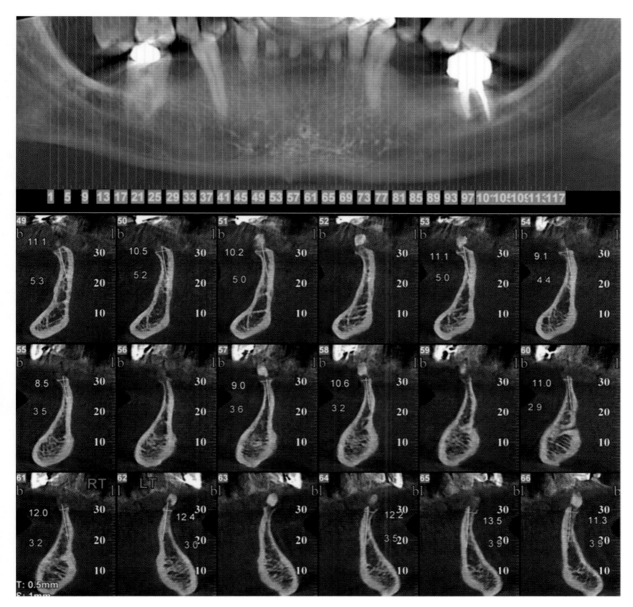

▲ 图 17-55　**CT** 扫描显示刃状牙槽嵴，不能容纳种植体

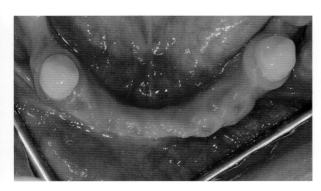

▲ 图 17-56　牙槽嵴术前𬌗面观

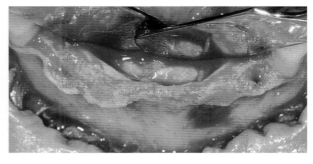

▲ 图 17-57　软组织翻瓣暴露出极其凹陷的狭窄牙槽嵴
（手术：**Z. Artzi** 教授和 **l. Chaushu** 医生）

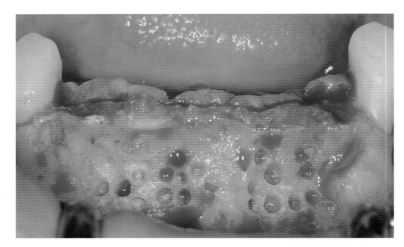

▲ 图 17-58　受植骨床皮质骨打孔

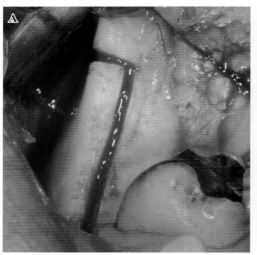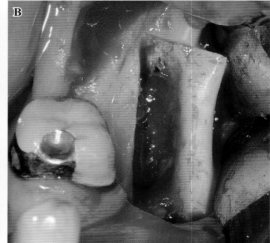

▲ 图 17-59　从双侧外斜线处获得皮质 - 松质骨块

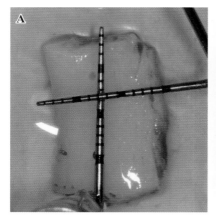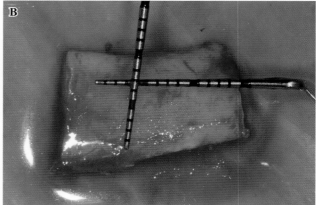

▲ 图 17-60　获取的 2 块骨块 [尺寸 20mm×（10 ～ 12）mm]

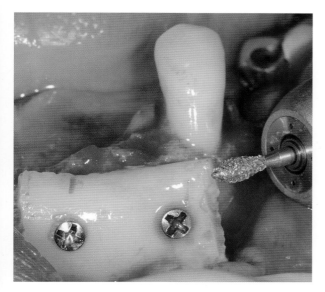

▲ 图 17-61 修整骨块去除锐边

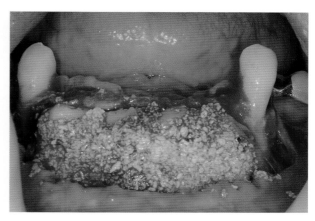

▲ 图 17-63 用牛骨矿物质颗粒（**Geistlich Bio-Oss®**）完全覆盖骨块并填充所有缝隙

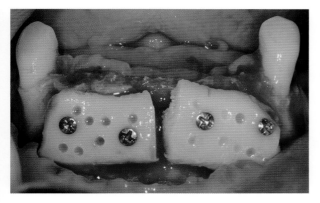

▲ 图 17-62 在骨块上打孔以加速改建，并更好地适应上面覆盖的非自体牛骨矿物质颗粒

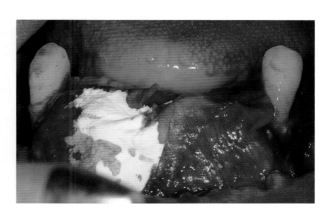

▲ 图 17-64 可吸收胶原膜（**Bio-Gide®**）覆盖整个植骨区

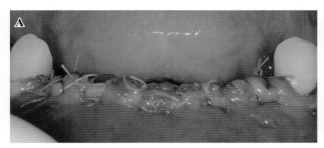

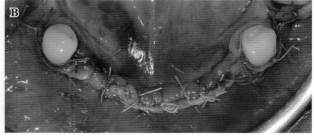

▲ 图 17-65 冠向推进瓣关闭软组织
A. 颊面；B. 殆面

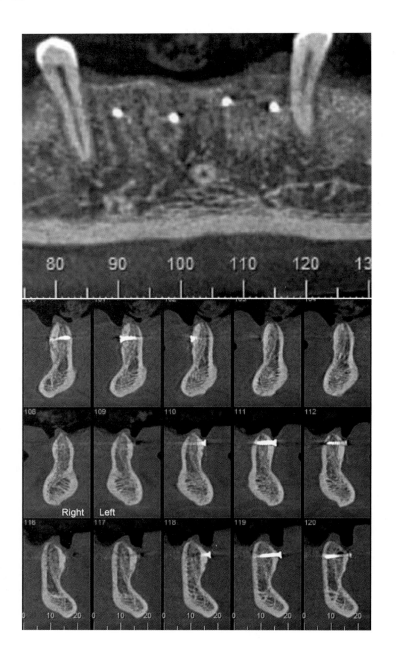

◀ 图 17-66　**CT** 扫描显示增量区移植骨块顺应性非常好，整个受植区的颊舌径显著增加至 7 ～ **8mm**

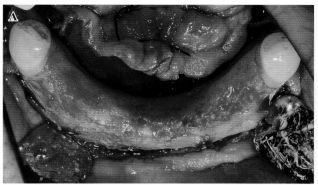

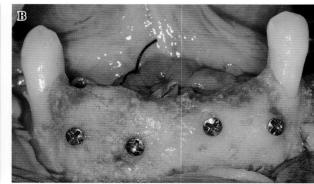

▲ 图 17-67　**A.** 暴露的骨增量区殆面观；**B.** 注意无骨吸收和固定螺钉完全埋入植骨区

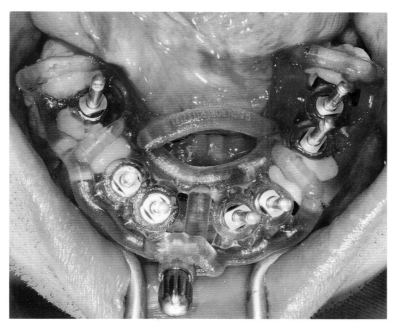

▲ 图 17-68　用导板行种植位点预备

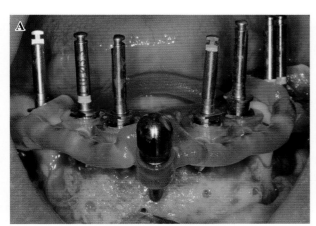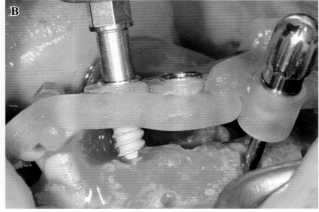

▲ 图 17-69　A. 用导板行全牙弓种植预备；B. 植入种植体

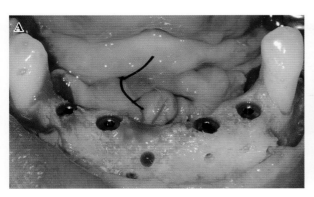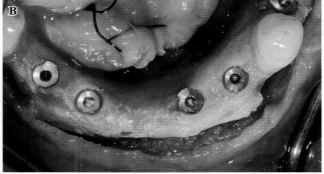

▲ 图 17-70　已植入种植体的颊面（A）和𬌗面（B）观

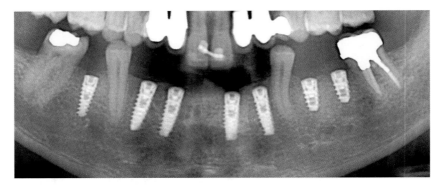

▲ 图 17-71　术后全景片显示种植体位置

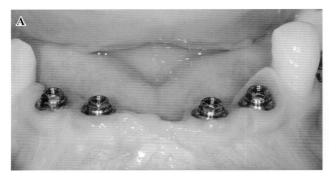 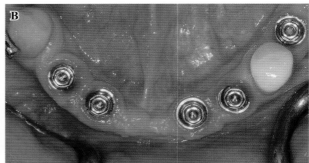

▲ 图 17-72　种植体上部结构周围的健康软组织
A. 唇面；B. 舌面

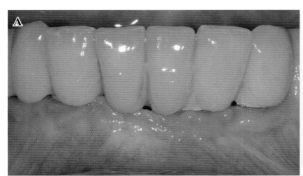 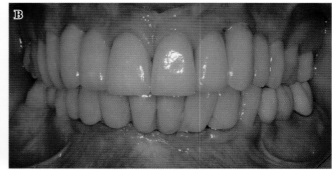

▲ 图 17-73　最终修复体（A）和咬合（B）

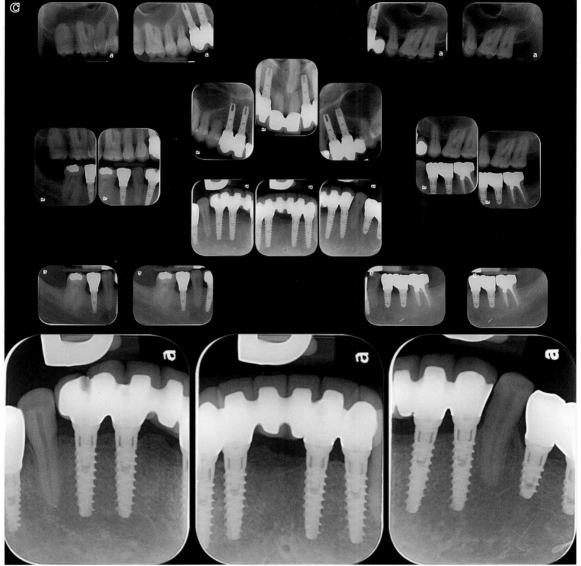

▲ 图 17-73（续） 根尖 X 线片示种植体颈部骨支持稳定（**C**）（修复：**L. Cartier** 医生）

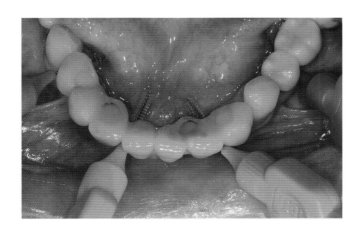

◀ 图 17-74 验证各区域易洁性良好

五、下颌骨前牙区种植失败的处理

处理既往失败病例往往是困难的工作。这种情况牙槽骨要大范围重建，故在二次种植前需先使牙槽嵴修复。

以往种植失败部位是否会影响将来种植的预后，目前尚不明确。有一些系统回顾（Wang 等，2015；Zhou 等，2016），二次种植的存留率为89%，平均随访3.5年。因此，软硬组织经适当愈合期后，前期失败并不是该位点种植体植入的障碍。

最近一项 CBCT 影像研究评估了严重吸收的牙槽骨在使用异种移植颗粒和胶原膜进行增量后的三维体积变化（Manavella 等，2018）。1 年后有90% 骨再生的迹象。牙槽嵴形状和受损牙槽窝的尺寸也有显著改善。具有争议性的位点看来也适用 GBR 原则。

1. 病例 6：忽略自然牙列会发生什么

40 岁女性患者，主诉下颌骨前牙区新近的种植体出现出血、化脓和口臭。临床检查显示种植体和天然牙周围黏膜炎症、发红、探诊深达8mm。粘接固位修复体的设计无楔状隙、无法清洁，并有少量崩瓷（图 17-75）。

根尖周 X 线片显示 5 颗很长的一段式种植体安装在天然牙之间的很近位置（图 17-76）。剩余天然牙，包括侧切牙、尖牙和第一前磨牙，出现牙周牙髓联合病变，并波及种植体周围组织（图17-77）。决定去除所有种植体和无治愈希望的天然牙，然后大量植骨以备种植固定修复。

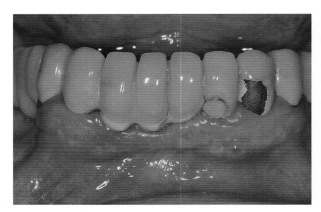

▲ 图 17-75 患者已缺损的不良修复体造成龈缘刺激和无法维持卫生

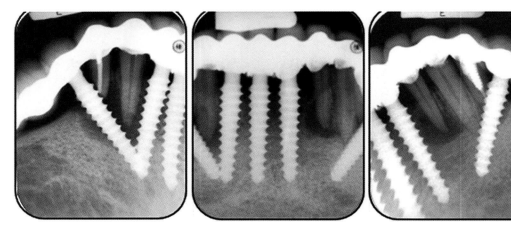

▲ 图 17-76 根尖 X 线片显示位置错误的种植体已导致天然邻牙根尖病变

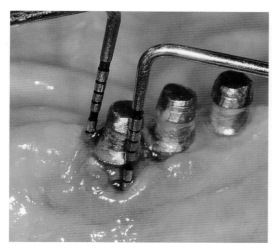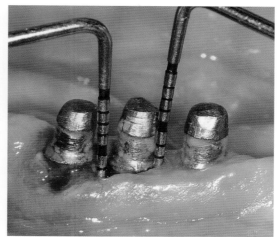

▲ 图 17-77　化脓的种植体周围探诊深度 6 ~ 8mm

为缓解急性炎症，去除全部有溢脓的牙齿。1 个月后，拔除部位等软组织愈合，翻颊、舌侧黏骨膜全厚瓣，可见 5 颗一段式种植体的暴露螺纹（图 17-78A）。中间 3 颗种植体间距过近，而两侧倾斜种植体可见骨缺损。由于种植体很长并为一段式设计，不能被反向旋出。因此，所有种植体都用 5/6mm 直径的环钻取出（图 17-78B 至 D）。导致的大面积骨缺损（图 17-79）随后用异种植骨颗粒（Bio-Oss®）（图 17-80A）填充，并覆盖胶原膜（Bio-Gide®）（图 17-80B）。

瓣关闭后，将非软组织支持的义齿连接到临时微型过渡种植体（MTI）上，以避免对创口愈合的影响和对骨增量效果可能的损害（图 17-81）。

植骨后 6 个月，CT 扫描显示下颌牙槽骨完全再生，可行全颌种植修复计划（图 17-82）。

由于后牙区嵴顶接近下齿槽神经管，采用颏孔前区 all-on-5 计算机导板术式（图 17-83）。MTI 螺钉已失去稳定性，因此植骨的缺牙区完全暴露（图 17-84）。

按照数字化外科导板植入 5 颗种植体（图 17-85 和图 17-86），然后连接直的和有角度的修复上部结构（图 17-87 至图 17-89）。随后是即刻负荷螺丝固位义齿（图 17-90）。

术后 1 个月，临床和影像随访显示修复体功能完好（图 17-91 和图 17-92）。最终修复体几个月后完成。

螺丝固位金属烤瓷支架就位于种植体上部结构（图 17-93），作为最终修复体（图 17-94 和图 17-95）。良好的易清洁性确认无误，美学效果完好（图 17-96）。

2. 病例 7：忽略基本原则会发生什么

该患者 3 颗下前牙种植体发生严重的种植体周围炎。边缘黏膜光亮鲜红，修复体上大量牙石挤压牙龈组织，完全没有楔状隙（图 17-97）。

根尖 X 线片显示，3 颗种植体位置过近，间距不足 1mm（图 17-98）。种植间距被认为是维持稳定边缘骨水平的最重要因素之一（Tarnow 等，2000）。一旦忽略这一基本前提，种植体周围骨破坏将不可避免。因此，决定去除种植体，重建

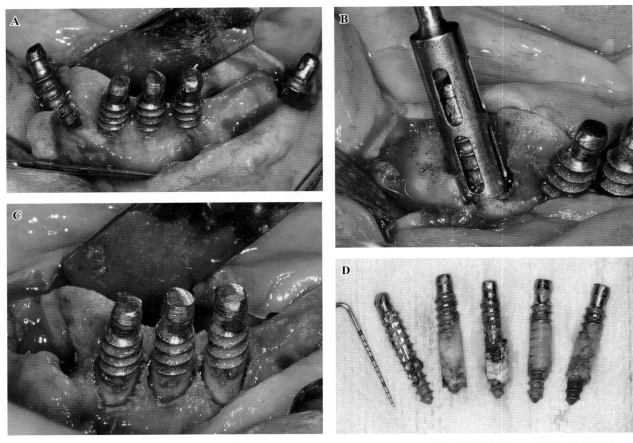

▲ 图 17-78　A. 翻瓣后露出一段式种植体和炎症肉芽组织；B. 用 5/6mm 环钻去除钛种植体；C. 即将去除的种植体；D. 用环钻去除所有种植体（手术：Z. Artzi 教授和 K. Shemtov-Yona 医生）

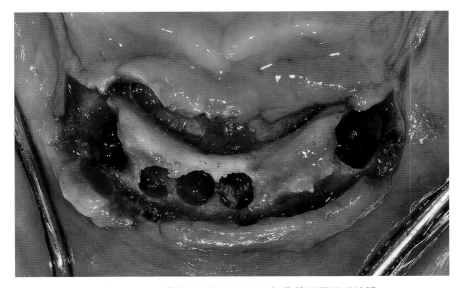

▲ 图 17-79　种植体取出后可见下颌骨前牙区严重缺损

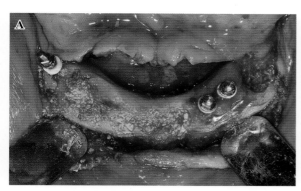
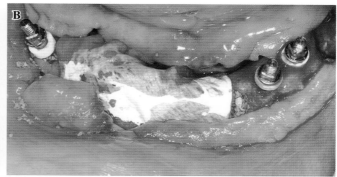

▲ 图 17-80　**A.** 以牛骨矿物质颗粒为填充生物材料；**B.** 应用胶原膜作为 GTR 选择性屏障

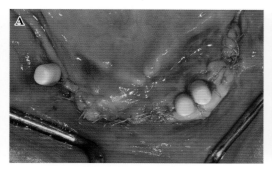
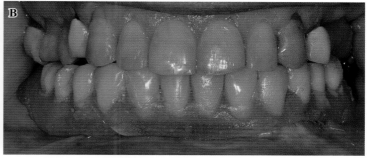

▲ 图 17-81　关闭软组织，用过渡微型种植体支持临时修复体

牙槽嵴，然后重新种植修复。

　　所有种植体（图 17-99）用反向扭矩装置取出，同时拔除近中面已完全附着丧失的右下切牙（图 17-100）。彻底清除肉芽组织，露出大范围骨缺损，残留骨壁很少，除了未受损天然牙的近中面（图 17-101）。由于该位点被评估为容纳型缺损，植骨仅使用异种骨颗粒（图 17-102），覆盖硬质可吸收胶原膜（图 17-103 和图 17-104）。但是，发生了创口暴露（图 17-105），决定以再次植骨补救。这时，因缺损区缺乏机械支撑，在底部植入 2 颗支撑螺钉（Memfix®）（图 17-106），用异种骨颗粒完全包埋填充整个缺损区（图 17-107）。为加强创口稳定性，使用钛增强 PTFE 膜

作为选择性 GTR 屏障，固定于颊侧并盖过植骨区（图 17-108），然后完全关闭软组织（图 17-109）。

　　术后 CT 扫描显示牙槽嵴形态恢复（图 17-110）。6 个月后，二期去除膜和支撑螺钉（图 17-111），随后植入 3 颗种植体（图 17-112）。仍以术区收集的骨屑堆到种植体上塑形嵴顶（图 17-113A），覆盖 GTR 可吸收胶原膜（图 17-113B），关闭软组织（图 17-113C）。

　　作为全下颌种植体支持重建计划的一部分，完成最终修复（图 17-114），采用螺丝固位金属烤瓷下颌固定桥，实现精准的咬合、功能和美观（图 17-115）。

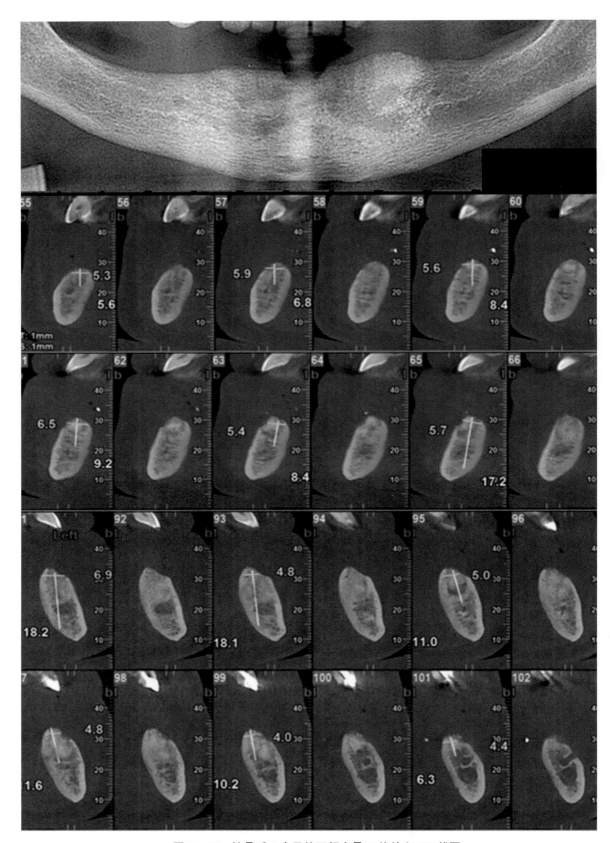

▲ 图 17-82　植骨后 5 个月的下颌全景 X 线片和 CT 截图

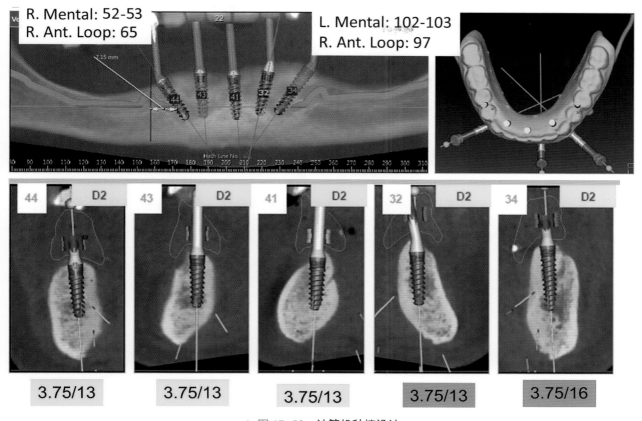

R. Mental: 52-53
R. Ant. Loop: 65

L. Mental: 102-103
R. Ant. Loop: 97

▲ 图 17-83　计算机种植设计

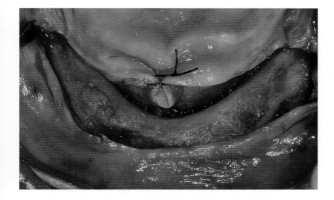

▲ 图 17-84　种植时显露增量的牙槽嵴

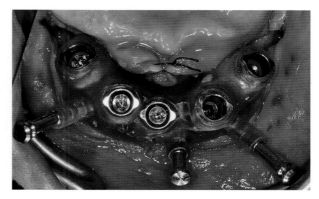

▲ 图 17-85　用 CT 外科导板植入种植体

3. 病例 8：不重视解剖会发生什么

这位 65 岁男性主诉下中切牙植入 2 颗一段式种植体后，根尖区不适（图 17-116A）。在前庭唇侧可触及种植体。CBCT 显示，除了嵴顶区，这两颗种植体完全在骨外（图 17-116B）。由于修复牙冠舌倾，且一颗侧切牙发生了牙髓炎，决定取出这些位置错误的种植体，牙槽嵴植骨增加整体骨宽度。对有症状的牙进行根管治疗，使这

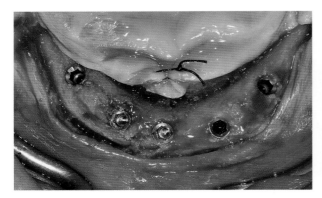

▲ 图 17-86　所有 5 颗种植体的骀面观

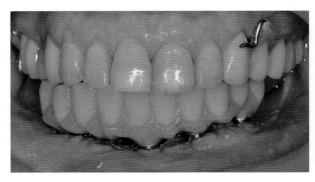

▲ 图 17-90　安装即刻功能性螺丝固位修复体

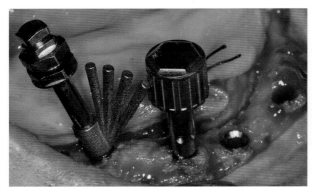

▲ 图 17-87　用角度基台调平倾斜种植体

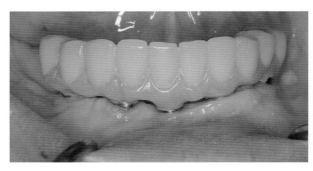

▲ 图 17-91　术后 1 个月的功能性螺丝固位修复体

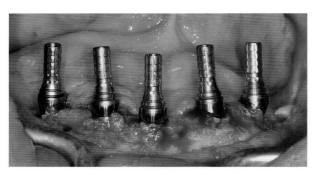

▲ 图 17-88　所有种植体上部结构相互平行

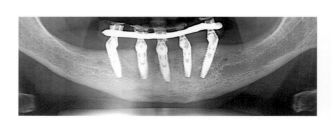

▲ 图 17-92　功能性即刻负荷种植体的全景 X 线片

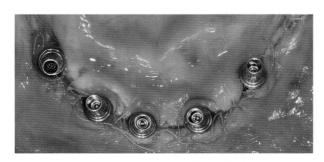

▲ 图 17-89　安装上部结构，关闭软组织

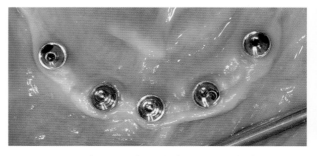

▲ 图 17-93　种植体上部结构骀面观，注意种植体周围的健康角化黏膜组织

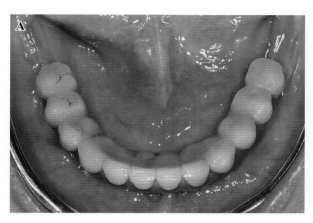
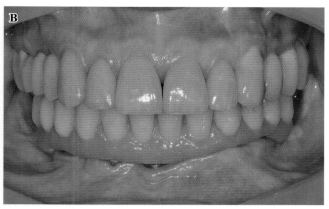

▲ 图 17-94　最终的螺丝固位金属烤瓷修复体（修复：**M. Brand** 医生）

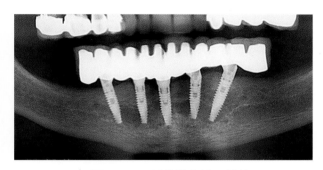

▲ 图 17-95　最终的全景 X 线片

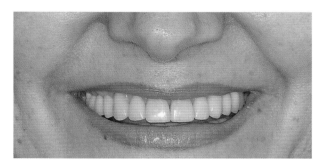

▲ 图 17-96　美学效果完美

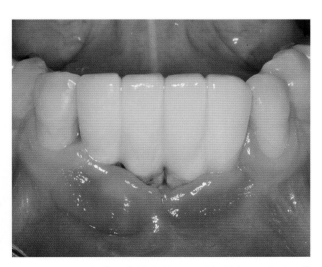

▲ 图 17-97　连接固定修复的 3 颗种植体间距过近，种植体周围边缘组织可见严重炎症和明显退缩

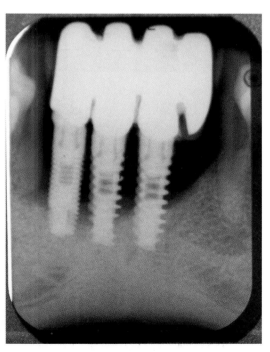

▲ 图 17-98　根尖 X 线片显示种植体周围严重的牙槽骨吸收

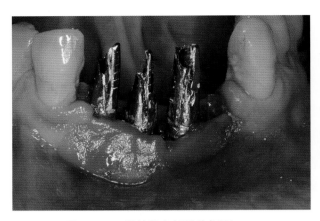

▲ 图 17-99 种植体上部结构间距 < 2mm

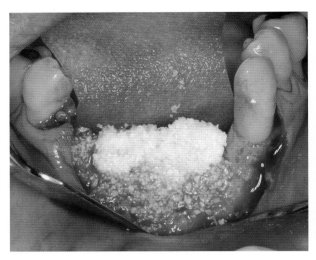

▲ 图 17-102 牛骨矿物质颗粒填满缺损区

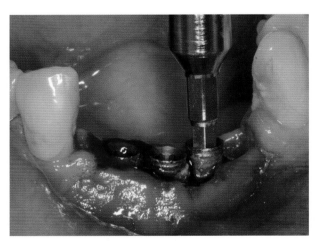

▲ 图 17-100 逆时针旋出种植体（手术：Z. Artzi 教授和 K. Shemtov-Yona 医生）

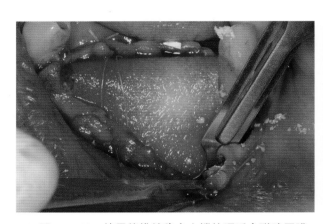

▲ 图 17-103 使用能维持稳定支撑的硬质交联胶原膜

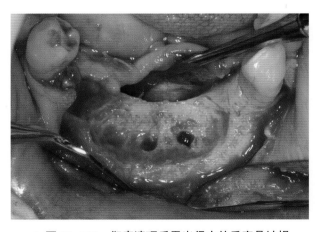

▲ 图 17-101 彻底清理后露出很大的垂直骨缺损

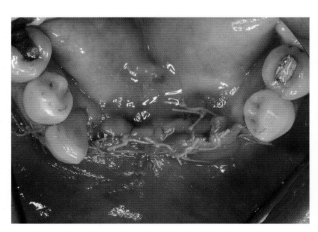

▲ 图 17-104 冠向推进瓣关闭软组织

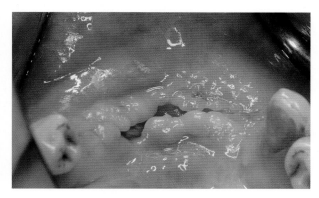

▲ 图 17-105 术后 4 周：软组织闭合不全，有再感染风险

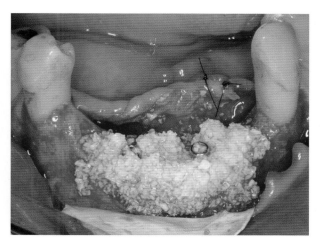

▲ 图 17-107 用牛骨矿物质颗粒填充植骨区

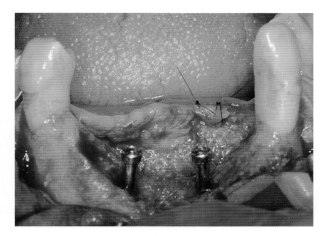

▲ 图 17-106 二次植骨时加 2 颗支持 GTR 膜的支撑钉

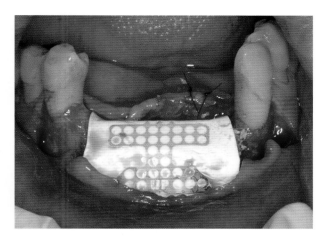

▲ 图 17-108 以钛加强 PTFE（Teflon）膜覆盖生物材料

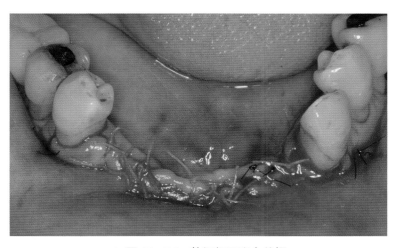

▲ 图 17-109 软组织无张力关闭

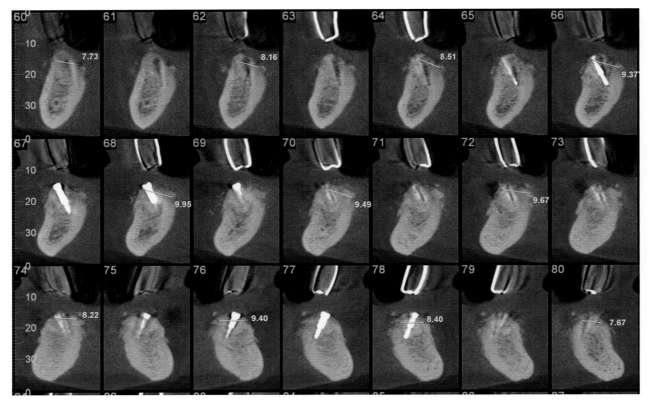

▲ 图 17-110　术后 6 个月 CT 断层显示牙槽嵴完成愈合

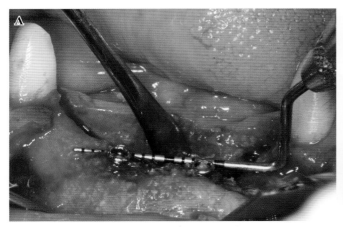 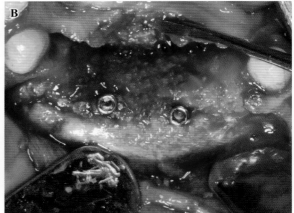

▲ 图 17-111　A. 显露 / 植入阶段的支撑钉头；B. 已形成宽的骨平台

2 颗侧切牙在植骨手术和愈合阶段作为临时桥的基牙。

CBCT 显示牙槽嵴非常狭窄，在水平方向需要大量扩增。为此计划了自体骨块移植。

一期手术包括去除位置错误的种植体（图 17-117 及图 17-118A 和 B），获得软组织完全愈合。同时，在侧切牙上安放树脂桥（图 17-118C）。

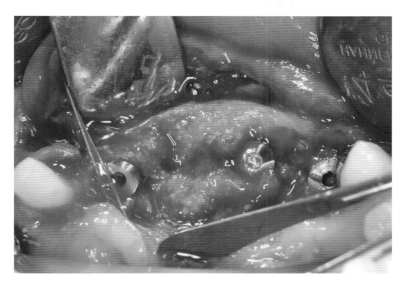

▲ 图 17-112 去除支撑钉，植入 3 颗种植体

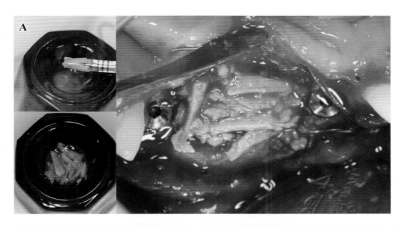

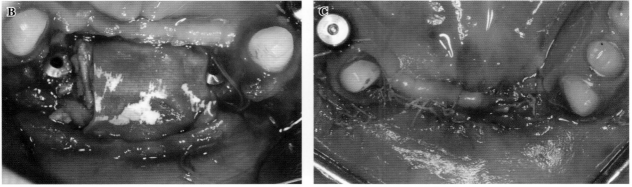

▲ 图 17-113 A. 用收集的自体骨骨屑增加种植体上骨量；B. 覆盖可吸收胶原膜；C. 关闭软组织

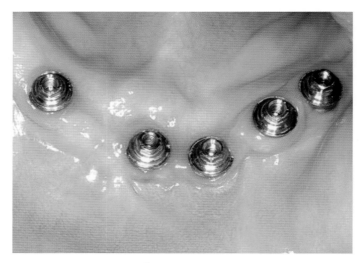

▲ 图 17-114　种植体上部结构及周围黏膜组织

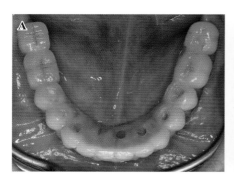
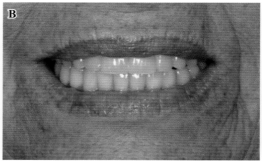
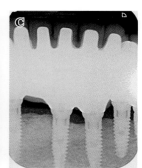

▲ 图 17-115　最终修复体的临床照片（**A** 和 **B**）和放射（**C**）影像（修复：**L. Atar** 医生）

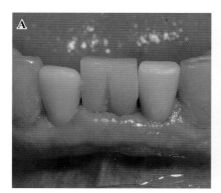
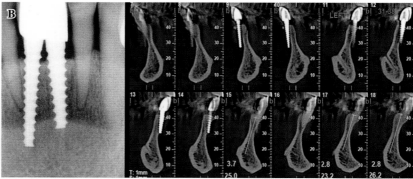

▲ 图 17-116　**A.** 以 2 颗一段式种植体修复 2 颗下中切牙；**B. CT** 断层显示种植体在牙槽嵴外

一期手术 6 周后，从外斜线区取皮质 - 松质骨块（图 17-119），移植到下颌骨前牙区（图 17-120A）。为了更好地贴合受植床，将骨块从中间切开。在受植床和骨块的密质骨面都进行了骨皮质打孔。用 3 颗钛固定螺钉将骨块稳固在狭窄的牙槽嵴上。此阶段必须对骨块进行修整。水平方向的测量显示颊舌向骨扩增达到预期（图 17-120B）。为弥补将来自体骨块的吸收，添加牛骨矿物颗粒（图 17-121），超边缘覆盖胶原膜

（图 17-122）。通过在根尖区分离瓣获得软组织关闭（图 17-123A）。这一阶段的缝合技术至关重要，建议采用 3 层缝合。第一层是被覆黏膜的水平内褥式缝合，位于膜龈线的根方。第二层方法相同，位于咀嚼黏膜，第三层是间断缝合，仅用于固定边缘瓣端。建议使用 5-0 单股无菌斑网的（no-plaque trap）线缝合（图 17-123B）。

骨增量术后 6 个月进行种植。CT 扫描显示颊舌向已增宽一倍（图 17-124）。移植骨块和异

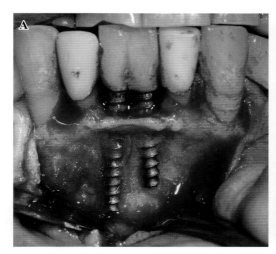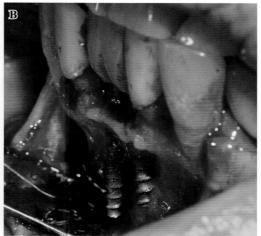

▲ 图 17-117　A. 唇侧翻瓣后显露种植体在骨板外；B. 侧面视图显示种植体显露程度

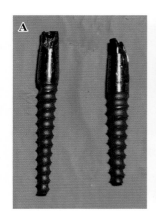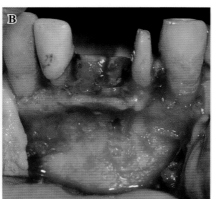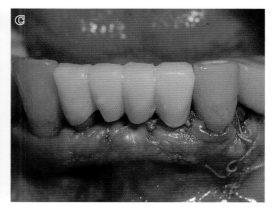

▲ 图 17-118　A. 拧出 2 颗一段式种植体，无骨阻力；B. 颊侧骨板几乎完整，除嵴顶区外，种植体基本嵌在软组织中；C. 安装预制 4 单位临时树脂桥

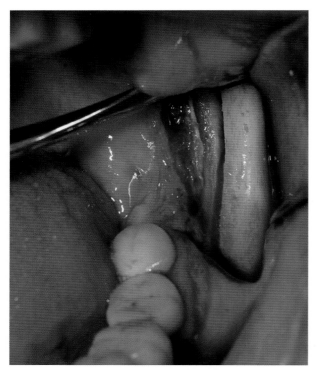

▲ 图 17-119　从下颌磨牙后区取皮质 - 松质骨块

种移植物颗粒使水平向厚度增加了 3～4mm，并与增量前的颊侧凹陷面融合。

翻瓣后拔除 2 颗侧切牙，新的颊舌向骨平台明显增宽（图 17-125）。取出 2 颗侧向固定螺钉后，使用手术导板植入种植体（图 17-126）。然后连接基台，关闭软组织。调整临时桥（图 17-127A 和 B），但为了遵循即刻修复的原则，各向均无咬合接触（图 17-127C）。术后根尖 X 线片和临床随访均显示愈合完好（图 17-128）。3 个月后进行最终修复（图 17-129）。

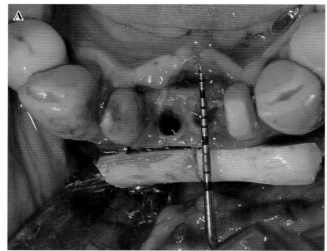
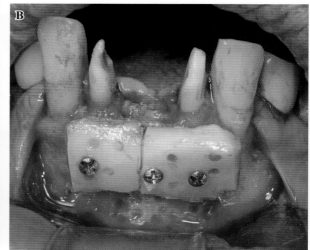

▲ 图 17-120　**A.** 固定的骨块使颊舌向骨宽度几乎增倍；**B.** 用 **3** 颗固定螺钉固定骨块，然后修整边缘

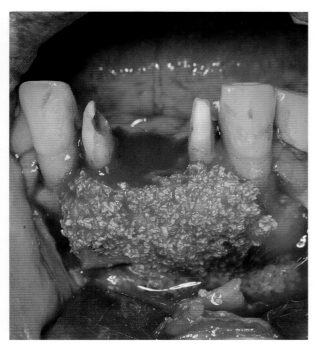

▲ 图 17-121　添加异种骨颗粒预防骨吸收

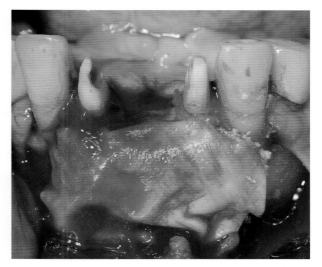

▲ 图 17-122　可吸收胶原膜覆盖整个植骨区

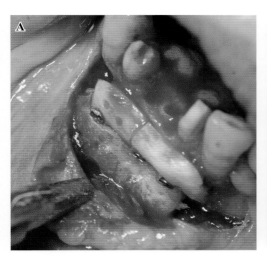

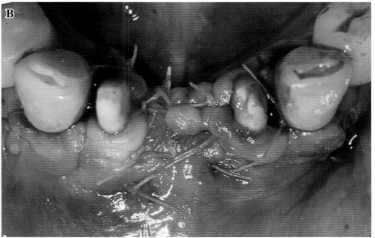

▲ 图 17-123　A. 为获得无张力闭合，在软组织边缘下方做分离切口以便冠向推进；B. 稳固且无张力的瓣关闭

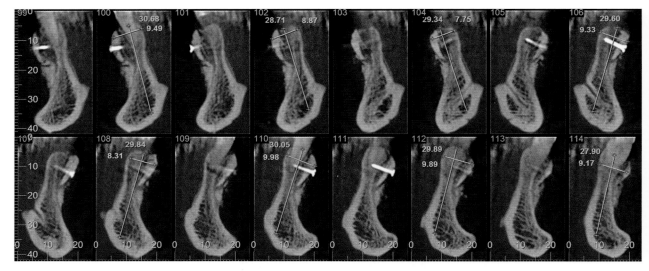

▲ 图 17-124　CT 显示侧方植骨量

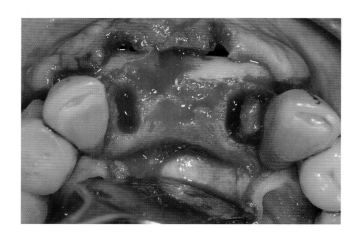

◀ 图 17-125　二期手术证实骨宽度充足

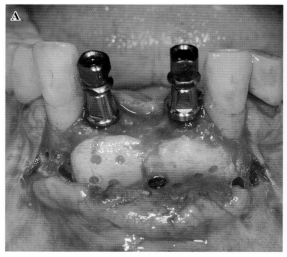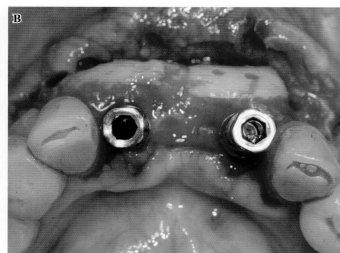

▲ 图 17-126　植入 2 颗种植体

A. 颊面；B. 殆面

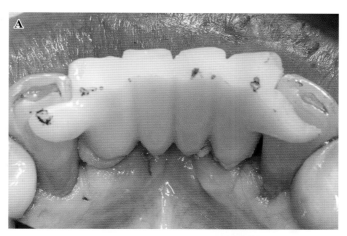

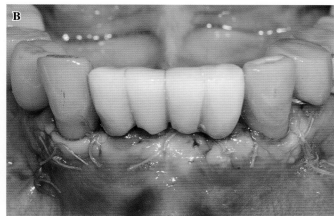

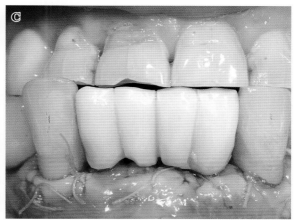

▲ 图 17-127　安装和调整预制临时修复体
A. 去除所有咬合接触；B. 去除两侧就位翼板，临时桥独立稳固；C. 确认各向运动都无咬合接触

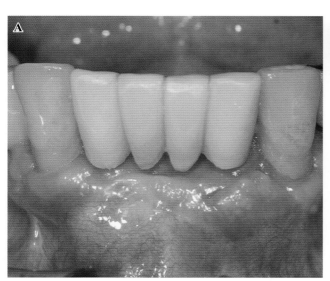

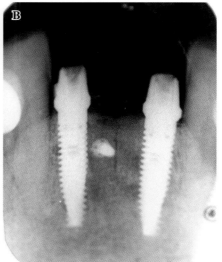

▲ 图 17-128　愈合期中的即刻修复种植体

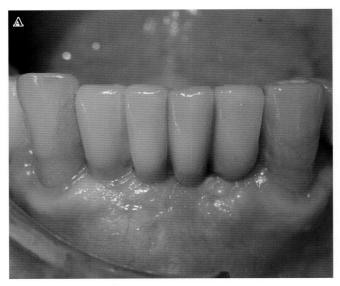
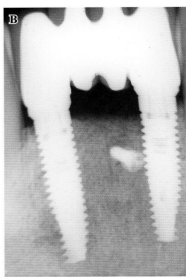

▲ 图 17-129　最终修复体的临床照片（**A**）和放射（**B**）影像

参考文献

[1] Aloy-Prósper, A., Penarrocha-Oltra, D., Penarrocha-Diago, M., and Penarrocha-Diago, M. (2015) The outcome of intraoral onlay block bone grafts on alveolar ridge augmentations: A systematic review. *Med Oral Patol Oral Cir Bucal* 20 (2): e251–258. Review.; Alveolar ridge augmentation with the perforated and nonperforated bone grafts.

[2] Amato, F., Polara, G., and Spedicato, G.A. (2018) Tissue Dimensional Changes in Single-Tooth Immediate Extraction Implant Placement in the Esthetic Zone: A Retrospective Clinical Study. *Int J Oral Maxillofac Implants* 33 (2): 439–447).

[3] Araújo, M.G., Sonohara, M., Hayacibara, R. et al. (2002) Lateral ridge augmentation by the use of grafts comprised of autologous bone or a biomaterial. An experiment in the dog. *J Clin Periodontol* 29 (12): 1122–1131.

[4] Artzi, Z., Givol, N., Rohrer, M.D. et al. (2003a) Qualitative and quantitative expression of bovine bone mineral in experimental bone defects. Part 1: Description of a dog model and histological observations. *J Periodontol* 74 (8): 1143–1152.

[5] Artzi, Z., Givol, N., Rohrer, M.D. et al. (2003b) Qualitative and quantitative expression of bovine bone mineral in experimental bone defects. Part 2: Morphometric analysis. *J Periodontol* 74 (8): 1153–1160.

[6] Artzi, Z., Weinreb, M., Givol, N. et al. (2004) Biomaterial resorption rate and healing site morphology of inorganic bovine bone and beta-tricalcium phosphate in the canine: A 24-month longitudinal histologic study and morphometric analysis. *Int J Oral Maxillofac Implants* 19 (3): 357–368.

[7] Burchardt, H. (1987) Biology of bone transplantation. *Orthop Clin North Ame* 18 (2): 187–196.

[8] Cha, J.K., Kim, C.S., Choi, S.H. et al. (2012) The influence of perforating the autogenous block bone and the recipient bed in dogs. Part II: histologic analysis. *Clin Oral Implants Res* 23 (8): 987–992.

[9] Chiapasco, M. and Zaniboni, M. (2011) Failures in jaw reconstructive surgery with autogenous onlay bone grafts for pre-implant purposes: Incidence, prevention and management of complications. *Oral Maxillofac Surg Clin North Am* 23 (1): 1–15,.

[10] Clavero, J. and Lundgren, S. (2003) Ramus or chin grafts for maxillary sinus inlay and local onlay augmentation: Comparison of donor site morbidity and complications. *Clin Implant Dent Relat Res* 5 (3): 154–160.

[11] Cordaro, L., Amadé, D.S., and Cordaro, M. (2002) Clinical results of alveolar ridge augmentation with mandibular block bone grafts in partially edentulous patients prior to implant placement. *Clin Oral Implants Res* 13 (1): 103–111.

[12] Davis, W.H., Martinoff, J.T., and Kaminishi, R.M. (1984) Long-term follow up of transoral rib grafts for mandibular atrophy *J Oral Maxillofac Surg* 42 (9): 606–609.

[13] de Avila, E.D., Filho, J.S., de Oliveira Ramalho, L.T. et al. (2014) *J Periodontal Implant Sci* 44 (1): 33–38.

[14] Elnayef, B., Porta, C., Suárez-López Del Amo, F. et al. (2018) The fate of lateral ridge augmentation: A systematic review and meta-analysis. *Int J Oral Maxillofac Implants* 33 (3): 622–635.

[15] Faria, P.E., Carvalho, A.L., de Torres, E.M. et al. (2010) Effects of early functional loading on maintenance of free

autogenous bone graft and implant osseointegration: An experimental study in dogs. *J Oral Maxillofac Surg* 68 (4): 825–832;.

[16] Friedenstein, A.J., Piatetzky-Shapiro, I.I., and Petrakova, K.V. (1966) Osteogenesis in transplants of bone marrow cells. *J Embryol Exp Morpho* 16 (3): 381–390.

[17] Friedenstein, A.J., Petrakova, K.V., Kurolesova, A.I., and Frolova, G.P. (1968) Heterotopic of bone marrow. Analysis of precursor cells for osteogenic and hematopoietic tissues. *Transplantation* 6 (2): 230–247.

[18] Friedenstein, A.J., Chailakhyan, R.K., and Gerasimov, U.V. (1987) Bone marrow osteogenic stem cells: In vitro cultivation and transplantation in diffusion chambers. *Cell Tissue Kinetics* 20 (3): 263–272.

[19] Lee, J., Lee, J.B., Koo, K.T. et al. (2018) Flap Management in Alveolar Ridge Preservation: A Systematic Review and Meta-Analysis. *Int J Oral Maxillofac Implants* 33 (3): 613–621.

[20] Lekholm, U. and Zarb, G.A. (1985) Patient selection and preparation. In: *Osseointegration in Clinical Dentistry* (ed. P.I. Branemark, G.A. Zarb, and T. Albrektsson). Chicago: Quintessence.

[21] Lundgren S., Rasmusson, L., Sjöström, M., Sennerby, L. (1999) Simultaneous or delayed placement of titanium implants in free autogenous iliac bone grafts. Histological analysis of the bone graft-titanium interface in 10 consecutive patients. *Int J Oral Maxillofac Surg* 28 (1): 31–37.

[22] Maier, F.M. (2016) Initial crestal bone loss after implant placement with flapped or flapless surgery: A prospective cohort study. *Int J Oral Maxillofac Implants* 31 (4): 876–883.

[23] Maiorana, C., Beretta, M., Salina, S., Santoro, F. (2005) Reduction of autogenous bone graft resorption by means of bio-oss coverage: A prospective study. *Int J Periodontics Restorative Dent* 25 (1): 19–25.

[24] Maiorana, C., Beretta, M., Battista Grossi, G. et al. (2011) Histomorphometric evaluation of anorganic bovine bone coverage to reduce autogenous grafts resorption: Preliminary results. *Open Dent J* 5: 71–78.

[25] Manavella, V., Romano, F., Corano, L. et al. (2018) Threedimensional volumetric changes in severely resorbed alveolar sockets after ridge augmentation with bovinederived xenograft and resorbable barrier: A preliminary study on CBCT imaging. *Int J Oral Maxillofac Implants* 33 (2): 373–382.

[26] Milinkovic, I. and Cordaro, L. (2014) Are there specific indications for the different alveolar bone augmentation procedures for implant placement? A systematic review. *Int J Oral Maxillofac Surg* 43 (5): 606–625.

[27] Miller, S.C. (1950) *Textbook of Periodontia* 3e. Philadelphia: The Blakeston Co.

[28] Misch, C.E. (1990) Divisions of available bone in implant dentistry *Int J Oral Implantol* 7 (1): 9–17.

[29] Nkenke, E. and Neukam, F.W. (2014) Autogenous bone harvesting and grafting in advanced jaw resorption: Morbidity, resorption and implant survival. *Eur J Oral Implantol* 7 (Suppl 2): S203–217.

[30] Oh, K.C., Cha, J.K., Kim, C.S. et al. (2011) The influence of perforating the autogenous block bone and the recipient bed in dogs. Part I: a radiographic analysis *Clin Oral Implants Res* 22 (11): 1298–1302.

[31] Papapanou, P.N., Sanz, M., Buduneli, N. et al. (2018) Periodontitis: Consensus Report of Workgroup 2 of the 2017 World Workshop on the Classification of Periodontal and Peri-Implant Diseases and Conditions. *J Clin Periodontol* 45 (Suppl 20): S162–S170.

[32] Penarrocha-Diago, M., Aloy-Prósper, A., Penarrocha-Oltra, D. et al. (2013) Localized lateral alveolar ridge augmentation with block bone grafts: Simultaneous versus delayed implant placement: A clinical and radiographic retrospective study. *Int J Oral Maxillofac Implants* 28 (3): 846–853.

[33] Proussaefs, P., Lozada, J., Kleinman, A., and Rohrer, M.D. (2002) The use of ramus autogenous block grafts for vertical alveolar ridge augmentation and implant placement: A pilot study. *Int J Oral Maxillofac Implants* 17 (2): 238–248.

[34] Rasmusson, L., Meredith, N., Kahnberg, K.E., and Sennerby, L. (1998) Stability assessments and histology of titanium implants placed simultaneously with autogenous onlay bone in the rabbit tibia. *Int J Oral Maxillofac Surg* 27 (3): 229–235.

[35] Rasmusson, L., Meredith, N., Cho, I.H., and Sennerby, L. (1999) The influence of simultaneous versus delayed placement on the stability of titanium implants in onlay bone grafts. A histologic and biomechanic study in the rabbit. *Int J Oral Maxillofac Surg* 28 (3): 224–231.

[36] Rocchietta, I., Simion, M., Hoffmann, M. et al. (2016) Vertical Bone Augmentation with an Autogenous Block or Particles in Combination with Guided Bone Regeneration: A Clinical and Histological Preliminary Study in Humans. *Clin Implant Dent Relat Res* 18 (1): 19–29.

[37] Sanz-Sánchez, I., Ortiz-Vigón, A., Sanz-Martín, I. et al. (2015) Effectiveness of lateral bone augmentation on the alveolar crest dimension: A systematic review and meta-analysis. *J Dent Res* 94 (9 Suppl): 128S–42S.

[38] Spin-Neto, R., Stavropoulos, A., Coletti, F.L. et al. (2015) Remodeling of cortical and corticocancellous fresh-frozen allogeneic block bone grafts – a radiographic and histomorphometric comparison to autologous bone grafts. *Clin Oral Implants Res* 26 (7): 747–752.

[39] Tarnow, D.P., Cho, S.C., and Wallace, S.S. (2000) The effect of inter-implant distance on the height of inter-implant bone crest. *J Periodontol* 71 (4): 546–554

[40] Tonetti, M.S., Greenwell, H., and Kornman, K.S. (2018) Staging and grading of periodontitis: Framework and proposal of a new classification and case definition. *J Clin Periodontol* 45 (Suppl 20): S149–S161.

[41] Trisi, P. and Rao, W. (1999) Bone classification: Clinicalhistomorphometric comparison. *Clin Oral Implants Res* 10 (1): 1–7.

[42] Verdugo, F., D'Addona, A., and Pontón, J. (2012) Clinical, tomographic, and histological assessment of periosteal guided bone regeneration with cortical perforations in advanced human critical size defects. *Clin Implant Dent Relat Res* 14 (1): 112–120.

[43] Wang, F., Zhang, Z., Monje, A., et al. (2015) Intermediate long-term clinical performance of dental implants placed in sites with a previous early implant failure: A retrospective analysis. *Clin Oral Implants Res* 26 (12): 1443–1449.

[44] Wang, F., Huang, W., Zhang, Z. et al. (2017) Minimally invasive flapless vs. flapped approach for single implant placement: A 2-year randomized controlled clinical trial *Clin Oral Implants Res* 28: 757–764.

[45] Widmark, G., Andersson, B., and Ivanoff, C.J. (1997) Mandibular bone graft in the anterior maxilla for singletooth implants. Presentation of surgical method. *Int J Oral Maxillofac Surg* 26 (2): 106–109.

[46] Zerbo, I.R. de Lang e, G.L., Joldersma, M., Bronckers, A.L., and Burg er, E.H. (2003) F ate of monocortical bone blocks grafted in the human maxilla: A histological and histomorphometric study *Clin Oral Implants Res* 4 (6): 759–766.

[47] Zhou, W., Wang, F., Monje, A. et al. (2016) F easibility of dental implant replacement in failed sites: A systematic review. *Int J Oral Maxillofac Implants* 31 (3): 535–545.

基于同种异体松质骨块的下颌骨前牙区萎缩性骨缺损修复重建

Anterior Atrophic Mandible Restoration Using Cancellous Bone Block Allograft

第18章

Gavriel Chaushu　Liat Chaushu　Karen Anavi Lev　Joseph Nissan　Zvi Artzi　著

一、牙列缺失患者

对于牙科专业医师来说，修复下颌骨前牙区部分牙缺失的挑战非比寻常。可摘局部活动义齿、传统固定局部义齿（FPD）、粘接固定局部义齿和种植体支持式修复体（ISP）均能取得较好的修复效果（Krennmair 等，2011；Ow 等，1999；Zarb 和 Schmitt，1993；Zarb 和 Zarb，2002）。但如今，相较于活动义齿的修复方式，越来越多的人更青睐于选择固定修复方式。在治疗下颌骨前牙区部分牙缺失的病例中，对美学和功能性疗效的理性预期是修复治疗成功的先决条件（Krennmair 等，2011；Ow 等，1999；Zarb 和 Schmitt，1993；Zarb 和 Zarb，2002）。

牙齿脱落后往往会出现进一步骨吸收的情况（Araújo 等，2009；Schropp 等，2003；Van der Weijden 等，2009）。在大多数 ISP 病例中，种植外科医生会面临严重骨量缺损的问题，因此需要在种植体植入前进行水平和（或）垂直骨增量治疗。现有的骨增量治疗方法包括：用自体骨颗粒和（或）骨替代品进行引导骨再生（GBR），联合使用或不使用膨体聚四氟乙烯（expanded PTFE，e-PTFE）膜（Chiapasco 等，2004b；Simion 等，2001）；覆盖或不覆盖屏障膜的自体骨块移植（Chiapasco 等，2007；Nyström 等，2004）；"三明治"技术（Jensen，2006）；牵张成骨技术（Jensen 等，2002；Chiapasco 等，2004a）。

其中，自体移植骨颗粒/骨块可从口腔内或口腔外供区部位制备获取。选择口内供区部位作为移植骨来源，例如下颌骨正中联合和下颌升支外侧，并发症（如感觉异常）相对较少，费用较低，住院时长较短（Misch，1997；Scheerlinck 等，2013）。而通过对大量系列病例的研究显示，供体部位并发症的减少甚至消除是临床上多采用同种异体骨块移植的主要原因（Chaushu 等，2009、

2010；Keith 等，2006；Leonetti 和 Koup，2003；Lyford 等，2003；Nissan 等，2008、2011a、2011b、2011c、2011d、2012；Peleg 等，2010）。

二、外科技术

（一）适应证

下颌骨前牙区部分牙缺失且需要水平和（或）垂直骨增量治疗的患者均符合同种异体骨移植的适应证条件。此外，患者无吸烟史和无特殊的既往病史是治疗的前提条件。临床检查和计算机断层扫描（CT）是确定治疗方案的必要步骤（图18-1）。提供 3 种治疗方案与患者商议选择：①可摘局部活动义齿；②传统固定桥；③联合

骨增量的 ISP 治疗。选择第三种治疗方案的患者可接受采用同种异体松质骨块移植骨增量治疗方式。

（二）手术

嘱患者用 0.2% 的氯己定溶液（Tarodent，Taro™，Haifa，Israel）含漱 30s。局部麻醉后，在 Kennedy Ⅳ类下颌前牙缺隙区行水平切口，包括：角化龈的牙槽嵴顶切口及延伸至缺隙区两侧邻牙的龈沟内切口。颊瓣的垂直切口则始于缺隙区两侧邻牙的牙间乳头近中侧。注意操作时避免损伤颏神经。在缺隙区舌侧设计一"信封瓣"，其瓣缘范围延伸至缺隙区两侧邻牙，且每侧均需超出一个牙位。颊、舌侧翻全厚瓣。在颊侧，为获

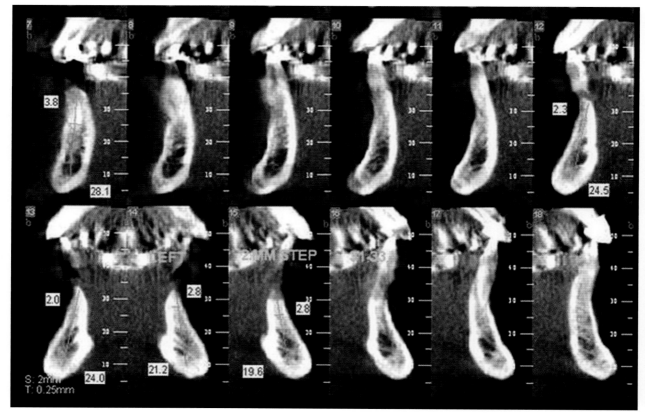

▲ 图 18-1 术前 CT

得颊瓣移动以便实现一期缝合达到止血目的，在瓣翻开后附加骨膜松解切口。在受体部位骨组织制备穿皮质骨孔。将一块 15mm×15mm×30mm 大小的同种异体松质骨块（ReadyGraft®，Lifenet Health，VA，USA）调适于缺隙区牙槽嵴并采用骨结合拉力螺钉（长 10mm，直径 1.6mm，Mincro，OsteoMed）将其固定在缺隙区，以提供稳定的固位，完全覆盖骨缺损区域（图 18-2）。用高速球钻调磨骨块的锋利边缘，在移植部位填充小牛骨矿物质颗粒（Geistlich Bio-Oss®），覆盖交联胶原膜（Ossix，Datum Dental™）完全包裹缺损区域。关创时，使用可吸收缝合线（Vicryl，Ethicon™）缓慢进行水平褥式缝合固定牙槽嵴颊舌侧组织瓣，配合间断缝合（Vicryl Rapide，Ethicon™）完成牙槽嵴水平切口的一期缝合。对于垂直切口，采用间断缝合（Vicryl Rapide，Ethicon™）关创。轻压创面数分钟，以促进创口止血和一期愈合。在患者离开诊室前，医生需要向其交代全面的术后医嘱和服药方案，包括：抗生素（复方阿莫西林，GlaxoSmithKline™），每天 2 次，口服 7 天；镇痛药（Etopan，600mg，

Taro™），每天 2 次，口服 5 天；复方氯己定漱口水（Tarodent 0.2%，Taro™），每天 3 次，含漱 1 周。

使用可摘局部活动义齿作为临时义齿。设计修复体时，唇侧无丙烯酸树脂基托，依靠义齿后部支撑，避免压迫移植骨块。将临时义齿调改缓冲应力，使用软衬重塑。

（三）种植体植入

修复方案是在切牙区远中端植入两个长 11.5mm，直径 3.75mm 的种植体，以支持 4 单位 ISP。6 个月后，同样翻全厚瓣，暴露增量移植的骨块。取出固定螺钉，进行种植手术骨组织预备，植入种植体（图 18-3）。在种植床预备开始时，用取骨环钻制取骨组织样本，进行组织学检测。在种植体上安装覆盖螺丝，简单缝合关闭创面，术后拍摄根尖 X 线片或全景片。术后用药医嘱同一期植骨术后。经过 3 个月愈合期后，暴露种植体更换愈合基台。手术入路、缝合方法和给药医嘱同上。

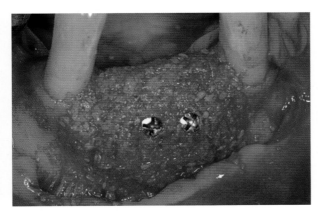

▲ 图 18-2 骨增量手术——骨块就位

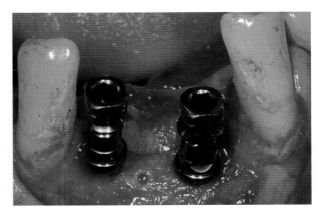

▲ 图 18-3 种植体植入

（四）修复

6周后，取种植体印模，重新安装愈合帽。2周后连接修复基台，使用临时黏结剂（TempBond，Kerr™）固定临时修复体，对种植体周围软组织进行塑形。6周后戴入终修复全瓷冠（图18-4）。患者对包括功能和美观在内的最终修复效果感到满意，并在修复后第一年内每3个月进行一次随访复诊。预约复诊的诊疗方法包括：临床检查修复组件的完整性和密合性，拍摄每个种植体的根尖X线片，以及维护和加强口腔卫生的措施。除了每3个月接受一次牙科保健师的治疗外，建议患者之后每年复诊随访。该患者最近一次复诊随访时其边缘骨丧失水平未超过种植体第一个螺纹（图18-5）。

（五）组织学

组织学检查结果可见有新形成的富有活力的骨组织，以及残余的松质骨块——同种异体骨和结缔组织。残余的同种异体松质骨块表现为空虚的骨陷窝和分界线。新形成的骨组织内包含有活性的骨细胞，与残余的同种异体松质骨块紧密接触。在残余的同种异体松质骨块周围新形成的骨

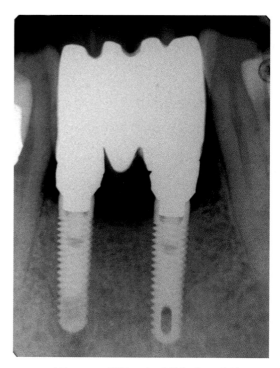

▲ 图 18-5　随访 3 年后的根尖 X 线片

组织中可见成骨细胞（图18-6）。未见明显的急性或慢性炎症浸润。组织形态学结果表明，新生骨组织平均占比约为42%，残留的移植骨材料占比为17%，骨髓和结缔组织占比约为41%。

三、下颌骨萎缩性骨缺损的无牙𬌗患者

在严重萎缩的牙槽嵴上行义齿修复治疗极具挑战性，有时甚至是不可能完成的任务。在极端病例中，剩余骨量可能无法支持种植体的植入（Cawood 和 Howell，1991）。此时，骨增量手术治疗则成为 ISP 修复治疗方案中不可缺少的组成部分。而骨移植的目的包括：为种植体植入重建骨量，改善𬌗间关系，恢复美观，以及提高 ISP 的长期存留率。

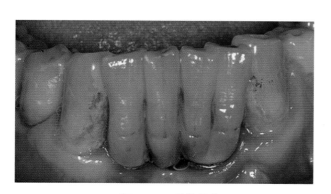

▲ 图 18-4　最终修复

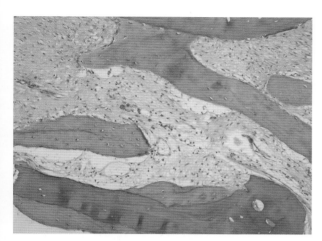

▲ 图 18-6　6 个月时的骨活检显微照片

残留的同种异体松质骨块移植物（空的骨陷窝）与新生骨（骨陷窝中的骨细胞）和结缔组织紧密接触（HE，200×）

Marx 等（2002）提出一种通过口外颏下区手术入路的外科技术来治疗下颌骨萎缩性骨缺损。通过皮肤切口，暴露萎缩的牙槽嵴，将种植体植入在颏孔之间区域，维持空间距离。由于所需骨量巨大，必须从髂后嵴获取颗粒状自体骨进行骨增量。

与在髂骨前部取骨相比，在髂骨后段取骨的并发症发生率虽然有所减少，但仍然存在，这些并发症包括：疼痛、移位、血肿及失血。从髂骨获取自体骨的缺点还包括：增加治疗时间，且患者需要转诊（Marx 和 Morales，1988）。

近年来同种异体骨移植越来越普遍，其有效性也获得了肯定（Chaushu 等，2009、2010；Keith 等，2006；Leonetti 和 Koup，2003；Lyford 等，2003；Nissan 等，2008、2011a、2011b、2011c、2011d；Nissan 等，2012；Peleg 等，2010）。同种异体骨移植的主要难点在于：在整个愈合期内保持口腔内软组织的完整性，创造最佳的伤口愈合条件，促进新骨生成（Chaushu 等，

2010）。

因此，在 Marx 口外颏下入路的手术技术基础上，笔者提出另外一种外科方法重建极度萎缩的下颌骨（Marx 等，2002）。对这种方法进行了两点改良——采用同种异体骨块代替自体骨；在植骨至少 4 个月后，通过二次口内入路植入种植体，而不是同期植入种植体。

（一）适应证

1. 颏孔间下颌骨高度＜ 10mm。
2. 无全身禁忌证。

（二）术前诊断

一位健康的 50 岁女性患者，20 多岁时牙齿全部脱落。患者一直长期佩戴下颌活动义齿，该义齿固位力、稳定性和支撑力均较弱，几乎不能行使正常的功能。没有医生向其介绍过其他任何治疗方案以供选择，更不用说 ISP 修复治疗方案。

术前侧位像清楚地显示下颌骨重度萎缩，唇部支撑不足（图 18-7）。从颏下区视角可见天生的颏下皱褶（图 18-8）。这种皱褶在常规的面部视角中无法观测到。

术前 CT（图 18-9 至图 18-12）显示下颌骨重度萎缩——高度＜ 10mm。下颌骨前牙区大部分区域骨高度为 4～6mm。右侧下颌骨体部直到下颌升支区域，下颌神经管不可见；而左侧可见薄约 1mm 的下颌神经管上缘。颏结节非常突出，高于下颌平面。在一次会诊中，一位颌面外科医生建议使用颏结节作为口内自体骨移植来源。

术前向患者告知并解释术中下颌骨骨折的风险。提出自髂前嵴和（或）髂后嵴骨移植的可能

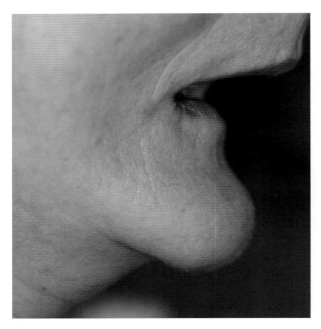

▲ 图 18-7　术前侧位观

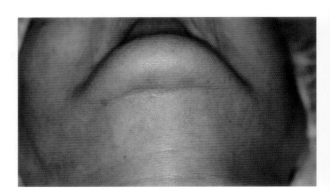

▲ 图 18-8　显示自然折痕的颏下观

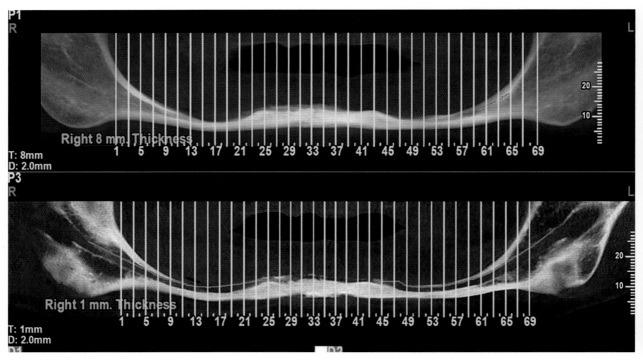

▲ 图 18-9　术前 CT（一）

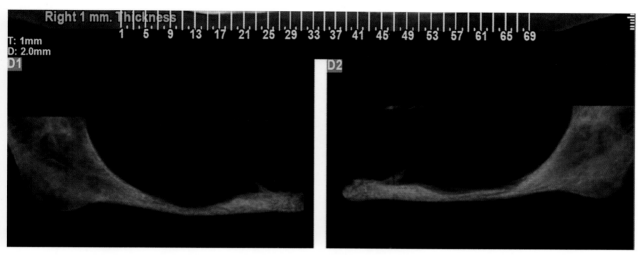

▲ 图 18-10　术前 CT（二）

性，但患者拒绝任何形式的口外自体骨移植。最终建议采用颏下入路行双层皮质 - 松质同种异体骨块移植。

（三）手术

1. 骨移植

在全身麻醉下，静脉注射 1g Monocef（Aristo Pharmaceuticals Pvt. Ltd., NJ, USA） 和 20mg Dexacort（Teva Pharmaceutical Industries Ltd., Israel）。采用口外颏下入路，确认颏下皱褶。自皱褶后方 5～10mm 处标记切口（图 18-13），以免由于软组织张力导致植骨和皮肤闭合后皱褶出现在颏部。

切开翻瓣显露下颌骨下缘（图 18-14）。自下颌骨下缘转向颊侧，向上翻包含骨膜在内的全厚瓣，直到暴露牙槽嵴舌侧顶点，保留牙槽骨舌侧软组织附着。翻瓣过程中，先行显露一侧颏神经和颏孔，再探查另外一侧。殆面牙龈的分离延续至双侧下颌升支的前缘。注意在下颌骨右侧，下牙槽神经位于牙槽嵴顶，翻瓣时需小心将其向外

侧移位，而左侧下牙槽神经未显露。在下颌骨后牙区未进一步对下牙槽神经进行移位。

未预备骨孔或去皮质化。将双皮质 - 松质同种异体骨块（ReadyGraft®，Lifenet Health, VA, USA）调整合适，通过拉力螺丝技术使用固定钛钉将其固位于萎缩的颌骨上（图 18-15 和图 18-16）。在放置骨块时，需将松质部分朝向萎缩的下颌骨，以实现快速骨整合和骨再生。骨皮质用于维持骨高度和骨量。骨块固定后，在其表面覆盖异种骨颗粒（Geistlich Bio-Oss®）（图 18-17）和胶原长效膜（Ossix，DatumDental™）（图 18-18）。最后，使用可吸收薇乔缝合线（Vicryl，Ethicon™）和不可吸收尼龙缝合线（nylon，Ethicon™）逐层缝合三层组织（图 18-19）。

由于采用口外入路，口内黏膜的完整性得以保存（图 18-20）。若通过口内入路，实现这样的软组织松解度是相当困难的。术后，患者的面部轮廓也得到了明显改善（图 18-21）。术后给予抗生素和镇痛药，连续用药 48h。患者 48h 后出院。

患者分别在植骨术后第 1、2、3、4、8 和 16

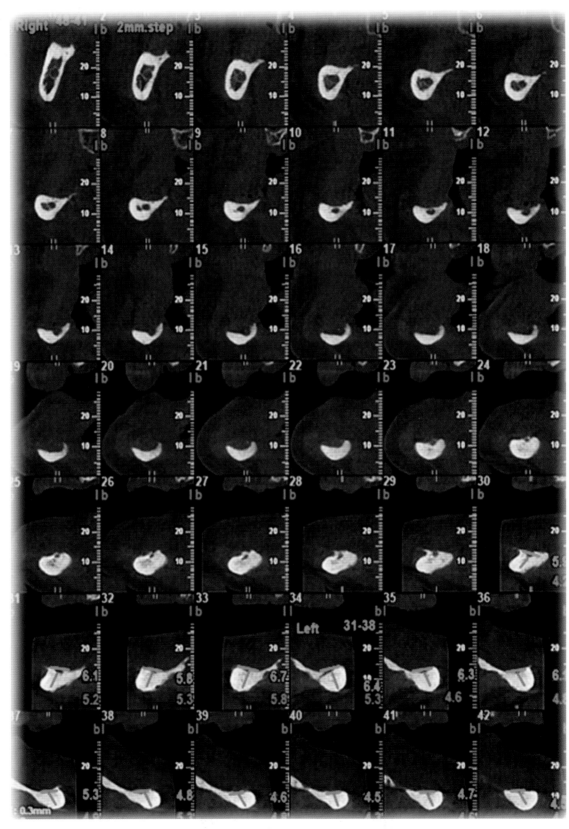

▲ 图 18-11　术前 CT（三）

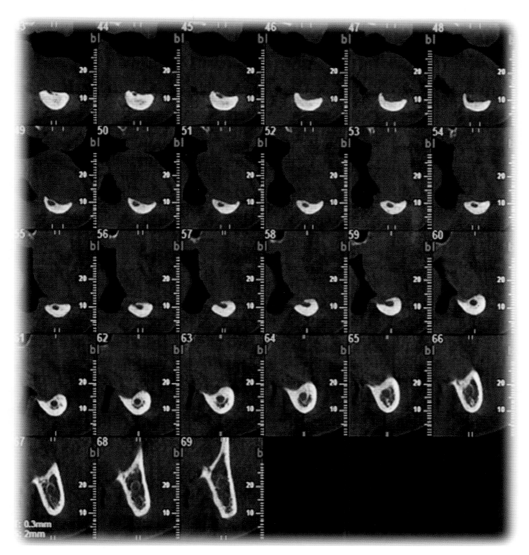

▲ 图 18-12　术前 CT（四）

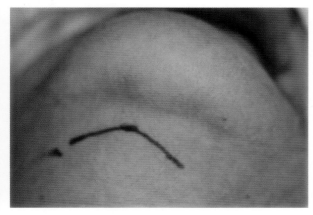

▲ 图 18-13　切口标记为 5～10mm，尾部指向自然颏下折痕

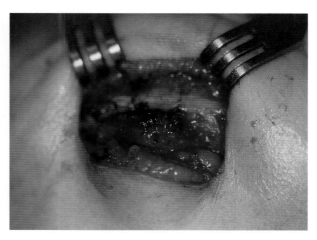

▲ 图 18-14　下颌骨下缘暴露

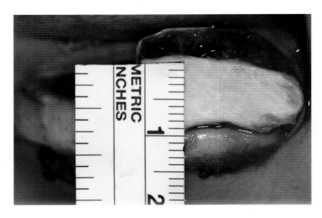

▲ 图 18-15　用螺钉固定双侧的皮质、松质、同种异体骨骨块（一）

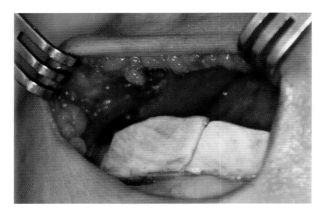

▲ 图 18-16　用螺钉固定双侧的皮质、松质、同种异体骨骨块（二）

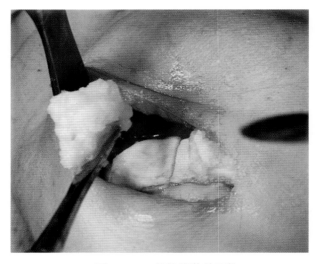

▲ 图 18-17　骨块覆盖着颗粒

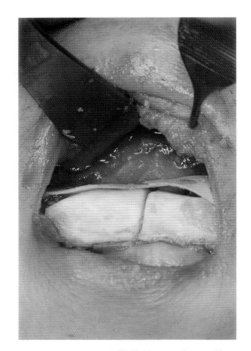

▲ 图 18-18　骨块覆盖着一层胶原长效膜

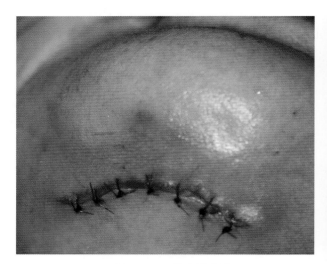

▲ 图 18-19　缝合的皮肤

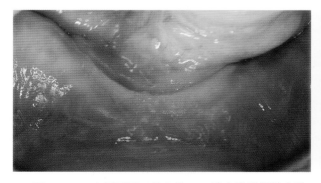

▲ 图 18-20　由于采用口外入路，口腔内黏膜保持完整

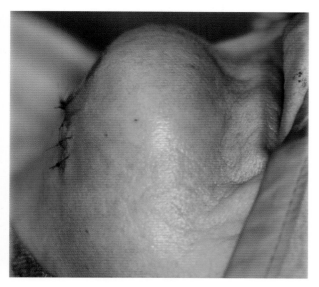

▲ 图 18-21　手术结束时患者侧貌的改善

周复诊。在愈合期内没有佩戴活动义齿，避免潜在的下颌骨骨折，软组织开裂或骨丧失。对于下颌骨萎缩程度较轻的病例，术后 2 周可以佩戴活动义齿。术后第 24 周进行 CT 检查（图 18-22 和图 18-23）。植骨后骨高度在 16～18mm，平均骨高度增加 12mm。

2. 种植体植入

6 个月后，在局麻下进行二期口内手术。除了一个固位螺丝穿孔，大部分口腔内软组织维持了完整性，并且穿孔处组织清洁，愈合期内无感染出现（图 18-24）。取出固位螺钉（图 18-25 和图 18-26），原有的下颌骨和同种异体骨之间紧密结合，难以分辨（图 18-27 和图 18-28）。植入 6 枚种植体（Zimmer dental，USA），最后 1 枚种植体尽可能远端放置，以期最大可能减少修复体游离端长度（图 18-29 和图 18-30）。4 个月后，暴露种植体行冠修复（图 18-31）。

3. 修复

二期手术安装愈合基台后 6 周，软组织完全愈合，患者转诊至口腔修复医生处。使用金属烤瓷固定 ISP 进行永久性修复（图 18-32）。

（四）讨论

上述展示病例的治疗结果在功能和美学上都获得了成功。究其原因之一可能是所采用的同种异体松质骨块移植为骨缺损提供了较高的修复潜能。尽管取得了良好的临床效果，但从科学的角度来看，目前我们还无法清楚得知当该种治疗方式大量应用时，其成功率如何（Araújo 等，2013；Motamedian 等，2016；Waasdorp 和 Reynolds，2010）。本文特别关注的一个问题是增量组织的长期预后及体积稳定性如何。另一个重要方面是此类手术操作的技术敏感性，以及患者并发症发生率如何。

使用同种异体松质骨块重建下颌 Kennedy IV 类的下前牙部分缺失可能会产生严重的软硬组织并发症。尽管本研究中高达 33.3% 的患者发生了不良反应，但是由并发症导致的治疗失败则很少见（全骨块移植物，8.3%；植入物，0%）。文献表明，软组织并发症不一定会导致同种异体松质骨块移植物完全丧失（Chaushu 等，2010）。局部应用氯己定凝胶和（或）含漱液，移除暴露在软组织边缘外的部分同种异体骨块（Chaushu 等，2010），似乎可以避免软组织并发症进一步发展为感染，最终导致骨增量手术失败。多篇文献报道，使用不同来源的骨块进行牙槽嵴骨增量，其并发症表现结果相似（Maestre-Ferrín 等，2009；Roccuzzo 等，2007）。使用自体骨块进行牙槽嵴骨增量并不能避免较高的并发症发生率（Roccuzzo 等，2007）。

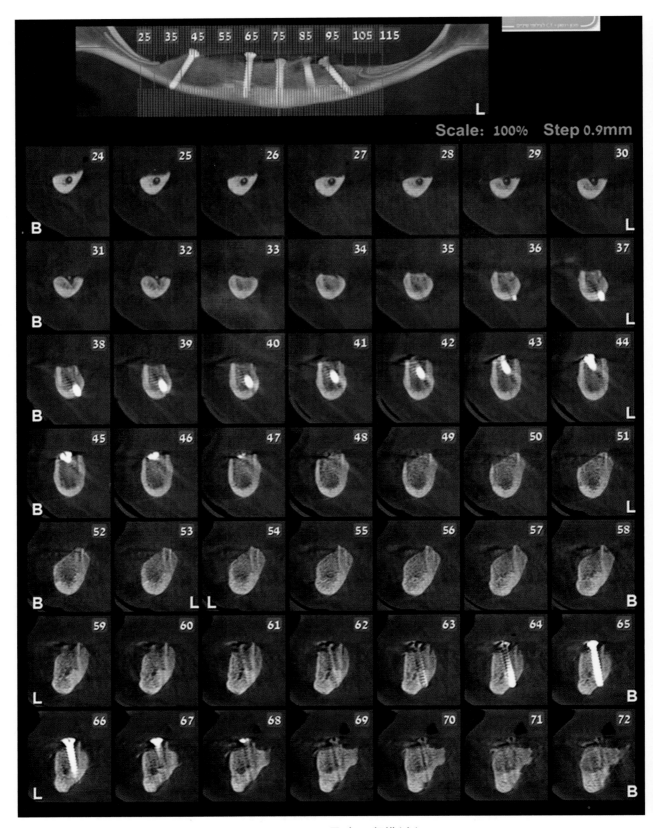

▲ 图18-22　24周时CT扫描（右）

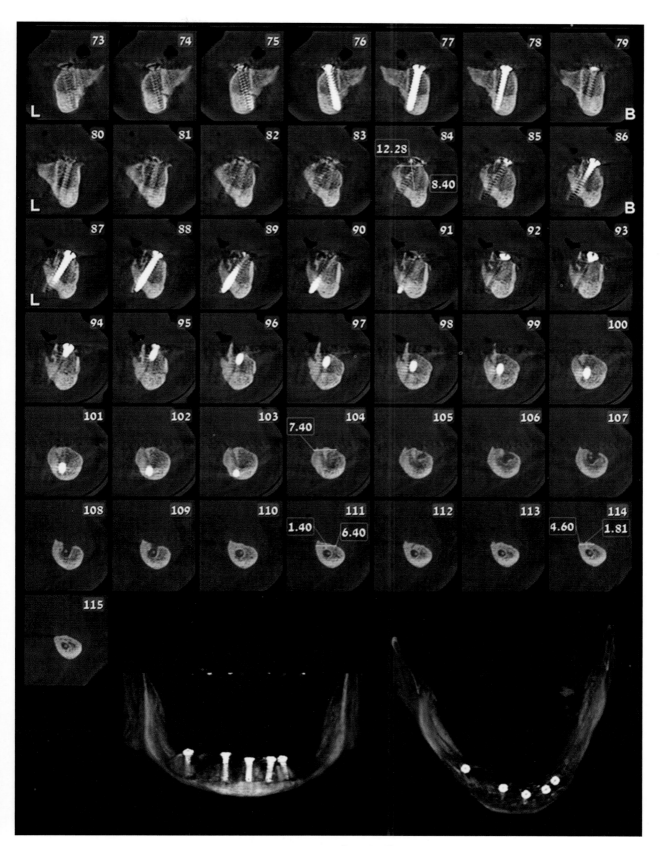

▲ 图 18-23　24 周时 CT 扫描（左）

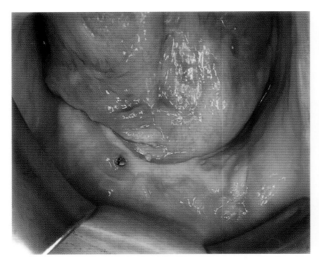

▲ 图 18-24　除一个小螺丝钉穿孔外，口腔内软组织完整

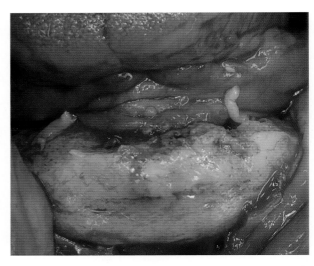

▲ 图 18-27　最初的下颌骨和同种异体骨之间几乎没有明显的连接

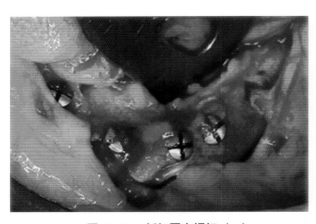

▲ 图 18-25　拆卸固定螺钉（一）

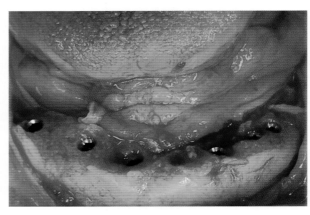

▲ 图 18-28　种植体植入结束时的口内观

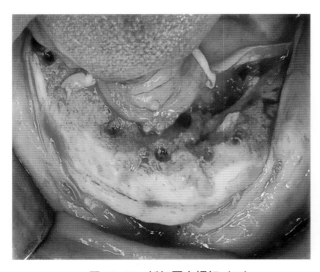

▲ 图 18-26　拆卸固定螺钉（二）

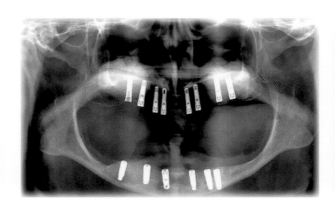

▲ 图 18-29　种植体植入后的全景 X 线片

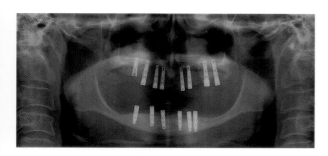

▲ 图 18-30　种植体暴露后的全景 X 线片

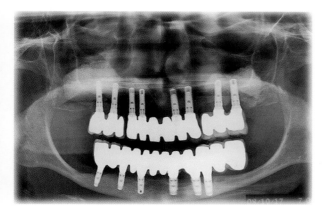

▲ 图 18-31　最终烤瓷熔附金属固定的全景 X 线片

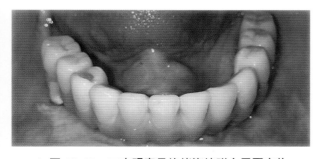

▲ 图 18-32　口内观察最终烤瓷熔附金属固定物

关于同种异体骨块骨增量的早期研究表明，移植物体量稳定（Chaushu 等，2009、2010；Keith 等，2006；Leonetti 和 Koup，2003；Lyford 等，2003；Nissan 等，2008、2011a、2011b、2011c、2011d、2012；Peleg 等，2010）。使用自体骨块进行骨增量后植入种植体，借助术前术后计算机断层扫描比较移植骨的体积是否会随时间

推移而变化，结果表明，在为期 6 年的跟踪研究过程中，下颌骨移植骨块的平均吸收率为 87%，上颌骨移植块的平均吸收率为 105.5%（Sbordone 等，2012）。这说明同种异体骨可能有利于骨量的维持。

在下颌骨前牙区，当采用口内入路进行植骨时，需要特别注意切口线裂开并发症，其发生率高达 80%。使用冠向复位瓣覆盖下颌前牙裸露的牙根在操作上非常困难，治疗结果可预期性较差。来自颏肌较强的拉力可能会导致冠向推进瓣继发性回缩，切口线裂开（Stimmelmayr 等，2011）。此外，本例研究中使用了交联胶原膜。在一项针对引导骨再生位点处交联、非交联胶原膜的双盲临床和组织学研究中，评估两者在屏障功能方面长期的生物强度，在使用交联胶原膜的部位可见有 50% 自发性膜暴露。暴露位点处的临床愈合时间为 2~4 周（Tal 等，2008）。本章关注的重点是下颌骨前牙区骨增量，并结合使用交联胶原膜。一是考虑颏肌的牵拉因素，口内入路骨增量时切口线裂开发生率较高；二是尽管交联膜暴露的发生率较高，但是就交联胶原膜相关研究结果表明，大多数膜暴露或切口线裂开的病例可在 6 周内再次上皮化。

通过在下颌侧切牙区放置 2 个种植体支持 4 单位 ISP，可以修复下颌骨前牙区部分牙缺失。长度为 11.5mm 的种植体仅获得单皮质骨固位。近期的一项三维有限元分析，研究了牙种植体和周围骨组织在创伤性正向力作用下的生物力学行为（Kan 等，2015）。两个种植体虚拟植入在下颌骨前牙区前部，施加垂直于下颌正中联合的正向静态力，记录骨组织最大等效 von Mises

应变、种植体的最大 von Mises 应力，以及骨和种植体的色散力分布。总体而言，与在侧切牙区域放置种植体相比，尖牙位点植入会导致产生更大的种植体 von Mises 应力和更大的骨组织等效 von Mises 应变。研究结果表明，种植体间距比种植体长度对创伤性应力分布的影响更大。在颌面创伤和骨折风险方面，一般认为侧切牙区植入种植体比尖牙区植入风险小，两者相比前者为更好的解决方案。与双皮质种植和长双皮质种植相比，单皮质种植对种植体和周围骨的应力较小。种植体间距离比皮质骨固位在应力分布上更为重要。

在笔者的研究中，使用同种异体骨块进行骨增量，新骨形成率为 41%。这与使用同种异体冻干骨颗粒进行牙槽嵴骨增量的研究结果非常相似（Holmquist 等，2008；Iasella 等，2003）。将原有的下颌骨前牙区与松质高嵌体骨块牙槽嵴增量相结合，通过分阶段方案，产生高比例的新骨形成，这可能解释了在如此萎缩的下颌骨上，种植体最终能够实现骨整合的原因（Clementini 等，2013）。

大多数治疗下颌骨严重萎缩的方法是在颏神经之间的下颌骨位点进行广泛的骨移植。而 Marx 等（2002）提出采用口外颏下皮肤切口入路的新手术方法治疗萎缩的下颌骨。术中通过皮肤切口分离牙槽骨颊侧牙龈和咬合面牙龈，并在下颌骨前牙区植入种植体。种植体植入后，只有根尖 1/3 的部分位于颌骨中，而其上 2/3 的部分则位于牙槽嵴外的上方。由于需要相对较多的骨量来覆盖暴露的种植体，因此从髂后嵴可以获取足量的自体骨，并将其研磨成颗粒，与

富含血小板血浆（PRP）混合后使用。植入的种植体可以起到支撑软组织的作用，避免软组织收缩和移植骨吸收。由于支撑软组织的种植体类似于支撑帐篷的柱子，这种方法被命名为"帐篷柱技术"。

自下颌骨前牙区口内入路的主要缺点是缺乏足够的无张力的软组织来覆盖移植物（Chaushu 等，2010）。口外颏下入路可使口内牙龈组织在无切口的情况下得到充分松解。松解软组织并维持其完整性可大大减少软组织裂开的发生率，降低由于移植骨暴露于口腔细菌中而导致感染和骨丧失的风险。

另一个优势是可以伸展颈部软组织，显著改善面颈部下 1/3 的美学表现，未来还可以与其他面部美容手术相结合。

Marx 等提出的"帐篷柱技术"通过颏下切口植入种植体，主要缺点是无法获得相对于上颌的正确位置。外科医生的自然倾向是将种植体植入在牙槽嵴中央并垂直于牙槽嵴，而"帐篷柱技术"植入方式并不总能满足构建正确的功能修复所需的种植体三维位置。

其次是使用自体骨。重建萎缩的下颌骨前牙区需要大量的骨组织，因此，大多数外科医生更青睐于将髂骨后嵴作为供区。为了取骨，在手术过程中必须将髂部软组织全层切开，分离，暴露取骨区，这是一个本质上的缺点（Marx 和 Morales，1988）。此外，在自体骨获取后的恢复阶段，也伴随着将持续数天的疼痛和行走困难（Nkenke 和 Neukam，2014）。

随着同种异体骨移植经验的不断丰富，大量研究结果证实在不同的颌骨位置使用同种异体骨

具有较高的成功概率（Chaushu 等，2009、2010；Keith 等，2006；Leonetti 和 Koup，2003；Lyford 等，2003；Nissan 等，2008、2011a、2011b、2011c、2011d、2012；Peleg 等，2010），这促使笔者在极度萎缩的下颌骨前牙区也采用了同种异体骨移植。在上述病例中，笔者将同种异体骨块调适于骨缺损区域，并使用拉力螺钉将其坚强固定，最后覆盖异种骨颗粒和缓慢吸收的胶原膜。为了避免供体部位明显的并发症发病率，笔者只使用了非自体材料。尽管下颌骨极度萎缩，同种异体骨块的使用并没有影响 12mm 骨高度的产生。本研究中所获得的最终骨增量高度与使用自体骨移植产生的骨增量高度相比，即使不更胜一筹，至少也是旗鼓相当。

为了能够在第二阶段通过口内途径到达植骨区域，便于将种植体植入在正确的三维位置上，需要在植骨愈合期后才植入种植体。使用同种异体骨进行骨增量区域植入的种植体存活率与植入于自体骨移植骨增量区域的种植体存活率相比，两者相似。且同种异体骨移植无明显并发症。截至目前，长期的随访结果是鼓舞人心的，但我们仍然需要进一步观察以期获得更多的经验。

本研究使用的骨增量方法主要缺点是：①需要等待 4~6 个月的植骨愈合时间；②需要二次手术。笔者认为，应该告知患者两种治疗方式各自的优缺点，如：供体部位损伤和更长的治疗等待时间；第二次手术是口内手术，创伤较轻，费用较低；种植体的植入精确度较高等，只有患者自己才能为其自身做出选择。此外，更简短的手术操作也有其独特的优势。最后再次强调，应该始终尊重患者选择的权利。

四、h-FDB 的动物实验研究

多种植骨材料（自体、同种异体、异源性和人工合成）被运用于拔牙后牙槽嵴骨量的维持（Barone 等，2017；Darby 等，2009；Demetter 等，2017；Iasella 等，2003）。

自体骨块移植已经获得了长期有效的临床治疗结果（Adell 等，1990；Astrand 等，1996；Isaksson 和 Alberius，1992；Keller 等，1999；van Steenberghe 等，1997）。

然而，由于移植物吸收（Araújo 等，2002；Cordaro 等，2002；Davis 等，1984；Widmark 等，1997）、供骨区的限制（数量、位置、不同的组织来源和结构特征）和并发症等因素（Araújo 等，2002；Clavero 和 Lundgren，2003；Cordaro 等，2002；Nkenke 等，2001、2004；Raghoebar 等，2001；von Arx 等，2005），对于替代方法的迫切需要应运而生。

同种异体骨是最常用骨移植的材料之一，主要有脱矿冷冻干燥（DFDBA）和矿化冷冻干燥（FDBA）两种类型。多项研究表明，DFDBA 通过暴露骨形态发生蛋白来诱导宿主细胞分化为成骨细胞，从而具有骨诱导特性（Schwartz 等，1996、1998；Shigeyama 等，1995；Urist 和 Strates，1971）。然而，另外一些研究表明 DFDBA 的成骨潜力有限（Becker 等，1995a、1995b）。当使用 FDBA 时，可能会延缓破骨细胞的吸收，最终促使骨诱导蛋白释放的有利延长。FDBA 基质中含有与 DFDBA 相同的骨形态发生蛋白，但尚未被证实具有与 DFDBA 相同的骨诱导能力（Piattelli 等，1996；Wood 和 Mealey，

2012）。大量的临床研究表明，种植体植入前使用人类冷冻干燥骨块（h-FDB）进行骨增量可以获得满意的治疗效果（Acocella 等，2012；Barone 等，2009；Chaushu 等，2009；Contar 等，2001；Keith 等，2006；Leonetti 和 Koup，2003；Lyford 等，2003；Nissan 等，2011a、2011b、2011c、2011d；Peleg 等，2010；Pendarvis 和 Sandifer，2008；Petrungaro 和 Amar，2005；Schlee 和 Rothamel，2013；Spin-Neto 等，2013、2014、2015），但是没有临床对照试验和（或）比较研究，也没有组织学检测结果能够证实这些移植生物材料的有效性。

为了通过标准化的循证医学数据评估 h-FDB 的特征和疗效，需要进行 RCT 对比试验。

因此，组织学评估将探索 h-FDB 块作为一种合适的高嵌体植骨材料的疗效，以适应功能性负重的骨整合种植体。

动物模型也会被应用于骨块移植的组织学和形态学分析（Artzi 等，2017；Kim 等，2010；Lundgren 等，1995；Minami 等，2013；Mohammadi 等，2000；Tamimi 等，2009；Torres 等，2011；Zimmermann 等，2015）。选择口外骨缺损动物模型进行上述分析具有一定优势，如动物发病率低，操作方便，以及骨增量区域软组织处理的可预期性高等。

兔颅骨缺损动物模型适于观察和分析移植生物材料，现已被广泛应用（Kim 等，2010；Tamimi 等，2009；Torres 等，2011；Zimmermann 等，2015）。

在一项前期研究（Artzi 等，2017）中，h-FDB 骨块被用于兔颅骨缺损高嵌体植骨修复，同期或延期植入种植体。结果表明，所有的 h-FDB 骨块

均与周围骨组织发生整合，种植体表现出良好的临床稳定性。组织学上，骨–种植体接触（BIC）主要发生在种植体根尖和兔颅骨之间。种植体螺纹之间的新骨形成最少，且形成的质量存在个体差异。形态学测量显示，同期植入和延期植入的 BIC 分别为 10.5%±6.0% 和 23.1%±9.6%（$P <$ 0.001）。新骨形成主要发生在与受区骨床相邻的移植骨块松质部分内。在不同时机植入种植体的两种手术方式中，种植体周围的新骨形成面积都在 10%～12%。由此得出结论：首先，针对本研究中的动物模型，与两阶段手术模式相比，h-FDB 骨块移植同期植入种植体的 BIC 明显更低。但是，两种技术所产生的种植体骨结合均有限，并且人冻干皮松质骨块中新骨形成数量较少且存在个体差异。其次，这些移植骨块不能完全活化。

近期一项兔颅骨研究（Anavi Lev 等，2020）中，h-FDB 骨块与 FDBA 颗粒骨移植进行了比较。

在荧光显微镜下，由于钙黄绿素的活体标记，通过激发绿色荧光蛋白（GFP），矿化前缘清晰可见（图 18-33）。两组动物模型中，通过每周

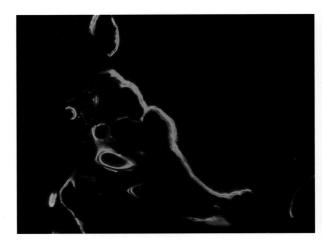

▲ 图 18-33　在荧光显微镜下，矿化前沿的钙黄绿素标记在绿色荧光蛋白波长处清晰可见

2 次的间断注射钙黄素，可显示两条平行的荧光标记曲线，这些曲线证实在种植体的顶端和骨 – 种植体交界面上，紧贴颅骨处有新骨形成，这意味着除了移植的生物材料之外，种植体表面本身也具有骨传导特性。

对成骨细胞特异性骨形成标记物碱性磷酸酶（ALP）和破骨细胞组织化学标记物酒石酸抗性酸性磷酸酶（TRAP）进行 RNA 表达分析，发现两者在颅骨中的表达均显著高于颗粒组和块状组。颗粒组中 ALP 表达是块状组的 17 倍。颗粒组的 TRAP 表达也较高，但统计学上无显著性差异。

h-FDB 颗粒与种植体表面全长的 BIC 平均值为 23.4%（图 18-34A），而在 h-FDB 块状骨组中相同高度区的平均 BIC 为 29.2%（图 18-34B）。然而，由于实验组样本的差异，即相对较高的标准差，组间差异并无显著的统计学意义。

对于新骨形成（NBF）面积，在种植体颈部区域，块状组为 6.9%±4.1%，颗粒组为 14.6%±5.8%，差异有统计学意义（P ＜ 0.05）。两组中，根尖螺纹区域 NFB 显著高于冠部螺纹区和（或）种植体颈部微螺纹区的 NFB（P ＜ 0.05）。总之，种植体骨结合和新骨形成主要发生在种植体根尖区螺纹部分与宿主兔颅骨之间，而不是在其颈部。作者认为有必要进一步研究同种异体骨块和骨颗粒周围的骨整合情况，特别是 h-FDB 骨增量部位的骨再生和（或）再血管化。同时需

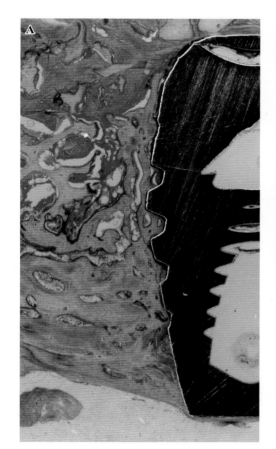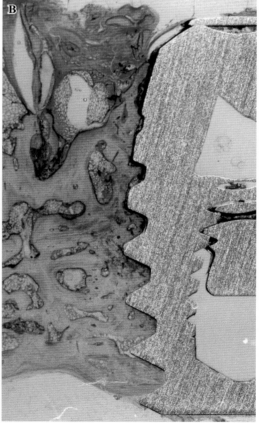

▲ 图 18-34　在 h-FDB 颗粒（A）和 h-FDB 块（B）的种植体表面有明显的骨 – 种植体接触

要进行纵向研究，进一步探索 FDB 骨块在高嵌体骨增量手术中作为自体骨替代品的合理性。

五、结论

临床上，对于 Kennedy Ⅳ 类下颌前牙部分

缺失的修复，以及重度萎缩下颌骨的骨增量，同种异体松质骨块移植极具临床应用前景。与此同时，对于同种异体骨块的使用，仍然需要在临床上、组织学和组织形态学中进行更深入及长期的科学评估。

参考文献

[1] Acocella, A., Bertolai, R., Ellis, E. 3rd et al. (2012) Maxillary alveolar ridge reconstruction with monocortical fresh-frozen bone blocks: A clinical, histological and histomorphometric study. *J Craniomaxillofac Surg* 40: 525–533.

[2] Adell, R., Lekholm, U., Gröndahl, K. et al. (1990) Reconstruction of severely resorbed edentulous maxillae using osseointegrated fixtures in immediate autogenous bone grafts. *Int J Oral Maxillofac Implants* 5: 233–246.

[3] Anavi Lev, K., Chaushu, L., Schwarz, F., and Artzi, Z. (2020) Bone-implant-contact and new bone formation around implants placed in FDB blocks compared to placement at the adjunction of particulate FDB. *Clin Implant Dent Relat Res* 22 (1): 21–28.

[4] Araújo, M.G., Sonohara, M., Hayacibara, R. et al. (2002) Lateral ridge augmentation by the use of grafts comprised of autologous bone or a biomaterial. An experiment in the dog. *J Clin Periodontol* 29: 1122–1131.

[5] Araújo, M.G. and Lindhe, J. (2009) Ridge alterations following tooth extraction with and without flap elevation: An experimental study in the dog. *Clin Oral Implants Res* 20 (6): 545–549.

[6] Araújo, P.P., Oliveira, K.P., Montenegro, S.C. et al. (2013) Block allograft for reconstruction of alveolar bone ridge in implantology: A systematic review. *Implant Dentistry* 22 (3): 304–308.

[7] Artzi, A., Anavi Lev, K., Kozlovsky, A. et al. (2017) Bone-to-implant contact and new bone formation within human freeze- dried bone blocks grafted over rabbit calvaria. *Int J Oral Maxillofac Implants* 32 (4): 768–773.

[8] Astrand, P., Nord, P.G., and Branemark, P.I. (1996) Titanium implants and onlay bone graft to the atrophic edentulous maxilla: A 3-year longitudinal study. *Int J Oral Maxillofac Surg* 25: 25–29.

[9] Barone, A., Varanini, P., Orlando, B. et al. (2009) Deep-frozen allogeneic onlay bone grafts for reconstruction of atrophic maxillary alveolar ridges: A preliminary study. *J Oral Maxillofac Surg* 67: 1300–1306.

[10] Barone, A., Toti, P., Quaranta, A. et al. (2017) Clinical and histological changes after ridge preservation with two xenografts: Preliminary results from a multicentre randomizid controlled clinical trial. *J Clin Periodontol* 44 (2): 204–214.

[11] Becker, W., Urist, M.R., Tucker, L.M. et al. (1995a) Human demineralized freeze-dried bone: Inadequate induced bone formation in athymic mice. A preliminary report. *J Periodontol* 66: 822–828.

[12] Becker, W., Schenk, R., Higuchi, K. et al. (1995b) Variations in bone regeneration adjacent to implants augmented with barrier membranes alone or with demineralized freezedried bone or autologous grafts: A study in dogs. *Int J Oral Maxillofac Implants* 10 (2): 143–154.

[13] Cawood, J.I. and Howell, R.A. (1991) Reconstructive preprosthetic surgery. I. Anatomical considerations. *Int J Oral Maxillofac Surg* 20 (2): 75–82.

[14] Chaushu, G., Mardinger, O., Calderon, S. et al. (2009) The use of cancellous block allograft for sinus floor augmentation with simultaneous implant placement in the posterior atrophic maxilla. *J Periodont* 80 (3): 422–428.

[15] Chaushu, G., Mardinger, O., Peleg, M. et al. (2010) Analysis of complications following augmentation with cancellous block allografts. *J Periodont* 81 (12): 1759–1764.

[16] Chiapasco, M., Consolo, U., Bianchi, A., and Ronchi, P. (2004a) Alveolar distraction osteogenesis for the correction of vertically deficient edentulous ridges: A multicenter prospective study on humans. *Int J Oral Maxillofac Implants* 19 (3): 399–407.

[17] Chiapasco, M., Romeo, E., Casentini, P., and Rimondini, L. (2004b) Alveolar distraction osteogenesis vs. vertical guided bone regeneration for the correction of vertically deficient edentulous ridges: A 1-3-year prospective study on humans. *Clin Oral Implants Res* 15 (1): 82–95.

[18] Chiapasco, M., Zaniboni, M., and Rimondini, L. (2007) Autogenous onlay bone grafts vs. alveolar distraction osteogenesis for the correction of vertically deficient edentulous ridges: A 2-4-year prospective study on humans. *Clin Oral Implants Res* 18 (4): 432–440.

[19] Clavero, J. and Lundgren, S. (2003) Ramus or chin grafts for maxillary sinus inlay and local onlay augmentation: Comparison of donor site morbidity and complications. *Clin Implant Dent Rel Res* 2003 5: 154–160.

[20] Clementini, M., Morlupi, A., Agrestini, C., and Barlattani, A. (2013) Immediate versus delayed positioning of dental implants in guided bone regeneration or onlay graft regenerated areas: A systematic review. *Int J Oral Maxillofac Surg* 42 (5): 643–650.

[21] Contar, C.M., Sarot, J.R., de Costa, M.B. et al. (2011)

Freshfrozen bone allografts in maxillary ridge augmentation: Histologic analysis. *J Oral Implantol* 37: 223–231.

[22] Cordaro, L., Amadé, D.S., and Cordaro, M. (2002) Clinical results of alveolar ridge augmentation with mandibular block bone grafts in partially edentulous patients prior to implant placement. *Clin Oral Implants Res* 13: 103–111.

[23] Darby, I., Chen, S.T., and Buser, D. (2009) Ridge preservation techniques for implant therapy. *Int J Oral Maxillofac Implants* 24 (Suppl): 260–271.

[24] Davis, W.H., Martinoff, J.T., and Kaminishi, R.M. (1984) Long-term follow up of transoral rib grafts for mandibular atrophy. *J Oral Maxillofac Surg* 42: 606–609.

[25] Demetter, R.S., Calahan, B.G., and Mealey, B.L. (2017) Histologic evaluation of wound healing following ridge preservation with cortical, cancellous, and combined cortico-cancellous freeze-dried bone allograft. a randomized controlled clinical trial. *J Periodontol* 88 (9): 860–868.

[26] Holmquist, P., Dasmah, A., Sennerby, L., and Hallman, M. (2008) A new technique for reconstruction of the atrophied narrow alveolar crest in the maxilla using morselized impacted bone allograft and later placement of dental implants. *Clin Implant Dent Relat Res* 10 (2): 86–92.

[27] Iasella, J.M., Greenwell, H., and Miller, R.L. et al. (2003) Ridge preservation with freeze-dried bone allograft and a collagen membrane compared to extraction alone for implant site development: A clinical and histologic study in humans. *J Periodont* 74 (7): 990–999.

[28] Isaksson, S. and Alberius, P. (1992) Maxillary alveolar ridge augmentation with onlay bone-grafts and immediate endosseous implants. *J Craniomaxillofac Surg* 20: 2–7.

[29] Jensen, O.T., (2006) Alveolar segmental "sandwich" osteotomies for posterior edentulous mandibular sites for dental implants. *J Oral Maxillofac Surg* 64 (3): 471–475.

[30] Jensen, O.T., Cockrell, R., Kuhike, L., Reed, and C., (2002) Anterior maxillary alveolar distraction osteogenesis: A prospective 5-year clinical study. *Int J Oral Maxillofac Implants* 17 (1): 52–68.

[31] Kan, B., Coskunses, F.M., Mutlu, I. et al. (2015) Effects of inter-implant distance and implant length on the response to frontal traumatic force of two anterior implants in an atrophic mandible: Three-dimensional finite element analysis. *Int J Oral Maxillofac Surg* 44 (7): 908–913.

[32] Keith, J.D., Jr, Petrungaro, P., Leonetti, J. et al. (2006) Clinical and histologic evaluation of a mineralized block allograft: Results from the developmental period (2001–2004). *Int J Periodont Restorative Dent* 26 (4): 321–327.

[33] Keller, E.E., Tolman, D.E., and Eckert, S. (1999) Surgicalprosthodontic reconstruction of advanced maxillary bone compromise with autogenous onlay block bone grafts and osseointegrated endosseous implants: A 12-year study of 32 consecutive patients. *Int J Oral Maxillofac Implants* 14: 197–209.

[34] Kim, S.J., Shin, H.S., and Shin, S.W. (2010) Effect of bone block graft with rhBMP-2 on vertical bone augmentation. *Int J Oral Maxillofac Surg* 39: 883–888.

[35] Krennmair, G., Seemann, R., Weinlläder, M. et al. (2011) Implant-prosthodontic rehabilitation of anterior partial edentulism: A clinical review. *Int J Oral Maxillofac Implants* 26 (5): 1043–1050.

[36] Leonetti, J.A. and Koup, R. (2003) Localized maxillary ridge augmentation with a block allograft for dental implant placement: Case reports. *Implant Dent* 12 (3): 217–226.

[37] Lundgren, D., Lundgren, A.K., Sennerby, L., and Nyman, S. (1995) Augmentation of intramembraneous bone beyond the skeletal envelope using an occlusive titanium barrier. An experimental study in the rabbit. *Clin Oral Implants Res* 6: 67–72.

[38] Lyford, R.H., Mills, M.P., Knapp, C.I. et al. (2003) Clinical evaluation of freeze-dried block allografts for alveolar ridge augmentation: A case series. *Int J Periodont Rest Dent* 23 (5): 417–425.

[39] Maestre-Ferrín, L., Boronat-López, A., Peñarrocha-Diago, M., and Peñarrocha-Diago, M. (2009) Augmentation procedures for deficient edentulous ridges, using onlay autologous grafts: An update. *Med Oral Patol Oral Cir Bucal* 14 (8): e402–e407.

[40] Marx, R.E., Shellenberger, T., Wimsatt, J., and Correa, P. (2002) Severely resorbed mandible: Predictable reconstruction with soft tissue matrix expansion (tent pole) grafts. *J Oral Maxillofac Surg* 60 (8): 878–88.

[41] Marx, R.E. and Morales, M.J. (1988) Morbidity from bone harvest in major jaw reconstruction: A randomized trial comparing the lateral anterior and posterior approaches to the ilium. *J Oral Maxillofac Surg* 46 (3): 196–203.

[42] Minami, M., Takechi, M., Ohta, K. et al. (2013) Bone formation and osseointegration with titanium implant using granular- and block-type porous hydroxyapatite ceramics (IP-CHA). *Dental Mater J* 32: 753–760.

[43] Misch, C.M. (1997) Comparison of intraoral donor sites for onlay grafting prior to implant placement. *Int J Oral Maxillofac Implants* 12 (6): 767–776.

[44] Mohammadi, S., Rasmusson, L., Goransson, L. et al. (2000) Healing of titanium implants in onlay bone grafts: An experimental rabbit model. *J Mater Sci Mater Med* 11: 83–89.

[45] Motamedian, S.R., Khojaste, M., and Khojasteh, A. (2016) Success rate of implants placed in autogenous bone blocks versus allogenic bone blocks: A systematic literature review. *Ann Maxillofac Surg* 6 (1): 78–90.

[46] Nissan, J., Romanos, G.E., Mardinger, O., and Chaushu, G. (2008) Immediate nonfunctional loading of single-tooth implants in the anterior maxilla following augmentation with freeze-dried cancellous block allograft: A case series. *Int J Oral Maxillofac Implants* 23 (4): 709–716.

[47] Nissan, J., Vered, M., Gross, O. et al. (2011a) Histomorphometric analysis following augmentation of the posterior mandible using cancellous bone-block allograft. *J Biomed Mat Res A* 97 (4): 509–513.

[48] Nissan, J., Mardinger, O., Strauss, M. et al. (2011b) Implantsupported restoration of congenitally missing teeth using cancellous bone block-allografts. *Oral Surg Oral Med Oral Path Oral Rad Endodont* 111 (3): 286–291.

[49] Nissan, J., Ghelfan, O., Mardinger, O. et al. (2011c) Efficacy of cancellous block allograft augmentation prior to implant placement in the posterior atrophic mandible. *Clin Implant Dent Relat Res* 13 (4): 279–285.

[50] Nissan, J., Mardinger, O., Calderon, S. et al. (2011d) Cancellous bone block allografts for the augmentation of the anterior atrophic maxilla. *Clin Implant Dentistry and Related Research* 13 (2): 104–111.

[51] Nissan, J., Marilena, V., Gross, O. et al. (2012) Histomorphometric analysis following augmentation of

the anterior atrophic maxilla with cancellous bone block allograft. *Int J Oral and Maxillofacial Implants* 27 (1): 4–89.

[52] Nkenke, E., Schultze-Mosgau, S., Radespiel-Troger, M. et al. (2001) Morbidity of harvesting of chin grafts: A prospective study. *Clin Oral Implants Res* 12: 495–502.

[53] Nkenke, E., Weisbach, V., Winckler, E. et al. (2004) Morbidity of harvesting of bone grafts from the iliac crest for preprosthetic augmentation procedures: A prospective study. *Int J Oral Maxillofac Surg* 33: 157–163.

[54] Nkenke, E. and Neukam, F.W. (2014) Autogenous bone harvesting and grafting in advanced jaw resorption: Morbidity, resorption and implant survival. *Eur J Oral Implantol* 7 (Suppl 2): S203–S217.

[55] Nyström, E., Ahlqvist, J., Gunne, J., and Kahnberg, K.E. (2004) 10-year follow-up of onlay bone grafts and implants in severely resorbed maxillae. *Int J Oral Maxillofac Surg* 33 (3): 258–262.

[56] Ow, R.K., Zarb, G.A., and Schmitt, A. (1999) Longitudinal peri-implant clinical responses in anterior mandibles of female patients: A preliminary report. *J Prosthet Dent* 81 (6): 689–695.

[57] Peleg, M., Sawatari, Y., and Marx, R.N. et al. (2010) Use of corticocancellous allogeneic bone blocks for augmentation of alveolar bone defects. *Int J Oral Maxillofac Implants* 25 (1): 153–162.

[58] Pendarvis, W.T. and Sandifer, J.B. (2008) Localized ridge augmentation using a block allograft with subsequent implant placement: A case series. *Int J Periodont Rest Dent* 28: 509–515.

[59] Petrungaro, P.S. and Amar, S. (2005) Localized ridge augmentation with allogenic block grafts prior to implant placement: Case reports and histologic evaluations. *Implant Dent* 14: 139–148.

[60] Piattelli, A., Scarano, A., Corigliano, M., and Piattelli, M. (1996) Comparison of bone regeneration with the use of mineralized and demineralized freeze-dried bone allografts: A histological and histochemical study in man. *Biomaterials* 17: 1127–1131.

[61] Raghoebar, G.M., Louwerse, C., Kalk, W.W., and Vissink, A. (2001) Morbidity of chin bone harvesting. *Clin Oral Implants Res* 12 (5): 503–507.

[62] Roccuzzo, M., Ramieri, G., Bunino, M., and Berrone, S. (2007) Autogenous bone graft alone or associated with titanium mesh for vertical alveolar ridge augmentation: A controlled clinical trial. *Clin Oral Implants Res* 18 (3); 286–294.

[63] Sbordone, C., Toti, P., Guidetti, F. et al. (2012) Volume changes of iliac crest autogenous bone grafts after vertical and horizontal alveolar ridge augmentation of atrophic maxillas and mandibles: A 6-year computerized tomographic follow-up. *J Oral Maxillofac Surg* 70 (11): 2559–2565.

[64] Scheerlinck, L.M., Muradin, M.S., van der Bilt, A. et al. (2013) Donor site complications in bone grafting: Comparison of iliac crest, calvarial, and mandibular ramus bone. *Int J Oral Maxillofac Implants* 28 (1): 222–227.

[65] Schlee, M. and Rothamel, D. (2013) Ridge augmentation using customized allogenic bone blocks: Proof of concept and histological findings. *Implant Dent* 22: 212–218.

[66] Schropp, L., Wenzel, A., Kostopoulos, L., and Karring, T. (2003) Bone healing and soft tissue contour changes following single-tooth extraction: A clinical and radiographic 12-month prospective study. *Int J Periodont Rest Dent* 23 (4): 313–323.

[67] Schwartz, Z., Mellonig, J.T., and Carnes, D.L. Jr. et al. (1996) Ability of commercial demineralized freeze-dried bone allograft to induce new bone formation. *J Periodontol* 67: 918–926.

[68] Schwartz, Z., Somers, A., Mellonig, J.T. et al. (1998) Ability of commercial demineralized freeze-dried bone allograft to induce new bone formation is dependent on donor age but not gender. *J Periodontol* 69 (4): 470–478.

[69] Shigeyama, Y., D'Errico, J.A., Stone, R., and Somerman, M.J. (1995) Commercially-prepared allograft material has biological activity in vitro. *J Periodontol* 66: 478–487.

[70] Simion, M., Jovanovic, S.A., Tinti, C., and Benfenati, S.P. (2001) Long-term evaluation of osseointegrated implants inserted at the time or after vertical ridge augmentation. A retrospective study on 123 implants with 1-5-year follow-up. *Clin Oral Implant Res* 12 (1): 35–45.

[71] Spin-Neto, R., Landazuri Del Barrio, R.A., Pereira, L.A. et al. (2013) Clinical similarities and histological diversity comparing fresh frozen onlay bone blocks allografts and autografts in human maxillary reconstruction. *Clin Implant Dent Relat Res* 15: 490–497.

[72] Spin-Neto, R., Stavropoulos, A., Coletti, F.L. et al. (2014) Graft incorporation and implant osseointegration following the use of autologous and fresh-frozen allogeneic block bone grafts for lateral ridge augmentation. *Clin Oral Implant Res* 25: 226–233.

[73] Spin-Neto, R., Stavropoulos, A., Coletti, F.L. et al. (2015) Remodeling of cortical and corticocancellous fresh-frozen allogeneic block bone grafts – a radiographic and histomorphometric comparison to autologous bone grafts. *Clin Oral Implant Res* 26: 747–752.

[74] Stimmelmayr, M., Allen, E.P., and Gernet, W. et al. (2011) Treatment of gingival recession in the anterior mandible using the tunnel technique and a combination epithelialized-subepithelial connective tissue graft-a case series. *Int J Periodont Rest Dentistry* 31 (2): 165–173.

[75] Tal, H., Kozlovsky, A., Artzi, Z. et al. (2008) Long-term bio-degradation of cross-linked and non-cross-linked collagen barriers in human guided bone regeneration. *Clin Oral Implant Res* 19 (3): 295–302.

[76] Tamimi, F., Torres, J., Gbureck, U. et al. (2009) Craniofacial vertical bone augmentation: A comparison between 3D printed monolithic monetite blocks and autologous onlay grafts in the rabbit. *Biomaterials* 30: 6318–6326.

[77] Torres, J., Tamimi, F., Alkhraisat, M.H. et al. (2011) Vertical bone augmentation with 3D-synthetic monetite blocks in the rabbit calvaria. *J Clin Periodontol* 38: 1147–1153.

[78] Urist, M.R. and Strates, B.S. (1971) Bone morphogenetic protein. *J Dent Res* 50: 1392–1406.

[79] Van der Weijden, F., Dell'Acqua, F., and Slot, D.E. (2009) Alveolar bone dimensional changes of post-extraction sockets in humans: A systematic review. *J Clin Periodont* 36 (12): 1048–1058.

[80] van Steenberghe, D., Naert, I., Bossuyt, M. et al. (1997) The rehabilitation of the severely resorbed maxilla by simultaneous placement of autogenous bone grafts and implants: A 10-year evaluation. *Clin Oral Investig* 1: 102–108.

[81] von Arx, T., Hafliger, J., and Chappuis, V. (2005) Neurosensory disturbances following bone harvesting in the symphysis: A prospective clinical study. *Clin Oral Implants Res* 16: 432–439.

[82] Waasdorp, J. and Reynolds, M.A. (2010) Allogeneic bone onlay grafts for alveolar ridge augmentation: A systematic review. *Int J Oral Maxillofac Implants* 25 (3): 525–531.

[83] Widmark, G., Andersson, B., and Ivanoff, C.J. (1997) Mandibular bone graft in the anterior maxilla for singletooth implants. Presentation of surgical method. *Int J Oral Maxillofac Surg* 26: 106–109.

[84] Wood, R.A. and Mealey, B.L. (2012) Histologic comparison of healing after tooth extraction with ridge preservation using mineralized versus demineralized freeze-dried bone allograft. *J Periodontol* 83: 329–336.

[85] Zarb, G.A. and Schmitt, A. (1993) The longitudinal clinical effectiveness of osseointegrated dental implants in anterior partially edentulous patients. *Int J Prosthodont* 6 (2): 180–188.

[86] Zarb, J.P. and Zarb, G.A. (2002) Implant prosthodontic management of anterior partial edentulism: Long-term follow-up of a prospective study. *J Can Dent Assoc* 68 (2): 92–96.

[87] Zimmermann, A., Peleqrine, A.A., Peruzzo, D. et al. (2015) Adipose mesenchymal stem cells associated with xenograft in a guided bone regeneration model: A histomorphometric study in rabbit calvaria. *Int J Oral Maxillofac Implants* 30 (6): 1415–1422.

第五篇 下颌骨后牙区

The Posterior Mandible

第19章

下颌骨后牙区萎缩性骨缺损的修复方式：垂直向及水平向骨增量

Options for Restoring the Atrophic Posterior Mandible Vertical and Horizontal Bone Augmentation

Zvi Artzi 著

毋庸置疑，在牙种植学中，下颌骨后牙区是口腔中最常缺牙的部位。受牙槽骨完全萎缩及下颌骨解剖结构的影响，使得种植外科团队在治疗中时常面临众多挑战。

下颌骨后牙区的解剖标志是影响术式选择的决定性因素。一项 CBCT 相关研究（Gallucci 等，2017）显示：CBCT 上显示的牙槽嵴形态在很大程度上影响了治疗流程和方案的选择，并且对判断病例的复杂程度有着重要作用。

那么重建下颌骨后牙区的方案有哪些呢？我们可以选择植入很短的（6～7mm）种植体，或仅在颏孔前植入 4～5 枚种植体用以支撑修复体，而在后牙区不植入。然而，颌间关系、咬合垂直距离、牙冠与种植体比例，以及全牙弓修复的适应证（如修复至双侧下颌第二磨牙），决定了是否在植入术前进行下颌骨后牙区的骨增量，以期获得理想的固定修复重建效果。

那么骨增量的方式有哪些呢？我们可以通过牵引天然牙根"萌出"，扩增萎缩的牙槽嵴，从而实现骨增量（Salama 和 Salama，1993）。此外，牵张成骨也是一种使剩余牙槽骨冠向扩增的方法，但这种方法需要双侧末端剩余牙槽骨的垂直距离达到至少 3mm。

其缺点主要是基骨骨折和骨块移位等并发症发生率较高（Zhao 等，2018）。

在任何病例中，引导组织再生（GTR）技术是最具可预期性、最成功的骨增量方法。它包括水平向和垂直向的引导骨再生（GBR）技术、骨劈开技术、预成钛网的使用（Artzi 等，2003）、使用或不使用 GTR 选择性屏障膜，以及最后但并非最不重要的自体骨块的移植。虽然有很多研究证明了使用异体骨块代替自体骨块的有效性，但是，目前仍然缺乏同种异体骨移植的随机对照临床研究和长期存活率的随访数据，且近期的一项研究（Artzi 等，2017）也对这些骨块能否再血管化及含钛材质能否达到完全骨整合提出了质疑。

系统回顾和 Meta 分析（Elnayef 等，2017）结果认为，尽管采用 GBR 技术后，并发症相对更少，但就种植体存活率/成功率而言，没有任何一种单一技术表现出独特的优越性。

选择适当的实施手术的考虑因素是什么？

(1) 保存丰富的血供。

(2) 确保可预期性的软组织处理——获得一期软组织愈合。

(3) 维持和预判伤口的愈合稳定性。

(4) 提供一个患者可接受的临时修复体。

(5) 降低并发症发生率。

(6) 长期有效的随访资料/文献支撑（循证医学）。

在制订骨增量治疗方案时必须将下颌骨后牙区存在的解剖学限制纳入综合考虑。下颌管、颏孔、下颌骨舌侧凹陷、黏膜是否充足、前庭沟及口底深度等都是决定采用上述何种技术的重要解剖因素。

下颌神经管的走行存在各种变异，在颏孔区尤其需要多加小心。一项早期的影像学资料（Fishel 等，1976）表明，在近 40% 病例中，颏孔甚至位于原先天然牙根根尖冠向。此外，也要考虑到下颌管分叉的罕见情况，它可能导致有两个颏孔存在（图 19-1）。

临床上，在近 1/3 关于下颌骨后牙区的病例中，无法通过传统的影像学清楚的分辨下牙槽神经，如根尖 X 线片和全景片（Denio 等，1992）。

特别要注意在该区域的手术入路，尤其是舌

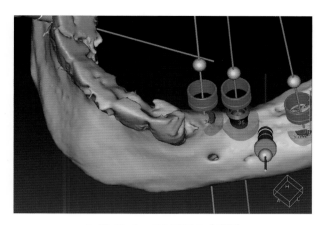

▲ 图 19-1　CT 可见 2 个颏孔

下腺窝处，其容纳舌下动脉。舌下动脉起自舌动脉，位于颏舌肌上方，术中易受损。其邻近下颌骨舌侧骨板穿行时最易损伤，在选择进行舌侧翻瓣时需要加以注意。

一、通过牵引天然牙萌出进行冠向牙槽骨再生

病例 1：如何利用计划拔除的天然牙

该病例为一位年轻女性患者，主诉双侧后牙咀嚼无力。口腔及影像学检查（图 19-2）表明该患者存在重度的牙周破坏，上下颌磨牙预后均较差，拟行双侧下颌种植修复治疗。然而广泛的牙周破坏加上第一、第二磨牙的拔除可能会导致剩余牙槽骨吸收，不利于种植体的植入。因此治疗方案改为先拔除上颌磨牙，行上颌窦提升术，为下颌牙正畸助萌提供空间。此方案殆向抬高了牙槽嵴顶的位置，以增加将来种植位点的骨量。最终牙槽骨和受牵引的牙同步"萌出"（图 19-3），达到想要的高度后，为了减小对剩余牙槽嵴的创伤，分牙后拔除患牙（图 19-4），即刻植入种植

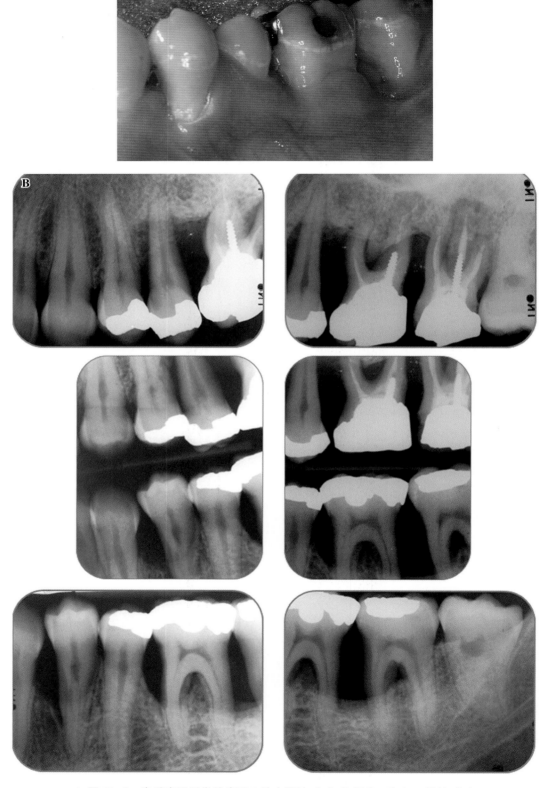

▲ 图 19-2　患重度牙周炎的磨牙口腔内照片（A）和根尖/咬合 X 线片（B）

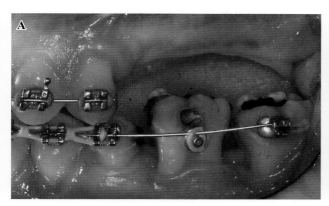
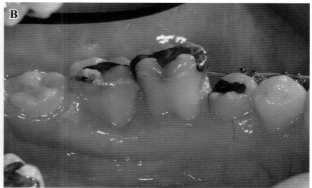

▲ 图 19-3 计划拔除的第一、第二磨牙，被牵引磨牙的颊面观（A）和舌面观（B）

体，使用牛骨矿物质颗粒填充剩余的拔牙空隙（图 19-5A），选择高度交联的胶原膜（Ossix®）作为 GTR 屏障膜（图 19-5B），放入愈合螺丝后缝合软组织瓣关闭创口（图 19-5C）。术后 4 个月完成最终修复体（图 19-6）。

二、水平向 GBR：骨内和骨上入路方法

骨内骨增量可以通过骨劈开技术实现（Scipioni 等，1994；Simion 等，1992），Bruschi 等（2017）对病例长期随访后发现该技术可获得非常理想和稳定的疗效。使用该技术不仅可维持边缘骨水平，还可产生少量的骨质沉积，保证了种植体的高存活率（Elnayef 等，2015）。

然而，应用骨劈开技术时应该遵守 GBR 原则，使用生物材料和具有超晶格结构的生物膜（Ella 等，2014）。

（一）病例 2：骨内骨增量——骨劈开技术

该患者左侧下颌骨牙槽嵴呈刀刃状改变（图 19-7），而下颌管距离牙槽嵴顶较远，因此需要对患者的牙槽骨进行水平向骨增量。软组织切

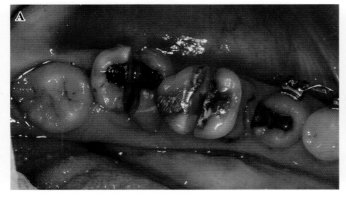
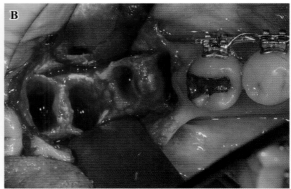

▲ 图 19-4 分牙（A），拔除（B）多根牙，可以看到明显突起的牙槽骨壁（手术：Z. Artzi 教授和 R. Lev Dor 医生）

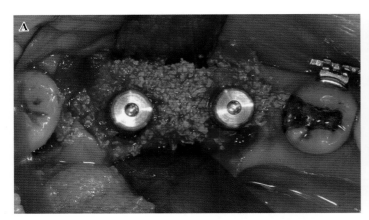

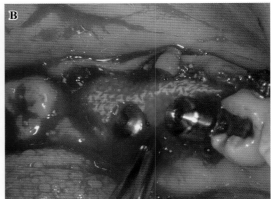

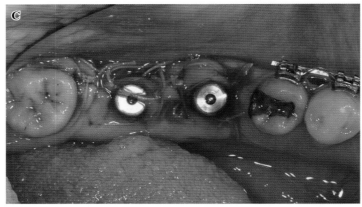

▲ 图 19-5　A. 牙拔除术后种植体即刻植入，并在所有空隙内充填异体骨颗粒；B. 在骨增量材料表面覆盖可吸收交联膜（Ossix®）；C. 推进冠向瓣确保完全覆盖生物材料

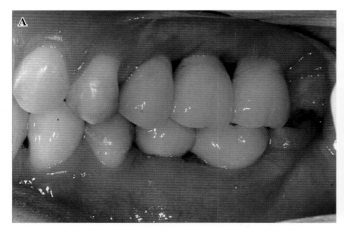

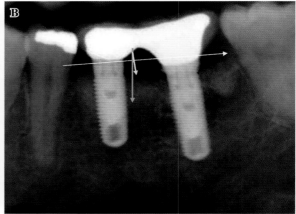

▲ 图 19-6　A. 完成最终修复体；B. 根尖周 X 线片显示在拔牙之前受损的牙槽骨高度获得了恢复且与周围牙槽骨平齐（箭所示）（修复：G. Asafrana 医生）

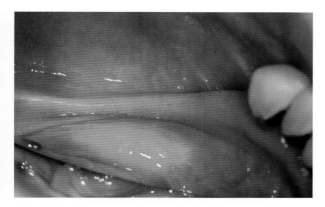

▲ 图 19-7　口内可见菲薄的牙槽嵴顶

开翻瓣后暴露出极薄的（＜1mm）牙槽嵴（图 19-8A）。在现有的垂直向骨量基础上，将牙槽嵴磨平，获得颊舌向距离约 2mm 宽的骨平面（图 19-8B）。使用微创锯和专用骨凿进行牙槽嵴骨劈开（图 19-9）。植入种植体并达到初期稳定性（图 19-10A）。最终的骨板间隙颊舌向宽度＞2mm，使用牛骨矿物质颗粒（Geistlich Bio-Oss®）填充间隙（图 19-10B），配合胶原膜（Bio-Gide®）完全覆盖生物材料（图 19-10C）。通过冠向推进复位瓣完全关闭软组织创口（图 19-10D）。

在种植体植入术后 5 个月进行二期手术时，

可见颊舌向距离较宽的骨平面（图 19-11），与骨劈开术前截然不同。二期手术后 6 周戴入最终修复体（图 19-12）。

（二）病例 3

该病例（图 19-13）与病例 2 采用了相同的术式。将黏骨膜瓣翻开后暴露牙槽嵴顶，颊舌向宽约 3mm。使用 1.5mm 球钻定位并制备种植体位点（图 19-14）。在颊侧骨板前方做垂直向附加切口，使用超声骨刀将牙槽嵴分开（图 19-14B 和 C）。使用骨劈开器增加骨板间隙到约 3mm（图 19-14D）。

根据手术导板植入种植体（图 19-15A）并确定初期稳定性（图 19-15B）。骨板间隙使用牛骨矿物质颗粒（Geistlich Bio-Oss®）充填（图 19-16A）并使用胶原膜覆盖（Bio-Gide®）（图 19-16B），完成骨增量手术（图 19-16C 和 D）。软组织愈合良好（图 19-17A）。术后 5 个月行二期手术，见较宽的牙槽嵴骨面（图 19-17B），然后连接种植体上部结构。3 个月后戴入最终种植修复体。

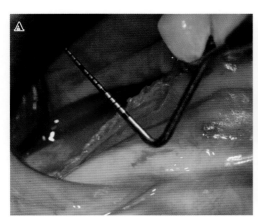
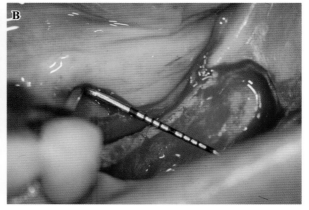

▲ 图 19-8　A. 翻瓣后见刀刃状牙槽嵴顶；B. 为了进行牙槽嵴骨劈开，需要将尖锐牙槽嵴磨平

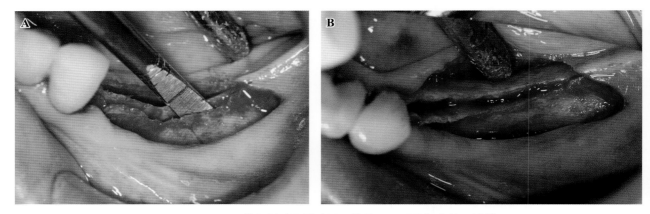

▲ 图 19-9　**A.** 使用骨劈开器劈开牙槽骨；**B.** 明显拓宽的牙槽嵴

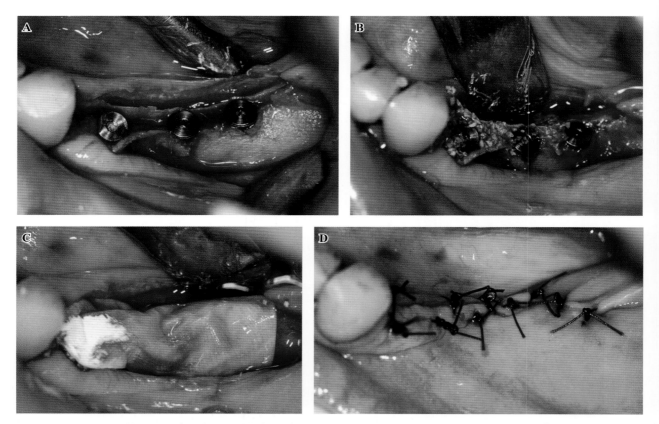

▲ 图 19-10　**A.** 植入 **3** 颗种植体；**B.** 骨板间隙填入牛骨矿物质颗粒；**C.** 用猪胶原膜（**Bio-Gide**®）覆盖整个牙槽嵴表面；**D.** 严密缝合软组织创口

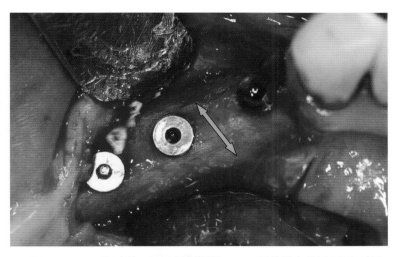

▲ 图 19-11　二期手术，显露封闭螺丝，可见显著增宽的骨平面（箭）

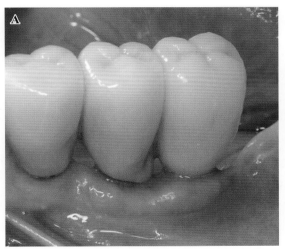
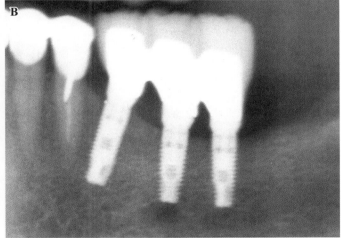

▲ 图 19-12　最终修复体口内照（A）及根尖周 X 线片（B）（修复：J. Chernobelsky 医生）

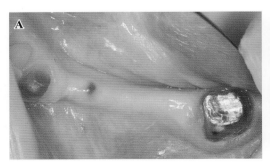
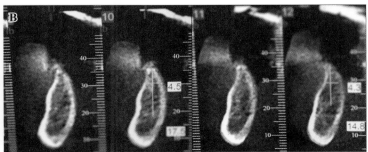

▲ 图 19-13　菲薄的下颌骨后牙区牙槽嵴
A. 临床检查；B. 影像学检查

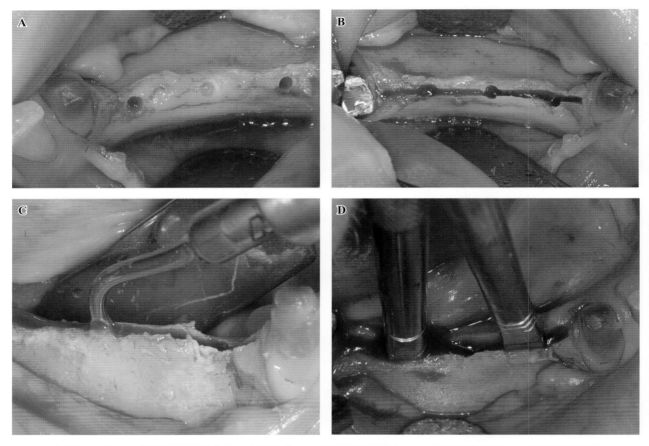

▲ 图 19-14　**A.** 颊舌侧翻瓣后定位 **3** 个植入点；**B.** 牙槽嵴扩张阶段；**C.** 使用超声骨刀；**D.** 预制手动骨凿

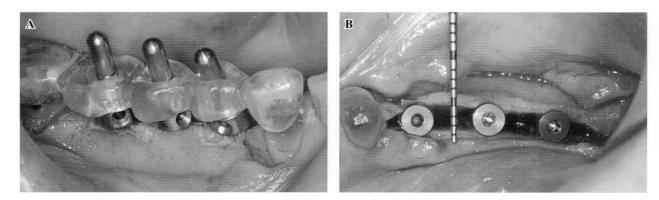

▲ 图 19-15　**A.** 使用手术导板植入种植体；**B.** 植入种植体后，最终水平向牙槽嵴扩张达到 **3mm**

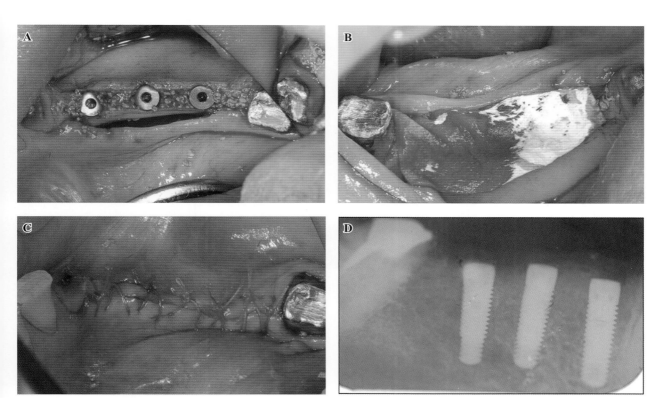

▲ 图 19-16　**A.** 异体骨颗粒充填骨板间隙；**B.** 用可吸收胶原膜（**Bio-Gide®**）覆盖整个骨劈开位点；**C.** 软组织严密缝合，关闭创口；**D.** 根尖 **X** 线片显示 3 个平行的种植体

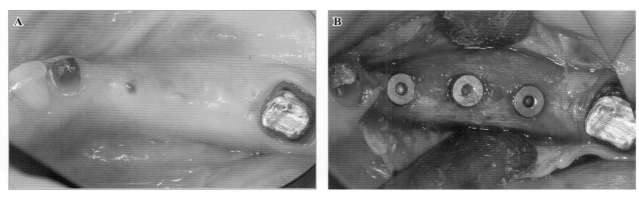

▲ 图 19-17　**A.** 下颌骨完全愈合后，获得较宽的颊舌向骨嵴；**B.** 二期手术时见宽平的牙槽嵴顶

（三）病例 4：水平向引导骨再生——骨外法

此例为一个多牙先天缺失的病例，其缺牙区特征表现为萎缩的牙槽嵴。治疗方案包括下颌骨自体骨块移植（见第 17 章病例 2），左侧前磨牙区行水平向 GBR 骨增量（图 19-18）。软组织翻瓣后暴露菲薄牙槽嵴，颊侧有明显骨性凹陷（图 19-19A）。使用球钻在皮质骨面打滋养孔（图 19-19B）。基于骨移植成功的关键主要由移植骨块血管化程度所决定，因此推荐在移植受体区进

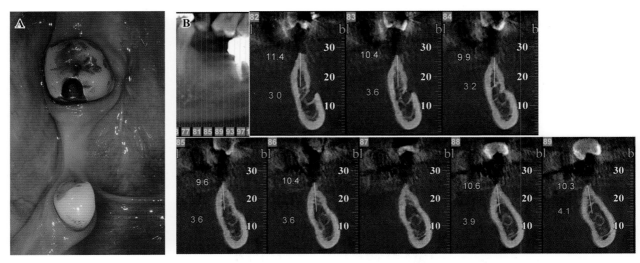

▲ 图 19-18　A. 殆面观显示术前菲薄的牙槽嵴；B. CT 扫描断层示菲薄的牙槽嵴，提示需要进行大量的水平向骨增量

行皮质骨钻孔，以促进组织愈合和骨改建过程中更好的血管化，促进骨块存活（Cha 等，2012；de Avila 等，2014；Oh 等，2011；Verdugo 等，2012）。将聚四氟乙烯（PTFE）钛加强的 GTR 膜修剪成适应骨增量区域，使用两颗固位钉固定于颊侧根尖下方。植入具有骨传导性的生物材料和骨再生支架的异体骨颗粒（Geistilch Bio-Oss®）（图 19-19C）。预弯的钛 /PTFE 膜可以确保骨增量体积的稳定维持（图 19-19D）。随后，软组织瓣严密缝合关闭创口（图 19-20E）。术后 CT 示在 GBR 区出现显著致密的牙槽嵴增宽，骨平面宽度增加到原来的 2 倍（图 19-20）。在骨增量术后 6 个月行二期手术。取出固位钉，移除不可吸收膜（图 19-21A）。改建的骨平面（图 19-21B）由增量骨和原有骨嵴构成，为 2 枚种植体的植入提供了空间，种植体通过计算机导航引导定位植入（图 19-21C）。软组织愈合后，连接种植体上部结构（图 19-22A），完成最终种植修复（图 19-22B），口内照和影像学检查见图 19-22C。

三、下颌骨萎缩性骨缺损的 3D 修复与再生

水平向骨增量疗效好，且具有较好的可预期性，这在一定程度上为成功完成垂直向骨修复与再生奠定了基础。

垂直向骨增量仅将种植体全长的 1/2～2/3 植入患者原有牙槽骨内，其余部分完全暴露，这是一个极具挑战的方法。但是，严格遵守手术原则：维持术区稳定、选择合适的生物材料、软组织有效处理及良好的血管化，可以确保预期的手术成功。

研究证实，只要遵守完善的手术步骤，借助 GTR 的治疗原则进行垂直骨再生可以获得同水平向 GBR 同样的骨增量效果（Elnayef 等，2017；Tinti 等，1996）。根据一项系统性回顾研究结果表明，垂直向 GBR 可获得平均高度约 3mm 的骨增量（Milinkovic 和 Cordaro，2014）。另一项纳入了 19 名患者的前瞻性病例系列报道表明此技

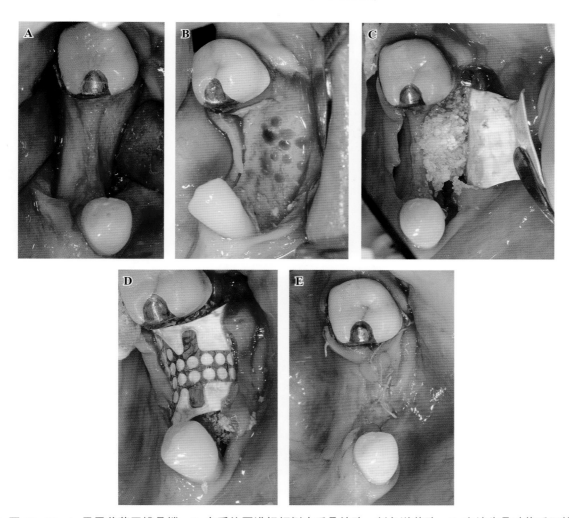

▲ 图 19-19　**A.** 显露菲薄牙槽骨嵴；**B.** 在受体区进行颊侧皮质骨钻孔，制备滋养孔；**C.** 充填牛骨矿物质颗粒；
D. 覆盖钛加强 PTFE 膜；**E.** 关闭软组织创口（手术：**Z. Artzi** 教授和 **L. Chaushu** 医生）

术可以获得平均 5.4mm 的牙槽骨增量（Urban 等，2014）。此外，一项长达 10 年的前瞻性临床研究结果表明，在定期的种植体周支持维护治疗下，这项技术完全可达到预期的长期疗效（Roccuzzo 等，2017）。

（一）病例 5：垂直向引导骨再生术

该病例是应用了垂直向 GBR 进行下颌骨后牙区修复重建的典型病例。实施垂直向骨再生手术（图 19-23）的前提条件主要基于患者的骨缺损部位在水平向有充足的骨量（图 19-24）。这样，我们就只需着眼于垂直向的骨增量，而充足的水平骨量可为种植体初期稳定提供坚实的基础，为生物材料的容纳提供适宜的空间，也为骨增量组织的血管化提供有效血供来源。在手术流程上，首先应植入种植体。手术导板可以为种植体植入理想的三维位置提供精确的指引（图 19-25 和图 19-26）。应用在术区获得的自体骨骨屑（图 19-27A），并合理使用钛加强的 GTR 膜（图 19-27B），最后，无张力严密缝合软组织创

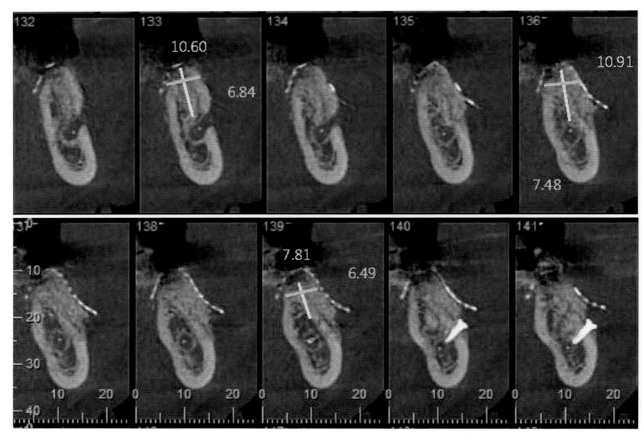

▲ 图 19-20　种植体植入前，CT 扫描显示植骨区域的骨增量效果

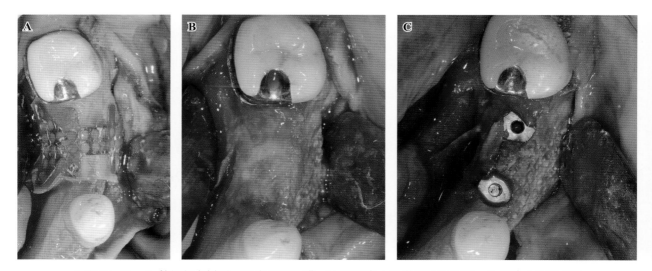

▲ 图 19-21　A. 软组织翻瓣后，取出 PTFE 膜；B. 显露宽大骨增量后的骨面；C. 植入 2 颗种植体

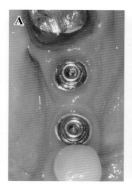
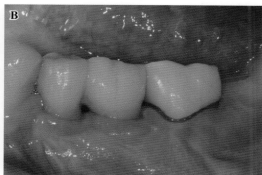
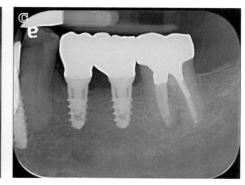

▲ 图 19-22　**A.** 种植体上部结构殆面观；最终修复体的口内照片（**B**）和放射（**C**）影像（修复：**L. Cartier** 医生）

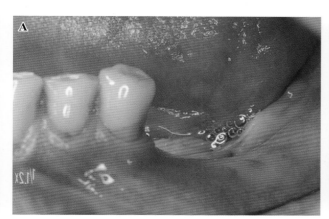
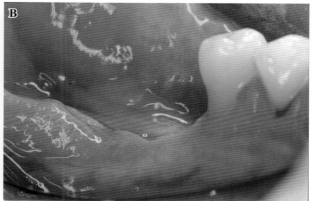

▲ 图 19-23　典型的下颌骨后牙区牙槽嵴吸收的颊面观（**A**）和舌面观（**B**）

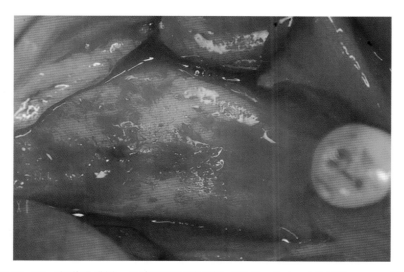

▲ 图 19-24　翻黏骨膜瓣，见宽平的牙槽骨嵴（手术：**Z. Artzi** 教授和 **R. Lev** 医生）

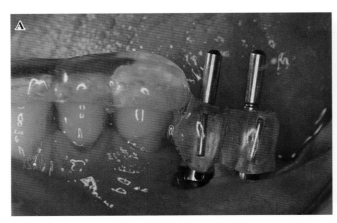
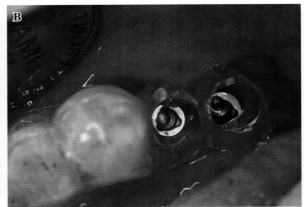

▲ 图 19-25　使用预制的手术导板对种植体进行垂直向（A）和水平向（B）精确定位

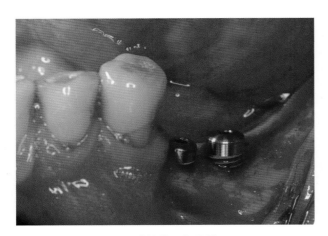

▲ 图 19-26　种植体颈部显露 3 ～ 4mm

口（图 19-27C 和 D），以上都是决定手术成功的关键因素（图 19-28 至图 19-30）。

（二）病例 6

该患者下颌骨后牙区的牙槽骨有非常明显的凹形吸收，拟行垂直向 GBR 治疗（图 19-31）。翻黏骨膜瓣，见较深的 Seibert 分类 II 型骨缺损，水平骨量不足以容纳种植体。首先，制备滋养孔促进密质骨出血，为骨增量部位提供血供。然后使用种植手术导板引导种植体植入，并保证种植体与下颌神经管之间的安全距离。注意：手术导板不仅确定了种植体的颊舌向和近远中向的角度，也在垂直向上确定了种植体颈部的位置（图 19-32）。因此，种植体颈端的 3～4mm 完全暴露（360°）（图 19-33）。用骨刮器获取术区附近的自体骨骨屑（图 19-34A），将其包被在屏障膜下充填、覆盖裸露的种植体颈部（图 19-34B）。修剪钛加强的膨胀聚四氟乙烯（e-PTFE）膜（Gortex®），用 2 枚膜钉在牙槽骨颊侧将其固定。膜中交织的钛金属支架决定了膜的弯曲度（图 19-34C）。制备冠向推进瓣，严密缝合关闭软组织创口（图 19-34D）。6 个月后行二期手术，取出 e-PTFE 膜，暴露种植体及骨增量区域（图 19-35A），有一层菲薄橡胶样组织（Tinti 等，1996）。将前期植入的种植体封闭螺丝（图 19-35C）替换为愈合帽（图 19-35B）。种植体周围牙龈组织完全愈合后最终完成种植修复的制作及佩戴（图 19-36）。

最初，人们认为自体骨是修复垂直骨缺损最好的材料，而临床实践也证明了这一点。然而，由于获取自体骨的量有一定限制性且吸收率较高，因此，使用非自体来源骨材料或者将上述两者混合后使用更符合临床实际需求。

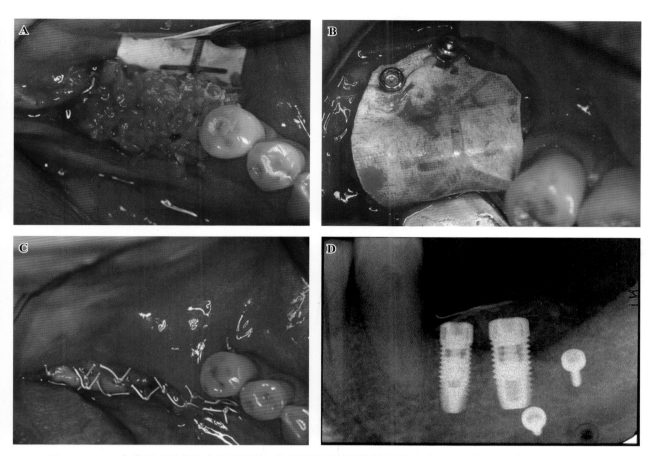

▲ 图 19-27　**A.** 在磨牙后区获取自体骨骨屑，作为植骨材料覆盖"裸露"的种植体颈部；**B.** 覆盖 **e-PTFE GTR** 膜；
C. 严密缝合软组织创口；**D.** 骨增量术后根尖 **X** 线片

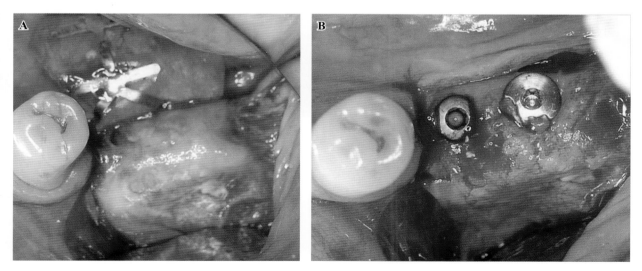

▲ 图 19-28　二期手术
A. 取出膜；B. 显露种植体封闭螺丝

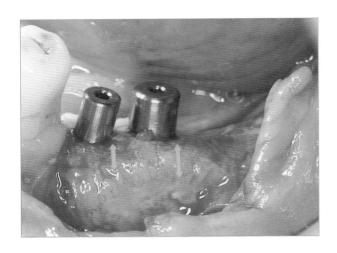

◀ 图 19-29 术后获得的垂直增量的骨组织（箭）

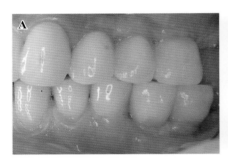

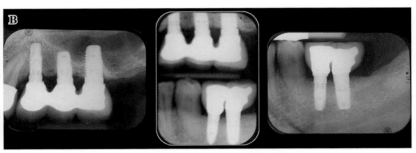

▲ 图 19-30 最终种植修复体在功能性咬合时的口内照片（**A**）和放射（**B**）影像

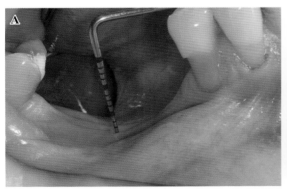

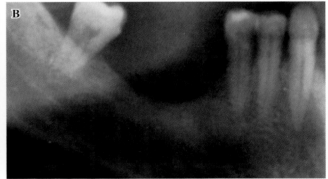

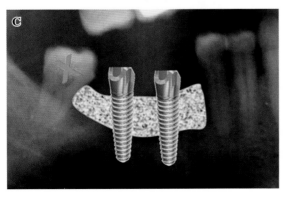

◀ 图 19-31 **A.** 右下颌缺失磨牙位点的牙槽嵴有严重的垂直向骨吸收；**B.** 术前全景片；**C.** 种植位点所需的垂直骨增量叠加

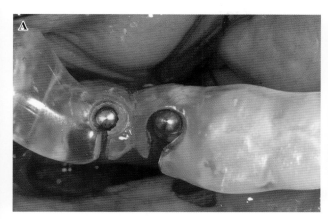

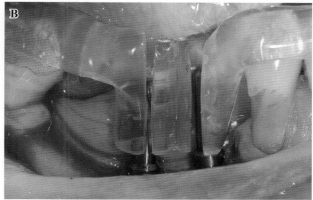

▲ 图 19-32　种植手术导板引导种植体在水平向（颊舌向和近远中向）（A）和垂直向（B）就位

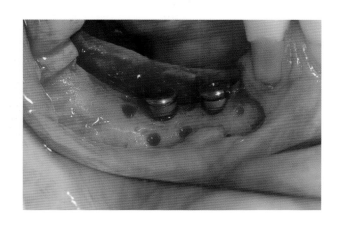

◀ 图 19-33　植入种植体，种植体颈部暴露；受植区骨床表面制备滋养孔，增强骨增量区域的血管化，增加血细胞数量

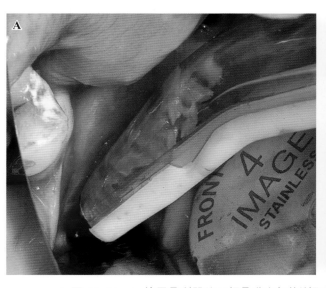

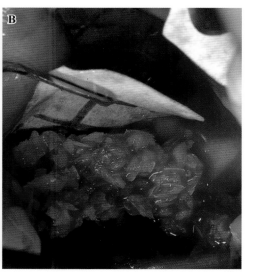

▲ 图 19-34　A. 使用骨刮器从下颌骨升支部位刮取骨屑；B. 骨粉充填、覆盖暴露的种植体颈部

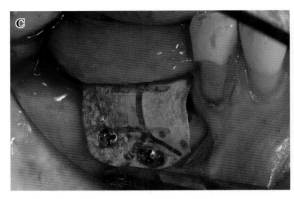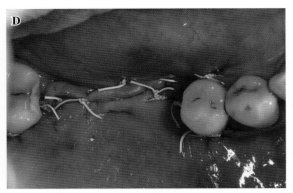

▲ 图 19-34（续） **C.** 覆盖钛加强的 e-PTEE 膜；**D.** 严密缝合软组织创口

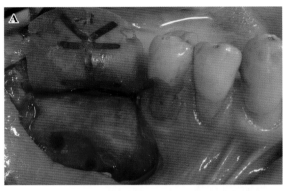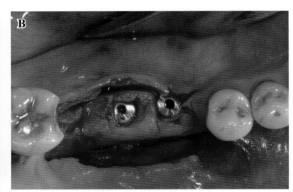

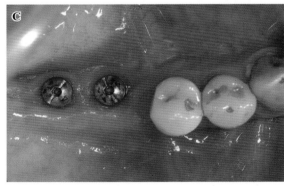

◀ 图 19-35 **A.** 二期手术打开创口，微创下显露并取出 e-PTEE 膜；**B.** 显露种植体封闭螺丝；**C.** 更换愈合帽

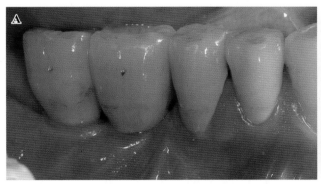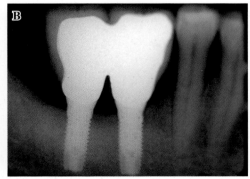

▲ 图 19-36 戴入最终修复体

A. 口内照片；B. 放射影像学（修复：J. Blasbalg 医生）

（三）病例 7

患者，40 岁，男性，口内见下颌骨后牙区牙槽嵴萎缩、附着龈缺乏（图 19-37 和图 19-38A）。因此，笔者决定先改善软组织的质量：增加牙槽嵴区域黏膜质量，以及修整可能影响未来垂直骨增量效果的高系带附着和突出的肌肉附着点。取一张脱细胞真皮皮片（Oracell®）（图 19-38B）作为软组织移植生物材料（图 19-38C），软组织完全愈合后见图 19-38D。第 8 周时，在增

量后的软组织上做正中切口（图 19-39A）。认真细致地将颏神经从颊侧的黏骨膜瓣上分离（图 19-39B）。在舌侧，离断并游离下颌舌骨肌插入舌侧瓣的肌纤维，确保在增量位点的软组织无张力缝合（Ronda 和 Stacchi，2011）。然后植入种植体，并在需要骨增量区域制备滋养孔。种植体的颈部，有约 1/3 部分完全暴露（图 19-40）。术区周围骨组织刮取自体骨骨屑，按 1 : 1 的比例与牛骨矿物质颗粒（Geistlich Bio-Oss®）混合后充填在暴露的种植体周围（图 19-41A）。在颊侧

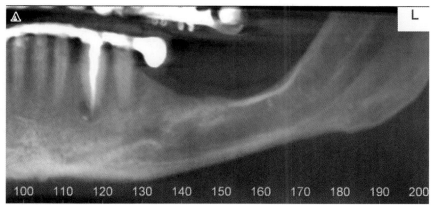

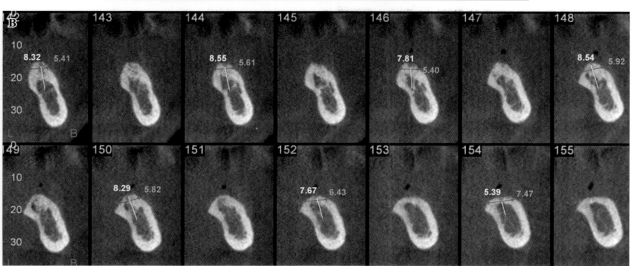

▲ 图 19-37　全景片及 CT 扫描示萎缩的牙槽嵴，在下颌神经管和牙槽嵴顶之间，包括安全区在内可用的垂直骨高度不超过 5～6mm（CT 断层选取：150s）

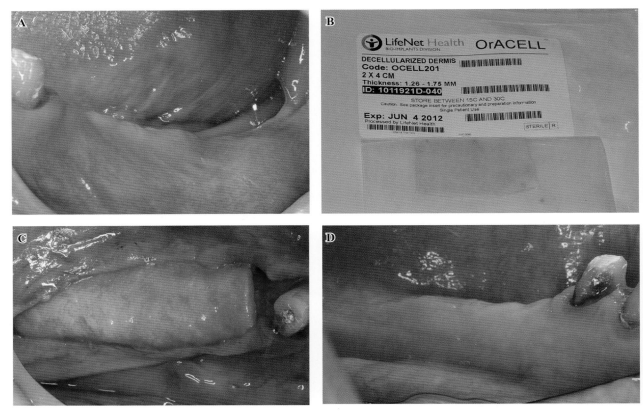

▲ 图 19-38　**A.** 萎缩牙槽嵴部位附着龈缺乏；**B.** 使用脱细胞真皮皮片；**C.** 增加黏膜组织量；**D.** 缺牙部位的黏膜组织量改善（手术：**Z. Artzi** 教授和 **N. Wasershprung** 医生）

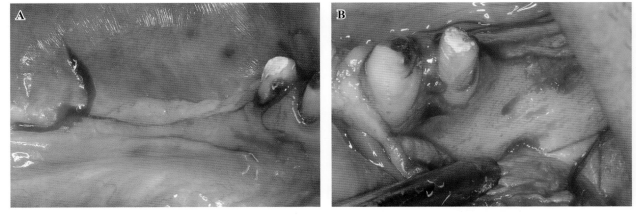

▲ 图 19-39　**A.** 在牙槽嵴黏膜安全区域内做切口；**B.** 翻颊侧瓣时，小心地显露颏神经纤维束

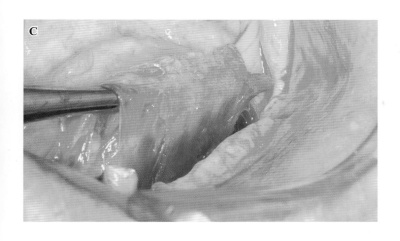

◀ 图 19-39（续）　C. 在舌侧，游离下颌舌骨肌纤维，促进舌侧瓣活动度，利于冠向推进

用 2 枚固位钉将一张钛加强的 PTFE 膜固定，然后向舌侧弯折覆盖骨增量的区域（图 19-41B）。特别注意将膜修剪为合适的形状使其有效避开颏神经血管束。先用间断水平褥式缝合（5-0 e-PTFE），然后用简单的间断缝合关闭软组织创口（图 19-41C 和 D）。术后软组织愈合良好。

　　6 个月后行二期手术，取出 PTFE 膜，骨量不足区域骨增量效果令人非常满意（图 19-42）。取下种植体封闭螺丝，换上愈合帽。采用小的旋转带蒂边缘黏膜瓣关闭软组织创口，以期获得一期愈合（Palacci 和 Nowzari，2008）。术后 6 周，开始进行最终的种植修复步骤。临床和影像学随访表明种植体和周围骨组织的骨结合良好，修复体与天然牙和谐共存（图 19-43）。

四、数字化打印的骨膜下种植体

　　骨膜下种植体的概念是 50 年前出现的。它最初被设计为主要用来仿制塑料的颌骨模型。如今，我们可以通过 3D 打印技术实现金属物质的数字化打印，这些金属表面有着适宜的粗糙度，

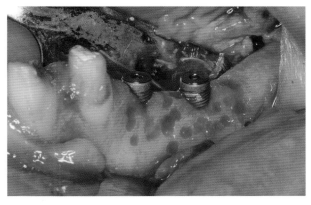

▲ 图 19-40　植入种植体，种植体颈部暴露在外，制备滋养孔

成为一个具有骨传导 / 骨整合特性的骨内钛金属装置，钳住萎缩的剩余牙槽嵴，为可靠的种植体支持修复重建提供基础。

　　通过电子束熔融技术将具有生物相容性的钛合金设计制作成医疗修复体（2 级和 5 级），作为骨组织置换的替代物。如此制作形成植入物具有粗糙、多孔的表面，以及复杂的结构，可以改善骨结合水平。本质上，对于压配合装置，即使不使用固定螺钉也可以获得相当好的稳定性。但是，我们依然要注意，目前缺乏针对数字化打印的骨膜下种植体（digital printed periosteal

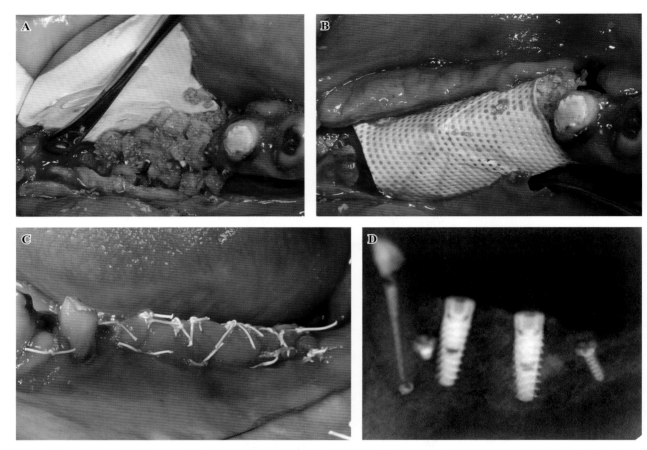

▲ 图 19-41 **A.** 修剪 **PTFE** 膜，固定在颊侧骨板上；**B.** 将异体骨颗粒与来自下颌颊侧骨板的自体骨骨屑混合后作为骨修复材料（**A** 和 **B**）充填在需要骨增量的部位，然后在表面覆盖 **GTR** 膜；**C.** 关闭软组织创口；**D.** 术后根尖 **X** 线片

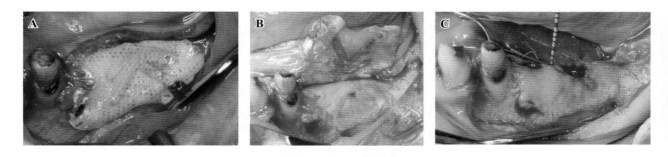

▲ 图 19-42 二期手术
A. 显露；B. 取出 GTR 膜；C. 显露种植体封闭螺丝，注意软组织的厚度，可见橡胶样的结缔组织，其厚度不超过 0.5mm

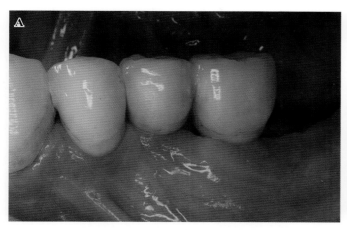 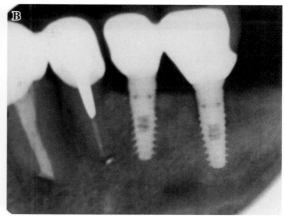

▲ 图 19-43　A. 最终修复体；B. 根尖 X 线片（修复：A. Arieli 医生）

implant，DPI）疗效的长期研究数据或随机对照试验证据，因此，暂时无法证明该技术的有效性。

DPI 技术利用了数字化打印的精确性，制作出能与失牙部位牙槽嵴完全吻合的金属模型。这种预制的金属框架再经过常规的粗糙化处理，提升其骨传导性能及机械性能，因此植入后可以立刻，甚至在使用预制的固位螺钉固定之前就表现出良好的力学稳定性。最终，骨结合能够只发生在金属框架的内表面与下颌骨体部的外表面之间。

该技术的优点主要是复发率低，非常适合残余牙槽骨量少，不需要骨增量的病例，并且最终修复体数量不受限。

（一）病例 8：基于 DPI 的种植体修复重建

患者 60 岁，女性，要求假体修复右下颌骨后部缺牙区。近期的牙科诊疗病史表明，患者曾多次植入螺纹型骨内结合种植体，以及自体 CCB 移植，手术均失败。CT 示（图 19-44）剩余牙槽

嵴与下颌神经管间距 6mm，并且在部分 CT 横截面可见下牙槽神经周围骨完全缺失。

因此，笔者最终计划使用数字打印的骨膜下种植体（digitally printed subperiosteal implant，DPSP）来进行修复重建。使用 CAD–CAM 软件设计金属模型（图 19-45 和图 19-46）。

在牙槽嵴顶的黏膜做正中切口，翻瓣，显露宽平的牙槽嵴。放入 DPSP 种植体，用预先设计的螺钉固定（图 19-47），然后在种植体上部结构位置缝合软组织关创。

上部结构单位周围软组织愈合良好（图 19-48）。种植体植入 4 个月后完成最终种植修复（图 19-49）。

在这个病例中，患者先前在右下颌前磨牙位置植入了 1 枚骨结合种植体，将其与远中的 DPSP 种植体相连，形成了一个 4 单位结构的 PFM 螺丝固位修复体。检查咬合功能，患者自觉咬合功能良好。

（二）病例 9：与螺纹种植体相连的 DPI

患者 50 岁，女性，病情与病例 8 相似，不

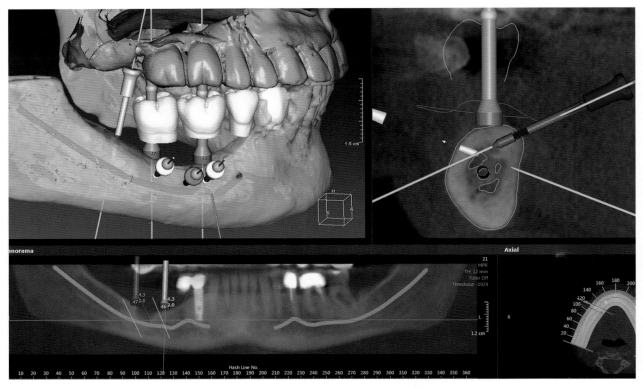

▲ 图 19-44　在严重吸收的下颌骨后牙区域设计骨膜种植体结构

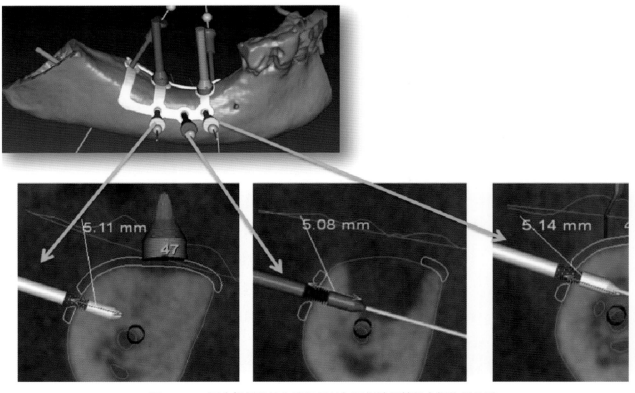

▲ 图 19-45　固定螺钉的植入路径及其与下颌神经管的空间位置关系

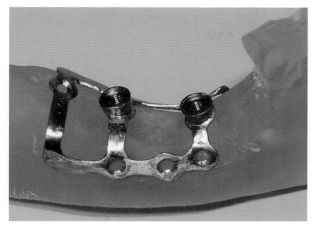

▲ 图 19-46　诊断模型上的骨膜下种植体

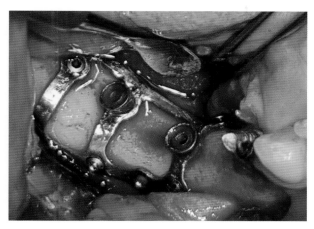

▲ 图 19-47　使用固定螺钉稳定地固定骨膜种植体

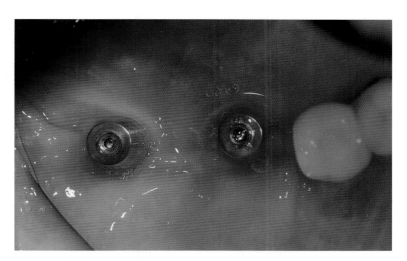

▲ 图 19-48　软组织在种植体上部结构单位周围完全愈合

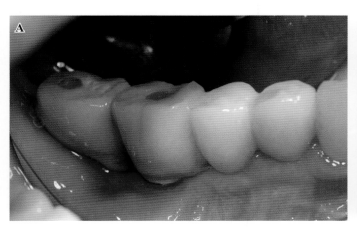

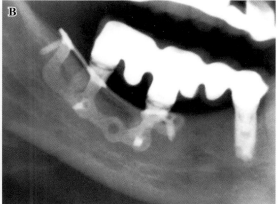

▲ 图 19-49　完成最终修复体

A. 口内照片；B. 放射影像

同之处在于其组合使用了 DPI 与螺纹种植体。尽管 CT 示（图 19-50A）该患者可使用 6mm 种植体，但由于该患者多次种植失败的经历，患者此次要求使用 DPI 技术来进行修复。但是，笔者仍然计划在下颌第二前磨牙的位置植入 1 颗向远中倾斜的单个种植体（图 19-50B）。

首先，制取印模，使用 CAD-CAM 软件设计金属模型（图 19-51）。设计好的金属模型与下颌骨塑料模型上吸收的牙槽嵴区域完全贴合（图 19-52）。在颊侧和舌侧翻黏骨膜瓣，放入金属支架（DPSP），支架在修复位点即刻稳定，然后在颊侧、殆面远中、舌侧分别使用 3 枚、1 枚、1 枚螺钉固定（图 19-53A）。此外，在支架前方植入单颗倾斜根型种植体。软组织减张后缝合关闭创口（图 19-53B）。4 个月后暴露种植体封闭螺丝，连接合适的角度多单位基台，进入软组织愈合期。3 个月后完成最终种植修复体（图 19-54A 和 B）。根尖 X 线片示 DPSP 与发生骨吸收的下颌骨体部后牙区完全贴合（图 19-54C）。

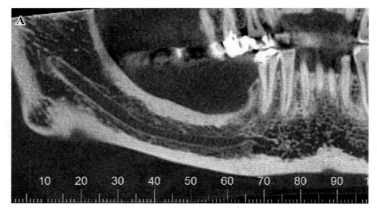

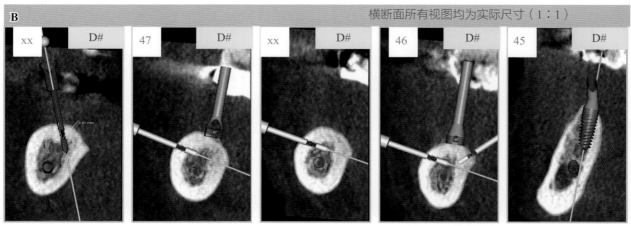

▲ 图 19-50　A. CT 扫描示，降低的剩余牙槽骨高度，另有 1 颗计划单独植入的骨内种植体（#45）；B. 注意植入的固位钉和下颌神经管的空间位置关系

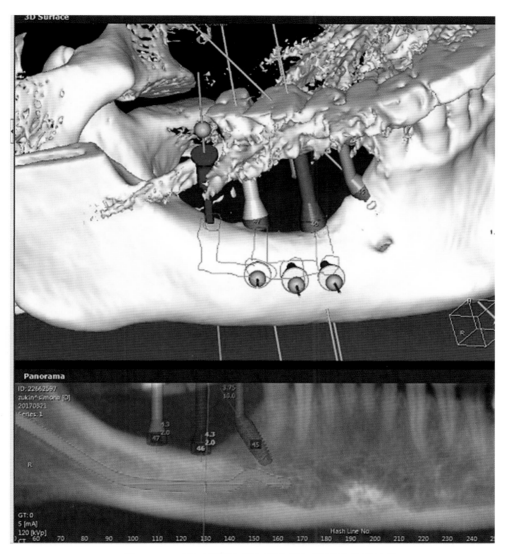

▲ 图 19-51　用下颌骨图解和固定螺钉设计骨膜种植体

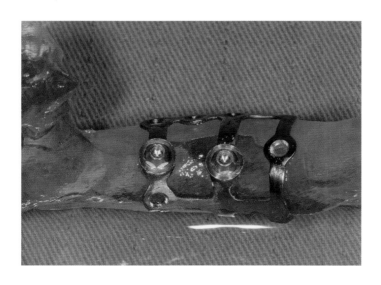

◀ 图 19-52　模型上的
骨膜种植体

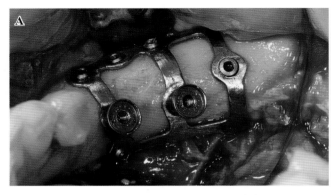 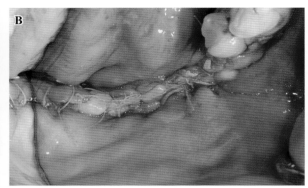

▲ 图 19-53　**A.** 骨膜种植体通过 **5** 枚固定螺钉固定（颊侧 **3** 枚、远中 **1** 枚、舌侧 **1** 枚）；**B.** 严密缝合关闭创口（手术：**Z. Artzi** 教授和 **H. Stoleru** 医生）

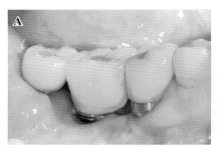 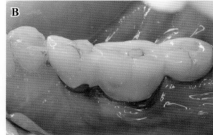 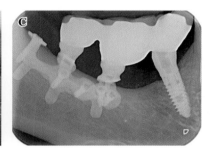

▲ 图 19-54　最终螺丝固位种植修复体

A. 颊面观；B. 舌面观；C. 根尖 X 线片示预制的数字化种植体与下颌骨骨面完全贴合（修复：M. Eger 医生）

参考文献

[1] Artzi, Z., Dayan, D., Alpern, Y., and Nemcovsky, C.E. (2003) Vertical ridge augmentation using xenogenic material supported by a configured titanium mesh: Clinicohistopathologic and histochemical study. *Int J Oral Maxillofac Implants* 18 (3): 440–446.

[2] Artzi, Z., Anavi-Lev, K., Kozlovsky, A. et al. (2017) Bone-to-Implant Contact and New Bone Formation Within Human Freeze-Dried Bone Blocks Grafted Over Rabbit Calvaria *Int J Oral Maxillofac Implants* 32 (4): 768–773.

[3] Bruschi, G.B., Capparé, P., Bravi, F. et al. (2017) Radiographic Evaluation of Crestal Bone Level in Split-Crest and Immediate Implant Placement: Minimum 5-Year Followup.*Int J Oral Maxillofac Implants* 32: 114–120.

[4] Cha, J.K., Kim, C.S., Choi, S.H. et al. (2012) The influence of perforating the autogenous block bone and the recipient bed in dogs. Part II: histologic analysis. *Clin Oral Implants Res* 23 (8): 987–992.

[5] de Avila, E.D., Filho, J.S., de Oliveira Ramalho, L.T. et al. (2014) Alveolar ridge augmentation with the perforated and non-perforated bone grafts. *J Periodontal Implant Sci* 44 (1): 33–38.

[6] Denio, D., Torabinejad, M., and Bakland, L.K. (1992) Anatomical relationship of the mandibular canal to its surrounding structures in mature mandibles. *J Endod.* 18 (4): 161–165.

[7] Ella, B., Laurentjoye, M., Sedarat, C. et al. (2014) Mandibular ridge expansion using a horizontal bone-splitting technique and synthetic bone substitute: An alternative to bone block grafting? *Int J Oral Maxillofac Implants* 29 (1): 135–140.

[8] Elnayef, B., Monje, A., Lin, G.H. et al. (2015) Alveolar ridge split on horizontal bone augmentation: A systematic review. *Int J Oral Maxillofac Implants* 30: 596–606.

[9] Elnayef, B., Monje, A., Gargallo-Albiol, J. et al. (2017) Vertical ridge augmentation in the atrophic mandible: A systematic review and meta-analysis. *Int J Oral Maxillofac Implants* 32 (2): 291–312.

[10] Fishel, D., Buchner, A., Hershkowith, A., and Kaffe, I. (1976) Roentgenologic study of the mental foramen. *Oral Surg Oral Med Oral Pathol* 41 (5): 682–686.

[11] Gallucci, G.O., Khoynezhad, S., Yansane, A.I. et al. (2017) Influence of the posterior mandible ridge morphology on virtual implant planning *Int J Oral Maxillofac Implants* 32 (4): 801–806.

[12] Milinkovic, I. and Cordaro, L. (2014) Are there specific indications for the different alveolar bone augmentation

procedures for implant placement? A systematic review. *Int J Oral Maxillofac Surg* 43 (5): 606–625.

[13] Oh, K.C., Cha, J.K., Kim, C.S. et al. (2011) The influence of perforating the autogenous block bone and the recipient bed in dogs. Part I: a radiographic analysis *Clin Oral Implants Res* 22 (11): 1298–1302.

[14] Palacci, P. and Nowzari, H. (2008) Soft tissue enhancement around dental implants. *Periodontology 2000* 47: 113–132.

[15] Roccuzzo, M., Savoini, M., Dalmasso, P., and Ramieri, G. (2017) Long-term outcomes of implants placed after vertical alveolar ridge augmentation in partially edentulous patients: A 10-year prospective clinical study. *Clin Oral Implants Res* 28 (10): 1204–1210.

[16] Ronda, M. and Stacchi, C. (2011) Management of a coronally advanced lingual flap in regenerative osseous surgery: A case series introducing a novel technique. *Int J Periodont Rest Dent* 31 (5): 505–513.

[17] Salama, H. and Salama, M. (1993) The role of orthodontic extrusive remodeling in the enhancement of soft and hard tissue profiles prior to implant placement: A systematic approach to the management of extraction site defects. *Int J Periodont Rest Dent* 13 (4): 312–333.

[18] Scipioni, A., Bruschi, G.B., and Calesini, G. (1994) The edentulous ridge expansion technique: A five-year study; *Int J Periodont Rest Dent* 14: 451–459.).

[19] Simion, M., Baldoni, M., and Zaffe, D. (1992) Jawbone enlargement using immediate implant placement associated with a split-crest technique and guided tissue regeneration. *Int J Periodont Rest Dent* 12: 462–473.

[20] Tinti, C., Parma-Benfenati, S., and Polizzi, G. (1996) Vertical ridge augmentation: What is the limit? *Int J Periodont Rest Dent* 16 (3): 220–229.

[21] Urban, I.A., Lozada, J.L., Jovanovic, S.A. et al. (2014) Vertical ridge augmentation with titanium-reinforced, dense-PTFE membranes and a combination of particulated autogenous bone and anorganic bovine bone-derived mineral: A prospective case series in 19 patients. *Int J Oral Maxillofac Implants* 29 (1): 185–193.

[22] Verdugo, F., D'Addona, A., and Pontón, J. (2012) Clinical, tomographic, and histological assessment of periosteal guided bone regeneration with cortical perforations in advanced human critical size defects. *Clin Implant Dent Relat Res* 14 (1): 112–120.

[23] Zhao, K., Wang, F., Huang, W., and Wu, Y. (2018) Clinical outcomes of vertical distraction osteogenesis for dental implantation: A systematic review and meta-analysis. *Int J Oral Maxillofac Implants* 33 (3): 549–564.

下颌骨后牙区皮质－松质骨块移植*

Cortico–Cancellous Block (CCB) Transplantation in the Posterior Mandible

Zvi Artzi 著

骨增量过程中应用自体骨作为植骨金标准的原理已经被广泛接受。原则上，首选能提供足够松质骨和骨髓的供区部位，以优化多能成骨前体细胞的传递（Friedenstein 等，1966、1968、1987）。系统性综述（Aloy–Prósper 等，2015；Milinkovic 和 Cordaro，2014）表明在水平向和垂直向骨增量中，皮质－松质骨块（cortico–cancellous block，CCB）都非常有效且极具可预期性。

尽管如此，仍需要提及 CCB 的一些缺陷。CCB 会产生取骨供区和植骨受区 2 个创区，供区损伤，口内供骨区体量的有限性是需要术者常考虑的问题。特别需要注意的是，在植骨后几个月内，骨块会有明显的吸收，吸收量可高达原有量的 60%（Araújo 等，2002；Cordaro 等，2002；Davis 等，1984；Nkenke 和 Neukam，2014；Widmark 等，1997）。为了补偿这些吸收，建议

使用部分可生物降解的生物材料和覆盖天然可吸收胶原膜作为辅助手段（Maiorana 等，2005；Proussaefs 等，2002）。此方法也可促进骨传导性，并加强血凝块和伤口的稳定性（Artzi 等，2003a、2003b、2004）。

在评估植骨效果时，自体骨块移植和其他骨增量方法相比，前者的水平向骨增量可达到约 4.3mm，垂直向骨增量约 4.7mm，后者的水平向骨增量约 3.3mm，垂直向骨增量约 3.0mm（Milinkovic 和 Cordaro，2014）。

关于种植体植入的时机，目前广泛认为 CCB 技术应采取两阶段程序。在已经改建的血管化骨块中延期植入种植体可获得更好的骨结合和稳定性。根据一项回顾性观察结果（Faria 等，2010；Lundgren 等，1999；Rasmusson 等，1998、1999）显示，在负载 3 年后，延期种植和同期种植相

---

*. 本章附有视频，详见补充说明。

比，边缘骨丧失更少，唇侧牙龈退缩的发生率更低（Aloy–Prósper 等，2016；Peñarrocha–Diago 等，2013）。显然，在未血管化的骨块中同期植入种植体会增加不发生骨结合的风险（Chiapasco 和 Zaniboni，2011）。

进行自体皮质–松质骨骨块移植成功的关键是熟悉解剖结构，遵循周密的手术步骤，细致的软组织处理，维持术区稳定，理解创伤愈合过程。

一、J 形移植物增量

（一）病例 1

患者，60 岁，因需要下颌骨后牙区种植修复重建前来就诊。临床检查显示，牙槽嵴颊舌向（图 20-1A）和冠根向（图 20-1B）都有极其严重的吸收，属于牙槽嵴吸收 Seibert 分类Ⅲ型（Seibert，1983）。影像学结果显示，下颌神经管与牙槽嵴顶之间的骨高度不足以容纳适宜长度（8mm 及以上）的种植体（图 20-1C 和 D）。因此决定进行垂直向的 GBR 手术。从下颌骨外斜线外侧区域（图 20-2A）获取一块长方形 20mm×10mm 的皮质–松质骨块，向前移植在萎缩牙槽嵴的位置，以便后期能植入种植体。固定骨块前，在牙槽嵴皮质骨上打孔，制备滋养孔，以增强骨块内血流。用 2 枚固位钛钉固定骨块，使骨块的边缘在冠向（图 20-2B）高于牙槽

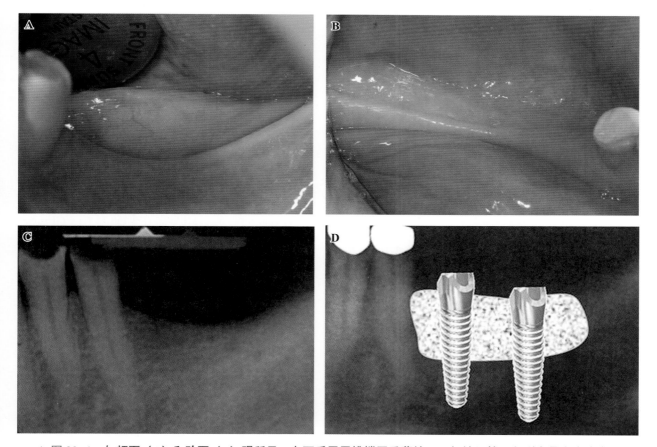

▲ 图 20-1　如颊面（A）和𬌗面（B）观所示，左下后牙牙槽嵴严重萎缩；下颌神经管冠向剩余骨高度决定了垂直骨增量的所需量（C 和 D）

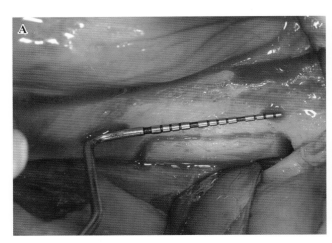 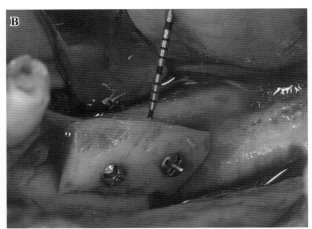

▲ 图 20-2　A. 从下颌骨外斜线区域获取皮质 - 松质骨板；B. 向前植入骨块，用 2 枚固位钉固定骨块，骨块边缘高于牙槽嵴冠方 4mm

嵴 4～5mm。为了补偿后期 CCB 的自体吸收，用牛骨矿物质颗粒（Geistlich Bio-Oss®）充填整个植骨区域（图 20-3A）。用胶原膜（Bio-Gide®）覆盖整个植骨区域（图 20-3B）然后进行软组织缝合（图 20-3C）。术后软组织愈合良好（20-3D）。骨增量后 6 个月复诊时再次显露术区，可见固位钉头部完全包被在骨组织内，这证明没有发生骨吸收（图 20-4A）。然后去除固位钉（图 20-4B），便于通过外科导板在骨增量区域进行种植体植入术（图 20-5 和图 20-6）。在种植体植入后 6 周进行种植修复，流程见图 20-7。要注意的是建立软组织边缘线与天然牙列连续一致，这将有利于口腔卫生指数（OHI）的表现。

（二）病例 2：骨组织修复之前的软组织增量

对于垂直向和水平向联合骨缺损，自体骨块常表现为 J 形移植物。正如前面提到的其他骨增量技术所述，附着龈的存在对于实现可预期的骨组织增量至关重要。因此，有时候在进行骨组织

增量前需要进行软组织增量。对于这样的一个病例，从腭部获取一块结缔组织，然后移植到萎缩的下颌骨后牙区，增宽和增厚缺牙区的软组织黏膜（图 20-8）。在软组织移植的 4～6 周后，翻黏骨膜瓣显露萎缩的牙槽嵴。切口向远中延伸，以便从磨牙后区外侧获取 CCB（图 20-9A）。用超声骨刀制备一块 20mm×6mm 的块状骨块（图 20-9B），然后移植到受植区（图 20-9C），用两颗固位钉固定（图 20-9D），骨块边缘在冠向 - 垂直向要比牙槽嵴高 4～5mm（图 20-9E）。为了避免远期吸收，用牛骨矿物质颗粒（Geistlich Bio-Oss®）充填骨块和受区骨床之间的间隙，同时覆盖整个区域（图 20-10A）。用猪胶原膜（Bio-Gide®）（图 20-10B）覆盖整个区域。术后根尖 X 线片清楚地展现了在冠向增量的骨组织增强影（图 20-10C）。

骨增量 6 个月后，再次显露骨表面。固位钉的头部完全被骨组织包绕，提示没有发生骨吸收（图 20-11）。去除这些钛钉以便在骨增量区域植入两颗种植体（图 20-12）。3 个月后进行最终种

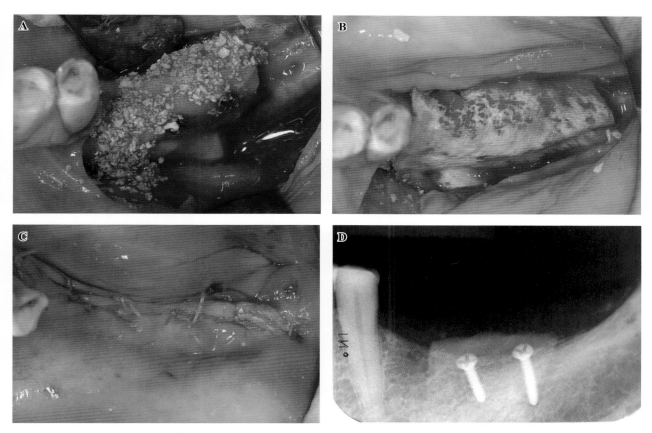

▲ 图 20-3　**A.** 用异种骨颗粒充填所有间隙，完成垂直向骨增量的外形；**B.** 然后覆盖可吸收生物胶原膜；**C.** 严密缝合软组织创口；**D.** 术后拍摄根尖 **X** 线片

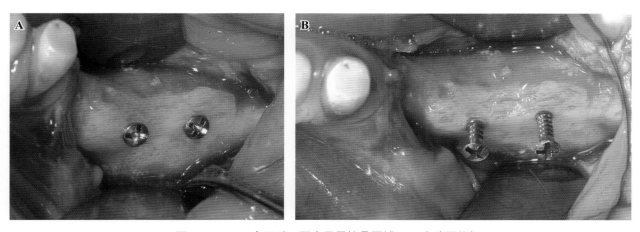

▲ 图 20-4　**A.** 6 个月后，再次显露植骨区域；**B.** 去除固位钉

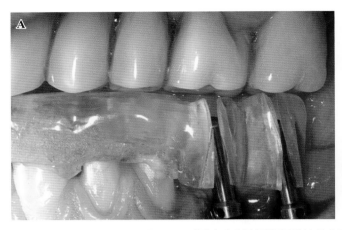
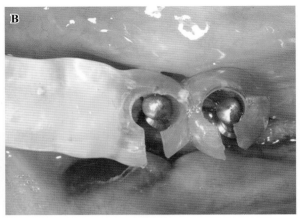

▲ 图 20-5　通过手术导板进行种植位点预备，颌间（**A**）和下颌（**B**）方向

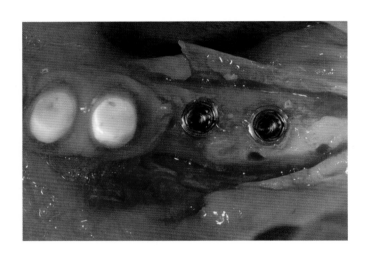

◀ 图 20-6　在宽大的骨增量骨床上植入种植体

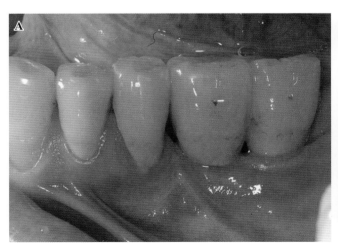
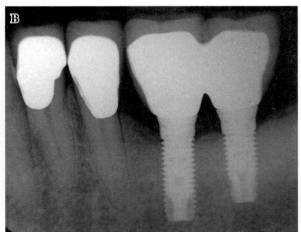

▲ 图 20-7　最终修复
A. 临床表现；B. 放射影像（修复：J. Blasbalg 医生）

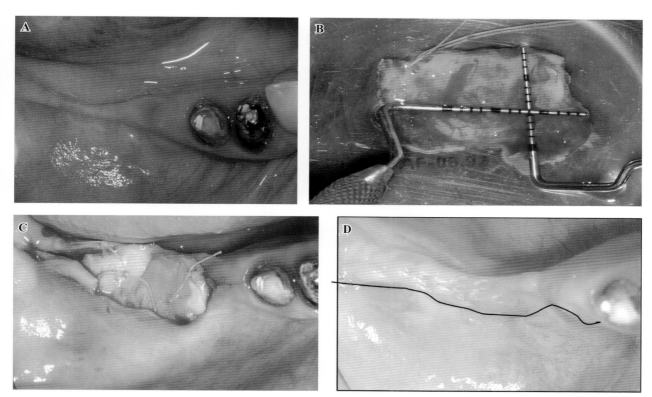

▲ 图 20-8　**A.** 注意非常薄的角化黏膜；**B.** 从腭部获取的游离结缔组织；**C.** 软组织移植到无牙区域；**D.** 软组织愈合后，角化组织区域有明显的增宽（注意新的膜龈联合线的位置）

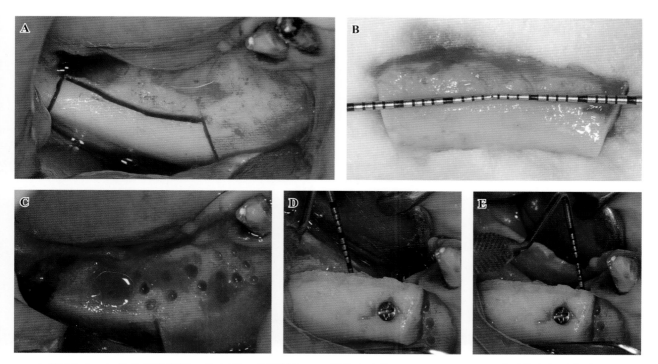

▲ 图 20-9　**A.** 从外斜线处取一块皮质 - 松质骨块；**B.** 骨块大小为 **25mm×10mm**；**C.** 受区骨床打滋养孔使血供营养到植骨区；**D.** 骨块被 **2** 枚钛钉固定在受植区；**E.** 骨块高于牙槽嵴顶 **4 ～ 5mm**

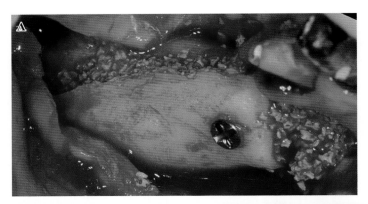

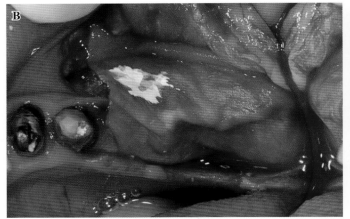

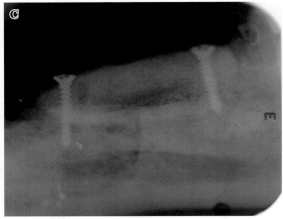

▲ 图 20-10　**A.** 牛骨矿物质颗粒（**Geistlich Bio-Oss®**）充填所有间隙来补充未来的自体骨吸收；**B.** 用一张生物可吸收膜覆盖整个增量区域；**C.** 术后根尖 **X** 线片

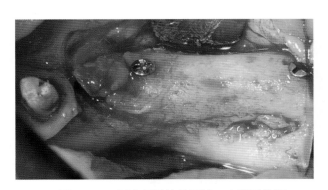

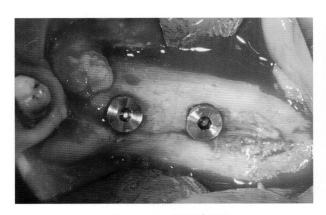

▲ 图 20-11　再次显露植骨区域，去除固位钉　　　　　▲ 图 20-12　植入种植体

植修复治疗（图 20-13）。

二、垂直骨增量

病例 3：垂直骨再生

本病例是一位左下颌骨后牙区牙槽骨严重萎缩的患者（图 20-14A）。锥形束 CT 的截面图和相关图像显示下颌神经管和牙槽嵴的距离很近（4～5mm）（图 20-14B 和 C）。下颌宽大的牙槽嵴（图 20-15A）和对颌咬合平面之间的颌间距离为 17mm（图 20-15B），需要进行大量的垂直骨增量。因此需要用大骨块进行骨增量来达到理想的植骨效果。由于磨牙后区或升支不能提供这

样的骨块，因此选择颏部作为供区。由此，通过超声骨刀从颏部制备一块 35mm×10mm×10mm 巨大 CCB 骨块（图 20-16A）。骨块的中央切开皮质骨，使骨块具有一定的活动度（图 20-16B）。在受区骨床上进行皮质打滋养孔以加强对骨块的血供营养。讲骨块移植到受植区，并且用 4 颗长固位钉固定（图 20-17A）。用牛骨矿物质颗粒（Geistlich Bio-Oss®）充填骨块周围所有间隙（图 20-17B），然后用一块可吸收胶原膜（Bio-Gide®）完全覆盖（图 20-17C）。特别要注意保护暴露的颏神经血管束。在舌侧，从舌侧瓣钝性分离下颌舌骨肌附着，获得显著的冠向推进，从而达到无张力的软组织关闭（图 20-17D）和后期一期愈

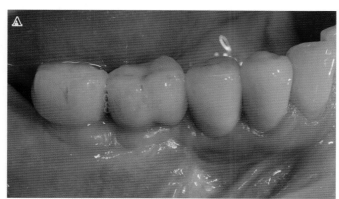

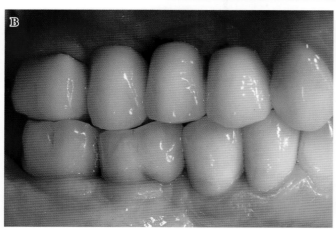

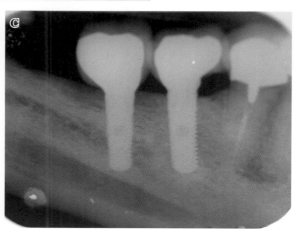

▲ 图 20-13　A. 最终修复；B. 咬合；C. 最终根尖 X 线片（修复：Z. Ormianer 医生）

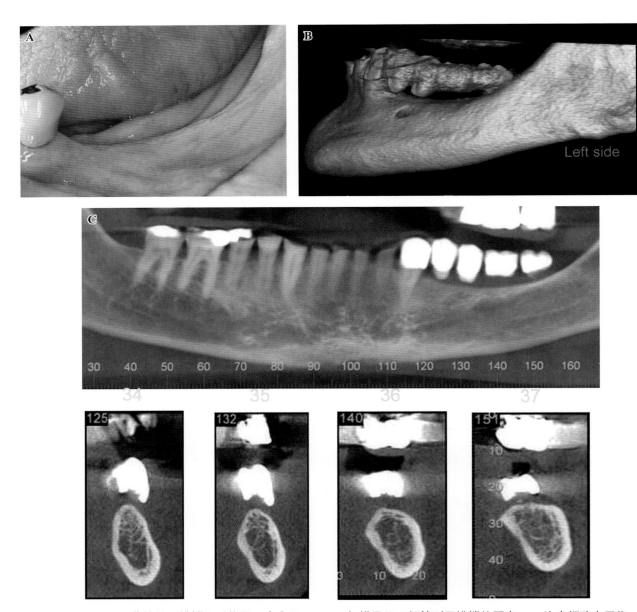

▲ 图 20-14　A. 萎缩的牙槽嵴几乎位于口底水平；B. CT 扫描显示下颌管到牙槽嵴的距离；C. 注意颏孔水平靠近牙槽嵴顶

合（图 20-18A）。注意降低的颌间距离（图 20-18B）。

CCB 移植后 6 个月，做牙槽嵴正中切口，翻黏骨膜推进瓣，可见一个完整修复的牙槽嵴（图 20-19A）。去除固位钉，借助预先设计的外科导板植入 4 枚种植体（图 20-19B 和 C）。但是，环绕远中种植体颈部的骨区域明显没有实现有效的血供重建，导致部分无活力区域。最终决定移除已经发生骨结合的远中种植体。最后，3 单位种植体固定桥作为最终种植修复体（图 20-20）。

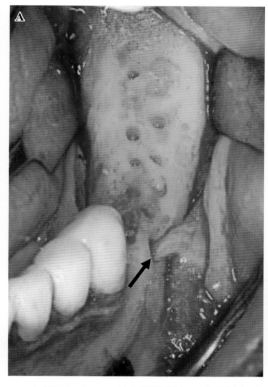

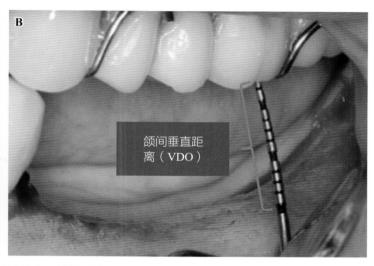

▲ 图 20-15　A. 软组织翻瓣显示在颏神经束附近的宽牙槽嵴（箭）；B. 上颌殆面和下颌骨牙槽嵴之间的颌间距离是 17mm（手术：Z. Artzi 教授和 E. Weinberg 医生）；VDO. 殆面垂直向

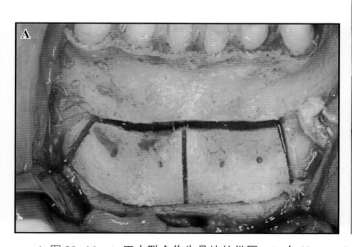

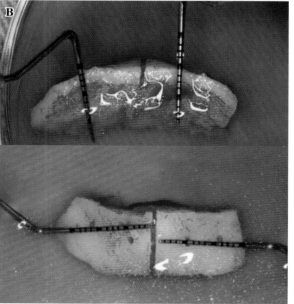

▲ 图 20-16　A. 正中联合作为骨块的供区；B. 在 33mm×9mm 移植骨块进行皮质骨断开，来获得移植物的活动度

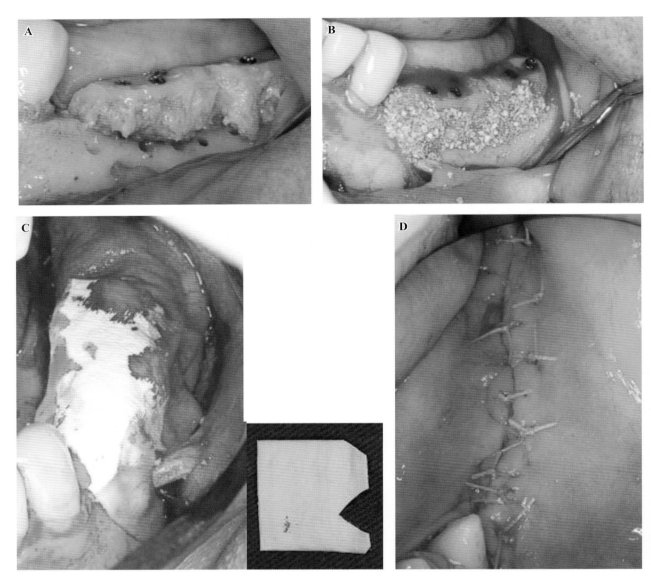

▲ 图 20-17　**A.** 4 枚 **12mm** 长钛钉用来确保骨块在萎缩牙槽嵴上垂直向的稳定性；**B.** 用牛骨矿物质颗粒来充填所有间隙完成骨增量；**C.** 仔细剪裁一张可吸收的猪胶原膜，用来覆盖暴露的颏神经束的同时覆盖整个骨增量区域；**D.** 通过一系列的褥式缝合确保软组织严密缝合

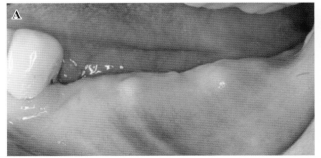
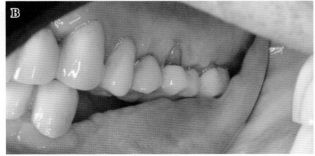

▲ 图 20-18　**A.** 软组织愈合良好；**B.** 注意减少的颌间距离

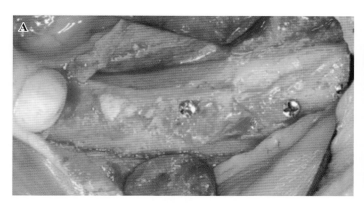
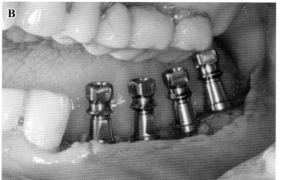
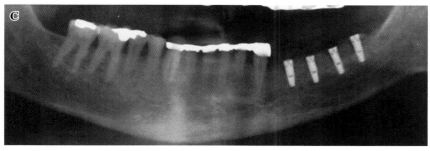

▲ 图 20-19　6 个月后
A. 再次显露牙槽嵴；B. 去除固定的钛钉，然后植入种植体（全景片显示骨增量下颌骨中的种植体）

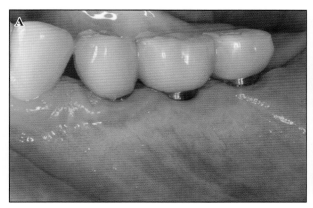
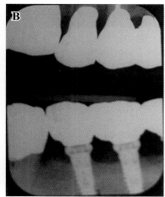
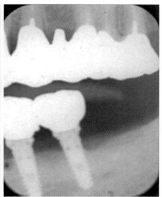

▲ 图 20-20　A. 最终种植修复；B. 咬合片（修复：M. Masri 医生）

参考文献

[1] Aloy-Prósper, A., Peñarrocha-Oltra, D., Peñarrocha-Diago, M., and Peñarrocha-Diago, M. (2015) The outcome of intraoral onlay block bone grafts on alveolar ridge augmentations: A systematic review.*Med Oral Patol Oral Cir Bucal* 20 (2): e251–258. Review.

[2] Aloy-Prósper, A., Peñarrocha-Oltra, D., Peñarrocha-Diago, M. et al. (2016) Peri-implant hard and soft tissue stability in implants placed simultaneously versus delayed with intraoral block bone grafts in horizontal defects: A retrospective case series study. *Int J Oral Maxillofac Implants* 31 (1): 133–141.

[3] Araújo, M.G.1, Sonohara, M., Hayacibara, R. et al. (2002) Lateral ridge augmentation by the use of grafts comprised of autologous bone or a biomaterial. An experiment in the dog. *J Clin Periodontol.* (12): 1122–1131.

[4] Artzi, Z., Givol, N., Rohrer, M.D. et al. (2003a) Qualitative and quantitative expression of bovine bone mineral in experimental bone defects. Part 1: Description of a dog model and histological observations. *J Periodontol* 74 (8): 1143–1152.

[5] Artzi, Z., Givol, N., Rohrer, M.D. et al. (2003b) Qualitative and quantitative expression of bovine bone mineral in experimental bone defects. Part 2: Morphometric analysis. *J Periodontol* 74 (8): 1153–1160.

[6] Artzi, Z., Weinreb, M., Givol, N. et al. (2004) Biomaterial resorption rate and healing site morphology of inorganic bovine bone and beta-tricalcium phosphate in the canine: A 24-month longitudinal histologic study and morphometric analysis. *Int J Oral Maxillofac Implants* 19 (3): 357–368.

[7] Chiapasco, M. and Zaniboni, M. (2011) Failures in jaw reconstructive surgery with autogenous onlay bone grafts for pre-implant purposes: Incidence, prevention and management of complications. *Oral Maxillofac Surg Clin North Am* 23 (1): 1–15, Review.

[8] Cordaro, L., Amadé, D.S., and Cordaro, M. (2002) Clinical results of alveolar ridge augmentation with mandibular block bone grafts in partially edentulous patients prior to implant placement. *Clin Oral Implants Res* 13 (1): 103–111.

[9] Davis, W.H., Martinoff, J.T., and Kaminishi, R.M. (1984) Long-term follow up of trans-oral rib grafts for mandibular atrophy. *J Oral Maxillofac Surg* 42 (9): 606–609.

[10] Faria, P.E., Carvalho, A.L., de Torres, E.M. et al. (2010) Effects of early functional loading on maintenance of free autogenous bone graft and implant osseointegration: An experimental study in dogs. *J Oral Maxillofac Surg* 68 (4): 825–832.

[11] Friedenstein, A.J., Piatetzky-Shapiro, I.I., and Petrakova, K.V. (1966) Osteogenesis in transplants of bone marrow cells. *J Embryol Exp Morpho* 16 (3): 381–390.

[12] Friedenstein, A.J., Petrakova, K.V., Kurolesova, A.I., and Frolova, G.P. (1968) Heterotopic of bone marrow. Analysis of precursor cells for osteogenic and hematopoietic tissues. *Transplantation* 6 (2): 230–247.

[13] Friedenstein, A.J., Chailakhyan, R.K., and Gerasimov, U.V. (1987) Bone marrow osteogenic stem cells: In vitro cultivation and transplantation in diffusion chambers. *Cell Tissue Kinetics* 20 (3): 263–272.

[14] Lundgren S., Rasmusson, L., Sjöström, M., Sennerby, L. (1999) Simultaneous or delayed placement of titanium implants in free autogenous iliac bone grafts. Histological analysis of the bone graft-titanium interface in 10 consecutive patients. *Int J Oral Maxillofac Surg* 28 (1): 31–37.

[15] Maiorana, C., Beretta, M., Salina, S., and Santoro, F. (2005) Reduction of autogenous bone graft resorption by mean of bio-oss coverage: A prospective study. *Int J Periodontics Restorative Dent* 25 (1): 19–25.

[16] Milinkovic, I. and Cordaro, L. (2014) Are there specific indications for the different alveolar bone augmentation procedures for implant placement? A systematic review. *Int J Oral Maxillofac Surg* 43 (5): 606–625.

[17] Nkenke, E. and Neukam, F.W. (2014) Autogenous bone harvesting and grafting in advanced jaw resorption: Morbidity, resorption and implant survival. *Eur J Oral Implantol*.

[18] Peñarrocha-Diago, M., Aloy-Prósper, A., Peñarrocha-Oltra, D. et al. (2013) Localized lateral alveolar ridge augmentation with block bone grafts: Simultaneous versus delayed implant placement: A clinical and radiographic retrospective study. *Int J Oral Maxillofac Implants* 28 (3): 846–853.

[19] Proussaefs, P., Lozada, J., Kleinman, A., and Rohrer, M.D. (2002) The use of ramus autogenous block grafts for vertical alveolar ridge augmentation and implant placement: A pilot study. *Int J Oral Maxillofac Implants* 17 (2): 238–248.

[20] Rasmusson, L., Meredith, N., Kahnberg, K.E., and Sennerby, L. (1998) Stability assessments and histology of titanium implants placed simultaneously with autogenous onlay bone in the rabbit tibia. *Int J Oral Maxillofac Surg* 27 (3): 229–235.

[21] Rasmusson, L., Meredith, N., Cho, I.H., and Sennerby, L. (1999) The influence of simultaneous versus delayed placement on the stability of titanium implants in onlay bone grafts. A histologic and biomechanic study in the rabbit. *Int J Oral Maxillofac Surg* 28: 224–231.

[22] Seibert, J.S. (1983) Reconstruction of deformed, partially edentulous ridges, using full thickness onlay grafts. Part I. Technique and wound healing. *Compend Contin Educ Dent* 4 (5): 437–453.

[23] Widmark, G., Andersson, B., and Ivanoff, C.J. (1997) Mandibular bone graft in the anterior maxilla for singletooth implants. Presentation of surgical method. *Int J Oral Maxillofac Surg* 26 (2): 106–109.

下颌骨后牙区的同种异体骨块移植物*

Allogeneic Block Grafts in the Posterior Mandible

Michele Jacotti　Fabio Bernardello　著

　　下颌骨后牙区是常见的缺牙部位，这主要是由于牙周或牙髓疾病造成牙齿早失引起的。问题是，牙缺失后牙槽骨的吸收是一个不可避免的过程，最后往往导致水平向和垂直向的骨量不足（Araujo 和 Lindhe，2005；Schropp 等，2003）。虽然在拔牙窝内植骨（拔牙位点保存）以对抗这种生理过程的有效性仍有争议，但是这一技术似乎在限制牙槽嵴水平吸收方面有效，同时在拔牙窝唇侧骨板较薄（＜1mm）的病例中疗效更为明显（Spinato 等，2014）。在下颌骨后牙区，严重的垂直向萎缩通常是早期牙齿缺失的最终结果，而合并（垂直和水平）萎缩的频率较低，通常在不是所有后牙缺失时观察到。这种生理性的骨改建，特别是在下颌骨后牙区，可能导致种植体植入变得困难或无法满足足够长度种植体的植入，（例如，下牙槽神经表浅化），这与解剖学限制有关（即牙槽神经的浅表化）（Felice 等，2009a）。

　　在混合型骨缺损的情况下，预制塑形的块状同种异体骨可用于重建垂直向和水平向的牙槽嵴缺损（即所谓的"J形骨块"）。移植物必须固定在牙槽嵴的颊侧，同时移植物塑形通常必须考虑避免对下牙槽神经危险区的压迫或损伤（如颏孔）。数字化技术构建的模型所具备的高解剖精度将非常有助于避免神经损伤（Jacotti，2006）。

　　固定移植骨块后，牙槽嵴的骨量将显著增加，所以必须进行大量的软组织钝性分离，来获得术区完全无张力缝合。与上颌手术位点不同的是，在下颌后部，不仅颊侧瓣可以钝性分离，事实上，舌侧组织也可以很容易地移行（Ronda 和 Stacchi，2015），避免对颊侧和舌侧黏膜瓣进行大范围的冠向推进，在完全覆盖骨增量区和黏膜瓣达到精确无张力一期闭合方面具有明显的优势（Burkhardt 和 Lang，2010）。通常在下颌骨后牙区，剩余牙槽嵴呈现出厚的皮质骨层。因此，强烈建议使用直径为1mm、深度为2mm的钻头进行骨面的"滋养孔处理"，以暴露剩余牙槽骨的

---

*. 本章附有视频，详见补充说明。

松质骨部分，利用其成骨潜能促进骨再生。这种"滋养孔处理"操作的真实效用仍有争议。然而，最近的一篇文献从组织学上证实了皮质骨打孔在增加新血管数量方面具有显著作用；而且，与无穿皮质孔对照组相比，在皮质骨打孔以"新鲜化"牙槽骨的病例中，活性骨的数量更多，但无统计学意义（Danesh-Sani 等，2017）。

无论使用何种技术，下颌骨后牙区的垂直和（或）水平牙槽嵴骨增量都是一项具有挑战性和高难度的手术操作。对于单纯牙槽骨水平向缺损，皮质骨较薄且松质骨量良好的情况下，也可以通过牙槽嵴扩张（骨劈开）这一简单可行的技术获得骨增量；但是在松质骨成分稀少且皮质层厚的情况下，骨扩张就变得非常困难，且颊侧劈开的骨片折裂的风险很高。因此，更推荐采用分阶段牙槽嵴扩张术（Enislidis 等，2006）、引导骨再生（GBR）或高嵌体块状骨移植。当主要为垂直骨吸收时，可以采用以下牙槽骨增量技术：使用不可吸收膜（Simion 等，1994、2001）或钛网的 GBR（Pieri 等，2008），以及牙槽骨牵张成骨（Chiapasco 等，2004）；然而，当遇到严重吸收的牙槽嵴时，首选块状骨移植物（Petrungaro 和 Amar，2005；McAllister 和 Haghighat，2007）。块状骨移植物可被用于"高嵌体"（牙槽骨体外）技术（Cordaro 等，2002；Jacotti 等，2012；Schwartz-Arad 等，2005）或"嵌体"（牙槽骨体内）技术（Felice 等，2009b）。

使用自体骨块已有充分的文献记载和良好的疗效报道（Misch 等，1992；De Santis 等，2012）。由于良好的成骨、骨传导及骨诱导特性，自体骨被广泛认为是植骨的金标准。然而，外科医生必须考虑到，在临床需要大量骨再生的情况下，所能获得的自体骨块数量是有限的（Misch，1997）。更重要的是，从口内供体部位，如颏部和下颌升支部，获取骨块具有一些明显的缺陷，可能导致并发症产生（疼痛、水肿、感染、感觉异常、肌肉张力丧失、牙齿活力丧失及牙龈退缩等）（Misch，1997、2000）。为了避免这些局限和并发症，特别对于牙槽骨严重萎缩的病例，同种异体骨块移植物的使用得到了蓬勃发展并获得青睐，这也基于其良好的临床效果和组织学表达结果（Jacotti 等，2012；Keith 等，2006）。

近期一篇综述证实，在下颌骨后牙区这个特殊的解剖区域进行骨量扩增是可成功实现的，但必须考虑失败和并发症的发生率较高，尤其是在垂直骨增量中失败和并发症的发生率＞20%（Esposito 等，2009）。此外，这篇综述强调，所有的骨再生程序都可以提供良好的治疗结果，因此，最终的技术选择完全与外科医生的临床技能密切相关。

"骨构建"技术

特别对于下颌骨后牙区牙槽嵴严重萎缩的病例，尤为建议使用同种异体骨块移植物，并且通过 3D 骨块技术简化程序后，同种异体骨块技术疗效获得肯定，广受欢迎。3D 骨块技术的发展是对骨块进行虚拟建模，使用专用程序直接处理数字数据；其基本原理是为手术准备一个形状完美的移植物，避免在手术过程中进行移植物塑形。这种技术被称为"骨构建技术"。

大约在 10 年前，有学者发表了第一篇描述"骨构建技术"的论文（Sun 和 Lal，2002；Tsuji 等，

2004）。该技术最初应用于颌面部手术，主要用于肿瘤术后或外伤后患者广泛的骨重建。

之后，人们的兴趣转向了牙科应用，聚焦于重建再吸收的牙槽嵴（Macchi 等，2006）。

其基本原理是依托于一个完全虚拟的环境，CT 数据以 DICOM 格式保存在数字化载体上，行专用软件处理。重建 CT 的各个轴截面图，外科医生描画一个咬合重建曲线来创建横截面图。再对数据进行首次精细处理后，可以创建临床病例的虚拟计划，绘制牙槽神经并模拟种植体位置，所有一切都始终在虚拟环境中进行（图 21-1 至图 21-3）。

在设计阶段，可以立即了解是否需要骨重建，或者剩余骨量是否足以支持拟种植体植入正确的位置。如果需要骨重建，"骨构建技术"的功能应用即可进行。

使用专用软件（OneGraft，3DMed，l'Aquila，Italy–www.3dmed.it），"骨构建技术"流程由

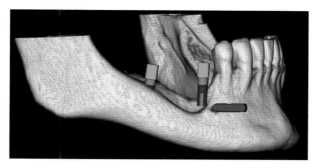

▲ 图 21-1　种植体计划位置的三维重建

CAD–CAM 程序制订的经典流程组成。该流程从计算机辅助设计（computer aided design，CAD）步骤开始。将一个已知尺寸的立方体以作图的方式定位在萎缩牙槽嵴的三维重建图上。

病例中所示该立方体的长宽高分别为 30mm/15mm/10mm（图 21-4），它代表了塑形前的骨块。

在一个清洁无尘的房间里，与上述立方体体积相同的原始同种异体松质骨块，将会被一台 5 轴研磨机研磨成型。使用一些软件程序，将虚拟

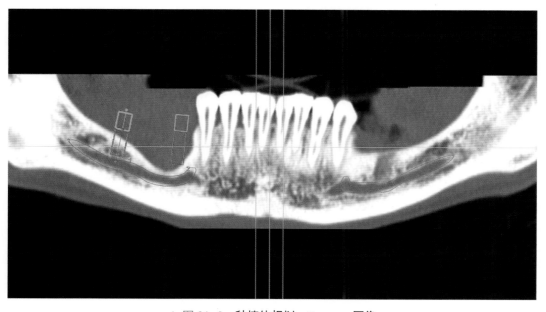

▲ 图 21-2　种植体规划，Panorex 图像

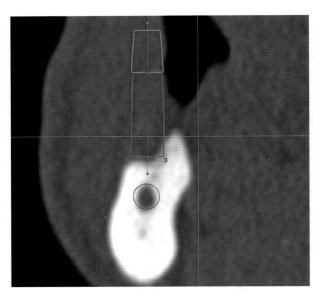

▲ 图 21-3 种植体规划，横截面图像

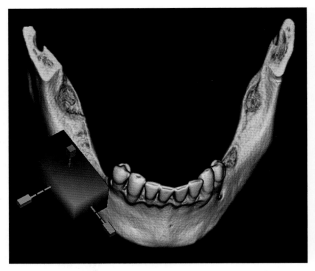

▲ 图 21-4 已知尺寸的长方体几乎位于解剖区域附近进行重建

的立方体骨块放置在剩余牙槽嵴骨表面，随后将其"插入"骨表面，直到生物材料的厚度足够恢复缺失的牙槽嵴（图 21-5）。

当术者对骨块的位置满意时，可以将骨块虚拟的"固定"在骨表面（图 21-6）。

在这一阶段，程序会计算骨组织和移植物之间的接触面，并自动去除剩余骨组织内多余的部分。骨块的颜色会发生变化，看起来与牙槽骨融为一体。随后的阶段是虚拟移植物外表面的塑形：通过一个名为"小手"的工具，操作者可以移除部分材料，拉伸或在缺失处添加更多的材料（图 21-7）。

在虚拟成形过程结束时，即可显示同我们前期塑形的模型一样的移植物，验证种植体植入位置，以确定骨量的增加是否令人满意（图 21-8）。

完成所有检查之后，移植物的虚拟特征被转换成一个实体到层（solid to layer，STL）文件，CAM 机器使用它来实现虚拟创建的实体（图 21-9）。

该文件以数字化形式发送到组织库，4 周内个性化骨块将被碾磨，消毒，并发送给手术医生。

当手术医生收到移植骨块并准备完毕时，就可以安排手术了。从手术当天开始病人预防性使用抗生素；手术室准备就绪，患者接受局部麻醉；打开装有研磨成型的同种异体移植骨块的无菌包装，将骨块放置在无菌手术铺巾上，并在预先灭菌 3D 打印的颌骨模型上检查匹配情况（图 21-10）。

检查后，将移植骨块浸入水中；像 3D 骨块技术一样，将移植物置入一个 20mm 装有无菌盐水溶液的注射器中，去除注射针头，封闭注射器注射孔，抽出注射器活塞形成真空，产生负压，排出空气。通过这个简单的步骤，松质移植骨块中的气泡被去除，移植骨块完全浸润在生理盐水中。当外科医生预备受植区时，移植物可储存在

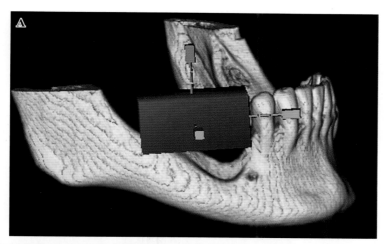

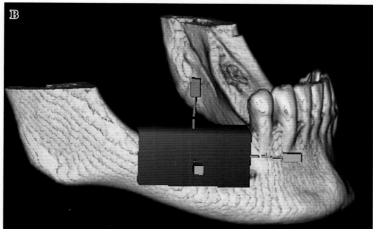

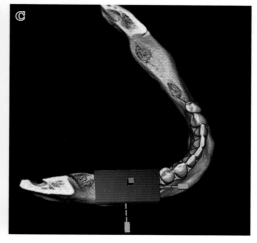

▲ 图 21-5 为重建缺损，定位骨长方体所需的通道

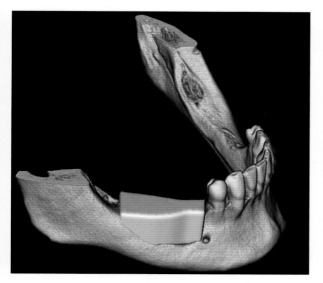

▲ 图 21-6 试块与残余骨"融化"，并可通过虚拟仪器进行塑形

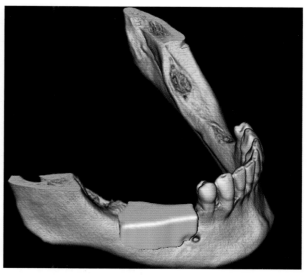

▲ 图 21-7 为了再现近牙的解剖结构和骨峰，对该块进行建模

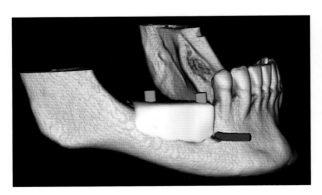

▲ 图 21-8　移植物就位时检查植入计划。请注意为避免与精神孔接触而创建的空间

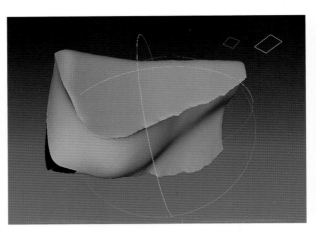

▲ 图 21-9　STL 文件的图像，该文件将被发送到组织库，组织库将在真实形状的同种异体块移植物中转换虚拟体积

注射器中保持无菌。去除移植物中空气的原因是，块状移植物内部大量空气严重阻碍组织的快速血管化，而这是移植物改建和新骨形成的首要关键步骤。

精心设计和分离软组织瓣，避免撕裂软组织。首先，需要进行细致的骨膜切口钝性分离软组织，防止组织瓣张力过大和影响组织的延展性，这是获得完美的无张力创口一期缝合和移植物覆盖的基础（Burkhardt 等，2010）。软组织瓣的精细处理是骨增量手术的关键步骤：使用松质异体骨块进行骨再生治疗，绝大多数并发症都与软组织引发的问题有关，如屏障膜暴露，由于组织瓣张力较大导致创口和松弛切口裂开，或覆盖移植物的组织瓣穿孔（Chaushu 等，2010）。

钝性分离软组织瓣后，强烈建议在受区皮质骨（下颌骨严重萎缩时后牙区皮质骨特别厚）广泛制备穿皮质孔（滋养孔），暴露残余骨组织内的松质部分，其具有丰富的成骨潜力（图 21-11）。

当手术部位预备完成后，术者可以从无菌注射器中取出水化的移植骨块，将其放置在受植床上，确认正确的骨块就位位置，以便准确地预备固位螺钉孔。因为移植骨块微动可能造成新血管形成的缺乏，进而影响移植骨改建和新骨的形成，所以移植骨块必须用固位钉牢固地固定在剩余牙槽骨上（图 21-12）。

当骨块固定完成后，使用可吸收屏障膜保护移植骨块，防止由于骨膜侵入而引起移植骨块的再吸收。基于缓慢可吸收屏障膜能保证至少 5 个月的屏障功能，笔者推荐使用如图示的屏障膜。所使用的缝合方式（5-0 单股丝线）与骨增量术中使用的相同：水平褥式缝合使前庭和舌侧黏膜瓣外翻，产生广泛的表面接触，间断缝合或连续缝合完成创口闭合。这样缝合的目的是在完全无张力的情况下达到一期愈合，避免移植物暴露；术后 12～14 天拆除缝合线（图 21-13）。

第二个手术步骤是在移植骨块就位后约 8 个月，骨改建形成新生骨组织后，在移植骨块上进

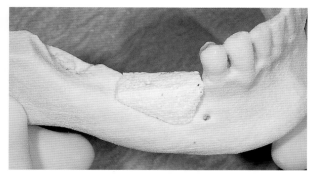

▲ 图 21-10　在先前灭菌的合成原型上检查研磨的移植物。请注意 CAD 铣削移植物与原型中表示的虚拟骨骼解剖结构之间的接触面精度

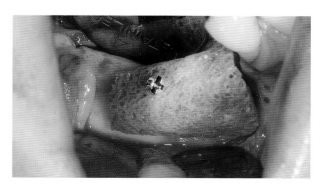

▲ 图 21-12　用直径为 2mm 的接骨螺钉固定同种异体骨块

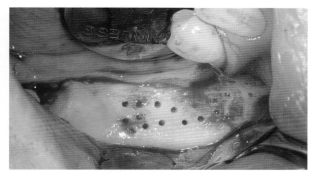

▲ 图 21-11　通过球钻（直径 1mm，深度停止在 2mm 处）对接收部位进行皮质微钻穿孔

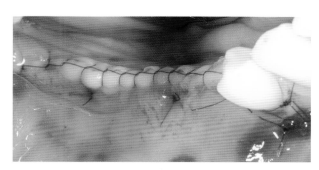

▲ 图 21-13　5.0 单丝合成缝合线：水平褥式缝合，然后是连续缝合，在牙齿周围有环形缝合线，以使乳突保持牢固地附着在前磨牙的远端

行种植体植入。分离全厚瓣去除固位钉，检查再生骨组织的质量后，使用种植钻或超声工作尖常规制备种植位点。种植体植入后潜入式缝合，直到骨结合完成（图 21-14 和图 21-15）。

约 3 个月后，即获得骨结合所需的时间，行二期手术暴露种植体，定位封闭螺丝。需要特别注意角化黏膜的处理（通常角化黏膜质量有限）。对于这种情况建议将角化黏膜区一分为二，分别推向颊侧和舌侧（图 21-16 和图 21-17）。

1 周后拆除缝合线，2 周后戴入临时树脂修复体，促进种植体周围软组织成型；2 个月后获

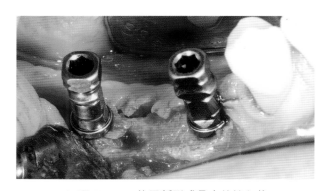

▲ 图 21-14　位于新形成骨中的植入物

得最终修复体的印模，使用金属烤瓷螺丝固位桥或者粘接固位桥永久修复体完成病例（图 21-18 至图 21-20）。

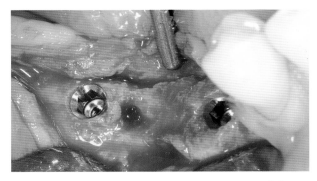

▲ 图 21-15　拆除安装装置后，验证夹具的正确定位

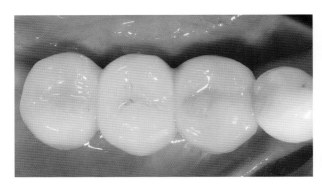

▲ 图 21-18　螺纹金属陶瓷修复体：咬合面观（图片由 **Dr. Viola Turin** 提供）

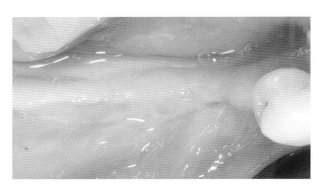

▲ 图 21-16　软组织的愈合

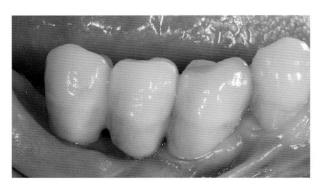

▲ 图 21-19　螺纹金属陶瓷假体：颊面观（由都灵的 **Viola** 博士提供）

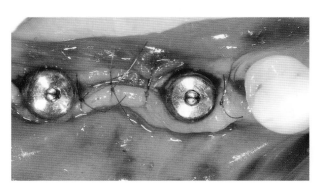

▲ 图 21-17　愈合螺钉就位，注意螺钉周围的角化组织裂开

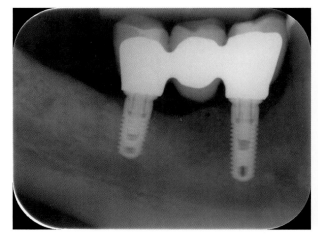

▲ 图 21-20　装载 **12** 个月后的放射检查（图片由 **Dr. Viola Turin** 提供）

参考文献

[1] Araujo, M.G. and Lindhe, J. (2005) Dimensional ridge alterations following tooth extraction. An experimental study in the dog. *J Clin Periodontol* 32: 212–218.

[2] Burkhardt, R. and Lang, N.P. (2010) Role of flap tension in primary wound closure of mucoperiosteal flaps: A prospective cohort study. *Clin Oral Implants Res* 21: 50–54.

[3] Chaushu, G., Mardinger, O., Peleg, M. et al. (2010) Analysis of complications following augmentation with cancellous block allografts. *J Periodontol* 81: 1759–1764.

[4] Chiapasco, M., Consolo, U., Bianchi, A., and Ronchi, P. (2004) Alveolar distraction osteogenesis for the correction of vertically deficient edentulous ridges: A multicenter prospective study on humans. *Int J Oral Maxillofac Implants* 19: 399–407.

[5] Cordaro, L., Amadé, D.S., and Cordaro, M. (2002) Clinical results of alveolar ridge augmentation with mandibular block bone grafts in partially edentulous patients prior to implant placement. *Clin Oral Implants Res* 13: 103–111.

[6] Danesh-Sani, S.A., Tarnow D, Yip, and J.K., Mojaver R. (2017) The influence of cortical bone perforation on guided bone regeneration in humans. *Int J Oral Maxillofac Surg.* 46: 261–266.

[7] De Santis, D., Trevisiol, L., D'Agostino, A. et al. (2012) Guided bone regeneration with autogenous block grafts applied to Le Fort I osteotomy for treatment of severely resorbed maxillae: A 4- to 6-year prospective study. *Clin Oral Implants Res* 23: 60–69.

[8] Enislidis, G., Wittwer, G., and Ewers, R. (2006) Preliminary report on a staged ridge splitting technique for implant placement in the mandible: A technical note. *Int J Oral Maxillofac Implants* 21: 445–449.

[9] Esposito, M., Grusovin, M.G., Felice, P. et al. (2009) The efficacy of horizontal and vertical bone augmentation procedures for dental implants – a Cochrane systematic review. *Eur J Oral Implantol.* 2: 167–184.

[10] Felice, P., Cannizzaro, G., Checchi, V. et al. (2009a) Vertical bone augmentation versus 7-mm-long implants in posterior atrophic mandibles. A randomized controlled clinical trial of up to 4 months after loading. *Eur J Oral Implantol* 2: 7–20.

[11] Felice, P., Marchetti, C., Iezzi, G. et al. (2009b) Vertical ridge augmentation of the posterior mandible with inlay grafts: Bone from the iliac crest versus bovine anorganic bone. Clinical and histological results up to one year after loading from a randomized controlled clinical trial. *Clin Oral Implants Res* 20: 1386–1393.

[12] Jacotti, M. (2006) Simplified onlay grafting with a 3-dimensional block technique: A technical note. *Int J Oral Maxillofac Implants* 21: 635–639.

[13] Jacotti, M., Wang, H.L., Fu, J.H. et al. (2012) Ridge augmentation with mineralized block allografts: Clinical and histological evaluation of 8 cases treated with the 3-dimensional block technique. *Implant Dent* 21: 444–448.

[14] Keith, J.D., Jr, Petrungaro, P., Leonetti, J.A. et al. (2006) Clinical and histologic evaluation of a mineralized block allograft: Results from the developmental period (2001–2004). *Int J Periodontics Restorative Dent* 26: 321–327.

[15] Macchi a, Mangano, C., Inversini, M., Norcini, A., and Binaghi, E. (2006) Scaffolds individualizzati (Custom Made) nella rigenerazione ossea dei mascellari. *Implantologia Orale* 4: 7–15.

[16] McAllister, B.S. and Haghighat, K. (2007) Bone augmentation techniques. *J Periodontol* 78: 377–396.

[17] Misch, C.M., Misch, C.E., Resnik, R.R., and Ismail, Y.H. (1992) Reconstruction of maxillary alveolar defects with mandibular symphysis grafts for dental implants: A preliminary procedural report. *Int J Oral Maxillofac Implants* 7: 360–366.

[18] Misch, C.M. (1997) Comparison of intraoral donor sites for onlay grafting prior to implant placement. *Int J Oral Maxillofac Implants* 12: 767–776.

[19] Misch, C.M. (2000) Use of the mandibular ramus as a donor site for onlay bone grafting. *J Oral Implantol* 26: 42–49.

[20] Petrungaro, P.S. and Amar, S. (2005) Localized ridge augmentation with allogenic block grafts prior to implant placement: Case reports and histologic evaluations. *Implant Dent* 14: 139–148.

[21] Pieri, F., Corinaldesi, G., Fini, M. et al. (2008) Alveolar ridge augmentation with titanium mesh and a combination of autogenous bone and anorganic bovine bone: A 2-year prospective study. *J Periodontol* 79: 2093–2103.

[22] Ronda, M. and Stacchi, C. (2015) A novel approach for the coronal advancement of the buccal flap. *Int J Periodont Rest Dent* 35: 795–801.

[23] Schropp, L., Wenzel, A., Kostopoulos, L., and Karring, T. (2003) Bone healing and soft tissue contour changes following single-tooth extraction: A clinical and radiographic 12-month prospective study. *Int J Periodont Rest Dent.* 23: 313–323.

[24] Schwartz-Arad, D., Levin, L., and Sigal, L. (2005) Surgical success of intraoral autogenous block onlay bone grafting for alveolar ridge augmentation. *Implant Dent* 14: 131–138.

[25] Simion, M., Trisi, P., and Piattelli, A. (1994) Vertical ridge augmentation using a membrane technique associated with osseointegrated implants. *Int J Periodont Rest Dent* 14: 496–511.

[26] Simion, M., Jovanovic, S.A., Tinti, C., and Parma-Benfenati, S. (2001) Long-term evaluation of osseointegrated implants inserted at the time or after vertical ridge augmentation. A retrospective study on 123 implants with 1–5 year followup. *Clin Oral Implants Res* 12: 35–45.

[27] Spinato, S., Galindo-Moreno, P., Zaffe, D. et al. (2014) Is socket healing conditioned by buccal plate thickness? A clinical and histologic study 4 months after mineralized human bone allografting. *Clin Oral Implants Res* 25: 120–126.

[28] Sun, W. and Lal, P. (2002) Recent development on computer aided tissue engineering: A review. *Comput Methods Programs Biomed.* 67: 85–103.

[29] Tsuji, M., Noguchi, N., Ihara, K. et al. (2004) Fabrication of a maxillofacial prosthesis using a computer-aided design and manufacturing system. *J Prosthodont.* 13: 179–183.

第六篇 其他先进技术

Other Advancing Techniques

第22章

间置骨移植术：夹层间置骨移植在下颌骨外侧和上颌骨 Le Fort Ⅰ骨切开中的应用

Interpositional Bone Grafts : Sandwich Interposition in the Lateral Mandible and Le Fort I Interposition in the Maxilla

Hendrik Terheyden　著

一、概述

垂直骨增量的目的在于可以使牙槽骨严重萎缩的缺失牙患者获得种植牙齿的可能，其绝对适应证包括 Cawood 分类（Cawood，1988）中Ⅴ级和Ⅵ级的牙槽嵴（高度和宽度均不足）。垂直骨增量的相对适应证包括萎缩程度稍轻的牙槽嵴，如 Cawood 分类中的Ⅳ级牙槽嵴（刃状牙槽嵴，有适当的高度，但宽度不足），骨增量后可以选择常规种植体以取代传统 SNT 种植体 [短和（或）窄和（或）倾斜的种植体]，这有利于增强后期修复的美观和功能，提高种植体的稳定性。对单颗种植体位点的牙槽嵴萎缩类型来讲（图 22-1）（Terheyden，2010），夹层型间置骨移植物被应用于 4/4 牙槽嵴缺损类型的垂直骨增量，而倾斜摆动间置骨移植物被应用于 3/4 牙槽嵴缺损类型的垂直骨增量（Cordaro 和 Terheyden，2014）。

下颌骨夹层间置骨移植术最早由 Schettler 和 Holtermann（1977）报道，作为义齿修复前的手术，目的在于让一位下颌骨严重萎缩的患者能够继续佩戴全口活动义齿。Le Fort Ⅰ 截骨术最初是正颌手术的一种术式，成功地被用于增加严重萎缩上颌骨无牙颌患者的骨量（Bell 等，1977）。（译者注：当然，这些都是在种植体被推广应用之前开展的骨增量手术。）当时的问题在于，骨增量术后由于没有牙齿和种植体传导咬合力负载刺激，增量骨会出现继续被吸收，最终再次导致活动义齿固位困难（Härle，1989）。种植体的应用改变了这种状况，本章后面将对此进行解释。

夹层型垂直骨增量可以通过直接抬高移动骨段和插入充填骨移植材料来实现。在一些特殊疑难病例中，由于瘢痕或硬腭黏膜较致密导致软组织松弛度欠佳，不适合选择该术式进行骨增量而应选择牙槽牵张成骨，这是因为牵张成骨的骨块移动是一个缓慢的过程。牵张成骨进行骨增量并不需要植骨，因此并不在本书所讲内容之内。间

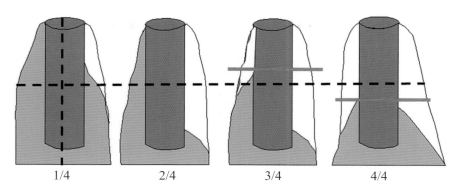

▲ 图 22-1　单颗种植体位点的骨吸收分为 4 类，当牙槽嵴的高度降低时，夹层植骨手术适应证是 3/4 和 4/4 类牙槽骨缺损

置植骨和牵张成骨的共同点在于，需要制备出一个可移动的骨块，该移动骨块需要附着在一个可以提供血供的软组织蒂上。这些带蒂的移动骨块也被称为骨膜瓣（Jensen 等，2010）。

在本章中所介绍的垂直骨增量，是一个分步进行的治疗程序。首先是一期手术增加骨量，在 4 个月的愈合期之后，再进行种植体植入，这样种植体就会被植入到一个已经血管化的种植窝内。根据 ITI 的 SAC 分类，分步进行的骨增量技术被定义为一个高度复杂的过程，需要有经验的外科医生、治疗团队和工作条件的保障。

（一）高嵌体植骨在垂直骨增量中的缺点

传统上，高嵌体移植物是垂直骨增量常规的治疗方法。高嵌体植骨包括自体髂骨和颅骨块高嵌体移植物、垂直性 GBR 技术和金属钛网技术稳定的高嵌体。最近有文献综述（Troeltzsch 等，2016）显示，应用颗粒状高嵌体移植物平均增加的骨高度为 3.7mm，而通过自体骨块高嵌体能增加 5mm。对于高嵌体移植物而言，增量骨自身内

血管再生能力的局限，是获得骨增量高度的生物学限制，而间置植骨手术能达到 2 倍于高嵌体植骨手术的骨高度成骨效果，这是因为植骨块两侧均可以血管化再生（图 22-2）。

垂直骨增量手术初期获得的骨高度会因为长期骨吸收而逐渐丧失（Schmitt 等，2014）。尤其是应用髂骨块等松质骨块为主的移植，如果没有及时负载牙齿或种植体传导的咬合力刺激，更容易出现吸收。另一个问题在于，高嵌体植骨的骨块被放置固定于萎缩颌骨的表面，这需要有充足的软组织黏膜覆盖。为了充分覆盖高嵌体植骨的骨移植材料，唇颊侧前庭沟软组织瓣需要延长增加跨越三个解剖位点的距离：①移植物唇颊侧距离；②移植物的水平宽度；③移植物舌腭侧距离。这需要软组织瓣的充分松解减张，最终导致的结果是膜龈联合发生改变移位。高嵌体植骨术后，经常会需要再进行软组织增量手术（如前庭沟成形术或牙龈移植术）来保障种植体周围存在正常健康的牙龈。另外，高嵌体植骨还会需要较大的自体骨块，自体髂骨块移植手术供区部位疼痛症状明显，且并发症发生率偏高。而如果选择

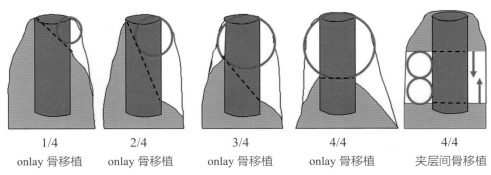

1/4	2/4	3/4	4/4	4/4
onlay 骨移植	onlay 骨移植	onlay 骨移植	onlay 骨移植	夹层间骨移植

▲ 图 22-2　来自剩余牙槽骨的新生血管需要桥接一段距离来整合移植骨并为之提供血供，这个距离随着吸收严重程度的增加而增加，夹层植骨缺损能使桥接距离减半，因此骨增量翻倍

异种骨替代材料作为移植物，花费则比较高。在高嵌体植骨手术中，移植物的轮廓和稳定性取决于移植物材料自身，并且需要钛板、钛网、支持螺钉、自体或同种异体的骨块等。由于切口区与移植材料关系密切，这也增加了骨增量失败的风险。

（二）与高嵌体植骨相比间置植骨的优点

与高嵌体植骨相比，间置植骨具有以下优点：能够提供更多的垂直骨增量、更低的骨吸收发生率、需要更少的软组织松解量、更少的其他骨移植材料用量。

首先，从生物学上来看，间置植骨可以创造出一个成骨空间，移植物材料可以放置于这个空间中，移植物周围是有血供的骨块，移植物从上下两侧均可以血管化再生。

从解剖学角度来说，软组织附着在移动骨块上跟随骨块一起移动，因此不需要像高嵌体植骨那样将前庭沟的黏膜组织松解牵拉覆盖裸露的移植骨块（图 22-3），这就大大减少了软组织的移动量，使手术操作更简单，刀口裂开率更低。由

于膜龈联合一般不会发生移位而且附着龈没有丧失，此手术后一般不需要再进行前庭沟成形或牙龈移植等软组织增量手术。骨量充足种植体可以准确地植入在原来乳牙和恒牙萌出的位置，这是一个天然的位置，因为这里是具有免疫细胞微环境和神经外胚层形成牙齿组织的地方，能够形成良好的上皮桥接，在牙齿或种植体周围能够形成良好的边缘封闭。

从机械学角度来说，间置植骨中骨增量移植物的轮廓和稳定性是由移动骨段本身来提供的，这个形成的缺损空间看起来就像一个敞开的盒子。与高嵌体植骨相比，间置骨移植用到的骨量减少，骨材料也可以是颗粒状的，如自体骨碎片或其他骨替代材料。这就减少了外来植入材料对刀口黏膜的刺激，减少了材料的费用。也可以说，技术费用被外科技术所取代。间置骨移植材料甚至可以是在局部用刮骨器取得的自体骨碎屑，与其他骨替代物混合一起使用，这样就避免了开辟第二术区来取骨。由于上述原因，间置骨移植术后刀口的愈合能力明显增强，不需要额外附加花费更高的、更复杂的技术，如 PRP技术。

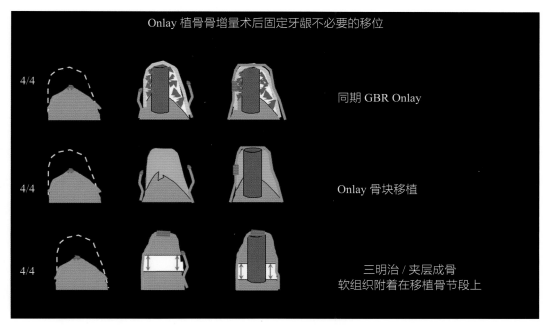

▲ 图 22-3　高嵌体植骨一般需要后期的软组织手术（包括前庭沟成形术或牙龈移植），而夹层骨移植手术一般不需要，因为附着龈没有发生移位

二、夹层间置移植物

（一）在下颌骨后牙区部分缺牙患者中的应用

1. 适应证、影像学检查和治疗计划

夹层植骨术的适应证是在下牙槽神经上方 3/4 和 4/4 牙槽骨缺损的病例类型中增加垂直骨高度（图 22-4），以植入种植体进行固定修复。在具体应用中，一般的夹层间置植骨在下颌后部的适应证是 Kennedy Ⅰ 类和 Ⅱ 类后牙缺失，也就是下颌尖牙、第一前磨牙或少数第二前磨牙之后的游离末端缺失。牙齿缺损越多，这个骨块的设计长度就越长，软组织附着的安全性和血供的保障就越高。如果采用摆动夹层间置骨移植手术，为了保证后期种植体植入的直径，骨块上方的宽度应至少设计为 7～8mm。此骨块可以被抬

高 10mm，但是在计划之前，颌间距离是需要优先考虑的，一般需要 1cm 的垂直颌间距离来容纳固定修复体。采用夹层间置骨移植需要一定的神经上方的剩余骨高度，为了保证神经上方的水平截骨线是安全的，剩余骨高度最小值是 5mm。按剩余骨高度 5mm 计算，可以设计 2mm 的截骨骨段高度，距离下牙槽神经管上方 2mm 设计水平截骨线，再预留出 1mm 的钻针直径。当然，即使在距离神经管 3mm（如采用 Piezo 技术）的位置截骨，截骨后也有可能造成下牙槽神经管顶端出现骨裂缝，导致术后引起下唇麻木等感觉障碍。手术的目的是增加 5～10mm 的垂直骨高度，因为 11mm 的骨高度可以种植长度为 8mm（如 Straumann 系统）或 9mm（如 Camlog、Astra TX 等系统）的种植体。为了辅助制订治疗计划，建议首选三维影像学检查如 CBCT 等，但全景片也

是可以的。

通过三维影像学检查可以分析骨段的断层面形状，如果牙槽嵴顶是平整的，截骨后骨块可以垂直于咬合平面向上移动，这种情况适用于牙槽骨 4/4 缺损类型。通常骨段的矢状位也需要注意，因为如果牙槽嵴顶呈山谷状凹陷，截骨后上抬骨段按照牙槽嵴顶中间部位设计，则颊舌侧骨板就会上抬过高，这些新出现的骨尖需要通过一个圆形的磨头修整到一定的范围，在一定程度内这种情况可以在第二阶段种植体植入时来调整。但是如果骨尖抬得过高，就会穿破表面软组织黏膜，影响软组织的愈合。最后，如果剩余牙槽嵴骨段形状很不规则，则不适合用间置骨移植术，一般可采用高嵌体植骨或壳状植骨（图 22-4）。

术前应签订手术知情同意书，患者需要了解手术风险，如下颌骨骨折、舌神经和下牙槽神经损伤、邻牙损伤等，需要的材料也必须被提及，并告知患者需请 3 天病假。

2. 外科手术步骤

该手术可在门诊局麻下实施（图 22-5），可以应用镇静药如咪达唑仑增加局麻效果，当然，如果患者能够耐受全身麻醉并且主动要求全麻也是可以的。手术首先要设计全厚黏骨膜瓣，黏骨膜瓣的设计要充分显露患侧颏孔，注意保护颏神经，保证视野显露充分。手术采用牙槽嵴顶切口还是牙槽嵴颊侧切口，目前还存在争议，后者的优点是使设计的移动骨块有更充足的黏膜覆盖，能提供更好的血供和更高的临床安全性。但是，牙槽嵴颊侧切口可能会切断和损伤牙槽嵴表面黏膜一些天然的神经和血管，出血较多，影响颊侧牙龈血供，且会产生一些额外的瘢痕，这是因为该切口与二期植入种植体设计的牙槽嵴顶切口不

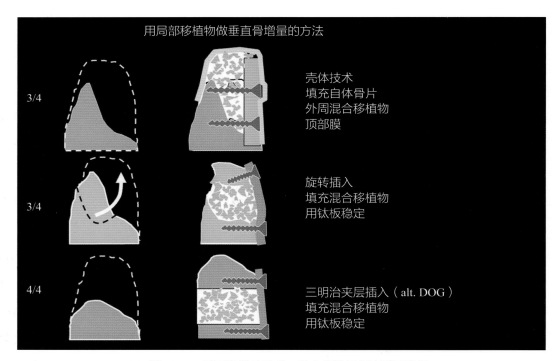

▲ 图 22-4　垂直骨增量手术一般在门诊局部麻醉下进行

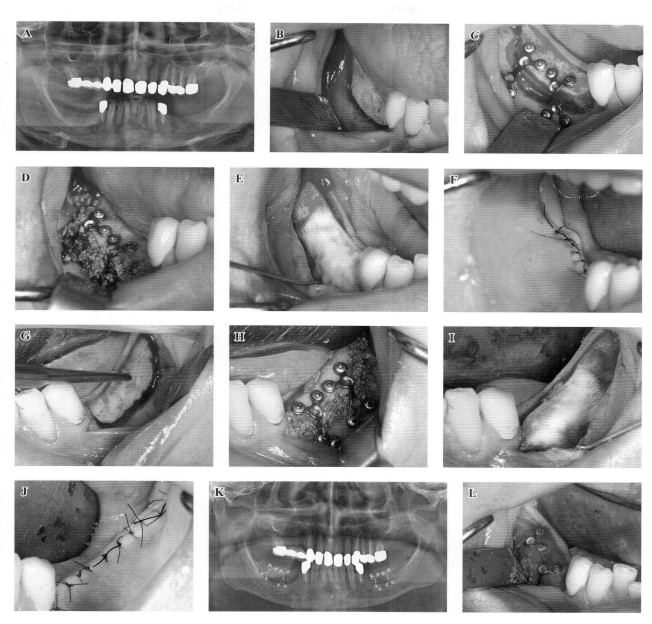

▲ 图 22-5　**A.** 全景片显示一名 **56** 岁男性患者伴有双侧下颌后方中度的垂直骨缺损（**3/4** 缺损）；**B.** 在右侧设计 **8mm** 宽度的移动骨块，用 Lindemann 钻截骨，利用下颌骨侧方的全部可用长度来增加血管蒂；**C.** 移动骨块像卷帘门一样被缓慢抬高，用微型钛板固定在一个新的位置；**D.** 形成的骨间隙用颗粒状的骨替代材料（Geistlich Bio-Oss®，Switzerland）混合自体碎骨片充填；**E.** 胶原膜覆盖移植骨；**F.** 采用牙槽嵴顶切口在附着龈中间切开，有利于后期缝合；**G.** 应将移动骨块稍稍倾斜，使骨的斜面位于水平顶端，以使一个牙槽骨上方宽度为 **7 ~ 8mm**，有利于后期植入种植体；**H.** 移植骨块用微型钛板和 **4mm** 长的微型螺钉（**1.5mm** 系统）固定，骨间隙用混合骨移植材料充填；**I.** 胶原膜的目的是保护黏骨膜瓣，防止骨移植材料锐利的边缘损伤黏骨膜瓣；**J.** 附着龈严密缝合；**K.** 全景片显示抬高的移植骨块；**L. 4** 个月后，骨移植物愈合，根据固定钛钉周围骨量显示骨表面无明显吸收

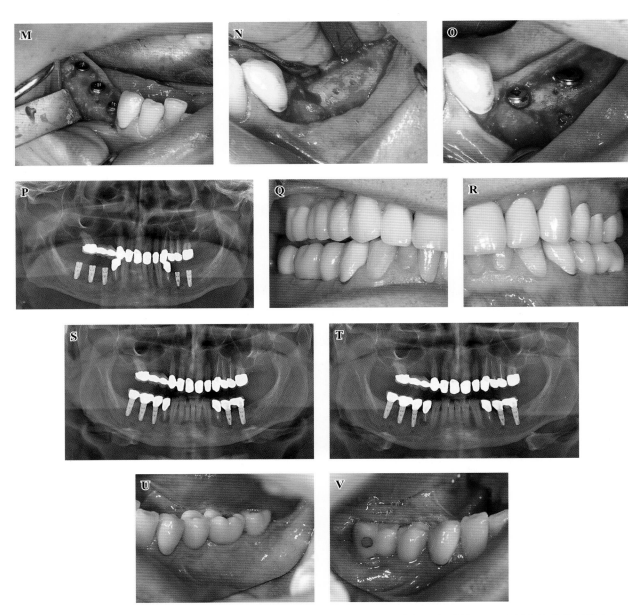

▲ 图 22-5（续）　M. 有足够的骨量来种植牙；N. 显示钛板取出后的左侧下颌骨块；O. 左侧上抬骨段呈较自然的不规则形状，在靠前的牙位种植体周围骨有轻微裂开缺损，可以用一些局部收集的骨碎片来充填；P. 选择长度 **13mm** 的种植体并植入骨水平以下，为种植体周围骨吸收预留出一定骨量，防止种植体周围炎的发生；Q. 右侧下颌修复体完成，注意，附着龈再生良好，无须其他软组织增量手术；R. 左侧下颌修复体完成，注意，附着龈再生良好，无须其他软组织增量手术；S. 全景片显示双侧下颌修复完成；T. 术后 5 年随访全景片，44 牙已行根尖切除术；U. 5 年随访时右侧下颌修复体形态；V. 5 年随访时左侧下颌修复体形态

是同一个切口。如果切口在牙槽嵴顶，可以将切口设计在牙槽嵴顶附着龈中间，附着龈比前庭沟黏膜更容易缝合。综上所述，笔者选择的是牙槽嵴顶切口。

颊侧的黏骨膜瓣翻开之后，骨段舌侧的软组织一定要保证附着在骨块上，以保证血供。移动骨块需要用 Lindemann 钻来定点，画出轮廓（类似于鞋盒的盖子，见下图），然后把用 Lindemann

钻定点的轮廓线用圆钻连接起来，钻头的深度为刚刚穿透颊侧的皮质骨为宜，如果从骨缝中出现渗血，表明深度已经穿透颊侧皮质骨。

下一步是设计骨垂直切口，用来确定骨段的范围，在设计截骨段的前方垂直切口的前端和后方垂直切口的后端轻轻剥离约 5mm 范围的舌侧黏骨膜，该操作要小心谨慎防止剥离范围过大。在截骨段的中间部分，舌侧黏骨膜一定要保持附着。适当松解剥离前后垂直切口舌侧的黏骨膜并加以保护，这样能避免 Lindemann 钻的损伤可能。前方的垂直骨切口要全层切开，距离末端最后一颗天然牙要保证 2mm 间距。钻针工作时可将左手指尖贴在舌侧黏膜瓣上，如果感觉到舌侧骨板震动，则表明 Lindemann 钻进入过深，此过程要小心谨慎，以防钻头伤到自己的手指。偏后端的截骨手术也可以应用超声骨刀，但是根据作者的经验，使用该设备生理盐水的冷却效率和舌侧骨板的切开效率都太低。在后方垂直切口骨切开时，应在舌侧插入骨膜剥离器以保护舌神经，舌神经正好位于截骨段舌侧骨板表面自后向前走行。

现在，到了完成水平骨切开的时候，此时水平骨切口仅剩下舌侧骨板，这一步骤的处理需要用骨凿而不是用 Lindemann 钻，因为 Lindemann 钻容易穿透舌侧骨板损伤舌神经。舌侧骨板较薄，通常几次击打骨凿就可以完全凿开舌侧皮质骨板，离断后骨块就可以完全移动了。现在应避免撕裂舌侧黏骨膜瓣血管蒂，轻轻将骨块抬高移动到新的位置。根据对合牙来确定后期种植体的位置，保证理想的颌间距离，最终确定骨块摆放的位置。用持骨钳将骨块固定在该位置，

然后用 2 片 X 形 1.5mm 的微型钛板（Martin® Medizintechnik，Tuttlingen，Germany）将骨块固定在新的位置。现在，打开的骨间隙像一个开口的鞋盒的形状。

以上操作形成的空间给骨愈合提供了一个良好的环境，因为骨增量的轮廓和稳定性是由移动骨块和两个钛板提供的，不是必须有稳定形态的自体骨块、同种异体或异种骨块。可将颗粒状骨替代物与刮骨器从术区内收集的骨碎片混合来填充打开的骨间隙。填充的材料要适量，不要填充过多，否则因张力过大容易造成植骨材料的感染。

人的下颌骨的舌侧骨膜是非常薄且富有弹性的，松弛度好，不需要外科手术来进一步减张处理，颊侧则需要在黏骨膜瓣根方前庭部位切开骨膜设计一个松弛切口来减张，减张后通过 Gillies 单钩牵开器把颊侧的黏骨膜瓣拉拢，以达到无张力缝合。为了防止较尖锐的移植物损伤颊侧黏骨膜瓣，缝合前需在颊侧缺损间隙植骨材料表面放置一片软的天然的胶原膜。最后，创面应用 4-0 或 5-0 假单纤维聚酰胺缝合线（如 Supramid®，Braun，Melsungen，Germany）进行连续缝合。

术后应用 β- 内酰胺酶稳定的青霉素类的抗生素进行静脉注射一次，当然，有吸烟或控制不佳的糖尿病等危险因素的患者需要适当延长抗生素应用时间，术后 10d 拆线。患者应当避免佩戴临时义齿，因为下颌后方由于骨量增加已经没有原来的义齿就位空间，如有需要，可采用后牙临时种植体支持来制作牙支持式临时义齿。即使出现刀口裂开或金属钛板暴露，一般问题也不大，因为骨移植材料距离牙槽嵴顶切口比较远。4 个

月愈合期后，沿上次牙槽嵴顶切口再次切开，翻瓣，拆除钛板、钛钉，植入种植体，再经过3个月种植体骨结合。目前为止，两次手术切口都设计在固有的附着龈中间，种植体二期手术安放愈合基台也是沿这个切口切开，这样能够保证种植体周围有一小圈附着龈龈环。通常不用着急采用增加附着龈的软组织增量措施，因为在后期新的修复体生理咀嚼功能下，种植体周围小环状的附着龈可以自我强化、扩大，而不需要软组织移植。这与高嵌体植骨不同，后者通常会发生膜龈联合移位而需要软组织增量手术增加重建附着龈。

（二）摆动间置骨移植进行垂直和水平骨增量

摆动间置骨移植是3/4型牙槽嵴缺损行间置骨移植的一种改良，在上文的描述中，因为3/4型缺损上方牙槽嵴是一个斜面，制备出移动骨块后不但需向上移动，还需跟舌侧黏骨膜瓣血管蒂在冠状断面内摆动倾斜而不应是垂直向上，其中较窄较斜的牙槽嵴顶向上摆动，直到它保持水平，这个动作就好比作打开车库门的动作。这就是3/4型牙槽嵴缺损病例进行间置骨移植情况，与4/4型牙槽嵴缺损行间置骨移植操作有所差别。临床具体操作中，从移动骨块垂直上移到需不同程度的摆动并不是绝对的，譬如牙槽嵴顶斜面过大就不可能将斜面完全摆动到牙槽嵴顶上方，只要将斜面倾斜连续过渡为最终牙槽嵴顶即可，这是因为人的牙槽骨本身并不完全是一个严格的矩形结构。在摆动节段下方也有类似的缺损间隙，可以用混合的自体骨碎屑和颗粒状骨替代物充

填。同样，该骨段也要保证舌侧软组织血管蒂的安全，需要用小型钛板固定4个月达到愈合。

（三）夹层间置骨移植术在下颌无牙颌患者中的应用

没有牙列的下颌骨前份血液供应主要来自舌动脉向前发出进入颏舌肌和颏舌骨肌的分支，以这些动脉为基础，可以设计一个下颌骨颏部前路带蒂和有血运的移动骨段。对于下颌无牙颌患者，可以将间质夹层骨移植术应用于严重萎缩牙槽骨病例的种植。即使是高度仅剩余8mm的正中联合部位也可以设计截骨线将移动骨块和下颌骨基骨分开（图22-6）。但是正中联合部剩余骨高度＜8mm，为避免截骨时下颌骨发生病理性骨折则不应采取该术式，而应考虑高嵌体植骨或下方植骨，修复的方式通常采用种植体支持式固定的可摘义齿。骨增量后可以将位于口底黏膜水平以下的牙槽嵴顶增高为高起于口底黏膜表面的牙槽嵴，这有助于改善咀嚼功能和口腔自洁能力。另外，从美学角度来看，塑料的修复义齿基托并不能让周围颏肌附着，因此，严重的牙槽嵴萎缩患者往往会出现颏下垂（女巫下巴）。如果通过垂直骨增量术为颏部肌肉建立新的附着，这种畸形可以被改变。然而，萎缩程度较轻的下颌骨，也会从间置骨移植术中获得好处，垂直骨增量后能够选择行种植体支持的固定义齿修复。

手术前应详细询问患者有无骨质疏松病史，骨质疏松患者下颌骨容易发生病理性骨折。该手术可以采用全景X线片和头颅侧位片来评估测量下颌骨正中联合的高度，当然，CT扫描是应首选的影像学检查。

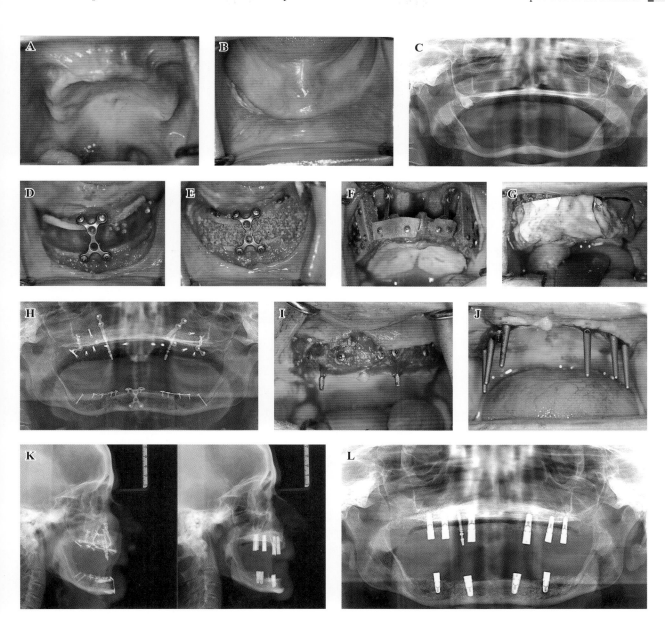

▲ 图 22-6　**A.** 70 岁女性患者，牙列缺失 20 多年余，上颌牙槽骨萎缩；**B.** 萎缩的下颌牙槽骨，下颌牙槽嵴顶已低于口底黏膜，由于不合适的义齿长期刺激，右侧下颌牙龈黏膜已出现不典型增生，牙槽嵴顶附着龈丧失，请与图 N 做比较；**C.** 全景片显示该患者下颌牙槽骨重度吸收，下颌骨正中联合部位仅剩 **8mm** 高度，同样上颌牙槽骨也重度吸收；**D.** 下颌骨夹层截骨术，截骨间隙应用小型钛板（**2.0mm** 系统）固定；**E.** 中间截骨间隙用混合的骨移植材料填充，即 **75%** 的 **Bio-Oss®** 骨替代材料 **+25%** 自体髂骨碎块；**F.** 上颌骨 Le Fort Ⅰ型截骨后使用小型钛板（**2.0mm** 系统）进行固定，用微螺钉（**1.5mm** 系统）在截骨段唇颊侧固定小条状髂骨，这同时也桥接了 Le Fort Ⅰ截骨间隙；**G.** 所有的空隙包括上颌窦窦底和鼻底均用混合骨移植材料填充（见上），植骨材料表面覆盖胶原膜，以保护表面黏膜被植骨材料锋利边缘损伤，且有助于容纳颗粒状移植物；**H.** 全景片显示骨夹层裂开间隙，在这个区域，髂嵴块与游离截骨段连接呈流线状，2 颗临时种植体备植入以备临时修复用（但无咀嚼能力）；**I.** 4 个月后，翻瓣拆除固定的钛板和钛钉，注意：通过固定髂骨块钛钉的顶端与骨的关系发现几乎没有出现骨吸收（与图 F 比较）；**J.** 种植体可以被平行植入，因为骨增量而不需要倾斜种植；**K.** 2 张头颅侧位片：左图为骨增量手术后即刻，显示双颌高度增加了 **10mm**，注意上下颌位关系得到矫正，右图显示的是种植体在颌骨内的位置；**L.** 全景片显示种植体的长度（上颌骨 **13mm**，下颌骨前区 **11mm**，下颌骨后区 **9mm**）

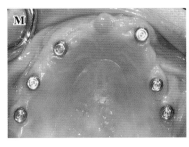
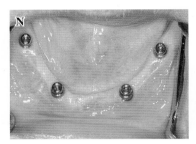
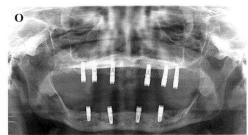
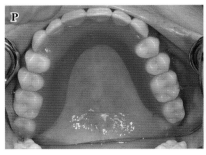
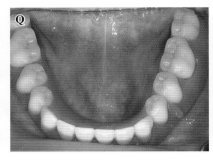
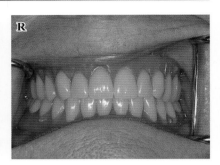
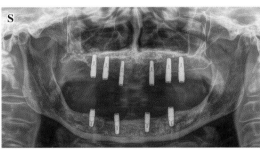
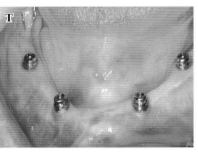

▲ 图 22-6（续） **M.** 种植体在上颌的分布选择在骨增量后的最佳的骨质量位点；**N.** 种植体在下颌的分布，发现种植体周围的附着龈组织重新出现（与图 **B** 比较）；**O.** 全景片显示种植体与上部义齿连接基线；**P.** 上颌义齿；**Q.** 下颌义齿；**R.** 全口正面观；**S.** 5 年后全景片复查，未出现明显骨吸收；**T.** 5 年后随访口内观，种植体周围的附着龈状况得到进一步改善

治疗前签署知情同意书，充分告知患者有发生下颌骨病理骨折，舌神经、下牙槽神经及面神经损伤的风险，还应告知手术中使用的材料。患者通常需要请假两周。

手术步骤

下颌无牙颌患者接受夹层骨移植手术通常需要住院和全身麻醉（图 22-6）。在严重萎缩的下颌骨中，颏孔直接位于牙槽嵴顶，下牙槽神经管上方在没有骨板的情况下，神经束不能自由移动。因此，后方的牙槽嵴顶切口首先应只切开附着龈部分深度，不要直接切开至骨面，只有下颌骨前面的切口可以切开黏骨膜一直到骨面。从前向后小心翻开黏骨膜瓣，然后在骨膜下钝性分离，仔细寻找识别双侧颏神经，一旦确认出颏神经加以保护，黏骨膜瓣就会被翻开直到双侧后部外斜线和下颌骨升支底部。另外，下颌骨颏部也需充分显露。

然后用 Lindemann 钻定点画线，勾勒出移动骨块的轮廓。在剩余骨高度较少的下颌骨，截骨线应向舌侧稍倾斜，目的使上抬骨段的舌侧骨量稍多，使其有较充足的血管蒂附着，而唇侧的颏部皮质骨较厚，予以保留以提供安全的支持，避免下颌骨病理性骨折的发生。垂直高度有限的下颌骨移动骨块为避免损伤下牙槽神经只能设计在颏孔之间。如果下牙槽神经管上方骨量充足，则移动骨段设计可向后牙方向伸展。通过连续定点描绘出截骨轮廓和范围后，应用往复锯贯穿下颌骨全层截骨，全部截骨线切开后骨段可以自由活动。根据需要，可以将活动骨块抬高 15mm 或更多，应当关注重建后矢状和垂直位的咬合关系，骨段位置应当与后期的修复方案适应。用 2.0mm 微型钛板（Martin® Medizintechnik，Tuttlingen，Germany）将上抬骨段固定在下颌骨中份和两侧外斜线。下颌骨严重萎缩的患者截骨段的设计仅在双侧颏孔之间，同期可在双侧颏孔后方做髂骨块高嵌体植骨，高嵌体植骨的骨块正好与前部上抬的骨段相延续并固定充分，因此具有良好的愈合潜力。如果在全身麻醉下进行骨增量手术，也可进行微创手术收集髂骨骨碎屑，并与颗粒状的骨替代材料混合填补植骨间隙，最佳混合比例为 25% 自体骨和 75% 骨替代材料（Geistlich Bio-Oss®，Waldenburg，Switzerland）。

术后患者可以佩戴临时义齿，但仅仅为美观需要而不能有咬合力，因为至少 6 周内截开的骨段上不能承受咀嚼力。如果患者不能耐受，可以植入临时种植体制作临时修复体承受咬合力。4 个月后，拆除钛板，植入种植体，种植体再愈合 3 个月。如果所有的切口都在牙槽嵴顶固有附着龈设计，则几乎不需要进行软组织移植手术。最后，种植体就会像乳牙和恒牙一样，在相同组织和位置"萌出"。

（四）夹层间置骨移植术在下颌骨其他位置的应用

对于下颌前份部分牙齿缺失的垂直缺损，如下颌 4 颗切牙缺失后的垂直骨缺损，也可以采用夹层技术进行骨增量。在上颌骨前份，致密的活动度欠佳的腭黏膜限制了骨块移动距离，只能增加 2～4mm。牵张成骨术可作为间置植骨术的替代方案进行骨增量，因为牵张成骨术可以在数周内缓慢移动拉伸延长腭部软组织。

（五）夹层间置骨移植在下颌骨应用的临床效果

最近的一项回顾性研究（Felice 等，2017）比较了三种植骨材料在下颌骨后方间置骨移植的成骨效果，这三种材料分别是：自体髂骨（A）、牛骨块（B）和马骨块（E），这三种材料的伤口裂开率分别为（A 20%，B 9.8% 和 E 8.6%），骨移植材料完全失败率分别为：A（1 例 10%）、B 0 例、E（1 例 1.7%），骨移植材料的部分失败率分别为：A 没有观察数据、B（3 例 4.9%）、E（4 例 4.7%），手术后获得的骨高度分别为：A（5.09mm）、B（5.48mm）、E（5.75mm）。平均随访 4.2 年，种植体的留存率分别为：A 94.4%、B 91.1%、E 96%。综上所述，夹层间置骨移植治疗效果与移植材料没有明显的关系。

下面介绍一下前瞻性研究结论，在 Esposito 组的几个前瞻性随机临床试验中，夹层间置骨移植术作为对照组，其中马骨块作为间置区植骨材料。例如 Gastaldi 等（2018）随访 3 年发现，夹层间置骨移植术并发症发生率为 15%（包括部分和完全骨移植材料失败，无神经损伤），种植体留存率为96.9%，骨增量为6.7mm，种植体周围骨丧失1.39mm；而在短种植体组的种植体留存率为94.1%（2倍的失败率），并发症发生率为零。基于上述研究得到的结论是：夹层间置骨移植进行垂直骨增量后应用短种植体有2倍的失败率，但是避免了15%的并发症发生率和第二次骨增量手术。

笔者自己的数据（Geng等，2019）分析了75例采用夹层骨移植手术的患者，包括下颌无牙颌、下颌前方和后方部分缺失牙的患者。获得垂直骨增量高度分别为：下颌骨前方6.9mm、下颌骨后方5.9mm，而在全下颌8.3mm；种植体的留存率分别为：有部分天然牙齿的下颌病例中是97.6%，而在无牙颌病例中是95.1%；刀口裂开率是24%；骨移植材料失败率：1例下颌骨后方部分缺牙患者组中完全失败（1.8%）；在无牙颌患者组中有1例发生下颌骨病理性骨折，发生率为5%，经过固定最后骨折顺利愈合。从骨增量手术后到种植体植入这一时期，骨块经过调整和重塑骨吸收平均高度约2mm，而在种植体植入负载后长达12年的时间，没有发现进一步的明显骨吸收，种植体周围骨吸收平均高度仅为是0.97mm。

Groningen小组的一项前瞻性研究再次证实了笔者临床数据的观察结果，Stellingsma等（2014）在一项临床随机对照研究中发现，20例无牙颌患者植入种植体，10年后随访发现种植体周围骨吸收平均高度仅为0.2mm。

这些数据表明，夹层间置骨移植是一种相对安全的手术方法，有一定的并发症发生率，包括骨折、刀口裂开和骨移植材料失败，但没有出现永久性的神经损伤，当然这需要有经验的外科手术医生操作。对于出现全部骨移植材料失败而言，其骨增量成功率可控制在90%～98.3%；对于部分骨移植材料失败而言，其骨增量成功率可控制在93.3%～100%。经过长期随访，种植体的留存率控制在91.1%～97.6%。与短种植体的比较研究表明，短种植体具有更高的种植体失败率和更低的并发症发生率。

在下颌骨采用夹层间置骨移植骨增量高度为5.1～8.3mm，优于上文提到的高嵌体植骨的骨增量（3.7～5mm），原因在于，与高嵌体植骨的单侧血管化相比，夹层间置骨移植可在两侧同时进行血管化成骨。

对于下颌骨而言，在夹层骨增量后种植体植入手术前这一阶段，增加的骨存在持续吸收。然而，在种植体植入之后，下颌骨受到咬合力的刺激，骨吸收就会停止。显然，因为种植体的植入，有了咬合力的刺激，重建后的牙槽骨就有了高度可预测性，将不会出现明显吸收。

三、上颌骨 Le Fort Ⅰ 夹层间置垂直骨增量

（一）适应证、影像学检查和治疗计划

上颌骨 Le Fort Ⅰ 夹层间置植骨术的基本原理在于可以同时调整牙槽嵴在矢状位和垂直牙槽位的位置，同时满足牙种植条件。即使在严重的上颌骨萎缩的情况下，Le Fort Ⅰ 间置植骨术也可以将牙槽嵴移动到矢状位和垂直位都理想的位

置，最终可以进行种植固定义齿修复。该技术的适应证包括牙槽骨的轻度萎缩，有适当高度但宽度不足（Cawood IV 类），也包括牙槽骨水平垂直骨高度均丧失甚至基骨发生吸收严重、极端萎缩的病例（Cawood V 和 VI 类），能够使他们获得种植体支持的冠桥修复。

上颌骨牙槽骨萎缩通常以向心的方式发生，这意味着牙槽骨的高度和前凸度降低，最终导致假性 III 类咬合关系，其结果就是患者上唇和鼻子缺乏支撑，导致上下唇前后关系反转和鼻尖下垂。如果不采取骨增量手术而直接植入种植体，因为种植位点在腭侧而修复牙冠需要偏唇侧，种植体植入时需向唇侧倾斜大约 30°，最终会导致一个狭长而倾斜的修复牙冠（好像马的牙齿），而且会出现咬合创伤。也可以用可摘义齿来进行修复，唇侧用塑料基托来充填支撑，但是塑料基托不能提供周围肌肉组织的附着，也不能完全支

撑起上唇和鼻尖。Le Fort I 间置植骨术能矫正改变上颌牙槽骨的错位，保证种植体周围有充足的骨量来满足固定修复，且不必将种植体倾斜植入，对面部组织的充分支撑可以使鼻尖直立、上唇更丰满，因此 Le Fort I 间置植骨术后患者看起来更加年轻。

牙列缺失的上颌骨的血供主要来自软腭动脉和喉后软组织蒂，因此虽然前庭沟黏膜完全切开，离断后的上颌骨腭侧也会有充足的血供。在最初的术式中上颌骨截骨线是经过上颌窦窦腔切破上颌窦黏膜（Schneiderian 膜）的。这种情况下，只有体积较大的髂骨骨块才能作为植骨材料，因为髂骨骨块能够牢固支撑打开的上颌窦窦腔而不容易掉入窦腔发生感染。Terheyden（2014）对此术式做了一个改良，在截骨前首先把双侧鼻底和上颌窦底做提升，这样截骨后双侧的鼻底和上颌窦黏膜可保持完整（图 22-7），这就保证了移植

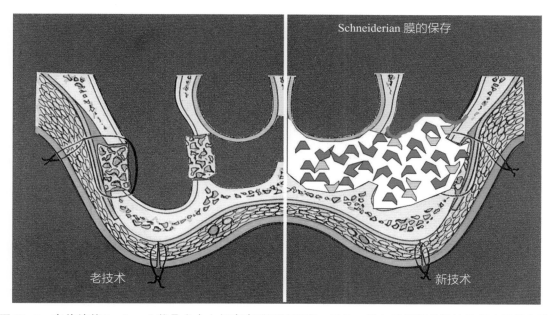

Schneiderian 膜的保存

老技术　　　　　新技术

▲ 图 22-7　在传统的 **Le fort I** 截骨术中上颌窦窦膜不被剥离，因此，放入骨间隙的移植物很容易掉入窦腔，只有髂骨块才有可能避免这种情况的发生；而在改良的 **Le Fort I** 截骨技术中，截骨前首先进行双侧上颌窦底黏膜和鼻底黏膜提升；因此，骨移植的受体区是封闭和完整的，可以使用骨颗粒材料，所需的髂骨量可以减少

骨材料是封闭的而不与周围的鼻腔和窦腔相通，这样植骨间隙就可以填充颗粒状自体骨和（或）骨替代材料，它们比自体髂骨块更容易获得，这一改良减轻了患者的经济负担和手术创伤。

Le Fort Ⅰ间置植骨手术计划可以通过借助全景片和头颅侧位片进行，前方牙槽骨的前移距离和下降高度取决于根据修复计划所做的术前设计。通过头颅侧位片，首先根据正常情况下上颌牙槽骨应位于下颌牙槽骨稍前方这一位置关系来确定上颌牙槽骨前移的量；其次，根据上颌中切牙的位点计算出上颌骨下降的距离，举例说明，排牙时上颌前牙一般需在唇下露出 2mm，牙冠长度为 10mm，穿龈高度是 3mm，骨增量需要有 3mm 过矫正量以代偿改建过程中骨吸收，最终计算出下降后的牙槽嵴顶位置应在头颅侧位片中上唇下方 8mm 左右（10-2-3+3=8mm）的位置。术前如果发现上颌窦存在病变，应行螺旋 CT 检查来进一步评估。

术前应签署知情同意书，告知患者有上颌骨病理性骨折、眶下神经损伤、上颌窦炎和上颌窦瘘、面部肿胀和出血等风险，讲明手术中可能用到的植入材料，需要告知患者需请假 2 周，术后至少 6 周流质饮食。

（二）手术步骤

见图 22-8。

Le Fort Ⅰ间置植骨手术需要住院和全身麻醉，患者需要住院治疗 3～5 天。麻醉方式应选择经鼻气管插管全麻，切取髂骨手术和口腔内手术可以分两组同时进行，下颌骨的夹层植骨和 Le Fort Ⅰ间置植骨必要时可同时进行。

手术切口采用牙槽嵴顶切口附加双侧的上颌结节后呈 45° 的梯形切口，全层切开黏骨膜瓣，充分显露上颌骨唇颊侧的骨板及重要结构，如眶下神经、梨状孔等，手术中注意保护眶下神经。首先，截骨手术前需先行双侧上颌窦底黏膜提升，双侧鼻底黏膜也需要剥离并加以保护，经过尖牙支柱和上颌窦后外侧壁设计水平截骨线。然后用骨凿凿开上颌窦内侧壁，用鼻中隔凿将鼻中隔从鼻底凿断分离，用弯骨凿将双侧翼上颌连接凿断分离。最后，向下离断上颌骨，使上颌骨形成一自由活动的骨块。手术步骤中，注意保护腭侧血管。骨块下降后形成的骨间隙可用混合骨移植材料充填（75% 骨替代材料和 25% 自体骨碎片）。上颌骨需在尖牙区用钛板固定，按照正常咬合关系仔细调整可移动牙槽嵴的高度及矢状位置。尖牙支柱位置形成的间隙通常用髂骨块充填，因为髂骨块对缺损间隙有支撑作用，有利于上颌骨的稳定。其余的髂骨条用于扩大增宽牙槽嵴，颧牙槽间隙可以用条状髂骨块充填和微型钛板固定。钛板的坚强固定联合髂骨块的支撑可以快速稳定上颌骨，并在 6 周内快速恢复功能。该术式用髂骨块做薄的支撑框架用量较少，可以通过微创手术仅从髂嵴内侧面制备，这会伴有更低的并发症，然后用颗粒状骨替代材料和自体骨碎片等混合填充包括上颌窦和鼻底在内的其他剩余间隙。

可吸收胶原膜翻盖在骨移植材料表面，以保护黏骨膜瓣不被骨移植材料锋利的边缘损伤。唇颊侧的黏骨膜瓣通过水平切开骨膜来得到松解，达到与腭侧黏膜无张力缝合。通常用 4-0 假单纤维聚酰胺缝合线进行连续缝合。围术期应用 β-

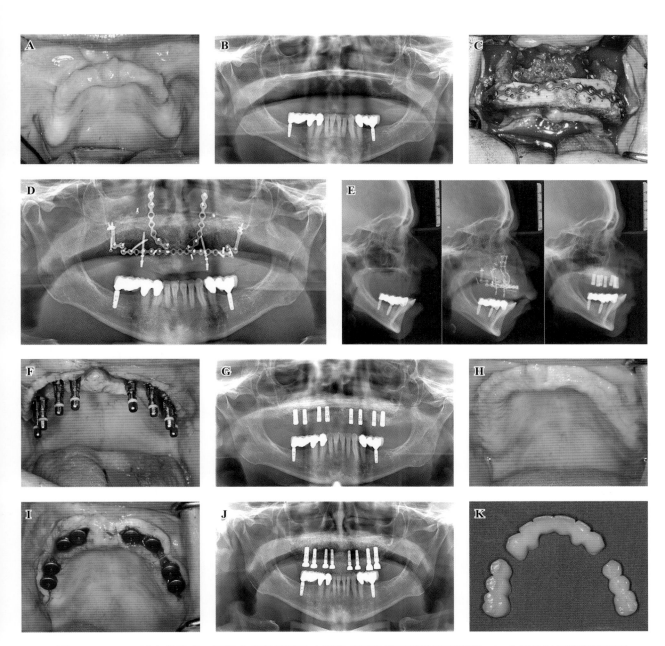

▲ 图 22-8　A. 56 岁女性患者，因组合症候群导致上颌骨尤其是前牙槽嵴严重萎缩；B. 全景片显示较完整和坚固的下颌牙列，而因组合症候群导致上颌前部的牙槽嵴几乎完全是空虚的；C. 沿 Le Fort I 截骨线向下离断上颌骨，可见腭侧的切牙乳头，在截骨段唇颊侧固定条状髂骨骨段，同时也桥接了 Le Fort I 截骨间隙，后来会作为种植体的唇颊侧骨板，采用 2mm 小型钛板固定上颌骨截骨段；D. 骨增量术后即刻全景片，2 颗临时种植体被放置以支持一个无咀嚼功能的临时修复体；E. 骨增量前、后及种植体植入后头颅侧位片，上颌骨前部骨高度增加 15mm；F. 4 个月后骨愈合，根据种植外科导板将种植体植入理想的修复位置，且由于骨量的增加，种植体不需要倾斜种植，这有利于后期的修复；G. 全景片示骨增量后上颌可植入 8 颗长度为 12mm 的种植体；H. 种植体植入时，暴露的牙槽嵴已和移植骨完全结合，显露种植体连接愈合基台的手术操作仍采用原牙槽嵴顶切口沿剩余附着龈中间切开；I. 所有的手术操作都沿牙槽嵴顶设计切口，种植修复体就像在原来的乳牙和恒牙位置萌出，不需要做软组织增量手术，所有软组织在骨增量后会自动恢复；J. 全景片显示愈合基台就位良好；K. 设计分 3 段的全瓷修复体（Jan Tetsch，Münster 教授）

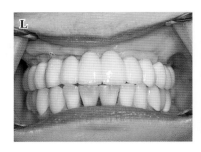
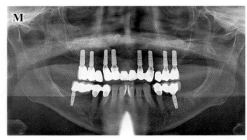
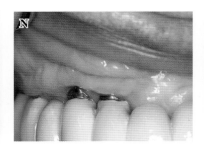
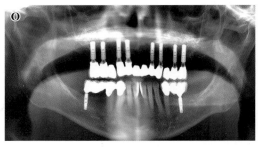
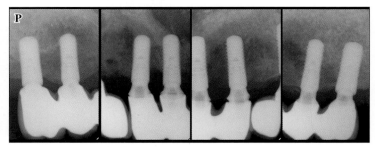

▲ 图 22-8（续）　**L.** 修复后口内正面观；**M.** 全景片显示修复体负载后；**N.** 5 年后随访，发现在 **13** 牙位牙龈退缩，种植体轻微暴露；**O.** 5 年后随访，全景片显示所有种植体均在位，由于舌位置干扰，种植体周围骨显示不清晰；**P.** 5 年后随访，根尖 X 线片显示除 **13** 牙位及其前面区域骨质稍差，其余位置骨质良好（与图 O 比较）

内酰胺酶稳定的青霉素类抗生素进行静脉注射 5d 以预防感染，10d 后拆线。在双侧上颌第二磨牙之间，刀口有 1/3 的裂开率，因此，2 周内复查是必要的，因为如果出现缝合愈合欠佳，大多数情况下，二次缝合可以避免骨移植材料暴露。在术后最初的几天，因髂骨位置手术，患者需要借助拐杖下地走路，通常 1～2 周。

4 个月后，一般在门诊镇静药物辅助局部麻醉下行二次手术，将固定钛板钛钉拆除，并根据修复计划植入种植体。在初始骨愈合改建时期，骨吸收垂直高度会出现 2mm 丧失及种植体植入后会出现 1mm 周围骨吸收，因此，骨增量的高度应过矫正 3mm，骨水平种植体应种植在骨下 1mm 处。

3 个月后，沿牙槽嵴顶切口暴露种植体，安放愈合基台。因为这些切口从一开始就是为了适应后期种植而设计的，所以每个种植体周围都存在一定量附着龈，因此该手术通常不需要前庭沟成形或软组织移植手术。

（三）Le Fort Ⅰ间置植骨术的临床效果

根据最近的一项 Meta 分析（Aghaloo 等，2016）研究，上颌无牙槽嵴 Le Fort Ⅰ间置植骨术后种植体的留存率为 89.6%。2009 年 Chiapasco 等报道种植体留存率为 87.9%，同时伴 3.1% 并发症发生率。当时这些报道还未采用改良后的外科手段，如上颌窦黏膜提升或除髂骨外其他骨替代材料的应用等。笔者自己一系列病例研究资料显示，在 79 例通过 Le Fort Ⅰ间置植骨手术后的 555 颗种植体中，其中骨移植材料使用牛骨材料联合髂骨块（比例见上文），种植体 10 年留存率为 95.1%（Terheyden，2018）。感兴趣的是，几乎所有失败的种植体都发生在伴有全身疾病（如糖尿病、吸烟等）的患者身上，这些人中种植体的留存率是 93.4%，而种植体的成功率与骨萎缩程度不相关，因此，骨萎缩程度并不是危险因素。骨移植物完全失败率为 1%。创面裂开后移植物部分失败率为 22.1%，当然这些失败患者中并没有出现再次进行骨移植或无法植入种植体的情况。一组 96 例患者中增加的 SNA 角（上颌牙槽嵴前移的程度）平均值为 4.87°，上颌骨平均垂直骨增量为 8.55mm ± 3.41mm，种植体负载前平均丧失骨高度为 1.78mm ± 0.32mm，经过长期随访，种植体负载后周围骨吸收为 0.28mm ± 0.17mm。

临床资料显示，Le Fort I 间置植骨手术后种植体的成功率为 87.9%～95.1%，随着手术技术的改进，其成功率逐渐提高，并发症发生率为 3.1%，但创面裂开比较常见，术后需注意，此外，术后至少 6 周内几乎无咀嚼功能，只能进食流质食物。

同样，经过 le Fort I 间置植骨术可获得的垂直骨增量为 8.55mm，优于高嵌体植骨的骨增量（3.7～5mm），这仍然是因为，与高嵌体植骨相比该术式可从两侧进行血管化成骨。

同样，对于上颌骨来说，种植体植入前持续的骨丧失是存在的，而修复后骨丧失就几乎不会出现，这是因为种植体负载后，咬合力的刺激可以防止牙槽骨的萎缩。

临床资料显示，间置植骨术可获得可观的、可预测的垂直骨增量，尤其是 Cawood IV 分类中牙槽骨萎缩的无牙颌患者和 V 分类中上颌牙列缺失患者，通过该手术后可行种植体支持的固定义齿冠桥修复，达到良好的美学效果，而不需要采用塑料基托或人工牙龈来弥补美学缺陷。此外，还应考虑面部功能和美学效果之外的收益，采用该术式种植体负载后种植体周围组织的长期稳定性良好，这是更重要的，因为大多数患者在进行 Le Fort I 间置植骨术前，其牙齿丧失和牙槽骨的萎缩是由牙周病导致的，而这种情况在植骨手术和种植义齿修复后很少出现。

参考文献

[1] Aghaloo, T.L., Misch, C., Lin, G.H. et al. (2016) Bone augmentation of the edentulous maxilla for implant placement: A systematic review. *Int J Oral Maxillofac Implants* 31 (Suppl): s19–30.

[2] Bell, W.H., Buche, W.A., Kennedy, J.W. 3rd, and Ampil, J.P. (1977) Surgical correction of the atrophic alveolar ridge. A preliminary report on a new concept of treatment. *Oral Surg Oral Med Oral Pathol* 43: 485–498.

[3] Cawood, J.I. and Howell, R.A. (1988) A classification of the edentulous jaws. *Int J Oral Maxillofac Surg* 17: 232–236.

[4] Chiapasco, M., Casentini, P., and Zaniboni, M. (2009) Bone augmentation procedures in implant dentistry. *Int J Oral Maxillofac Implants* 24 (Suppl): 237–259.

[5] Cordaro, L. and Terheyden, H. (2014) Ridge augmentation procedures in implant patients. In: *ITI Treatment Guide* (ed. M. Chen, D. Buser, and D. Wismeijer). Berlin: Quintessence.

[6] Felice, P., Barausse, C., Barone, A. et al. (2017) Interpositional augmentation technique in the treatment of posterior mandibular atrophies: A retrospective study comparing 129 autogenous and heterologous bone blocks with 2 to 7 years follow-up. *Int J Periodontics Restorative Dent* 37: 469–480.

[7] Gastaldi, G., Felice, P., Pistilli, V. et al. (2018) Posterior atrophic jaws rehabilitated with prostheses supported by 5 × 5 mm implants with a nanostructured calciumincorporated titanium surface or by longer implants in augmented bone. 3-year results from a randomised controlled trial. *Eur J Oral Implantol* 11: 49–61.

[8] Geng, Y.M., Zhou, M., Parvini, P. et al. (2019) Sandwich osteotomy in atrophic mandibles: A retrospective study over 12 years. *Clin Oral Implants Res* 30: 1027–1037.

[9] Härle, F. (1989) *Atlas der präprothetische Operationen.* Munich: Hanser.

[10] Jensen, O.T., Bell, W., and Cottam, J. (2010) Osteoperiosteal flaps and local osteotomies for alveolar reconstruction. *Oral Maxillofac Surg Clin North Am* 22: 331–346.

[11] Jensen, T., Schou, S., Svendsen, P.A. et al. (2012) (2012) Volumetric changes of the graft after maxillary sinus floor augmentation with Bio-Oss and autogenous bone in different ratios: A radiographic study in minipigs. *Clin Oral Implants Res* 23: 902–910.

[12] Schettler, D. and Holtermann, W. (1977) Clinical and experimental results of a sandwich-technique for mandibular alveolar ridge augmentation. *J Maxillofac Surg* 5: 199–202

[13] Schmitt, C., Karasholi, T., Lutz, R. et al. (2014) Long-term changes in graft height after maxillary sinus augmentation, onlay bone grafting, and combination of both techniques: A long-term retrospective cohort study. *Clin Oral Implants Res* 25: e38–46.

[14] Stellingsma, K., Raghoebar, G.M., Visser, A. et al. (2014) The extremely resorbed mandible, 10-year results of a randomized controlled trial on 3 treatment strategies. *Clin Oral Implants Res* 25: 926–932.

[15] Terheyden, H. [Bone augmentation in implantology] (2010) Knochenaugmentation in der Implantologie. *Dtsch Zahnärztl Z* 65: 320–331.

[16] Terheyden, H. (2018) Paper presented at the EAO congress Vienna 12.10.

[17] Troeltzsch, M., Troeltzsch, M., Kauffmann, P. et al. (2016) Clinical efficacy of grafting materials in alveolar ridge augmentation: A systematic review. *J Craniomaxillofac Surg* 44: 1618–1629.

修复前正颌外科
Preprosthetic Orthognathic Surgery

Dror M. Allon 著

由于牙周炎、龋病或外伤等诸多原因造成的天然牙列缺失均可导致牙槽骨渐进性吸收。此外由于对颌牙伸长或增龄性牙齿脱落导致的牙弓间间隙（修复间隙）的改变也会影响咀嚼功能和美学效果。然而这些退行性改变并不仅仅表现在口腔内组织上，整个面部的骨骼和软组织也会受到影响，充分理解这一过程至关重要。系统而全面的种植修复治疗应该是在面部层面上解决所有功能和美学方面的问题，而不仅仅是在牙齿层面上。

近 1 个世纪以来，已经常规在有天然牙列的年轻患者中广泛开展牙颌面畸形的正颌外科治疗，结合术前或术后正畸治疗，通常能取得可预见的治疗效果。然而类似的技术也可以应用在一些有面部不协调或上下牙弓三维向不调的无牙颌患者。联合治疗或阶段性治疗计划可能包括各种正颌外科手术技术、牙槽嵴骨增量手术，以及种植体支持式功能性咬合重建及面部形态改善。最近学者们将这一联合治疗方法定义为"种植－正颌联合外科（prosthognathic surgery）"（Jain 等，2014）。

正颌和种植手术联合治疗的适应证可分为以下几类。

- 伴有遗传性或发育性颌面部骨性异常的患者，在丧失部分或全部天然牙列后，需要进行全面咬合重建者（病例 1）。

- 重度牙槽嵴吸收继发颌面部骨性异常的患者。其中部分患者原本表现为正常的颌面型（骨性分类一类），但在发生重度牙槽嵴吸收后呈现出典型的解剖变化，往往表现出骨性分类三类关系（Sutton 等，2004）。

- 部分综合征患者，伴有牙列和骨性发育异常，需要综合治疗者（如病例 2，牙釉质发育不全）（Hoppenreijs, Voorsmit, Freihofer 和 van't Hof, 1998）。

一、正颌外科的发展

（一）下颌截骨术

1849 年 Hullihen 首次提出了下颌骨劈开术这一正颌手术方式，为了矫正 1 例因面部烧伤后瘢痕挛缩导致的骨性前牙开合，他进行了下颌体部的楔状劈开截骨术。仅仅 30 年后，与正畸学专家 Edward Angle 合作的外科医生 Blair 对该术式进行了改良，他通过在前磨牙区进行骨劈开后退下颌骨，来矫正前牙反合。1907 年 Blair 又报道了首例下颌升支（口外切口）水平向截骨术（乙状切迹下）。髁状突下方截骨术最初也被用于纠正下颌前突，这种术式在 1897 年首次由 Paul Berger 发表，后来 Frantisek Kostecka 将其推广开来，1928 年 Gigli 经口外入路进行了这种术式。1954 年，Caldwell 和 Letterman 首次报道了下颌支垂直截骨术，又称"下颌支乙状切迹下垂直截骨术（VRO）"，同样是经口外入路。1957 年，Obwegeser 和 Trauner（Trauner 和 Obwegeser，1957）首次报道了双侧下颌支矢状劈开截骨术（BSSO），之后 Dal-pont 和 Hunsuck，Epker 和 Wolford 分别对该术式进行了改良（Epker，1977；Wolford 等，1987）。

（二）上颌截骨术

来自柏林的 Günther Cohn-Stock 首次报道了上颌截骨术，用于纠正上颌中切牙过度深覆盖、深覆合。他还开创性地在文章中记录了自己的想法演变，即在保留前庭血管供应的前提下进行上颌前段截骨术，后来他还设计了保留腭动脉的术式，他后来又开发了三种术式。1927 年

Wassmund 延续 Cohn-Stock 的设计并加以改良，通过 3 个垂直向切口和骨膜下隧道的方式，直达上颌骨前磨牙区颊侧皮质骨板，完成上颌颊侧截骨手术。1954 年 Cupar 报道了一种新的上颌前颌骨截骨手术入路：通过前庭环切术和唇侧翻瓣术显露上颌骨唇侧，在直视下完成上颌唇侧截骨手术。上颌腭侧截骨通常采用隧道入路以维持腭侧血供。1963 年 Wunderer 提出腭侧翻瓣技术，从而避免了截断上颌前颌骨并维持唇侧血供。血管动力学研究表明经腭入路对前颌骨血供的影响最为显著（Bell，1969）。1977 年 Epker 改良了 Cupar 的上颌前颌骨截骨术式，通过单纯的唇侧翻瓣和拟拔除牙齿（通常是双侧前磨牙）唇侧垂直向切开形成的隧道入路完成手术。Epker 这样改良的好处是：保留腭侧血供，便于内固定，可直达鼻中隔结构以防止上颌骨再定位时鼻中隔偏曲，此外还可直接入路进行腭侧骨修整。这种术式还可以用于需要通过骨移植来稳定再定位的上颌前颌骨的情况。

此外，Schuchardt 于 1955 年首次报道 1 例通过两阶段法进行上颌骨后份截骨手术以矫正前牙开合的病例，之后上颌骨后份截骨手术就开始在临床上推广开来。随后，1960 年 Kufner 将该术式改良为一阶段法手术，直到 20 世纪 80 年代仍然是上颌手术的首选方法。对外科医生来说，开展上颌骨整体截骨术的最大顾虑是上颌骨从颅底分离过程中骨内膜的血供中断可能导致的上颌骨和牙齿的缺血性坏死。上颌骨节段性截骨术仍用于部分上颌前部或后部缺牙区牙槽嵴的再定位，或者种植体植入位置不佳，或者对颌牙拔除后所导致的牙齿过度萌出等病例（Baeg 等，2016）。

直到 Bell 构建出上颌骨截骨术中及术后即刻再灌注的动物模型并发表了相关研究成果后，Le-Fort 全上颌骨截骨术才开始得到了广泛的应用（Bell 等，1975）。通过对恒河猴进行不同术式的上颌骨截骨手术，并分别在术后 1 周、3 周和 6 周进行再灌注，Bell 提出"没有任何一条血管是维持上颌前颌骨血液循环所必需的，比如切牙管或腭大动脉。骨和软组织内的侧支循环，以及牙龈、腭部、鼻底及牙周的血管吻合都为各种形式的上颌前颌骨截骨手术（唇侧瓣或腭侧瓣）创造了条件，它们的存在保证了术后上颌前牙区完整的血液供应"（Bell，1969）。该出版物的发表彻底改变了全球的正颌外科界，因为它为矫正各种面中份畸形的最常用的术式，包括上颌全截骨术、上颌骨前分、后份及节段性截骨术等，提供了理论依据（Bell，2018）。

除了外科水平的发展，技术的进步也使得正颌手术得到了广泛的开展。自 20 世纪 80 年代早期以来，坚强内固定技术、摆动锯 / 往复锯等微型锯的开发、超声骨刀及牵张成骨装置的发展都为现代正颌手术获得高水平、可预测及稳定的手术效果创造了条件。很多为面颌畸形患者个性化设计的包括颧骨、上颌骨、鼻部或颏部在内的多部位联合手术，都能通过门诊或者短期住院即可完成。口腔内切口可以避免面部斑痕。术后不进行颌间固定有利于功能恢复和快速愈合。基于 CT 扫描的 3D 计算机技术的应用，可以提供更加准确的诊断并设计模拟手术方案，然后通过 CAD-CAM 手术导板将模拟手术方案落到实处。作为辅助，一些硬软组织手术（抽脂、玻尿酸注射、自体脂肪注射、个性化定制的面部植入物的应用）也被用于实现更加美观和精准的治疗效果。

（三）无牙颌面部畸形的病因学

牙齿脱落后，生理性咀嚼力无法通过天然牙的牙周韧带传递到周围牙槽骨的骨松质。正如 1892 年沃尔夫（Wolff）法则（Wolf，1995）和后来 Frost（Frost，1987）提出的 Mechanostat 模型中所提到的那样，牙槽骨会在丧失机械刺激后发生吸收。1971 年，Atwood 研究了 76 例无牙颌患者牙齿脱落后剩余牙槽嵴的吸收情况，他发现上、下颌骨的吸收速度存在差异，上颌骨平均每年吸收 0.1mm，而下颌骨平均每年吸收 0.4mm（Atwood 和 Coy，1971）。牙槽骨的吸收在牙齿脱落后的第一年最为严重，而且上、下颌均表现出前牙区吸收量最大，越到后牙区吸收量逐渐减小。

骨吸收量也受到一些局部解剖因素的影响。上颌磨牙后垫区翼突下颌缝处肌肉附着产生的拉力，以及因颊肌肌腱的横向延伸，导致开口运动时下颌骨后牙区受到颊肌的拉应力，这些都使得后牙区骨吸收量较前牙区更小。

性别和年龄、激素水平、骨密度、局部炎症和咀嚼习惯等系统性因素都被认为是该过程中的辅助因素（Kovačić 等，2012）。

引起牙槽骨吸收的医源性因素尚存在争议。全口义齿在缺牙区牙槽骨表面施加非生理性负荷，可能是增加牙槽骨吸收量的原因之一，尤其是在不良修复体导致咬合力不平衡的情况下。

然而，经过对 7—8 世纪遗留下来的 263 份中世纪颌骨标本的研究发现，即便在那个没有任何牙科治疗的时期，牙齿缺失后的颌骨吸收也呈现类似的模式，即上、下颌骨前牙区典型的表现都是明显的刀状牙槽嵴（Cawood 和 Howell 分类Ⅳ型）。而后牙区主要表现为 Ⅴ 型（低圆形牙槽嵴）或Ⅵ型（萎缩型牙槽嵴），而且随着年龄增长，牙槽骨吸收程度逐渐加重加快。老年人下颌骨后牙区骨吸收最为明显。按照现在的医疗水平，如果本研究中这些老年人还健在，想为他们进行安全有效的种植支持式义齿修复恢复咀嚼功能的话，大概有 75% 以上的人都需要进行骨增量手术（Reich 等，2011）。

剩余牙槽嵴吸收的后果包括义齿承托区域的减少、面下 1/3 垂直距离的减小及下颌骨的逆时针旋转，这些都会增加义齿修复和全口义齿设计的困难（Kovačić 等，2012）。前庭沟变浅将导致义齿固位不佳、失去唇支持，并导致微笑时上唇外翻（Batista Mendes 等，2018）。在种植支持式修复技术成熟之前，这种现象被认为是一种严重的慢性、进行性、不可逆性和致残性的口腔疾病，曾经给全世界数百万人带来生理、心理和经济方面的问题（Atwood，1971）。

1988 年 Cawood 和 Howell 对拔牙后牙槽骨吸收程度进行了分类（Cawood 和 Howell，1988）。此后又有很多学者分别对牙槽嵴水平的形态学变化进行了研究（Carranza 等，2016；Panduric 等，1999）。最新的研究成果表明，位点保存手术虽然不能完全阻止拔牙后牙槽骨的吸收，但可在一定程度上维持牙槽骨量（Chappuis 等，2017）。

牙列缺失及牙槽骨吸收后面部形态的改变与上、下颌骨原本不同的形态特征息息相关。

由于上颌骨整体呈锥形，上颌牙列缺失后牙槽骨的进行性吸收往往导致三维向的骨缺损：相对于其与下颌弓的适当骨骼关系而言的横向、矢状向（前后向）和垂直向。该吸收过程的范围和速度取决于皮质骨的特征（Chappuis 等，2017）。牙弓在垂直向变短、变窄（Jackson 和 Ralph，1980）。上颌前部牙槽嵴后移至比前鼻棘更靠后的位置（Tuncay 等，1984）。腭穹窿变得更加低平导致全口义齿固位不佳（Watzinger 等，1996）。前后牙弓间距离的比例也会发生改变（el-Dakkak 和 Mostafa，1989）。

下颌牙槽骨，尤其在前牙区，往往比上颌骨吸收更为明显（Tallgren 等，1980）。牙齿拔除后的最初 3 个月牙槽骨的吸收速度最快。牙槽骨的吸收主要受到以下两个因素的影响。

(1) 牙槽骨垂直向的基本形态特点，导致无牙颌牙槽嵴因进行性向基骨方向发生吸收而变宽（Panduric 等，1999）。双侧后牙区（前磨牙 - 磨牙区）牙槽嵴与上颌牙弓变成反合关系，前牙区（切牙 - 尖牙区）牙槽嵴也与对颌逐渐形成反合关系。

(2) 在人的一生中，垂直距离丧失（从咬合面磨耗到牙齿和牙槽嵴的缺失）会导致下颌骨发生逆时针方向的旋转（Tuncay 等，1984）。

牙列缺失和牙槽骨吸收导致面部表情肌塌陷。口角的位置也会随着颌骨的吸收程度发生向内、向后的变化。牙槽骨吸收早期（Cawood 和 Howell 分类中Ⅲ型和Ⅳ型）的变化主要表现为正中联合变窄、鼻唇角增大、嘴唇内翻和脸颊凹陷等。而牙槽骨吸收晚期（Ⅴ型和Ⅵ型），由于下颌骨逆时针旋转及唇红的丧失，往往表现为面部高度降低、颏部突出等特点（Sutton 等，2004）。

（四）咬合重建技术回顾

传统方法是通过全口义齿来"纠正"上述异常，以弥补不良的骨骼关系和恢复功能性一类咬合关系。通过义齿良好的设计来支持口周塌陷的软组织，并恢复面部垂直高度。然而在牙槽骨严重吸收的病例，修复效果往往不令人满意（Atwood，1971）。

最初尝试在上颌牙槽骨吸收后进行骨增量手术时，是直接进行骨膜下植骨以提高义齿的稳定性和固位性，但这种方法对面部形态的改善很小。1976 年 Farrel 报道了 1 例自体骨移植，同期进行黏膜下口腔前庭成形术以重建萎缩的上颌牙槽嵴的方法（Farrell 等，1976）。随后 Boyne 报道了采用颗粒状髂嵴皮质骨直接进行上颌牙槽嵴骨增量手术，并进行了术后 3～10 年观察，发现均出现了不同程度的骨吸收（Boyne 等，1985），结果均不满意。但是大多数患者都因修复体功能的改善而获益（Baker 和 Connole，1977）。然而上述手术方法骨移植材料稳定性差、面部美观改善不理想，之后又尝试进行上颌骨整体截骨术。

1977 年 Bell 首次通过 Le Fort Ⅰ型截骨手术实现严重萎缩上颌牙槽嵴的下移，并通过水平截骨和两个位点的间隔骨移植技术完成了萎缩下颌骨的上移手术。一年后他报道了重新定位后的骨块仅发生了极少量的吸收（Bell 和 Buckles，1978）。之后 Piecuch 等报道了应用 Le Fort Ⅰ型截骨手术结合间断性髂嵴皮质骨植骨手术，改善上颌牙槽骨严重吸收患者的牙弓间位置关系、面部美观，并改善其义齿固位，获得了很高的患者满意度（Piecuch 等，1984）。

然而上述技术并没有解决上颌牙槽嵴和腭穹隆变低平的问题。传统的上颌义齿在前伸合时无法保持稳定，因此固位力仍然不足（Gossweiner 等，1999）。

早在 1980 年，首例通过马蹄形设计的上颌截骨术来重建腭穹窿深度的实验就已经在不同程度上取得了成功：在 Le Fort Ⅰ型截骨术后，通过鼻腔入路在硬腭增加曲形截骨的方法来完成。马蹄形的牙槽嵴可以前、后向移动，而腭骨的其余部分仍然靠蒂部与鼻中隔相连。这种手术方式并没有得到普及，随后在 1986 年 Farmand 提出了一种对马蹄形截骨的改良方法，即采用腭部正中切口。他还设计采用间断性髂嵴或肋骨植骨术进行改良的黏膜下口腔前庭成形术，以增加前庭沟深度和腭穹窿高度，进而改善黏膜轮廓以增加义齿固位。这种方法可以克服直接为无牙颌上颌进行骨增量手术和 Le Fort Ⅰ型截骨术的缺点，并被认为可以获得更可预测性和更稳定的长期效果，且能有效减少术后骨移植物的吸收（Farmand，1986）。

随着口腔种植技术的开展（Branemark 等，1969），牙槽嵴骨增量技术和手术三维重建重度吸收的牙槽骨变得更加重要。种植体支持式无牙颌修复（通常包括种植体支持式固定修复和种植体支持式可摘覆盖义齿修复）逐渐变成了治疗的金标准，随着其他相关外科技术（微型内固定板和外科微型锯的引入）的发展，患者对审美和功能的需求也不断增加（Champy 等，1978）。

在 20 世纪 80 年代，笔者也尝试将两种手术方法结合起来，通过 Le Fort 截骨术手直达上颌窦底和鼻底，并通过自体髂骨骨块、颗粒状骨或同种异体骨移植材料来有效地增强这些解剖区域的稳定性。

1987 年，Keller 报道了上颌骨 Le Fort 截骨手术同期植入自体髂骨移植物，并在 6～18 个月后进行了种植体植入手术的病例（Keller 等，1987）。1 年后 Sailer 报道了他为 5 例上颌骨吸收患者实施的一种新的手术方法，即在 Le Fort Ⅰ型截骨术同期剥离上颌窦底黏膜，并通过自体髂嵴获取的双皮质骨块封闭裸露的上颌窦底，植入种植体，并用微型钛板固定下移的上颌骨，并进行黏膜下前庭成形术。这样通过一次手术即同时完成了颌间关系和垂直距离纠正及口腔前庭成形术，并且获得了满意的美学效果（Sailer，1989、1991）。但是这种一步法手术的种植成功率仍然是个问题。

Cawood 等认为在手术愈合后再择期进行种植体植入术能够获得更好的骨结合，而且种植体植入位置也会更加准确，并能满足修复医生对于美观和功能方面的要求。

Watzinger 等分别对马蹄形 Le Fort Ⅰ型截骨术同期进行种植体植入手术和分两期完成上述手术的两组患者的种植成功率进行了对比分析。所有研究组均在种植术后 6 个月进行了种植体支持式可摘覆盖义齿修复。在之后 30 个月的随访中，种植体成功率为 84.8%，平均边缘骨丧失量为 3.1mm。6 例患者接受了一阶段手术治疗。有 5 例患者接受了两阶段手术，其种植体成功率为 92.3%，边缘骨丧失量为 2.5mm。Cawood 和 Stoelinga 对 12 例接受了两步法重建重度吸收的上颌牙槽骨的患者的治疗结果进行了报道：第一步是进行 Le Fort Ⅰ型截骨术，并采用自体骨混合羟基磷灰石对鼻底和上颌窦底进行填充；第二步为种植体植入术；这样做的种植体成功率为 95%（Cawood 等，1994）。该中心的一份最新的报道显示，经过 5～18 年的随访，135 枚种植体中有 101 枚存活（74.8%）。在随访期间，通过测量 SNA 角发现上颌骨的前移稳定，患者满意度较高（有 87.5% 的患者能够接受再次手术）（Soehardi 等，2015）。Ferri 等也报道了在 6～61 个月的随访中，两阶段手术（在第一阶段行 Le Fort Ⅰ型截骨术，在第二阶段植入种植体）种植体成功率为 92%，而相对于一阶段手术种植体成功率为 81%。

（五）现代治疗手段

与活动修复及其他类似的修复方式相比，无牙颌患者对固定修复的需求越来越高，这也带来了新的挑战：设计美观而持久的种植体支持式固定义齿，以重建功能性一类咬合、获得健康的种植体周围组织状态，以及充分的口周和面部软组织支撑效果。

如前所述，在无牙颌患者牙槽嵴发生重度吸收时，通常采用传统的高嵌体或嵌体植骨手术和上颌窦提升等技术来获得种植体植入所需的骨量，该技术已经相对成熟，在本书中其他章节也进行了详细的介绍。然而在颌骨存在重度吸收或骨性异常时，受植骨手术移植量的限制及植骨术后即刻及延期发生骨吸收的影响，在垂直向和颊侧重建吸收的牙槽嵴，获得三维向充足的骨量十分困难（Jensen 和 Sindet-Pedersen，1991）。植骨手术可以增加牙槽嵴骨量以满足种植体植入的要求。然而由于骨增量不充分无法恢复正常的颌间关系时，往往无法解决牙弓间垂直向、横向和矢状向不协调的问题。这样就会带来种植体支持式义齿的生物学并发症，诸如冠 – 种植体比例过大、中央螺丝折断或种植体失败等情况（Batista Mendes 等，2018）。这是一个主要的缺点，尤其在一些特殊的解剖部位，如前颌骨（Ferri 等，2008）。针对这一情况，Jensen 提出了矫正牙槽骨的概念（Jensen 等，2004）。它被定义为"将牙槽骨重新定位于与对颌牙弓呈一类关系的理想位置上"。当达到这种理想的关系时，种植体上部修复体的悬臂可以做到最短、冠 – 种植体比例也比较理想。修复体短且力沿着种植体方向传导。

有些学者建议在上下颌牙槽嵴关系不良时，结合正颌外科手术的方式重新定位上下颌骨，骨增量手术改善种植位点骨条件，以及种植体支持式义齿修复的方式来解决（Fukuda 等，2000；Jones，2002；Ribeiro-Junior 等，2009），顺序可以适当调整。

上颌 Le Fort Ⅰ 型截骨术治疗牙槽骨吸收的优势如下（Ferri 等，2008）。

(1) 一次外科手术，解决骨量不足和牙弓间关系不调的问题。

(2) 颌间关系的改善能简化修复体制作程序。

(3) 可以在理想位点行即刻或二期骨增量手术。

(4) 提升面部美观性。

（六）多阶段法

如前所述，早期的文献中介绍了一阶段法（1SP）治疗，即同期完成正颌手术、牙槽嵴增量手术和种植体植入术（Sailer，1989）。后来的一些文献中也提出利用精确的 CAD-CAM 外科手术导板可实现正颌手术同期植入种植体（Benech 等，2011）。然而多阶段法（MSP）手术仍被认为是更可预测和更准确的方法（Cawood，Stoelinga 等，1994）。

对于上颌牙槽骨吸收病例，与一阶段法治疗相比，采用多阶段法治疗的优势如下。

(1) 动物模型显示，在上颌骨整体截骨手术（Bell，1973）和块状截骨手术（Bell，1969）过程中，以及术后初期，都会出现短暂的血管缺血和轻微骨坏死。在新生的血管系统完成血运重建之前，腭侧黏膜瓣及唇颊侧牙龈处的骨膜内毛细血管是上颌骨截骨骨块和牙齿的主要营养来源。在这一阶段植入种植体一旦发生牙龈穿孔或黏骨膜瓣反折，可能会破坏本已脆弱的血液供应，并导致术后骨吸收，甚至骨坏死（Lanigan 等，1990）。

(2) 骨移植物更易于固定：可以在骨质骨量更充足的位置安放微螺钉和钛板以用于骨移植物的固定，并获得最大的植骨稳定性。在一阶段法手术中，这些固位装置的放置往往会与植入的种植体互相干扰。而多阶段法手术，可以在二期种植术前移除这些内固定装置，以便于种植体植入到更好的位置和角度，从而获得最佳的修复效果。

(3) 更好的种植体初期稳定性：在牙槽嵴重度吸收的病例，往往因为上颌骨鼻底和上颌窦底的骨质菲薄而导致种植体初期稳定性不佳，甚至会导致骨整合失败。当然骨增量手术效果稳定后再进行种植通常就能获得良好的初期稳定性。

（4）更高的植骨成活率：一阶段法完成正颌与植骨手术时，往往由于术后初期暂时性血管化受损，而导致骨移植材料吸收、骨愈合延迟及截骨线区域初期骨质较差等现象。当波及种植位点时，骨整合过程可能失败，进而导致即刻或延迟种植失败。而在植骨材料骨化并稳定之后再进行种植体植入术，就能为种植体的骨整合创造条件，结果具有可预测性。

（5）种植体的精准植入：通过对正颌手术及骨移植术后上颌骨的全新位置进行 CT 扫描，可以设计制作种植外科手术导板。这样做可以综合考量解剖和义齿设计两方面的因素，便于外科手术与义齿设计相匹配，进而达到更好的功能和美观效果。

（6）更好的种植体周围组织管理：在第二阶段种植体植入手术中，可以充分暴露牙槽嵴顶并进行必要的附着龈处理。必要时可通过牙槽嵴平整和修形、前庭成形术和附着龈根向复位等手段来改善种植位点的组织状态，以获得更美观、更健康和更稳定的修复效果。

多阶段法治疗的具体顺序还存在争议。如前所述，早期就有学者报道了下移吸收萎缩的上颌骨，并同期在截骨线近端和远端间进行间断性植骨（夹层技术）。在该技术中，牙种植体必须在第一阶段手术时植入，因为它还同时起到了固定间断植入的骨块的作用。这些早期病例的最终修复通常是种植体支持式活动覆盖义齿或固定－活动联合修复体（Misch FP3）（Misch，1989）。

随着口腔治疗对功能和美学要求的不断提高，有些学者开始尝试更具挑战性的治疗手段，期待构建相对正常的牙槽条件，以便于实现传统

的种植体支持式固定桥式的修复（Misch FP1），获得最佳的功能和美学效果。

（七）种植体先行法

该方法推荐同多阶段法治疗（Arshad 等，2018；Batista Mendes 等，2018；Khojasteh 等，2015）。

第一阶段：牙槽嵴骨增量手术，上颌窦提升和前牙区骨增量。

第二阶段：种植体植入术。

第三阶段：根据预先设计的正颌手术后的咬合状态制作种植体支持式固定修复临时义齿（基于模型上合架后模拟外科手术的数据）。

第四阶段：正颌外科手术。

下面分析一下这种序列治疗的合理性。在上颌后牙区，为了获得种植体植入所需的充足的骨量，在正颌外科矫正颌间关系之前，先进行上颌窦底骨增量（"上颌窦提升"）术。这是上下颌骨植骨术后体积最稳定的手术之一，手术可采用多种材料和技术，据报道可以获得 80%～90% 的种植成功率（Jensen 等，1998）。

上颌骨前牙区牙槽骨发生吸收时，高嵌体块状骨移植物或单独还是与自体颗粒状骨、同种异体骨或异种骨联合应用的牙槽嵴裂移植物，都可以为种植体植入提供足够的牙槽骨量，虽然植入位点可能不在最佳的矢状向、垂直向和水平向位置上，这符合 FP1 种植体支持式义齿修复的设计原则（Misch 和 Misch，1995）。

通常植骨 6～9 个月后，骨移植物与宿主骨可以完全融合。CT 评估牙槽嵴增量区域骨的体积和质量，有助于通过逆向工程学设计详细的义

齿修复方案：首先是根据最终设计的咬合平面、牙龈暴露量、唇支撑度和笑线来确定理想的最终临床冠位置；然后可以确定和规划种植体的位置和轴向。只有这样才能进一步设计实施正颌手术，可以选择使用传统的头颅 X 线片和醋酸纸描记法结合半可调式合架上的模型来模拟手术，或使用 3D 计算机辅助设计（CAD）和制作（CAM）进行中间过程和最终的外科导板制作。根据术者的喜好，可以在导板引导下或者自由手完成种植体植入。在种植体完全骨结合后，进行二期手术，然后制作种植体支持式上部修复体。通过临时义齿可以修复到安氏分类三类咬合状态。术前临时义齿的咬合状态类似于正畸去代偿后天然牙列的咬合状态。

种植先行法的优点如下。

(1) 术中可以以牙列为参考，确定上、下颌骨的正确位置。

(2) 术后即刻实现生物力学稳定的咬合关系。

(3) 由于无须咬合补偿，可以制作种植体支持式桥体（Misch FP1）而不是种植体支持式义齿（FP3）。

(4) 美观、功能完善，种植体失败率低。

（八）正颌手术先行法

另一方面，也有一些学者主张先进行正颌手术和骨增量，然后在第二阶段植入种植体并进行最终修复。这种序列治疗尤其适用于颌骨畸形较严重的患者，比如创伤后颌面畸形者（Honda 等，2018）。类似的方法也被用来纠正因颌面畸形或颌骨吸收导致颌间关系不调，但前期修复失败或效果不满意的病例：取出原本植入位点不佳的种

植体、矫正颌骨间关系不调、设计制作新的修复体以改善面部协调、恢复牙龈轮廓保证足够的宽度和厚度、并改善笑容，最终提高患者的舒适感和满意度（de Almeida Cardoso 等，2016）。还有些学者只是单纯希望在设计种植体植入及其支持式修复体之前，能够清晰地看到正颌手术和牙槽骨增量手术的最终结果（Jones，2002）。

正颌手术先行法的主要优点如下。

(1) 治疗方案更简单，对外科医生和修复医生之间沟通的依赖性较小。在正颌手术后患者的颌关系明显改善，可以进行标准的种植体支持式修复。无须像种植体先行法那样，提前协调治疗过程和预测的复杂的三维手术结果之间的关系。

(2) 在骨吸收严重伴骨接触受限的病例，正颌手术的结果较不准确也不稳定。上颌骨前徙并下移（以改善上颌矢状向和垂直向不调为目的）和上颌骨扩宽（以改善上颌骨水平相不调为目的）的病例往往不稳定，在术后初期有部分复发的倾向（Proffit 等，1996）。组织支持不充分、咬合平面略微倾斜都可能在一定程度上影响种植体的位置和最终修复体的设计。

主要缺点是正颌手术可能影响种植体周围骨整合。为获得理想的治疗结果和预后，需要考虑种植体周围软、硬组织的稳定性。

研究证实了局部骨吸收加速现象对种植体周围骨结合的影响。与对照组观察 6 个月和 12 个月相比，在正颌手术后植入的种植体在功能性负荷 1 年以上时，表现出了明显的边缘骨吸收，种植体周围黏膜炎和种植体周围炎的发生率也明显高于对照组（Kim 等，2018）。

（九）治疗程序

1. 自然头位的确定

通过牙齿中线确定好为患者个性化制作的合垫的位置，经 CT 扫描后，将 CT 扫描数据和临床照片在自然头位下进行重叠。

2. 头影测量分析

CT 重建的头颅侧位片或头颅侧位片都可以用来做全面的头影测量分析。与上、下颌骨相关的颌面畸形的详细诊断数据是对临床诊断的补充。

3. 预测：虚拟手术模拟上下颌骨的最佳位置

结合临床诊断、头影测量诊断和可视化治疗目标（VTO）来确定上颌骨、下颌骨和颏部的最佳位置。这种预测过去是在二维的头颅侧位片上完成的，但现在最好能在基于三维 CT 的颅颌面复合体可分离的虚拟模型上完成。

4. 根据预测进行模型手术

无论是使用面弓转移安装在合架上的物理石膏模型，还是基于光学扫描口内无牙颌牙弓状态（或者光学扫描石膏模型）获得的虚拟模型整合在基于 CT 的颅面模型上，都可以应用。根据 VTO，通过在模型上模拟完成外科手术中的骨块移动来创建一个全新的牙槽骨状态，即术后上下颌骨均位于理想的位置上的状态。

5. 根据计划中术后牙槽骨位置关系在术前完成修复体设计

根据计划中术后颌骨位置，确定新的咬合平面、垂直距离、咬合中点及上下中切牙的轴倾角。根据该最终修复体的物理或虚拟模型，采用逆向工程思路，来帮助确定种植体植入位点。

6. 种植外科手术导板的制作

种植体的位置由解剖特点（下颌神经管、上颌窦、牙槽嵴倾角和宽度）、修复体设计（生物学宽度、修复空间、临床冠高度、牙龈质量和数量、软组织支持、笑线）和生物力学考虑共同决定。

7. 牙槽嵴骨增量手术

牙槽嵴骨增量手术可以采用各种材料（自体骨、同种异体骨、异种骨和异质材料）来完成。目前自体骨仍然是"金标准"，因为它具有与活体成骨细胞相同的成骨潜力，能促进更快的愈合以及与宿主骨之间的整合。使用各种类型的骨移植材料（自体骨、同种异体骨、异种骨和异质材料）进行垂直骨增量和水平骨增量治疗都是可行的，并且都有充分的文献报道（Chavda 和 Levin，2018）。

8. 种植体植入术

通过计算机辅助设计的导板引导种植体植入（外科手术导板）的技术已经很成熟。最近的综述显示，绝大多数已经发表的文献都指出导板并不是绝对精准的，尤其是在无牙颌患者的黏膜支持式导板手术。误差（偏差）在种植体顶端为 2.19mm，根端在 1.68mm，角度偏差为 4.67（Seo 和 Juodzbalys，2018）。准确度主要受骨密度、黏膜厚度、外科技术和种植体长度的影响。

9. 种植体暴露和术前制作第一副种植体支持式临时桥式修复体

在本阶段，患者仍为无牙颌状态，且其原本异常的颌间关系仍然使重建咬合变得十分复杂。通常需要 3～4 周（甚至更长时间）的愈合期后才能进行正颌手术。在此期间，可以设计制作功能性和稳定性良好的种植体支持式临时桥式修复体或覆盖义齿并交付给患者。临时修复体通常是模拟患者现有义齿的或原本的咬合状态，有时根据骨骼畸形的类型，可能会故意在前牙区或后牙区设计成反合状态，或者故意减小或增大垂直距离。当然，这种修复体的咬合状态在术后就无法再行使咬合功能。因此还需要预先制作第二副临时修复体。

10. 用于术中定位和术后使用的基于"手术"模型的第二副临时修复体的制作

与传统正颌手术不同的是，无牙颌正颌手术没有术前正畸去代偿的步骤，而且第一副临时修复体制作时颌间关系尚不协调。为了在术中正确定位颌骨，需要确定一个最终的咬合状态，并将其作为术后最终修复的咬合参考，也就是制作第二副临时修复体。这副修复体由技师根据上在合架上的手术模型或基于三维 CT 扫描的颅面模型上的虚拟手术模型提前制作的。在正颌手术开始前或开始时，这副修复体会交付给患者并通过相应的组件或螺丝固位到种植体之上。

11. 用于术中定位的外科合板的制作

对于双颌手术患者，通常准备术中第一步所需的与第二副临时修复体和对颌牙弓匹配的外科合板（通常是上颌骨再定位）。有的外科医生习惯在桥体上设计牵引钩以便于在术中进行颌间结扎，以及术后进行弹性牵引。笔者更喜欢应用微螺钉进行颌间结扎。

12. 正颌外科手术

手术方法与传统的治疗颌面畸形的正颌手术

相似：首先从一侧第一前磨牙区到另一侧第一前磨牙区做一个前庭切口，并推开黏骨膜瓣以充分显露上颌骨。显露梨状孔边缘和前鼻棘后，从鼻底上分离鼻黏膜。截骨手术是在之前做的上颌窦底植骨手术的基础上进行的，使用往复锯、超声骨刀或者电动骨锯，仔细的进行截骨操作，注意不要伤到种植体根端。根据需要移动上颌骨块，通常是根据术前设计向下、向前移动到确定的位置，然后用 4 块 L 形钛板进行固定，每侧 2 块分布。

下颌骨手术通常是采用双侧矢状劈开截骨术实现下颌后退。骨劈开时需要十分小心，以免近中端内侧（舌侧）的皮质骨发生骨折（"骨开裂"），尤其是在无牙颌患者牙槽骨吸收萎缩时。小心细致的分离下牙槽神经也很有难度，因为下牙槽神经走行在较高的位置上，在使用电动截骨器械或骨劈开工具时很可能被损伤到。使用超声骨刀就可以减少这种风险。另一个需要考虑的是内固定的问题，因为在这些病例中，可用于安放微螺钉的骨重叠区域面积很少，术中应谨慎以免造成不必要的损伤。

13. 患者的术后护理

术后护理与传统正颌手术几乎没有差别。术后第一天通常需要静脉注射广谱抗生素、软性饮食和止痛药。患者通常在术后第二天即可出院，嘱其注意口腔卫生，并休息 5～10d。

14. 最终修复

经过 6 周的愈合期后，可以通过理疗来恢复下颌运动能力。术后 3 个月通常就能达到正常开口度，可以由修复医生进行口外扫描或者传统印模制取，以完成最终修复体的设计制作。

二、总结

多步法修复技术是对于伴有颌面畸形的无牙颌患者的一种成熟的治疗方法。现代技术的进步有助于提前预测最终的治疗效果。正颌手术前进行种植体植入可以提高种植成功率，改善最终修复质量，并提高正颌手术的准确性。修复医生和颌面外科医生的良好合作至关重要，也是获得良好的功能和美学效果的保证。

声明

临床病例：口腔种植（图 23-1 至图 23-10），G. Avishay 医生；修复，J. Nissan 教授；牙科技术，R. Kraus 先生。

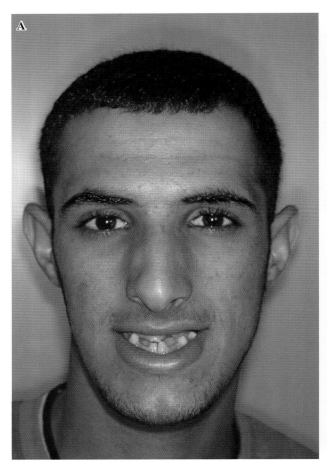
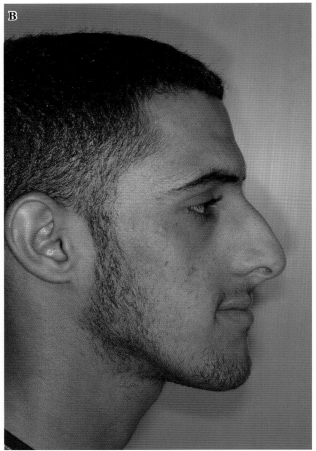

▲ 图 23-1 一名 18 岁的牙釉质发育不全症患者，以缺牙和阻生牙为主诉来口腔颌面外科就诊；检查见口内余留牙变色和畸形；患者称咀嚼无力，并且因面部和牙齿形态较差影响自我形象；在他的医疗记录中未发现其他明显异常；无法确定他这种情况到底是生长发育过程中牙齿结构受到了全身性疾病、营养缺乏，还是药物治疗的影响；他的妹妹也有类似的症状；临床检查发现该患者属于骨性和牙性分类三类，并且因下颌向右偏斜导致轻度的面部不对称

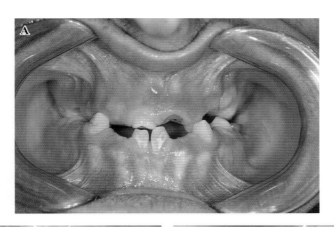

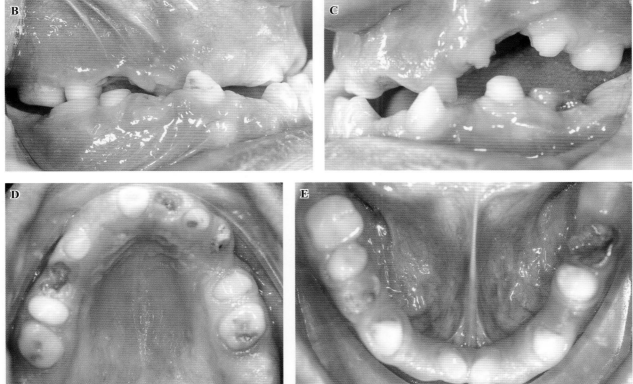

▲ 图 23-2　患者所有磨牙都是部分或完全阻生，牙齿显露部分很小而且存在变形，呈黄色，表面粗糙，并伴有不规则凹陷；牙釉质较正常牙偏软且与牙本质脱离；牙齿都有不同程度的活动且预后较差

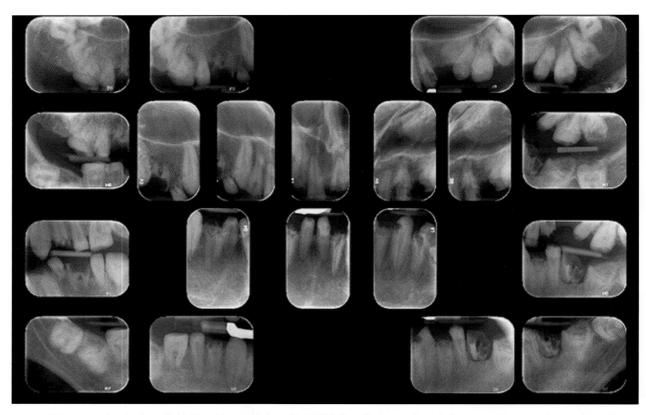

▲ 图 23-3　全口根尖 X 线片显示并无牙缺失，釉质层较薄，釉质和牙本质密度无明显差别，下颌右侧第一前磨牙患龋病；牙髓腔形态正常，未查见钙化影像；临床及 X 线表现均提示为釉质发育不全症

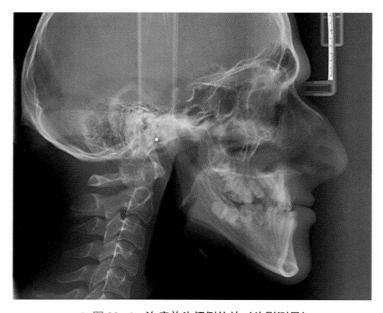

▲ 图 23-4　治疗前头颅侧位片（头影测量）

患者被诊断为骨性和牙性分类三类错𬌗畸形，下颌发育过度，上颌发育不足，下颌平面为高角，下颌角为钝角，垂直生长型，且面下 1/3 高度过大；治疗计划包括一个多阶段法修复 - 种植先行法，即拔除全部牙齿并进行牙槽嵴骨增量手术，根据计划的正颌术后颌骨间位置关系植入种植体，最终前移上颌、后退下颌，完成双颌正颌手术

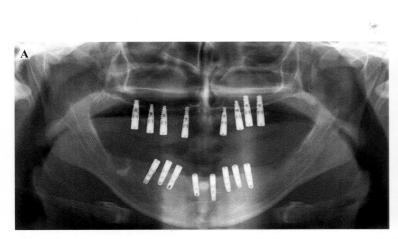
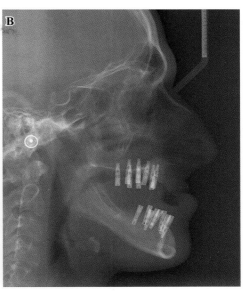

▲ 图 23-5　拔除所有畸形牙，完成牙槽嵴骨增量手术后，按照计划的正颌手术后的颌间关系，在上、下颌分别植入 **8** 颗种植体后的全景片（**A**）和头颅侧位片（**B**），此时还没有进行正颌手术；这时的第一副种植体支持式临时义齿的设计类似于天然牙列代偿颌骨畸形后的状态，这样才能保证正颌手术前义齿能够行使功能

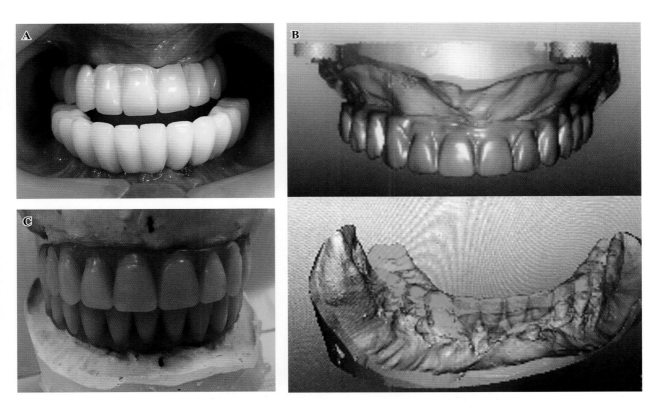

▲ 图 23-6　**A.** 在模拟手术模型上制作第二副临时义齿，以备术中和术后使用；**B.** 分别在上颌和下颌的虚拟模型上进行虚拟排牙，注意种植体上部愈合基台的穿出位点即代表最终的咬合区，可用来确定咬合并转移到修复体上；**C.** 手术前牙科技师就会根据 架上所模拟的手术后分类，即一类咬合关系的状态下提前制作临时修复体；这副临时修复体会交付给患者，并在正颌手术前连接到愈合基台上；注意由于术前颌间关系的影响，这副义齿的咬合仍然是分类三类咬合

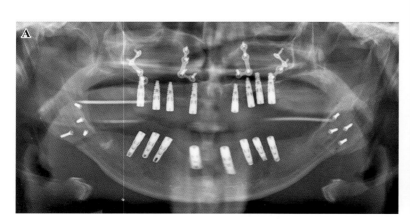
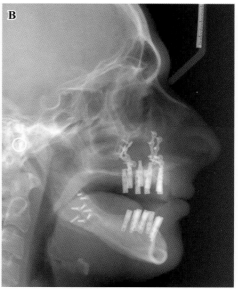

▲ 图 23-7　正颌术后的全景片（A）和头颅侧位片（B）

可以看到术后获得了良好的轮廓形态，颌间关系正常，种植体轴向正常，下颌平面改善，下颌角和面下 1/3 高度均恢复正常

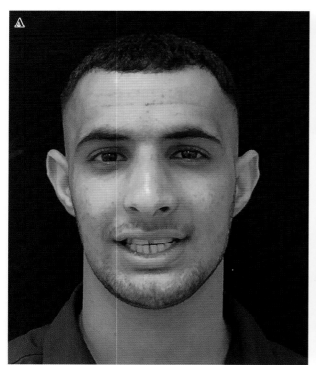
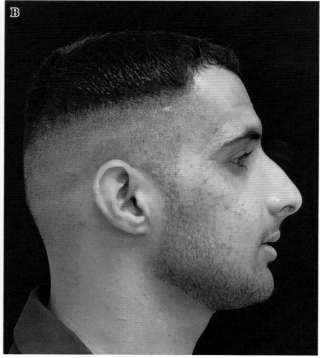

▲ 图 23-8　术后正面观（A）和侧面观（B）

可以看到面部轮廓和唇支撑性均有较大改善，颧骨和鼻旁更加立体，上颌发育不足和下颌发育过度均得到了纠正

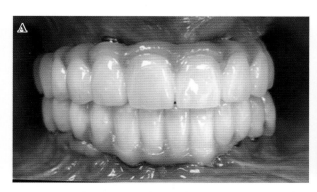
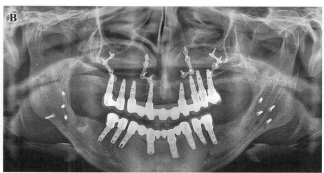

▲ 图 23-9　**A.** 术后 6 个月，截骨区域完全愈合后制作完成最终修复体；**B.** 最终修复完成后的全景片

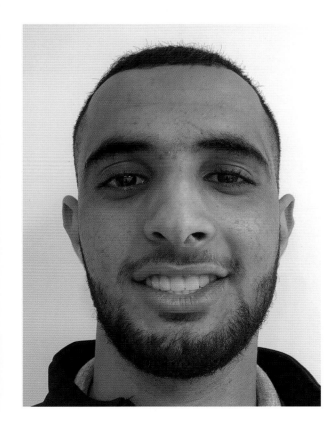

◀ 图 23-10　治疗结束时患者的正面观

参考文献

[1] Arshad, M., Shirani, G., and Rasouli, K. (2018) Step by step full mouth rehabilitation of a class III edentulous patient by implant-supported prosthesis: A case report. *Clin Case Rep* 6 (7): 1246–1251.

[2] Atwood, D.A. (1971) Reduction of residual ridges: A major oral disease entity. *J Prosthet Dent* 26 (3): 266–279.

[3] Atwood, D.A. and Coy, W.A. (1971) Clinical, cephalometric, and densitometric study of reduction of residual ridges. *J Prosthet Dent* 26 (3): 280–295.

[4] Baeg, S., On, S., Lee, J., and Song, S. (2016) Posterior maxillary segmental osteotomy for management of insufficient intermaxillary vertical space and intermolar width discrepancy: A case report. *Maxillofac Plast Reconstr Surg* 38 (1): 28.

[5] Baker, R.D. and Connole, P.W. (1977) Preprosthetic augmentation grafting – autogenous bone. *J Oral Surg* 35 (7): 541–551.

[6] Batista Mendes, G.C., Laskarides, C., Ayub, E.A., and Ribeiro-Junior, P.D. (2018) Dental implants can facilitate orthognathic surgery in a patient with severe maxillary atrophy. *J Oral Maxillofac Surg.*

[7] Bell, W.H. (1969) Revascularization and bone healing after anterior maxillary osteotomy: A study using adult rhesus monkeys. *J Oral Surg* 27 (4): 249–255.

[8] Bell, W.H. (1973) Biologic basis for maxillary osteotomies. *Am J Phys Anthropol* 38 (2): 279–289.

[9] Bell, R.B. (2018) A history of orthognathic surgery in North America. *J Oral Maxillofac Surg* 76 (12): 2466–2481.

[10] Bell, W.H. and Buckles, R.L. (1978) Correction of the atrophic alveolar ridge by interpositional bone grafting: A progress report. *J Oral Surg* 36 (9): 693–700.

[11] Bell, W.H., Fonseca, R.J., Kenneky, J.W., and Levy, B.M. (1975) Bone healing and revascularization after total maxillary osteotomy. *J Oral Surg* 33 (4): 253–260.

[12] Benech, A., Mazzanti, C., Arcuri, F. et al. (2011) Simultaneous Le Fort I osteotomy and computer-guided implant placement. *J Craniofac Surg* 22 (3): 1042–1046.

[13] Boyne, P.J., Cole, M.D., Stringer, D., and Shafqat, J.P. (1985) A technique for osseous restoration of deficient edentulous maxillary ridges. *J Oral Maxillofac Surg* 43 (2): 87–91.

[14] Branemark, P.I., Adell, R., Breine, U. et al. (1969) Intraosseous anchorage of dental prostheses. I. Experimental studies. *Scand J Plast Reconstr Surg* 3 (2): 81–100.

[15] Carranza, N., Bonta, H., Gualtieri, A.F. et al. (2016) Alveolar dimensional changes relevant to implant placement after minimally traumatic tooth extraction with primary closure. *Acta Odontol Latinoam* 29 (2): 105–114.

[16] Cawood, J.I. and Howell, R.A. (1988) A classification of the edentulous jaws. *Int J Oral Maxillofac Surg* 17 (4): 232–236.

[17] Cawood, J.I., Stoelinga, P.J., and Brouns, J.J. (1994) Reconstruction of the severely resorbed (Class VI) maxilla. A two-step procedure. *Int J Oral Maxillofac Surg* 23 (4): 219–225.

[18] Champy, M., Lodde, J.P., Schmitt, R. et al. (1978) Mandibular osteosynthesis by miniature screwed plates via a buccal approach. *J Maxillofac Surg* 6 (1): 14–21.

[19] Chappuis, V., Araujo, M.G., and Buser, D. (2017) Clinical relevance of dimensional bone and soft tissue alterations post-extraction in esthetic sites. *Periodontol 2000* 73 (1): 73–83.

[20] Chavda, S. and Levin, L. (2018) Human studies of vertical and horizontal alveolar ridge augmentation comparing different types of bone graft materials: A systematic review. *J Oral Implantol* 44 (1): 74–84.

[21] de Almeida Cardoso, M., de Molon, J.N., de Avila, E.D. et al. (2016) Facial and occlusal esthetic improvements of an adult skeletal Class III malocclusion using surgical, orthodontic, and implant treatment. *Korean J Orthod* 46 (1): 42–54.

[22] el-Dakkak, M. and Mostafa, I.M. (1989) Variation in the ratio of anterior to posterior interarch distance before and after complete clearance of the teeth. *Egypt Dent J* 35 (3): 193–201.

[23] Epker, B.N. (1977) Modifications in the sagittal osteotomy of the mandible. *J Oral Surg* 35 (2): 157–159.

[24] Farmand, M. (1986) Horse-shoe sandwich osteotomy of the edentulous maxilla as a preprosthetic procedure. *J Maxillofac Surg* 14 (4): 238–244.

[25] Farrell, C.D., Kent, J.N., and Guerra, L.R. (1976) One-stage interpositional bone grafting and vestibuloplasty of the atrophic maxilla. *J Oral Surg* 34 (10): 901–906.

[26] Ferri, J., Dujoncquoy, J.P., Carneiro, J.M., and Raoul, G. (2008) Maxillary reconstruction to enable implant insertion: A retrospective study of 181 patients. *Head Face Med* 4: 31.

[27] Frost, H.M. (1987) Bone mass and the mechanostat: A proposal. *Anat Rec* 219 (1): 1–9.

[28] Fukuda, M., Takahashi, T., Yamaguchi, T. et al. (2000) Dental rehabilitation using endosseous implants and orthognathic surgery in patients with cleft lip and palate: Report of two cases. *J Oral Rehabil* 27 (6): 546–551.

[29] Gossweiner, S., Watzinger, F., Ackerman, K.L., and Ewers, R. (1999) Horseshoe Le Fort I osteotomy: An augmentation technique for the severely atrophied maxilla – an eightyear follow-up. *J Long Term Eff Med Implants* 9 (3): 193–202.

[30] Harle, F. and Ewers, R. (1980) [Horseshoe-shaped osteotomy with bone interposition in order to raise the maxillary crest. An operating method stopped after the experiment]. *Dtsch Zahnarztl Z* 35 (1): 105–107.

[31] Honda, K., Hirota, M., Iwai, T. et al. (2018) Orthognathic surgery and implant-supported bridge in a Class III patient injured in a motor vehicle accident. *J Craniofac Surg* 29 (3): e296–e298.

[32] Jackson, R.A. and Ralph, W.J. (1980) Continuing changes in the contour of the maxillary residual alveolar ridge. *J Oral Rehabil* 7 (3): 245–248.

[33] Jain, A.R., Nallaswamy, J.A.M., Nallaswamy, D. et al. (2014) Prosthognathic rehabilitation of a patient with underlying skeletal discrepancy – a case report. *J Clin Diagn Res* 8 (3): 269–271.

[34] Jensen, J. and Sinde-Pedersen, L. (1991) Autogenous mandibular bone grafts and osseointegrated implants for reconstruction of the severely atrophied maxilla: A preliminary report. *J Oral Maxillofac Surg* 49 (12): 1277–1287.

[35] Jensen, O.T., Leopardi, A., and Gallegos, L. (2004) The case for bone graft reconstruction including sinus grafting and distraction osteogenesis for the atrophic edentulous maxilla. *J Oral Maxillofac Surg* 62 (11): 1423–1428.

[36] Jensen, O.T., Shulman, L.B., Block, M.S., and Iacono, V.J. (1998) Report of the Sinus Consensus Conference of 1996. *Int J Oral Maxillofac Implants* 13 (Suppl): 11–45.

[37] Jones, R.H. (2002) Orthognathic surgery and implants. *Ann R Australas Coll Dent Surg* 16: 105–108.

[38] Keller, E.E., Van Roekel, N.B, Desjardins, R.P., and Tolman, D.E. (1987) Prosthetic-surgical reconstruction of the severely resorbed maxilla with iliac bone grafting and tissue-integrated prostheses. *Int J Oral Maxillofac Implants* 2 (3): 155–165.

[39] Khojasteh, A., Payaminia, L., and Alikhasi, M. (2015) Implant assisted ortho-surgery in edentulous jaws: A clinical report. *Clin Case Rep* 3 (11): 920–926.

[40] Kim, J.W., Lee, H., Lim, H.K. et al. (2018) Orthognathic surgery Deteriorates the osseointegration of dental implants: A propensity-matched multicentre cohort study. *J Oral Rehabil* 45 (12): 967–973.

[41] Kovačć I., KnezovićZlatarić D., and Celebić A. (2012) Residual ridge atrophy in complete denture wearers and relationship with densitometric values of a cervical spine: A hierarchical regression analysis. *Gerodontology* 29 (2): e935–947.

[42] Lanigan, D.T., Hey, J.H., and West, R.A. (1990) Aseptic necrosis following maxillary osteotomies: Report of 36 cases. *J Oral Maxillofac Surg* 48 (2): 142–156.

[43] Misch, C.E. (1989) Bone classification, training keys to implant success. *Dent Today* 8 (4): 39–44.

[44] Misch, C.M. and Misch, C.E. (1995) The repair of localized severe ridge defects for implant placement using mandibular bone grafts. *Implant Dent* 4 (4): 261–267.

[45] Panduric, J., Keros, J., Panduric, V., and Bagic, I. (1999) Morphometric characteristics of toothless lower jaw ridge as a bed for total lower jaw prosthesis. *Coll Antropol* 23 (1): 143–151.

[46] Piecuch, J.F., Segal, D., and Grasso, J.E. (1984) Augmentation of the atrophic maxilla with interpositional autogenous bone grafts. *J Maxillofac Surg* 12 (3): 133–138.

[47] Proffit, W.R., Turvey, T.A., and Phillips, C. (1996) Orthognathic surgery: A hierarchy of stability. *Int J Adult Orthodon Orthognath Surg* 11 (3): 191–204.

[48] Reich, K.M., Huber, C.D., Lippnig, W.R. et al. (2011) Atrophy of the residual alveolar ridge following tooth loss in an historical population. *Oral Dis* 17 (1): 33–44.

[49] Ribeiro-Junior, P.D., Padovan, L.E., Goncales, E.S., and Nary-Filho, H. (2009) Bone grafting and insertion of dental implants followed by Le Fort advancement for correction of severely atrophic maxilla in young patients. *Int J Oral Maxillofac Surg* 38 (10): 1101–1106.

[50] Sailer, H.F. (1989) A new method of inserting endosseous implants in totally atrophic maxillae. *J Craniomaxillofac Surg* 17 (7): 299–305.

[51] Sailer, H.F. (1991) [New methods of oral rehabilitation. Combination preprosthetic surgical operations with endosseous screw implants]. *Swiss Dent* 12 (10): 23–24, 26–27, 29 passim.

[52] Seo, C. and Juodzbalys, G. (2018) Accuracy of guided surgery via stereolithographic mucosa-supported surgical guide in implant surgery for edentulous patient: A systematic review. *J Oral Maxillofac Res* 9 (1): e1. Soehardi, A., Meijer, G.J., Hoppenreijs, T.J. et al. (2015)

[53] Stability, complications, implant survival, and patient satisfaction after Le Fort I osteotomy and interposed bone grafts: Follow-up of 5–18 years. *Int J Oral Maxillofac Surg* 44 (1): 97–103.

[54] Sutton, D.N., Lewis, B.R., Patel, M., and Cawood, J.I. (2004) Changes in facial form relative to progressive atrophy of the edentulous jaws. *Int J Oral Maxillofac Surg* 33 (7): 676–682.

[55] Tallgren, A., Lang, B.R., Walker, G.F., and Ash, Jr., K.L. (1980) Roentgen cephalometric analysis of ridge resorption and changes in jaw and occlusal relationships in immediate complete denture wearers. *J Oral Rehabil* 7 (1): 77–94.

[56] Trauner, R. and Obwegeser, H. (1957) The surgical correction of mandibular prognathism and retrognathia with consideration of genioplasty. I. Surgical procedures to correct mandibular prognathism and reshaping of the chin. *Oral Surg Oral Med Oral Pathol* 10 (7): 677–689; contd.

[57] Tuncay, O.C., Thomson, S., Abadi, B., and Ellinger, C. (1984) Cephalometric evaluation of the changes in patients wearing complete dentures: A ten-year longitudinal study. *J Prosthet Dent* 51 (2): 169–180.

[58] Watzinger, F., Ewers, R., Millesi, W. et al. (1996) Horseshoe Le Fort I osteotomy in combination with endosteal implants - a median-term follow-up study. *Int J Oral Maxillofac Surg* 25 (6): 424–429.

[59] Wolf, J.H. (1995) [Julis Wolff and his law of bone remodeling]. *Orthopade* 24 (5): 378–386.

[60] Wolford, L.M., Bennett, M.A., and Rafferty, C.G. (1987) Modification of the mandibular ramus sagittal split osteotomy. *Oral Surg Oral Med Oral Pathol* 64 (2): 146–155.

[61] Wolford, L.M., Movahed, R., and Perez, D.E. (2014) A classification system for conditions causing condylar hyperplasia. *J Oral Maxillofac Surg* 72 (3): 567–595.

第七篇　其他相关主题

Additional Related Subjects

第24章 口腔种植体周围生物膜

Biofilms Around Dental Implants

David Herrera　Patricia Bermejo　María del Carmen Sánchez　Elena Figuero
Mariano Sanz　著

一、概述

当今社会，种植义齿被广泛用于治疗缺失牙。在口腔种植中，种植体暴露于口腔生物膜，其刚放置在口腔内时表面是无菌的，随后多种不同的细菌在此定植。因此，种植体周围组织可能会遭受类似于牙周病的其他疾病侵害，并最终导致细菌定植于牙齿表面。尽管种植体与正常牙体组织相比缺乏部分牙周组织（即牙骨质和牙周膜），但种植体周围的口腔黏膜和牙槽骨均可能受到与口腔生物膜中细菌相关的疾病影响。

"种植体周围炎"一词最初由 Levignac 于1965 年提出，后来由 Mombelli 和其同事于 1987年再次提出（Mombelli 等，1987），该词用于描述种植体周围组织感染后的病理状况。在 1993年举行的第一次欧洲研讨会上，与会者一致认为应使用"种植体周围炎"一词来描述出现在骨结合表面的影响种植义齿功能且造成龈袋形成并产生骨量丢失的破坏性过程（Albrektsson 和 Isidor，1994）。这一定义意味着种植体在植入初期已成

功实现骨结合，因此，种植体周围炎可以视为种植义齿治疗过程中产生的延迟并发症。种植体周围软组织的炎症出现在种植体周围炎之前，其表现为探诊出血，除生理性重塑外，并没有周围骨质的丢失。因此，"种植体周围疾病"这一概念被提出，它不仅包括种植体周围炎（与骨丢失相关），还包括种植体周围黏膜炎（Zitzmann 和Berglundh，2008）。在种植体周围黏膜炎中，炎症只影响种植体周围的黏膜，并且以炎症为特征。第六届欧洲研讨会更新了种植体周围疾病的定义：种植体周围黏膜炎定义为种植体周围黏膜炎症且无周围牙槽骨吸收现象，种植体周围炎定义为黏膜炎症并伴有牙槽骨的吸收（Lindhe和 Meyle，2008）。近期，在芝加哥举行的 2017年欧洲牙周病学联合会（EFP）和美国牙周病学会（AAP）第二次联合研讨会中，会议总结并定义了多种种植体周围情况：在健康状况下，种植体周围部位的特征是探诊时无出血、黏膜无红肿化脓；种植体周围黏膜炎的特征是牙龈轻轻探诊时出血，但无骨量丢失；种植体周围炎的特征

是种植体周围黏膜炎症和进行性的牙槽骨吸收（Berglundh 等，2018）。

种植体周围疾病与种植体表面细菌定植有关。这种细菌定植和由此产生的病理过程至少受三组复杂因素的影响：微生物、宿主（包括全身和局部水平）和种植体（包括种植体表面、种植部位及上部修复体）。本章只集中于讲述口腔微生物成分，什么是生物膜，种植体周围口腔微生物生态的具体特征，种植体周围生物膜的形成过程及这些生物膜在健康口腔环境及种植体周围疾病的不同组成。

二、微生物生物膜：一般概念

（一）介绍和定义

"E pluribus unum"，拉丁文意为"多，一"，可用于形容细菌生物膜多样性中的统一，生物膜实现了拥有不同行为的数亿细菌在一个群体下的统一。细菌在自然界分布广泛，其主要呈现两种生长表型：自由漂浮的单个细菌或菌群（游离细菌）及表层封闭且附着于某一表面的菌群（生物膜细菌）（图 24-1）。分子成像技术的最新进展推进了生物膜这一未被重视的微生物学领域的研究，使得生物膜研究得到重大进展。研究表明，生物膜在自然界广泛存在，因为细菌主要生长在复杂的群落中，并具有生物系统，该生物系统具有非凡的组织、协调水平及有体系的代谢功能（Chen 和 Pachter，2005；Costerton 等，1995；Davey 和 O'Toole，2000；Donlan，2002；Hall-Stoodley 等，2004；Pamp 等，2009；The Human Microbiome Project 等，2012）。

Donlan 和 Costerton（Donlan 和 Costerton，2002）提出了一个细菌生物膜的定义，其涵盖了细菌生物膜各个方面特点，他们将其定义为"不

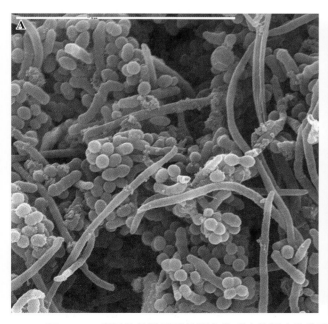
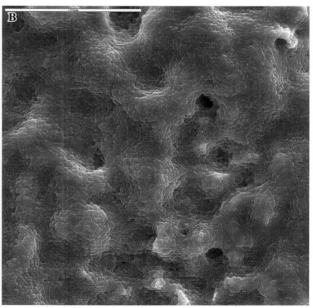

▲ 图 24-1　利用体外模型系统研究基质中的混合生物膜，分别为单个或游离细菌（**A**）和同一细菌组成的被基质包裹的固着菌群（生物膜细菌）（**B**）的低温扫描电子显微镜（**LT-SEM**）和 SEM 图像

可逆地附着在某一表面或界面上的菌群，菌群内的细菌被细菌外聚合物基质所包裹，其基质内的成分包括非细菌和非生物的组成，同时基质也表达菌群内细菌的相应特性，包括诸如生长速率改变及游离细菌不表达生物膜相关基因等"。细菌生物膜是一种古老的原核生物生存策略。这些附着生存的细菌生活在一个特定的环境中并最终形成菌群，这是一个复杂的微生物群落，其具有内稳态、循环系统和代谢协同性（Davey 和 O'Toole，2000）。生物膜中的细菌可对抗剧烈变化的外环境，例如湿度、温度及 pH 等，并在营养物质的聚集和代谢废物的清除中取得显著优势。此外，生物膜细菌对抗生素和抗菌剂的耐受性增强（Donlan 和 Costerton，2002；Hall-Stoodley 等，2004；Marsh，2006）。

（二）生物膜的广泛分布

近几十年来，由于细菌生物膜在自然、临床和工业环境中的普遍存在及其对许多方面的影响，细菌生物膜的重要性受到了重视。与游离细菌相比，生物膜几乎普遍存在于所有自然系统中（Costerton 等，1995；Davey 和 O'Toole，2000）。生物膜可以生长于所有类型的表面（疏水性或亲水性、生物性或非生物性），只需要该表面湿润并有少量所需的营养物质。生物膜分布于各种各样的环境中，在自然环境中，它可覆盖在溪流及河床的石头上，甚至在死水的表面也可经常观察到它的存在，即便是在最极端的环境中也可以发现生物膜的踪迹，例如温度非常高的间歇喷泉中，以及在 pH 范围很广的温泉水中，甚至是在冰川中（Reysenbach 和 Cady，2001）。我们每天

都和它们一起生活，它们存在于淋浴间，食物砧板上，甚至牙刷的刷毛里。它们的存在对我们生活的各个方面都产生着巨大的影响，如水降解废物、发酵产物的转化、细菌与宿主的有益相互作用（如肠道细菌），以及各种材料的腐蚀、食品加工过程中产生的污染、管道的坍塌和动物的疾病感染。事实上，流行病学证据表明，人体内生物膜可以影响传染病的感染，还可以导致部分机会致病菌的感染，包括牙周炎、龋齿、囊性纤维化、中耳炎、细菌性心内膜炎、骨髓炎、慢性前列腺炎、血液感染，以及植入医疗器械的感染（Burmolle 等，2014；Costerton 等，1999；Davey 和 O'Toole，2000；Parsek 和 Singh，2003）。

最早被观察到的细菌菌群是定植于人体内的菌群，它是由 Antonie van Leeuwenhoek 在 1684 年用简单的光学显微镜观察到的附着于牙齿表面的微生物群体（Donlan 和 Costerton，2002）。尽管细菌生物膜通常与人体内的感染过程有关，但值得一提的是，某些生物膜对人体具有保护作用。阴道中存在的乳酸杆菌生物膜在雌激素诱导下，通过发酵由上皮细胞合成的糖原产酸并降低阴道内的 pH，从而阻止病原微生物在阴道内定植（Amabebe 和 Anumba，2018；Kovachev，2018）。如果阴道内生物膜消失，那么阴道内的 pH 将随之中和，而这通常导致某些病原微生物感染，如阴道加德纳菌和其他厌氧微生物（Amabebe 和 Anumba，2018；Kovachev，2018）。另一个有益生物膜的例子便是在牙齿表面形成的生物膜（Dewhirst 等，2010；Keijser 等，2008；Lazarevic 等，2009；Marsh，2006；Zarco 等，2012；Zaura 等，2009）。口腔生物膜形成后，尽

管它经常受到各种环境压力，如定期口腔卫生、食物摄入及每日变化的唾液流量，其微生物组成仍是高度稳定和平衡的（Marsh 等，2011）。细菌通过相互之间的作用对这些环境变化做出反应，包括协同作用和拮抗作用。但如果菌群稳定性相关的某一关键参数超过了临界值，那么菌群的内环境平衡就会被打破。内环境平衡被打破的结果就是菌群内的结构和组成发生重组，此时菌群内数量较少的弱势菌种便可能会发展为强势菌种（Marsh 等，2011；Wang 等，2013；Zarco 等，2012）。这种菌群活动及组成的变化可能是某一疾病的易感因素，如口腔菌群的失衡可能导致口腔念珠菌病、龋齿和牙周病（Marsh，2006；Wang 等，2013）。

（三）生物膜的结构与形成

生物膜在自然界和人体中无处不在，其周围环境、基质内的生物及物理特性决定了生物膜的特异性，但生物膜之间仍存在一些普遍的功能和结构属性（Tolker-Nielsen 和 Molin，2000）。生物膜的形成过程在时间和空间上是复杂且特异的，但其都有着相同的形成过程：细菌的进入和聚集、外基质的产生、微生物间通信和生物膜内异质性的产生。最终，生物膜呈现出异质结构，可区分出三个关键成分：固着微生物的大菌群，其被菌群外基质及糖萼包裹，并通过中空的间隙相互分离（Donlan，2002）。

口腔与身体内的其他部位相似，是一个温暖潮湿的环境，易受多种微生物入侵，包括支原体、古菌、病毒、原生动物、真菌和细菌，从而形成高度多样化的口腔微生物群（Marsh 等，

2011；Zarco 等，2012；Zaura 等，2009）。由于宿主的特殊遗传、一般健康状况和生活方式的不同，个体间口腔微生物群存在显著差异，大概有700 多种（Dewhirst 等，2010；Zarco 等，2012）。

尽管牙菌斑有一些特性，但其仍是最能代表生物膜典型特征的菌斑之一，它的形成过程是有序进行的（Marsh 等，2011；Socransky 和 Haffajee，2002）。牙菌斑的形成是一个动态的、复杂的过程。开始时，疏水性大分子吸附到牙齿表面，在表面形成一层膜称为获得性膜，这种膜的成分主要包括宿主来源的唾液糖蛋白（黏蛋白、凝集素、富含磷酸盐和脯氨酸的蛋白质，以及α-淀粉酶等）和抗体，这些分子主要来自唾液，位于龈下区域的则主要来自龈沟液（Kolenbrander 等，2002；Marsh 等，2011）。这种膜可作为口腔内特异微生物的受体，改变牙齿表面的电荷和自由能，提高细菌黏附的效率（Kolenbrander 等，2002）。因此，细菌可通过唾液或龈沟液被动运输到获得性膜上，并可逆地黏附在此（Marsh 等，2011）。从这一刻起，口腔生物膜的形成将不是一个随机的过程，参与形成的细菌之间都存在着某些特定的联系（Kolenbrander 等，2002）。口腔生物膜内最初定植以兼性厌氧革兰阳性（G⁺）球菌为主，这些定植的原代细菌可通过各种不同方式与获得性膜快速黏附，如特殊的结构，如菌毛、纤毛等，以及细菌外聚合物（Huang 等，2011）。部分放线菌和链球菌，如唾液链球菌、副唾液链球菌及链球菌，表面有菌毛和纤丝，这些结构有利于其黏附到获得性膜上。某些细菌种类表现出的运动能力，以及菌体表面表达的某些特殊蛋白质，称为黏附素，例如口腔链球菌和血

链球菌的 GalNAcβ1–3 黏附素，均可有利于细菌的黏附（Kolenbrander 等，2002）。

图 24-2A 和图 24-2B 显示了，在用于研究生物膜的体外模型系统中，口腔生物膜形成的最初几个小时内，便形成了吸附于模型表面的独特的微生物群。开始时可通过可逆的物理化学相互作用实现的这些原代细菌之间的结合，再通过强大的立体化学相互作用而使其得到永久的生物结构（Do 等，2013）。在生物膜形成的最初几个小时，表面附着的细菌开始繁殖，这时能够观察到基质内产生的胞外多糖包围的小菌落。由于其他细菌也可以在附近区域增殖，生物膜开始获得混合的微生物组成，这使得其复杂性增加（图 24-2C 和图 24-2D）。

随着生物膜形成厚度的增加，由于其附着的微生物不断增殖、新菌种的黏附和胞外聚合物的合成，生物膜的双向扩散变得越来越困难。此时，可以观察到生物膜结构内部出现开放通道，这些通道将细菌群落与其周围的环境联系起来（图 24-2E 和图 24-2F）（Wood 等，2000）。位于最浅层的细菌可迅速吸收表层的氧气，使得氧气扩散不足，无法进入生物膜的基质，生物膜内出现氧气梯度并在最深层产生完全厌氧的环境，同样，生物膜内的营养梯度也是逐层降低的（Marsh，2005）。随后，生物膜内开始时数量很少的革兰阳性杆菌逐渐增多，尤其是放线菌，其在菌斑形成的这一阶段占有优势。革兰阴性（G⁻）菌与获得性膜的直接黏附能力较低，而革兰阳性球菌和杆菌的表面存在受体，可使得革兰阴性菌黏附于此。维勒内拉属（Veillonella spp.）、梭杆菌和其他厌氧革兰阴性菌属的存在是生物膜这一阶段的特征，包括一些牙周病相关的病原体，例如"红色复合体"（密螺旋体、牙龈卟啉单胞菌及福赛斯坦纳菌）和"橙色复合体"（包括中间普氏菌）（Socransky 和 Haffajee，2002）。在生物膜形成的最终阶段，部分生物膜会释放出其中的一些细菌，以便其在新的表面定植（Donlan，2002）。

正是这种微生物系统的进化使得其在结构、代谢和功能都有层次、有组织，细菌表现出不同于同一种类游离细菌的表型，其基因表达和行为均发生改变，这也导致了细菌毒力因子表达增加并对抗生素产生耐药（Beloin 和 Ghigo，2005；He 和 Ahn，2011；Naves 等，2008；Romero-Lastra 等，2017；Whiteley 等，2001）。

三、种植体周围生物膜：生态位特征

（一）口腔种植体

口腔种植体是用于修复口腔内缺失的一颗或多颗牙齿的口腔内植入物，它们通常由钛或钛合金制成，同时锆种植体也越来越常见。种植体通常与基台通过螺钉固位，而基台的上部结构可以通过粘接或螺钉固位。因此，在口腔种植义齿中可以观察到两个界面：①种植体和基台之间的界面，具有内连接和外连接；②种植体／基台和上部结构之间的界面（图 24-3）。

然而，尽管口腔种植体有着这些共同的概念，但目前全球仍有超过 1300 个种植体系统。每一种种植体系统在种植体形状、长度、直径、

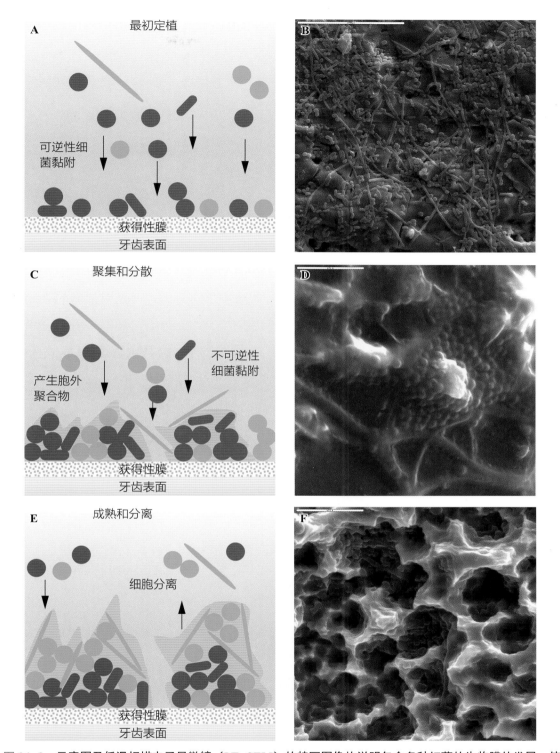

▲ 图 24-2　示意图及低温扫描电子显微镜（LT-SEM）的特写图像均说明包含多种细菌的生物膜的发展；使用体外模型系统获得 LT-SEM 显微照片，可用于研究基质中的混合生物膜

A 和 B. 主要由宿主来源的唾液糖蛋白组成的获得性膜覆盖在牙齿表面获得细菌的最初定植，细菌多是单独的或是聚集在获得性膜的表面；C 和 D. 菌群的聚集和分散，产生胞外多糖（EPS，图像中细菌周围的明亮物质）导致微菌落的形成；E 和 F. 混合生物膜的成熟，表现出异质结构，区分了三个关键要素：固着微生物的大菌落，包裹在 EPS 中，并通过间隙相互分离（引自 Sanchez M.C. 等，2014）

材料、螺纹设计、种植体 – 基牙连接方式及表面特征（如结构、亲水性和涂层）方面都存在差异（Smeets 等，2016）。

种植体外观可以在宏观尺度上进行描述（其外观上可见的几何形状，例如螺纹和锥度设计）和在微 / 纳米尺度上描述（由加工、酸蚀、阳极氧化、喷砂及涂层程序等制造技术处理其表面所产生的微 / 纳米粗糙度）（Smeets 等，2016）。

就种植体直径而言，它的大小为 1.8～7mm，并且针对该特征也提出了不同的术语，通常使用术语窄（1.8～3.75mm）、小（1.8～3.5mm）、非常小（1.8～2.5mm）、迷你（1.8～3mm）、规则（3.75～5mm）、标准（3～4.1mm）、常规（3.75mm）、宽（3.75～7mm）及大（4.7～6mm）。

种植体的长度为 5～18mm，一般使用短、极短、极短或超短、规则、标准、中等、常规、长等术语进行描述，不同出版物之间的标准差异很大（Al-Johany 等，2017）。

（二）种植体周围组织

种植体周围组织分为软组织（种植体周围黏膜）和硬组织（图 24-3）。种植体周围黏膜起到保护牙槽骨的作用，而牙槽骨支持着种植体。种植体"骨结合"于牙槽骨之中，其中，骨结合是"负重种植体表面与牙槽骨之间的直接功能和结构连接"（Albrektsson 和 Sennerby，1991）。

健康的种植体周围黏膜平均高度为 3～4mm，它是由角化（咀嚼黏膜）和非角化上皮（衬里黏

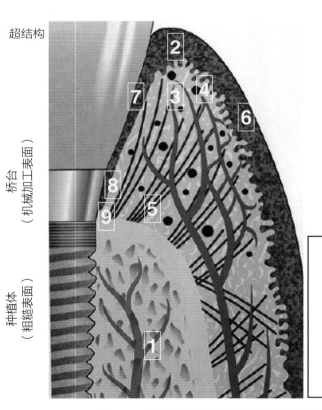

超结构

桥台
（机械加工表面）

种植体
（粗糙表面）

种植体周围组织
– 骨（1）
– 种植体周围黏膜（2）
– 结缔组织（3）
　– 圆形纤维（4）
　– 平行的牙周组织纤维（5）
– 上皮：
　– 口腔上皮（6）
　– 龈沟上皮（7）
　– 连接上皮（8）
– 结缔组织粘连区（9）

▲ 图 24-3　口腔种植体和种植体周围组织切片（改自 Vandana 等，2015）

膜）覆盖的核心结缔组织。结缔组织的核心主要由胶原纤维和基质成分（85%）和少量成纤维细胞（3%）与血管（5%），其主要的胶原纤维束是圆形的，或是固定在牙槽骨上，并沿着与种植体表面平行的方向向种植体边缘延伸（Araujo 和 Lindhe，2018；Berglundh 等，2018）。

结缔组织的外表面被一层角化上皮覆盖，而内表面（面向种植体和基台的那一侧）有两种不同的组成。

1. 冠部（2mm），衬有一层薄薄的上皮屏障（类似于牙龈的结合上皮）和一层龈沟上皮。在紧靠上皮屏障和龈沟上皮外侧的结缔组织中，大多可见类似于牙龈血管丛的毛细血管丛。

2. 更顶端的部分（1～2mm），结缔组织与种植体表面直接接触。该顶端部分被认为是"结缔组织粘连区"，有两个不同的层。

(1) 内层（40μm），有大量成纤维细胞（32% 体积）。

(2) 外层（160μm），由胶原纤维（83%）、成纤维细胞（11%）和血管结构（3%）组成。

根据 2017 年在芝加哥举行的欧洲牙周病学联合会（EFP）和美国牙周病学会（AAP）第二次联合研讨会，健康种植体周围部位的特点是探查时无出血、无肿胀和化脓（Berglundh 等，2018）。

（三）天然牙与种植体的对比

在临床上，虽然健康的种植体周围组织和健康牙周组织之间没有视觉上的不同，但在检查中可以发现一些细微的差别。

(1) 天然牙的牙龈边缘遵循牙骨质 – 牙釉质连接的轮廓，而种植体的黏膜边缘与牙槽骨的轮廓相同（在多个种植体中）或与邻近牙齿的结缔组织黏附有关（单个种植体）。

(2) 与天然牙相比，种植体邻面部位的探诊深度通常更大，然而，目前没有可以与健康状况相适应的探诊深度范围标准。

(3) 种植义齿的龈乳头可能比天然牙的龈乳头短小。

(4) 天然牙在牙槽骨内是有活动度的，而种植体则固定在牙槽骨内，无活动度。

并且，从组织学的角度来看，天然牙和种植义齿之间有明显的区别。

(1) 种植体缺乏牙骨质、牙周膜及束状骨等结构。

(2) 种植体周围上皮通常较长。

(3) 种植体周围的结缔组织没有胶原纤维插入种植体表面，而在天然牙中有龈牙纤维束和穿通纤维。

(4) 与正常的牙周组织相比，种植体周围组织在牙槽骨和结合上皮之间区域的毛细血管较少。

四、种植体周围生物膜：形成与结构

（一）口腔生物膜的形成

细菌和其他微生物能够附着在表面并形成生物膜（Donlan，2002）。生物膜是由多种微生物组成的多样性丰富的表面附着性微生物群落，其中微生物被包裹在含有胞外多糖（EPS）的基质中（Heidrich 等，2011）。生物膜是无处不在的，它能够形成在潮湿环境中的各种表面上，包括活体组织（如牙齿）和医疗器械（如口腔种植体）（Anderson 和 O'Toole，2008）。口腔内形成的生物膜可导致炎症，并可能造成组织退缩、种植体脱离和病原体扩散，对患者造成严重的全身不良影响（Beikler 和 Flemmig，2011）。

口腔生物膜的形成始于获得性膜的形成，组成获得性膜的唾液蛋白和糖蛋白可作为最早定植的几种细菌（如链球菌）的黏附分子（Li 等，2004；Marsh，2004；Scheie，1994）。这些最早定植的细菌为之后定植的其他细菌提供了黏附位点（Heidrich 等，2011；Hope 和 Wilson，2006）。在生物膜的形成阶段，细菌开始表达并合成 EPS，形成包裹细菌的生物膜基质（Davey 和 O'Toole，2000）。这种具有保护作用的基质使得形成的生物膜既能防止口腔内液体对其产生剪切力，又能防止舌头和下巴的运动产生的破坏作用，还有可以提供营养物质（Marsh，2005）。由于口腔种植体表面生物膜的形成和成熟可能会导致种植体周围疾病，如种植体周围黏膜炎与种植体周围炎（Lang 等，2011；Lee 和 Wang，2010），故目前有几项主要侧重于其结构分析的研究，并以此作为提高对该疾病预防和治疗的理论基础。

（二）种植体周围生物膜

由于显微成像技术的进步，人们对生物膜有了更广泛的了解。以下为最常用的生物膜评价技术：标准光学显微镜、荧光显微镜（EM）和共聚焦激光扫描显微镜（CLSM）（Donlan，2002）。

其中，扫描电子显微镜（SEM）是一种既能详细观察基质形态，又能对医疗器械表面生物膜结构进行检测和表征的工具（Grenho 等，2014；Stickler 等，1998）。扫描电镜具有足够的放大率和分辨率，可以观察生物膜内微生物群的完整形态及生物膜的空间结构（Hannig 等，2010）。其他使用荧光染料（如 Syto9 和碘化丙啶）的方法（如 CLSM），通常用于区分微生物的活性。然而，扫描电镜能够对生物膜中的单个微生物及其形态进行详细的观察，而 CLSM 缺乏足够的放大倍率和分辨率（Serra 等，2013；Stewart，1995）（图 24-4 和图 24-5）。

通过扫描电镜对口腔种植体表面早期定植（12h）的生物膜进行结构分析，获得的图像显示种植体表面有细菌附着，且细菌周围有一层较薄的外基质。从图中可以清晰地看到纺锤形杆状菌和短链球菌，这表明分别有核梭状杆菌和口腔链球菌（图 24-6）。在较成熟的生物膜中（24～96h），细菌相互合并成厚度增加的微菌落。纺锤形杆状菌（核梭状杆菌）与黏附的微菌落共同形成复杂

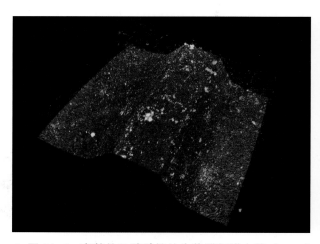

▲ 图 24-4　完整的口腔种植体生物膜扫描电镜（SEM）图像（4000×；比例尺 10μm）

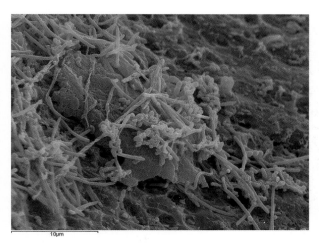

▲ 图 24-5　使用 LIVE/DEAD®BacLight Kit，通过共焦激光扫描显微镜获得的完整口腔种植体生物膜图像（CLSM，20×）；可区分活细菌（绿色）、死细菌（红色）和种植体表面（蓝色）

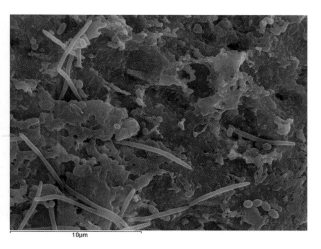

▲ 图 24-6　完整的口腔种植体生物膜扫描电镜（SEM）图像（5000×；比例尺 10μm）；可清楚地观察到纺锤形杆状菌和短链球菌链（分别提示为有核梭状杆菌和口腔链球菌）

的网络和三维结构（图 24-7）。当生物膜达到成熟状态时（120h），包裹于外基质内的细菌团覆盖在种植体表面，其具有典型的堆叠形态，并包含细菌群落和生物膜内广泛的通道（图 24-8）。

通过激光扫描显微镜研究种植体表面不同区域的细菌分布。图像显示，螺纹之间的区域主要是无细菌表面（图 24-9 和图 24-10 中的蓝色），而螺纹的侧面和尖端则完全被活细菌覆盖（图 24-9 和图 24-10 中的绿色）。培养 48～96h 的生物膜图像显示，由细菌聚结成的微菌落分布在整个种植体表面、种植体螺纹的侧面和尖端及螺纹之间的区域（图 24-9），且活细菌（绿色）比死细菌（红色）要来得多。图像显示在较成熟的生物膜中（120h）生物膜体积明显减少且以死细菌为主，它们主要分布在螺纹之间的区域和螺纹的侧面，而存在的少数活细菌则局限在螺纹的更外部区域，位于螺纹的尖端（图 24-9B）。

在对比种植体和羟基磷灰石表面时，先前的研究阐述了不同的结构描述，总体来说与种植体中发现的不同，其生物膜主要表达了口腔内重点微生物和死亡微生物的不均匀空间分布（Auschill 等，2001；Hope 和 Wilson，2006；Netuschil 等，1998；Pratten 等，2000；Sanchez 等，2011）。然而，与典型形态相同的结构中含有的细菌群落中的通道不同，它似乎独立于表面定植的细菌生物膜而存在（Pratten 等，2000；Sanchez 等，2014）。

五、种植体周围生物膜在健康与疾病中的微生物学研究

（一）种植体周围生物膜与种植体周围疾病

种植体在刚放置于口腔内时是无菌的，之后它便暴露于口腔生物膜中，并马上被各种各样的细菌定植。因此，与天然牙的牙周组织相同，种

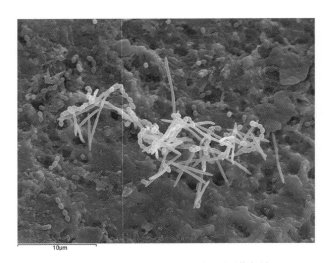

▲ 图 24-7 完整的口腔种植体生物膜扫描电镜（SEM）图像（3000×；比例尺 10μm）；纺锤形杆状结构与黏附在一起短链球菌形成复杂的网络

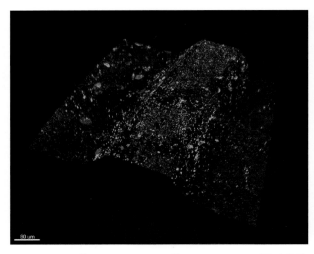

▲ 图 24-9 使用 LIVE/DEAD®BacLight Kit，通过共焦激光扫描显微镜获得的在完整的口腔种植体上培养 96h 的生物膜图像（CLSM，20×）；微菌落分布在整个种植体表面、侧面、种植体螺纹的顶部及螺纹之间的区域，活细菌（绿色）相较死细菌（红色）数量更多（引自 Bermejo 等，2019）

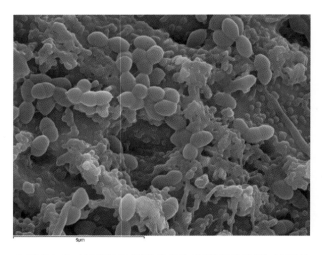

▲ 图 24-8 完整的口腔种植体生物膜扫描电镜（SEM）图像（10 000×；比例尺 5μm）；细菌的典型形态是层层堆叠的细菌群落和细菌群落之间宽阔的通道（引自 Bermejo 等，2019）

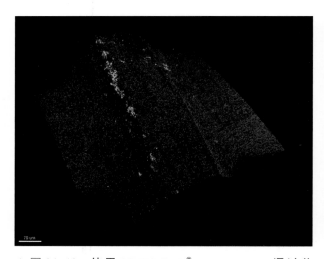

▲ 图 24-10 使用 LIVE/DEAD®BacLight Kit，通过共焦激光扫描显微镜获得的在完整的口腔种植体上培养 120h 的生物膜图像（CLSM，20×）；生物膜体积明显减少，死亡细菌数量更占优势（引自 Bermejo 等，2019）

植体周围组织也会受到定植于牙齿表面的细菌的侵袭。因此，定植于口腔种植体表面的生物膜的组成可能影响着种植体周围疾病的发生和进展。为了分析这些风险，大多数研究都试图将这些疾病与牙周疾病并列讨论，即牙龈炎伴种植体周围黏膜炎和牙周炎伴种植体周围炎。

按照上述方法，根据疾病的相似之处，可以探索以下三个方面。

1. 通过使用"Socransky 标准"和对牙龈炎和牙周炎的微生物学研究，探究了个别种类细菌与疾病的关联程度。根据这些标准，1996 年世界牙周病研讨会（1996 年世界牙周病研讨会论文集）得出结论，存在 15～20 种细菌与牙周炎有关，其中三种被认为具有很强的相关性，即伴放线放线杆菌（*Aggregatibacter actinomycetemcomitans*）、牙龈卟啉单胞菌和福赛斯坦纳菌（图 24-11 和图 24-12）。因此，必须确定是否有与种植体周围疾病相关的特定病原体，而首先怀疑的便是大众所熟知的牙周病病原体。

2. 基于分子微生物学技术的相关研究可以进行大量的细菌评估（包括样品和目标物种）。这些研究已经证实了龈下生物膜的复杂性，并提供了证据表明某些特定的细菌群可能与之相关。通过棋盘式 DNA-DNA 杂交法探究发现，龈下生物膜内至少存在 6 种细菌群落，各个组分之间具有统计上的显著关联（Socransky 等，1998）。当比较健康和不同疾病条件下的口腔生物膜样本时，发现有两个菌群与牙周炎相关，即"红色复合体"和"橙色复合体"（Socransky 和 Haffajee，2005）。因此，必须探讨这些特定菌群是否与种植体周围疾病相关，尤其是"红色复合体"。

3. 最新研究通过高通量测序技术分析整个微生物组，进一步阐明了种植体周围生物膜在健康和疾病情况下的组成，以及它们与牙周生物膜的相似和差异之处（Lafaurie 等，2017）。因此，必须探讨这些特定的结构和组成是否与种植体周围疾病相关。

（二）种植体周围健康组织与炎症组织的微生物学研究

关于种植体周围微生物学的最早研究可追溯到 20 世纪 80 年代，Rams 和 Link 于 1983 年（Rams 和 Link，1983）及 Rams 等于 1984 年（Rams 等，1984），分别使用透射电子显微镜和相差显微镜观察发现，"成功"种植体周围的样本中球菌占有优势地位，而在种植体龈袋深度＞6mm 的样本中，球菌的比例明显较低，且螺旋体的比例较高。

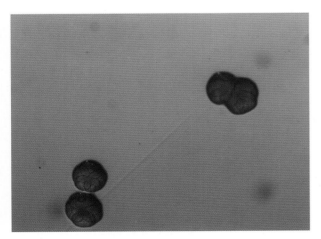

▲ 图 24-11 在特定培养基中生长的伴放线放线杆菌菌群

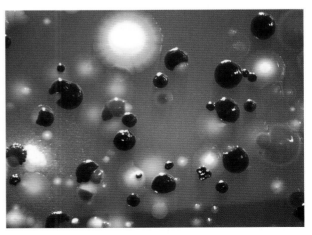

▲ 图 24-12 在血琼脂培养基中生长的牙龈卟啉单胞菌菌落

后来，Mombelli 等（Mombelli 等，1988）前瞻性地研究了无牙颌患者从种植体植入时开始种植体上细菌定植的情况。研究发现在骨整合成功的种植体上有着与相邻牙槽嵴黏膜上相似的微生物群，其中有超过 85% 为球菌，且兼性革兰阳性球菌在可进行培养的细菌种类中比例超过 80%。在对种植体植入后 6 个月的随访中，研究者发现无牙颌患者种植体周围细菌组成稍有不同，其中梭杆菌属和产黑色素厌氧菌较少被检测到，而螺旋体则从未被观察到。其中一个种植体植入在 21 天后观察到杆菌增多，球菌减少，并发现了龋齿放线菌；在 42 天后检测到梭杆菌属；120 天后种植体周围已经有 6mm 的龈袋和脓液出现，并观察到螺旋体。

这些结果后来在同一组的研究中得到证实。结果表明，稳定 2 年后的无牙颌种植体存在 50% 以上的兼性厌氧球菌和 17% 的杆菌，而 G⁻ 厌氧杆菌仅占 7%，仅有 9% 的样本检测到梭杆菌属和中间普氏杆菌，未检测到牙龈卟啉单胞菌和螺旋体（Mombelli 和 Mericske-Stern，1990）。与稳定的种植体相比，龈袋深度 ＞ 6mm、出现化脓和骨丢失的种植体周围菌群中 G⁻ 厌氧杆菌占 41%，其中经常能够观察到的较多的细菌种类为梭杆菌属和中间普氏菌（Mombelli 等，1987）。相反，来自稳定种植体的样本仅含有少量可培养细菌，并主要由 G⁺ 球菌组成。在暗场显微镜观察下，它们的差异也很明显：来自健康种植体的样本中含有少量的球菌及数量更少的杆菌；来自"患病"种植体的样本中包括大量的能动杆菌、梭形细菌和螺旋体。其他研究小组也发现了类似的结果：Sanz 等通过细菌培养的方式比较了健康种植体和

"患病"种植体的样本，结果显示"患病"种植体周围含有大量 G⁻ 厌氧杆菌，包括产黑色素厌氧杆菌和表面转化细菌，而同一患者的健康部位则只检测出少量细菌，且主要是 G⁺ 兼性厌氧菌（Sanz 等，1990）。

在 20 世纪 90 年代，关于稳定口腔种植体和"患病"口腔种植体周围细菌定植的研究结果得到了证实和推广，这表明种植体周围组织对生物膜的反应与牙周组织相似。Rosenberg 等通过比较失败的种植体，证实了种植体周围存在牙周病病原体（Rosenberg 等，1991）。种植体周围感染组织中螺旋体和能动杆菌的比例较高（42%），且培养物中观察到大量的微单胞菌属、念珠菌属、梭杆菌属和 G⁻ 肠道杆菌。牙龈卟啉单胞菌、中间普氏菌、直肠弯曲杆菌、铜绿假单胞菌、伴放线放线杆菌、金黄色葡萄球菌和表皮葡萄球菌仅在感染的种植体周围分离出。另外，没有出现周围组织感染的失败种植体（怀疑因过度负荷而失败）周围含有与健康牙周组织内相似的微生物群，主要以链球菌为主。

（三）种植体周围黏膜炎的微生物学表现

Pontoriero 等比较了实验性人牙龈炎和实验性种植体周围黏膜炎中生物膜的组成：20 名经过牙周治疗后进行种植义齿修复的牙列缺损患者（Pontoriero 等，1994）。在对牙周各项临床指标进行 6 个月的严格观察记录后，患者被要求停止口腔卫生维护 3 周，随后恢复正常口腔卫生维护。结果显示，实验性牙龈炎和实验性种植体周围黏膜炎的发生均与生物膜的积聚有关，牙龈指

数的增加与牙菌斑相关，两组之间的细菌形态类型没有差异。以上实验结果证实了生物膜累积最终可能导致种植体周围黏膜炎，同时也佐证了牙菌斑和牙龈炎之间的已知关联。Zitzmann 等随后也证实了种植体周围黏膜炎与生物膜之间的因果关系，他们以 T 细胞和 B 细胞之间的比例为特征记录了宿主的反应，这一数据在生物膜形成 3 周后并没有获得统计学上的显著差异（Zitzmann 等，2001）。

有学者观察了种植体周围黏膜炎发生过程中种植体周围细菌组成的变化（Heuer 等，2011；Quirynen 等，2006）。Quirynen 等发现，通过 DNA-DNA 棋盘杂交检测可观察到植入 2 周后的种植体周围龈沟中存在复杂的微生物群，包括比例较高的红色复合体和橙色复合体。随着时间的推移，上述细菌复合体所占的比例发生进一步增加。

牙龈炎和种植体周围黏膜炎的微生物学表现

与天然牙对比进行横断面和前瞻性研究发现，天然牙牙龈炎与牙周细菌总数及 G⁻ 菌数量的增加有关。在牙龈炎中更常见的细菌种类包括有链球菌属、二氧化碳嗜纤维菌属、放线菌属、核梭形杆菌、真杆菌属、产黑色素菌种（牙龈卟啉单胞菌、中间普氏菌、变黑普雷沃菌）和福赛斯坦纳菌等。

目前为止，很少有研究描述种植体周围黏膜炎相关的微生物群。Maximo 等使用 DNA-DNA 棋盘杂交技术检测了种植体周围炎、种植体周围黏膜炎及种植体周围组织健康患者的微生物群，经过对比后发现各组之间的差异：黏膜炎患者的细菌总计数高于健康患者，种植体周围炎患者的细菌总计数高于健康患者及黏膜炎患者（Maximo 等，2009）。就某些特殊菌种而言，种植体周围炎中检测到的放线菌数量显著多于健康种植体及种植体周围黏膜炎，而在种植体周围黏膜炎中检测到的嗜衣原体数量较多。与健康口腔环境中红色复合体（牙龈卟啉单胞菌、福赛斯坦纳菌和齿垢密螺旋体）所占比例（1%）相比，其在种植体周围炎中的比例较高（25%），种植体周围黏膜炎（11%）次之。与种植体周围黏膜炎相关的微生物群含有高水平（$\geq 10^5$）的基因 2 型内氏放线菌（黏放线菌）、核梭形杆菌、牙龈卟啉单胞菌、变黑普雷沃菌、黏液奈瑟球菌和黄褐嗜 CO_2 噬纤维菌。另一方面，Sato 等通过聚合酶链反应（PCR）发现，健康种植体的周围组织内无法检测到牙龈卟啉单胞菌、齿状密螺旋体及福赛斯坦纳菌的存在（Sato 等，2011），而患有种植体周围黏膜炎的种植体周围这些细菌的数量在 $10^2 \sim 10^4$。

（四）种植体周围炎的微生物学表现

在对比种植体周围炎和健康种植体周围组织内的微生物群的研究中，以下细菌因在种植体周围炎中较高的检出概率而被罗列指出：伴放线放线杆菌（Augthun 和 Conrads，1997；Hultin 等，2002；Leonhardt 等，1999），牙龈卟啉单胞菌（Botero 等，2005；Hultin 等，2002；Leonhardt 等，1999），福赛斯坦纳菌（Tabanella 等，2009），侵蚀艾肯菌（Hultin 等，2002），直肠链球菌（Alcoforado 等，1991；Hultin 等，2002），弯曲杆菌属（Tabanella 等，2009），梭杆菌属

（Alcoforado 等，1991；Botero 等，2005；Hultin 等，2002；Salcetti 等，1997），微小小单胞菌（Alcoforado 等，1991；Hultin 等，2002；Salcetti 等，1997；Tabanella 等，2009），中间普氏菌（Alcoforado 等，1991；Botero 等，2005；Hultin 等，2002；Leonhardt 等，1999）和变黑普雷沃菌（Botero 等，2005；Hultin 等，2002；Leonhardt 等，1999；Salcetti 等，1997）。此外，与种植体周围黏膜炎和健康种植体相比，种植体周围炎中检测到的红色复合体（牙龈卟啉单胞菌、福赛斯坦纳菌和齿垢密螺旋体）比例更高。

与牙龈炎或健康牙龈相比，牙周炎中除了可疑病原体检出频率更高之外，这些可疑病原体的数量和比例也应更高（Socransky 和 Haffajee，2005）。Sato 等（2011）在通过 PCR 评估牙周病病原菌时发现，种植体周围疾病也有类似特点：种植体周围黏膜炎发展为种植体周围炎的过程中，四种目标病原菌（牙龈卟啉单胞菌、齿垢密螺旋体、福赛斯坦纳菌和伴放线放线杆菌）的细菌总数呈线性增加，除福赛斯坦纳菌外，其余所有目标病原体的增加都具有统计学意义。在种植体周围黏膜炎和种植体周围炎中牙龈卟啉单胞菌的细菌总量分别为 10^3 和 $10^5 \sim 10^6$，齿垢密螺旋体的数量分别为 10^2 和 10^4，福赛斯坦纳菌的数量分别为 10^4 和 10^5，伴放线放线杆菌仅在种植体周围炎中检出。

Hultin 等使用 DNA-DNA 棋盘杂交技术在口腔内所有部位（包括天然牙和健康种植体）检测牙龈卟啉单胞菌、福赛斯坦纳菌和齿垢密螺旋体，但最终仅在种植体周围炎的周围组织内检测到 ≥ 10^6 数量级病原体（Hultin 等，2002）。此外，

在种植体周围炎的周围组织中发现了伴放线放线杆菌和中间普氏菌也达到了 10^6 数量级。使用相同的技术，Persson 等（2006、2010）发现种植体周围炎周围橙色复合体具有更高的检出频率，并对其中不同种类的细菌进行相应计数（$10^4 \sim 10^5$），包括直肠弯曲菌、具核梭杆菌、牙周梭杆菌、微小小单胞菌、中间普氏菌、变黑普雷沃菌、牙龈卟啉单胞菌和伴放线放线杆菌；Shibli 等（2008）观察到，与健康部位相比，种植体周围炎的病变组织中紫色复合体、黄色复合体和绿色复合体，以及放线菌属的比例较低。与之相反的是，种植体周围炎龈下样本中红色复合体和部分橙色复合体（中间普氏菌和梭杆菌属）的平均计数（10^6）明显较高。

以上提到的研究已经证实了众所周知的牙周病原体与种植体周围病变的关系。然而也有其他研究表示，在种植体周围炎中也经常发现其他微生物，并提出它们作为种植体周围炎病原体的作用机制，包括葡萄球菌（Alcoforado 等，1991；Augthun 和 Conrads，1997；Leonhardt 等，1999、2003；Persson 等，2010；Rams 等，1990；Rosenberg 等，1991），大肠埃希菌（Botero 等，2005；Leonhardt 等，1999、2003；Persson 等，2010；Rosenberg 等，1991）和念珠菌属（Alcoforado 等，1991；Leonhardt 等，1999；Rosenberg 等，1991）。Rams 等（1990）利用培养法探究了牙龈炎、牙周炎和种植体周围炎中葡萄球菌是否存在。在该三组分离出的葡萄球菌中，表皮葡萄球菌占 45.8%，金黄色葡萄球菌占 22.3%。与牙周炎（1.2%）和牙龈炎（0.06%）相比，种植体周围炎（15.1%）中葡萄球菌的比例

明显更高。Rams 等得出结论，葡萄球菌可能在口腔种植体失败中起一定作用。Botero 等（Botero 等，2005）也使用了培养法发现，种植体周围炎中大肠埃希菌的检出频率与健康种植体相比有显著的统计学差异。此外，Leonhardt 等（Leonhardt 等，1999）采用同样的技术发现，与健康种植体相比，种植体周围炎中表皮葡萄球菌和大肠埃希菌（主要是肠杆菌属和克雷伯氏菌属）的检出频率更高，这一数据具有显著的统计学差异。以上的研究均支持这些微生物在种植体周围炎中的作用，因为它也发生于其他植入医疗设备的周围感染中（Zimmerli 和 Sendi，2011）。然而，还需要进一步的研究来支持这一结论。

（五）基于微生物学分析的新观点

高通量测序技术的应用一方面可以比较健康种植体及种植体周围炎的生物膜成分，另一方面也为牙周炎和种植体周围炎的对比提供了新的见解（Lafaurie 等，2017）。

在对比健康种植体和种植体周围炎时，发现了某些相似的成分（Koyanagi 等，2010），尽管在种植体周围炎中它们的比例更高，如微小小单胞菌、中间普氏菌、牙龈卟啉单胞菌和具核梭杆菌（da Silva 等，2014；Tamura 等，2013）。许多特定菌种也被认为是潜在的种植体周围炎病原体，如真杆菌属（缠结真杆菌、短真杆菌和隐藏真杆菌）、龈沟产线菌、栖牙类斯菌、弱生斯奈克氏菌（Slackia exigua）（Tamura 等，2013），加地夫放线菌（Actinomyces cardiffensis）、浑浊戴阿利斯特菌（Dialister invisus）、真杆菌属（脆弱真杆菌、细小真杆菌）、血孪生球菌、光岗菌

属人类口腔菌群（human oral taxon，HOT）131、脱氮金菌、赫氏纤毛菌（Leptotrichia hofstadii）、解卵磷脂密螺旋体、链球菌属 HOT064（da Silva 等，2014；Zheng 等，2015）。

通过培养法和基于分子生物学的方法对比来自牙周炎和种植体周围炎的样本发现，已知的牙周病病原体与这两种疾病均相关。然而，微生物组学评估显示了种植体周围的细菌多样性较高，并提出了其他可能的病原体，如消化球菌属、支原体、弯曲菌属、丁酸弧菌属、真杆菌属和卟啉单胞菌属、木糖氧化无色杆菌、TM7 [G-5] sp. HOT 437、马氏放线菌、卟啉单胞菌属 HOT 395、变黑普雷沃菌、口腔中间普氏菌和变异链球菌（Koyanagi 等，2013；Kumar 等，2012；Persson 和 Renvert，2014）。

六、总结和结论

在口腔种植中，种植体暴露于口腔生物膜，其刚放置在口腔内时表面是无菌的，随后被多种不同的细菌定植。因此，种植体周围组织可能产生与天然牙周围组织相似的某些疾病：种植体周围疾病。而种植体周围疾病这一概念于 2017 年在芝加哥举行的欧洲牙周病联合会（EFP）和美国牙周病学会（AAP）第二次联合研讨会上进行了最新的分类和定义。

这些细菌在种植体周围区域定植并形成生物膜，这些细菌群落是具有非凡组织、协调水平及有体系的代谢功能的生物系统。生物膜中的细菌可对抗剧烈变化的外环境，例如湿度、温度及 pH 等，并在营养物质的聚集和代谢废物的清除

中取得显著优势。此外，生物膜细菌对抗生素和抗菌剂的耐受性增强。

牙菌斑便是生物膜的一个很好的例子。口腔生物膜吸附在牙齿、牙周组织，以及其他口腔内组织上。虽然关于口腔生物膜形成的基础理论已经被用来解释种植体周围生物膜的形成，但是牙齿和种植体之间依然存在明显区别，其中包括：种植体周围的上皮通常较长；种植体周围的结缔组织没有胶原纤维插入种植体表面，而在天然牙中有龈牙纤维束和穿通纤维结缔组织区没有胶原纤维插入种植体表面；与正常的牙周组织相比，种植体周围组织在牙槽骨和结合上皮之间区域的毛细血管较少。

因此，对比种植体和羟基磷灰石表面的生物膜，两者之间存在显著差异，其中天然牙表面的生物膜主要表达了口腔内特殊微生物和死亡微生物的不均匀空间分布，与种植体生物膜相同的

是，两者均具有典型的堆积形态，其中包括细菌群落和菌群内宽阔的通道。

通过传统的微生物学技术研究发现，健康种植体和患种植体周围疾病的种植体周围的微生物学表达存在明显不同。对比牙周炎和种植体周围炎相关的微生物群落发现，与牙周炎相关性较强的三种病原体（伴放线放线杆菌、牙龈卟啉单胞菌和福赛斯坦纳菌）也常与种植体周围炎相关，牙周炎和种植体周围炎相关的微生物群存在有许多相似之处。此外，一些特定的种植体周围炎病例可能会出现一些独特的微生物群落，与牙周炎相比，它们与其他植入医疗器械感染之间的相关性更高（Mombelli 和 Décaillet，2011）。采用新技术（包括 NGS）将种植体周围炎和牙周炎的微生物组成相比，种植体周围炎的微生物组成更加异质和复杂，其主要是不可培养的 G⁻菌（Lafaurie 等，2017）。

参考文献

[1] Al-Johany, S.S., Al Amri, M.D., Alsaeed, S., and Alalola, B. (2017) Dental implant length and diameter: A proposed classification scheme. *J Prosthodont* 26: 252–260.

[2] Albrektsson, T., and Isidor, F. (1994) Consensus report of session, I.V. In: *Proceedings of the First European Workshop on Periodontology* (ed. N.P. Lang and T. Karring) London: Quintessence.

[3] Albrektsson, T. and Sennerby, L. (1991) State of the art in oral implants. *J Clin Periodontol* 18: 474–481.

[4] Alcoforado, G.A., Rams, T.E., Feik, D., and Slots, J. (1991) Aspects bactériologiques des échecs des implants dentaires ostéointégrés chez l'homme. *Parodontologie* 10: 11–18.

[5] Amabebe, E. and Anumba, D.O.C. (2018) The vaginal microenvironment: The physiologic role of lactobacilli. *Front Med (Lausanne)* 5: 181.

[6] Anderson, G.G. and O'Toole, G.A. (2008) Innate and induced resistance mechanisms of bacterial biofilms. *Curr Top Microbiol Immunol* 322: 85–105.

[7] Araujo, M.G. and Lindhe, J. (2018) Peri-implant health. *J Clin Periodontol* 45 (Suppl 20): S230–s236.

[8] Augthun, M. and Conrads, G. (1997) Microbial findings of deep peri-implant bone defects. *Int J Oral Maxillofac Implants* 12: 106–112.

[9] Auschill, T.M., Arweiler, N.B., Netuschil, L. et al. (2001) Spatial distribution of vital and dead microorganisms in dental biofilms. *Arch Oral Biol* 46: 471–476.

[10] Beikler, T. and Flemmig, T.F. (2011) Oral biofilm-associated diseases: Trends and implications for quality of life, systemic health and expenditures. *Periodontol 2000* 55: 87–103.

[11] Beloin, C. and Ghigo, J.M. (2005) Finding gene-expression patterns in bacterial biofilms. *Trends Microbiol* 13: 16–19.

[12] Berglundh, T., Armitage, G., Araujo, M.G. et al. (2018) Peri-implant diseases and conditions: Consensus Report of Workgroup 4 of the 2017 World Workshop on the Classification of Periodontal and Peri-Implant Diseases and Conditions. *J Clin Periodontol* 45 (Suppl 20): S286–S291.

[13] Bermejo, P., Sánchez MC, Llama-Palacios A. et al. (2019). Topographic characterization of multispecies biofilms growing on dental implant surfaces: An in vitro model. *Clin Oral Impl Res* 30: 229–241.

[14] Botero, J.E., Gonzalez, A.M., Mercado, R.A. et al. (2005)

Subgingival microbiota in peri-implant mucosa lesions and adjacent teeth in partially edentulous patients. *J Periodontol* 76: 1490–1495.

[15] Burmolle, M., Ren, D., Bjarnsholt, T., and Sorensen, S.J. (2014) Interactions in multispecies biofilms: Do they actually matter? *Trends Microbiol* 22: 84–91.

[16] Chen, K. and Pachter, L. (2005) Bioinformatics for wholegenome shotgun sequencing of microbial communities. *PLoS Comput Biol* 1: 106–112.

[17] Costerton, J.W., Lewandowski, Z., Caldwell, D.E. et al. (1995) Microbial biofilms. *Annual Review of Microbiology* 49: 711–745.

[18] Costerton, J.W., Stewart, P.S., and Greenberg, E.P. (1999) Bacterial biofilms: A common cause of persistent infections. *Science* 284: 1318–1322.

[19] Da Silva, E.S., Feres, M., Figueiredo, L.C. et al. (2014) Microbiological diversity of peri-implantitis biofilm by Sanger sequencing. *Clin Oral Implants Res* 25: 1192–1199.

[20] Davey, M.E. and O'Toole, G.A. (2000) Microbial biofilms: From ecology to molecular genetics. *Microbiol Mol Biol Rev* 64: 847–867.

[21] Dewhirst, F.E., Chen, T., Izard, J. et al. (2010) The human oral microbiome. *J Bacteriol* 192: 5002–5017.

[22] Do, T., Devine, D., and Marsh, P.D. (2013) Oral biofilms: Molecular analysis, challenges, and future prospects in dental diagnostics. *Clin Cosmet Investig Dent* 5: 11–19.

[23] Donlan, R.M. (2002) Biofilms: Microbial life on surfaces. *Emerg Infect Dis* 8: 881–890.

[24] Donlan, R.M. and Costerton, J.W. (2002) Biofilms: Survival mechanisms of clinically relevant microorganisms. *Clin Microbiol Rev* 15: 167–193.

[25] Grenho, L., Monteiro, F.J., and Pia Ferraz, M. (2014) In vitro analysis of the antibacterial effect of nanohydroxyapatite-ZnO composites. *J Biomed Mater Res A* 102: 3726–3733.

[26] Hall-Stoodley, L., Costerton, J.W., and Stoodley, P. (2004) Bacterial biofilms: From the natural environment to infectious diseases. *Nat Rev Microbiol* 2: 95–108.

[27] Hannig, C., Follo, M., Hellwig, E., and Al-Ahmad, A. (2010) Visualization of adherent micro-organisms using different techniques. *J Med Microbiol* 59: 1–7.

[28] He, X. and Ahn, J. (2011) Differential gene expression in planktonic and biofilm cells of multiple antibiotic-resistant Salmonella Typhimurium and Staphylococcus aureus. *FEMS Microbiol Lett* 325: 180–188.

[29] Heidrich, M., Kuhnel, M.P., Kellner, M. et al. (2011) 3D imaging of biofilms on implants by detection of scattered light with a scanning laser optical tomograph. *Biomed Opt Express* 2: 2982–2994.

[30] Heuer, W., Stiesch, M., and Abraham, W.R. (2011) Microbial diversity of supra- and subgingival biofilms on freshly colonized titanium implant abutments in the human mouth. *Eur J Clin Microbiol Infect Dis* 30: 193–200.

[31] Hope, C.K. and Wilson, M. (2006) Biofilm structure and cell vitality in a laboratory model of subgingival plaque. *J Microbiol Methods* 66: 390–398.

[32] Huang, R., Li, M., and Gregory, R.L. (2011) Bacterial interactions in dental biofilm. *Virulence* 2: 435–444.

[33] Hultin, M., Gustafsson, A., Hallstrom, H. et al. (2002) Microbiological findings and host response in patients with peri-implantitis. *Clin Oral Implants Res* 13: 349–358.

[34] Keijser, B.J., Zaura, E., Huse, S.M. et al. (2008) Pyrosequencing analysis of the oral microflora of healthy adults. *J Dent Res* 87: 1016–1020.

[35] Kolenbrander, P.E., Andersen, R.N., Blehert, D.S. et al. (2002) Communication among oral bacteria. *Microbiol Mol Biol Rev* 66: 486–505, table of contents.

[36] Kovachev, S. (2018) Defence factors of vaginal lactobacilli. *Crit Rev Microbiol* 44: 31–39.

[37] Koyanagi, T., Sakamoto, M., Takeuchi, Y. et al. (2010) Analysis of microbiota associated with peri-implantitis using 16S rRNA gene clone library. *J Oral Microbiol* 2: 5104.

[38] Kumar, P.S., Mason, M.R., Brooker, M.R., and O'Brien, K. (2012) Pyrosequencing reveals unique microbial signatures associated with healthy and failing dental implants. *J Clin Periodontol* 39: 425–433.

[39] Koyanagi, T., Sakamoto, M., Takeuchi, Y. et al. (2013) Comprehensive microbiological findings in peri-implantitis and periodontitis. *J Clin Periodontol* 40: 218–226.

[40] Lafaurie, G.I., Sabogal, M.A., Castillo, D.M. et al. (2017) Microbiome and microbial biofilm profiles of periimplantitis: A systematic review. *J Periodontol* 88: 1066–1089.

[41] Lang, N.P., Berglundh, T., and On Behalf of Working Group 4 of the Seventh European Workshop On, P. (2011) Periimplant diseases: Where are we now? – Consensus of the Seventh European Workshop on Periodontology. *Journal of Clinical Periodontology* 38: 178–181.

[42] Lazarevic, V., Whiteson, K., Huse, S. et al. (2009) Metagenomic study of the oral microbiota by Illumina high-throughput sequencing. *J Microbiol Methods* 79: 266–271.

[43] Lee, A. and Wang, H.L. (2010) Biofilm related to dental implants. *Implant Dent* 19: 387–393.

[44] Leonhardt, A., Renvert, S., and Dahlén, G. (1999) Microbial findings at failing implants. *Clin Oral Implants Res* 10: 339–345.

[45] Leonhardt, A., Dahlén, G., and Renvert, S. (2003) Five-year clinical, microbiological, and radiological outcome following treatment of peri-implantitis in man. *J Periodontol* 74: 1415–1422.

[46] Li, J., Helmerhorst, E.J., Leone, C.W. et al. (2004) Identification of early microbial colonizers in human dental biofilm. *J Appl Microbiol* 97: 1311–1318.

[47] Lindhe, J. and Meyle, J. (2008) Peri-implant diseases: Consensus report of the Sixth European Workshop on Periodontology. *J Clin Periodontol* 35: 282–285.

[48] Marsh, P.D. (2004) Dental plaque as a microbial biofilm. *Caries Res* 38: 204–211.

[49] Marsh, P.D. (2005) Dental plaque: Biological significance of a biofilm and community life-style. *J Clin Periodontol* 32 (Suppl 6): 7–15.

[50] Marsh, P.D. (2006) Dental plaque as a biofilm and a microbial community – implications for health and disease. *BMC Oral Health* 6 (Suppl 1): S14.

[51] Marsh, P.D., Moter, A., and Devine, D.A. (2011) Dental plaque biofilms: Communities, conflict and control. *Periodontol 2000* 55: 16–35.

[52] Maximo, M.B., De Mendoca, A.C., Renata Santos, V. et al. (2009) Short-term clinical and microbiological evaluations of peri-implant diseases before and after mechanical anti-infective therapies. *Clin Oral Implants Res* 20: 99–108.

[53] Mombelli, A. and Décaillet, F. (2011) The characteristics

of biofilms in peri-implant disease. *J Clin Periodontol* 38: 203–213.

[54] Mombelli, A. and Mericske-Stern, R. (1990) Microbiological features of stable osseointegrated implants used as abutments for overdentures. *Clin Oral Implants Res* 1: 1–7.

[55] Mombelli, A., Van Oosten, M., Schürch, E., and Lang, N.P. (1987) The microbiota associated with successful or failing osseointegrated titanium implants. *Oral Microbiol Immunol* 2: 145–151.

[56] Mombelli, A., Buser, D., and Lang, N.P. (1988) Colonization of osseointegrated titanium implants in edentulous patients. Early results. *Oral Microbiol Immunol* 2: 145–151.

[57] Naves, P., Del Prado, G., Huelves, L. et al. (2008) Correlation between virulence factors and in vitro biofilm formation by Escherichia coli strains. *Microb Pathog* 45: 86–91.

[58] Netuschil, L., Reich, E., Unteregger, G. et al. (1998) A pilot study of confocal laser scanning microscopy for the assessment of undisturbed dental plaque vitality and topography. *Arch Oral Biol* 43: 277–285.

[59] Pamp, S.J., Sternberg, C., and Tolker-Nielsen, T. (2009) Insight into the microbial multicellular lifestyle via flow-cell technology and confocal microscopy. *Cytometry A* 75: 90–103.

[60] Parsek, M.R. and Singh, P.K. (2003) Bacterial biofilms: An emerging link to disease pathogenesis. *Annu Rev Microbiol* 57: 677–701.

[61] Persson, G.R. and Renvert, S. (2014) Cluster of bacteria associated with peri-implantitis. *Clin Implant Dent Relat Res* 16: 783–793.

[62] Persson, G.R., Salvi, G.E., Heitz-Mayfield, L.J., and Lang, N.P. (2006) Antimicrobial therapy using a local drug delivery system (Arestin) in the treatment of peri-implantitis. I: microbiological outcomes. *Clin Oral Implants Res* 17: 386–393.

[63] Persson, G.R., Samuelsson, E., Lindahl, C., and Renvert, S. (2010) Mechanical non-surgical treatment of peri-implantitis: A single-blinded randomized longitudinal clinical study. II: microbiological results. *J Clin Periodontol* 37: 563–573.

[64] Pontoriero, R., Tonelli, M.P., Carnevale, G. et al. (1994) Experimentally induced peri-implant mucositis. A clinical study in humans. *Clin Oral Implants Res* 5: 254–259.

[65] Pratten, J., Andrews, C.S., Craig, D.Q., and Wilson, M. (2000) Structural studies of microcosm dental plaques grown under different nutritional conditions. *FEMS Microbiol Lett* 189: 215–218.

[66] Proceedings of the 1996 World Workshop in Periodontics (1996) Consensus report periodontal diseases: Pathogenesis and microbial factors. *Ann Periodontol* 1: 926–932.

[67] Quirynen, M., Vogels, R., Peeters, W. et al. (2006) Dynamics of initial subgingival colonization of "pristine" periimplant pockets. *Clin Oral Implants Res* 17: 25–37.

[68] Rams, T.E. and Link, C.C. (1983) Microbiology of failing dental implants in humans: Electron microscopic observations. *J Oral Implantol* 11: 93–100.

[69] Rams, T.E., Roberts, T.W., Tatum, H., and Keyes, P.H. (1984) The subgingival microbial flora associated with human dental implants. *J Prosthet Dent* 51: 529–534.

[70] Rams, T.E., Feik, D., and Slots, J. (1990) Staphylococci in

human periodontal diseases. *Oral Microbiol Immunol* 5: 29–32.

[71] Reysenbach, A.L. and Cady, S.L. (2001) Microbiology of ancient and modern hydrothermal systems. *Trends Microbiol* 9: 79–86.

[72] Romero-Lastra, P., Sanchez, M.C., Ribeiro-Vidal, H. et al. (2017) Comparative gene expression analysis of Porphyromonas gingivalis ATCC 33277 in planktonic and biofilms states. *PLoS One* 12: e0174669.

[73] Rosenberg, E.S., Torosian, J.P., and Slots, J. (1991) Microbial differences in 2 clinically distinct types of failures of osseointegrated implants. *Clin Oral Implants Res* 2: 135–144.

[74] Salcetti, J.M., Moriarty, J.D., Cooper, L.F. et al. (1997) The clinical, microbial and host response characteristics of the failing implant. *Int J Oral Maxillofac Implants* 12: 32–42.

[75] Sanchez, M.C., Llama-Palacios, A., Blanc, V. et al. (2011) Structure, viability and bacterial kinetics of an in vitro biofilm model using six bacteria from the subgingival microbiota. *J Periodontal Res* 46: 252–260.

[76] Sanchez, M.C., Llama-Palacios, A., Fernandez, E. et al. (2014) An in vitro biofilm model associated to dental implants: Structural and quantitative analysis of in vitro biofilm formation on different dental implant surfaces. *Dent Mater* 30: 1161–1171.

[77] Sanz, M., Newman, M.G., Nachnani, S. et al. (1990) Characterization of the subgingival microbial flora around endosteal sapphire dental implants in partially edentulous patients. *Int J Oral Maxillofac Implants* 5: 247–253.

[78] Sato, J., Gomi, K., Makino, T. et al. (2011) The evaluation of bacterial flora in progress of peri-implant disease. *Aust Dent J* 56: 201–206.

[79] Scheie, A.A. (1994) Mechanisms of dental plaque formation. *Adv Dent Res* 8: 246–253.

[80] Serra, D.O., Richter, A.M., Klauck, G. et al. (2013) Microanatomy at cellular resolution and spatial order of physiological differentiation in a bacterial biofilm. *MBio* 4: e00103–00113.

[81] Shibli, J.A., Melo, L., Ferrari, D.S. et al. (2008) Composition of supra- and subgingival biofilm of subjects with healthy and diseased implants. *Clin Oral Implants Res* 19: 975–982.

[82] Smeets, R., Stadlinger, B., Schwarz, F. et al. (2016) Impact of dental implant surface modifications on osseointegration. *Biomed Res Int* 2016: 6285620.

[83] Socransky, S.S. and Haffajee, A.D. (2002) Dental biofilms: Difficult therapeutic targets. *Periodontol 2000* 28: 12–55.

[84] Socransky, S.S. and Haffajee, A.D. (2005) Periodontal microbial ecology. *Periodontol 2000* 38: 135–187.

[85] Socransky, S.S., Haffajee, A.D., Cugini, M.A. et al. (1998) Microbial complexes in subgingival plaque. *J Clin Periodontol* 25: 134–144.

[86] Stewart, P.M., Srinivasan, R., and De Beer, R. (1995) Biofilm structural heterogeneity visualized by three microscopic methods. *Water Research* 29: 2006–2009.

[87] Stickler, D., Morris, N., Moreno, M.C., and Sabbuba, N. (1998) Studies on the formation of crystalline bacterial biofilms on urethral catheters. *Eur J Clin Microbiol Infect Dis* 17: 649–652.

[88] Tabanella, G., Nowzari, H., and Slots, J. (2009) Clinical and microbiological determinants of ailing dental implants. *Clin*

Implant Dent Relat Res 11: 24–36.

[89] Tamura, N., Ochi, M., Miyakawa, H., and Nakazawa, F. (2013) Analysis of bacterial flora associated with periimplantitis using obligate anaerobic culture technique and 16S rDNA gene sequence. *Int J Oral Maxillofac Implants* 28: 1521–1529.

[90] The Human Microbiome Project, C., Huttenhower, C., Gevers, D. et al. (2012) Structure, function and diversity of the healthy human microbiome. *Nature* 486: 207.

[91] Tolker-Nielsen, T. and Molin, S. (2000) Spatial Organization of Microbial Biofilm Communities. *Microb Ecol* 40: 75–84.

[92] Vandana, K.L., Priyanka, D., Nagpal, D. (2015). Management of peri-implant infections. *J Int Clin Dent Res Organ* 7: 160–179.

[93] Wang, J., Qi, J., Zhao, H. et al. (2013) Metagenomic sequencing reveals microbiota and its functional potential associated with periodontal disease. *Sci Rep* 3: 1843.

[94] Whiteley, M., Bangera, M.G., Bumgarner, R.E. et al. (2001) Gene expression in Pseudomonas aeruginosa biofilms. *Nature* 413: 860–864.

[95] Wood, S.R., Kirkham, J., Marsh, P.D. et al. (2000) Architecture of intact natural human plaque biofilms studied by confocal laser scanning microscopy. *J Dent Res* 79: 21–27.

[96] Zarco, M.F., Vess, T.J., and Ginsburg, G.S. (2012) The oral microbiome in health and disease and the potential impact on personalized dental medicine. *Oral Dis* 18: 109–120.

[97] Zaura, E., Keijser, B.J., Huse, S.M., and Crielaard, W. (2009) Defining the healthy "core microbiome" of oral microbial communities. *BMC Microbiol* 9: 259.

[98] Zheng, H., Xu, L., Wang, Z. et al. (2015) Subgingival microbiome in patients with healthy and ailing dental implants. *Sci Rep* 5: 10948.

[99] Zimmerli, W. and Sendi, P. (2011) Pathogenesis of implantassociated infection: The role of the host. *Semin Immunopathol* 33: 295–306.

[100] Zitzmann, N.U. and Berglundh, T. (2008) Definition and prevalence of peri-implant diseases. *J Clin Periodontol* 35: 286–291.

[101] Zitzmann, N.U., Berglundh, T., Marinello, C., and Lindhe, J. (2001) Experimental peri-implant mucositis in man. *J Clin Periodontol* 28: 517–523.

第25章

种植体周围疾病的防治
Prevention and Management of Peri-Implant Diseases

Sofia Aroca   Giovanni E. Salvi   Andrea Roccuzzo   Uri Renert   Anton Sculean
Zvi Artzi   著

一、种植体周围健康和疾病的定义

种植体植入完成骨整合和软组织愈合后（Salvi 等，2015），如果发生细菌生物膜积聚，就会导致种植体周围疾病的产生。而这一理论也得到了研究证实，即种植体周围疾病是由类似于牙周疾病发生相关的病因引起的（Heitz-Mayfield 和 Lang，2010）。

在 2017 年世界研讨会上进行了牙周疾病和种植体周围疾病的分类，其中种植体周围健康的标准是种植体周围组织无牙菌斑、探诊出血、肿胀和溢脓（Araujo 和 Lindhe，2018；Berglundh 等，2018）。

种植体周围黏膜炎是指仅有骨内种植体周围软组织的炎性病变，但无支持骨和边缘骨吸收的情况（Berglundh 等，2018；Heitz-Mayfield 和 Salvi，2018）。种植体周围黏膜炎的主要临床特征是探诊出血（Berglundh 等，2018；Heitz-Mayfield 和 Salvi，2018）。除了细菌生物膜的聚集外，抽烟、糖尿病和癌症放射治疗也是导致种植体周围黏膜炎的危险因素（Renvert 和 Polyzois，2015）。

种植体周围炎是指发生在种植体周围组织中的一种与牙菌斑相关的疾病，其特征是种植体周围黏膜发炎（即探诊出血甚至溢脓）和发生进行性牙槽骨吸收（Berglundh 等，2018；Schwarz 等，2018）。

与牙龈炎和牙周炎相同，种植体周围黏膜炎（Salvi 等，2012）和种植体周围炎（Lindhe 等，1992）的发生与种植体表面细菌生物膜的形成有关。

中、重度种植体周围炎的发病大多发生在种植体负载后的 3 年内，并在 9 年内呈现非线性加速破坏的现象（Derks 等，2016A）。

最后，医源性因素也可使得种植体周围生物膜发生聚集并导致种植体周围疾病的发生和发展，如种植体定位不良、黏结剂残留（Wilson，2009）和上部修复体自洁作用差（Serino 和 Ström，2009）。

二、种植体周围疾病的患病率

有学者曾发表以患者为基础预估的种植体周围黏膜炎和种植体周围炎的加权平均患病率及其范围的 Meta 分析系统性综述（Derks 和 Tomasi，2015）。其中，种植体周围黏膜炎的患病率为 43%，范围为 19%～65%，而种植体周围炎的患病率为 22%，范围为 1%～47%（Derks 和 Tomasi，2015）。此外，未纳入系统评价的横断面研究结果显示（Aguirre-Zorzano 等，2015；Daubert 等，2015；Dalago 等，2017；Konstantinidis 等，2015；Rokn 等，2017；Schwarz 等，2017），种植体周围炎的患病率为 12.9%～26%（Derks 和 Tomasi，2015）。

最近，有学者发表了一项经过 21～26 年随访的病例对照研究，并计算了种植体周围黏膜炎和种植体周围炎的患病率（Renvert 等，2018）。在这项研究中，在总计 294 名进行过口腔种植手术后平均 23.3 年的患者中，有 86 名接受了再次检查（Renvert 等，2018）。结果表明，其中 54.7% 的患者诊断为种植体周围黏膜炎，而 22.1% 的患者诊断为种植体周围炎（Renvert 等，2018）。

总而言之，通过以上发表的研究可以显而易见发现种植体周围疾病的发生存在普遍性，这使其在全球范围内严重程度变得难以估计。

影响种植体周围疾病患病率的因素

尽管已经明确了种植体周围炎的定义，但对于其边缘骨吸收的评估和发生骨吸收的参考时间点仍有着不同的标准。例如，在 Derks 和 Tomasi

在 2015 年发表的系统综述中将边缘骨吸收的标准定为 5mm，并最终得出种植体周围炎患病率为 1% 的结论（Zetterqvist 等，2010）；而也有研究将边缘骨吸收的标准定为 0.4mm，并得到种植体周围炎患病率为 47% 的结果（Koldsland 等，2010）。

在一项回顾性横断面分析研究中，研究者们随机选择了 588 名来自瑞典的受试者，在该研究中种植周围炎被定义为伴有或不伴有溢脓的探诊出血（BOP），边缘骨吸收 > 0.5mm（Derks 等，2016B）。该项研究结果显示，经过 9 年荷载后的种植体周围炎患病率为 45%（Derks 等，2016B）。然而，当边缘骨吸收的标准设置为 > 2mm 时，中、重度种植体周围炎的患病率下降到了 14.5%（Derks 等，2016B）。

此外，相关系统性综述中强调了种植体周围疾病的患病率、发病率和风险因素的研究质量，并指出一些研究中仅发表了基于种植体的相关数据，而缺少对患者本身进行相关研究的这一现象（Tomasi 和 Derks，2012）。因此，应关注于以患者而非以种植体为基础的种植体周围疾病的患病率，并强调评估种植体周围疾病患病率的研究应侧重于进行患者水平的分析（Sanz 和 Chapple，2012）。

另一个影响种植体周围炎患病率的因素是种植体荷载的时间点。对于这一情况，第八届欧洲牙周病学研讨会（EWP）的共识报告建议将所有达到"足够持续时间"荷载的种植体包括在内，而不仅是提前确定种植体荷载时间的标准（Sanz 和 Chapple，2012）。然而，由于种植体周围炎为炎症性疾病需要时间发展，故仅进行短期随访得到的患病率结果可能低于种植体周围炎的实际患病率。就这一点而言，应将平均荷载时间设置为至少5年，并将边缘骨吸收的标准设置为＞2mm，此时得到的以患者为基础的种植体周围黏膜炎（范围为57%～64.4%）和种植体周围炎（范围为13.3%～29.7%）的患病率有着较为一致的结果（Konstantinidis等，2015；Meijer等，2014）。

在一些关于种植体周围疾病患病率的研究中观察到的另一个值得关注的问题是，他们的分析的样本多是来自大学或私人口腔诊所，且样本量有限，而不是随机选择的大样本（Roos-Jansaker等，2006；Tomasi和Derks，2012）。这种局限性可能导致得到的种植体周围疾病患病率与真实患病率之间存在选择性偏倚，从且影响研究的外在真实性。以下现象也证实了这一点：很少有关于种植体周围疾病患病率的研究中同时包含在大学治疗和在私人口腔诊所治疗的这两种不同的患者（Derks等，2016B；Schwarz等，2017；Renvert等，2014），抑或是分析随机选择的人群样本（Derks等，2016B）。

最后，针对种植体后期维护、种植体表面处理、上部修复体及种植植骨等因素对种植体周围疾病发展的影响，也有学者进行了相关的研究。

一项回顾性临床研究的结果表明，在已患有种植体周围黏膜炎并进行牙周治疗的患者中，没有坚持牙周支持治疗的患者其种植体周围炎的5年发病率较高（Costa等，2012）。这项研究的结果显示，进行牙周支持治疗的患者种植体周围炎的5年发病率为18.0%，未进行牙周支持治疗的患者种植体周围炎的5年发病率为43.9%（Costa

等，2012）。

此外，与接受牙周支持治疗的患者相比，接受过牙周治疗而未进行常规支持治疗的患者10年后种植体失败率和骨吸收≥3mm的概率显著增加（Roccuzzo等，2010）。

目前，可证明种植体表面粗糙度对种植体周围黏膜炎（Renvert和Polyzois，2015）和种植体周围炎（Renvert和Polyzois，2015）发病率存在影响的证据有限。系统性回顾研究结果表明，种植体周围黏膜炎的发生可能与种植体及基台的特定设计及其表面粗糙度无关（Renvert和Polyzois，2015）。此外，一项随访超过13年并包含两种不同种植体系统的临床研究结果也未显示种植体表面粗糙度及其设计对种植体周围炎发生率的影响（Renvert等，2012）。

近期，一项影像学横断面研究探究了种植体周围炎是否与上部修复体牙面的弧度和轮廓（即凸面或凹面）有关（Katafuchi等，2018）。该研究分析了由软组织水平和骨水平种植体支持的通过粘接固位和螺钉固位的上部修复体，并将种植体周围炎定义为：存在探诊出血甚至溢脓，边缘骨吸收≥2mm，龈袋探诊深度≥4mm。平均随访10.9年后得到，软组织水平种植体和骨水平种植体的种植体周围炎患病率分别为14.8%和28.9%（Katafuchi等，2018）。

然而，也有研究显示上部修复体外观为凸形轮廓和且穿龈角度＞30°的骨水平种植体的种植体周围炎的患病率为37.8%（Katafuchi等，2018）。另一方面，软组织水平种植体的种植体周围炎患病率不受穿龈角度和上部修复体外形的影响（Katafuchi等，2018）。以上结果表明，骨水平种植体支持凸度过大的修复体可能导致无法达到最佳菌斑控制，从而使得发生种植体周围炎的风险增加。

一项平均观察随访超过 10 年的系统回顾研究结果表明，进行过人工植骨部位的种植体的成功率低于植入天然骨内种植体的成功率，其种植体周围炎的患病率分别为 17.8% 和 10.3%，种植失败率分别为 3.6% 和 2.5%（Salvi 等，2018）。然而，纳入以上研究的患者样本在临床特征方面存在着部分差异，如是否有牙周炎治疗史和用于植骨的材料不同（Salvi 等，2018）。此外，没有任何一项研究中使用的种植植骨手术方案是相同的，这导致了各项研究之间的异质性增加。因此，考虑到使用的植骨技术和种植体设计存在多样性而缺乏代表性，故应谨慎解读系统研究的结果（Salvi 等，2018）。

三、种植体周围疾病的发病机制

（一）牙龈炎与种植体周围黏膜炎

1. 动物实验研究

天然牙和种植体周围的实验性生物膜积聚反应已进行过大量动物模型研究（Abrahamsson 等，1998；Berglundh 等，1992；Ericsson 等，1992、1995）。Lang 等（2011）总结了实验性牙龈炎和实验性种植体周围黏膜炎在组织病理学上的异同。

综上研究结果，尽管牙龈和种植体周围黏膜对短于 3 周的细菌感染反应相似，但在长达 9 个月的实验性生物膜聚集中，种植体周围黏膜中出现的炎症浸润和根尖浸润比牙龈内的严重。这表明与天然牙牙龈相比，种植体周围软组织对细菌感染有更强的炎症反应。

此外，使用不同设计和尺寸的种植体系统（ITI 牙科植入系统®、Astra Tech 牙科植入系统®和 Brånemark 系统®）进行了为期 5 个月的实验犬口腔生物膜累积实验，研究了种植体周围黏膜炎病变的位置和组成（Abrahamsson 等，1998）。这项研究的结果表明，在 3 个系统周围炎症病变的区域和组成相似，表明种植体系统对种植体周围黏膜因细菌感染而产生的炎症反应并没有引导作用（Abrahamsson 等，1998）。

2. 人体研究证据

通过对比人健康牙龈、牙龈炎及种植体周围黏膜炎的组织病理切片，可研究以上结缔组织中各细胞成分及血管细胞黏附分子的表达水平（Liljenberg 等，1997；Mackenzie 和 Tonetti，1995；Schmid 等，1992；Tonetti 等，1994、1995；Zitzmann 等，2002）。总的来说，通过组织活检可以发现，健康牙龈和种植体周围软组织在细胞黏附分子、细胞角蛋白和炎细胞群的表达上存在相似性和差异性。

然而，基于上述人体研究的横断面设计缺乏种植体暴露于口腔环境的时间长度信息。种植体长时间暴露于口腔细菌下可能会导致周围组织内炎性成分发生定性和定量变化，因此，应谨慎解读人体横断面研究中出现的不同结果。

3. 人体试验研究

有部分学者研究了试验性生物膜堆积对种植体周围软组织炎症反应的影响（Chan 等，2019；Meyer 等，2017；Pontoriero 等，1994；Salvi 等，2012；Schierano 等，2008；Schincaglia 等，

2017；Zitzmann 等，2001）。

第一项研究纳入了 20 名完成牙周治疗后接受了种植手术的牙列缺损患者（Pontoriero 等，1994）。这些患者在经过了 6 个月的口腔卫生监护后，被要求停止口腔卫生维护 3 周，并最终恢复最佳菌斑控制。对比试验性生物膜累积后的牙龈和种植体周围组织产生的炎症反应的分析结果表明，试验性牙龈炎和种植体周围黏膜炎的发病率没有显著差异（Pontoriero 等，1994）。

有学者对 12 名牙列缺损患者进行了第二项试验研究（Zitzmann 等，2001）。其中，天然牙和种植义齿周围试验性细菌积聚的炎症反应的指标包括 T 细胞和 B 细胞的比例。在健康患者口内进行为期 3 周的试验性生物膜积聚实验，并将其口内种植体和天然牙周围的结缔组织进行组织病理分析，可以发现天然牙和种植体周围的结缔组织中均含有大量的 T 细胞和 B 细胞（Zitzmann 等，2001）。并且，分别对比牙龈和种植体周围黏膜的组织病理分析结果可以发现，受到炎细胞浸润的区域大小和各种类型炎细胞的数量均没有显著差异。

第三项人体试验研究的结果表明，经过 21 天的试验性生物膜积累，对比于天然牙，种植体周围的出血明显更为严重（Salvi 等，2012）。然而，研究发现种植体周围出血点在恢复牙菌斑控制 21 天后并未消失，这表明人体试验性种植体周围黏膜炎即便经过超过 21 天的治疗也并不能恢复（Salvi 等，2012）。

与 Salvi 等（2012）发表的结果相反，另一项试验研究的结果表明，70 岁以上的患者在恢复菌斑控制 21 天后，所有临床指征均恢复到实验前水平，这表明了老年患者试验性种植体周围黏膜炎是可逆的（Meyer 等，2017）。

有学者通过记录龈沟液中炎性生物标记物是否减少到试验前的水平，来确定人试验性种植体周围黏膜炎的完全消退（Chan 等，2019；Meyer 等，2017；Salvi 等，2012；Schierano 等，2008）。

近年来，也有学者探究了植入深度对人试验性种植体周围黏膜炎的消退的影响（Chan 等，2019）。在恢复口腔卫生维护的 21 天期间，植入较深的种植体周围黏膜炎炎症消退较少，且消退速度也有所减缓，这表明种植体周围软组织的高度影响试验性种植体周围黏膜炎的消退（Chan 等，2019）。

（二）牙周炎与种植体周围炎的发病机制

1. 动物实验研究

有学者研究比较了在实验犬（Carcuac 等，2013；Lindhe 等，1992）和实验猴（Lang 等，1993；Schou 等，1993；Warrer 等，1995）中结扎诱导的牙周炎和种植体周围炎的发病机制。Berglundh 等（2011）发表了关于实验性结扎性牙周炎和种植体周围炎在组织病理学中的异同。

总之，这些动物模型的研究结果表明，在天然牙和种植体周围使用尼龙线结扎会导致天然牙和种植体周围结缔组织出现大量炎性浸润，并导致牙周支持组织的吸收。此外，这些动物实验的结果表明，去除结扎后的牙周组织呈现自限性，其特征是炎性组织被周围健康结缔组织包裹并与牙槽骨发生分离。然而，在种植体周围组织中，炎细胞通常浸润至边缘骨，且造成大量破骨细胞聚集。

尽管事实上有 20% 的病例在去除种植体周围的结扎线后炎症停止进展，但仍可观察到大多数种植体周围炎在随后 1 年内发生边缘骨吸收（Zitzmann 等，2004）。

基于这一实验结果，有人提出，去除结扎后的实验性种植体周围炎的自发进展可能受种植体表面涂层特点的影响。因此，有学者使用实验犬研究了种植体表面粗糙度对结扎移除后骨吸收量的影响（Carcuac 等，2013）。这项研究的结果表明，经过表面改性处理的种植体周围的骨吸收量明显大于未经处理的种植体和天然牙周围的骨吸收量（Carcuac 等，2013）。此外，在组织学分析中可以发现，与牙周炎相比，种植体周围炎的炎性浸润范围更大，与边缘骨的距离更近，并且其中中性粒细胞和破骨细胞的比例更高（Carcuac 等，2013）。

2. 人组织病理学的对比分析

尽管牙周炎和种植体周围炎的病因相同，但在进行人天然牙牙龈和种植体周围黏膜的活检对比分析中发现，两者之间存在较大的组织病理学差异（Heitz-Mayfield 和 Lang，2010）。牙周炎和种植体周围炎的组织病理学结果均来自人体横断面研究（Berglundh，2004；Bullon 等，2004；Carcuac 和 Berglundh，2014；Gualini 和 Berglundh，2003）。

Gualini 和 Berglundh（2003）发表了对种植体周围黏膜炎和种植体周围炎患者的软组织活检的免疫组织化学分析和比较。

据研究表明，与种植体周围黏膜炎相比，种植体周围炎中的 B 细胞和中性粒细胞比例显著增加，这表明种植体周围炎和种植体周围黏膜炎在病变程度和炎细胞分布方面存在差异（Gualini 和 Berglundh，2003）。

与人类牙周炎病变相比，种植体周围炎显示以下几个特点：①炎症范围较大，②浆细胞、巨噬细胞及中性粒细胞的数量和密度较多，③向牙周袋上皮的顶端浸润，④未被健康结缔组织包裹（Carcuac 和 Berglundh，2014）。

此外，在种植体周围炎中，与浸润的结缔组织相比，未被炎细胞浸润的结缔组织中血管结构密度更高，这表明宿主反应细胞面对细菌感染仍有较多时间反应（Carcuac 和 Berglundh，2014）。

四、种植体周围健康与疾病的诊断

根据 2017 年关于牙周疾病与种植体周围疾病和状况分类的世界研讨会的共识报告显示，建议将种植体周围健康、种植体周围黏膜炎和种植体周围炎的诊断标准进行以下分类（Berglundh 等，2018）。

1. 种植体周围健康

(1) 无炎症的临床表现。

(2) 无探诊出血和溢脓。

(3) 探测深度无进行性增加。

(4) 不存在除初始骨重建导致的牙槽骨高度变化以外的骨吸收。

2. 种植体周围黏膜炎

(1) 与之前的检查相比，存在探诊出血甚至溢脓，伴有探诊深度的增加或不增加。

(2) 不存在除初始骨重建导致的牙槽骨高度变化以外的骨吸收。

种植体周围黏膜炎观察到的炎症程度可能不同，并伴有不同程度的骨支持。

3. 种植体周围炎

(1) 探诊出血甚至出现溢脓。

(2) 探诊深度出现进行性增加。

(3) 骨吸收水平超过了初始骨重塑导致的牙槽骨高度变化。

如果缺少以往的检查数据，可结合以下症状诊断种植体周围炎。

(1) 探诊出血甚至出现溢脓。

(2) 探诊深度 ≥ 6mm。

(3) 种植体边缘骨吸收 ≥ 3mm。

五、种植体周围黏膜炎与种植体周围炎的非手术治疗

以下段落将讲述主要的循证治疗方案。

（一）种植体周围黏膜炎的机械治疗

由于种植体周围黏膜炎存在可逆性，且不存在种植体周围的骨吸收，其首选的治疗方案便是非手术机械治疗，主要去除口腔内的牙菌斑和生物膜。更确切地说，对于种植体周围黏膜炎的治疗，表面的清理（即种植体周围的生物膜和牙石）被认为是治疗的关键因素，它可使种植体周围细菌含量降低到阈值以下。对已知的几种清理系统进行了评估发现，为达到这一目的，通常需要通过不同的方法（即橡胶杯和喷砂技术）对受污染的种植体表面及修复体进行抛光。值得一提

的是，为了在不破坏种植体表面处理的情况下去除生物膜，已经制造出了由不同材料（即钛涂层、碳纤维、聚四氟乙烯和塑料）制成的专用手动器械（Jepsen 等，2015）（图 25-1 至图 25-3）。尽管有学者指出，比钛软的材料在使用过程中可能会释放出可能干扰炎症愈合的微粒，但是目前仍未明确哪种材料可以作为成功清除种植体表面生物膜的首选材料（Strooker 等，1998）。

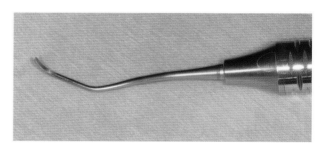

▲ 图 25-1　用于种植体表面清创的钛手动刮匙（**Medesy**®）

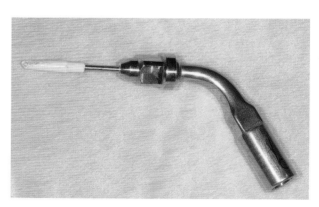

▲ 图 25-2　用于清理种植体表面的 **PI** 仪器（**EMS**®）

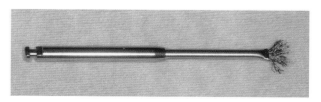

▲ 图 25-3　用于改善表面去污的镍钛种植体周围刷（**Hans Korea**®）

出于与上述同样的考虑，建议使用与传统牙周治疗相结合的专用超声器械和手动刮匙，以便对种植体表面进行温和有效的清理。而使用这些器械的主要目的是，清除种植体基台上的牙菌斑和牙石，使其表面尽可能光滑。

1.种植体周围黏膜炎的辅助治疗

氯己定、全身抗生素、甘氨酸颗粒喷砂抛光、益生菌、次氯酸钠：抑菌药（主要包括氯己定）与专业和家庭机械清洗相结合已被用于防止机械清创后细菌再沉积（Thöne–Mühling 等，2010）及改善患者的口腔卫生（Salvi 和 Ramseier，2015），但其疗效存在争议。

此外，通过全身应用抗生素改善临床疗效的非手术机械清创术已进行评估，结果存在争议：6 个月时观察到的临床改善应归因于口腔卫生的改善，而不是抗生素的辅助给药（Hallström 等，2012）。Ji 等（2014）研究发现，与单独的机械清创相比，甘氨酸颗粒喷砂抛光系统对于种植体周围黏膜炎的机械清创的作用无法证明。对其他辅助手段（如局部应用口腔益生菌和次氯酸钠）的研究发现，相比于机械清创，其并没有得到更好的临床效果（Hallström 等，2016；Iorio Siciliano 等，2019，译者注：此书刊发时该文献正在审查中）。目前，关于上述治疗手段是否有利于临床治疗的证据有限。因此，临床医生应谨慎使用上述辅助治疗，并始终与机械清创术相结合应用。

2.小结

无论是专业治疗还是患者个人口腔卫生维护，种植体周围黏膜炎的治疗均是以对附着在种植体周围表面的生物膜和结石进行机械清创为基础。专业的机械清创同时使用抑菌药或抗生素，

已被证明可有效减少种植体周围组织炎症和探诊出血。此外，患者进行日常口腔卫生维护的同时使用抑菌药，已被证实可有效减少探诊出血，有时也利于菌斑指数的减少。最后，为了控制种植体周围感染，尽管采用了非手术方案（使用或不使用辅助手段），患者仍必须进行牙周支持治疗。

（二）种植体周围炎的非手术治疗

种植体周围病变的首选治疗方法是非手术治疗。尤其是遵循经典的牙周治疗模式，通过封闭清创治疗控制感染，清除种植体表面的牙菌斑和牙石。对于种植体周围黏膜炎的治疗，种植体周围病变的非手术治疗包括使用专用器械和手动器械（如刮治器和刮匙）进行机械清创。然而，由于种植体周围感染会导致种植体边缘骨吸收，研究表面通过非手术方法治疗这些病变不能有效恢复缺失的边缘骨（Karring 等，2005；Renvert 等，2009）。无论采用何种仪器和技术，良好的个人口腔卫生菌斑控制和牙周支持治疗必然可以提高临床治疗的效果。

1.种植体周围炎非手术治疗的辅助治疗

氯己定、全身和局部抗生素、光动力疗法、激光疗法、益生菌、氯胺凝胶

除了治疗种植体周围黏膜炎外，部分学者对辅助使用抗生素及抑菌药（包括氯己定）的研究发现，局部应用氯己定凝胶（Renvert 等，2006）和片剂氯己定（Machtei 等，2012），以及局部（Salvi 等，2007）和全身使用（Mombelli 和 Lang，1992）抗生素可在短期内有效降低平均牙周探诊深度，但不能根治。为了增加种植体表

面的机械清创的效果，部分学者提出了光动力疗法（Bassetti 等，2014；Romanos 等，2006）和激光疗法（Bach 等，2000；Sculean 等，2005；Schwarz 等，2006），并在临床前期和临床中进行了研究，最终取得了较好的结果。值得一提的是一项为期 2 年的随访调查研究，该研究对植入部位使用碳纤维和金属刮匙进行治疗，然后重复使用二极管激光进行治疗，最终评估发现其具有减少平均牙周袋深度、探诊出血和牙周袋脓液的积极作用（Mettraux 等，2016）。近期，部分学者对辅助使用口腔益生菌（Galofré 等，2018）和氯胺凝胶（Roos-Jånsaker 等，2017）是否可以改善临床治疗效果进行研究，最终均未能证明其有助于机械清创。目前，还没有证据可直接证明上述辅助手段对种植体周围炎的治疗存在有效性。因此，尽管种植体表面机械清创是治疗种植体周围疾病的基本方法，但其他因素（如种植体位置、是否有足够的角化黏膜、种植体周围表面特征和修复体的自洁性）仍可影响整体治疗效果。

2. 小结

通过非手术方法治疗种植体周围炎已被证明在减少炎症（探诊出血、化脓）和牙周探诊深度方面是有效的，但不能根治疾病。然而，由于种植体周围存在的深龈袋、种植体宏观和微观的表面特征（即种植体的加工表面与粗糙表面、种植体螺纹之间的距离）及上部修复体的存在，直接接触种植体表面可能比较困难，这导致无法彻底去除种植体表面的结石、黏结剂和生物膜，从而可能导致疾病复发。因此，建议考虑辅助手术治疗。根据现有的研究证据表明，应采用辅助手段

对种植体周围病变进行非手术机械治疗，以减轻种植体周围组织的炎症，从而更好地进行手术前期的准备。

（三）种植体周围黏膜炎和种植体周围炎非手术治疗指南

1. 评估患者吸烟习惯并进行戒烟的建议。

2. 个人口腔卫生维护和口腔卫生宣教。

3. 通过正畸修复治疗进行口腔内菌斑控制。

4. 必要时可结合非手术牙周治疗，如使用手动或电动器械进行专业机械清创。

5. 辅助使用抑菌药（如局部应用氯己定或应用氯己定漱口）、局部使用抗菌药、激光治疗或抗菌光动力治疗（aPDT）。

六、种植体周围炎的外科治疗

种植体周围病变的外科治疗的目的是去除所有肉芽组织，同时对暴露的种植体表面进行彻底清创和消毒（Lindhe 和 Meyle，2008）。这个过程的目的是控制炎症，阻止进行性骨吸收，并保持种植体的功能。

合理的种植体周围炎手术应提高种植体表面的清洁度，修整种植体周围软、硬组织的解剖结构，以获得种植体的再次骨整合（Figuero 等，2014）。

事实上，当种植体周围有明显的骨吸收和超过 5mm 的龈袋形成时，应当进行外科手术对其治疗（Renvert 等，2018；Roccuzzo 等，2016）。

外科手术治疗可分为种植体周围修整术和再生手术。

（一）种植体周围修整术

种植体周围修整术的目的是重建骨结构，去除种植体周围的骨下部分，并对种植体表面进行清洁和消毒，同时进行抑或是不进行龈瓣根向复位。

1.牙龈翻瓣术

这项技术可以维持种植体周围所有软组织的完整性，术后这些软组织可被定位缝合到术前水平。

再临床治疗上，可以在种植体周围进行肩台下深切口至骨面，从而在颊侧、腭侧（舌侧）实现全厚龈壁提升。通过使用塑料或钛刮匙来去除肉芽组织，以减少对种植体表面的损伤，随后进入种植体表面去污阶段（盐水、柠檬酸、EDTA、聚维酮碘、过氧化氢、空气磨料、激光）。现有的文献并未表明这些去污方案所存在的任何优越性（Claffey 等，2008；Renvert 等，2009；Schwarz 等，2011）。此外，没有证据表明仅仅进行表面去污可以使得种植体发生再次骨结合。

这种手术的优点是可以直接暴露感染的种植体表面，消除导致疾病进展的周围炎症（Figuero 2014）。

2.根向移位翻瓣术

首先，龈瓣的设计取决于牙周袋的探诊深度和周围角化龈的多少。通常在感染的种植体周围斜向切开牙龈，随后垂直剥离切口，这使得龈瓣根部更容易稳固。全厚龈瓣可以使得颊侧和腭侧（舌侧）的龈壁均获得提升。先去除颈圈和肉芽组织，然后再去除植入物表面的污染。牙槽骨

重建通常可以改建不规则骨面并填补小的骨下缺损，使得支持骨获得良好的解剖结构。将游离的软组织缝合于牙槽嵴顶并紧密贴合新的牙槽骨解剖结构，使先前污染的种植体表面暴露于口腔中。

3.种植体磨光整形术

种植体磨光整形术可与开放性龈瓣及根向移位瓣结合使用。这项技术的目的是使暴露的种植体表面变光滑，以减少菌斑的滞留。该技术主要针对骨上缺损及单壁骨缺损。

种植体磨光整形术采用旋转式金刚砂车钻头来降低种植体表面粗糙度，然后使用阿肯色磨石进行进一步抛光使得种植体表面光滑，达到最佳的治疗效果（Ramel 等，2016）。使用旋转器械时必须小心，并用无菌盐水进行充分冲洗，彻底清除周围组织中的钛尘。

需要指出的是，种植体磨光整形术会减小种植体直径，所以应当谨慎用于窄种植体及受到较大咬合力的后牙区种植体（Chan 等，2014）。

（二）再生手术

外科再生技术的主要目的是再生种植体周围的骨缺损，在愈合阶段稳定软组织，减少牙龈退缩的风险。

龈沟内的切口应保留全部软组织使得可以完全覆盖移植材料。

在缺损区域的两侧获得全厚龈壁提升后的手术程序与前面所述相同。脱颗粒和去污阶段结束之后，将生物材料或自体骨放置于缺损部位以修复骨下缺损。移植材料上可覆盖（Khoury 等，2001；Roos-Jansåker 等，2007）抑或是不覆

盖（Roccuzzo 等，2011）膜材料，该膜可以为可吸收材料抑或是不可吸收的。这种外科再生技术主要应用于冠周和骨下缺损（Figuero 等，2014；Roccuzzo，2011；Schwarz 等，2011）（图 25-4 至图 25-18）。在美学修复方面，该技术应作为首选。

（三）综合疗法

种植体周围修整术和再生手术已被提出可用于治疗种植体周围病变（Schwartz，2011）。这种治疗是基于种植体周围骨缺损的形态进行的。一般选择在骨上部分进行大范围的种植体磨光整形，相反，对于骨下部分则采用再生手术治疗。全厚龈瓣通过沟内切口向颊侧和口腔内（舌侧）凸起。与上述其他外科手术相同，脱颗粒和去污

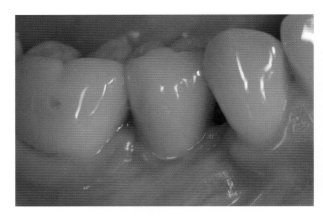

▲ 图 25-5　修复体黏结固位 3 年后，种植体 45 周围可见黏膜炎症

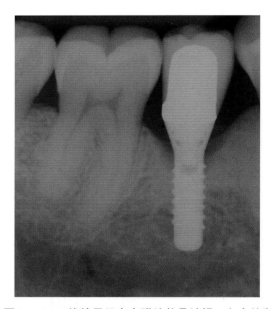

▲ 图 25-6　X 线片显示存在弹坑状骨缺损，多余的黏结剂已被清除

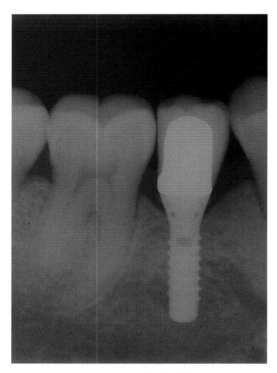

▲ 图 25-4　病例 1：修复体粘接完成时的 X 线片显示种植体 45 的近中和远中方向有多余的黏结剂

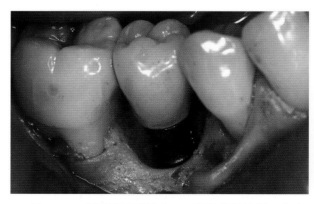

▲ 图 25-7　翻开黏骨膜瓣后可见弹坑状骨缺损，去除肉芽组织后，进行种植体表面去污

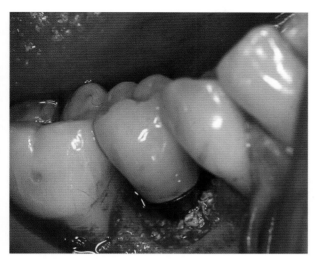

▲ 图 25-8 将脱蛋白牛骨矿物质颗粒（Geistlich Bio Oss®）应用于种植体 45 周围的缺损处，胶原屏障膜（Geistlich Bio-Gide®）应于种植体颈部（未显示）

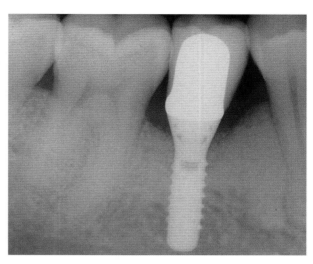

▲ 图 25-10 术后 X 线片显示种植体周围的缺损填满了 Geistlich Bio-Oss® 颗粒

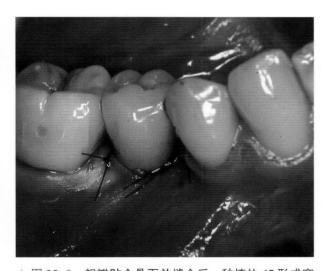

▲ 图 25-9 龈瓣贴合骨面并缝合后，种植体 45 形成穿黏膜愈合

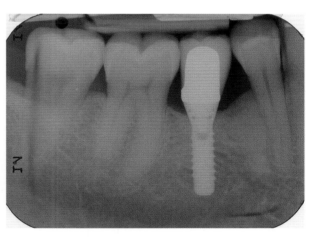

▲ 图 25-11 种植体 45 再生治疗 10 年后的根尖 X 线片，可见其近中和远中硬组织存在填充

也需逐步进行。

以上治疗完成后，将黏骨膜瓣重新定位并缝合在种植体周围。

有学者对比了两种对骨下部分去污的方法，分别为使用 Er:YAG 激光或塑料刮匙和无菌生理盐水进行去污（Schwarz 等，2011、2013、2015、2017）。结果显示，治疗的长期结果并不受去污方法的影响。与去污方法的选择相比，骨缺损的形态和骨移植材料的物理化学性质对治疗结果有更大影响。

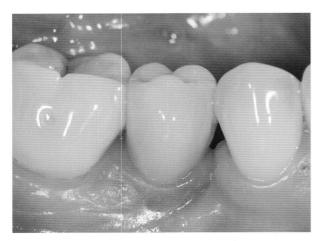

▲ 图 25-12　再生治疗 10 年后种植体 45 的临床情况，展现了健康的种植体周围软组织情况；该患者有极佳的口腔卫生

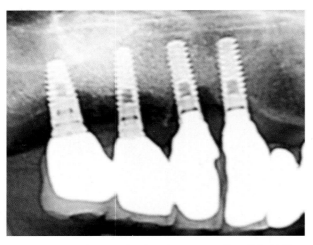

▲ 图 25-13　病例 2：与种植体周围明显骨吸收相关的四个种植体的影像学资料

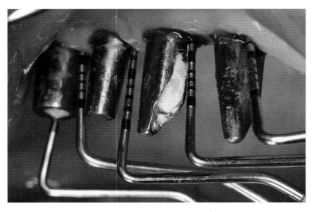

▲ 图 25-14　在移除粘接固定的 PFM 修复体后，探诊深度为 7 ～ 9mm

（四）种植体移除

在疾病发展到较为晚期的情况下，可以考虑手术取出种植体。种植体移除的同时可以进行骨再生术，以便为后期植入新的种植体做好准备。为了减少种植体移除时的硬组织损伤，可以使用某些特殊装置。

尽管事实上，没有一致的研究结果表明再生手术治疗相对于非再生手术治疗存在优越性（Daugela 等，2016），但在选择种植体周围炎的治疗方法上，再生手术治疗仍然是首选的治疗方法。

手术并联合使用抗生素（阿莫西林和甲硝唑）治疗 1 年后，92% 的种植体和 88% 的患者没有出现进一步的骨量丢失，但只有 47% 的种植体没有探诊出血（Heitz-Mayfield 等，2012）。

Romeo 等（2005）比较了两种不同外科手术治疗的临床结果。其中，有 7 例采用了种植体周围修整术，有 10 例采用了种植体磨光整形术联合种植体周围修整术。经过 3 年的随访监测，该项研究结果显示，联合治疗在减少探诊深度和出血指数方面有较好的效果。然而，种植体磨光整形术组的软组织退缩更为明显。影像学上对比可见，种植体磨光整形术联合种植体周围修整术治疗组的边缘骨保留较好（Romeo 等，2007）。

在 Serino 和 Turri（2011）进行的长达 2 年的随访研究表明，经过手术治疗后，52% 的患者和 42% 的种植体仍显示出存在种植体周围炎的迹象。在经过外科手术联合种植体磨光整形术治疗后，有 1/3 的种植体探诊深度＞ 6mm。联合疗法这项技术应局限应用在非美学区域的种植体治

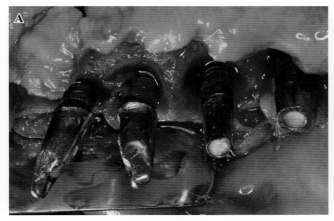
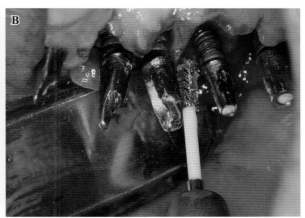
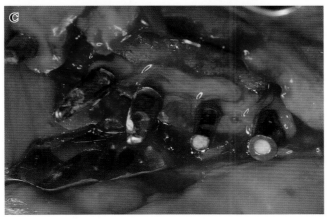

▲ 图 25-15 **A.** 一个完整的黏骨膜瓣移植术，骨内出现大量骨吸收并暴露了种植体螺纹；**B.** 使用壳聚糖长丝刷（**Labrida BioClean®**）清洁种植体螺纹；**C.** 然后在暴露的钛表面上使用可溶性蚀刻凝胶（**EDTA 24%**）（手术：**Z. Artzi** 教授和 **U. Renert** 医生）

疗，因为在大多数情况下，其术后软组织退缩是显而易见的。

一项前瞻性研究表明，手术治疗 5 年后，尽管经过多次治疗和再治疗，种植体仍有失败可能。该研究显示，外科手术联合抗生素治疗晚期种植体周围病变的成功率为 58%（Leonhardt，2003）。

最近的一项系统性研究显示（Ramanauskaite 和 Tervonen 等，2016），采用不同的非再生手术治疗种植体周围炎的效果有限。该项研究总结得，在种植体周围炎的外科非再生治疗中使用种植体磨光整形术或应用全身抗菌药可显著减少探诊深度的探诊出血。

通过手术治疗可使龈袋深度减少大约 2.5mm（Berglundh 等，2018；Heitz-Mayfield 等，2012），而完全通过填补治疗骨缺损的结果是不可预测（Roccuzzo 等，2011）。

近期一项随机临床试验对两种手术治疗的差异进行了评估（Renvert 等，2018）。对于 3~4 壁骨缺损的种植体周围病变，用骨替代材料进行手术治疗的最终效果比单纯手术治疗更易预见。

对于未经表面处理的种植体，全身应用抗生

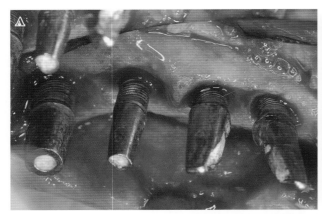
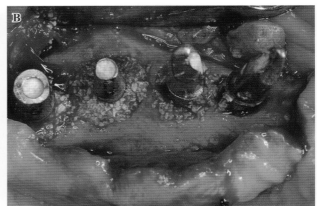
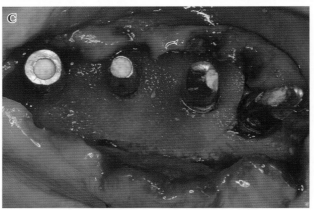

▲ 图 25-16　**A.** 机械和化学处理后的种植体；**B.** 脱蛋白牛骨颗粒（**Geistlich Bio Oss®**）填充骨内缺损；**C.** 然后根据种植体上部结构位置穿透并完全覆盖可吸收胶原膜（**Osseoguard®**）

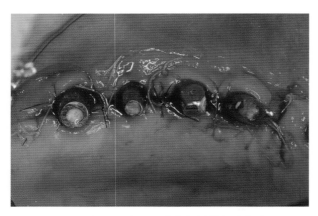

▲ 图 25-17　实现了膜上龈瓣的初步闭合

素对治疗成功率没有影响。尽管经过表面处理的种植体在临床治疗种存在积极影响，但仍有研究证明未经表面处理的种植体（79%）的手术

治疗成功率高于经过表面处理的种植体（34%）（Carcuac 等，2016）。

除了种植体表面特征外，其余几个因素也会对手术治疗结果产生影响，如种植体周围骨吸收的初始量，吸烟，以及随访探诊龈袋深度和是否存在牙菌斑（de Waal 等，2016）。长期的口腔卫生维护可以改善临床情况，使种植体周围的骨水平保持稳定（Roccuzzo 等，2018）。

部分长达 1~5 年的随访研究发现，治疗时使用屏障膜所产生的附加作用并不明确（Daugela 等，2016；Roos-Jansåker 等，2007、2014）。然而，在种植体周围骨出现大范围病变时，使用屏

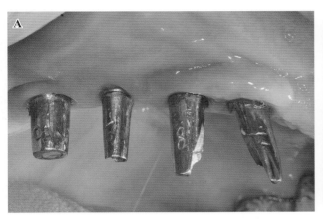
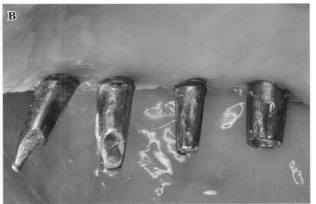
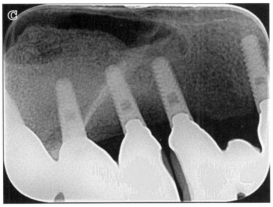

▲ 图 25-18 治疗后 18 个月的植入部位颊侧（**A**）和舌侧（**B**）的情况，根尖周 **X** 线片显示骨内存在填充物（**C**）

障膜可有助于稳定生物材料和血凝块。

术前准备时应取下种植体上部修复体，以便手术时器械更容易进入手术部位。必要时，这个过程在愈合阶段可覆盖种植体（Deppe 等，2007；Roos-Jansåker 等，2007；Wohlfahrt 等，2012）。

七、结论

目前可用的研究数据并没有为种植体周围炎的外科治疗提供任何参考治疗方法及具体建议。

种植体周围病变是一种炎症性病变，其具有不同的周围骨状态（骨下、骨上）。因此，治疗的第一步是减少炎症，随后在仔细评估临床情况后，再选择采用再生或非再生（种植体周围修整术结合种植体磨光整形术）手术治疗。在存在美学要求时，此时有两种手术可供选择，再生手术治疗或移除种植体并进行引导骨再生。在四周均存在骨缺损或三壁骨缺损的情况下，建议使用自体骨或骨替代材料进行再生手术治疗。而在更严重的情况下，则必须考虑移除种植体。

在后牙区的选择上，临床医生可以采用非再生性外科治疗联合根尖复位瓣、再生治疗的综合疗法或直接移除种植体。

然而，种植体周围炎的外科治疗效果相对来讲仍是不可预测的，仅有约 50% 的种植体可以治疗成功。

参考文献

[1] Abrahamsson, I., Berglundh, T., and Lindhe, J. (1998) Soft tissue response to plaque formation at different implant systems. A comparative study in the dog. *Clinical Oral Implants Research* 9 (2): 73–79.

[2] Aguirre-Zorzano, L.A., Estefania-Fresco, R., Telletxea, O., and Bravo, M. (2015) Prevalence of peri-implant inflammatory disease in patients with a history of periodontal disease who receive supportive periodontal therapy. *Clinical Oral Implants Research* 26: 1338–1344. doi: 10.1111/clr.12462.

[3] Araujo, M.G. and Lindhe, J. (2018) Peri-implant health. *Journal of Clinical Periodontolology* 45 (Suppl 20): S230–S236.

[4] Bach, G., Neckel, C., Mall, C., and Krekeler, G. (2000) Conventional versus laser-assisted therapy of periimplantitis: A five-year comparative study. *Implant Dentistry* 9: 247–251.

[5] Bassetti, M., Schär, D., Wicki, B. et al. (2014) Anti-infective therapy of peri-implantitis with adjunctive local drug delivery or photodynamic therapy: 12-month outcomes of a randomized controlled clinical trial. *Clinical Oral Implants Research* 25 (3): 279–287.

[6] Berglundh, T., Lindhe, J., Marinello, C. et al. (1992) Soft tissue reaction to de novo plaque formation on implants and teeth. An experimental study in the dog. *Clinical Oral Implants Research* 3 (1): 1–8.

[7] Berglundh, T., Gislason, O., Lekholm, U. et al. (2004) Histopathological observations of human periimplantitis lesions. *Journal of Clinical Periodontolology* 31 (5): 341–347.

[8] Berglundh, T., Zitzmann, N., and Donati, M. (2011) Are peri-implantitis lesions different from periodontitis lesions? *Journal of Clinical Periodontolology* 38 (Suppl 1): 188–202.

[9] Berglundh, T., Armitage, G., Araujo, M.G. et al. (2018) Peri-implant diseases and conditions: Consensus report of workgroup 4 of the 2017 World Workshop on the Classification of Periodontal and Peri-Implant Diseases and Conditions. *Journal of Clinical Periodontolology* 45 (Suppl 20): S286–S291.

[10] Bullon, P., Fioroni, M., Goteri, G. et al. (2004) Immunohistochemical analysis of soft tissues in implants with healthy and peri-implantitis condition, and aggressive periodontitis. *Clinical Oral Implants Research* 15 (5): 553–559.

[11] Carcuac, O., Abrahamsson, I., Albouy, J.P. et al. (2013) Experimental periodontitis and peri-implantitis in dogs. *Clinical Oral Implants Research* 24 (4): 363–367.

[12] Carcuac, O. and Berglundh, T. (2014) Composition of human peri-implantitis and periodontitis lesions. *Journal of Dental Research* 93 (11): 1083–1088.

[13] Carcuac, O., Derks, J., Charalampakis, G. et al. (2016) Adjunctive Systemic and Local Antimicrobial Therapy in the Surgical Treatment of Peri-implantitis: A Randomized Controlled Clinical Trial. *Journal of Dental Research* 95 (1): 50–57.

[14] Chan, H.L., Lin, G.H., Suarez, F. et al. (2014) Surgical management of peri-implantitis: A systematic review and meta-analysis of treatment outcomes *Journal of Periodontology* 85 (8): 1027–1041.

[15] Chan, D., Pelekos, G., Ho, D. et al. (2019) The depth of the implant mucosal tunnel modifies the development and resolution of experimental peri-implant mucositis: A case-control study. *Journal of Clinical Periodontolology* 46 (2): 248–255.

[16] Claffey, N., Clarke, E., Polyzois, I., and Renvert, S. (2008) Surgical treatment of peri-implantitis. *Journal of Clinical Periodontology* 35 (s8): 316–332.

[17] Costa, F.O., Takenaka-Martinez, S., Cota, L.O. et al. (2012) Peri-implant disease in subjects with and without preventive maintenance: A 5-year follow-up. *Journal of Clinical Periodontology* 39: 173–181.

[18] Dalago, H.R., Schuldt Filho, G., Rodrigues, M.A. et al. (2017) Risk indicators for peri-implantitis. A cross-sectional study with 916 implants. *Clinical Oral Implants Research* 28: 144–150. doi: 10.1111/clr.12772.

[19] Daubert, D.M., Weinstein, B.F., Bordin, S. et al. (2015) Prevalence and predictive factors for peri-implant disease and implant failure: A cross-sectional analysis. *Journal of Periodontology* 86: 337–347. doi: 10.1902/jop.2014.140438.

[20] Daugela, P., Cicciù, M., and Saulacic, N. (2016) Surgical Regenerative Treatments for Peri-Implantitis: Meta-analysis of Recent Findings in a Systematic Literature Review. *Journal of Oral and Maxillofacial Research* 7 (3): e15.

[21] Deppe, H., Horch, H.H., and Neff, A. (2007) Conventional versus CO2 laser-assisted treatment of peri-implant defects with the concomitant use of pure-phase beta-tricalcium phosphate: A 5-year clinical report. *International Journal of Oral Maxillofacial Implants* 22 (1): 79–86.

[22] Derks, J., Schaller, D., Håkansson, J. et al. (2016a) Periimplantitis – onset and pattern of progression. *Journal of Clinical Periodontology* 43: 383–388. doi: 10.1111/jcpe.12535.

[23] Derks, J., Schaller, D., Håkansson, J. et al. (2016b) Effectiveness of implant therapy analyzed in a Swedish population: Prevalence of peri-implantitis. *Journal of Dental Research* 95: 43–49.

[24] Derks, J. and Tomasi, C. (2015) Peri-implant health and disease. A systematic review of current epidemiology. *Journal of Clinical Periodontology* 42 (Suppl 16): 158–171.

[25] de Waal, Y.C.M., Raghoebar, G.M., Meijer, H.J.A. et al. (2016) Prognostic indicators for surgical peri-implantitis treatment. *Clinical Oral Implants Research* 27 (12): 1485–1491.

[26] Ericsson, I., Berglundh, T., Marinello, C. et al. (1992) Long-standing plaque and gingivitis at implants and teeth in the dog. *Clinical Oral Implants Research* 3 (3): 99–103.

[27] Ericsson, I., Persson, L.G., Berglundh, T. et al. (1995) Different types of inflammatory reactions in peri-implant soft tissues. *Journal of Clinical Periodontology* 22 (3): 255–261.

[28] Figuero, E., Graziani, F., Sanz, I. et al. (2014) Management of peri-implant mucositis and peri-implantitis. *Periodontology 2000* 66 (1): 255–273.

[29] Galofré, M., Palao, D., Vicario, M. et al. (2018) Clinical

and microbiological evaluation of the effect of Lactobacillus reuteri in the treatment of mucositis and peri-implantitis: A triple-blind randomized clinical trial. *Journal of Periodontal Research* 53 (3): 378–390.

[30] Gualini, F. and Berglundh, T. (2003) Immunohistochemical characteristics of inflammatory lesions at implants. *Journal of Clinical Periodontolology* 30 (1): 14–18.

[31] Hallström, H., Persson, G.R., Lindgren, S. et al. (2012) Systemic antibiotics and debridement of peri-implant mucositis. A randomized clinical trial. *Journal of Clinical Periodontology* 39 (6): 574–581.

[32] Hallström, H., Lindgren, S., Widén, C. et al. (2016) Probiotic supplements and debridement of peri-implant mucositis: A randomized controlled trial. *Acta Odontologica Scandinava* 74 (1): 60–66.

[33] Heitz-Mayfield, L.J. and Lang, N.P. (2010) Comparative biology of chronic and aggressive periodontitis vs. peri-implantitis. *Periodontology 2000* 53: 167–181.

[34] Heitz-Mayfield, L.J.A and Salvi, G.E. (2018) Peri-implant mucositis. *Journal of Clinical Periodontology* 45 (Suppl 20): S237–S245.

[35] Heitz-Mayfield, L.J.A., Salvi, G.E., Mombelli, A. et al. (2012) Anti-infective surgical therapy of peri-implantitis. A 12-month prospective clinical study. *Clinical Oral Implants Research* 23 (2): 205–210.

[36] Jepsen, S., Berglundh, T., Genco, R. et al. (2015) Primary prevention of peri-implantitis: Managing peri-implant mucositis. *Journal of Clinical Periodontology* (Suppl 16): S152–157.

[37] Ji, Y.J., Tang, Z.H., Wang, R. et al. (2014) Effect of glycine powder air-polishing as an adjunct in the treatment of peri-implant mucositis: A pilot clinical trial. *Clinical Oral Implants Research* 25 (6): 683–689.

[38] Karring, E.S., Stavropoulos, A., Ellegaard, B., and Karring, T. (2005) Treatment of peri-implantitis by the Vector system. *Clinical Oral Implants Research* 16 (3): 288–293.

[39] Katafuchi, M., Weinstein, B.F., Leroux, B.G. et al. (2018) Restoration contour is a risk indicator for peri-implantitis: A cross-sectional radiographic analysis. *Journal of Clinical Periodontology* 45: 225–232.

[40] Khoury, F. and Buchmann, R. (2001) Surgical therapy of peri-implant disease: A 3-year follow-up study of cases treated with 3 different techniques of bone regeneration *Journal of Periodontology* 72 (11): 1498–1508.

[41] Koldsland, O.C., Scheie, A.A., and Aass, A.M. (2010) Prevalence of peri-implantitis related to severity of the disease with different degrees of bone loss. *Journal of Periodontology* 81: 231–238.

[42] Konstantinidis, I.K., Kotsakis, G.A., Gerdes, S., and Walter, M.H. (2015) Cross-sectional study on the prevalence and risk indicators of peri-implant diseases. *European Journal of Oral Implantology* 8: 75–88.

[43] Lang, N.P., Brägger, U., Walther, D. et al. (1993) Ligatureinduced peri-implant infection in cynomolgus monkeys. I. Clinical and radiographic findings. *Clinical Oral Implants Research* 4 (1): 2–11.

[44] Lang, N.P., Bosshardt, D.D., and Lulic, M. (2011) Do mucositis lesions around implants differ from gingivitis lesions around teeth? *Journal of Clinical Periodontology* 38 (Suppl 1): 182–187.

[45] Leonhardt, Å, Dahlén, G., and Renvert, S. (2003) Five-Year Clinical, Microbiological, and Radiological Outcome Following Treatment of Peri-Implantitis in Man. *Journal of Periodontology* 74 (10): 1415–1422.

[46] Liljenberg, B., Gualini, F., Berglundh, T. et al. (1997) Composition of plaque-associated lesions in the gingiva and the peri-implant mucosa in partially edentulous subjects. *Journal of Clinical Periodontology* 24 (2): 119–123.

[47] Lindhe, J. and Meyle, J. (2008) Peri-implant diseases: Consensus report of the Sixth European Workshop on Periodontology. *Journal of Clinical Periodontology* 35 (Suppl 8): 282–285.

[48] Lindhe, J., Berglundh, T., Ericsson, I. et al. (1992) Experimental breakdown of peri-implant and periodontal tissues. A study in the beagle dog. *Clinical Oral Implants Research* 3: 9–16.

[49] Machtei, E.E., Frankenthal, S., Levi, G. et al. (2012) Treatment of peri-implantitis using multiple applications of chlorhexidine chips: A double-blind, randomized multi-centre clinical trial. *Journal of Clinical Periodontology* 39 (12): 1198–1205.

[50] Mackenzie, I.C. and Tonetti, M.S. (1995) Formation of normal gingival epithelial phenotypes around osseo-integrated oral implants in humans. *Journal of Periodontology* 66 (11): 933–943.

[51] Meijer, H.J., Raghoebar, G.M., de Waal, Y.C., and Vissink, A. (2014) Incidence of peri-implant mucositis and periimplantitis in edentulous patients with an implant-retained mandibular overdenture during a 10-year follow-up period. *Journal of Clinical Periodontology* 41: 1178–1183.

[52] Meyer, S., Giannopoulou, C., Courvoisier, D. et al. (2017) Experimental mucositis and experimental gingivitis in persons aged 70 or over. Clinical and biological responses. *Clinical Oral Implants Research* 28: 1005–1012.

[53] Mettraux, G.R., Sculean, A., Burgin, W.B., and Salvi, G.E. (2015) Two-year clinical outcomes following non-surgical mechanical therapy of peri-implantitis with adjunctive diode laser application. *Clinical Oral Implant Research* 27 (7): 845–849.

[54] Mombelli, A. and Lang, N.P. (1992) Antimicrobial treatment of peri-implant infections. *Clinical Oral Implants Research* 3 (4): 162–168.

[55] Pontoriero, R., Tonelli, M.P., Carnevale, G. et al. (1994) Experimentally induced peri-implant mucositis. A clinical study in humans. *Clinical Oral Implants Research* 5 (4): 254–259.

[56] Ramanauskaite, A. and Tervonen, T. (2016) The Efficacy of Supportive Peri-Implant Therapies in Preventing Peri-Implantitis and Implant Loss: A Systematic Review of the Literature. *Journal of Oral Maxillofacial Research* 7 (3): e12.

[57] Ramel, C.F., Lüssi, A., Özcan, M. et al. (2016) Surface roughness of dental implants and treatment time using six different implantoplasty procedures. *Clinical Oral Implant Research* 27 (7): 776–781.

[58] Renvert, S. and Polyzois, I. (2015) Risk indicators for peri-implant mucositis: A systematic literature review. *Journal of Clinical Periodontology* 42 (Suppl 16): 172–186.

[59] Renvert, S. and Polyzois, I. (2018) Treatment of pathologic peri-implant pockets *Periodontology 2000* 76 (1): 180–190.

[60] Renvert, S., Lessem, J., Dahlén, G. et al. (2006) Topical minocycline microspheres versus topical chlorhexidine gel

as an adjunct to mechanical debridement of incipient peri-implant infections: A randomized clinical trial. *Journal of Clinical Periodontology* 33 (5): 362–369.

[61] Renvert, S., Samuelsson, E., Lindahl, C., and Persson, G.R. (2009) Mechanical non-surgical treatment of periimplantitis: A double-blind randomized longitudinal clinical study. I: clinical results. *Journal of Clinical Periodontology* 36 (7): 604–609.

[62] Renvert, S., Lindahl, C., and Persson, G.R. (2012) The incidence of peri-implantitis for two different implant systems over a period of thirteen years. *Journal of Clinical Periodontology* 39: 1191–1197.

[63] Renvert, S., Aghazadeh, A., Hallström, H., and Persson, G.R. (2014) Factors related to peri-implantitis – a retrospective study. *Clinical Oral Implants Research* 25: 522–529.

[64] Renvert, S., Lindahl, C., and Persson, G.R. (2018) Occurrence of cases with peri-implant mucositis or peri-implantitis in a 21–26 years follow-up study. *Journal of Clinical Periodontology* 45: 233–240.

[65] Renvert, S., Roos-Jansåker, A.M., and Persson, G.R. (2018) Surgical treatment of peri implantitis lesions with or without the use of a bone substitute – a randomized clinical trial. *Journal of Clinical Periodontology* 45 (10): 1266–1274.

[66] Roccuzzo, M., Bonino, F., Bonino, L., and Dalmasso, P. (2011) Surgical therapy of peri-implantitis lesions by means of a bovine-derived xenograft: Comparative results of a prospective study on two different implant surfaces. *Journal of Clinical Periodontology* 38 (8): 738–745. doi: 10.1111/j.1600-051X.2011.01742.x. Epub 2011 Jun 2.

[67] Roccuzzo, M., De Angelis, N., Bonino, L., and Aglietta, M. (2010) Ten-year results of a three arms prospective cohort study on implants in periodontally compromised patients. Part 1: implant loss and radiographic bone loss. *Clinical Oral Implants Research* 21: 490–496.

[68] Roccuzzo, M., Gaudioso, L., Lungo, M., and Dalmasso, P. (2016) Surgical therapy of single peri-implantitis intrabony defects, by means of deproteinized bovine bone mineral with 10% collagen. *Journal of Clinical Periodontology* 43 (3): 311–318.

[69] Roccuzzo, M., Pittoni, D., Roccuzzo, A. et al. (2017) Surgical treatment of peri-implantitis intrabony lesions by means of deproteinized bovine bone mineral with 10% collagen: 7-year-results. *Clinical Oral Implants Research* 28 (12): 1577–1583.

[70] Roccuzzo, M., Layton, D.M., Roccuzzo, A., and Heitz-Mayfield, L.J. (2018) Clinical outcomes of peri-implantitis treatment and supportive care: A systematic review. *Clinical Oral Implants Research* 29 (Suppl 16): 331–350.

[71] Rokn, A., Aslroosta, H., Akbari, S. et al. (2017) Prevalence of peri-implantitis in patients not participating in welldesigned supportive periodontal treatments: A crosssectional study. *Clinical Oral Implants Research* 28: 314–319.

[72] Romanos, G., Crespi, R., Barone, A., and Covani, U. (2006) Osteoblast attachment on titanium disks after laser irradiation. *International Journal of Oral and Maxillofacial Implants* 21: 232–236.

[73] Romeo, E., Ghisolfi, M., Murgolo, N. et al. (2005) Therapy of peri-implantitis with resective surgery. *Clinical Oral Implants Research* 16 (1): 9–18.

[74] Romeo, E., Lops, D., Chiapasco, M. et al. (2007) Therapy of periimplantitis with resective surgery. A 3-year clinical trial on rough screw-shaped oral implants. Part II: Radiographic outcome. *Clinical Oral Implants Research* 18 (2): 179–187.

[75] Roos-Jansåker, A.-M., Lindahl, C., Renvert, H., and Renvert, S. (2006) Nine- to fourteen-year follow-up of implant treatment. Part II: presence of peri-implant lesions. *Journal of Clinical Periodontology* 33: 290–295.

[76] Roos-Jansåker, A.M., Renvert, H., Lindahl, C., and Renvert, S. (2007) Submerged healing following surgical treatment of peri-implantitis: A case series. *Journal of Clinical Periodontology* 34 (8): 723–727.

[77] Roos-Jansåker, A.M., Almhöjd, U.S., and Jansson, H. (2017) Treatment of peri-implantitis: Clinical outcome of chloramine as an adjunctive to non-surgical therapy, a randomized clinical trial. *Clinical Oral Implants Research* 28 (1): 43–48.

[78] Salvi, G.E., Persson, G.R., Heitz-Mayfield, L.J. et al. (2007) Adjunctive local antibiotic therapy in the treatment of peri-implantitis II: clinical and radiographic outcomes. *Clinical Oral Implants Research* 18 (3): 281–285.

[79] Salvi, G.E., Aglietta, M., Eick, S. et al. (2012) Reversibility of experimental peri-implant mucositis compared with experimental gingivitis in humans. *Clinical Oral Implants Research* 23: 182–190.

[80] Salvi, G.E. and Ramseier, C.A. (2015) Efficacy of patientadministered mechanical and/or chemical plaque control protocols in the management of peri-implant mucositis. A systematic review. *Journal of Clinical Periodontology* 42 (Suppl 16): S187–201.

[81] Salvi, G.E., Bosshardt, D.D., Lang, N.P. et al. (2015) Temporal sequence of hard and soft tissue healing around titanium dental implants. *Periodontology 2000* 68: 135–152.

[82] Salvi, G.E., Monje, A., and Tomasi, C. (2018) Long-term biological complications of dental implants placed either in pristine or in augmented sites: A systematic review and meta-analysis. *Clinical Oral Implants Research* 29 (Suppl 16): 294–310.

[83] Sanz, M. and Chapple, I.L. (2012) Clinical research on peri-implant diseases: Consensus report of Working Group 4. *Journal of Clinical Periodontology* 39 (Suppl 12): 202–206.

[84] Schmid, B., Spicher, I., Schmid, J., and Lang, N.P. (1992) Plasminogen activator in human gingival tissue adjacent to dental implants. *Clinical Oral Implants Research* 3 (2): 85–89.

[85] Schwarz, F., Bieling, K., Bonsmann, M. et al. (2006) Nonsurgical treatment of moderate and advanced periimplantitis lesions: A controlled clinical study. *Clinical Oral Investigations* 10: 279–288.

[86] Schwarz, F., Santel, T., Becker, J., and Sahm, N. (2011) Non-surgical treatment of peri-implantitis using an air-abrasive device or mechanical debridement and local application of chlorhexidine: A prospective, randomized, controlled clinical study. *Journal Clinical Periodontology* 38 (9): 872–878.

[87] Schwarz, F., Hegewald, A., John, G. et al. (2013) Four-year follow-up of combined surgical therapy of advanced peri-implantitis evaluating two methods of surface decontamination. *Journal Clinical Periodontology* 40 (10): 962–967.

[88] Schwarz, F., Becker, K., and Renvert, S. (2015) Efficacy of air polishing for the non-surgical treatment of peri-

implant diseases: A systematic review. *Journal of Clinical Periodontology* 42 (10): 951–959.

[89] Schwarz, F., Becker, K., Sahm, N. et al. (2017) The prevalence of peri-implant diseases for two-piece implants with an internal tube-in-tube connection: A cross-sectional analysis of 512 implants. *Clinical Oral Implants Research* 28: 24–28.

[90] Schwarz, F., Derks, J., Monje, A., and Wang, H.L. (2018) Peri-implantitis. *Journal Clinical Periodontolology* 45 (Suppl 20): S246–S266.

[91] Schierano, G., Pejrone, G., Brusco, P. et al. (2008) TNF-alpha TGF-beta2 and IL-1beta levels in gingival and peri-implant crevicular fluid before and after de novo plaque accumulation. *Journal of Clinical Periodontology* 35 (6): 532–538.

[92] Schincaglia, G.P., Hong, B.Y., Rosania, A. et al. (2017) Clinical, Immune, and Microbiome Traits of Gingivitis and Peri-implant Mucositis. *Journal of Dental Research* 96: 47–55.

[93] Schou, S., Holmstrup, P., Reibel, J. et al. (1993) Ligatureinduced marginal inflammation around osseointegrated implants and ankylosed teeth: Stereologic and histologic observations in cynomolgus monkeys (Macaca fascicularis). *Journal of Periodontology* 64 (6): 529–537.

[94] Sculean, A., Schwarz, F., and Becker, J. (2005) Anti-infective therapy with an Er:YAG laser: Influence on peri-implant healing. *Expert Review of Medical Devices* 2: 267–276.

[95] Serino, G. and Ström, C. (2009) Peri-implantitis in partially edentulous patients: Association with inadequate plaque control. *Clinical Oral Implants Research* 20: 169–174.

[96] Serino, G. and Turri, A. (2011) Outcome of surgical treatment of peri-implantitis: Results from a 2-year prospective clinical study in humans. *Clinical Oral Implants Research* 22 (11): 1214–1220.

[97] Strooker, H., Rohn, S., and Van Winkelhoff, A.J. (1998) Clinical and microbiologic effects of chemical versus mechanical cleansing in professional supportive implant therapy. *International Journal of Oral Maxillofacial Implants* 13 (6): 845–850.

[98] Tomasi, C. and Derks, J. (2012) Clinical research of periimplant diseases-quality of reporting, case definitions and methods to study incidence, prevalence and risk factors of peri-implant diseases. *Journal of Clinical Periodontology* 39 (Suppl 12): 207–223.

[99] Tonetti, M.S., Gerber, L., and Lang, N.P. (1994) Vascular adhesion molecules and initial development of inflammation in clinically healthy human keratinized mucosa around teeth and osseointegrated implants. *Journal of Periodontal Research* 29 (6): 386–392.

[100] Tonetti, M.S., Imboden, M., Gerber, L., and Lang, N.P. (1995) Compartmentaiization of inflammatory cell phenotypes in normal gingiva and peri-implant keratinized mucosa. *Journal of Clinical Periodontology* 22 (10): 735–742.

[101] Thöne-Mühling, M., Swierkot, K., Nonnenmacher, C. et al. (2010) Comparison of two full-mouth approaches in the treatment of peri-implant mucositis: A pilot study. *Clinical Oral Implants Research* 21 (5): 504–512.

[102] Warrer, K., Buser, D., Lang, N.P., and Karring, T. (1995) Plaque-induced peri-implantitis in the presence or absence of keratinized mucosa. An experimental study in monkeys. *Clinical Oral Implants Research* 6 (3): 131–138.

[103] Wilson, T.G. Jr. (2009) The positive relationship between excess cement and peri-implant disease: A prospective clinical endoscopic study. *Journal of Periodontology* 80: 1388–1392.

[104] Wohlfahrt, J.C., Lyngstadaas, S.P., Ronold, H.J. et al. (2012) Porous titanium granules in the surgical treatment of peri-implant osseous defects: A randomized clinical trial. *International Journal of Oral and Maxillofacial Implants* 27 (2): 401–410.

[105] Zetterqvist, L., Feldman, S., Rotter, B. et al. (2010) A prospective, multicenter, randomized-controlled 5-year study of hybrid and fully etched implants for the incidence of peri-implantitis. *Journal of Periodontology* 81: 493–501.

[106] Zitzmann, N.U., Berglundh, T., Marinello, C.P., and Lindhe, J. (2001) Experimental peri-implant mucositis in man. *Journal of Clinical Periodontology* 28 (6): 517–523.

[107] Zitzmann, N.U., Berglundh, T., Marinello, C.P., and Lindhe, J. (2002) Expression of endothelial adhesion molecules in the alveolar ridge mucosa, gingiva and periimplant mucosa. *Journal of Clinical Periodontology* 29 (6): 490–495.

[108] Zitzmann, N.U., Berglundh, T., Ericsson, I., and Lindhe, J. (2004) Spontaneous progression of experimentally induced peri-implantitis. *Journal of Clinical Periodontology* 31 (10): 845–849.

相 关 图 书 推 荐

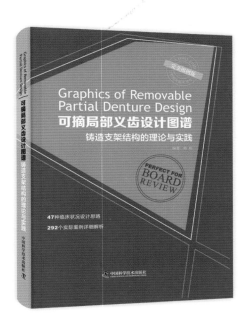

编著　韩　科

定价　158.00 元

　　这是一部口腔修复科临床设计图谱。编者以卡环／殆支托结构的传统式铸造支架可摘局部义齿的设计为重点，以各种附着体固位的义齿设计作为比较衬托，系统地介绍了可摘义齿制作工艺。

　　前 6 章循序渐进地介绍了牙列缺损病变进程和修复治疗方法、可摘局部义齿的基牙选择、基本设计理念、铸造支架结构的解析、卡环固位装置和各种类型的卡环固位装置，以帮助读者建立可摘局部义齿铸造支架设计的系统思路。随后的章节列举了不同缺牙条件下，以传统卡环为固位体的局部义齿支架设计图谱。

　　在第 14 章，还介绍了一些固定活动联合修复牙列缺损的设计案例。本书内容科学，图文并茂，实用性强，对口腔临床具有一定的指导意义，适合广大口腔修复科及口腔全科医师阅读参考。

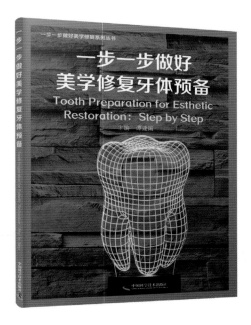

主编　谭建国

定价　78.00 元

　　牙体预备是美学修复的基本技术之一，是排龈、印模、试戴、粘接等治疗过程的基础，对实现美学目标至关重要。本书主编谭建国教授多年来一直专注于牙齿美学修复，在传统理论的基础上，结合新理念、新技术，对牙齿硬组织美学缺陷的修复体和材料类型、美学引导的牙体预备理念、不同类型修复体的牙体预备技术进行了归纳总结，充分体现了美学修复牙体预备过程中的相关理念和实用技术，以期为读者提供简明实用的指引。

　　全书共 13 章。以牙体预备的目标和要求为核心，以美学因素作为思考重点，从器械选择、材料选择、边缘设计、预备步骤等多方面深入剖析了牙体预备的理论与技术要点，辅以精美插图，帮助读者一步一步轻松掌握规范的牙体预备技术。